肛肠病学

楚德题

第 3 版

主　编　安阿玥

编　者（排名不分先后）

安阿玥	王春晖	冯大勇	冯月宁	白志勇	王进宝
王京文	李东华	夏虎平	贾　雄	孟　强	刘　诚
赵剑峰	朱　虹	郝　勇	韩步长	郑宗凡	耿焕菊
常　亮	吕茂修	丁喜坤	吴文宗	张俊峰	侯　宁
靳清汉	林志明	银志满	于永铎	辛学知	廖　明
王　宁	李友林	李殿环	顾　宇	刘　伟	

人民卫生出版社

图书在版编目（CIP）数据

肛肠病学/安阿玥主编.—3 版.北京:人民卫生出版社,
2015

ISBN 978-7-117-20454-5

Ⅰ.①肛…　Ⅱ.①安…　Ⅲ.①肛门疾病-诊疗②直肠疾病-诊疗　Ⅳ.①R574

中国版本图书馆 CIP 数据核字(2015)第 059327 号

| 人卫社官网　**www.pmph.com** | 出版物查询,在线购书 |
| 人卫医学网　**www.ipmph.com** | 医学考试辅导,医学数据库服务,医学教育资源,大众健康资讯 |

肛 肠 病 学
第 3 版

主　　编:安阿玥

出版发行:人民卫生出版社（中继线 010-59780011）

地　　址:北京市朝阳区潘家园南里 19 号

邮　　编:100021

E - mail:pmph @ pmph.com

购书热线:010-59787592　010-59787584　010-65264830

印　　刷:北京铭成印刷有限公司

经　　销:新华书店

开　　本:889×1194　1/16　印张:25

字　　数:774 千字

版　　次:1998 年 6 月第 1 版　2015 年 5 月第 3 版
　　　　2015 年 5 月第 3 版第 1 次印刷（总第 6 次印刷）

标准书号:ISBN 978-7-117-20454-5/R·20455

定　　价:168.00 元

医无止境 再攀高峰

题赠安氏肛肠病疗法

一九九四年仲夏 吴阶平

精研医术开拓创新

安氏疗法造福人民

一九九六年四月 崔月犁

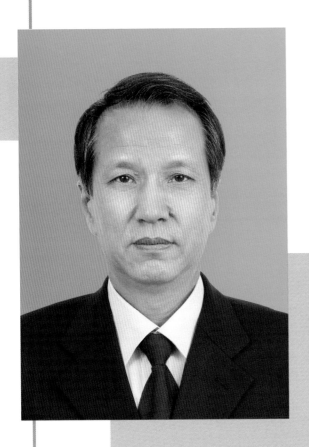

安阿玥教授简介

　　安阿玥,教授、主任医师、博士研究生导师、中央保健会诊专家(曾获中央保健先进个人称号)、全国老中医药专家学术经验继承工作指导老师,1993年始享受国务院政府特殊津贴,现任中国中医科学院望京医院肛肠科及肛肠病安氏疗法诊疗中心主任、兼任中国医师协会肛肠专业委员会主任委员、全国医师定期考核肛肠专业编委会主任委员、《中国肛肠病杂志》常务编委、《中国临床医生》特邀编委等职。同时被聘为国际肛肠理事会理事、美国南加州医药大学客座教授,解放军总医院(301医院)普外科特聘专家。并任中国人民政治协商会议第十一届、十二届全国委员会委员。

　　致力于肛肠专业学术研究和临床工作30余年,发明国家二类痔疮新药"芍倍注射液"(原名安氏化痔液、安痔注射液),获个人非职务发明专利;创立肛肠病"安氏疗法",被列为国家级继续医学教育项目,并被卫生部批准为"十年百项计划"向全国推广。

　　编有《肛肠病学》、《肛肠病诊疗图谱》等多部论著,发表专业论文60余篇。曾获中华中医药学会科学技术二等奖、中华医学会科技三等奖,并在第四十届布鲁塞尔世界发明博览会上获三项大奖,这是我国历届医学参展中获奖最高的一次,他本人也被聘为该届医学专家组评委,并载入第四十届尤里卡名人录。

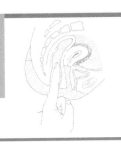

第 1 版序

　　纵观人类历史,医药的发生远较文字为先。然而数千年来,人类又远远没有完成对自身人体的认识。因此,医药上的每一点发明,每一项创新都是值得称道的。从这个意义上,向大家推荐这本《肛肠病学》。

　　安氏注射剂,在众多的肛肠注射液中独辟蹊径,以无毒、高效称著,荣获三项尤里卡世界发明大奖,并获两项药物个人发明专利。近年来,安氏疗法不断发展,安氏药液已形成系列。可以说,安氏疗法及肛肠病的"注射法"至此臻於成熟。

　　安氏"肛管麻醉法",在国内外相关文献中尚未见记载。肛裂、肛门狭窄、肛门直肠脱垂的注射疗法、复杂性肛瘘和肛门直肠周围间隙脓肿的对口引流法以及家族性息肉病的中西医结合疗法,均是本书"新"而"实用"的特点。

　　本书作者多年来在肛肠领域积攒的病例不下五万,照片逾千。书中图文并茂,既有临床的经验更有理论的升华,是中西医成功的结合,代表了当今国际肛肠学的临床水平。相信广大的肛肠医学临床一线的同道,能与本书有频繁的、具体的交流。

钱信忠

1996 年 4 月

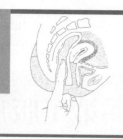

第3版前言

　　《肛肠病学》这次再版,保留了前两版的特色和内容,对各种肛肠科常见病、疑难病进行了更加详细地介绍,并增加了目前国内外诊治肛肠疾病的一些新进展。旨在为从事肛肠专业医疗、教学及科研的工作者提供一步简明实用的参考书。同时本书还系统归纳总结了"肛肠病安氏疗法",并详细具体阐述了如"收敛化瘀法""主灶切开对口引流法"等安氏注射和手术疗法的操作步骤和规程,尤其是将"收敛化瘀注射术"的原则和方法进一步规范和细化,使读者能够对"安氏疗法"的特点形成有一个直观的认识,以期对肛肠专科医生的临床工作起到一定帮助作用。

　　另外在本书编写过程中,还得到了弟子、学生和同行、同道们的大力支持和帮助,在此一并致谢。

　　限于编者的水平和经验,书中难免纰漏和错误,恳请同道批评指正。

安阿玥

2015 年 2 月

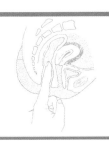

第2版前言

　　肛肠病学是一门历史悠久但却发展缓慢的学科,近年来越来越受到人们的重视,各种新观点、新方法层出不穷,呈现出百家争鸣的局面,这一方面促进了学术研究及临床工作的发展,但也使部分初学者及基层临床医生有无所适从感。总结、创新出一套切合实用有确切临床疗效的肛肠疾病的诊疗方法,是笔者多年来一直为之努力的奋斗目标。在许多肛肠界前辈及朋友们的热情鼓励下,集近30年的工作体会编撰而成《肛肠病学》一书,由人民卫生出版社出版发行。该书面市6年以来,深得肛肠科同道们的厚爱,目前已重印三次,累计印数达万册。同时,6年来安氏肛肠疗法也在不断发展,原"安氏化痔液"已通过国家食品药品监督管理局审批获得新药证书并更名为"芍倍注射液"正式投入生产。大量的临床和实验研究表明,该药不同于以往使用的硬化坏死剂,是目前较为安全的痔注射药,该项成果2004年已获得中华中医药学会科学技术二等奖(部级),同时被批准为卫生部面向农村和基层推广适宜技术十年百项计划及国家级继续医学教育项目(10学分)。

　　再版后原书的特色和内容继续保留,并在原版36章的基础上进行了全面地充实和系统的图文介绍,增加了芍倍注射液的基础研究和临床效能,大肠肛门损伤和大肠良性肿瘤三章内容,使之更加体现其技术先进性、临床实用性的专业特色。

　　全书主要有以下特点:

　　1. 系统而全面地阐述了肛肠的生理解剖及各种肛肠疾病的病因、病理、临床表现,诊断、治疗和目前国内外的一些新进展。在解剖部分增加6幅彩色照片图,方便于作者的阅读理解。

　　2. 重点介绍"安氏肛肠病疗法"的特色和成就。如第六章的肛管麻醉法,第十一章的痔注射术、环状混合痔分段外剥内扎加注射术;第十二章的芍倍注射液研制过程、临床和实验研究;第十三章的肛裂病理组织切除括约肌松解术;第十四章的马蹄形肛周脓肿主灶切开对口引流术、高位肛周脓肿切开加乳胶管引流术;第十五章的高位肛瘘非挂线疗法;第十六章近心端结扎瘢痕固定加注射术治疗直肠脱垂;第二十三章中药内服外灌治疗直肠多发性息肉病等。这些疗法基本囊括了肛肠常见病和疑难病,具有痛苦小、不用禁食,不影响活动,不受患者年龄限制,疗程短,疗效好,无并发症等优点。自1989年以来系统翔实的临床资料统计,已治愈中外患者数万余例,取得较为显著的疗效。

　　3. 图文并茂。资料翔实是本书的又一特点。全书共附线条图近200余幅,照片百余幅。对解剖和手术操作方法的介绍,深恐言不尽意,详加图示,以使阅读时更加方便。反映治疗效果的许多治疗前后对照图使书中的新方法、新经验更具说服力。一些疾病的照片图可使初学者对诊断一目了然。书中引用了大量珍贵的临床照片资料,因篇幅所限,未能一一详注出处。

　　本书在编写过程中曾得到有关领导的关心及诸多专家学者和人民卫生出版社的大力支持,在此一并致谢。

　　限于本人水平和经验,书中如有缺点和错误,恳请同道批评指正。

安阿玥

2005 年 8 月

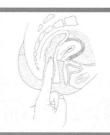

第1版前言

　　肛肠病学是一门历史悠久但却发展缓慢的学科,近年来越来越受到人们的重视,各种新观点、新方法层出不穷,呈现出百家争鸣的局面,这一方面促进了学术研究及临床工作的发展,但也使部分初学者及基层临床医生有无所适从感。总结、创新出一套切合实用、有确切临床疗效的肛肠疾病的诊疗方法,是笔者多年来一直为之努力的奋斗目标。在许多肛肠界前辈及朋友们的热情鼓励下,今天得以将近20年来的工作体会及取得的成绩编辑成书奉献给大家,惟愿对各位同道有所裨益。

　　《肛肠病学》全书共分36章,除全面而系统地阐述了肛肠的生理解剖及各种肛肠疾病的病因、病理、临床表现,诊断、治疗和目前国内外的一些新进展外,着重在介绍作者经过多年的潜心研究,对肛肠病各种疗法的优劣进行详细比较,对几十种中草药进行分析、筛选和反复实验后研制出的"安氏化痔液"、"安氏肛痛宁"等纯中药制剂,以及具有特色的安氏疗法。如第六章的肛管麻醉法,第十章中药内服外灌治疗直肠多发性息肉病,第十一章的痔注射疗法的改进及新药物的研制,第十三章复杂性肛瘘手术方法的创新,第十四章注射法治疗肛裂,第十五章近心端结扎注射法治疗直肠脱垂等等。安氏疗法及安氏制剂同目前国际上普遍采用的手术切除、激光、冷冻疗法,环状切除术等比较,具有病人痛苦小、不用禁食,不影响活动,不受患者年龄限制,疗程短,疗效好,无并发症等优点。自1989年以来系统翔实的临床资料统计,已治愈中外患者数万余例,取得较为显著的疗效。

　　图文并茂、资料翔实是本书的又一特点。全书共附线条图近200余幅,照片61幅。对解剖和手术操作方法的介绍,深恐言不尽意,详加图示,以使阅读时更加方便。反映治疗效果的许多治疗前后对照图使书中的新方法、新经验更具说服力。一些疾病的照片图可使初学者对诊断一目了然。书中引用了大量珍贵的临床照片资料,因篇幅所限,未能一一详注出处。

　　本书在编写过程中曾得到有关领导的关心及诸多专家学者和人民卫生出版社的大力支持,在此一并致谢。

　　限于本人水平和经验,书中如有缺点和错误,恳请同道批评指正。

安阿玥

1997 年 5 月

目　录

人卫外科

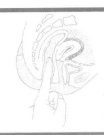

第一章 肛肠病学发展史

肛肠疾病是人类的常见病、多发病,我们对肛肠疾病很早就有了一定的认识。但是,由于技术不发达,研究手段比较匮乏,使得长久以来人类对肛肠疾病的认识一直停留在初级阶段,直到近现代解剖学有了很大发展后,才对肛肠病的病因、病理有了进一步的了解。即便如此,目前对许多肛肠疾病的问题比如痔的病因、肛瘘的划分等,仍存在一定的争议,继而出现了各种不同的学说。在此,仅将肛肠病学的发展历史进行简单回顾。

第一节 中国古代肛肠病学的发展

我国传统医学对肛肠疾病很早就有了深刻的认识,在肛肠疾病的诊断和治疗中,历代都有各种不同的方法和技术。

秦汉及以前,有见记载的主要是对肛肠疾病的初步认识及简单治疗方法。

在我国有关肛肠疾病最早的记载见于,成书于商周时期的《山海经》,书中有关痔、瘘病名的记载:

《山海经·南山经》:南流注于海,其中有虎蛟,其状鱼身而蛇尾,其音如鸳鸯,食者不肿,可以已痔。

《山海经·西山经》:天帝之山,有鸟焉,其状如鹑,黑文而赤翁,名曰栎,食之已痔。

《山海经·中山经》:合水多滕鱼,食之不痈,可以已瘘。

《山海经·中山经》:劳水出焉……是多飞鱼,其状如鲋鱼,食之已痔衕(tòng,通"瘘")。

1973 年长沙马王堆汉墓出土的《五十二病方》,(照片图 1-1)对肛肠病的记载尤为详细,载有"牡痔""牝痔""脉痔""血痔""胸痒"(肛门痒)、"巢者"(肛门瘘管)、"人州出"(脱肛)等多种肛肠病病名,证明在西汉以前我国传统医学对肛肠疾病的分类已经有了明确的认识。同时其记载的肛肠病治疗方法更是世界首见:

结扎切除法:牡痔……系以小绳,剖以刀。

牵引切除法:巢塞直者,杀狗,取其脬,以穿籥,入直(直肠)中,炊(吹)之,引出,徐以刀去其巢。

肛门探查术及熏治法:牡痔之有数窍,蛲白徒道出者方,先道(导)以滑夏挺(探针)令血出……坐以

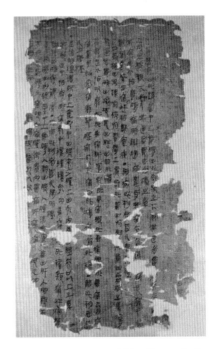

照片图 1-1 马王堆汉墓 52 病方

熏下窍。

敷布法和热熨法:牡痔……与地胆虫相半,和以傅之。燔小隋(椭)石,淬醯中,以熨。

目前认为成书于秦汉时期的《黄帝内经》在《素问·生气通天论》已经记载了关于肛肠疾病病因的描述:因而饱食,筋脉横解,肠澼为痔。这是已知的世界上最早的关于痔病因的认识。而且与现代医学对痔的病因认识基本一致。同时《黄帝内经》对肛肠解剖、生理、病理等都有详细论述。

1

《灵枢·肠胃篇》:记述了回肠(结肠),广肠(直肠)的长度、大小、走行:"回肠当脐,左环回周叶积而下,回运环反十六曲,大四寸,径一寸寸之少半,长二丈一尺。广肠傅脊,以受回肠,左环叶脊,上下辟,大八寸,径二寸寸之大半,长二尺八寸"。

《素问·五脏别论》:"魄门(肛门)亦为五脏使,水谷不得久藏",对大肠肛门主要功能已有正确认识。

《灵枢·水胀篇》有:"寒气客于肠外,与卫气相搏,气不得荣,因有所系,癖而内著,恶气乃起,息肉乃生",最早提出了肠道息肉的病名。

《灵枢·刺节真邪篇》有:"寒与热相搏,久留而内著……有所结,气归之,不得反,津液久留,合而为肠溜,久者数岁乃成,以手按之柔。已有所结。气归之,津液留之。邪气中之,凝结日以易甚,连以聚居,为昔瘤,以手按之坚"是关于肠道肿瘤的最早描述。

《内经》还对便血、泄泻、肠僻、肠覃等肛肠疾病作了论述。

东汉,张仲景在《伤寒论》中记载:"阳明病,自汗出,若发汗,小便自利者,此为津液内竭,虽硬不可攻之,当须自欲大便,宜蜜煎导而通之。若土瓜根及大猪胆汁,皆可为导。食蜜七合,上一味,于铜器内,微火煎,膏须凝如饴状,搅之勿令焦著,欲可丸,并手捻作挺,令头锐,大如指,长二寸许。当热时急作,冷则硬。以内谷道中,以手急抱,欲大便时乃去之。疑非仲景意,已试甚良。又大猪胆一枚,泻汁,和少许法醋,以灌谷道内,如一食顷,当大便出宿食恶物,甚效"。这是有记载的最早的肛门栓剂及灌肠术。

汉以后至宋朝,有关肛肠疾病的认识及治疗屡见不鲜,肛肠专科有了极大的发展。

晋代的皇甫谧在《针灸甲乙经》中记述了针灸治疗痔、脱肛等肛肠病的方法。

隋代巢元方在《诸病源候论》中对肛肠疾病进行了全面的记述。指出了五痔包括牡痔、化痔、脉痔、肠痔、血痔,同时又记载了气痔、酒痔。在痔与瘘关系上提出"痔久不瘥,变为瘘也。脓瘘候,是诸疮久不瘥成瘘。"并首次提出了导引预防肛肠疾病的方法:"一足踏地,一足屈膝,两手抱犊鼻一下,急挽向身极势,左右换易四七,去痔五劳三里气不下。

唐代,孙思邈在《千金要方》《千金翼方》中首载了用鲤鱼肠、刺猬皮等治痔的脏器疗法。王焘在《外台秘要》中引许仁则论痔:"此病有内痔,有外痔,内但便时即有血,外无异,"已经将痔分为内外两种。

宋代出现了痔瘘专科,《太平圣惠方》已有单独分卷论述肛肠疾病,其中详细记载了肛瘘的形成及症状:"夫痔瘘者,由诸痔毒气结聚肛边,有疮或作鼠乳,或生结核,穿穴之后,疮自一不合,时有脓血,肠头肿痛,经久不差,故名痔瘘也。"在治疗上记载了结扎法和枯痔疗疗法:用蜘蛛丝,缠系痔鼠乳头,不觉自落。将砒溶于黄蜡中,捻为条子,纳痔瘘疮窍。《普济方》中有临安(今杭州)痔科专家曹苏为宋高宗治痔的记载。

金元时期对肛肠疾病的病机认识有了充分的发展。刘完素在《河何六书》中提出"风湿邪热"致病说,强调热邪为患在其中的关键作用;张从正认为伤于湿热郁而下注是引起肛肠病的主要机制;李东垣在《兰室秘藏》中提出湿热风燥四气相合而为病,并阐释了其致病机制;朱丹溪强调内因在肛肠病发病中的重要性,认为脏腑本虚是肛肠病发病的基础。除内因外,还提到了外感、饮食所伤、房室劳伤、情志所伤等多种致病因素,较全面地对肛肠病病因作了概括。

明代肛肠疾病有了极大发展,其标志就是肛瘘挂线疗法的出现,挂线法至今临床仍有应用,徐春甫在《古今医统大全》引《永类钤方》的肛瘘挂线术:"予患此疾17年,遍览群书,悉遵古治,治疗无功,几中砒毒,寝食忧惧。后遇江右李春山,只用芫根煮线,挂破大肠,七十余日,方获全功。病间熟思,天启斯理,后用治数人,不拘数疮,上用草探一孔,引线系肠外,坠铅锤悬,取速效。药线日下,肠肌随长,僻处既补,水逐线流,未穿疮孔,鹅管内消。"薛已《薛氏医案》云:"臀,膀胱经部分也,居小腹之后,此阴中之阴。其道远,其位僻,虽太阳多血,气运难及,血亦罕到,中年后尤虚此患(脏毒、痔、疹)。"已经认识到肛肠疾病的发生与肛周局部气血不足有密切关系。这种观点与现代解剖学相一致。陈实功在《外科正宗》中提出了一整套辨证论治,内外兼施的方法,提出了许多新的内服、外用方药,发展了枯痔疗法、挂线疗法,还记载了结核性肛瘘。

清代总结了前人的治疗经验,《古今图书集成·医部全录》系统地整理了历代文献,其所收录的治痔方法就有内治、外治、枯痔、结扎、熏洗、熨贴、针灸、导引等十多种。所载内服就有242首,单验方317首,共559首。高文晋的《外科图说》绘有多种肛肠科手术器械:弯刀、钩刀、柳叶刀、笔刀、尖头剪、小烙铁、探肛筒、过肛针等,这些器械设计独特,精巧实用。

第二节　国外古代肛肠病学的发展

目前已知的国外肛门直肠外科最早的文字记录见于公元前 18 世纪巴比伦王朝的《汉谟拉比法典》。法典中有一条法规："如果医生给自由民治好肠患，患者应付 5 枚银谢克"。

距今约 3500 年的古埃及纸草书亦记载了许多肛肠疾病以及治疗方法、药物。其中较为著名的有 smith 纸草书、Ebers 纸草书和 ChesterBeatty 纸草书。Smith 纸草书记录了一位名叫 Irvy 的宫廷医生，他的头衔是"王朝直肠病监护官"；Ebers 纸草书主要记载了许多公元前 3700 年乌萨法埃斯王朝时期流传下来肛肠药物及疗法；Beatty 纸草书现藏于大英博物馆，书中列举处方和治疗的肛肠疾病共 41 条，还有一些疾病和药物未能破译。

希波克拉底（公元前 460—前 377）被称为西方"医学之父"。他关于肛肠病的理论和方法对后世影响深远。对于痔的病因，他认为这是来自"脾血"和"胆液"的废物积聚而成。痔出血就是这些积聚物的排泄。他认为"痔流"排泄体外可以预防胸膜炎、丘疹、脓肿和癫痫等症。"痔流"也与腹水之间有某种联系。他认为肛瘘是由于外伤或骑马、划船引起的损伤使血液积聚于接近肛门的臀部，先形成结节，然后化脓破溃成瘘。这些观点的影响一直持续到 17 世纪。

公元 79 年毁于维苏威火山大爆发的庞贝古城，在发掘过程中发现了一些手术器械，其中的双叶肛门窥器与现在几乎没有区别。

中世纪是欧洲历史上的一个时代（主要是西欧），自西罗马帝国灭亡（公元 476 年）到东罗马帝国灭亡（公元 1453 年）的这段时期。此时期欧洲没有一个强有力的政权，战争频繁，生产力发展停滞，传统上认为这是欧洲文明史上发展缓慢的事情。中世纪的肛肠外科发展非常缓慢，拜占庭帝国的御医伊提厄斯（527—565 年）提出治疗痔疮彻底的切除术是最好的治法。14 世纪英国医生 Ardezne 曾著有痔、肛瘘论文，主张采用烧灼治痔，沿导向探针切开肛瘘。但是这些观点都未得到重视和推广应用。

第三节　近现代肛肠病学的发展

近现代随着解剖学的发展，对肛肠外科疾病的认识和治疗均有了极大的进步。

1686 年 11 月，外科医生 Felix 和他的助手 Bessier 在没有麻醉的情况下成功地为法国皇帝路易十四完成了肛瘘手术。他用特制的"球头探针刀"顶端探针由外口伸入瘘管，并由内口引出，迅速切开瘘管。这是标准的敞开式瘘管切开术。

1729 年，Stahl 通过解剖学观察提出了门静脉回流受阻而导致痔静脉曲张生痔的学说。1733 年，Wirrnslor 提出了肛门小窝的命名。1749 年，Morganegui 根据动物无痔病，提出了痔是人类直立后发生的特有疾病的病因学说。1760 年出版的《詹姆士大词典》对内痔做出了解释："由于痔静脉没有静脉瓣，因而从垂直的痔静脉输送血液到门脉遇到了困难"。1774 年，Petit 改进了痔切除术。

1818 年，Boyen 提出肛裂的侧方切断括约肌手术方法。1830 年，HuSton 首先报道了直肠瓣的分布。1835 年，Brodie 在他所著《直肠病讲义》第三章"肛门括约肌异常痉挛"中阐述了括约肌痉挛与肛裂的关系，详细描绘了临床症状和体征。他介绍用球头刀切开肛门括约肌，并且提出在肛门侧方切开括约肌要比在后方切开好。法国医生 Recamier 于 1838 年最先采用扩张肛门括约肌的方法治疗肛裂。英国医生 Salmon 于 1835 年在伦敦创建了圣·马克医院，该院名医辈出，对肛肠解剖、生理、病理、治疗作了大量研究工作，成了世界肛肠学科研究的一个中心。Cuersant（1847 年）报告了青年性直肠息肉病。1855 年，Gerota 报告了直肠周围的淋巴分布。德国学者 Chiari（1878）和法国学者 Desfosses 与 Hermann 分别报道了肛腺的形态学和肛腺可能与肛门周围组织感染有某种联系的假说。1869 年，都柏林医生 Morgan 用过硫化铁液注射内痔，但当时这一方法未能广泛应用。1871 年，美国 Mitchell 用高浓度苯酚杏仁油直接注射到脱出的内痔上，他用这种方法治疗大量患者。1873 年，维也纳 Dittel 教授介绍用弹性橡皮条对肛瘘作绞勒性结扎。这是采用橡皮条挂线疗法治疗肛瘘的最早记录。伦敦圣·马可医院的 Allingham 学习了这一方法并于 1874 年发表论文，报道他用这种方法治愈 60 例肛瘘的良好疗效。1878 年，Chiari 提出了肛门小管及肛门腺的命名。

Cripps(1882 年)报告了家族性息肉病。1888 年,Syminton 提出了肛管的命名。1889 年,Holl 对肛门外括约肌排列的层次提出了自己的见解。1897 年,他又报道了联合纵肌的分布和肌纤维的转化。这一阶段肛管的局部解剖可说是异彩纷呈。伦敦的 Salmon 在肛瘘手术时,敞开瘘管管道后在其外侧端做一垂直的辅助切口,使伤口呈 T 形,借以延缓外部伤口愈合以避免形成袋状假道。后来这一辅助切口演变成外口部球拍形切口,更有利于引流和愈合。

1882 年,Whitehead 首创痔环状切除术。1914 年,Quervain 与 Case 首先报道了大肠憩室症。1932 年 Crohn 报告了克罗恩病。1934 年英国 Milligan 与 Morgan 发表了《肛管外科解剖学》密切结合临床,填补了肛管应用解剖学的一些空白,把肛肠外科推向了一个新阶段。在 20 世纪随着超声及放射、磁共振技术的成熟,得以应用于肛肠病的诊疗领域,使得肛肠病的诊疗水平大大提高。

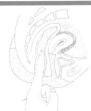

第二章　结直肠和肛门解剖

第一节　结直肠和肛门胚胎的发生、发育

在胚胎发育早期,整个消化道为一个单一的直管,悬挂在腹正中线上,称为原肠。原肠随着胚胎的生长和发育,根据位置逐渐分为前肠、中肠和后肠三部分(表2-1)。结肠、直肠以及肛门的发生,主要与中肠、后肠和部分外胚层有关。

表 2-1　原肠各部分发育后形成的器官

前肠	咽、食管、胃、十二指肠的前 2/3 部分
中肠	十二指肠的后 1/3 部分和空肠、回肠、盲肠、阑尾、升结肠以及横结肠的前 2/3 部分
后肠	横结肠后 1/3 部分以及降结肠、乙状结肠、直肠和肛管的上段

1. 结肠的发生和发育　结肠的发生源自原肠的中肠及后肠部分(图2-1)。

胚胎的第 5 周,十二指肠以下的中肠生长较快,并弯向腹一侧形成 U 形的中肠袢。袢的背系膜内有肠系膜上动脉,袢顶与卵黄管相连。卵黄管以上的肠袢称头支,卵黄管以下的肠袢称尾支。

胚胎第 6 周,在尾支近侧段又发生一囊状的盲肠突。它是盲肠和阑尾的原基,也是大肠和小肠的分界标志,由于中肠袢发育迅速,肝和中肾的不断增大,腹腔暂时不能容纳全部肠袢,致使肠袢突入脐带内的胚外体腔(也称脐腔),形成生理性脐疝。此时肠袢在脐腔内开始旋转,它以肠系膜上动脉为轴逆时针旋转90°(从腹面观),使头支转向右侧,尾支转向左侧。头支在脐腔内迅速生长,形成盘曲的空肠和回肠大部。

在胚胎的第 10 周,腹腔增大,脐腔内肠袢退回腹腔时,又发生旋转,逆时针旋转180°,这样肠袢共旋转270°,头支逐渐转到腹腔左下方,使空肠和回肠盘曲在腹腔中部,尾支逐渐转到腹腔右上方,形成横结肠和降结肠。盲肠突最后退回腹腔,最初位于肝右叶的下方,以后逐渐下降到右髂窝处,升结肠随之形成。盲肠突远侧端形成一狭窄的憩室即为阑尾。

尾,近侧端膨大为盲肠。降结肠的尾端移近中线,形成乙状结肠。

2. 肛门和直肠的发生发育　肛门与直肠的发生来源不同,肛门来自外胚层,由外胚层的原肛发育而来;直肠则源自内胚层的后肠。

(1) 直肠的发育(图2-2):在胚胎第 4～5 周,由尿囊根部、后肠和尾肠共同形成泄殖腔,泄殖腔的腹侧壁内胚层和外胚层直接相贴,其间无中胚层,成为泄殖腔膜,与体外相隔。在胚胎第 5 周,泄殖腔的两侧,有中胚层的皱褶和内胚层的嵴融合形成尿直肠隔。尿直肠隔继续生长,直到与泄殖腔膜相连,同时将泄殖腔分为直肠和尿生殖窦两部分,背侧即为直肠,腹侧为尿生殖窦。泄殖腔膜亦被分为尿生殖膜和肛膜两部分,两膜之间的部分成为将来的会阴。直肠向下发育伸延中断或发育不良,可形成直肠闭锁或直肠狭窄。

(2) 肛门的发育:在胚胎的第 7 周,肛膜的周围由外胚层形成数个结节状隆起,称为肛突,以后肛突融合而形成中心凹陷的原肛。在人胚第 8 周时,肛膜破裂,原肛与直肠相通,原肛的开口即为肛门。肛门膜未破裂,造成肛门闭锁,破裂不全,造成肛门狭窄。如果破裂位置异常,男性在尿直肠中隔穿通,位置高者,可造成直肠膀胱瘘,位置较低者,可造成直肠尿道瘘或直肠会阴瘘。女性在尿直肠中隔穿通,位置高者,可造成直肠膀胱瘘或直肠子宫瘘,位置较低者,可造成直肠阴道瘘或直肠舟状窝瘘。

(3) 会阴肌肉的形成:肛门外括约肌是肛周最主要的肌肉,从来源上看,它是泄殖腔括约肌的一部分,与尿生殖肌群同源,而且它们的血供来源和神经支配也是一致的。二者在功能和结构上具有很多共同联系。肛提肌来自脊柱尾部肌节,肛门内括约肌由直肠壁横肌纤维延续到肛管部增厚变宽而成,属平滑肌,受自主神经支配。

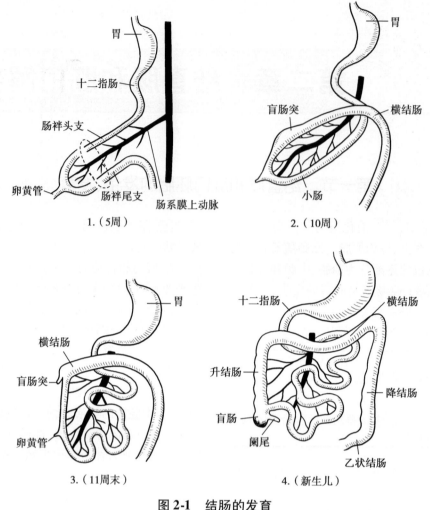

1.（5周）　　　　　2.（10周）

3.（11周末）　　　　4.（新生儿）

图2-1　结肠的发育

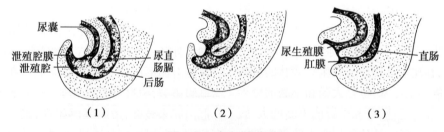

（1）　　　　　（2）　　　　　（3）

图2-2　直肠的发育

第二节　直肠解剖与功能

一、直　肠　解　剖

直肠是消化道的末端,位于盆腔底部,上端平第3骶骨上缘平面,与乙状结肠相连,向下沿骶尾骨屈曲,穿过盆底终于齿线,与肛管连接,长约12～15cm。

直肠与乙状结肠连接处最窄,向下扩大成直肠壶腹,是大肠最阔部分,下端又变狭窄,形成两头狭小,中间宽阔。

1. 直肠的弯曲　直肠并不是垂直状,在矢状面和额状面上都有不同程度的弯曲。在矢状面上,直肠沿骶尾骨的前面下降,形成一个弓向后方的弯曲,称直肠骶曲。向下直肠绕过尾骨尖,转向后下方,又形成一弓向前的弯曲,称直肠会阴曲(图2-3)。会

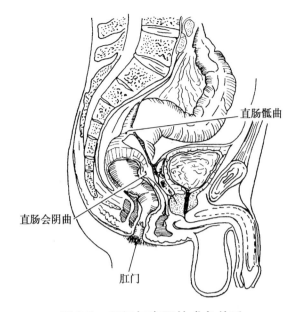

图 2-3 肛门与直肠的成角关系

阴曲呈直角,又称肛管直肠角,此处是最高肠内压区的中枢地带。直肠在额状面上还有三个侧屈:上方的侧屈凸向右,中间的凸向左,是三个侧屈中最显著

的一个,而最后直肠又越过中线形成一个凸向右的弯曲,因而直肠侧屈呈右—左—右的形式。但直肠的始末两端则均在正中平面上。由于直肠和肛管形成的角度,因此直肠壶腹内存积的粪便不达到相当的数量,不能压迫齿线引起排便反射。

直肠的这种弯曲现象决定了在临床上行乙状结肠镜检查时,方向先指向脐部,过肛管再改向骶骨岬,才能顺利到达直肠壶腹。

2. 直肠瓣 在直肠壶腹内有三个呈半月形的黏膜横皱襞,称直肠瓣,又称 Houston 瓣(图 2-4)。直肠瓣平均宽度约 1.4cm,平均长度约 3cm,约相当于直肠圆周的三分之二。直肠瓣的数目因人而异,1978 年 Abramson 分析了 400 例成人乙状结肠镜检查资料,结果表明:直肠瓣有的人可以缺如,有的可多达 7 个,其中以 3 个瓣的出现率为最高,占45.5%。3 个瓣中以左-右-左样式排列者,占20.5%,三瓣平均距肛缘距离各为 7.9cm、9.4cm、11.3cm,相邻两瓣间的距离不固定。直肠瓣由黏膜、环肌和纵肌共同构成,向腔内突入。最上的直肠

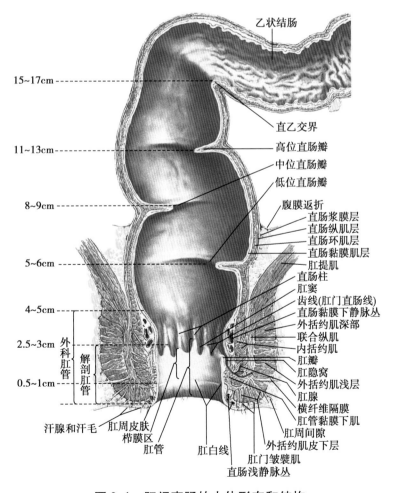

图 2-4 肛门直肠的大体形态和结构

瓣位于直肠、乙状结肠交界部,距肛门 11.0 ~ 13.0cm,位于直肠的左壁或右壁上,偶尔该瓣可环绕肠腔 1 周。中间一条直肠瓣是 3 个瓣中最大的一条,其位置相对固定,距肛门 8.5 ~ 9.6cm,相当于腹膜返折平面,该瓣内部环肌较发达,位于直肠壶腹稍上方的前后侧壁。最下一个瓣位于中瓣的稍下方,位置最不稳定,一般位于直肠的左侧壁,距肛缘 5.0 ~ 6.0cm。当直肠充盈时,该瓣常可消失,而排空时较显著。直肠检查时,可触及此瓣,易误认为新生物。

直肠瓣的功能尚未完全明确,目前认为其主要功能是支撑直肠内粪块,并使粪便回旋下行以减慢其运行至肛门的时间。另外在乙状结肠镜检查时,根据直肠瓣的薄厚、萎缩增生等情况可初步判断直肠炎症的程度。

3. 直肠与腹膜的关系 直肠上三分之一的前面及其两侧有腹膜遮盖,中三分之一仅在前面有腹膜,然后在此返折成直肠膀胱陷窝或直肠子宫陷窝。腹膜返折与肛门之距离约 7.5cm,在女性则较低。直肠后面无腹膜遮盖。

4. 直肠的肌肉 直肠壁肌层由上到下逐渐增厚,接近肛管时尤为显著。直肠壁分为 4 层:最内一层称为黏膜层,是肠腔壁;其深面为黏膜下层,最外一层称为浆膜层;黏膜下层和浆膜层之间即为直肠肌层。直肠的肌层是直肠壁的最厚部分,分为环肌

和纵肌两层,环肌在内,纵肌在外。纵肌在直肠前后比在两侧稍厚,上连乙状结肠纵肌,下与肛提肌和内、外括约肌相连。环肌肌纤维在直肠上部较少,下部较发达,到肛管形成肛门内括约肌(图 2-5)。

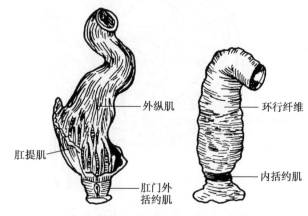

图 2-5 直肠肌肉

二、直肠功能

直肠有排便、吸收和分泌功能。可以吸收少量的水、盐、葡萄糖和一部分药物,也能分泌黏液以利排便。在正常情况下,直肠内无粪便,肛管呈关闭状态。排便时,结肠蠕动,储存于乙状结肠内的粪便下行进入直肠,使直肠壶腹膨胀,引起便意和肛管内括约肌反射性松弛,机体自主松弛肛管外括约肌,同时屏气增加腹压,粪便排出体外。

第三节 肛管解剖与功能

一、肛管的概念

肛管的概念有解剖学肛管和外科学肛管两种(图 2-4)。解剖学肛管是指由齿状线到肛缘的部分,成人平均长约 2.5cm;外科学肛管指肛缘到肛管直肠环平面的部分,成人平均长约 4cm。解剖学肛管与外科肛管的区别即是否把末端直肠包括在内。解剖学肛管是从胚胎发生角度上看,由于末端直肠是胚胎期的原肛发育而成,来自外胚层,与人体的皮肤为同一来源,因此不包括此部分。外科肛管则是从临床的角度出发而提出来的,其范围较解剖肛管大,包括了末端直肠,理由是:①肛管直肠肌环附着线以上肠腔呈壶腹状膨大,而线以下的肠腔(外科肛管)呈管状狭小,二者的分界线在肛门指诊时易明确辨认。②肛管直肠肌环附着线以下有耻骨直肠肌,肛门内、外括约肌呈圆筒状包绕,故外科肛管的

括约功能容易理解,直肠癌的部位(癌肿下缘)与肛提肌之间距离也易于测量,便于施行括约肌保存术。

1975 年,Shafik 将外科学肛管进一步细分,将肛提肌内侧缘至齿线的部分称为直肠颈,将解剖肛管称为固有肛管。这种划分方法既保证了外科肛管功能上的一致性,又明确区分了外科肛管的不同部分,既反映了解剖学的特点,又能有效地指导临床工作,得到一致认可。因此,从临床角度出发,本章中所提到的"肛管",如无特殊说明,均为外科学肛管。

二、肛管解剖

(外科学)肛管是直肠壶腹下端至肛门之间的狭窄部,前壁较后壁稍短。由于括约肌经常处于收缩状态,故肛管呈前后位纵裂状,排便时则扩张成管状。肛管的上界,男性与前列腺尖齐高,女性与会阴体齐高。肛管的前方与会阴体接触,在男性借会阴

体与尿道膜部、尿道球和尿生殖膈后缘相邻;在女性借会阴体与阴道前庭、阴道下 1/3 部相邻。肛管的后方借肛尾韧带连于尾骨,两侧为坐骨肛门窝。肛管周围包有内、外括约肌、联合纵肌和肛提肌。肛管的长轴指向脐,它和直肠壶腹之间形成向后开放的 90°~100° 的夹角,称为肛管直肠角。

肛管部位皮肤及黏膜组织特殊,上部是移行上皮,下部是鳞状上皮。肛管表面光滑色白,没有汗腺、皮脂腺和毛囊。若手术不当,切除肛管皮肤过多,会造成肛管皮肤缺损、黏膜外翻、肛腺外溢等不良后果。即使移植其他部位的皮肤也不能恢复原来的功能,因此在行肛门手术时要注意尽量保护肛管皮肤,避免不必要的损伤。肛管还是连接直肠与肛门的肌性通道,在胚胎发生学上处于内、外胚叶层的衔接区域,所以构造复杂。肛管壁由内向外分为五层:黏膜层、黏膜下层、内括约肌、联合纵肌、外括约肌。其肌束的排列方向是:内环、中纵、外环,中间的联合纵肌分出许多纤维向内外穿插,将肛管的各部组织捆扎在一起,构成一个完整的功能整体(图 2-4)。

外科学肛管有四个与解剖密切相关的界限:肛缘,也叫肛门口,是消化道于体表的开口;括约肌间沟,即肛白线,在肛门缘与齿线之间,距肛缘约 1cm,处于内外括约肌连接处,如将示指伸入肛管,可摸到肛门内括约肌和肛门外括约肌皮下部之间有一下陷的沟,即括约肌间沟;齿线,在肛白线上方皮肤黏膜交界处,距肛缘约 2.5cm 有一环锯齿状的线称为齿线,齿线和肛白线之间表面光滑,光泽发亮,称为肛门梳;肛管直肠线(肛直线),在齿线上方约 1.5cm 处,肛门指诊时所触及坚硬的肌肉环,上缘即是肛直线的位置。

除以上四条分界线外,肛管上尚存在"直肠柱""肛窦"等特殊解剖结构,多与肛肠疾病的发病密切相关。

1. 齿线 在肛管内面,距离肛门口 2.5~3cm,皮肤黏膜的交界处,沿肛瓣的根部,有一锯齿状的环形线,称为齿线,又叫梳状线、皮肤黏膜线。作为皮肤黏膜的分界线,齿线上下组织结构截然不同,胚胎期来源也不同,在解剖及临床上都有重要意义(表 2-2,表 2-3;图 2-6,图 2-7)。

表 2-2　齿线上下发育及构造差异

	上皮	动脉	静脉	淋巴	神经	来源
齿线上	黏膜:柱状上皮	直肠上动脉、直肠下动脉	内痔静脉丛,经直肠上静脉,入门静脉	经肠系膜下淋巴结,入腰淋巴结	自主神经	内胚层
齿线下	皮肤:扁平上皮	肛门动脉	外痔静脉丛,经肛门静脉、髂内静脉入下腔静脉	入腹股沟淋巴结	脊神经	外胚层

表 2-3　齿线上下生理病理差异

	痛觉	肿瘤	肿瘤转移
齿线上	无痛	直肠癌(腺癌)	腹腔内转移
齿线下	痛觉敏感	肛门癌(鳞状细胞癌)	先至腹股沟淋巴结

齿线是排便反射的诱发区,具有重要的生理意义。齿线区域分布着高度特化的感觉神经末梢,感觉灵敏。当粪便下行,到达齿线区时,神经末梢感受器受到刺激,冲动通过感觉神经传入大脑,大脑发出指令,令内外括约肌舒张,肛提肌收缩,肛管扩张,粪便得以排出。内痔脱出、直肠黏膜脱垂、肛乳头瘤等肛肠疾病会造成脱出物对齿线产生刺激,造成排便感,使患者误以为仍有大便未排净从而用力努挣排便,使得脱出物脱出更甚,从而导致病情加重。若手术或者其他原因导致齿线神经末梢受损,引起排便感异常或者消失,造成排便困难。

2. 肛直线(Herrmann 线) 距齿线上方约 1.5cm,是直肠柱上端的连线。指诊时,手指渐次向上触及狭小管腔的上缘,即达该线的位置。此线与内括约肌上缘、联合纵肌上端以及肛管直肠肌环上缘的位置基本一致。

3. 直肠柱 直肠末端肠壁上有 6~10 条垂直的黏膜皱襞,长约 1~2cm,宽约 0.3~0.6cm,称为直肠柱,也称肛柱(图 2-4),位于齿线和肛直线之间,在儿童时期比较明显。直肠柱上皮对触觉和温觉刺激的感受比齿线下部肛管更敏锐。直肠柱是肛门括约肌收缩的结果,当直肠扩张时此柱可消失。

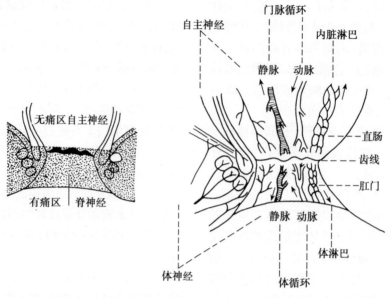

图 2-6 齿线上下的不同结构

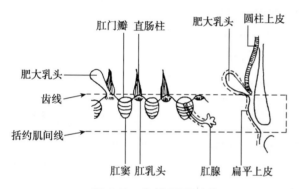

图 2-7 齿线下区结构

各柱的黏膜均有独立的动、静脉和肌组织。直肠柱越向下越显著,尤其是左壁、右后壁、右前壁最明显,直肠柱内静脉曲张时,常在以上三处发生原发性内痔,亦称母痔区。直肠柱常被误认为早期内痔,其鉴别点是:直肠柱呈直条形,黏膜光滑,粉红色;内痔呈圆形或椭圆形,黏膜粗糙或有糜烂,色鲜红或紫红。

4. 肛瓣 相邻直肠柱下端有一半月形黏膜皱襞相连接,这种半月形的黏膜皱襞称为肛瓣。根据直肠柱数目的不同,肛瓣可有 6~12 个。肛瓣的组织是厚的角化上皮。当大便干燥时,肛瓣可受粪便硬块的损伤而撕裂。有人认为肛瓣是肛膜的残留物,也有人根据肛瓣是人类所特有,不见于其他哺乳动物,提出是由于直立体位而出现的点。肛瓣没有瓣的功能,目前对其具体功能的认识尚不明确。

5. 肛隐窝 又称肛窦,是位于直肠柱之间肛瓣之后的小憩室。肛隐窝的数目、形状、深度不固定,一般有 6~8 个;呈漏斗形状,肛隐窝的上口朝向肠腔内上方,底部指向外下方;深度约 0.3~0.5cm。

肛隐窝在前侧由于前列腺或者阴道的影响,相对发育不良,大而深的肛隐窝主要位于肛管后壁。1980 年,Shafik 提出,肛隐窝是胚胎发育遗留的痕迹,是后肠与原肛相套叠而形成的环状凹陷,由于直肠柱的发育,将其分隔成许多小憩室。随着年龄的增长,肛隐窝也逐渐变浅、消失,在婴幼儿可见数目多且发育良好的肛隐窝,而成人肛隐窝数目减少,变浅、变小或者缺如。

肛隐窝的功能尚不明确,肛隐窝下有肛腺的开口,故目前认为肛隐窝主要功能是储存黏液并润滑排便。一般情况下,排便时肛隐窝呈闭合状,粪渣不易进入,腹泻或者其他原因会导致肛隐窝内积存粪便,隐窝受到刺激而失去收缩能力,导致细菌等入侵肛腺管而引起肛腺感染,若持续感染得不到控制,则引发肛周脓肿,最终形成肛瘘。根据临床观察,绝大部分的肛瘘内口在肛隐窝。因此,肛隐窝的感染是形成肛周脓肿、肛瘘的潜在原因。

6. 肛腺 是连接肛隐窝内下方的腺体,与肛隐窝相通。成人约有 4~10 个,新生儿多达 50 个。连接肛隐窝与肛腺的管状部分叫肛门腺导管。多数肛腺集中在肛管后部,两侧较少,前部缺如,肛腺常局限于肛管栉膜区的黏膜下层,内括约肌内或联合纵肌层。通常一个肛腺连接一个肛隐窝,但是有半数肛隐窝没有肛腺,也有多个肛腺可同时开口于一个肛隐窝的情况。肛门腺导管和肛腺的走行弯曲多变。约有 65% 的肛门腺开口与肛门腺导管在一条垂直线上,35% 的不在一条垂直线上。肛腺的功能是分泌多糖类黏液,润滑粪便,保护肛管。

7. 肛乳头　在直肠柱的下端与肛管连接的区域,有圆锥形或者三角形的小隆起,沿齿线排列,称为肛乳头(图2-7)。肛乳头基底部色红,间断色白或者淡红。不是所有人都有肛乳头,根据临床观察,约28%的人有肛乳头。肛乳头的数目不固定,可为1个或者数个。肛乳头的大小也不固定,平常很小,约0.1~0.3cm大小,当有感染、损伤或者其他慢性刺激时,肛乳头会增生变大,达到1~2cm大小,或者更大,并脱出肛门以外,影响排便,称为肛乳头肥大或者肛乳头瘤。增生肥大的肛乳头有明显症状时需要手术切除,一般不发生癌变。

8. 栉膜　栉膜是指齿线与括约肌间沟之间的肛管上皮,平均宽度约1.0cm。栉膜颜色呈浅蓝色,因其下有丰富的痔血管丛所致。栉膜是皮肤和黏膜的过渡区,皮薄而致密,颜色苍白,表面光滑,从肛管纵剖面看,与其上的直肠柱及齿线相连,形似梳子,栉膜为梳背,故也称梳状区。当肛门内括约肌收缩时,可使栉膜呈环状隆起,而高于肛管表层,又称之为痔环。栉膜有重要的解剖及临床意义,栉膜下有结缔组织及内括约肌附着,有丰富的动静脉、淋巴及神经末梢,还有肛腺、肛腺导管等结构,与肛周疾病的发病密切相关。而且栉膜是肛管的最窄处,先天或后天造成的肛管狭窄症、肛管纤维样变、肛裂等疾病均好发于此。

9. 括约肌间沟　括约肌间沟,又称肛门白线。位于肛缘上约1cm处,正当内括约肌下缘和外括约肌皮下部交界处。指诊可触及,但直视看不到,故临床多称之为括约肌间沟,很少提肛门白线。外括约肌皮下部与内括约肌之间的间隙很小,有来自联合纵肌的纤维在此呈放射状附着于括约肌间沟附近的皮肤,故该处皮肤较固定,有支持肛管的作用。另外,在括约肌间沟下方,即为正常的皮肤。该部位及肛周的郎格线(Langer's Line)大致以肛门为中心放射状分布,所谓朗格线,是指皮下纤维组织排列产生的皮肤纹理线。手术时沿着朗格线做切口,愈合快且瘢痕轻。肛门局部朗格线为放射状,因此混合痔、肛瘘、肛周脓肿等肛肠手术亦采用放射状切口,可使术后创口愈合达到最佳效果,这一点已在临床上得到了验证。

三、肛 管 功 能

肛管主要功能是排泄粪便。排便过程是非常复杂的神经反射。直肠下端是排便反射的主要发生部位,是排便功能中的重要环节。肛管对粪便的括约功能体现在肛管压力的维持,肛门内、外括约肌是构成肛管压力的解剖学基础。在静息状态下,肛管压力的约80%是由内括约肌张力收缩所形成,其余20%是外括约肌张力收缩所构成。在主动收缩肛门括约肌的情况下,肛管压力显著升高,其产生的压力主要由外括约肌收缩所形成。因此,在静息及收缩状态下测定肛管压力,可了解肛门内、外括约肌的功能状态。

第四节　肛门直肠周围血管

一、肛门直肠动脉

肛门直肠部的血管十分丰富,动脉供应主要来自直肠上动脉、直肠下动脉、肛门动脉和骶中动脉。这些动脉之间有很丰富的吻合(图2-8~图2-10)。

1. 直肠上动脉　又称痔上动脉,是肠系膜下动脉的终末分支。起于乙状结肠动脉最下支起点的下方,在第三骶骨水平面与直肠上端后面分为两支。循直肠两侧穿过肌层到黏膜下层。直肠上动脉是直肠血管最大最主要的一支,沿途分出许多分支,分布于直肠上部各层和全部肠黏膜,供应直肠和齿线以上的肛管,其毛细血管丛与直肠下动脉、肛门动脉吻合。直肠上动脉在肛管上方的右前、右后和左侧三处,即截石位3、7、11点,有主要分支。这些分支处是内痔的好发区域,指诊时可以在肛管上方摸到动脉搏动,也是痔手术后大出血的部位所在。

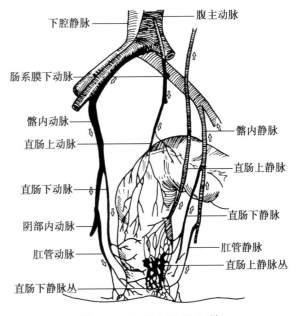

图 2-8　肛门直肠的血管

下腔静脉　　腹主动脉
肠系膜下动脉
髂内动脉　　髂内静脉
直肠上动脉
　　　　　　直肠上静脉
直肠下动脉
　　　　　　直肠下静脉
阴部内动脉
肛管动脉　　肛管静脉
　　　　　　直肠上静脉丛
直肠下静脉丛

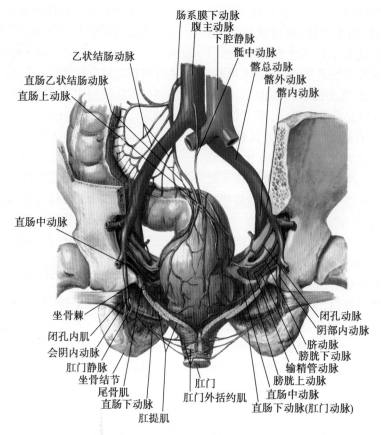

图 2-9　肛门直肠的血管

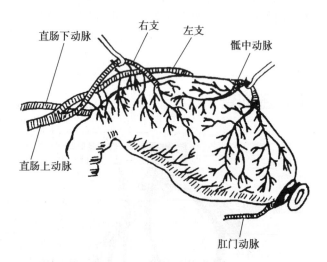

图 2-10　直肠动脉侧面观

2. 直肠下动脉　又称痔中动脉，是髂内动脉的一个分支，大部分起自阴部内动脉，也有少数直接起自髂内动脉或者膀胱动脉。左右各一，位于骨盆两侧。在骨盆直肠间隙内沿直肠侧韧带分布于直肠前壁肌肉，在黏膜下层与直肠上动脉、肛门动脉吻合。直肠下动脉主要供给直肠前壁肌层和直肠下部各层。直肠下动脉的管径在 0.1 ~ 0.25cm 之间不定，且分布及分支不规律，大部分患者在切断此动脉

后不会引起严重出血，但是约有 10% 的患者直肠下动脉较大，手术时出血如不结扎可有严重后果。故手术中对直肠下动脉应保持警惕，避免不必要的损伤。

3. 肛门动脉　又称痔下动脉，起自坐骨棘上方的阴部内动脉，行于会阴两侧，经坐骨肛门窝坐骨棘上方阴管，分支分别到肛门内、外括约肌及肛管末端，有的分支通过内外括约肌之间或外括约肌的深浅两部之间，到肛管黏膜下层与直肠上下动脉吻合（图 2-11）。最主要的分支有三支：第一支向后上，分布于肛提肌；第二支"痔动脉"至肛门后方，分布于肛尾韧带和外括约肌的后部；第三支最粗大，分布于外括约肌中部。主要为肛提肌、内外括约肌和肛周皮肤供血，也有部分血供到下部直肠。肛门局部的血供主要来自肛门动脉，但是约 80% 以上的人群两侧肛门动脉在肛门后方无吻合。因此，肛门后方区域组织血管分布不足，供血较会阴区及肛门两侧严重不足，造成此处肛裂好发，且发生在此处的肛瘘及脓肿术后愈合较慢。

4. 骶中动脉　起自腹主动脉分叉上 1cm 处后壁，沿第 4、5 腰椎和骶尾骨前面下降，行于腹主动

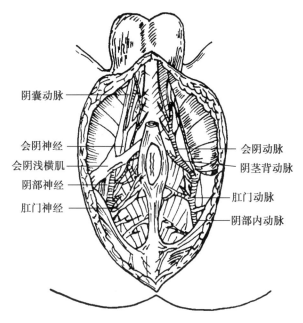

图 2-11 肛门动脉与男子会阴动脉

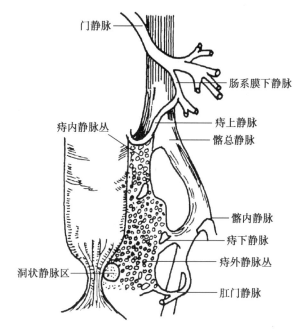

图 2-12 肛门直肠静脉分布

脉、左髂总静脉、骶前神经、痔上血管和直肠的后面，部分终末分支可沿肛提肌的肛尾缝下降至肛管和直肠。骶中动脉直径小，分支不定，对直肠血液供给的价值甚微。因此，肛门部的手术不会造成骶中动脉的出血，但是直肠手术中，切除直肠时将直肠由骶骨前面下拉，在与尾骨分离时，切断此动脉有时会引起止血困难。

二、肛门直肠静脉

肛周静脉与动脉的分布排列类似，动静脉相伴而行。以齿线为界将肛门直肠静脉分为两个静脉丛：痔内静脉丛、痔外静脉丛（图 2-12）。

1. 痔内静脉丛　又称直肠上静脉丛，或者痔上静脉丛，位于齿线上黏膜下层，静脉丛在直肠柱内呈囊状膨大，各膨大并以横支相连，在肛管的右前、右后、左前三个区域（截石位 3、7、11 点），因直肠上动脉供血充足，这三个部位直肠静脉丛更显著，是内痔的好发部位，临床上称之为母痔区。静脉丛汇合成 5~6 支集合静脉垂直向上，约行 8cm 的距离，穿出

直肠壁形成痔上静脉（直肠上静脉），经肠系膜下静脉汇入门静脉。这些静脉无静脉瓣，穿过肌层时易受压迫，尤其排便时压迫更为明显，这也是形成内痔的因素之一。门静脉高压患者因痔上静脉回流受阻，静脉丛易怒张膨大形成痔。

2. 痔外静脉丛　又称直肠下静脉丛，或者痔下静脉丛，位于齿线下方的皮下，由肛管内壁静脉、肛周静脉、直肠壁外静脉汇集而成，沿外括约肌外缘连成一个边缘静脉干。痔外静脉丛汇集肛管里面静脉，下部入阴部内静脉，中部入髂内静脉。

在肛门附近门静脉系统与体静脉系统相通，此结构在一些疾病的发生和发展中有重要作用。当肝脏发生肝硬化而导致门静脉高压时，肛门附近的吻合支成为门-腔静脉侧支循环的通路。因此，对于肝硬化的患者，如果同时有痔疮出血，应保守谨慎处理，以防大出血的发生。此外，直肠癌也可沿门静脉系统播散，转移至腹腔和肝内，造成转移癌，而致病情加重。

第五节　肛门直肠周围淋巴系统

直肠肛门区的淋巴系统结构复杂，部位不同淋巴流向不同，对肿瘤的扩散、炎症的蔓延等有重要意义，同时若手术造成淋巴回流受阻，将造成术后恢复不良。根据肛管的淋巴流向，以齿线为界，可分上、下两组。上组在齿线上方，起于直肠和肛管上部，流

入腰淋巴结；下组在齿线下方，起于肛管和肛门，流入腹股沟淋巴结（图 2-13）。

上组淋巴组织汇集全部直肠和肛管上部的淋巴管，分为三个方向引流：向上、向两侧和向下。向上沿直肠上血管到直肠后方结肠系膜下部淋巴结，这

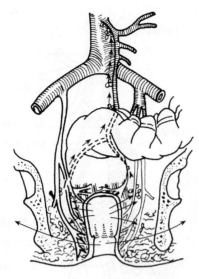

图 2-13　肛门直肠的淋巴回流

些淋巴结在直肠上动脉分叉处或直肠与乙状结肠交界附近显著,称为直肠主要淋巴结。由此沿肠系膜下静脉向上,在左髂总血管分叉处入结肠系膜上部

淋巴结,然后在腹主动脉前面和两侧入腰淋巴结。向两侧淋巴汇集到直肠下段的淋巴管内,并与肛管淋巴管吻合,沿肛提肌与直肠中动脉并行至闭孔,成闭孔淋巴结,入髂内淋巴结群,然后沿髂内血管到腰淋巴结。向下的淋巴沿肛门、肛门周围皮肤,入坐骨肛门窝内淋巴结,穿过肛提肌到髂内淋巴结。

下组淋巴组织汇集齿线以下的肛管、肛门、内外括约肌及周围的淋巴,经会阴、大腿内侧至腹股沟淋巴结群,最后汇入髂外、髂总淋巴结。

直肠癌可借肛周淋巴系统转移,向下可遍及坐骨肛门窝、肛门括约肌和肛门周围皮肤,向两侧扩散,侵及肛提肌、髂内淋巴结、膀胱底,男性科侵犯精囊、前列腺,女性可侵及直肠后壁、子宫颈和周围韧带。向上蔓延侵及盆腔腹膜,结肠系膜及左髂总动脉分叉处的淋巴结,即腹腔转移。因此,肛门、直肠癌根治术,应注意清除腹股沟淋巴结、盆内淋巴结、直肠周围及部分结肠淋巴结。

第六节　肛门直肠神经系统

一、直肠神经

直肠的神经受交感神经和副交感神经支配,属自主神经系统(图 2-14)。

交感神经来自骶前神经丛,该丛在主动脉分叉

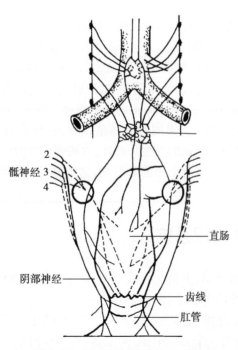

图 2-14　肛门直肠的神经分布

下前方,于直肠固有筋膜之外分为左右两支,各向下与骶部副交感神经会合,在直肠侧韧带两旁组成骨盆神经丛。交感神经的功能是抑制直肠蠕动,减少腺体分泌,使内括约肌收缩,控制排便。

副交感神经来自第 2、3、4 骶神经前根。在直肠两侧壁的盆内脏神经与交感神经吻合。副交感神经的功能是增强直肠蠕动,促进腺体分泌和内括约肌松弛,排出气体和粪便。

骶前神经还支配着排尿、阴茎勃起和射精,损伤后可引起阳痿等,所以肛门直肠部手术特别要注意避免损伤骶前神经。齿线以上受自主神经支配,所以直肠痛觉不敏感,故不需麻醉可进行各种检查、治疗,如各种内镜检查、电灼、内痔注射等。

二、肛管神经

肛周的皮肤内有丰富的神经末梢,肛管的神经来源众多,对刺激如痛觉、温觉、触压觉等特别敏锐,造成痛、胀、牵拉等多种神经刺激信号。肛管的神经从性质上可分为自主神经和脊神经两类。

自主神经(内脏神经):内脏神经较迟钝,故肛管黏膜部临床上称为无痛区。肛管的交感神经主要是骶前神经和交感干上的骶部神经节以及尾神经节发出的纤维,分布于肛周皮肤内的腺体和血管。交

图中标注：骶神经 2 3 4　直肠　阴部神经　齿线　肛管

感神经的作用是抑制肠蠕动和收缩内括约肌,故骶前神经被认为是内括约肌的运动神经。肛管的副交感神经是由直肠壁内肠肌丛连续而来,形成联合纵肌神经丛,分布于肛周皮肤。黏膜下神经丛与肛周皮肤的神经丛连接,分布于肛周皮内汗腺、皮脂腺和顶泌汗腺。副交感神经的作用是增加肠蠕动,促进分泌,并开放内括约肌。

脊神经(躯体神经):肛管的躯体神经支配共有六个来源,包括阴部神经发出的肛门神经,阴部神经发出括约肌前神经,会阴神经的肛门支,第2、3、4骶神经后支,由 S_5 与 C_0 合成的肛门尾骨神经,股后皮神经的长会阴支。在这些神经中,对肛门功能起主

要作用的是肛门神经。

肛门神经由阴部神经的 $S_{2\sim4}$ 后支组成,与肛门血管伴行,通过坐骨肛门窝,分布于外括约肌、肛管皮肤部和肛周皮肤。肛门神经虽主要分布在齿线以下,但齿线上方 1.0 ~ 1.5cm 的黏膜区也有肛门神经分布,局部麻醉时应注意这一特点,保证进针深度,将麻醉面提高至齿线上方。由于肛门神经与尿生殖系统神经同起自阴部神经,所以肛门手术及肛门疾病容易引起反射性排尿困难,或其他尿生殖系统的功能紊乱,临床上应引起重视。此外,肛门神经是外括约肌的主要运动神经,损伤后会引起肛门失禁,术中应避免损伤(图2-15)。

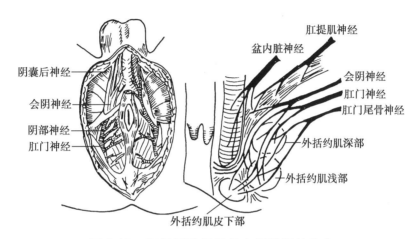

图 2-15　肛门部神经及其在括约肌的分布

第七节　肛门直肠部肌肉

肛门直肠部周围环绕着许多肌肉组织,参与构成盆底,起到承载腹盆内的器官,控制排便等作用,具有十分重要的生理功能。主要包括肛门外括约肌、肛门内括约肌、耻骨直肠肌、肛提肌、联合纵肌、肛管直肠环(图2-16,图2-17)。

1. 肛门内括约肌　肛门内括约肌起于肛门直肠环平面,向下到括约肌间沟,包绕肛管的上三分之二,属于平滑肌,由自主神经支配,是不随意肌,由直肠环肌延伸到肛管部分增厚变宽而形成的,高度约1.8cm,厚度约0.5cm。肛门内括约肌的肌束呈椭圆形,连续重叠排列如覆瓦状,上部肌纤维斜向内下,中部肌纤维呈水平,下部肌纤维稍斜向上,下端形成一条环状游离缘,构成括约肌间沟的上缘,指诊可触及(图2-18)。

肛门内括约肌的主要功能是参与排便反射。未排便时,内括约肌呈持续性不自主的收缩状态,闭合

肛管,保持一定张力,蓄积粪便。当直肠内粪便达到一定量时,通过直肠内的压力感受器和齿线区的排便感受器,可反射性引起内括约肌舒张,排出粪便。排便终止时,内括约肌恢复收缩状态,使肛管迅速排空。内括约肌是消化道环肌层,属不随意肌,在受到有害刺激时容易痉挛。肛裂、肛门狭窄等都可以导致内括约肌持续痉挛,造成排便困难和剧烈疼痛,此时切断部分内括约肌可解除痉挛,且不会引起排便失禁。

2. 肛门外括约肌　起自尾骨尖背侧及肛门尾骨韧带,向前向下,到肛门后方分为二部,围绕肛管两侧到肛门前方又合二为一,再向前止于会阴。被直肠纵肌和肛提肌纤维直穿过,分为皮下部、浅部和深部三部分(图2-18)。

皮下部位于内括约肌的下方,肛管下端皮下层内,肌束呈椭圆形环状围绕肛管下部,向前在会阴部

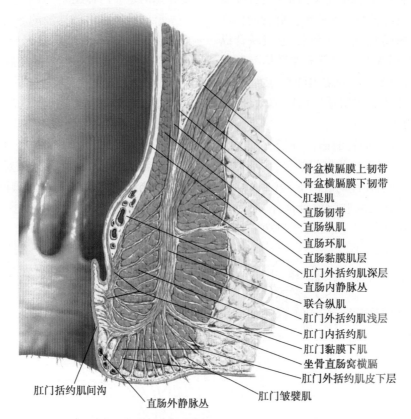

骨盆横膈膜上韧带
骨盆横膈膜下韧带
肛提肌
直肠韧带
直肠纵肌
直肠环肌
直肠黏膜肌层
肛门外括约肌深层
直肠内静脉丛
联合纵肌
肛门外括约肌浅层
肛门内括约肌
肛门黏膜下肌
坐骨直肠窝横膈
肛门外括约肌皮下层

肛门括约肌间沟
直肠外静脉丛
肛门皱襞肌

图 2-16　肛管壁肌肉

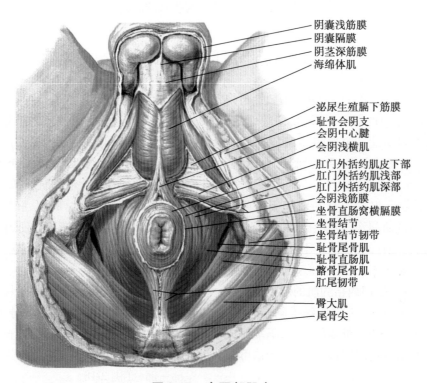

阴囊浅筋膜
阴囊隔膜
阴茎深筋膜
海绵体肌

泌尿生殖膈下筋膜
耻骨会阴支
会阴中心腱
会阴浅横肌
肛门外括约肌皮下部
肛门外括约肌浅部
肛门外括约肌深部
会阴浅筋膜
坐骨直肠窝横膈膜
坐骨结节
坐骨结节韧带
耻骨尾骨肌
耻骨直肠肌
髂骨尾骨肌
肛尾韧带
臀大肌
尾骨尖

图 2-17　会阴部肌肉

16

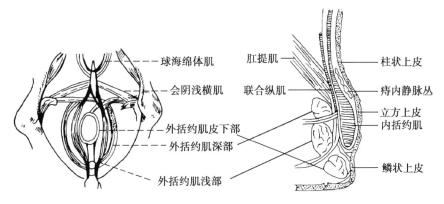

图 2-18 肛门内、外括约肌

与外括约肌浅部、球海绵体肌或者阴道括约肌相连，向后与外括约肌浅部肌纤维相连，未附着于尾骨，向上与肛门内括约肌下缘相连构成括约肌间沟。仅切断皮下部，不会引起肛门失禁。

外括约肌浅部位于皮下部和深部之间，呈椭圆形环绕内括约肌，向后附着于尾骨，向前附着于球海绵体肌和会阴浅横肌的中央腱缝或阴道括约肌。外括约肌浅部与尾骨相连部分形成强力的韧带，称为肛尾韧带。外括约肌浅部是外括约肌中最大最长和收缩力量最强的部分。

外括约肌深部位于浅部的外上方，环绕肛门内括约肌和直肠纵肌层，后部与耻骨直肠肌相连，界限不明显，前侧大部分肌束与耻骨尾骨肌沿直肠前壁延伸的纤维连合，构成肛管直肠肌环的前部，另有部分肌纤维交叉延伸至对侧坐骨结节。

外括约肌是随意肌，受脊神经支配，当直肠内蓄存一定量粪便、产生便意后，若无排便条件，外括约肌在大脑皮层控制下可随意地抑制排便，加强收缩，阻止粪便排出，并使直肠产生逆蠕动，将粪便推回乙状结肠，便意消失。若外括约肌受损或松弛时，这种随意自控作用就会减弱。

1980 年，Shafik 根据肌束方向、附着点和神经支配的不同，将外括约肌分为三个 U 形肌袢，即尖顶袢、中间袢和基底袢。尖顶袢是深部外括约肌与耻骨直肠肌，中间袢是外括约肌浅部，基底袢是外括约肌皮下部，当外括约肌收缩时，尖顶袢及基底袢向前牵拉肛管后壁，中间袢向后牵拉肛管前壁，使肛管紧闭。3 个环可反复蠕动收缩，排出肛管内存留的粪便。

3. 耻骨直肠肌 起自两侧耻骨，向后包绕阴道或前列腺的外侧，环绕肛管，呈 U 形相接于肛管直肠连接处的后方，将直肠肛管结合部向前、向上牵引，形成肛直角。耻骨直肠肌下缘与外括约肌深面紧密融合，其上缘与耻骨尾骨肌内侧部的下面相接，

其内侧为联合纵肌的外侧。属随意肌，由会阴神经及肛门神经支配。耻骨直肠肌具有重要的生理意义，有助于维持肛门的位置及括约功能。耻骨直肠肌形成肛直角，对直肠、尿道、阴道均起到向上、向前的提拉作用，能够维持这些组织的位置，协助括约功能的实现。若耻骨直肠肌受损或被切断，肛直角无法维持，可导致稀便、排气无法控制，严重者大便完全失禁，肛管后移，或者直肠脱垂。以往曾认为耻骨直肠肌是肛提肌的一部分，但是根据临床研究，肛提肌和耻骨直肠肌来源、神经支配、功能、形态均有明显不同，故应予以区分。

4. 肛提肌 肛提肌是构成盆底的重要肌肉，左右各一，起自骨盆两侧壁，斜行向下至两侧直肠壁下部，呈漏斗形，由第 3、4 骶神经支配。肛提肌的肌纤维方向朝向内下方，两侧肛提肌肌纤维在中线处与对侧交叉，交叉处为腱性纤维，交叉线称为肛尾缝。肛提肌由耻骨尾骨肌、髂骨尾骨肌两部分组成（图 2-19）。

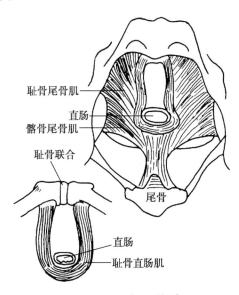

图 2-19 肛提肌构造

髂骨尾骨肌起于坐骨棘的内面和白线的后部，止于尾骨，向下向后在肛尾缝处与对侧结合，附着于肛门和尾骨之间。耻骨尾骨肌起于耻骨的背面和肛提肌腱弓的前部，肌束向后下延伸，围成盆膈裂孔，绕到直肠后部中线与对侧肌束相交叉形成肛尾缝，向后止于尾骨尖。

肛提肌对于维持盆腔的功能承托盆腔内脏、帮助排便，括约肛管有重要作用。肛提肌是构成盆底的重要肌肉，起到维持盆腔形状，承载盆腔脏器的作用。两侧同时收缩可提高盆底，并能保持肛管直肠角度，使直肠下端及肛管上端提高，随意闭合肛门。围绕直肠的肌纤维可压迫直肠，帮助排便。通过括约肌之间的肌纤维，可使肛门松弛，开始排便，排便时肛提肌收缩，压迫膀胱颈，闭合尿道，令粪便排出。同时肛提肌与直肠纵肌纤维联合，可使直肠固定，防止脱垂。

5. 联合纵肌　联合纵肌起于肛管直肠连接处，止于肛门外括约肌上方，由直肠纵肌与肛提肌的肌束在肛管上端平面汇合形成的，是集平滑肌纤维、少量横纹肌纤维以及大量弹力纤维于一体的肌束。联合纵肌根据起源不同可分内侧、中间和外侧三层，内侧纵肌是直肠纵肌的延长，属平滑肌；中间纵肌是肛提肌悬带，属横纹肌；外侧纵肌是耻骨直肠肌与外括约肌深部向下的延伸，属横纹肌。三层在内括约肌下方形成中心腱，由腱分出很多纤维隔，这些纤维隔成为肛管结缔组织，将肛管的各种组织缚在一起，保持肛管位置，维持肛门功能，对排粪起重要作用。联合纵肌的肌束下降后分为三束：一束向外，行于外括约肌皮下部与浅部之间，形成间隔将坐骨肛门窝分成了深浅两部；一束向内，行于外括约肌皮下部与内括约肌下缘之间，形成肛门肌间隔，止于括约肌间沟处的皮肤，在内括约肌的内侧皮下形成了肛门黏膜下肌；再一束向下，穿外括约肌皮下部，止于肛周皮肤，形成了肛门皱皮肌。

联合纵肌在临床上有重要意义：

（1）固定肛管：由于联合纵肌分布在内、外括约肌之间，属肛管各部分的中轴，似肛管的骨架一般，借助放射状纤维把内、外括约肌、耻骨直肠肌和肛提肌联合等箍紧在一起，形成一个功能整体，并将其向上外方牵拉，所以就成了肛管固定的重要肌束。这些纵肌纤维，不仅能固定括约肌，而且通过肛周脂肪等附着于骨盆壁和皮肤，对防止直肠黏膜脱垂和内痔脱出有很大作用，如联合纵肌松弛或断裂，就会引起肛管外翻和黏膜脱垂。

（2）协调排便：联合纵肌在括约肌内部呈网状，与肌纤维相粘连，把内、外括约肌和肛提肌连结在一起，形成控制排便的肌群。这里联合纵肌有着协调排便的重要作用。虽然它本身对排便自控作用较小，但内、外括约肌的排便反射动作是依赖联合纵肌形成的弹性网与括约肌一起活动的结果。当括约肌放松时，依靠弹性网的弹力作用，使得肛门张开，粪便下降，完成排便动作。所以联合纵肌在排便过程中起着统一动作、协调各部的作用（图2-20）。可以说是肛门肌群的枢纽。

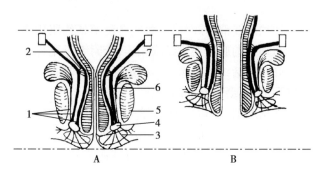

图 2-20　联合纵肌的作用

A 未排便时，1. 裂隙韧带　2. 联合纵肌　3. 肛门悬带　4. 提肌板　5. 外括约肌　6. 耻骨直肠肌　7. 肛提肌；B 排便时

（3）肛周感染的蔓延：联合纵肌在分隔各肌间的同时，也在肌间形成了间隙和隔膜（图2-21），这就有利于肌群的收缩和舒张运动，但也给肛周感染提供了蔓延的途径。联合纵肌之间共有四个括约肌间间隙，最内侧间隙借穿内括约肌的肌纤维与黏膜下间隙交通，最外侧间隙借外括约肌中间袢内经过的纤维与坐骨直肠间隙交通。内层与中间层之间的间隙向上与骨盆直肠间隙直接交通，外层与中间层之间的间隙向外上方与坐骨直肠间隙的上部交通。所有括约肌间间隙向下均汇总于中央间隙。括约肌间间隙是感染沿直肠和固有肛管蔓延的主要途径。

联合纵肌下端与外括约肌基底袢之间为中央间隙，内含中央腱。由此间隙向外通坐骨直肠间隙，向内通黏膜下间隙，向下通皮下间隙，向上通括约肌间间隙，由此进而可达骨盆直肠间隙。中央间隙与肛周感染关系极为密切。所有肛周脓肿和肛瘘，最初均起源于中央间隙的感染：先在间隙内形成中央脓肿，脓液继沿中央腱各纤维隔蔓延各处，形成不同部位的脓肿和肛瘘。中央间隙感染多数由于大便过硬擦伤肛管黏膜所致。由于此处黏膜

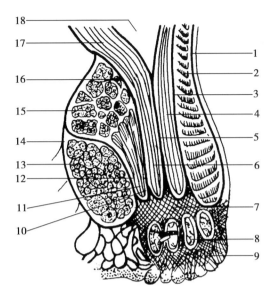

图 2-21　联合纵肌和肛周间隙
1. 黏膜下间隙　2. 内括约肌　3.5.10.12. 括约肌间隙　4. 纵肌内层　6. 纵肌中间层（肛门悬带）　7. 中央间隙和中央腱　8. 外括约肌皮下部　9. 皮下间隙和皱皮肌　11. 纵肌外层　13. 外括约肌浅部　14. 肛外侧膈　15. 外括约肌深部　16. 坐骨直肠间隙　17. 提肌板　18. 骨盆直肠间隙

与中央腱相连,较坚硬缺乏弹性,黏膜深面是内括约肌下缘与外括约肌基底祥之间的间隙,缺乏肌肉支持,故最易致外伤感染而累及中央间隙、感染可短期局限于该间隙内,如不及时处理,即会向四周扩散。

6. 肛管直肠环　肛管直肠环是由外括约肌浅层、深层及耻骨直肠肌和内括约肌的一部分组成的直径约 2.5cm 的肌环,其中主要的肌肉是耻骨直肠肌和外括约肌深部。对肛门有括约作用,在直肠下端后方及两侧。指诊时,在直肠后方及两侧可触及此环,形如绳索,后部比前部发达,前方比后方稍低。如嘱患者吸气并收缩肛门时,则更为明显。以示指伸入肛管内反复检查,可以确定其位置,并可以发现此环呈 U 形,在肛门后方明显,两侧稍差,前侧则不明显(图 2-22)。

肛管直肠环有括约肛门、维持肛门功能的作用。在肛门后方外括约肌借肌纤维附于尾骨,如在后正中将其切断,断端不能缩回,两端不能分离,因而不会造成肛门失禁。而在肛管直肠环的其他部位完全切断,则必将导致断端回缩,引起肛门失禁。

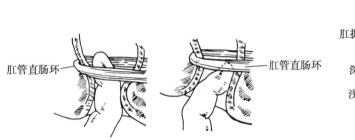

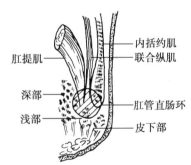

内括约肌
肛提肌
联合纵肌
深部
肛管直肠环
浅部
皮下部

图 2-22　肛管直肠环

第八节　肛门直肠周围间隙

人体的组织器官之间并不是紧紧连在一起的,而是存在一些间隔空隙,这样才能保障器官的运动和收缩。肛门直肠周围同样存在一些间隙保障着肛管直肠的正常活动,如排便运动。在肛提肌上方有骨盆直肠间隙和直肠后间隙等,下方有坐骨直肠间隙和肛门后间隙等(图 2-23,图 2-24)。

肛门直肠周围的间隙中充满了脂肪组织,并由很多纤维肌性隔将其分成许多小房。当发生脓性感染时,脂肪很快坏死,并通过纤维隔蔓延扩大,甚至蔓延至其他间隙;而且间隙中神经分布少,感觉相对

迟钝,在发生感染时,患者一般无剧烈疼痛,病情不受重视,往往就医不及时,最终发展成严重的肛周脓肿和肛瘘。而且间隙内组织再生慢,影响病后及术后的愈合。可见肛门直肠周围间隙与肛周感染性疾病的发病有很大关系。

以肛提肌为界限,肛门直肠周围间隙可以分为两部分,肛提肌以上部分,及肛提肌以下部分。

一、肛提肌上间隙

1. 膀胱前间隙　位于耻骨联合与膀胱之间。

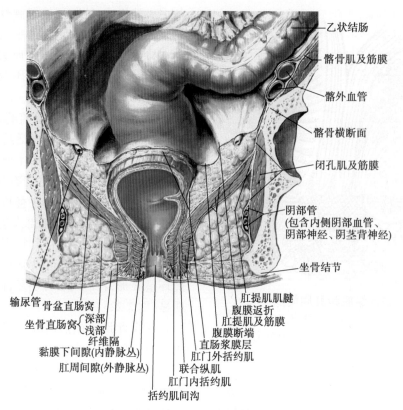

乙状结肠

髂骨肌及筋膜

髂外血管

髂骨横断面

闭孔肌及筋膜

阴部管
(包含内侧阴部血管、
阴部神经、阴茎背神经)

坐骨结节

肛提肌肌腱
腹膜返折
肛提肌及筋膜
腹膜断端
直肠浆膜层
肛门外括约肌
联合纵肌
肛门内括约肌
括约肌间沟

输尿管
骨盆直肠窝
坐骨直肠窝 {深部 浅部
纤维隔
黏膜下间隙(内静脉丛)
肛周间隙(外静脉丛)

图 2-23　肛门直肠间隙

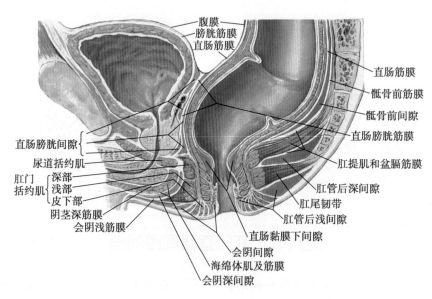

腹膜
膀胱筋膜
直肠筋膜

直肠筋膜
骶骨前筋膜
骶骨前间隙
直肠膀胱筋膜
肛提肌和盆膈筋膜
肛管后深间隙
肛尾韧带
肛管后浅间隙
直肠黏膜下间隙

直肠膀胱间隙
尿道括约肌
肛门
括约肌 {深部 浅部 皮下部
阴茎深筋膜
会阴浅筋膜
会阴间隙
海绵体肌及筋膜
会阴深间隙

图 2-24　肛门直肠前后间隙

此间隙内男性有耻骨前列腺韧带,女性有耻骨膀胱韧带,该韧带是女性在耻骨后面和盆筋膜腱弓前部与膀胱颈之间相连的两条结缔组织索。此外,此间隙中并有丰富的结缔组织和静脉丛。耻骨骨折时可能在膀胱前间隙内发生血肿。如损伤膀胱前壁或尿道前列腺部时,尿液可渗入此间隙内。如此间隙内有积液,可经腹壁作耻骨上正中切口,在腹膜外进行引流。

2. **直肠膀胱间隙**　位于膀胱和直肠之间,男性分为膀胱后间隙、前列腺后间隙和直肠前间隙。女性分为膀胱宫颈间隙、膀胱阴道间隙、阴道后间隙。

3. **骨盆直肠间隙**　位于上部直肠与骨盆之间的左右两侧。下为肛提肌,上为腹膜,前面在女性以阔韧带为界,在男性以膀胱和前列腺为界,后面是直肠侧韧带。其顶部和内侧是软组织，且此间隙位置高，处于自主神经支配区，痛觉反应不敏感，一旦感染化脓，红肿疼痛等症状均不明显，不易被发现，加之此间隙容积较大，故形成的脓液量多，若不及时引流，可以穿入直肠、膀胱或阴道，也可穿破肛提肌，进入坐骨肛门窝，造成病情加重。骨盆直肠间隙与坐骨直肠间隙无直接交通，骨盆直肠间隙感染是通过内侧纵肌和中间纵肌之间的括约肌间间隙蔓延至其他间隙的。来自骨盆直肠间隙的脓液沿括约肌间间隙先至中央间隙，再从中央间隙至坐骨直肠间隙。

4. 直肠后间隙　又称骶前间隙，位于骶骨与直肠之间。前界为直肠外侧韧带，后为骶尾骨、下为盆膈，上界在骶骨岬处直接与腹腔后间隙相通，下界在盆膈上筋膜。直肠后间隙内有骶神经丛、交感干神经节以及骶中、痔中血管等。腹会阴手术中破坏了这些神经节及其与腹下丛的联系，将会引起盆腔脏器的功能失调。发生在此间隙的脓肿易于向前溃入直肠内，或向下穿破肛提肌，且此间隙上方是开放的，故发生感染，也可向腹膜后间隙扩散，造成全身感染症状，但很少向外蔓延到其他间隙。肛门直肠指诊时，在后方肠壁外侧有压痛，可触及隆起或有波动感。

二、肛提肌下间隙

1. 坐骨直肠间隙　即坐骨肛门窝，在肛管两侧，左右各一，呈楔形，容积约70ml左右，是肛提肌以下最大的间隙。向上为盆膈下筋膜与闭孔筋膜的会合处；底部为肛门三角区的皮肤和浅筋膜；内侧为肛门外括约肌、肛提肌、尾骨肌及盆膈下筋膜；外侧为坐骨结节、闭孔肌及其筋膜；前壁为尿生殖膈；后壁为臀大肌和骶结节韧带。间隙内有脂肪组织和痔下血管神经通过。内外两侧壁的前后端均以锐角相接，形成前后两个隐窝。前隐窝位于肛提肌与尿生殖膈之间，后隐窝在尾骨肌、骶结节韧带和臀大肌之间。左右坐骨直肠间隙的内侧壁在后方相连续，借肛管后深间隙相交通。

坐骨直肠间隙内有大量的血管及神经通过，包括括约肌神经、第4骶神经、第2、3骶神经的后支、阴茎背神经、阴部神经及股后皮神经的分支等。因此，在肛周手术局部麻醉时，对坐骨肛门窝间隙内组织的充分浸润就非常重要。由于坐骨直肠间隙较大，脂肪组织丰富，肛周的感染，极易造成此处脓肿的形成。若积脓过多导致间隙内压力升高，脓液可穿破肛提肌，进入骨盆直肠间隙内，骨盆直肠间隙亦

容积较大，而连接的两个间隙的瘘管较细，就形成了"哑铃状"脓肿。坐骨直肠间隙的脓肿还可沿联合纵肌的中央腱扩散至中央间隙，再通过中央间隙向其他间隙继续蔓延，造成病情加重。

2. 中央间隙　位于联合纵肌下端与外括约肌皮下部之间，环绕肛管下部一周，内含中央腱。中央间隙通过中央腱的纤维隔与其他间隙相连通。中央间隙向内通往黏膜下间隙，向外通往坐骨直肠间隙；向上通往括约肌间间隙，进而与骨盆直肠间隙相通，向下通往皮下间隙。中央间隙是肛门直肠周围各间隙沟通的枢纽，与肛周感染性疾病的发病密切相关。根据肛隐窝感染的理论，肛隐窝处感染首先侵犯中央间隙，形成中央脓肿，继而脓液通过中央腱蔓延至其他间隙，引发其他间隙脓肿形成。

3. 括约肌间间隙　在内外括约肌之间，被联合纵肌的三层分为四个间隙。内括约肌与内侧纵肌之间是内侧间隙，通过内括约肌的纤维与黏膜下间隙连通；内侧纵肌和中央纵肌之间是中内间隙，向上与骨盆直肠间隙连通；中央纵肌和外侧纵肌之间中外间隙，向外向上与坐骨直肠间隙连通；外侧纵肌和外括约肌之间是外侧间隙，通过外括约肌浅部的纤维与坐骨直肠间隙连通。四个括约肌间间隙均向下汇入中央间隙，因此括约肌间间隙也是肛周感染扩散的重要途径。

4. 黏膜下间隙　位于肛管齿线以上，黏膜与内括约肌之间，向上与直肠的黏膜下层连续，向下止于肛管栉膜区。黏膜下间隙内有丰富的血管、淋巴及结缔组织，动静脉与此处吻合形成内痔静脉丛，同时间隙内有大量弹性纤维结缔组织、淋巴管丛和黏膜下肌等。黏膜下间隙通过联合纵肌的纤维穿过肛门内括约肌，从而与括约肌内侧间隙相连通。此间隙与内痔的形成有密切关系。此外，若发生感染则可形成黏膜下脓肿。

5. 皮下间隙　位于外括约肌皮下部与肛周皮肤之间。内侧为肛缘内面，外侧是坐骨肛门窝。皮下间隙通过中央腱的纤维隔向内通往黏膜下间隙，向外通往坐骨直肠间隙，向上通往中央间隙。此间隙内有皱皮肌、外痔静脉丛、浅淋巴管和神经丛以及脂肪组织。与外痔以及皮下脓肿的形成有密切关系。

6. 肛管后浅间隙　位于皮肤和外括约肌浅层之间，肛尾韧带的浅部。发生在此处肛管皮肤的肛裂，易引起皮下脓肿，因其上是坚固的肛尾韧带，故此处脓肿一般较局限，不易蔓延至坐骨直肠间隙及

其他深部间隙。间隙内有骶神经后支的神经末梢，故对应部位肛管出现肛裂或者脓肿形成时，疼痛显著。

7. 肛管后深间隙　位于外括约肌浅层和肛提肌之间，肛尾韧带的深部，并与两侧坐骨肛门窝相通。发生在一侧的坐骨肛门窝脓肿可通过此间隙蔓延至对侧，从而形成马蹄形肛瘘。

8. 肛管前浅间隙　位于会阴体的浅面，与肛管后浅间隙相连通，发生感染时，一般仅局限于邻近的皮下组织，不会向其他间隙扩散。

9. 肛管前深间隙　位于会阴体深面，容积比肛管后深间隙小，与两侧坐骨直肠间隙相通，但肛管前部组织更致密，故坐骨肛门窝的脓肿很少沿此间隙蔓延到对侧，临床上前马蹄型肛瘘很少见。

第九节　结　　肠

结肠起自盲瓣，止于直肠，全长约 130～150cm，约为小肠长度的四分之一，结肠平均直径约 7cm，较小肠更粗，且向远心端逐渐变细，到乙状结肠末端直径仅有 2cm 左右。结肠分为盲肠、升结肠、结肠肝曲、横结肠、结肠脾曲、降结肠及乙状结肠七个部分。其中横结肠及乙状结肠有肠系膜，活动范围较大，其他部分比较固定。结肠有三种特殊的解剖结构：结肠带、结肠袋、脂肪垂。结肠带是在结肠表面，由肠壁纵肌形成的三条间距相等的纵行带，每条结肠带宽度约 6cm。结肠带比结肠短 1/6，因此使结肠肠壁收缩形成了一列袋状突起，称为结肠袋。三条结肠带将结肠分成三行，在结肠外面结肠带的两侧有肠壁黏膜下脂肪聚集，形成脂肪垂，脂肪垂在乙状结肠较多并有蒂(图 2-25)。

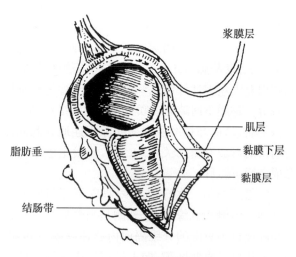

图 2-25　结肠的组织结构

浆膜层
肌层
黏膜下层
黏膜层
脂肪垂
结肠带

1. 盲肠　位于右髂凹，腹股沟韧带外侧上方，下端为膨大的盲端，左侧与回肠末端相连，向上接于升结肠，长约 6cm，宽 7cm，是结肠壁最薄、位置最表浅的部分。在盲肠与升结肠连接处有回盲瓣，其顶端内侧有阑尾，有腹膜包绕，阑尾的系膜长短不一，较长者阑尾活动度大，系膜短小者，阑尾活动受限。

在回肠进盲肠壁入口处有回盲瓣，回盲瓣由上下两个唇状皱襞组成，具有括约功能，既可防止大肠内容物反流进入小肠，也可控制食糜不致过快地进入大肠，从而使食物在小肠内得以充分的消化和吸收。

2. 升结肠　位于盲肠和结肠肝曲之间，长约 12～20cm，由盲肠向上到肝右叶下面，下端与髂嵴相平，上端在右第 10 肋横过腋中线止。前面及两侧有腹膜遮盖，使升结肠固定于腹后壁与腹侧壁，约 1/4 的人有升结肠系膜，成为活动的升结肠，可引起盲肠停滞。有的因向下牵引肠系膜上血管蒂可将十二指肠压迫在腰椎体上，造成十二指肠横部梗阻。前方有小肠及大网膜和腹前壁。后方借疏松结缔组织与腹后壁相连，由上向下有右肾，腰背筋膜，内侧有十二指肠降部、右输尿管、精索或卵巢血管，手术分离时需注意防止损伤。升结肠的功能是推动食物的消化吸收。

3. 结肠肝曲　又称结肠右曲，是结肠经升结肠转为横结肠的部位。位于右侧第 9 和第 10 肋软骨下面，起于升结肠，在肝右叶下面与右肾下极前面之间向下向前，然后向左与横结肠连接，有腹膜遮盖，内侧前方有胆囊底，内侧后方有十二指肠降部及右肾，因紧靠胆囊，胆结石可穿破胆囊到结肠内。肝曲比脾曲位置较低也浅，也不如脾曲固定。当结肠肝曲由肝前间隙或肝后间隙进入肝脏与膈之间，可引起右季肋部隐痛、腹胀甚至消化道梗阻等症状，称为间位结肠综合征，也称为 Chilaiditi 综合征。

4. 横结肠　结肠肝曲和脾曲之间的部分，位于胃大弯下方，长度约 40～50cm，两端固定，中间凸向前下方，有腹膜完全包绕，并有较长的横结肠系膜，是结肠最长，活动度最大的部分，有时甚至可降至盆腔。横结肠上方有胃结肠韧带连于胃大弯，下方续连大网膜。横结肠系膜根部与十二指肠下部、十二指肠空肠曲和胰腺关系密切，在胃、十二指肠及胰腺等手术时,应注意防止损伤横结肠系膜内的结肠中动脉,以免造成横结肠的缺血坏死。分离横结肠右半部时,应防止损伤十二指肠和胰腺。女性横结肠位置较低,容易受盆腔内炎症侵犯,与盆腔器官粘连。

5. 结肠脾曲　横结肠末端与降结肠连接的部分。脾曲位置高而深,是结肠最固定的部分,手术分离困难。除其后面与胰腺尾连接处以外,都有腹膜遮盖。前方有胃体及肝左叶的一部分,后与左肾及胰腺尾相连。脾结肠韧带为三角形,在脾曲外侧,向上向内与膈肌相连。韧带内有少数血管,如横结肠远段和降结肠近段有病变时,韧带内血管常增多。游离脾曲时,应先结扎切断胃结肠韧带,再分离降结肠,将左半横结肠牵紧,即可看清脾结肠韧带,结扎切断,以免损伤脾脏。由于横结肠过长、下垂,脾曲部解剖位置过高,弯曲角度太小、太急而导致肠腔狭窄,使肠内气体或粪便积滞,称为脾曲综合征。

6. 降结肠　是由脾曲到髂嵴的一段结肠,上与横结肠相接,下与乙状结肠相连,长约20cm,由起点向下向内,横过左肾下极,然后垂直向下到髂嵴。前面及两侧有腹膜遮盖,有的有降结肠系膜。后方借疏松结缔组织与左肾下外侧、腹横肌腱膜起点及腰方肌相接触,有股神经、精索或卵巢血管,及髂外血管。内侧有左输尿管,前方有小肠。

7. 乙状结肠　降结肠与直肠之间的一段结肠,因肠管呈"乙"字形弯曲而得名。位于盆腔内,起于降结肠下端,向下在第3骶椎前方,正中线左侧,止于直肠上端。乙状结肠的长度变化范围很大,平均约25~40cm,短者10~13cm,长者甚至达到80cm左右。乙状结肠分上下两段,上段较短,位于左髂凹内,常无系膜,比较固定,又叫髂结肠,在髂肌前面向下,平髂前上棘转向内,与腹股沟韧带平行,到盆缘与下段盆结肠相连。下段较长,又称盆结肠,在髂结肠与直肠之间。

乙状结肠系膜多较长,活动度大,有时可发生肠扭转。乙状结肠的脂肪垂多而明显。腹膜包绕全部乙状结肠,并形成乙状结肠系膜。系膜在肠中部较长,向两端逐渐变短并在两端消失。因此,乙状结肠两端在降结肠与直肠连接处固定,中部活动范围较大。乙状结肠系膜呈扇形,根部斜行附着于盆腔,有升降两部。升部由左腰大肌内缘横过左侧输尿管及左髂外动脉,向上向内至正中线,然后在髂骨前方垂直向下,成为降部,止于第3骶椎前面。乙状结肠前

方与膀胱或子宫之间有小肠,后有骶骨,左侧输尿管由其后方经过,手术时应避免损伤。

一、结肠动脉

结肠的血液供应主要来自肠系膜上动脉和肠系膜下动脉。其中右半结肠的动脉由肠系膜上动脉而来,有结肠中动脉、结肠右动脉和回结肠动脉。左半结肠的动脉由肠系膜下动脉而来,有结肠左动脉和乙状结肠动脉。另外还有边缘动脉和终末动脉。

1. 右半结肠的动脉　①结肠中动脉:在胰腺下方自肠系膜上动脉分出,在横结肠缘附近分出左右两支,分布于横结肠右三分之一,并分别与左、右结肠动脉吻合。约有3%的人无结肠中动脉,横结肠由左、右结肠动脉的分支供血;另有10%的人有副结肠中动脉,发自肠系膜上动脉的左侧壁和肠系膜下动脉,偏左侧进入横结肠系膜内,供应横结肠左半部及结肠脾曲的血液。②结肠右动脉:在结肠中动脉起点下方1~3cm处,起于肠系膜上动脉,在腹膜后、右肾下方,向右行,横过下腔静脉,右精索或卵巢血管及右输尿管,分成升降两支。升支多与结肠中动脉的右支吻合,降支与回结肠动脉升支吻合。整个右动脉供给升结肠和脾曲。③回结肠动脉:为肠系膜上动脉的终末支,在结肠右动脉稍下方发出,在十二指肠横部下方腹膜后,向下向右分成升降两支,升支与结肠右动脉降支吻合,降支到回盲部分成前后二支,与肠系膜上动脉的回肠支吻合。回结肠动脉供给回肠末端、盲肠和升结肠下段血液。

2. 左半结肠的动脉　①结肠左动脉:在十二指肠下方,从肠系膜下动脉左侧发出,在腹膜后向上向外,横过精索或卵巢血管、左输尿管和腰大肌前方走向脾曲,分成升降两支。升支在左肾前方进入横结肠系膜,与中结肠动脉左支吻合,分布于脾曲、横结肠末端;降支下行与乙状结肠动脉吻合,沿途分支,分布于降结肠和脾曲。②乙状结肠动脉:数目不定,约2~6条,一般分第一、二、三乙状结肠动脉,其起点也不一致。有的是单一的动脉,起于肠系膜下动脉,分成数支,有的每支分别起于肠系膜下动脉,有的第一乙状结肠动脉起于结肠左动脉。在乙状结肠系膜内向下向左,互相吻合,形成动脉弓和边缘动脉。在上部与结肠左动脉降支吻合,在最下部与直肠上动脉之间无边缘动脉连接,但在此区内动脉吻合丰富。乙状结肠动脉主要供给乙状结肠。

3. 边缘动脉和终末动脉　供应结肠血液的各

动脉之间在结肠内缘相互吻合,形成一动脉弓,此弓即结肠边缘动脉。如边缘动脉完好,在肠系膜下动脉由主动脉起点结扎切断,仍能维持左半结肠血液供应。这种吻合可由单一动脉连接,或由一、二级动脉弓连接,对结肠切除有重要关系。但其保持侧支循环大小和距离不同,有的在结肠中动脉与结肠左动脉之间缺乏吻合,有的在结肠右动脉与回结肠动脉之间缺乏吻合。因此,结肠切除时,应注意检查边缘动脉分布情况,结肠断端血液循环是否充足。终末动脉是由边缘动脉分出长短不同的小动脉,与结肠垂直到肠壁。其短支由边缘动脉或由长支分出,分布于近系膜侧的肠壁。长支由边缘动脉而来,在浆膜与肌层之间,到结肠带下方,穿过肌层,分布于黏膜下层,与对侧长支吻合,脂肪垂根部常有终末动脉,切除时不可牵拉动脉,以免损伤。

二、结肠静脉

结肠的静脉属门静脉系统,结肠壁内静脉丛汇集成小静脉,在肠系膜缘合成较长静脉,与结肠动脉并行,成为与结肠动脉相应的静脉。分布在右半结肠的静脉有结肠中静脉、结肠右静脉和回结肠静脉。这些静脉与同名动脉伴行,合成肠系膜上静脉,入门静脉。左半结肠静脉经过乙状结肠静脉和结肠左静脉,入肠系膜下静脉,在肠系膜下动脉外侧向上,到十二指肠空肠曲外侧转向右,经过胰腺右方,入脾静脉,最后入门静脉。

三、结肠淋巴组织

结肠的淋巴组织分布不均匀,以回盲部最多,乙状结肠次之,肝曲和脾曲较少,降结肠最少。结肠的淋巴由壁内淋巴、结肠上淋巴结、结肠旁淋巴结、中间淋巴结、主结肠淋巴结五部分组成。肠壁

的淋巴经过这五部分逐级引流,最后汇入肠系膜上淋巴结,再经肠干汇入乳糜池。而同级淋巴结之间和不同级淋巴结之间都可能存在直接通路,所以结肠癌患者可发生跳跃性转移或逆向播散(图2-26)。

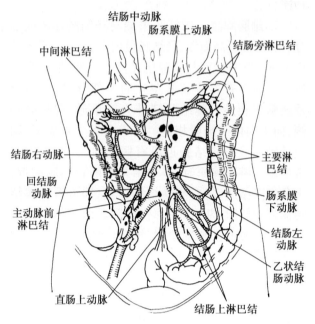

图 2-26　结肠的血管和淋巴

四、结肠的神经

结肠主要由肠系膜上、下神经丛支配,它们所含的交感神经纤维来自腰交感神经节,分布于全部结肠。迷走神经纤维仅分布于结肠脾曲以上的结肠,降结肠和乙状结肠则由骶2～4脊髓节的副交感神经分布。支配结肠的交感和副交感神经属自主神经系统。交感神经作用使腹腔内脏血管收缩,抑制结肠平滑肌和腺体分泌。副交感神经作用兴奋促进结肠平滑肌活动和腺体分泌。两类神经相互作用,相互协调。

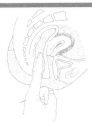

第三章　大肠肛门生理学

第一节　大肠的消化、吸收及分泌

一、消　化

胃和小肠是人体消化功能的主要场所,大肠本身不分泌消化酶,无消化功能,但是肠道菌群的存在,使得大肠间接获得了特殊的消化功能。

健康人体中,肠道内的细菌总重量可达 1～1.5kg,包含的细菌数量则可以达到 10^{14} 个。其中大肠埃希菌占 70%,厌气杆菌占 20%,此外还有链球菌、变形杆菌、葡萄球菌、乳酸杆菌、芽胞和酵母,也有少量原生物和螺旋体。肠细菌如双歧杆菌,乳酸杆菌等能消化纤维素合成多种人体生长发育必需的维生素,如 B 族维生素(维生素 B_1、B_2、B_6、B_{12}),维生素 K,烟酸、泛酸等,还能利用蛋白质残渣合成必需氨基酸,如天冬门氨酸、苯丙氨酸、缬氨酸和苏氨酸等,并参与糖类和蛋白质的代谢,同时还能促进铁、镁、锌等矿物元素的吸收。这些营养物质对人类的健康有着重要作用,一旦缺少会引起多种疾病。如果长期大量使用抗生素,造成肠道菌群失调,可导致维生素合成和吸收不良,引起维生素缺乏症。

二、吸　收

直肠和结肠都有一定的吸收功能。但以右半结肠更为显著。主要是吸收水分和钠,也吸收少量钾、氯、尿素、葡萄糖、氨基酸、胆酸和一些药物。

大肠对水分的吸收能力次于小肠,正常成人的肠道中,24 小时内共有约 8000ml 的液体。这些水分大部分在小肠内吸收,每日仅有 500～1000ml 的液体量以乳糜状进入大肠,在大肠内进一步吸收,最终排出约 100～150g 粪便。大肠以被动的方式吸收水分,肠道与肠壁之间的渗透压是大肠吸收水分的主要动力。当肠壁细胞主动钠离子等,导致肠壁细胞间隙组织液渗透压升高,与肠腔形成渗透压差,从而造成水分从肠腔吸收入肠道细胞组织。

大肠的另一重要的吸收功能是对钠的吸收。钠是大肠吸收最多的阳离子,每天约有 196mmol 进入大肠,其中绝大部分被大肠吸收,最多仅 2mmol 的钠随粪便排出体外。大肠以主动吸收的方式在升结肠和横结肠内完成对钠离子的吸收。大肠对钠的吸收主要靠钠泵。钠泵存在于大肠黏膜的上皮细胞内,它将细胞内的钠离子泵出细胞外,使细胞内钠离子浓度下降,造成肠腔与细胞内钠离子浓度出现较大梯度,从而使钠被主动吸收。钠泵的存在有重要意义,钾离子的分泌,其他电解质的吸收都依赖钠泵的功能来实现。

大肠对氯、镁、钙也有一定的吸收作用。氯的吸收也是主动吸收,逆着浓度梯度和电位梯度把肠腔的氯离子运到血液中。镁的吸收主要在小肠,醛固酮可减少肠道对镁的吸收、增加尿中镁的排出,相反维生素 D 可使肠道对镁的吸收增加。钙以离子的形式才能被人体吸收,肠黏膜上有钙结合蛋白,通过钠-钙交换进入细胞及血液。

大肠对氨及胆汁酸的吸收也对人体具有重要意义。大肠是氨产生的主要场所,进入大肠的食糜中,残留的蛋白质或其他含氮物质,经肠道细菌分解,最终生成氨,每天约有 4g 的氨经肠道吸收,经肝脏合成尿素,然后参与蛋白质的合成或经汗液、尿液排出体外。大肠也是肝肠循环的重要组成部分,肝脏分泌的胆汁进入肠腔后,大部分在回肠吸收,少部分在大肠吸收,剩余的从粪便排出。被吸收的胆汁酸经门静脉入肝,重新组合成胆汁酸,再排入小肠,这个过程称为胆汁酸的肠肝循环。

三、分　泌

大肠黏膜没有绒毛,但有许多分泌腺,又称隐窝,在隐窝间的黏膜为柱状上皮细胞。结肠的隐窝和上皮细胞中有密集的含黏液的杯状细胞。因此,结肠的分泌物富含黏液,水样液的分泌很少。直肠内杯状细胞较多,分泌黏液量也多,结肠远段分泌黏液更多。如炎症、化学刺激和机械性刺激,都可以导致黏液分泌增加。大肠的分泌的黏液具有保护结肠和直肠黏膜,润滑大便,协助排便的作用。由于大肠以 HCO_3^- 和 Cl^- 交换扩散的方式进行分泌,故大肠液呈碱性。而食物残渣在肠道细菌的作用下发酵,产生酸性物质,肠液与其中和,使得粪便表面可维持中性,以保护肠黏膜,避免过酸、过碱对肠道形成刺激。但是粪便的中心部分,往往接触不到肠液,其pH 值可达 4.8。大肠黏液中有丰富的黏液蛋白,它既能润滑粪便,使粪便易于下行,保护肠壁免受机械损伤,又能隔离细菌的侵蚀,起到保护肠黏膜的作用。同时大肠分泌物中还含有少量的溶菌酶、二肽酸以及淀粉酶等,它们的主要作用是分解细菌,保护防御,而对粪便的分解作用不大。大肠黏膜在吸收钠时排出钾,使钾离子从组织液中进入肠腔,从而钠钾离子在肠腔内得到交换。粪便中钾的浓度高于血浆,当出现多次剧烈腹泻后,往往造成钾大量丢失,需及时补钾治疗。

大肠除了分泌黏液,还具有一定的内分泌功能,它能分泌血管活性肠肽、肠高血糖素、生长抑素、5-羟色胺、P 物质等。这些内分泌激素往往分泌量较少,作用较弱。

第二节　大肠的运动

大肠的运动依赖大肠肌肉的活动来完成。具有自己独特的运动方式和特点。大肠的运动对维持大肠对水、电解质及其他物质的吸收、贮存、运送粪便等生理功能有重要意义。大肠的运动形式主要有五种:袋状往返运动、分节推进运动、多袋推进运动、蠕动、集团推进运动。

袋状往返运动,是空腹时最多见的一种运动形式,由大肠壁的环肌无规律的收缩引起,使肠壁各个不同部位的黏膜向肠腔褶皱,肠壁形成袋样外观,称为结肠袋。它的主要作用是使肠腔内容物向两个方向做短距离的移位,但并不向前推进。这种作用类似于缓慢的揉搓,能促进肠腔内容物互相均匀混合,增加与肠黏膜的接触,从而促进大肠的吸收作用。当进食或副交感神经兴奋时,这种运动就减弱。

分节推进运动,一个结肠袋收缩,其内容物被推移到下一结肠袋的运动,当结肠袋收缩时,其内容物可同时向上、向下两个方向运动,但是一般情况下,大肠整体运动趋势是向肛门方向,故向下运动要远远大于向上运动,使粪便得以向肛门移动。散步和进食均可刺激分节运动的产生和增强,而睡眠可使分节运动减弱或消失。

多袋推进运动,是分节推动运动的增强,相邻多个结肠段同时发生袋装收缩,将肠内容物推移到下段肠腔内,接受推移内容物的肠段也可同样方式进行收缩,称为多袋推进运动。这种运动可使肠内容物向前进行更长距离的推移。

蠕动,是消化道管壁顺序舒缩向前推进的一系列波形运动,由大肠的纵行肌、环行肌协调、连续性收缩而形成。肠腔内容物后方肌肉收缩,前方肌肉舒张,形成蠕动波,将肠内容物缓慢向前推进。蠕动常从肝曲开始,正常人的结肠内容物向肛门端推进的速度平均为 8cm/h,进食后可增至 10cm/h。

集团推进运动,是起自横结肠,由胃肠反射引起的行进速度快,推进距离长,收缩强烈的运动,每天发生约 3~4 次。通常见于进食后,因胃充盈引发胃肠反射。当谈论、联想食物或者排便相关事情时,也会引发。集团运动可使肠内容物迅速进入乙状结肠和直肠,从而引起排便感。纤维素可以促进集团运动,从而使大便顺利、通畅,膳食中适量的纤维素有助于大肠正常运动。此外,睡眠时集团运动消失。因此,长期卧床患者易出现便秘。

第三节　肠道的菌群及气体

一、肠道菌群

健康人的胃肠道内寄居着种类繁多的微生物,这些微生物称为肠道菌群。在人类胃肠道内的细菌可构成一个巨大而复杂的生态系统,一个人结肠内就有 400 个以上的菌种。大肠内的细菌主要来自空气和食物,并由口腔入胃,最后到达大肠。大肠内的酸碱度和温度等环境对一般细菌的繁殖极为适宜,所以细菌得以在这里大量繁殖。

粪便中的细菌占其固体总量的 20%~30%,结肠内每克内容物含细菌数为 $10^9 \sim 10^{11}$。大肠内细菌种类很多，主要是厌氧菌，其中无芽胞厌氧菌、杆状菌占 99% 以上，主要为脆弱类杆菌、成人双叉杆菌等。其余为大肠埃希菌、草绿色链球菌、唾液链球菌、乳酸杆菌，此外还有少量的费隆球菌、杆菌、陈球菌、陈链球菌、梭芽孢杆菌、粪链球菌以及大肠埃希菌以外的肠杆菌如克氏菌属变形杆菌等。双歧杆菌，乳酸杆菌等能合成多种人体生长发育必需的维生素，如 B 族维生素（维生素 B_1、B_2、B_6、B_{12}），维生素 K，烟酸、泛酸等，还能利用蛋白质残渣合成必需氨基酸，如天冬门氨酸、苯丙氨酸、缬氨酸和苏氨酸等，并参与糖类和蛋白质的代谢，同时还能促进铁、镁、锌等矿物元素的吸收。这些营养物质对人类的健康有着重要作用，一旦缺少会引起多种疾病。初生婴儿由于结肠内菌株尚未形成，维生素 K 缺乏，凝血酶原时间延长。

肠道菌群并非全都是益生菌。大肠中有些细菌所含的酶，能使植物纤维和糖类分解或发酵，产生乳酸、醋酸、CO、沼气等；有些细菌能使脂肪分解成脂肪酸、甘油和胆碱等；有些细菌能使蛋白质分解成氨基酸、肽、氨、硫化氢、组胺和吲哚等。细菌分解蛋白质又称腐败作用，其产物有毒性，可能引起机体中毒。上海交大赵立平教授用一种来自肥胖患者的肠道细菌，在无菌小鼠体内引起了严重的肥胖和胰岛素抵抗，为肠道菌群参与人体肥胖、糖尿病发生发展的"慢性病的肠源性学说"提供了最直接的实验证据。

二、肠道气体

正常情况下，结肠内气体约 100ml，其中氮气占 60%，二氧化碳占 10%，甲烷占 25%，硫化氢占 5%，还有少量氧气。这些气体约 60% ~ 70% 是经口吞入的空气，其余部分是肠道细菌发酵产物。正常成人每天一共有约 1000ml 的气体排出肛门。

肠内适量气体的存在可使结肠轻度膨胀，促进蠕动。肠内气体越多肠越活动，腹内有微细劈啪肠鸣音。麻痹性肠梗阻，因无蠕动，腹内无肠鸣音。机械性肠梗阻蠕动增强，肠鸣音增高，气体过多使肠壁扩张，牵拉肠神经丛，可引起疼痛。腹部手术后胀气，可影响伤口愈合，妨碍呼吸和血液循环，延缓恢复过程，并可导致血栓形成。如继续膨胀，使肠壁血管受压，引起呼吸停滞，进一步造成胀气，形成恶性循环。肠内气体向上可由食管排出，向下由肛门排出，或在肠内吸收到血液循环内。便秘者，排出气体减小。高空作业的人，肠内气体体积增多，高于海平面 4000m 时，肠内气体膨胀率超过气体排出和吸收，经常感到腹胀，超过海平面 9000m 时，肠内气体体积可增加 4 倍。

第四节 排便生理

排便是一种由人体内部错综复杂而协调动作的结果。包括随意和不随意的活动。是一种既协调又准确的生理反射功能（图 3-1）。排便反射弧包括感受器、传入神经、神经中枢、传出神经和效应器。平时粪便贮存于乙状结肠内，直肠内无粪便。当结肠出现蠕动时，粪便下行至直肠，使直肠扩张，刺激感受器而引发便意。如粪便稠度正常，肛门节制功能和本体感受作用以及反射功能正常时，排便活动先由胃结肠反射引起，或由习惯，如起床时、食物通过幽门等引起。粪便进入直肠，使直肠扩张，刺激直肠下部肠壁内和肛管直肠连接处的感受器，感觉会阴深处或骶尾部沉重，引起冲动，有排便感。

这种冲动沿内脏传入神经，骶副交感纤维，经过后根到脊髓。脊髓内排便中枢在第 1 对腰椎体脊髓圆锥内。沿脊髓视丘前束和侧束向上到下视丘内大脑皮层感觉区，再向前止于额叶扣带回和额叶眶部的运动前区。在此可以识别是否需要排便。正常情

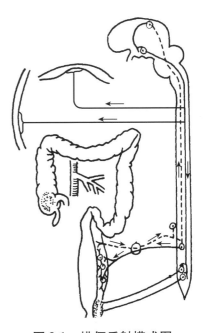

图 3-1 排便反射模式图

况下,排便反射是在大脑皮层的控制下进行的。直肠的充胀刺激引起的传入冲动,同时还上传到大脑皮层的高级中枢,并引起便意。在大脑皮层高级中枢的参与下,其下传冲动一方面可以加强骶髓排便中枢的活动,另一方面还可以使一些骨骼肌如腹肌、膈肌等的收缩加强,腹内压增加,促进排便。但如果这时环境情况不允许,大脑皮层下传的冲动可以抑制骶髓排便中枢的活动,使括约肌的收缩增强,结肠稍为宽息,排便暂时受到控制。病理情况下,如中枢神经系统损伤,骶髓排便中枢与大肠的神经联系被离断以后,排便动作虽然仍可发生,但变为无力而不完全,而且不受意识的控制。

由于结肠蠕动,结肠各部收缩,将粪便由横结肠推入左半结肠,进入直肠,使直肠扩张、内括约肌松弛、外括约肌收缩。粪便在直肠内蓄积足够数量,一般约 $150 \sim 200ml$,产生 $5.9 \sim 6.6kPa$($45 \sim 50mmHg$)的压力时,则开始排便。直肠收缩,外括约肌松弛,肛提肌收缩将括约肌向外牵拉,并向粪块上方牵拉,肛管直肠角度加大,使粪便通过肛管。在排便过程中,还有全身辅助作用。即先深呼吸,然后紧闭声门,增加胸腔内压力,膈肌收缩下降,腹部肌肉收缩,弯曲两臂,紧压腹壁,增加腹内压力,压迫乙状结肠,使粪便继续进入直肠,帮助排便。然后腹肌松弛,肛门括约肌收缩,夹断一节粪便。因粪便重量自然下落,然后肛管再次闭合,肛门皱襞肌收缩清除剥离留在肛门周围的粪渣。粪便排出后,内括约肌松弛,肛门周围皮折变浅,又可清除皮肤皱襞内存留的粪渣。这一排便活动完毕后,可再开始另一排便活动。正常的排便时可排空降结肠、结肠脾曲或更上部的结肠。

排便次数因人而异。一般每日排便1次。健康人群中,有些每餐后排便1次,也有的每周排便1次,且都不感到排便困难。另外排便后都有舒适和愉快的感觉。因此,不能只按排便次数多少确定便秘。腹泻和排便的规律改变,应按个人排便习惯来确定。例如出现便秘症状,如有精神抑郁、烦躁、头痛、食欲缺乏、恶心、舌有厚苔、腹胀和下坠感时,才可认为是便秘。

如有排便感觉时而不去排便,可随意使肛门外括约肌收缩,制止粪便排出。外括约肌收缩力比内括约肌收缩力大 $30\% \sim 60\%$,因而经过短时间制止粪便由肛门流出,直肠内粪便又可返回乙状结肠或降结肠内,排便感觉则可暂时消失。如果屡次不去排便,可使排便感觉失灵,有时可引起便秘。因此,

应有便时即刻去排泄,养成习惯,以防便秘。排便感觉是由各种冲动而引起的,有精神的、机体的,也有由外来对直肠壁压力引起的假性排便感觉。如前列腺肿瘤、膀胱结石、分娩时胎儿头压迫直肠、直肠肿瘤、外痔、局部炎症,均可刺激性引起假性排便感觉。

粪便节制现象有两种:①储存器节制作用,或称结肠节制。②括约肌节制作用。结肠节制不依赖于括约肌作用。左侧结肠能蓄积一定量的粪便,如超过某一数量时,可刺激结肠,使粪便进入直肠。括约肌节制作用即是肛门括约肌抵抗结肠蠕动向前推进力的作用。括约肌收缩力必须胜过结肠推进力量,才有节制作用。否则出现肛门失禁现象。当结肠切除后,回肠与直肠吻合。括约肌虽然完整,但因上方推进力太大,节制作用不良可有肛门失禁现象。

直肠与内括约肌之间、直肠与肛门外括约肌之间都有神经反射作用存在。肛门括约肌随意收缩,对结肠收缩无直接作用。外括约肌反射与大脑皮质有密切联系。脊髓损伤患者,外括约肌收缩力可以保留 $40\% \sim 80\%$,但稀粪不能节制,干粪则有便秘。排粪时肛门张开,并不是外括约肌失去紧张力的真正松弛,而是由于上方向下的推进力,使有紧张力的肌纤维扩张,同时再加以内括约肌反射功能的作用而致。如外括约肌无紧张力时,即可发生肛门失禁。因此排粪也是一种抵抗外括约肌紧张力的作用力。

如保持完好的节制作用,必须保留齿线以上 $4 \sim 7cm$ 的一段直肠。因为此区域内的本体感觉感受器,可引起内外括约肌反射功能的作用。如将这一段直肠切除,手术后可发生肛门失禁。必须等结肠节制功能形成后,肛门失禁才可好转。只保留外括约肌及其运动神经,不能保证节制作用。如切除时保留直肠远端不足时,也不能引起反射冲动,使外括约肌增加紧张力。因而常在无排粪感时粪便即自行流出。如在会阴部或直肠手术时,损伤肛门神经,虽然肛门括约肌完整,但可发生暂时失禁现象。肛门瘙痒症作皮下切除手术时,因失去自体感觉,亦可发生暂时肛门失禁,有时需经数月后方可恢复。

肛管和直肠连接形成的角度,有时比直角还小。因此,直肠内存积粪便,不达到相当数量,不能压迫齿线,引起排粪反射。肛提肌的耻骨直肠部常向上向前牵拉肠管上部,以增加肛管和直肠所形成的角度。如手术时在肛门后方切开过深或因其他原因改变这一角度,使直肠与肛管成一垂直管状,破坏了直肠的容器作用,可造成肛门失禁。

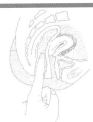

第四章　肛肠疾病检查法

第一节　肛肠疾病检查体位

肛肠专科的检查,为了能充分暴露病变位置,便于观察病情,临床上常采用特殊的体位,同时应根据患者的病情具体情况,患者身体状况再选择最合适的体位,常用的体位如下:

一、侧 卧 位

患者侧卧,两腿屈起靠近腹部,小腿稍伸直(图4-1)。左侧、右侧均可,一般取右侧卧位。这是检查肛门直肠疾病及治疗时最常采用的体位。侧卧位较舒适,体弱者或者需要较长时间操作情况下都可以采用。适用于内痔注射,切开浅部脓肿,以及不能起床、有疼痛、关节活动障碍和心脏病患者。

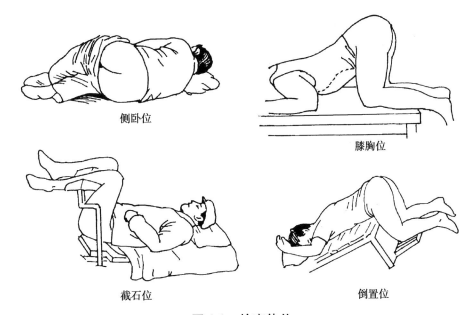

侧卧位

膝胸位

截石位

倒置位

图4-1　检查体位

二、膝 胸 位

患者俯卧,双膝屈起90°跪伏床上,胸部着床、臀部抬高,头偏向一侧,两上肢沿床面前伸,使双膝、胸部与臀部形成一个三角形,而以前两者为支撑点(图4-1)。这时脊柱与床呈45°角。是乙状结肠镜检查的常用体位,对身体短小、肥胖患者,此种检查体位最为适合。但此种体位舒适度差,患者难以耐受长时间检查,对病重或年老体弱者不很适用。

三、截 石 位

又称膀胱截石位,患者仰卧,两腿放在腿架上,将臀部移至手术台边缘(图4-1)。加强截石位,患者仰卧在床上,两大腿分开向腹部侧屈,使双膝尽量靠腹壁。两侧小腿下段近于踝关节的稍上方放在腿架上,臀部靠近床边。对于肥胖患者,因侧位不易暴露其肛门,因此常采用此种体位。但此体位上下台费时,如做示教手术,观察空间亦较小。又因患者两腿抬高,助手活动不便。

四、倒 置 位

又称颠倒位或折刀式,患者俯卧,两臂舒适地放于头前,两膝跪于床端,臀部高起,头部稍低(图4-1)。这种体位在施行肛门直肠手术时,可以减少因静脉充血引起的出血或其他病理改变。利于暴露直肠下部,手术方便,可以避免肛门直肠内容物流出污染手术区,术者操作方便,生殖器暴露少。也适用于直肠窥器和乙状结肠镜检查。

五、蹲 位

患者下蹲用力努挣增加腹压(图4-2)。此种姿势可以用来检查低位息肉、肛门乳头瘤、晚期内痔和静脉曲张型混合痔并有肛管外翻者,以及直肠脱垂等。

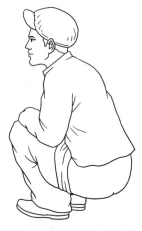

图4-2　蹲位

六、弯腰扶椅位

又称为站立躬身位,患者上身向前弯腰,双手扶椅子,髋关节呈90°屈曲,头稍抬高,裤下脱至肛门部暴露良好为度(图4-3)。此体位不需特殊设备,简便易行,适用于人数多的检查,但暴露不够充分。

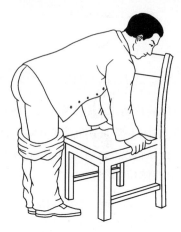

图4-3　弯腰扶椅位

七、屈膝仰卧位

患者仰卧在床上,两腿屈膝向腹侧弯曲,患者两手搬扶两腿关节,此体位可增加腹压,使乙状结肠、直肠下降(图4-4)。一般只适用于肛门的检查。

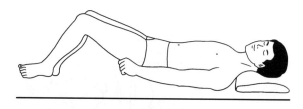

图4-4　屈膝仰卧位

第二节　局部检查方法

肛门直肠疾病具有特殊性,病变往往只发生在局部,只在严重情况下才影响全身。因此,对局部的视诊、指诊、肛门镜检查等,是诊断和鉴别肛肠疾病的重要手段,是肛肠科医师必须掌握的技巧。

一、视 诊

检查时,嘱患者脱去外衣,解去腰带,侧卧位于检查床上,对好灯光(图4-5)。如肠腔内病变检查之前,最好不灌肠或冲洗肛门,以免改变肛门直肠内的分泌物性状和数量以及分泌物的气味。

1. 肛门的形态和位置　正常情况下,肛门应该在两个坐骨结节连线的中点。观察肛门有无位移或者变形。如肛肠术后,更应注意有无肛门的变形,肛门前移。小儿患者应注意观察有无先天肛门闭锁或者肛门畸形。

2. 肛周皮肤及肛毛　观察肛周皮肤的颜色、润燥、瘢痕、溃疡、脱屑、分泌物、肛毛的分布。肛门瘙痒症多可见肛周皮肤色白,有抓痕,分泌物增多。肛门术后者,可见手术瘢痕。有红肿及破溃者,应考虑肛周脓肿及肛瘘。肛管皮肤有裂痕、血迹,应考虑

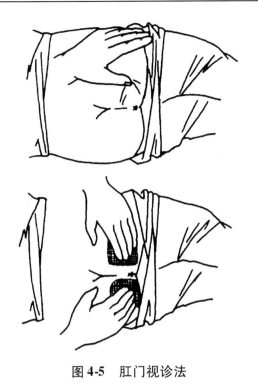

图 4-5　肛门视诊法

肛裂。

3. 肛周肿物　应注意观察肿物的大小、形态、颜色、位置、有蒂无蒂等情况。与皮肤色同，形状不规则者，多为外痔；色红，椭圆形隆起者，可能是脱出的内痔；颜色暗红，伴坏死者，多为嵌顿痔；有蒂，色

粉红或白，多是肛乳头瘤；小乳头状，集群分布，色灰白，多为肛门尖锐湿疣。

4. 肛周污物　查看肛门部有无血、脓、粪便和黏液，可判断疾病的性质。如内痔、肛裂常有血迹，肛瘘和肛周脓肿常有脓汁和波动的肿块，肛门失禁则见肛周内裤有粪便；直肠脱垂、内痔嵌顿、脱肛常有黏液。肛门湿疹、肛管上皮缺损或肛门松弛多见肛门潮湿、渗液较多。

二、指　　诊

检查前嘱患者排空大便，选择适当体位后，医者右手戴消毒手套或示指戴指套，先触诊肛周病变，再行肛内指诊(图 4-6)。肛内指诊前先在示指端涂少许润滑剂，示指与肛门平面呈 45°角，轻轻按摩肛缘，使肛门括约肌松弛，然后沿脐部方向将手指缓缓插入肛管。检查时，动作轻柔、仔细，避免暴力操作，造成肛门括约肌受刺激而产生痉挛疼痛，既影响检查效果，又给患者带来痛苦。从下至上，左右前后各壁凡手指可及范围，均应触摸，以防遗漏。指诊完毕，应注意，指套有无脓性分泌物或血迹，必要时取样做化验检查。

肛裂患者检查时，示指进入肛门内，则可感到肛门紧缩，若进一步将手指探入肛管，则可引起疼痛。

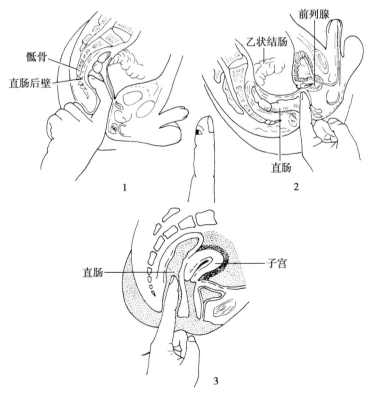

图 4-6　肛门指诊

一般不再深入肛管直肠指诊,如确切需要再进一步检查,应在麻醉下进行。

手指进入肛管后,在皮下部可扪得肛门外括约肌皮下部,在此部位的上缘可扪得一沟,即括约肌间沟。此沟是内、外括约肌交界的临床标志。

指诊时可以了解到肛管皮肤有无硬结、齿线处有无凹陷、括约肌的紧张度,正常时肛管仅能伸入一成人示指,若括约肌松弛,说明有肛门失禁,应查明原因。

再向上检查肛管直肠环,此环由肛管内括约肌及外括约肌深浅两部和耻骨直肠肌共同构成,呈环状,由于耻骨直肠肌在后方发达,故指诊时,在肛管后方易于扪及。破坏此环可引起肛门失禁。

到达直肠壶腹时,应呈环状扪诊。直肠黏膜下

是否有颗粒状改变,黏膜的质度,直肠腔内是否狭窄及有无占位性病变,但注意占位与粪嵌塞的区别。

在男性可扪及前列腺及膀胱,检查前列腺时,应注意其大小、硬度、有无压痛及硬结,中央沟是否存在。正常前列腺外形如栗子,底向上而尖向下,底部横径约4cm,纵径3cm,前后径2cm,包绕于膀胱颈下方。触诊时,应边界清楚、光滑无结节,无压痛。在女性可扪得子宫颈,有时可在直肠前壁触及质硬的子宫颈,要与病理性肿块区别。两侧可触及坐骨肛门窝,骨盆侧壁,其后方可扪到骶骨和尾骨,指诊可以触到瘘管走行方向和内口部位及肿块大小等。也可用双合诊法(图4-7),即一指在直肠内,一指在肛门周围或阴道内,检查有无肿块、异物、阴道直肠瘘。

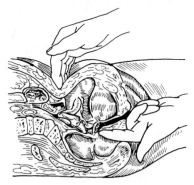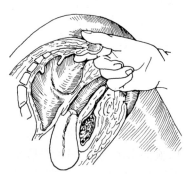

图4-7　双合诊

指诊的高度,一般可达8cm左右。也可因检查者手指的长短而异,麻醉下可达10cm。手指的感觉敏锐,活动灵活,可以在直肠黏膜、肛管皮肤区发现很小的结节,指套上带血迹,脓液,可以帮助早期发现直肠癌、肛裂、肛瘘、痔核等,是器械不可代替的检查方法。通过指诊,我们可以初步鉴别以下肛肠疾病:

1. 直肠癌　在肠壁上可扪及高低不平的硬块,其表面可有溃疡,肠腔常伴有环状或半环状狭窄,指套有黏液,质稠味腥是其特点。

2. 内痔　位于直肠末端,有柔软的小隆起,于3、7、11点位明显,若行硬化剂注射后,可触及光滑的硬结。

3. 直肠息肉　可扪及质软而可推动的圆形肿块,常有蒂,指套上常染血迹。低位息肉可被手指拉出肛外。

4. 直肠脱垂　在肛门内可触及柔软而松弛的直肠黏膜堆积在肠腔内,伴有肛门括约肌松弛。

5. 直肠间质瘤　在直肠内可触及光滑的肿物,

表面无溃疡及出血,不活动,偶有压痛。间质瘤生长速度较快,大便形状变细是突出症状。

6. 肛瘘　可扪及瘘管自肛缘向肛内潜行呈索条状,肛门内齿线处可触及瘢痕、凹陷,有压痛。

7. 肛门直肠周围脓肿、骨盆直肠脓肿及直肠后间隙脓肿　在直肠内可扪到压痛性肿块。其他间隙脓肿可用拇、示指作双指触诊检查,即示指在直肠内,拇指放在肛周皮肤上,拇、食两指触诊,可以发现坐骨直肠间隙脓肿或肛周脓肿。

肛肠疾病不同于其他疾病,仅凭检验、仪器检查不能做出完全准确的判断,而指诊是肛肠科医师最基本、最有效的检查手段,任何肛肠疾病,均需要指诊定位才能做到心中有数,笔者在临床中经常发现,一些医生将普通的肛瘘定为高位肛瘘,而且内口定位不准确,从而采用不必要的挂线术,不仅给患者造成痛苦,还因原发灶未治疗而导致复发。因此,指诊是肛肠科医师的基本功,每个肛肠专科医师均应该熟练掌握和运用。

三、肛门镜检查

肛门镜检查是肛门直肠疾病的常规检查方法之一,适用于肛管、齿线附近及直肠末端的病变。常用的肛门镜的长度约7cm左右,内径有大(2.2cm)、中(1.75cm)、及小(1.43cm)三型。是观察直肠黏膜下段的很好仪器。

根据形状,临床又分为喇叭状圆形肛门镜和分叶肛门镜两种(图4-8)。喇叭状圆形肛门镜包括:圆口镜、斜口镜、缺边镜、螺旋口镜、喇叭口镜、直筒镜。均用于检查肛管、直肠、内痔、息肉、肛乳头肥大,也可用于内痔注射和直肠内用药等。分叶肛门镜包括四叶镜、三叶镜、二叶镜。用于检查直肠及肛瘘内口和手术较大、深区域的操作。对于暴露手术部位,尤其是挂线时的内口显露和直肠内出血灶的定位和处理。

操作时,一般采用左侧或右侧卧位。检查前选好合适的肛门镜,检查肛门镜筒、栓是否配套,并在肛门镜头及前部涂抹一层水溶性油剂或用润滑性药膏涂抹。首先在肛门口轻揉数下,同时令患者呼气放松。医生右手握住肛门镜的柄,左手紧压筒芯徐徐向肚脐方向插入,顶端越过肛管直肠环再向骶骨方向前进,直至肛门镜全部插到壶腹部,取出镜芯,借助专用灯观察有无充血、糜烂、水肿、溃疡、出血点、黏膜松弛的程度、肿物等情况。然后将肛门镜慢慢退至齿线处,观察肛窦有无发炎、充血、凹陷、分泌物等。如需要可反复进退肛门镜以利于更好的检查。若筒状肛门镜观察不理想,可选择分叶镜、斜口镜帮助检查。

肛门镜主要用于常规肛肠科检查,肛管直肠手术时暴露手术视野、术后复查及局部取活检。但是,

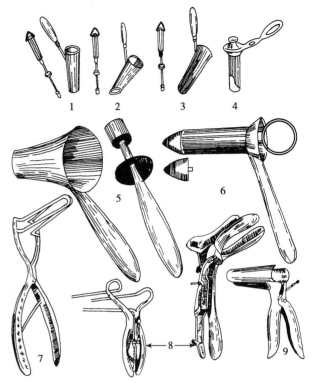

图4-8 肛门镜

1. 圆口镜 2. 斜口镜 3. 缺口镜 4. 螺旋口镜 5. 喇叭口镜 6. 直筒镜 7. 四叶镜 8. 三叶镜 9. 两叶镜

肛门狭窄、肛裂及女性月经期,不宜行肛门镜检。

四、探针检查

探针有四种,即棒状圆头探针、棒状有钩探针、有槽探针、镰状有槽挂线探针(图4-9)。前三种质软,用于检查瘘管内口、窦道走行方向;后者用于检查在直肠环以上的腔道较大的瘘管及挂线时使用。

探针主要适用于肛瘘瘘管走行,及内口位置的

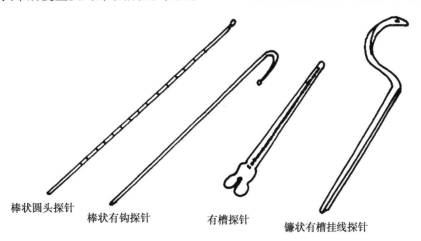

棒状圆头探针　　棒状有钩探针　　有槽探针　　镰状有槽挂线探针

图4-9 探针

探查,常用棒状圆头探针。操作时:选择正确体位,必要时局部麻醉。一般用银质柔软探针,从瘘管的外口轻轻探入,沿瘘管走行探到内口,另一手示指在肛门内作引导。常规情况下,探针应轻松探至内口,如遇阻力时,说明管道狭窄或阻塞,或管道弯曲复杂,此时不宜强行探查,以免形成假道。

探针检查时,应绝对禁止暴力操作,部分患者肛周局部组织疏松,探针探查时,任何方向稍微用力,都能通过,此时应停止探查,避免人为制造内口。

五、肛瘘内口定位特殊检查法

亚甲蓝检查:先将纱布卷成如示指大小的纱布卷,涂上水溶性油剂后,放入肛门直肠腔,然后将输液管由瘘管外口插入管内,用装有亚甲蓝液的注射器徐徐注入亚甲蓝,直到药液全部充满,以手指按压管道以助亚甲蓝充满管道。等待片刻,取出纱布,纱布上染有亚甲蓝,说明有内口存在,内口位于纱布卷染色对应肛管部位,手术时将染有亚甲蓝的管道一并切除。

过氧化氢溶液检查法:骶管麻醉后,先将肛门镜置入肛内,助手扶住肛门镜,取下镜芯,在肠腔内置入纱布以免液体进入肠腔引起不适;术者以输液管的一头放入瘘管外口,另一头接好装有过氧化氢溶液的注射器,徐徐注入液体,切勿用力过猛,如有内口存在,可以明显看到带有气泡的过氧化氢溶液自内口溢出,注射完液体后,可以将空注射器再次注入空气。这时,内口部位仍有气体自内口溢出,这种检查能确证内口的准确无误性。

第三节 内镜检查

一、直肠乙状结肠镜

直肠乙状结肠镜在肛门直肠疾病中的诊断地位有很重要的意义。它可以早期发现直肠和乙状结肠的疾病。根据临床统计和观察,60%～70%的结肠和直肠癌变,都是发生在距离肛门20～25cm以内的肠段,此区域乙状结肠镜可以直接看到。在常规的乙状结肠镜检查中可发现腺瘤、息肉、肿瘤,在溃疡性结肠炎疾病方面可以发现溃疡、假性息肉、出血点、肠腔黏膜水肿或萎缩缺乏弹性等。通过乙状结肠镜可以直接观察直肠及乙状结肠的肠壁黏膜等的形态,并可实施活体组织采取术。所以此种检查方法较指诊、X线检查更具优越性。

常用的乙状结肠镜有两种:普通型和带照相机型。普通型乙状结肠镜较为普遍,基层医疗单位易掌握。普通型乙状结肠镜长25～35cm,直径1.5～2cm。光源灯泡装于前后端均可。接目镜为一低倍放大镜,装于镜管后端,上有通气管连接橡皮球。有的附带吸管,可吸出血和黏液,镜筒内有闭孔器(即芯子),当镜管放入肛门内5～7cm后即可取出。另外还有棉球夹、活组织钳、导线和电源等。

1. 适应证

(1) 大便次数频繁增加或形状的改变。

(2) 肛门排出明显的异常黑便或流出新鲜和陈旧的混合血迹。

(3) 距肛门8cm以上直肠内的肿块。

(4) 慢性腹泻和习惯性便秘。

(5) 自肛门内流出脓液和黏性分泌物。

(6) 会阴部、下腹部或腰骶部原因不明的长期胀痛。

(7) 直肠和乙状结肠疾病作细菌或活组织检查。

(8) 原因不明的慢性贫血或长期发热。

(9) 用于肛门直肠术前和体检。

2. 禁忌证

(1) 感染如腹膜炎患者,肠穿孔伴有腹膜刺激征;肛管直肠周围急性感染或疼痛剧烈,如肛裂和肛周脓肿。

(2) 肛管、直肠狭窄,乙状结肠梗阻或扭转。

(3) 肠内异物未取出。

(4) 精神病患者和不合作者。

(5) 妊娠妇女和妇女月经期。

(6) 严重的心、肺、肾疾患、高血压患者、高龄患者均应严格掌握。

3. 检查前的准备

(1) 做好术前解释工作,消除患者的紧张情绪,讲明检查目的。

(2) 细致了解病情和病史及以往检查情况。

(3) 病变部位不详,胃肠道有手术史者,最好参照钡剂灌肠拍摄的X线片,以利于掌握镜体的操作。

(4) 患者检查前2小时或检查前当日早上作清洁灌肠。亦可于检查前一天晚上用番泻叶10g,泡水200ml内服,以加快排便,清洁肠道。

(5) 使用器械物品是否准备齐全,取用方便;

电源是否安全,有无漏电现象。

（6）仔细询问患者平时服用过何种药物,如阿司匹林长期服用者,活检时要注意出血问题。

（7）必要时可使用解痉和镇静药物。

4. 操作方法　患者大多采用膝胸位或倒置位,术者先用食指检查肛门直肠后,再将涂有滑润剂的镜筒插入肛内(图4-10)。开始时指向脐部,进入肛门后,放入直肠内 5～6cm 的深度时,拿掉闭孔器,开亮电源,装上接目镜和橡皮球,打气。一边看一边把镜体缓缓放入,切勿用力过大。再将镜端指向骶骨,进入直肠壶腹部。在距离肛缘 6～8cm 处可见到直肠瓣。当镜体进入 14～16cm 处,可见肠腔变窄和黏膜邹襞,为直肠与乙状结肠交界处。此处弯曲,多偏向右下,循此方向前进,常需充气,使肠腔充盈,此处是穿孔的好发部位,要十分小心。当进入乙状结肠下段时,患者常感下腹不适或微痛。进入乙状结肠的标志是:①黏膜邹襞较小而数目多,呈环形走向;②可见左髂动脉的搏动(传导至乙状结肠壁)(图4-11)。

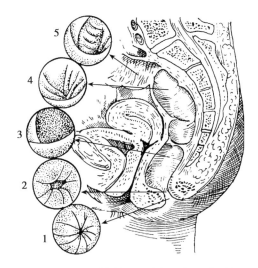

图 4-11　乙状结肠不同深度示意图

1. 到达肛管外部(深约 1.5cm)　2. 到达壶腹颈(3cm)　3. 到达壶腹下瓣膜的部位(6cm)　4. 到达直肠上部、乙状结肠进口的下面(14cm)　5. 到达乙状结肠(20cm 左右)

点,脓性分泌物和黏膜下结节;③溃疡的位置、形状、大小,是否分散或簇集以及周围黏膜的情况;④肠壁周围如有瘘口,大多表示有憩室或脓腔;⑤肿瘤、息肉或肠外肿瘤是否压迫直肠壁;⑥直肠黏膜是否光滑、肥厚,血管纹理是否清晰。

5. 注意事项

（1）操作应轻柔,一定要在直视下看清肠腔后才可以将肠镜向前推进。切忌盲目和暴力操作,以免造成肠壁损伤甚至穿孔。要知道乙状结肠镜不能插至 25cm 的原因是乙状结肠和直肠连接处急性弯曲,因未先作指诊扩张和润滑肠管,以及时间过长导致肠痉挛。或因手术及先天原因所致的解剖变异,还有体位不好和患者配合不力等。据 Madgan 统计,肠镜不能插入 25cm 的 15%～58%。所以肠镜不能全部插入并不能说明操作者水平的高低。反之不要勉强暴力插入是防止肠穿孔的一个重要措施。

（2）影响检查结果和对病变观察的原因有肠镜插入深度不够、粪块堵塞视野、肠内分泌物过多等。这样,小的息肉和细微病变隐藏在黏膜皱襞中(应在灌肠后再进行检查),小的粪渣可擦去,或将肠镜越过。分泌物过多可用吸引器吸净。为了观察细小病变,可注入少量气体使肠腔扩张。黏膜舒展后才能检查清楚。一旦发现可疑病灶应作活检,取活体时应注意避开血管,不要切割过深至黏膜下层,严禁撕拉,以防出血或穿孔。

（3）检查完毕,嘱患者卧床休息片刻。如取活

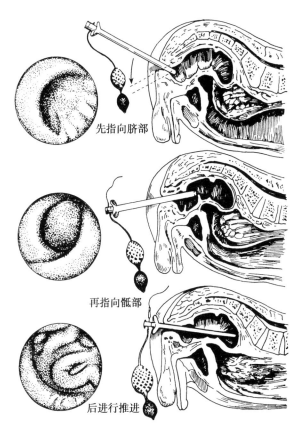

先指向脐部

再指向骶部

后进行推进

图 4-10　直肠乙状结肠镜推进法

当镜体进入到需查看的部位后,要以螺旋式慢慢退出,同时观察肠腔四周:①脓血,黏液是否由上向下流,若由上方向下流,表示病变位置大多在上方;②黏膜的颜色、瘢痕,是否发炎、充血,有无出血

检后应平卧24小时,并注意当日大便有无便血或持续性下腹部疼痛。

（4）常见并发症及处理:①腹膜反应:由于检查刺激腹膜,患者感觉下腹部胀痛。应注意操作时轻柔,尽量避免不必要的刺激。②穿孔:这是一种严重的并发症。原因有暴力操作,未在直视下将镜体推入直肠;肠腔狭窄,如有肿瘤炎症;充气过度,张力太大;肠壁较薄,取活检时钳夹过深或撕拉;肠吻合口瘢痕挛缩,强行将镜体通过所致。一旦发现穿孔,应立即开腹做手术修补。必要时做肠造瘘,更要注意采用抗感染治疗。③出血:经常是发生在取活检后,由于钳夹时损伤黏膜下血管或有高血压、出血性疾病、血小板减少、凝血机制障碍的患者,再有操作不当、镜筒内壁口擦伤黏膜所致。一旦发现出血,应立即采取止血措施,运用止血药物。如酚磺乙胺、6-氨基己酸或进行局部止血。可根据情况采用电灼、气囊压迫、吸收性明胶海绵压迫,以及用止血粉等方法止血。

二、纤维结肠镜检查

纤维结肠镜可以在直视下观察全部大肠,为采取活检标本进行病理分析和疾病的早期诊断提供了重要的手段。近年来介入疗法的发展在纤维镜的应用上也十分突出。如对有蒂息肉的切除、结肠内的给药治疗、在手术中帮助术者探查肠腔内的病变、避免误诊和遗漏等起到了不可或缺的作用。

1. 适应证

（1）原因不明的急慢性腹泻。

（2）原因不明的便血(主要指下消化道出血),颜色鲜红和柏油便或鲜血和咖啡色血迹相混。

（3）黏液脓血便,潜血试验阳性者。

（4）原因不明的体重下降并伴有大便次数增加和大便形状异常者。

（5）原因不明的下腹痛及触摸到左右下腹包块者。

（6）钡剂灌肠拍片后怀疑结肠有占位性病变者,如肿瘤、息肉、狭窄等。

（7）对于各类炎性结肠疾病的诊断与鉴别。

（8）对已明确的结肠病变进行随访观察,如结肠肿瘤术后的复查等。

2. 禁忌证

（1）严重的心肺功能不全,如严重的高血压、心律失常、冠心病、脑供血不足,包括冠心病的发作期和高血压的不稳定期。若必须检查,应作好术前准备并有内科医生监护下进行。

（2）精神病患者和幼儿不宜。

（3）急性腹膜炎穿孔者,肠道手术吻合口愈合不佳者。

（4）直肠结肠的急性炎症期,由于肠壁黏膜水肿质脆容易造成损伤和穿孔。

（5）术前准备不充分,肠道不够清洁影响视野和镜体插入者。

（6）妇女月经期和孕期,肛门狭窄、肛裂、肛周急性炎症等情况均应注意。

3. 检查前的准备　向患者交代肠镜事宜,为患者解释操作的必要性,解答患者疑问,为患者消除顾虑和紧张情绪。肠道准备:目前常用聚乙二醇电解质散,用2000～2500ml温水冲服,应在3个小时内全部饮用完,提前4小时开始肠道准备。嘱患者小口慢吞咽,至多次排出纯水样便。

4. 操作方法　由于整个结肠区域弯曲部位较多,所以结肠镜的头端到达盲肠必须通过这些弯曲处。如果经验不足,随时有穿破肠壁的危险。为此必须看清肠腔进镜。要看清肠腔往往要注气使之扩大。注气过多又可使结肠膨胀而折成锐角,使通过更困难。所以要少注气,使锐角变钝角才能通过。因此,总结以下一些插镜方法:

（1）进退法:结肠皱襞弯曲很多,进镜时镜头易碰在肠壁和皱襞上而看不清肠腔,稍稍后退即可

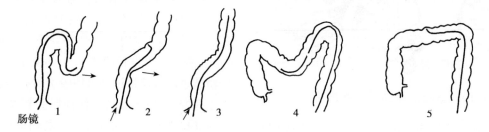

图 4-12　结肠镜进镜法

1. 在降乙结肠处嵌顿　2. 退镜取直乙状结肠群　3. 再插入　4. 肠镜撞在横结肠下垂角上　5. 退镜缩短取直横结肠

看清肠腔和前进的方向(图4-12)。这种进退的推入镜体法在结肠镜的检查中很重要,掌握的分寸和尺度随着临床操作的经验积累而熟练。

(2)滑移法:又叫滑镜或盲目插镜。当肠镜到达结肠弯曲处时,继续前进镜头就会碰在肠壁上,看不见肠腔而仅可见到模糊的肠壁血管。此时将前端对准肠腔方向,放松运动调节旋钮(如同汽车拐弯后,司机放松方向盘恢复原位一样),继续进镜,但动作要轻,见到肠壁血管后寻腔进入。

上述方法应用的结果,有关文献介绍有70%~80%可达盲肠。实践证明以上方法也不能都到盲肠。在应用上述方法的同时,利用适当的体位和手法,可以大大提高成功率。

插镜过程一般由术者、助手(帮助腹部推压防止结圈)和扶镜助手三人组成。后者在术者指挥下扶镜做进退和旋转等操作。经验丰富和熟练后也可一人操作,由术者本人做肠镜的进退等动作。插镜过程要灵活地运用上述方法。

一般在左侧卧位下将镜体插入肛门,直肠长约15cm。到肛直角向后,再从骶骨角向上,左右转动下通过直肠瓣。由于直肠弯曲皱襞多而固定,应缓慢通过。乙状结肠从15cm到30~40cm降结肠乙状结肠交界处,由于系膜长而肠管游离,肠腔内皱襞多,易于结圈使插镜通过困难。在仰卧透视下插镜通过乙状结肠的方式有:N型、a型、P型、双圈等方向后移去,而镜头在肠壁上滑行通过,让先端去适应肠道的弯曲。一般短暂滑行后,肠腔即可复现。这种盲目插镜有穿孔的危险,但若在进镜时,视野见到黏膜血管向后移动就比较安全。若黏膜或血管纹不动或变苍白时,表明镜头已压在对侧肠壁上,应立即停止进镜,否则有可能穿孔。此时应立即退镜到肠腔复现时再进镜。这种方法在结肠急性炎症和有憩室时,应特别谨慎或放弃使用。

(3)钩拉嵌进法:又叫钩拉法。当肠镜通过一弯曲后,继续进镜可使肠袢不断延长、扩大,患者有痛感。视野发现随插镜而肠腔向后退的现象,此时可将先端钩住肠曲,拉直成袢肠曲,使之折叠于镜身上,就可前进了。可用于乙状结肠和横结肠。

(4)a手法(图4-13):当纤维结肠镜通过乙状结肠形成P圈时,先端在降结肠乙状结肠交界处形成锐角而不能前进,继续插镜只能使P圈扩大,仍不能前进,患者感觉疼痛。此法是将肠镜退到20~30cm处,镜身作逆时针旋转180°,助手在腹部将先端由左搬向右侧,形成a圈,肠镜因降结肠乙状结肠交角变钝而通过,进入结肠。到脾曲以后,镜身再作顺时针旋转180°并牵拉镜身,可将形成的a圈变直,再继续前进。

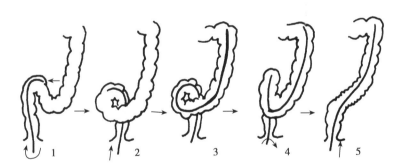

图4-13　纤维结肠镜乙状结肠拉直法

(5)滑管的应用(图4-14):肠镜到横结肠以后,往往乙状结肠又可弯曲,插镜只能加大弯曲而不能前进。此时可置一较硬的滑管并放入乙状结肠以防弯曲,就可继续前进,但临床亦有由于经验不足,插滑管时动作粗暴使乙状结肠发生穿孔的报道。

乙状结肠走行复杂,大体有图4-15所列的几种走向。前两者均可用钩拉法自行通过,通过后N型走向拉直即可,而a型走向则应到脾曲以后采用前述a圈解圈法以后才能继续前进。

后两者的通过十分困难,多数不能自然通过。P型结圈可采用前述a手法转为a圈后通过,到脾曲再解圈前进。但多数P圈和各种复杂的双圈不能用此手法。其原因是乙状结肠及系膜均太长而松弛,在左侧和仰卧位下都不能解决降结肠乙状结肠交界角变钝的问题。此时若将患者改换为右侧卧位或膝胸位,由于腹前壁松弛,乙状结肠可变为一大弧形,而降结肠乙状结肠交角可以变钝,经反复钩拉法即可通过乙状结肠,但通过以后应采用不同方法解圈,取直乙状结肠才能继续前进。降结肠比较固定,由降结肠通过脾曲一般比较容易。

横结肠系膜较长而又松弛,多数下垂,甚至入盆腔并形成一下垂角,使插镜造成困难。为肠镜检查

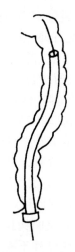

图 4-14　滑管起到固定乙状结肠作用

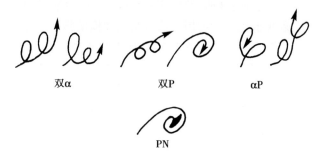

双α　　　　双P　　　　αP

PN

图 4-15　上述双圈通过结肠的形式变换

的另一难关。若横结肠较短、下垂轻，先端通过下垂角后，可反复以钩拉手法和进退等方法，即可通过。但大多数横结肠长且下垂明显的患者，在插镜中易形成 M 形甚至 r 形的结圈，可在通过下垂角后用钩拉手法将横结肠拉直，再由助手压迫腹部，顶推横结肠以防止横结肠下垂而通过横结肠和脾曲。若顶推失败或患者过胖而不能采用顶推手法者，可采用膝胸位，使横结肠自动退回到上腹部，经钩拉手法即可通过横结肠及肝曲，而且有结成 r 圈者可在钩拉手法中自行解圈。此外，实践中还发现横结肠成 r 圈者，右侧位更容易通过横结肠和肝曲。过肝曲以后到盲肠一般比较容易，但困难的病例，要在助手协助或保持上述体位的情况下，方能达到。

插镜的长度不一定代表进入的深度，虽然一般情况下到达盲肠时只有 75～90cm 左右的深度，然而若在途径中结圈则可能达到 100～180cm，有时乙状结肠结圈，肠镜进入 100cm 以上仍不能到达降结肠。因此肠镜到达何处的定位是以镜头的光点在腹部的位置和方向来决定。即左下腹部出现光点在乙状结肠，转至左腰部即入降结肠，到左季肋部即到脾曲，上中下腹转动在横结肠，右肋缘即到肝曲，而后

转有腰部并消失时表明已入升结肠，光点出现在右下腹并固定在右髂窝表明已入盲肠。另外，也可以靠 X 线透视，它既可定位又可以判断结肠结圈的形式，并可由此决定解圈的方法。然而 X 线应尽量少用，用 X 线照射可使光导纤维老化断裂，又可使操作者受到一定的射线影响。体质较差者，不宜长时间用 X 线。

5. 结肠腔内的正常表现　镜下见到整个结肠黏膜均湿润光滑，有稀疏的血管分支。回肠黏膜则如天鹅绒状，有环形皱襞，回肠末段可见到分散的淋巴滤泡突起。特征性结构如下：

（1）盲肠由升结肠到盲肠可见鱼骨状皱襞，末端分叉呈 Y 形或三叉状。阑尾开口在其中，可呈裂隙状、圆孔状或突起内翻。在分叉的近侧可见回盲瓣开口，呈唇状、裂隙状、宫颈或乳突状，并不时有肠内容物溢出。

（2）升结肠如隧道状，结肠皱襞排列呈正三角形。

（3）肝曲较膨大，外侧透过肠襞可见到紫色的胆囊或肝脏。

（4）横结肠如筒状，皱襞排列呈倒三角形，中段可见到由腹主动脉传来的搏动。在下垂角附近可见到一纵形的嵴状皱襞（尤其在插镜时）。

（5）脾曲较膨大，肠腔可随呼吸活动，内侧为横结肠进口，下缘往往有一半月形的皱襞，上方常可透见紫蓝色的脾脏。

（6）降结肠如筒状，皱襞少。

（7）乙状结肠从降结肠乙状结肠交界开始，皱襞变得宽大，并相互掩盖，盲区较多，要仔细反复的检查。

（8）直肠黏膜下血管增多成网状，并可透见黏膜下的紫蓝色静脉。直肠内有三个宽大的直肠瓣，瓣膜反面是盲区应仔细检查，痔的静脉是否充血往往要将肠镜倒转 180° 才能作仔细观察。退到肛门可见黏膜皱襞入肛管，并可见隆起的肛垫、齿状线和皱缩的皮肤。

6. 纤维结肠镜所见疾病

（1）溃疡性结肠炎：镜下病变呈弥漫性与连续性分布，开始于直肠。活动期可见黏膜充血、水肿，血管纹理消失，脆性增加和颗粒样改变。有时见脓血渗出物及小溃疡。慢性期肠黏膜呈恢复性和增生性病变，肠壁僵硬，皱襞变形，有假性息肉形成。

（2）克罗恩病肠：黏膜有纵行溃疡，鹅卵石征及肠狭窄。纵行溃疡多呈沟状或线状，溃疡周围黏

膜呈铺路石样。克罗恩病的病变呈跳跃式分布,病变之间肠黏膜多无异常改变。早期病变多累及肠管的一侧,晚期肠壁可出现广泛纤维化而引起环行狭窄。

(3)结肠息肉:镜下可见息肉的形态大多为圆形或椭圆形,分无蒂和有蒂两种。无蒂息肉基底部宽广,呈半球形隆起。有蒂息肉有细长的蒂,基底小、末端大。息肉外表色泽与肠黏膜色泽一致。由于粪便的污染,表面可发生充血、水肿、糜烂及出血。结肠息肉可单发及多发,多发数目不一,少则数个,多则成百上千,又称为家族性息肉病。

(4)结肠憩室:纤维镜检查憩室检出率为0.2% ~4%。以回肠末端、盲肠及升结肠多见。一般直径为0.5 ~1cm,边缘清楚,呈圆形或椭圆形洞口。周围黏膜正常,有的憩室内有粪渣。

(5)肠结核:以回盲部多见。病段有多个大小不等的溃疡,溃疡呈环行潜行性,深浅不一,深的可达肌层。溃疡不规则,边缘隆起,周围黏膜有充血、糜烂,常伴有假性息肉形成,使肠壁僵硬,肠腔狭窄。

(6)缺血性结肠病:病变随肠系膜缺血程度而异,通常呈区域性分布,境界清楚。黏膜出现水肿、出血、脆性增加及黏膜溃疡。少见的为节段性蓝黑色坏疽。随着侧支循环的建立,短时间内可以好转或完全恢复。故定期肠镜复查,病变迅速愈合为本病特点。

(7)慢性结肠炎:病变可呈连续性或区域性。黏膜有充血、水肿或有散在细小出血点,血管纹理增粗、紊乱、网状结构消失,黏膜皱襞变浅或消失,有的有乳白色黏膜,肠管易痉挛。

(8)结肠癌:结肠癌大多数为腺癌,少数直肠及肛门癌为鳞癌。常发生在直肠及乙状结肠,其次为盲肠、升结肠。大体分为肿块型、溃疡型、浸润型三种。

1)肿块型:肿瘤呈菜花状突向肠腔,表面有糜烂、出血坏死,组织脆、易出血。如肿瘤较大,可导致肠腔狭窄。该型肿瘤在早期,表面较光滑,易误诊。

2)溃疡型:溃疡较大,不规则,溃疡边缘呈结节状的围堤样翻起,似火山口状,溃疡底常有黄白色苔,组织脆,易出血。

3)浸润型:该型肿瘤因结缔组织明显增生,使病变区变硬,肿瘤呈环行浸润型生长,肠腔狭窄,表面糜烂,有散在的小溃疡。

7.并发症 由于结肠的生理特点长而且弯曲很多。活动范围大,在检查中有一定的危险性。可能发生的并发症有如下五个方面:

(1)穿孔:为最严重的并发症。发生率约有0.2% ~0.5%。原因可能有:①手法粗暴;②未能掌握好操作要领,如盲目插镜、手法的应用不当;③肠道有某些病变,如肠壁的炎性水肿和憩室等。尤其憩室本身是肠壁薄弱的膨出部分,甚至压力过高都可引起破裂;④活检穿破或电切烧伤也可引起穿孔。

穿孔可引起剧烈疼痛。若肠镜穿入腹腔可见到大网膜、肠系膜和脂肪垂等。若为电切或压力升高所致穿孔,由于发现较晚,则有典型腹膜炎的表现。X线腹部透视可发现膈下游离气体。前者多在检查中即可诊断,后者往往术后10 ~24小时才发现,临床症状较严重。治疗处理原则是尽早手术修补。由于术前已作了肠道准备,可作一期肠切除或修补。若诊断已晚并已形成了全腹膜炎,则应作外伤肠道外置造瘘,3个月以后再二期处理造瘘。

(2)出血:出血多在活检和电凝电切后发生。一般情况下肠壁息肉和癌组织活检后有少量出血,不必处理。但息肉电切后和息肉活检损伤蒂部(蒂部血管破裂一半而出血不止),则可能引起严重的出血。对低位者可以用直肠局部灌注去甲肾上腺素液,也可通过肠镜做电凝止血。

(3)肠内可燃气体爆炸:由于碳水化合物在无氧代谢以后可产生烷类气体,可自燃。电凝电切的火花可使之燃烧而爆炸,以致引起肠穿孔。预防方法是准备做电切时则不能以甘露醇做准备。电切前尽可能地吸出肠内的气体,而换入氮气或二氧化碳气体,防止电切时爆炸。

(4)恶心、呕吐:由于插镜中结肠结圈不断扩大,牵拉系膜可引起呕吐反射,也可能是因注气过多肠道膨胀的反应。应尽量在插镜过程中将结圈解除和少注气体入肠腔。术前适当用镇静剂。

(5)手足抽搐:由于在检查过程中患者怕痛而紧张或呼喊,引起过度换气,并进而造成患者呼吸性碱中毒所致。主要表现为手脚麻木、四肢抽搐及头昏等症状。令患者抑制呼吸即可控制症状。

8.并发症的预防 首先要严格掌握好适应证,审视术前各项必要的检查,以及患者的全身状况。术前钡剂灌肠摄片,了解病变部位和肠曲走行,可以作为结肠镜检查时的参考。对于初学者,必须有上级大夫指导,最好在X线透视台上进行。在进镜时可随时在X线监护下观察镜体走向。其原则是:循腔进镜,反复抽气。采用钩拉、旋镜、交换体位等手法,不断积累经验。另外,术者操作时要轻柔,禁止粗暴动作和盲目插镜是防止穿孔的必要措施。插镜时在快要到达受检位置时,如肿瘤部位、狭窄段、大的溃疡型肿瘤的位置,取活检或电灼时要十分小心,穿孔大多发生在这里。要有防止发生意外情况的心理准备,减少或避免出现并发症的可能。

9. 纤维结肠镜在治疗上的应用

(1)肠内腺瘤和息肉的切除用电圈套器通过肠镜套住肿瘤或息肉的蒂部,用电凝电切切除息肉。用光导纤维引入激光将肿瘤气化而清除。

(2)止血对出血灶和活动性的出血点,将电凝电极通过肠镜对出血病灶处作电凝止血,也可用导管通过肠镜对出血灶注入止血剂。

(3)取出异物可以利用肠镜用圈套器套住异物而取出,取出异物的容易与复杂取决于异物的形状性质和术者的经验。

(4)手术中,外科医生可通过肠镜从肠道内部直接寻找病灶和出血点,尤其是对散在的孤立病变,通过肠镜,明确位置,便于手术顺利进行。

第四节 实验室检查

常规实验室检查,如血常规、出凝血时间、大便检查、血沉、肝功能等,用于协助诊断肛肠疾病病情,了解有无手术禁忌。

一、血 常 规

血红蛋白和红细胞计数不仅能反映患者的贫血程度、贫血种类,还能指示有无继续出血及是否需要及时输血。如下消化道大出血时,血红蛋白常下降至 5g 以下,提示有失血性休克的可能,需补充血容量。白细胞的计数与分类对感染性肛肠疾病、肠寄生虫病、指导放化疗等均有重要意义。肛肠感染性疾病,如肛周脓肿等均会出现白细胞增高,提示需配合抗生素治疗。癌术后放化疗的患者都能使骨髓受到抑制,使白细胞降低,如白细胞降至 $4.0 \times 10^9/L$ 以下时,需配合升白细胞药物治疗。

二、尿 常 规

包括尿量、比重、颜色、酸碱反应、尿蛋白、尿糖的检测及显微镜检查等。患者小便赤红,伴有排尿时疼痛,红细胞增加,提示有尿道感染;如尿液中带血,应注意是否有肾结石、膀胱或肾肿瘤的存在,需进一步检查。尿糖出现阳性提示糖尿病;尿中出现蛋白或管型,需进一步查肾功能;大出血后,观察尿量有很重要的价值,如尿比重在 1.020 以上,每小时

尿量又少于 20ml,提示血容量不足,应迅速补液。

三、便 常 规

大便检查在肛肠科尤为重要,有时通过大便的外观即能做出诊断。粪便检查包括观察外形、硬度、颜色、气味以及有无黏液、脓血及肉眼所见的寄生虫等。此外,需做显微镜检查。习惯性便秘者,大便为球形;慢性肠炎患者大便不成形,溃疡性结肠炎者伴有黏液、脓血;上消化道出血,大便为柏油色;下消化道出血,大便鲜红;直肠癌大便便细,常伴有黏液暗血;患细菌性痢疾的患者,粪便次数多量少而含脓血;阿米巴痢疾便样为果酱样。粪便的颜色还有助于疾病的鉴别,如阻塞性黄疸,粪便为灰白色;结核性腹膜炎患者大便为油灰色。显微镜检查有助于潜血检查和对寄生虫的了解。

四、生化及免疫学检查

生化检查主要包括肝、肾、心脏、胰腺等器官检查,如肝功、血糖、尿糖、肌酐等检查对辅助治疗有很大意义。此外,近年由于艾滋病、梅毒的出现,有条件的医院,应在术前检查 HIV、梅毒血清检测检查。免疫检查主要是自身抗体的检测,如类风湿因子检测等。CEA、CA-199、CA-125 等主要用于肿瘤的检测。

第五节 影像学及肛管直肠压力测定

一、X 线检查

X 线检查是临床常用的检查手段,具有费用低廉,操作方便等优点,肛肠科 X 线检查有以下几种应用:

1. 胸腹透视 腹透对胃肠道穿孔、肠梗阻、肠扭转等急腹症很有诊断价值。胸部透视,可以观察有无与疾病有关的表现,如肺炎、肺结核等。

2. 腹平片 对观察有无肠梗阻、巨结肠、间位结肠、肠气囊肿、胃肠道穿孔、肾结石、胆结石以及其

他腹部疾病的钙化等很有帮助。也可显示慢性血吸虫病有无结肠壁钙化。

3. 钡餐 用于观察功能性和伴有功能性改变的疾病，如过敏性结肠炎、回盲部病变、阑尾炎等。肠坏死、肠穿孔、巨结肠禁用。慢性肠梗阻、老年顽固便秘者慎用，检查后应设法帮助将钡排出。

4. 钡灌肠 了解大肠器质性病变，特别是阻塞性病变，如大的肿瘤、盲肠、乙状结肠扭转等，小的肿瘤则容易漏诊。肠坏死、穿孔禁用。

5. 气钡双重造影 对显示大肠细小病变（小息肉、早期癌变、小溃疡等）、溃疡性结肠炎、Crohn病、结肠壁浸润性病变等效果很好，为普通钡灌肠所不及。

6. 结肠壁造影 为腹腔和结肠同时充气（或结肠气钡双重）以显示结肠壁的造影方法。用于结肠壁内外病变的诊断和鉴别。对肿瘤有否侵及肠壁外等有帮助。

7. 碘油造影 主要用于复杂性肛门直肠瘘的检查诊断。瘘管注入碘化油后，根据管道外口分布选择拍片位置，充分显示瘘管的走行、分支情况与骶尾骨和邻近脏器的关系，为诊断治疗提供客观依据。

8. 大肠造口的检查 为经造口钡灌肠或气钡双重造影或加钡餐同时检查的方法。用以了解大肠造口近、远段肠管的情况和有否造口旁疝及其他情况等。

9. 瘘管造影 为用碘剂注入瘘管的造影方法。用于对肛瘘及其他有关瘘管的诊断。可以了解瘘管的位置、数目、大小、形态、深度及走向。

10. 骶前X线片 一般用于不明原因的骶前窦道检查，用以鉴别是否为骶前囊肿或先天性畸胎瘤，根据各自特征进行鉴别诊断。

二、CT检查

CT检查极少用于肛周疾病，常用于肠道肿物或者其他肠道疾病的诊断。大肠肿瘤的CT检查作用在于明确病变侵犯肠壁的深度、向壁外蔓延的范围和远处转移的部位，从而进行肿瘤分期并为治疗方案提供依据。CT还可用于肠道炎症如溃疡性结肠炎、阑尾炎等。同时CT也有助于肠梗阻、肠套叠、缺血性肠病的检查。

三、MRI检查

磁共振除了能够进行肠道显像，协助诊断大肠肿瘤外，在肛肠疾病中，还可以配合造影剂，用于肛

门疾病如肛门直肠狭窄、直肠憩室等检查。可使用带水或空气的气球，将水或空气充入直肠，使直肠以低信号显示。

四、超声检查

近年来超声技术的发展，使直肠内超声检查得以推广，直肠内超声检查对肛门及周围的炎性病变诊断有一定帮助，肛门直肠脓肿在直肠周围组织中见相对低回声区，有瘘管形成时可能显示不规则的强回声，对肛周肌肉组织有较好的显影。

检查前准备：排便，必要时清洁灌肠，适当充盈膀胱。常规肛诊检查，了解有无肿块、出血、狭窄或肛门周围异常。腔内探头套避孕套，排出套内气体，在套外涂用超声耦合剂。

操作方法：患者左侧卧位、双腿紧贴胸前，在肛门松弛状态下，探头缓缓插入，其晶体面对耻骨联合。插入深度一般为探头的顶端达到充盈膀胱的中部，这样，前列腺、精囊或子宫均可显示。探头的晶体与直肠壁可直接接触，随着探头手柄的转动，各方位直肠均可探查。

五、肛管直肠压力测定

肛管直肠压力测定，是利用压力测定装置，放置于直肠内，令肛门收缩和放松，检查肛门内外括约肌、盆底、直肠功能与协调情况，检测直肠肛管内压和直肠肛门间存在的某些反射来评定直肠肛门的功能状态及用于肛管直肠疾病的诊断等方面。

1. 检查前准备 检查前2小时嘱患者自行排便，以免直肠中有粪便而影响检查。同时，不要进行灌肠、直肠指诊、肛门镜检查，以免干扰括约肌功能及直肠黏膜而影响检查结果。

2. 检查方法

（1）肛管静息压、收缩压依肛管高压区长度测定：患者取左侧卧位，右髋关节屈曲，将带气囊的测压导管用液体石蜡润滑后，轻轻分开臀缝，将导管缓慢插入肛管，使肛管测压孔进入达6cm。用仪器定速缓慢拉出测定。

（2）直肠肛管抑制反射（RAIR）：向连接气囊的导管快速注入空气约50ml，使直肠感觉如同粪便的刺激，出现排便反射，仪器记录放射过程中的压力变化。出现上述变化即称为直肠肛管抑制反射。

（3）直肠感觉容量、最大容量及顺应性测定：向气囊内缓慢注放生理盐水，当患者出现直肠内有异样感觉时，注入的液体量即为直肠感觉容量

(Vs),同时记录下此时直肠内压(P1)。继续向气囊内缓慢注入液体,当患者出现便意急迫,不能耐受时,注入的液体量即为直肠最大容量(Vmax),同样记录下此时的直肠内压(P2)。直肠顺应性是指在单位压力作用下直肠顺应扩张的能力。

3. 临床意义

(1)先天性巨结肠患者直肠肛管抑制反射消失,巨直肠患者直肠感觉容量、最大容量及顺应性显著增加。

(2)肛门失禁患者肛管静息压及收缩压显著下降,肛管高压区长度变短或消失。

(3)盆底肌失迟缓症等盆底肌痉挛性疾病,可见排便动作时肛管压力不能下降,有时可见直肠、肛管静息压异常,直肠感觉容量及顺应性改变。

(4)直肠肛管周围有刺激性病变,如肛裂、括约肌间脓肿等,可引起肛管静息压升高。

(5)直肠脱垂者该反射可缺乏或迟钝;直肠炎症性疾病、放疗后的组织纤维化均可引起直肠顺应性下降。

(6)肛管直肠测压还可以对术前病情及手术前、后肛管直肠括约肌功能评价提供客观指标。为临床上疗效判断提供客观依据。

第六节 全身检查

肛门直肠疾病虽然表现为局部病变,但与人体各个脏器密切相关。其中不少疾病有明显的全身变化,如痔核长期便血可以引起贫血症状;肺部活动性结核可同时并有结核性肛瘘;糖尿病合并肛周感染等。所以对肛门直肠疾病的诊查,必须要重视局部和全身症状,综合分析而下结论。

一、望 诊

医生用望诊方法初步了解患者全身情况的感性认识,往往可以帮助诊断。为决定治疗方案,判断预后提供依据。如内痔便血的患者,并有面无血色,这就提示医生不仅要进行局部治疗;而且要采取全身治疗法来改善贫血症状。肛门直肠肿瘤患者出现恶病质时,对判断肿瘤的病期、预后、决定治疗方法有很大帮助。如肛门局部外伤、肛周脓肿、内痔嵌顿等疾患,伴有走路困难,痛苦面容,步态异常的改变。这就反映出疾病一般比较严重。婴儿哭闹不安、大便排泄异常或困难,要想到肛门闭锁、肛门狭窄、异位肛门或炎症。一般来说,肛肠科除望全身的神色形态外,应重点观望以下两个局部内容。

1. 望排出物,主要望二便及脓液的色、质、量及其变化情况,以帮助诊断。

(1)大便:大便稀溏如糜,色深黄而粘,多属肠中湿热;大便稀薄如水,挟不消化食物,多属寒湿;便如黏胨,挟有脓血,多为痢疾;色白为气分,色赤为血分,赤白相加为气血俱病;先血后便,其色鲜红为近血,先便后血,其色暗红为远血;中年以上便带暗血并有肛门下坠者应考虑为直肠癌。

(2)小便:小便清澈而量多者,属虚寒;量少而色黄,属热症;尿血者属热伤血络。

(3)脓液:脓液稠厚,味臭者,表示身体较好;淡薄者,身体虚弱。薄脓转为厚脓,为体质恢复,若厚脓转为薄脓,为体质渐弱;若溃后脓水直流,其色不晦,味不臭者,不属败象,若脓稀似粉浆污水,或挟有败絮,色晦腥臭者,为气血衰竭。脓液色绿多为铜绿假单胞菌感染;脓液色黄白而臭,多为大肠埃希菌感染;脓液稀薄,呈米泔样或挟有败絮状物,多为结核菌感染。脓中带血表示溃破不久。

2. 望肛门,首先望肛外有无肿物、赘生物,并判断其属性。如便时有柔软肿物脱出,色紫暗,便后能还纳者为内痔;如脱出物为樱桃状带蒂的鲜红肿物为直肠息肉;若脱出为环状,外观呈球形、圆锥形、牛角形并伴有表面黏液或溃疡糜烂者,多为直肠脱垂;如脱出物质硬、色白、带蒂、不易出血者为肛乳头瘤;如肛门出现单个或多个皮肤色柔软肿物为结缔组织外痔;如突然出现光滑色紫暗的肿物考虑为血栓外痔,若环状伴有水肿甚或糜烂者应注意嵌顿痔的可能。如肛门外有不规则的毛刺样肿物,形如菜花者考虑为尖锐湿疣。

其次,望肛门有无裂口及溃破口,并注意位置、数目、与肛门距离。如肛门前后有棱形溃疡,或出现溃疡口皮赘时多为肛裂;肛门外有溃口伴有脓性分泌物者为肛瘘。

最后,观察肛门皮肤情况。若肛周出现皮肤糜烂或有密集的小丘疹,潮湿发痒多为肛门湿疹;如肛周出现大块的皮肤颜色蜕变并苍白者为肛门白斑。

二、闻 诊

包括嗅气味、闻声音两方面。医生通过鼻的嗅觉分辨分泌物和脓液的气味帮助诊断。恶臭的脓汁多为大肠埃希菌感染;分泌物多有臭味,往往是急性炎症,少而无味为慢性炎症。脓液略带腥味质稠。无异常臭味者,病轻邪浅为顺症,脓液腥秽,恶臭质薄的,病重邪深为逆症,分泌物恶臭伴有脓血便,应考虑肠道内癌变。听声音,如肛门脓肿患者毒素吸收、高热,可有谵语、狂言。肛门癌患者剧烈疼痛,可有呻吟呼号。实证多声高气粗,虚证多声低气微。直肠癌晚期肠腔出现不完全梗阻时,则听诊可闻及气过水声。

三、问 诊

问诊在肛肠疾病中占有很重要的位置。通过问诊了解病史,可以帮助分析诊断。

1. 问病因 主要询问本次发病的原因或诱因。如是否酗酒、过食辛辣,或工作劳累、休息不佳,或排便干燥、腹泻等。如患者连日便干,后出现便血伴有肛门撕裂样疼痛,考虑为肛裂发作;如腹泻后出现便血、肛门内肿物脱出,往往提示痔核或直肠脱出;如连日酗酒再加身体疲劳,出现肛门骤痛,伴有发热者,考虑为肛门脓肿。

2. 问发病时间 一般来说,患病时间短,病轻易治;发病时间长,甚至多次手术未愈者,病重难治。如肛瘘在肛门周围有多个外口,要问哪一个外口先破溃化脓的。通过原发外口可查到主管与内口。问脓肿初起至破溃或前次手术的时间,可以根据时间的长短来判断脓肿部位的深浅。时间长表明部位深,反之脓肿表浅。

3. 问既往史 问患者以往有无结核、肝硬化、酒精肝疾患,出血体质及过敏史等,对决定治疗方案有帮助。此外,了解患者有无高血压和血液系统的疾患,尤其是凝血机制的障碍,以便防止术中术后发生意外和出血。糖尿病可影响创面的愈合。对严重的心肺疾病患者和老年患者,通过问诊选择麻醉方法。如心电图提示室性心动过速,麻醉最好选用利多卡因。对胃肠疾病,如腹泻一日两次以上,或习惯性便秘等要注意通过问诊了解后,选择适当的手术时期和治疗方法。对高热、肛门灼痛,但肛门红肿热痛局部症状不够明显的患者,要考虑到直肠周围有无深部脓肿。反复低烧,肛门局部流稀薄脓液,如米

泔水样,要考虑到结核性肛瘘。对长期原因不明的黏液便,不仅要考虑溃疡性结肠炎,还要考虑到阿米巴痢疾。对老年男性患者伴有慢性前列腺炎和前列腺肥大的患者,要注意术后防止尿潴留。

4. 问局部症状 如便血,应分前后。先便后血为远血,色紫暗,见于上消化道出血。先血后便,为近血,色鲜红,多为肛门直肠疾病。疼痛与大便有密切关系,每于便后出现灼热样疼痛为肛裂;肛门骤然疼痛,体温增高,伴有搏动性跳痛多为肛周脓肿;疼痛呈持续性,发病急剧与大便无明显关系,伴有肛周肿块者为血栓外痔;晚期直肠癌疼痛,则多呈慢性进行性钝痛,且多放射到腰骶部。

5. 问全身情况 局部病变严重者可影响全身。如长期便血,可致头晕、心悸、面色苍白、乏力、舌质淡、脉细数等贫血症状。局部感染重者可出现发热、面色潮红、口渴、舌质红、脉弦数等实热症状;结核性肛瘘有全身乏力、盗汗、低热、脉细数等全身症状。

四、切(叩、触)诊

通过切脉和检查,来了解患者全身各部情况。

1. 切脉 主要通过切脉了解患者全身虚实情况。脉沉细无力多为虚证;脉弦有力多为实证。脉紧多为寒证和痛症;脉数有力多为热证;脉数无力常见于贫血、体弱和阴虚内热、低烧者。

2. 触诊检查 除常规一般触诊外,主要对肛门局部进行触诊。

(1) 温度:如肛管皮肤灼热,局部肿痛者,属阳症,见于肛旁脓肿,坐骨肛门窝及直肠后脓肿;若局部漫肿隐痛,皮肤不发热者,多为阴症,见于肛门或直肠疽症。

(2) 肿块:注意肿块部位、范围、大小、硬度、活动度等,如肛缘外有圆形或椭圆形紫色肿块,压之疼痛,多为血栓外痔;肿块红肿疼痛,压之有波动感,表示有脓肿形成;肛内如触及带蒂肿块,且活动范围较大,多为直肠息肉;齿线处有米粒大小的硬结,多为肛乳头肥大;如直肠内触及有肿块,不活动,质硬而脆,易出血,表示为直肠癌。

(3) 触及患者是否有瘘管及肛门括约肌的功能。如有瘘管应查明其走向、深浅、内口的位置等。

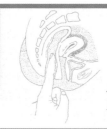

第五章　肛肠疾病证候诊断学

第一节　便　血

血液自肛门排出,称为便血,是消化道出血的信号。排出血液的颜色、性质、数量与排便的关系,在临床上具有重要意义。一般消化道出血分高位出血和低位出血两种。中医学又称下血、后血。如《诸病源候论·大便下血候》说:"此由五脏损伤所为,脏气即伤,则风邪易入,热气在内,亦大便下鲜血而腹痛。冷气在内,亦大便血下其色如豆汁"。

引起便血的原因常见的有下消化道疾病、全身性疾病及上消化道疾病。一般认为 3~7ml 的出血即可使粪便潜血反应呈阳性,25~30ml 的出血可使粪便呈黑色,100ml 的出血可使粪便呈柏油色,肉眼可见的鲜血或血块多数病变在肛门直肠。

一、病　因

1. 上消化道出血　出血特点:如食管下端静脉曲张破裂引起的出血、消化性溃疡出血、胆道出血等,血液离开血管后进入肠腔存留时间较长,与消化后的残渣混合均匀,排出体外时粪便乃呈柏油状,色黑而亮,有时为咖啡色、稠粘成浆糊状。常见病因:食管、胃及十二指肠的炎症、损伤、血管病变、肿瘤等。

2. 下消化道出血　出血特点:直肠下端出血则血色鲜红,与排便有密切关系,排出的粪便与血液并不混杂。如内痔出血的特点是用力排便时血液可从肛门内成射出状或点滴状,有时仅在便后见手纸上带血,一般出血量不定。肛裂引起的出血,一般量小,但解便时常伴有撕裂样疼痛。小儿解便时有血液污染肛门或排便有鲜红血液滴出(有时在粪便表层发现线形血痕),可能是直肠息肉存在的指征。对于成年人,若便中带血并混有黏液和脓性分泌物,气味奇臭,很可能是直肠或下段结肠有癌变。倘若粪便带血黏液特多,里急后重,大便次数增多,则首先考虑痢疾和慢性肠炎,禁食 3 天荤食后,仍发现粪

便隐血阳性,须进一步检查,排除结肠或消化道肿瘤的可能。

3. 常见病因
(1) 肛管疾病:痔、肛裂、肛瘘。
(2) 直肠疾病:①直肠炎症:细菌性痢疾、血吸虫病、阿米巴肠病、肠结核、溃疡性结肠炎、放射性直肠炎等;②直肠肿瘤:癌、类癌、乳头状腺瘤、息肉病、家族性息肉等;③直肠损伤:异物、刺伤、坚硬粪块、器械和活组织检查致损伤等。
(3) 结肠疾病:①感染与寄生虫:细菌性痢疾、血吸虫病、阿米巴肠病、肠结核等;②炎症:溃疡性结肠炎、放射性结肠炎、克罗恩病、结肠憩室炎和憩室溃疡;③肿瘤:结肠癌、类癌、恶性淋巴瘤、平滑肌瘤、纤维肉瘤、黏液肉瘤等。
(4) 小肠疾病:①感染:伤寒与副伤寒、结核病;②炎症:急性出血性坏死性肠炎、克罗恩病、憩室炎及憩室溃疡;③肿瘤:恶性淋巴瘤、平滑肌肉瘤、类癌、脂肪瘤、血管瘤等。
(5) 血管病变:缺血性大肠炎、过敏性紫癜、维生素 C 及维生素 D 缺乏、遗传性毛细管扩张症等。

4. 全身性疾病
(1) 出血特点:颜色可为黑色、暗红、鲜红或者粉红,持续性出血,血红蛋白持续下降。与排便无明确关系,有时可见血液自行从肛门流出。
(2) 常见病因:
1) 凝血机制障碍:维生素 K 缺乏、血友病及血管性假血友病。
2) 血小板因素:原发性及继发性血小板减少性紫癜、白血病、再生障碍性贫血、血小板无力症等血小板减少或血小板功能异常。
3) 尿毒症。
4) 结缔组织病:系统性红斑狼疮、皮肌炎及结节性多动脉炎等。

5）急性传染病：钩端螺旋体病、流血性出血热等。

二、常用检查

1. 肛门指诊　首先完善肛门指诊，肛门指诊是便血体检中最简便易行项目。对于发现直肠癌有特殊意义。若可扪及肿物及指套染血或脓血，则应考虑直肠癌、息肉等。

2. 全身检查　以腹部检查为重点。溃疡性结肠炎可在左下腹触及呈香肠形肿块，系挛缩而增厚的结肠。克罗恩病可有右下腹固定性肿块。腹部坚硬而边缘不整齐的肿块常见于晚期结肠癌。乙状结肠血吸虫性肉芽肿，于左下腹可触及增厚变硬的肠管。若有全身性皮下出血及其他部位出血，应考虑出血性疾病；手、前臂、唇、口腔黏膜有褐黑色色素沉着，应考虑白塞综合征。

3. 实验室检查

（1）粪便检查：包括粪便常规检查，镜检阿米巴原虫、血吸虫卵，粪便致病细菌培养等。

（2）血液及骨髓检查：应注意血小板计数、出血及凝血与血块退缩时间、凝血机制的有关检查，对这些项目应列入常规。对可疑出血性疾病应考虑骨髓涂片。

4. 内镜检查　包括肛门镜、直肠、乙状结肠镜、纤维结肠镜检查。结合采取活体组织检查作病理学诊断，是大肠出血性疾病诊断和鉴别诊断的关键性措施。

5. X线钡剂灌肠与胃肠钡餐检查　在结肠溃疡、憩室、息肉、肿瘤、狭窄等病变的诊断上很有帮助，钡剂空气双重造影尤具价值。

6. 选择性动脉造影　选择肠系膜上、下动脉造影对确定结肠血管畸形、结肠憩室和某些出血部位及原因不明的出血有一定意义。

7. 放射性核素检查　一般采用核素^{51}Cr静脉注射跟踪红细胞，应用Miller-Abbot管逐步抽取肠内容物检查，对肠道活动性出血灶可作出定位诊断。

三、鉴别要点

1. 年龄与性别　内痔出血多见于成年人，肛裂出血多见于青年妇女和便秘患者。结肠、直肠息肉

大多见于儿童与青年，结肠、直肠癌的便血则多发于壮年及老年、青年亦不可忽视。

2. 血便颜色　鲜红色的滴血、喷血、粪便带血或手纸带血见于痔、肛裂、肛瘘、直肠息肉及肛门直肠损伤等。脓血便或黏液血便见于细菌性痢疾、血吸虫病、阿米巴肠病、克罗恩病、溃疡性结肠炎、大肠癌等。柏油色便多是回肠以上疾病出血，但当急性大出血时也可见暗红色血便或紫色血块。口腔及呼吸道出血被吞咽后，或进食大量动物血、动物肝脏及瘦肉，也可出现柏油色便或黑褐色便。

3. 便血经过及伴有症状

（1）内痔、肛裂、肛瘘的出血，发生在排便中。肛裂伴有剧痛。肛瘘有脓汁及外口，内痔则不痛，血量较多。

（2）细菌性痢疾、流行性出血热、出血坏死性肠炎、钩端螺旋体病、阿米巴肠病多起病急，伴有发热、腹痛。

（3）溃疡性结肠炎、结肠憩室、克罗恩病多起病缓，呈间歇性便血。

（4）大肠癌则多为持续性少量便血，伴贫血和体重减轻。

（5）血小板减少性紫癜、再生障碍性贫血、白血病等便血同时会有全身性出血倾向。

4. 便血量　少量便血多来源直肠、乙状结肠和降结肠疾病，如痔、肛裂、肛瘘、结肠、直肠息肉与癌等；中等量便血多见于肠系膜及门静脉血栓形成；大量便血应考虑上消化道大出血，急性出血性坏死性肠炎、肠伤寒等疾病，有时也可见于肺结核、回肠远端憩室溃疡等。

5. 与大便关系　血与粪便不相混杂者，常见疾病为痔、肛裂、肛瘘、直肠肛门损伤、直肠息肉与癌。血与粪便相混杂者，应考虑结肠息肉与癌、夹有脓血、黏液者，多为细菌性痢疾、血吸虫肠病、肠结核、溃疡性结肠炎、阿米巴肠病等。一般上位结肠出血，血与粪便常相混杂；乙状结肠和直肠出血，血与粪便多不混杂，而是新鲜血液附着于成形大便的表面。

此外，口服铁剂、铋剂、药用炭及熟地等中草药，大便也可呈黑色或褐色，但联苯胺试验则为阴性，停服后粪便则转为正常色。口服酚酞制剂，大便可呈鲜红色，应注意鉴别诊断。

第二节　肛门坠胀

肛门坠胀，轻者局部胀满，下坠，重者里急后重，频频登厕，便后重坠依然，十分痛苦。是直肠病损刺

激局部引起的症状。《河间六书》云："风热不散,谷气流溢,传于下部,故令肛门肿满。"肛门坠胀是临床常见的肛周不适,也是肛肠疾病初期易出现的症状。

一、病　因

1. 炎症刺激　如菌痢、慢性结肠炎其直肠病变较重者、肛窦炎、肛周脓肿等。

2. 癌肿刺激　如晚期肛管直肠癌等。

3. 肛内积滞压迫　如粪嵌塞等。

4. 感觉异常　如肛门直肠神经症等。

5. 其他　如内痔脱垂、内痔嵌顿、直肠脱垂;内痔结扎、注射、肛门手术后创面刺激等。

二、鉴别诊断

肛门直肠坠胀可从坠胀时间、程度等方面进行鉴别。晚期肛管直肠癌、内痔嵌顿坠胀严重,呈持续性;菌痢、慢性结肠炎、肛窦炎之坠胀其轻重依病情轻重而有别;内痔脱垂、直肠脱垂其坠胀便后加重;肛周脓肿近肛门者或脓腔深大时有坠胀;内痔结扎、注射后或肛门手术后创面刺激其坠胀依其病情轻重亦有不同。

第三节　肛门肿物脱出

肛门由内外括约肌的收缩而紧闭,肛门周围仅有一些浅的放射状纹。如果肛缘发现有突起和脱出的包块,皆属病态。可以根据突起或脱出包块的性质、包块与排便的关系,排便后肛缘包块能否还纳入肛门进行鉴别。

一、病　因

1. 痔,除初期内痔外,中期、晚期内痔,结缔组织型外痔,炎性外痔和血栓外痔均可脱出肛门外。

2. 肛乳头肥大,除小的三角状、米粒状肥大肛乳头不易脱出肛门外,大的和较大的肛乳头均有随排便或活动脱出肛外。

3. 直肠脱垂,除直肠内脱垂,即乙状结肠套叠入直肠不脱出肛门外,直肠黏膜脱出,直肠全层脱出和直肠、乙状结肠全层脱垂均可脱出肛门。

4. 肿瘤直肠下端的息肉、直肠腺瘤、绒毛状乳头瘤以及晚期肛管直肠癌均可脱出肛门外。

5. 肛周皮肤病肛管疣、肛门皮肤增厚、肛周尖锐湿疣亦可见肿物隆起。

6. 低位直肠息肉亦可脱出肛门外。

二、鉴别诊断

主要依靠病史和脱出物特征作出鉴别诊断,临床病理还可判断肿物性质,常见鉴别如下:

1. 内痔脱出　中期内痔排便时脱出,便后可还纳,晚期内痔脱出后不能自行还纳,须用手推回肛内。排便时可出血,痔块多呈紫红色,痔核之间可见凹陷的正常黏膜。指诊时,括约肌收缩力正常。内痔脱出呈颗粒状,表面紫红;直肠黏膜脱出和全层脱出,一般无出血,呈环状皱襞,为充血的直肠黏膜,指诊可见括约肌松弛。

2. 血栓性外痔　多急性发作,疼痛明显,发于肛门两侧皮下,呈圆形,可扪及血栓形成。结缔组织性外痔多位于肛管和肛缘,如鸡冠样隆起,平时不痛不出血,发炎时可有肿胀、疼痛。肛管疣也位于肛管和肛缘,但形如米粒、黄豆,突起于皮肤之上,基底小,色粉红兼紫或紫暗。

3. 直肠息肉和肛乳头肥大　息肉位于齿线上直肠黏膜,有蒂、质软、不痛、易出血,覆盖着直肠黏膜,呈球形,鲜红或红紫,如樱桃状。肛门肥大乳头则位于齿线,质硬,有压痛,不出血,覆盖着肛管上皮,色白。

4. 肛管直肠癌　脱出物多为菜花样肿块,质硬,中间有溃疡、疼痛、有脓血和特殊恶臭。

5. 内痔、直肠脱垂　触之柔软,直肠黏膜全层脱出有弹性。直肠息肉稍硬而脆,触之易出血。肛乳头瘤质硬而不出血。

第四节　肛周疼痛

肛周疼痛是指发生在肛门直肠周围的疼痛,疼痛性质可以是刺痛、胀痛、灼痛、撕裂痛、坠痛等,疼痛发生时间可在排便时、便后、任意时间,疼痛原因可以是各种肛肠疾病,《太平圣惠方》即有记载:"治五痔下血疼痛,里急不可忍"。可见肛周疼痛给患者造成了极大的痛苦。

一、病 因

肛门直肠疼痛的原因有多种。由于个体的差异、病种的不同、发病部位不一,对疼痛的敏感程度也不尽相同。

1. 手术后疼痛,肛门直肠手术往往刺激、损伤齿线以下的肛管组织,创面神经末梢暴露,受到外界刺激,如粪便、分泌物、药物等引起剧烈疼痛。手术后肛门水肿、血栓形成,或受创口内异物刺激、便秘、粪便嵌顿等均可引起疼痛。由于术前麻醉不好、术中暴力操作、术后填塞敷料过紧,引起肛门括约肌痉挛性疼痛等。

2. 炎症性疼痛,由于局部感染,导致发炎、溃烂、肿胀、化脓引起的疼痛。

3. 排便疼痛,不健康的排便习惯,或者肛周原发疾病如肛裂的存在,使排便时粪便冲击造成疼痛。

4. 瘢痕性疼痛,各种原因导致肛周瘢痕形成,瘢痕压迫神经导致阵发性疼痛。

5. 血栓性疼痛,血栓性外痔、内痔血栓形成,均会导致肛周疼痛。

6. 神经精神因素,自主神经紊乱、阴部神经综合征等都会导致疼痛。

二、鉴 别

1. 疼痛部位 肛裂疼痛多在肛管前后方;血栓外痔疼痛多在肛门一侧或两侧;脓肿疼痛多伴有体温突然升高;后期直肠癌可引起骶尾部疼痛。

2. 疼痛时间 肛裂、肛门直肠狭窄、肛窦炎、肛乳头炎等多在排便时和排便后疼痛;肛周脓肿、嵌顿痔、血栓外痔肛门烧灼术引起的创面溃疡等表现为持续性疼痛。肛裂疼痛为间歇性疼痛,每与大便有关,直肠炎症、自主神经紊乱、阴部神经综合征亦可见间断性疼痛。

3. 疼痛性质 肛周脓肿疼痛为灼痛或跳痛,肛窦炎为坠痛,血栓外痔为刺痛,肛裂为撕裂痛。

第五节 肛周分泌物

肛门周围分泌物与脓液一般性质不一样,脓液多为感染性疾病成脓导致,往往伴发热等全身症状,肛周分泌物多为局部疾病导致,分泌物与感染无关。

一、原 因

内痔及直肠黏膜松弛造成肛内流出分泌物,肛周湿疹、肛周瘙痒症、肛肠术后创面分泌物。

二、鉴 别

根据原发病进行鉴别,内痔及直肠黏膜松弛可见肿物自肛内脱出,分泌物多位于肿物表面;肛周湿疹及肛周瘙痒症,可见肛周皮肤色白,搔抓痕迹,分泌物位于肛缘以外皮肤;肛肠术后创面分泌物多见于创面上,质清,无明显臭味。

第六节 肛周脓性分泌物

肛门周围脓性分泌物是指肛周脓肿破溃及溃后久不愈合或愈而复发、脓血滴沥不断的症状。可根据排出的脓汁的性质、气味、颜色、量的多少、时间长短、混杂物及排出位置来全面考虑。

一、原 因

1. 肛门直肠周围感染 肛窦炎引起的肛门周围脓肿、肛裂感染、痔感染、会阴部手术感染(痔注射或手术后感染、产后会阴缝合后感染、前列腺、尿道手术后感染等)、骶尾骨骨髓炎或骨结核等。

2. 肛门周围皮肤病 化脓性汗腺炎、毛囊炎、肛门腺炎、蜂窝织炎、肛门湿疹、粉瘤、尖锐湿疣、平滑肌瘤、血管瘤感染等。

3. 全身性疾病 结核病、溃疡性结肠炎、克罗恩病、糖尿病、白血病、再生障碍性贫血等并发肛周脓肿。

4. 外伤 枪刀伤、直肠内异物损伤后感染。

5. 肿瘤 肛管直肠癌破溃或波及深部、平滑肌瘤、血管瘤、皮脂腺囊肿等感染,骶骨前畸胎瘤等。

6. 其他 性病性淋巴肉芽肿、放射菌病、直肠憩室炎等感染等。

二、常 见 部 位

肛周脓性分泌物一般依据病变位置深浅分以下四个部位:①肛门周围皮肤及皮下脓肿;②肛管及坐骨肛门窝脓肿;③直肠内脓肿;④骨盆直肠窝脓肿。

三、诊 断 依 据

1. 视诊　观察局部脓液及皮肤状态。脓汁厚稠，色黄量多，多是金黄色葡萄球菌等所致的急性炎症。混合绿色脓汁，应考虑铜绿假单胞菌感染，脓液色黄而臭，多属大肠埃希菌感染；脓液清稀呈米泔样，多属结核分枝杆菌感染。脓血相混，夹有胶冻样物，应考虑癌变。皮肤红、肿、热、痛是急性炎症的表现，皮肤不变色或色暗，无明显热、痛，多是慢性炎症，如结核等。

2. 指诊　指诊对查清脓肿的形态、性质、有无瘘管、瘘管走行、波及肌肉层次等都有重要作用。

3. 探针检查和亚甲蓝检查确定瘘管走行、内口位置。

4. 内镜检查观察直肠内有无内口、瘘道及其他病变。

5. X线碘油造影。

6. 脓汁细菌培养和活组织检查。

四、鉴　　别

1. 毛囊炎好发于尾骨及肛门周围，有排脓的外口和短浅窦道，特征是在外口内有毛发和小毛囊。

2. 化脓性汗腺炎好发于肛周皮下，有广泛的病区和多个流脓的疮口，疮口间可彼此相通，形成皮下瘘道，但瘘道不与肛门齿线与直肠相通，有广泛慢性炎症和瘢痕形成。

3. 骶尾骨骨结核病程较长，有全身性结核病史及结核症状，X线摄片后可见骨质损害，与肛门直肠病无关。

4. 骶骨前畸胎瘤临床有时与直肠后脓肿相似，但直肠后肿块光滑，无明显压痛，有囊性感及分叶。X线检查可见骶骨前有肿物，将直肠推向前方或一侧，可见散在的牙齿等钙化阴影。

5. 肛门直肠瘘是肛周皮肤外口与齿线附近或直肠壁内口相通的瘘性管道，详见肛瘘。

6. 依据分泌物的量、色、质、味，亦可做出鉴别。脓液色黄稠量多，多是金黄色葡萄球菌感染；黄白相间，稠厚而臭，多是大肠埃希菌感染；稀薄呈米泔样多是结核分枝杆菌感染。

第七节　肛 周 瘙 痒

肛门周围皮肤产生痒意，常需要搔抓，称之为瘙痒。瘙痒是一种自觉症状，机制尚不十分清楚。有人认为是局部受到刺激后，组织释放一些化学介质，如组胺、激肽之类作用于体表或真皮浅层内的游离神经末梢而引起冲动，经过痛觉神经纤维、脊髓丘脑束、丘脑，达皮质感觉区，产生了痒的感觉。"《医门补要》中有记载："肛门内生虫奇痒，流入大肠，盘居肛门，奇痒异常"。

一、原　　因

瘙痒有全身性原因及局部性因素两个方面：

1. 全身因素

（1）内分泌和代谢性疾病：糖尿病、尿崩症、甲状腺功能低下、痛风症、妇女及男性更年期等。

（2）肝肾疾病、梗阻性胆道疾病、胆汁性肝硬化、慢性肾盂肾炎及慢性肾小球性肾炎所致的慢性肾衰竭。

（3）血液病：缺铁性贫血、红细胞增多症等。

（4）胃肠疾病：慢性及急性腹泻、便秘、胃肠自主神经紊乱等。

（5）恶性肿瘤：霍奇金病、胃癌、结肠癌、白血病等。

（6）寄生虫：血吸虫、钩虫、蛔虫、特别是蛲虫病。

（7）神经和精神疾病：神经衰弱、焦虑症等。

（8）药物：如可卡因、吗啡、砒剂、某些抗生素、口服避孕药等。

（9）食物，对某些食物，如鱼、虾、鸡蛋等的变态反应。酒类、辣椒、芥末、大蒜等对直肠黏膜及肛门皮肤的刺激。

（10）其他：某些原因不明的肛门瘙痒，有人认为与遗传有关或对知觉异常敏感。

2. 局部性因素

（1）皮肤病变：肛门湿疹、皮炎、疣、癣、性病，以及皮肤、汗腺、皮脂腺分泌的脂肪、蛋白质堆积，粪便留附肛周皮肤皱襞，接触异物（动物毛发、植物细毛、玻璃纤维、干硬纸张及油墨等）。出汗过多亦常致肛门瘙痒。

（2）肛门直肠及会阴疾病：痔、肛裂、肛瘘、肛窦炎、肥大肛乳头、直肠脱垂、直肠炎、绒毛乳头状瘤、腺瘤、直肠癌、阴道炎、阴道分泌物、尿道炎、前列腺炎等。

（3）环境因素：肛门经常摩擦、冬季皮肤因皮脂分泌减少而干燥皲裂；夏季高温多湿妨碍汗液发散,均可使肛门瘙痒。

（4）皮肤寄生虫及感染:疥蛾、阴虱及真菌、滴虫感染。

（5）创面愈合过程瘙痒,主要是创面肉芽组织生长,创面内血管相互接通而致,一般属于生理现象。

肛门瘙痒可分为原发性瘙痒与继发性瘙痒:

原发性瘙痒不伴有原发性皮肤损害,以瘙痒为主要症状,典型症如肛门瘙痒症、老年性瘙痒症、冬季瘙痒症、肝、肾、内分泌疾病的瘙痒症及精神性瘙痒症等。

继发性瘙痒产生于原发性疾病及各种皮肤病,伴有明显的特异性皮肤损害和原发病变,瘙痒常是原发病变的一个症状。痔、肛瘘、肛裂、直肠脱垂等肛门直肠病的肛门瘙痒、肛门湿疹、湿疣、神经皮炎、肛门白斑症以及蛲虫、蛔虫等引起的肛门瘙痒均属此类。

二、诊　　断

瘙痒是自觉症状,其机制尚不明确。一般认为表皮内及真皮浅层的游离神经末梢是痒觉感受器。这些感受器受物理、化学刺激后先导致局部组胺、激肽和蛋白分解酶等化学性介质的释放,后者作用于神经末梢,引起冲动。痛觉神经纤维中无髓鞘 e 组纤维传导,经由脊髓丘脑束至丘脑,最后达皮质感觉区,产生痒觉。由于目前尚无测量痒的性质和程度的客观方法,各人对痒的感受程度不同,受精神因素影响很大,个体差异和表述不同。因此,诊断时不能单纯听其自觉症状,需进行全面体检和病史询问,有针对性地作必要的实验室检查,包括血、尿常规,粪及虫卵检查、肝、肾功能检查,尿糖、血糖及糖耐量试验,皮肤活组织检查等。

三、鉴　别　诊　断

1. 全身性瘙痒症

（1）老年性瘙痒症:常见于 60 岁以上老人,瘙痒以躯干四肢为主,亦可波及肛门,长期搔抓后皮肤可发生湿疹样改变。可能与老年皮肤萎缩、干燥和变性有关。

（2）冬季瘙痒症:特点是秋、冬季发作,春、夏季好转。多发生于躯干、小腿屈面、关节周围、股内侧及肛门,常在脱衣就寝前发作,与皮肤温度骤变有关。

（3）肝、肾疾病:黄疸伴瘙痒,常提示有梗阻性胆道疾病。服氯丙嗪、睾酮后出现的瘙痒,常是肝内胆汁淤滞的早期症状。原发性胆汁性肝硬化、机械性胆道梗阻等瘙痒强烈而持久,其原因与胆盐在血中和皮肤内含量增高有关。慢性肾盂肾炎和肾小球肾炎在尿毒症阶段,常伴有瘙痒,血液透析不能减轻症状,但甲状旁腺切除术可好转。

（4）内分泌性瘙痒:糖尿病的瘙痒可波及全身和会阴、肛门,其原因系皮肤含糖量增高、刺激神经末梢所致。甲状腺功能亢进的皮肤瘙痒,可能系精神紧张、多汗、基础代谢增高等引起。

（5）精神性瘙痒:瘙痒可泛发全身或局限于肛门及会阴。痒部无明显皮肤损害及抓痕,瘙痒常被夸大,伴有精神、神经症状或皮肤寄生虫恐惧症。

2. 肛门瘙痒症　瘙痒以肛门、阴囊及女阴为主。瘙痒多为阵发性,夜间加重,长期瘙痒可使局部皮肤肥厚及苔藓样变,它和神经皮炎的区别是神经皮炎有原发扁平圆形或多角形丘疹。湿疹有急性发作史,皮肤表现为丘疹、水疱、糜烂渗液等多种损害,有强烈渗出倾向,而肛门瘙痒往往是干性抓痕及血痂。

以上为原发性瘙痒。

3. 继发性瘙痒　主要继发于痔、瘘、肛裂、肛门湿疹、神经皮炎、肛门湿疣、蛲虫症等。肛周瘙痒以肛门周围疾病为多见,根据原发病可加以诊断,治疗时,应以原发病治疗为主,辅以止痒。

第八节　腹　　胀

腹胀是指腹部胀满不适、肠鸣亢进、嗳气、排气或隐隐腹痛等症状。

正常人每天从肛门排气量共约 400～1200ml,常存于胃肠道内的气体约 100～150ml,主要分布在胃和结肠。胃肠之气约 70% 来源于吞咽的空气,20% 来源于血液弥散,10% 由食物残渣经细菌发酵产生。当患者胃肠道产生的气体总量超过吸收和排出总量,产生腹胀不适、肠鸣、多屁、嗳气、腹痛等痛

苦症状时才能称为腹胀。中医称为腹满、脘腹胀满。《诸病源候论》说:"腹胀者有阳气内虚,阴气内积故也。""久腹胀者,此由风冷邪气在腹内不散,与脏腹相搏,脾虚故胀。"

一、病　　因

引起腹胀的主要原因有消化管腔扩张、腹腔膨隆、腹壁肥厚和消化道功能异常等（表 5-1）。

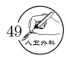

表 5-1　腹胀的常见原因

原　因	症　状
消化道内腔扩张	鼓肠、消化道内容物停滞
腹腔内积液	腹水、腹部肿瘤、气腹、肝脾肿大
腹壁肥厚	皮下脂肪增多、腹壁水肿
消化道功能异常、饱食、妊娠	自觉腹满感

1. 消化道内腔扩张　又称鼓肠,是胃肠内气体贮留过量,引起肠腔扩张的症状。它和气腹不同,气腹是由于消化道穿孔或人工气腹而引起的腹腔内气体膨隆。

消化道内腔生理性的常宿有少量气体,这些气体主要来源吞咽的空气和血液的弥散,少量产生于细菌对肠内食物残渣的分解。气体的成分为氮、氧、二氧化碳、氢及甲烷等,氮、氧来自空气,其他来自细菌酵解。引起胃肠道积气,形成鼓肠的原因主要有以下几种:

(1) 吞气过多:食管上括约肌平时处于关闭状态,能防止空气进入食管。吞咽时括约肌开放,空气才可随饮食进入胃肠。一次吞咽时可摄入空气 2～3ml,饮用液体饮料比固体食物吞咽的空气要多 2～3 倍。因此,大量进食汽水、啤酒等产气饮料、大口饮用流食、囫囵吞咽、饮食过快等,可使吞咽或在胃内产生的空气增多。咀嚼口香糖、胃十二指肠炎、肝胆病变、精神不安等引起恶心而反射性导致流涎或过量唾液分泌,吞咽频繁也常可使吞食空气增多。

(2) 产气过多:某些蔬菜(卷心菜、大白菜、韭菜、芹菜等)和豆类,以及不易被消化的碳水化合物和纤维素,食量过多时可使肠道细菌的酵解亢进,产生多量的二氧化碳和氢,使食者腹胀、多屁。消化不良或吸收不良,可因未消食物能给肠道细菌提供产生气体的更多基质而使肠腔积气,如有小肠疾病的人,可因碳水化合物吸收不良而产生大量气体。长期应用广谱抗生素,导致肠菌群失调,使厌氧菌过度生长,也可产生大量气体而致腹胀。

(3) 肠道运动麻痹:各种腹膜炎、溃疡性结肠炎并发中毒性巨结肠等,导致肠道运动麻痹、气体郁结肠腔而致腹胀。

(4) 肠道气体排出障碍和吸收障碍:肿瘤、炎症、手术后肠粘连、先天性巨结肠症及粪贮留等导致肠腔狭窄、闭塞,气体排出障碍,肠炎、结肠过敏、自主神经紊乱;门脉淤血导致对二氧化碳的吸收障碍,均可引起腹胀。

2. 腹腔内积液腹部肿瘤、肝脾肿大、炎症(结核性腹膜炎、腹腔急性化脓性炎症)、低钾血症、肠系膜血管栓塞等导致腹水,形成腹腔内积液,腹腔可因膨隆而腹胀。充血性心力衰竭、肾功能障碍等,也引起此类腹胀。

3. 腹壁肥厚、肥胖者可因皮下脂肪增多而致腹壁增厚,腹胀满不适,甚至胀满气喘。

4. 消化道功能异常,如过敏性结肠炎可因肠痉挛而使肠腔内压亢进、自觉腹胀、饱食、妊娠、习惯性便秘等引起的腹胀也多为自觉性腹胀。

二、病史与鉴别

1. 病史与腹胀的成因

(1) 年龄:成人腹胀应考虑腹部结核、内脏下垂、慢性胃肠病、慢性肝脏疾病、慢性胆胰疾病、肥胖及功能性腹胀等,妇女应询问月经情况、是否妊娠、儿童腹胀多见于肠寄生虫病、营养不良症、肠梗阻等。

(2) 饮食与药物:摄食过多高纤维素的蔬菜和不易被吸收的低聚糖食物,豆类、薯类、花生等,或进食过饱,消化不良易产生腹胀。乳糖酶不足或缺乏,会在摄取乳制品后产生腹胀。某些药物可引起腹胀,如碳酸氢钠、碳酸钙等,习惯性便秘滥用泻剂也易引起腹胀。

2. 症状与体征

(1) 嗳气:是胃肠气胀的最常伴有症状。慢性胃炎、胃下垂、幽门梗阻、迷走神经切除术后、溃疡病等均可见嗳气。具频繁香气与嗳气的香气症,是胃肠自主神经紊乱的特殊表现。

(2) 腹痛:胃肠气胀伴全腹剧痛,多见于机械性肠梗阻、肠系膜血管病和急性腹膜炎。

气胀伴右上腹疼痛者,常见于胆道疾患、原发性肝癌、结肠肝曲积气、肠系膜上动脉综合征等。气胀伴左上腹疼痛者,常见于急性胃扩张,胃泡综合征等。腹胀经排气可解除或减轻者,见于便秘、消化不良、结肠脾曲积气等。

(3) 排气:排气增多,见于摄入蔬菜、豆类过量,胃肠消化、吸收不良等。腹胀经排气后缓解,见于便秘、肠道功能紊乱、结肠胀气等。

(4) 腹泻、便秘与肠鸣亢进:腹胀伴腹泻多见于结肠过敏、肠道感染、肠道菌群失调、吸收不良综合征、胃酸缺乏、慢性肝脏疾病、慢性胆胰病等。

腹胀伴便秘,常见诸先天巨结肠症、肠梗阻及习惯性便秘等。腹胀伴肠鸣亢进,多见于肠道感染与下肠道梗阻。腹胀伴呕吐,多见诸幽门梗阻、腹膜炎、上肠道梗阻、输入襻综合征及肝、胆、胰疾病。

（5）体征:腹胀涉及全腹者,常见于小肠、结肠气胀,多由肠梗阻与肠麻痹引起。

腹胀于上腹者,以胃扩张,幽门梗阻、输入襻综合征与急性胰腺炎为主。腹胀伴腹肌紧张或板样强直者,应考虑弥漫性腹膜炎、急性胃肠穿孔等。

3. 中医辨证　腹胀时轻时重,喜按,神疲乏力,为脾胃虚弱;腹部胀满,拒按,嗳腐吞酸,大便泻泄如败卵,为宿食停滞;腹胀而伴有两肋胀满,伴有少腹玄急,频频矢气,易怒,为肝郁乘脾。

三、鉴别诊断

1. 吞气症　主要见于妇女,以上腹胀满、持续性嗳气、餐后吞气更多为主。伴有心悸、胸闷、胃痛和呼吸困难。吞气和嗳气可连续不断发作,也可自主地终止和控制是其特点。

2. 胃泡综合征　由胃泡积气引起,以左下胸或左季肋部胀痛,严重时伴有憋气、窒息感和心悸。特征是嗳气后症状可缓解,与饮食无关,腹部透视可见胃泡明显积气。

3. 脾曲综合征　由气体积聚于结肠脾曲引起。以上腹饱胀不适、疼痛、可放射至左(右)胸或左臂内侧为主。腹透可见脾曲积气,心电图正常,应与心绞痛鉴别。乙状结肠镜检查充气过多会引起本症。

4. 梗阻和肠麻痹　肠梗阻和肠麻痹时均有肠腔扩张、上段积气和积液,梗阻有明显腹痛、腹胀,而肠麻痹则无腹痛和肠蠕动音。X线检查可见肠腔扩张与气液平面,详见有关章节。

5. 吸收不良综合征　由对脂肪、蛋白、碳水化合物等营养物吸收障碍所致。以胃肠气胀伴恶心、呕吐、腹泻为主。常有脂肪泻,粪便量多、色淡、有油脂状或泡沫样物,味恶臭。粪便脂肪滴用苏丹Ⅲ染色呈阳性。

第九节　腹　　痛

腹痛是指以胃脘以下、耻骨毛际以上的部位发生疼痛的症状。主要由腹腔和盆腔内器官、组织病变或功能失调引起。腹痛亦为肛肠病常见症状之一,肛肠病的腹痛多集中于小腹部和少腹部。《诸病源候论》云:"久腹痛者,脏腑虚而有寒,客于腹内,连带不歇,发作有时。"

腹痛是肛肠疾病常见症状之一,有时还是很主要的症状。首先应注意腹痛的部位,一般来讲,大肠病变引起的疼痛主要在下腹部,而大肠包括从阑尾、盲肠、升结肠、横结肠、降结肠、乙状结肠、直肠和肛管所在的各个不同部位与周围有不同的关系,如与腹前壁肌肉、侧壁肌肉、腹后壁肌肉以及盆内肌肉毗邻,炎症对这些肌肉的刺激可引起肌紧张和局部触痛。这些肌肉如果活动,还能诱发反射性疼痛。例如阑尾炎及大肠其他部位炎症,可在该部位引起肌紧张。当急性阑尾炎引起的腰大肌紧张时,患者的大腿会屈向腹部,或患者侧卧时,如将右大腿向背侧过伸,亦可激起右下腹疼痛,称为腰大肌试验阳性。另外,还可根据神经的分布发现与疼痛之间的关系。如大肠炎症可反射性引起腹痛;急性阑尾炎、阿米巴痢疾、回盲部肠套叠、克罗恩病都能引发回盲部所在部位的右下腹疼痛;溃疡性结肠炎、乙状结肠病变则出现左下腹疼痛;直肠病变则有骶部疼痛;左右季肋部疼痛多与过敏性大肠综合征、克罗恩病有关;气滞则

有腹痛时作时止,痛无定处,腹痛拒按等。下腹疼痛见于巨结肠、溃疡性结肠炎、乙状结肠癌;全腹疼痛多见于肠穿孔或腹膜炎。

一、原　　因

腹痛常见于肠易激综合征、消化不良、胃肠痉挛、不完全性肠梗阻、肠粘连、肠系膜和腹膜病变、腹型过敏性紫癜、泌尿系结石、急慢性胰腺炎、肠道寄生虫、结肠的炎症、肿瘤、供血障碍、梗阻、穿孔以及肠功能亢进等。

二、鉴　　别

1. 腹痛的性质　隐痛、钝痛可发生于肠道易激综合征、肝脾曲综合征、Chilaiditi 综合征、溃疡性结肠炎、克罗恩病、大肠癌、阑尾炎早期等;阵发性绞痛伴有肠蠕动和肠鸣音亢进,提示肠痉挛如肠梗阻、肠套叠、肠道易激综合征痉挛期等;持续性剧痛多见于肠穿孔、肠破裂、急性腹膜炎、急性阑尾炎、老年性大肠憩室穿孔、溃疡性结肠炎合并中毒性巨结肠穿孔、缺血性坏死性肠炎;阵发性钻顶样痛是胆道、胰管、阑尾蛔虫梗阻的特征(表5-2)。

2. 疼痛的部位　腹痛的部位一般与病变脏器的解剖部位及其胚胎起源位置有关。如右季肋部疼痛多见于肝曲综合征、Chilaidit 综合征;上腹部疼痛多

见于急性阑尾炎早期、急性胃炎、横结肠癌、胆道蛔虫病、肠穿孔或腹膜炎初期;左季肋部疼痛多见于脾曲综合征、脾曲癌;右下腹部疼痛多见于阑尾炎、肠套叠、盲肠部结核与癌、克罗恩病、阿米巴痢疾、类癌综合征等;左下腹部疼痛多见于溃疡性结肠炎、乙状结肠癌、乙状结肠憩室炎、肠道易激综合征、痢疾等(表5-2)。

表5-2 腹痛的部位、性质与肠疾病

部位	钝痛	激痛	疝痛
右季肋部	过敏性大肠综合征(肝曲综合征),Chilaiditi 综合征		过敏性大肠综合征
左季肋部	脾曲综合征,脾弯曲部癌,急性肠炎	肠穿孔或腹膜炎	过敏性大肠综合征
心窝部	急性阑尾炎,过敏性大肠综合征,横行结肠癌,克罗恩病,盲肠部结核或癌	阑尾炎、非特异性的、小肠溃疡、空肠憩室等,腹部癫痫,急性阑尾炎,克罗恩病	铅中毒,Porphyria,急性阑尾炎,肠套叠
回盲部	Golden 病,Actinomycosis 综合征,类癌综合征,急性大肠炎,溃疡性大肠炎	阿米巴痢疾,盲肠周围炎或脓肿,痢疾,乙状结肠癌	急性大肠炎,溃疡性大肠炎
左髂窝	过敏性大肠炎综合征,瘢痕性肠系膜炎	下行结肠癌,下行结肠憩室炎,肠穿孔或腹膜炎	过敏性大肠炎综合征,乙状结肠憩室炎,乙状结肠扭转症或癌,急性肠炎
全腹部	急性大肠炎	憩室炎、阑尾炎等,Behcet 病,乙状结肠直肠癌	肠梗阻,铅中毒,porphyria,急性大肠炎
下腹部	溃疡性大肠炎,巨结肠症,食物变态反应	乙状结肠憩室炎,急性大肠炎,溃疡性大肠炎	溃疡性大肠炎,食物变态反应,肠气囊肿病

3. 疼痛的伴随症状 疼痛伴休克,提示腹腔内出血、急性肠扭转、消化道急性穿孔等;近期有外伤史者考虑内脏破裂及并发症;较长时间隐痛或钝痛提示慢性炎症或癌症;腹痛时发时止,部位不定,性质说不清楚,持续多年而无内脏功能失常表现者应考虑神经症。

4. 外科腹痛 炎症性腹痛多见:持续性疼痛,部位由模糊到明确,由轻到重;穿孔性腹痛多见:骤然剧痛,持续存在,范围迅速扩大,腹肌抵抗的程度强烈,肠鸣音减弱或消失;梗阻性腹痛多见:腹痛伴呕吐,不排便甚至无矢气;出血腹痛多见:外伤史,腹痛持续存在,反跳痛明显,出现失血性休克的症状;缺血性腹痛多见:持续剧烈腹痛,有弥漫性腹膜受激惹的体征,腹痛之后,迅速出现中毒性休克为主的症状体征。

第十节 腹 泻

腹泻是大肠疾病最常见的症状。正常成年人每天排便1次,成形、黄褐色、外附少量黏液。也有些正常人每日排便2~3次,只要无脓血,仍属正常生理范围。腹泻是指正常的排便习惯有了改变:①排便次数明显增加。②粪便变稀,形、色、气味改变,含脓血、黏液、消化残渣、脂肪或变为黄色稀水、绿色稀糊、气味酸臭。③排便时有腹痛、下坠、里急后重、肛门灼痛等症状。临床上,具有以上三个特点时才可称腹泻。

一、发病原因和机制

现代医学认为腹泻的发病原因和机制是多方面的,主要归纳如下:

1. 感染 这是引起腹泻的最常见原因,各种细菌、真菌、病毒、原虫及蠕虫类寄生虫等,经口腔进入消化道后在一定条件下均可引起腹泻。因致病部位和机制不同,其临床表现也不同。

(1)病原体吸附于肠黏膜表面,产生肠毒素致泻。特点是并未侵及肠黏膜,其肠道黏膜完整,粪便稀水样,镜检无白细胞。

(2)病原体侵入上皮细胞,并在其中繁殖和破坏肠黏膜,形成结肠黏膜损伤或溃疡。特点是粪便带脓血、黏液、镜检可见大量白细胞、伴有腹痛、里急后重、便次明显增多。

（3）病原体吸附、侵入上皮细胞并侵犯黏膜固有层，但不明显破坏黏膜。特点是粪便为水样，偶带黏液，镜检可见少量白细胞。

2. 胃肠道肿瘤和炎症　晚期胃癌、结肠直肠癌、慢性萎缩性胃炎、溃疡性结肠炎、克罗恩病、出血性坏死性肠炎、放射性结肠直肠炎、结肠憩室并发憩室炎、结肠直肠息肉并发的结直肠炎等，均可引起慢性或急性渗出性腹泻。特点是粪便中附有渗出液、黏液及脓血，排便次数增多，但粪便培养无致病菌生长。

3. 肠道运动异常　肠道蠕动亢进，粪便通过时间缩短，影响水分吸收，可造成腹泻。阑尾炎、憩室炎，有时部分肠梗阻可反射性使结肠蠕动亢进而腹泻，类癌综合征分泌的血清素、肥大细胞增多症分泌的组胺、胃泌素瘤分泌的促胃液素、甲状腺瘤分泌的前列腺素、血清素和低钙血症素等，均可使肠蠕动增加，引起腹泻。

工作或学习过度紧张、情绪激动或受到严重精神刺激，致大脑皮层和自主神经系统功能失调可引起胃肠功能紊乱，肠道运动异常、发生精神神经性腹泻、结肠过敏等。出现腹泻、腹痛或腹泻与便秘交替发生。

抑制交感神经、兴奋副交感神经的药物，可导致结肠运动亢进而引起腹泻，如新斯的明、乙酰胆碱等。

4. 吸收不良　小肠对脂肪的吸收不良是引起腹泻的常见原因。特点是粪便呈淡黄或灰色，油腻糊样、气味恶臭。形成所谓的脂肪泻、乳糜泻等。其产生原因如下：

（1）肠内水解和消化功能障碍：慢性胰腺炎、胰腺癌等胰腺疾病，可导致胰腺的外分泌减少或缺乏，不能分解脂肪，引起严重脂肪泻。各种原因所致的胆汁淤积，可造成结合胆酸缺乏，中性脂肪的水解减少，乃影响脂肪的吸收，亦可引起脂肪泻。回肠是胆酸主要吸收场所，严重回肠疾病、回肠短路及远端回肠切除术后，大量胆酸从大便排泄，可影响胆酸的肠肝循环，使胆盐池减少，发生脂肪泻。

（2）小肠黏膜异常：局限性回肠炎等损害小肠黏膜后可诱发乳糖酶缺乏症，乳糖由于不能被分解吸收而在肠腔内起高渗透作用，使水分渗入肠腔，产生渗透性腹泻，进食麸质食物后，如缺乏某种多肽酶，使麸质中的麦胶蛋白不能分解，后者对小肠黏膜可造成损害，形成乳糜泻。此外，肠原性脂肪代谢障碍、肠道淀粉样变、小肠因血管硬化而缺血，均可使

小肠黏膜受损而引起吸收不良和腹泻。

5. 中毒　食物中毒，如葡萄球菌外毒素引起的食物中毒、毒蕈中毒、河豚中毒等。化学物质中毒，如砷、汞、磷、酒精等。还有四环素、金霉素、红霉素等药物的不良反应都可引起急性腹泻。对牛乳、鱼、虾、鸡蛋等过敏反应者，也可发生变态反应性腹泻。

6. 内分泌紊乱　内分泌紊乱性疾病，如甲状腺功能亢进、慢性肾上腺皮质功能减退等，亦能引起腹泻。

二、中医对腹泻原因的认识

中医学认为腹泻的原因主要是脾不运化，升清降浊失常，致湿邪下注而成，其原因可由于饮食所伤、脾胃虚弱、肾阳虚衰而引起。

1. 饮食所伤　过量饮食则停滞，过食肥甘则呆胃滞脾，或恣食生冷、误食不洁之物，损伤脾胃，运化失司而致腹泻。《时病论·食泻》说："食泄者，即胃泻也。缘于脾为湿困，不能健运，阳明胃腑失其消化，是以食积太仓，遂成便泻"。

2. 脾胃虚弱　脾主运化，胃主受纳，长期饮食失调，劳倦内伤，久病缠绵，均可致脾失运化，胃不能受纳水谷，水谷不化，清浊不分，遂致泻泄。

3. 肾阳虚衰　久病之后，损伤肾阳，命门火衰，不能温脾阳，脾阳不振，运化失常，而成腹泻。《景岳全书》描述："肾为胃关，开窍于二阴，所以二便之开闭，皆肾脏之所主，今肾中阳气不足，则命门火衰，而阴寒独盛，故于子丑五更之后，当阳气来复，阴气极盛之时，即令人洞泄不止。"

三、分　类

腹泻一般可分为急性腹泻和慢性腹泻两大类。

1. 急性腹泻的分类

（1）感染性腹泻：①细菌及肠毒素：痢疾杆菌、沙门菌属、嗜盐杆菌、致病性大肠埃希菌、金黄色葡萄球菌、产气荚膜梭状芽孢杆菌、铜绿假单胞菌、变形杆菌、粪链菌、蜡样芽孢杆菌、霍乱弧菌和副霍乱弧菌等；②病毒：腺病毒、Eeno 病毒、轮状病毒、Coxsackle 病毒、Norwalk 样病毒等；③蠕虫：血吸虫等；④原虫：溶组织内阿米巴、梨形鞭毛虫等；⑤真菌：白念珠菌。

（2）急性中毒

①生物毒物：发芽马铃薯、毒蕈、白果、河豚、桐油等。

②化学毒物：农药、重金属、砷、有机磷、四氯化

碳等。

（3）泻剂与药物：①泻剂：硫酸镁、巴豆；②药物：胆碱能药物、洋地黄类、神经节阻滞剂、某些抗生素、抗酸剂、铁剂等；

（4）肠道炎症：溃疡性结肠炎急性期、急性局限性肠炎、急性出血性坏死性肠炎、急性憩室炎、急性阑尾炎、放射性肠炎、部分肠梗阻等；

（5）全身性疾病：胃肠道出血、过敏性紫癜、尿毒症、变态反应性肠炎、甲状腺危象、急性全身性感染如伤寒、副伤寒、肺炎、败血症、黑热病等。

2. 慢性腹泻的分类

（1）肠道感染：慢性细菌性痢疾、血吸虫肠病、阿米巴肠病、肠结核、梨形鞭毛虫病、粪类圆线虫病、结肠小袋纤毛虫病、肠道放线菌病、肠滴虫病、性病性淋巴肉芽肿、其他肠道蠕虫病、肠道菌群失调症。

（2）肠道炎症：溃疡性结肠炎、放射性肠炎、克罗恩病、结肠憩室炎、部分肠梗阻等。

（3）肠道肿瘤：小肠淋巴瘤、恶性网状细胞增多症、结肠、直肠癌、结肠、直肠绒毛状腺瘤、多发性息肉等。

（4）吸收不良：①结合胆酸缺乏、严重肝病、长期胆道梗阻、胆汁性肝硬化、远端回肠切除术后、回肠旁路等肝胆系统及回肠疾病；②胰原性：慢性胰腺炎、胰腺癌、胰腺广泛切除术后；③细菌过度生长：盲袢综合征、小肠多发性狭窄、空肠憩室、胃结肠瘘、小肠结肠瘘、系统性硬皮病、口服新霉素等抗生素；④原发性黏膜细胞异常：脂蛋白缺乏症、双糖酶和单糖酶缺乏症；⑤小肠黏膜病变：乳糜泻、热带性肠炎性腹泻、嗜酸性胃肠炎、肠道淀粉样变、小肠缺血、肠原性脂肪代谢障碍、放射性肠炎；⑥小肠广泛切除、胃大部分切除后；⑦淋巴梗阻、肠道淋巴瘤、肠系膜淋巴结核或肿瘤转移、肠道淋巴扩张症；⑧内分泌紊乱及其他：糖尿病、甲状旁腺功能减退症、肾上腺皮质功能减退症、甲状腺功能亢进症、肥大细胞增多症。类癌、胃泌素瘤、甲状腺髓样癌、凡-莫氏综合征等。

（5）全身性疾病：尿毒症、系统性红斑狼疮、系统性硬皮病、多发性动脉炎、糙皮病、恶性贫血。

（6）泻剂滥用和久服药物：如大黄、番泻叶、果导等；或服用洋地黄类、甲状腺素、铁剂、汞剂、考来烯胺等。

（7）功能性腹泻、结肠过敏等。

四、病史与鉴别

1. 年龄　病毒性胃肠炎、大肠埃希菌性肠炎、双糖酶缺乏症引起的腹泻多见于儿童。溃疡性结肠炎、克罗恩病、肠道易激综合征、结肠直肠癌多见于青壮年。胰腺瘤、慢性胰腺炎、憩室炎、肠系膜血管供血不足常见于中、老年人。细菌性痢疾可见于各种年龄，但以儿童、青壮年居多；阿米巴痢疾则成年男性多见；功能性腹泻和滥用泻剂腹泻妇女较多见。

2. 起病与病程　急性腹泻，有不洁饮食史，多为急性菌痢、急性食物中毒性感染和急性阿米巴肠病。急性发作转为慢性或时轻时重，多为慢性菌痢、溃疡性结肠炎、克罗恩病、阿米巴肠病等。慢性起病、腹泻与便秘交替者，多为肠结核、肠道易激综合征、糖尿病性自主神经病变和结直肠癌。胃肠手术后腹泻常见于倾倒综合征、迷走神经切断后腹泻、盲袢综合征和肠间瘘。夜间腹泻，使人觉醒而泻多为器质性病变，夜安昼泻者，多为功能性腹泻。禁食后腹泻持续，多为分泌性腹泻；禁食后腹泻停止，常是渗出性腹泻。服饮牛乳、麦乳精等营养品可诱发腹泻者，多见于双糖缺乏。血吸虫病区的腹泻应考虑血吸虫肠病，山区腹泻应考虑肠道寄生虫。

3. 粪便形态　急性腹泻粪便先为水样后为脓血便，一日多次至数十次，伴里急后重，多为急性菌痢。粪便为暗红色，果酱色或血水样，多为阿米巴肠病。粪便稀薄或如水样，无里急后重，多为食物中毒性感染。急性出血性坏死性小肠炎的粪便呈紫红色血便，带有恶臭。脓血便常见于菌痢、阿米巴肠病、血吸虫肠病、溃疡性结肠炎、结直肠癌等，而克罗恩病、肠结核、肠道易激综合征、成人乳糜泻、结肠过敏等则少见脓血便。黏液便或便中黏液多常见于黏膜性结肠炎、结直肠绒毛膜腺瘤，若排出黏性乳白色牙膏样物，或带少量血液，则是溃疡性结肠炎的特征。大便量多，呈油腻泡沫样，味恶臭，提示为脂肪泻，见于乳糜泻、胰腺病变等。粪便中仅见黏液呈透明状，无脓血者常为结肠过敏症。小肠疾病引起的腹泻，粪便多呈水样、泡沫状、量多，含有脂肪。结肠病变多带黏液、脓血。直肠病变伴里急后重，下坠感。肛门病变，多伴排便带鲜血、疼痛、脱出或肛周脓性分泌物。

4. 伴随症状

（1）腹痛：小肠疾病腹痛位于脐周，结肠疾病位于中下腹，直肠疾病位于小腹，肛门疾病位于肛管及肛门周围。急性腹痛应考虑阑尾炎、部分肠梗阻、溃疡性结肠炎等；慢性腹痛、便后腹痛常可缓解或减轻，应考虑肠道易激综合征、溃疡性结肠炎、阿米巴肠病等。

（2）发热：急性腹泻伴高热，以菌痢、沙门菌属食物中毒性感染等常见。腹泻伴发热、贫血、体重减轻者，多属器质性病变，如溃疡性结肠炎、克罗恩病、阿米巴肠病、肠结核及淋巴瘤等。

（3）体重减轻和贫血：常见于吸收不良、甲状腺功能亢进、溃疡性结肠炎、克罗恩病及结直肠肿瘤。

（4）皮肤结节红斑或坏死性脓皮病：提示溃疡性结肠炎。皮肤有色素沉着，见于成人乳糜泻、Wipple病或Addison病。疱疹性皮炎、牛皮癣或指端皮炎可伴有相应特异的小肠病变。

（5）关节炎：关节痛和关节炎，提示克罗恩病等炎症性肠病。

（6）肛门直肠周围脓肿或瘘管：提示克罗恩病、溃疡性结肠炎、晚期肠癌。

（7）喘息、潮红综合征：腹泻伴肺部有哮鸣音、面颈部潮红，是典型类癌综合征。

（8）排便时间改变：肠道易激综合征常在清晨发生腹泻，也易在餐后腹泻。胃切除术后倾倒综合征总是在餐后腹泻。糖尿病腹泻主要在夜间。

5. 食物和药物　诸如对牛乳，鱼虾，鸡蛋等食物，或对红霉素等药物有过敏反应等。

6. 既往史及家族史　如在血吸虫病区生活过的人腹泻，则应考虑血吸虫肠病。成人乳糜泻、克罗恩病、先天性氯泻、糖吸收不良等症，均可见家族史。

7. 中医辨证　大便色黄褐而臭，泻下急迫，肛门灼热，多属实证；泻下腹痛，泻后痛减属实证；病程长，腹痛不甚，喜温喜按，属虚证；外感泻泄伴有表症；食滞脾胃伴腹痛肠鸣，粪便臭如败卵；肝气乘脾腹泻伴有腹痛则泄，泻后痛减；脾胃虚弱腹泻伴有神疲，乏力，完谷不化；肾阳虚衰腹泻多在黎明，伴有腰部酸胀，腹部冷痛。

五、检　查

1. 腹部检查　腹痛和腹块常提示为结肠癌、胰腺、胃等恶性肿瘤。腹腔内结核、克罗恩病、阑尾炎、憩室炎、肠套叠、蛔虫性肠梗阻、肠扭转、血吸虫肠病等也常见腹痛和腹内包块。压痛位于左小腹降结肠和乙状结肠部的，常是溃疡性结肠炎、肠道易激综合征和结肠过敏等。腹壁见手术后瘢痕，应考虑腹泻是否与手术有关。

2. 肛门直肠指诊　肛门直肠指诊相当重要。如触及直肠内有坚硬不移动肿物，脓血染指套，常是晚期直肠癌。有广泛的小结节，常是多发性息肉病

有瘘管时应考虑克罗恩病、溃疡性结肠炎等。

3. 全身检查　如皮肤病变、结节红斑、关节痛等提示克罗恩病。明显消瘦、体重减轻、贫血提示胃肠道恶性肿瘤、肠结核、吸收不良、甲亢、肾上腺皮质功能减退症等。

4. 粪便检查

（1）肉眼观察：包括粪便形态、颜色、性质。注意有无脓血、血液、黏液、食物残渣等。

（2）镜检：包括常规粪便镜检和碘液染色检查原虫包囊、染色检查脂肪、伊红亚甲蓝染色观察白细胞形态等。粪便中白细胞较多，提示肠道黏膜被病原体侵犯，如细菌性痢疾、沙门菌属等所致的肠炎。而不侵犯肠黏膜的肠道中毒性感染则粪便中无白细胞，如霍乱菌、大肠埃希菌、金黄色葡萄球菌等肠道毒素所致的腹泻。发现嗜酸性粒细胞提示为过敏性肠炎。镜检对阿米巴原虫、滴虫、结肠小袋纤毛虫、梨形鞭毛虫、钩虫、血吸虫等的诊断也有重要价值。

（3）粪便致病菌培养：对明确诊断很有意义。如细菌性腹泻粪便培养后可发现痢疾杆菌、结核分枝杆菌、金黄色葡萄球菌等。而炎症性腹泻则培养不出致病菌，如溃疡性结肠炎等。

5. 内镜检查　对慢性腹泻，一般应将乙状结肠镜作为常规检查，必要时还应作纤维结肠镜检。内镜检查是诊断与鉴别诊断的重要手段，经内镜还可以进行活检和某些治疗。

6. X线检查　包括腹部平片、上消化道和下消化道对比性观察，全消化道钡餐和钡剂灌肠造影摄片等。对显示消化道功能状态和发现器质性病变十分有益。

7. 空肠活组织检查　采用空肠活组织进行组织学检查，对乳糜泻、热带口炎性腹泻、放射性肠炎、丙种球蛋白减少或缺乏症等的诊断有一定价值。检查前需注意凝血酶原时间是否正常。异常者易引起出血。

8. 吸收不良检查　常用的有粪便脂肪定量测定，主要测定72小时粪便的脂肪含量。方法有右旋木糖吸收试验、葡萄糖负荷试验、维生素B吸收试验、脂肪平衡试验等。用以观察小肠对碳水化合物的吸收和粪中脂肪排出量，对小肠，尤其是空肠疾病的诊断有一定意义。

9. 其他检查　包括B型超声波、CT扫描、血清内分泌浓度测定等，对大肠肿物的定位及胃泌素瘤、类癌、甲状腺髓样癌的诊断颇有价值。甲状腺髓样癌、类癌、胃泌素瘤等，常有血清内促胃液素、低钙血

症素、VIP 浓度的增高。

六、鉴 别 诊 断

急性腹泻伴有发热、腹痛、恶心、呕吐等症状时，应先考虑急性食物中毒性感染。

慢性腹泻见脓血便，应考虑细菌性痢疾、阿米巴肠病、溃疡性结肠炎、克罗恩病、肠结核、大肠癌、大肠息肉病、血吸虫病等；若脓血便伴里急后重则细菌性痢疾、溃疡性结肠炎、放射性直肠炎、直肠癌的可能性大；若脓血便伴有剧烈腹痛则应考虑缺血性大肠炎、肠套叠等。脓血便伴有贫血则可能为右侧结肠恶性肿瘤、结肠息肉病、吸收不良等。腹泻与便秘交替发生时，应考虑过敏性结肠炎、肠结核、乙状结肠过长、大肠癌、大肠憩室炎等。

第十一节 便 秘

常人由摄入食物，经消化、吸收到成粪排出体外一般需 24～48 小时，大便间隔时间平均为(27.6± 9.5)小时，若间隔时间超过 48 小时，即可视为便秘。然而随着摄入食物成分的不同，个人饮食、排便习惯的差异，间隔时间的差距是很大的。有的人习惯 2～3 天排 1 次便，有的人甚至 4～5 天排便。只要排出通畅、无痛苦，就不能视为便秘。当排便时间间隔延长，伴有大便干燥硬结、排出困难、便后有残留感或不适感、腹满坠胀、头昏乏力等痛苦症状时，才能称之为便秘。排便时具有上述痛苦症状，即使每日排便 1 次或数次，也应列为便秘。现代便秘的概念是指粪便在肠管内通过困难、运出时间延长、排出回数减少、粪便硬结、排便时有所痛苦的一种症状。中医称为大便难、脾约便秘。

一、病 因

现代医学认为能导致大肠形态异常和运动功能异常从而引起便秘的原因是多方面的。一般可分原发性因素和继发性因素两类：

1. 原发性因素

（1）肠道受到的刺激不足：饮食过少或食物中纤维素和水分不足，或以低残渣的罐头等所谓精饮食为主，不能引起结、直肠正常的反射性蠕动，而使食物残渣在肠内停留时间延长，粪便干燥，难以排出。

（2）排便动力不足：年老体弱、久病或懒于活动的人，产妇等可因膈肌、腹肌、肛门括约肌收缩力减弱，腹压降低而使排便动力不足，粪便不易排出，发生便秘。

（3）忽视便意：因工作过忙、情绪紧张、忧愁焦虑、旅行生活，或因患肛裂、痔疮，忽视定时排便或有意延长排便时间，久之使直肠对压力的感受性降低，形成习惯性便秘。

（4）水电解质平衡失调：大量出汗、腹泻、呕吐、失血及发热后，可代偿性地使粪便干燥。

2. 继发性因素

（1）器质性改变使粪便通过困难：癌肿、慢性增生性肠道炎症、直肠脱垂、手术肠粘连等器质性改变，使肠腔狭窄，粪便通过困难。

（2）大肠运动异常：过敏性结肠炎、大肠憩室炎、先天性巨结肠等疾病，致大肠痉挛而运动失常，使粪便通过不畅。常见便秘或便秘与腹泻交替进行。

（3）神经系统障碍：脑血管意外，脑、脊髓肿瘤，截瘫导致神经传导障碍，排便失常。

（4）内分泌紊乱：脑下垂体功能不全症、甲状腺功能低下症、糖尿病等内分泌紊乱性疾病，常可引起便秘。

（5）中毒及药物性影响：铅、砷、汞、磷等中毒，服用碳酸钙、氢氧化铝、阿托品、溴丙胺太林、吗啡等药物，影响肠蠕动，也会出现便秘。

（6）长期滥用泻药：泻药的滥用使肠壁神经感受细胞的应激性降低，即使肠内有足量粪便，也不能产生正常蠕动及排便反射，以致非用刺激性泻药或灌肠才能排便。

（7）情志失调、饮食失节：情志不舒或喜怒无常，悲伤忧思，忽视定时排便、按时起居，嗜食精米细面、炙厚味等燥热饮食，或进食过少、好逸恶劳，长期缺乏活动或久病卧床等，也是引起便秘常见的整体性原因。

（8）痔疮、肛裂等肛门直肠疾患：由于排便时有剧痛、流血、脱肛等痛苦，因此患者常恐惧排便，有意延长排便间隔时间，致使粪便在直肠内停蓄过久，水分被充分吸收，形成干结成块的直肠型便秘。

（9）久服泻剂、伤气耗津：便秘者为求排便爽快，常自服大黄、番泻叶、牵牛子之类，医者为应付通便，亦常嘱患者服麻仁丸、牛黄解毒片、清宁丸之类。结果使患者久服泻剂成瘾，不服泻药不能排便，致越泻越秘,成为泻剂依赖性便秘。

二、分　类

现代医学对便秘有多种分类。或依原因分为原发性和继发性便秘;或依部位分为上行结肠型、横行结肠型、下行结肠型和直肠型;或根据临床表现分为一时性便秘、急性便秘和慢性便秘。目前多数主张依据病理分为功能性便秘与器质性便秘两类:

1. 功能性便秘

(1) 弛缓型(低紧张性便秘):慢性便秘中最常见的是弛缓型便秘,找不到明确原因的便秘几乎都属于此型。一般认为是由于肠肌神经丛兴奋性低下所致,所以又称作运动低下性或低紧张性便秘。本型使用阿托品时,可见全部肠管弛缓、扩张、结肠袋减弱或消失。反映出是由于肠管运动及紧张性减弱,使肠内容物通过迟缓、时间延长,水分吸收增大而致的秘结。本型一般没有特殊痛苦和腹痛,以便意感淡漠或消失,大便3天左右1次、排出困难、腹部胀满不适、食欲缺乏等消化道症状为主。常伴有头痛、眩晕、倦怠、疲劳、心悸、舌苔厚腻等全身症状。有的可在左下腹乙状结肠处扪及膨大充盈的肠管。

长期忽视便意,不按时排便是引起本型便秘最常见的原因,所以又称习惯性便秘。老人、妊娠妇女、素体虚弱、大病之后、长期服用泻剂或灌肠、食量不足、纤维素及水分不足、低血压、体质肥胖、内脏下垂以及内分泌紊乱、缺乏维生素B族、中毒及药物性便秘都属于此型。

(2) 痉挛型(运动失调性便秘):一般认为痉挛型便秘是由自主神经失调、而致肠的运动异常所致,又称为运动失调性便秘。本型使用毛果芸香碱后可见结肠袋加深,降结肠和乙状结肠呈痉挛性收缩。使用阿托品则可使之改善。本型临床上较少见,以便秘或便秘与腹泻交替进行、下腹部有不适感或钝痛、排便后腹痛可减轻、排出的粪便如兔粪或山羊粪状、食欲缺乏、嗳气等消化道症状为主。可伴有头痛、眩晕、心悸、疲乏、烦躁等全身症状。左下腹降结肠和乙状结肠可扪及因痉挛变硬的索状肠管或触及发硬的粪块。本型最常见于过敏性大肠炎、肠结核、胃和十二指肠溃疡及神经过敏症等。

(3) 直肠型:直肠型便秘是指粪便进入直肠后排出困难或滞留过久,又称直肠排便困难症。一般认为是由于直肠壁的感受神经细胞应激性减弱,不能适时对进入直肠的粪便产生排便反射而致。紧张的劳动者、旅行者以及肛裂、痔等引起的恐惧大便

者,多见此型。直肠过长或脱垂、弛缓,肛门括约肌弛缓无力者,也易引起直肠型便秘。该型常与弛缓型合并出现。以肛门下坠、排便困难、有排出不净感和残留感为主要症状,直肠指诊可触及粪块。

2. 器质性便秘　器质性便秘是指大肠发生了形态异常而致粪便通过肠道障碍形成的便秘。肿瘤引起的便秘,多有粪便形状的改变,粪便变细变扁,带有血液或黏液。突然便闭、腹痛、恶心、呕吐者,应考虑肠扭转、肠套叠等梗阻性疾病。腹腔手术后便秘,提示肠粘连。慢性大肠炎症出现便秘,应考虑肠腔形成瘢痕性狭窄。

三、检　查

1. 直肠指诊　人指灵活,感觉敏锐,对直肠、肛门、前列腺、子宫颈体细微的硬结、溃疡、息肉、瘢痕等能敏感触及,得到甚至比内镜、X线等检查更为准确的资料,对便秘的诊断和治疗颇有价值。指诊能准确判定直肠内粪便和坚硬粪块填塞、直肠异物、外来压迫等,能发现直肠癌症、直肠狭窄、直肠腔扩大、肛门括约肌松弛、肛门紧缩,并常用于粪便嵌顿的剜除等。

2. 粪便检查　粪便坚硬块大,排出困难,多为直肠型便秘,带有黏液血丝,应考虑直肠黏膜有特发性炎症,如宿便性溃疡、慢性直肠炎等。粪便变细、变扁,多为肛门括约肌痉挛引起,但持续变细时则要考虑直肠癌或直肠狭窄。粪便呈坚硬小块,状如羊粪,多为痉挛性便秘;结肠过敏除羊粪状便外,常有多量黏液;粪结气臭、色黄,多是实热内结;粪结味臭、色黑,多是津少血燥。

3. 内镜检查　便秘伴有出血、黏液便,怀疑有实质性病变时,应行内镜检查,估计病变位置,选用直肠镜、乙状结肠镜或纤维结肠镜。事先应清洁灌肠或使用开塞露排空。

4. X线检查　可根据病情选用钡餐或钡灌肠X线检查。钡餐适用于全胃肠道检查,借以了解钡通过时间及小肠、大肠功能状态。钡灌肠适用于观察结、直肠的形态及发现病变。

四、诊断与鉴别诊断

便秘的诊断虽不困难,但明确病因常需要深入检查。新生儿排便困难、腹胀、哭闹不安,应考虑先天性直肠肛门不全闭锁、狭窄、先天性巨结肠。婴幼儿便秘多由于母乳改食牛、羊乳或素体阳盛。成人非持续性便秘,如发生于生活环境改变,旅行、工作

紧张、思想波动之际,一般无重要意义;如持续性便秘,经常使用泻剂排便,则应考虑习惯性便秘及其他全身性疾病的原因。青壮年近期内便秘,粪便带少量血丝、脓血、体重减轻、食欲缺乏,应及时检查,警惕大肠癌。急性便秘伴腹痛、呕吐、发热等,应考虑各种肠梗阻;便秘伴有腹绞痛、粪便如羊粪状,常为肠痉挛引起。

绝大多数便秘无特殊体征。痉挛性便秘,可在左下腹叩到由于痉挛收缩变硬的肠管,消瘦者尤为明显。直肠型便秘可在左下腹触到粪块,特点是排便后消失。如在腹部肠区触及肿块则应考虑腹腔内肿瘤、炎性肿块、肉芽肿、肠套叠等所致,但肿块也可能是粪块、充气或痉挛的肠段,要注意鉴别。后者排便后会消失。心血管疾病患者或老年人突发便秘、腹痛、肠鸣音消失,出现休克,应考虑肠系膜血管梗死。乙状结肠过长所致便秘,直肠脱垂便秘,常有下腹膨胀和压痛。急性便秘伴有肠膨隆、肠绞痛、肠鸣音亢进、肠蠕动增加,常为机械性肠梗阻。若有便血者,幼儿应考虑肠套叠,老人应考虑结肠癌并发肠套叠。

中医将便秘分为津液不足型、气机阻滞型、脾肾阳虚型、燥热内结型四种。津液不足型表现为口干舌燥、大便干结、呈球状排出,黑褐色,伴有五心烦热、心悸失眠,舌红、少津,脉细数;气机阻滞型表现为情志不舒,忧思悲伤,腹胀,两肋不适,烦躁易怒或爱生闷气,舌红,脉弦数;脾肾阳虚型除大便干结外,伴有腹部冷痛,乏力,消瘦,口干不欲饮,舌淡有齿痕,脉沉细;燥热内结型表现为大便干结,心烦口臭,渴欲饮水,腹胀拒按,舌苔老黄,脉数有力。

五、并　发　症

1. 粪嵌顿　又称粪栓塞。指量多而质地坚硬的粪块停滞嵌塞在直肠壶腹,不能排出的症状。嵌顿的粪块在细菌作用下,可产生液性便由肛内不时排出,称为假性腹泻。粪嵌顿如不能及时作出诊断,可引起老年人、重度心脏病患者或有动脉硬化性脑病的人,因粪嵌顿用力排便时突然死亡。

2. 肠石症　粪便中的异物(如果实种子等)在消化道内滞留过久而钙化,形成球状坚硬的粪块,称为肠石症。常见于慢性便秘、巨结肠症、乙状结肠狭窄及下行结肠肿瘤患者。

3. 宿便性溃疡　粪便长时间停滞,压迫肠黏膜,可引起结肠、直肠壁溃疡,称为宿便性溃疡。常见于营养状态不佳、老年人、恶病质及长期卧床的患者。

4. 痔、肛裂、肛隐窝炎等直肠肛门疾病,也常是便秘的并发症。

5. 泻剂结肠　因便秘长期服用泻剂,不仅可引起大肠功能障碍,使肠壁神经感受细胞应激性降低,即使肠内有足量粪便也不产生正常蠕动和排便反射,成为泻剂依赖性顽固性便秘,而且可引起结、直肠形态学改变。结肠 X 线可见结肠袋形消失或变形,黏膜失去正常形态而呈光滑纵行纹,有些部分肠腔狭小,类似慢性溃疡性结肠炎。有人观察到长期使用泻剂还可使结肠壁神经丛受损。一般把这种结肠的功能和形态改变称为泻剂结肠。患者多有长期服用泻剂、水泻、体重减轻、无力、头昏等症状。系由于结肠丧失过多钾盐而引起的低钾血症。

第十二节　肛　门　失　禁

对干便能随意控制,对于稀的大便,气体失去控制能力的称为不完全性失禁或半失禁。干便和稀便都不能控制,肛门闭合不严,呈圆形张开,咳嗽、走路、下蹲、睡眠时常有粪便黏液外流,污染内裤,使肛门部潮湿和瘙痒的为完全失禁或全失禁。

一、病　　因

1. 神经障碍和损伤　排便是在内脏自主神经和大脑中枢神经双重支配下的反射活动。这些神经发生了功能障碍或损伤就会引起排便失禁。如休克、卒中、突然受惊之后出现的暂时性大便失禁;胸、腰、骶椎压缩性损伤造成截瘫后的大便失禁;以及直肠靠近肛门处黏膜切除后,直肠壁内感受神经缺损引起感觉失常性大便失禁等。

2. 肌肉功能障碍和受损　肛门的放松、收缩和控制排便的能力,是由神经支配下的肛门内、外括约肌和肛提肌来维持的,这些肌肉萎缩、松弛、张力降低,或被切断、切除,或形成了大面积瘢痕,就会引起肛门失禁,如直肠脱垂、痔疮、息肉脱出引起的肌肉松弛,张力降低引起的肛门失禁。老年人、某些疾病引起的肌肉萎缩性肛门失禁。肛门直肠脓肿、肛瘘、直肠癌等手术切断、切除括约肌引起的肛门失禁。烧伤、烫伤、化学药品腐蚀引起大面积瘢痕的肛门失禁,久泻和肛管、直肠癌也可引起失禁。

3. 先天性疾病　高位锁肛、发育不全的婴儿，因先天性肛门括约肌不全引起的肛门失禁。

4. 久痢　滑泄痢疾日久，伤脾损肠，致中气下陷，脱肛不收则肛门失禁。

5. 排便失禁又分为

（1）完全性排便失禁：干便、稀便及排气不能控制。

（2）不完全性排便失禁：干便可以控制，稀便及排气不能控制。

二、诊断与鉴别诊断

病史多能反映起病原因，新生儿排便失禁或锁肛手术后排便失禁，系先天性发育不良或损伤括约肌所致。高位肛瘘、肛门直肠周围脓肿、直肠癌等术后排便失禁多系手术不当，切断了肛门括约肌和肛提肌。直肠脱垂常伴有不完全性失禁，系括约肌收缩无力所致。老年人和病后失禁，多系肛门括约肌萎缩或收缩无力。卒中、休克、截瘫后失禁，应考虑神经障碍和损伤。

三、体格检查和其他检查

1. 指诊伸入示指后触摸括约肌，若肛门松弛，让患者自己收缩肛门，仍松弛无力或紧闭不严，则可判定为肛门括约肌收缩无力或失禁。若有大面积瘢痕形成，手术后瘢痕及肛门畸形，则应考虑肛门功能损伤。

2. 肛门直肠内压测定可判定括约肌的收缩能力和功能状态。

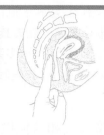

第六章　肛肠疾病的中医学辨证和治疗

第一节　肛肠疾病的中医学辨证方法

中医治疗讲究辨证论治,肛肠疾病虽然只是局部病症,但是总体与局部是密不可分的,结合中医总体观,对肛肠疾病进行辨证论治,才能更好地服务临床,更好地治疗疾病。临床中应用于肛肠科最多的辨证方法为阴阳辨证及气血津液辨证两种,现分述如下:

一、辨阴证阳证

阴阳是八纲辨证中的纲领,欲使外科疾病的辨证正确,首先必须辨清其阴阳属性,是阳证,还是阴证。兹将辨别阴证、阳证的要点分述于下。

1. 发病缓急　急性发作的病属阳;慢性发作的病属阴。

2. 病情深浅　病发于皮肉的属阳;发于筋骨的属阴。

3. 皮肤颜色　红活嫩赤的属阳;紫暗或皮色不变的属阴。

4. 皮肤温度　灼热的属阳;不热或微热的属阴。

5. 肿形高度　肿胀形式高起的属阳;平坦下陷的属阴。

6. 肿胀范围　肿胀局限,根脚收束的属阳;肿胀范围不局限,根脚散漫的属阴。

7. 肿块硬度　肿块软硬适度,溃后渐消的属阳;坚硬如石,或柔软如棉的属阴。

8. 疼痛感觉　疼痛比较剧烈的属阳;不痛、隐痛、酸痛或抽痛的属阴。

9. 脓液稀稠　溃后脓液稠厚的属阳;稀薄或纯血水的属阴。

10. 病程长短　阳证的病程比较短;阴证的病程比较长。

11. 全身症状　阳证初起常伴有形寒发热,口渴,纳呆,大便秘结,小便短赤,溃后症状逐渐消失;阴证初起一般无明显症状,酿脓期常有骨蒸潮热,颧红,神疲,自汗,盗汗等症状,溃脓后更甚。

二、辨气血津液

气血津液是人体生命活动的物质基础,宜充足协调,运行畅通。若气血津液的质与量或运动状态出现异常,则可导致人体相关脏腑发生病变。正如《素问·调经论》说:"气血不和,百病乃变化而生。"气血津液异常是肛肠疾病的常见病理变化,因此,对气血津液的辨证在肛肠病诊断中具有重要意义。

1. 辨肛肠病的气血异常　肛肠病临床常见的气血异常有气虚、气陷、气滞、血虚、血瘀、血热等。

(1) 气虚:肛肠疾患属气虚证者,常以少气懒言、神倦乏力或头晕目眩、自汗、动则尤甚,排便乏力,舌淡脉弱为特征。气虚证常见于久病、重病之人,或先天不足,后天失养,或老年体弱,元气自衰者。若以脾胃气虚为主,可见腹胀纳少,食后胀甚,大便溏薄,面色萎黄,四肢乏力;若脾虚摄血无权则可见便血量多色淡;若肾气虚下元不固,则可见肛门失禁,滑泄不止,伴有神疲、耳鸣、腰酸膝软。

(2) 气陷:肛肠疾患属气陷证者,以大便溏泄、腹部及肛门坠胀,甚或脱肛,肛内肿物易脱出肛外而难收为特点。伴头晕眼花、少气倦怠等症。本证是气虚无力升举,应升不升反而下陷所致,为中气虚损的进一步发展。常见于先天不足,后天饮食失调,或久病失养、年老体衰之人。

(3) 气滞:由于情志不调或术后排气不畅,导致气机阻滞,升降失司,表现为腹胀肠鸣,大便秘结,或腹痛即泻,泻后痛减,肛门胀痛,或有内痔嵌顿。

（4）血虚：肛肠疾患出现血虚证者。表现为面色淡白或萎黄无华，唇、甲色淡，头晕眼花，心悸多梦，手足发麻，大便干燥难解，舌质淡，脉细无力。此证多见于长期便血或手术失血较多者。

（5）血瘀：肛肠疾患有血瘀证者，常表现为疼痛和局部肿块。其疼痛的特征为：痛如针刺、刀割，痛处固定不移而拒按，其肿块的特征为范围局限，质地较硬，瘀结于肛周皮下者，肿块呈青紫色，或表面有青紫斑点，按之内有硬结；瘀结腹内肠腔者，触之坚硬，推之不移，病位固定。

（6）血热：肛肠疾患属血热证者，常表现为便血和肿痛。其便血由热邪内炽，迫血妄行所致，具有下血暴急、量多、色深红的特点。其局部具有红、肿、热、痛俱重的特点。常伴有心烦、口渴、身热、舌红绛、脉滑数等。

2. 辨肛肠病的津液异常　大肠在人体津液代谢中具有一定的作用。因此，肛肠功能异常可导致津液异常，而津液异常也可引起肛肠病变。肛肠病常见的津液异常有：大肠津亏、津液耗伤等。

（1）大肠津亏：大便干结，甚者结块如羊粪，数日一行，解时困难，伴有口干咽燥、口臭、头晕、肛痛、便血、舌红少津、苔黄躁，脉细涩。常见于素体阴亏或素食辛辣醇酒之人。

（2）津液耗伤：津液耗伤又称脱液、液耗，属津液损伤较重者。主要表现为咽干，唇舌焦裂，眼眶凹陷，皮肤干燥甚或枯瘪，渴欲饮水，小便短少，大便干结，气短困倦，表情淡漠，头晕目眩，下肢痿软，或痉挛抽痛，形容憔悴，性情狂躁，甚者昏迷，舌红而干，脉细数无力。此证多由壮热、大汗、大泻、大吐以及燥热耗津过度所致。

第二节　肛肠疾病的中医治法

一、内　治　法

临床大多应用于初期的肛门疾患。如内痔、外痔发炎及年老体弱兼有其他严重疾病的患者（如肝病、肾病、心脏病、肿瘤等），或者是肛裂、肛门周围脓肿、瘘管发炎期，包括所有的肛门急性感染的初期。其治疗法则归纳为消、托、补三大法则，临床上根据病势的不同情况而灵活掌握。如治疗肛门直肠脓肿时，可以根据病程的初起、成脓、溃后三个阶段，分别施以消、托、补三法治疗。

1. 治疗法则

（1）消法：消法就是用消散的药物，使初期肛门直肠部位的炎性疾患得以消散，避免溃脓和手术切开之痛苦。此法仅适用于没有成脓的肛周痈疽、炎性外痔、血栓外痔和肛裂等病。在治疗方法上必须是因病而异，有表邪者宜解表，里实者宜通里，热毒蕴结者应清热解毒，寒邪凝结者宜温通，兼气滞者应行气，血瘀者宜活血化瘀等。同时，还要视患者体质的强弱、痈疽发生部位所循行的经络路线，综合分析归纳出治疗法则。凡是未成脓之患，首先采用内消，如果不能内消，也要移深出浅，化大为小，转重为轻。如脓汁已成，则内消之法不可应用，以免养脓为患，毒散不收，甚则血气受损，脓毒内蕴，由轻转重为难治之症。

（2）托法：托法是以补养气血的药物，扶助正气，托毒外泄，以免毒邪内陷。此法应用于肛门周围化脓性疾患破溃后，正气虚弱，毒邪偏盛，以及脓汁不净，痈疽外形平塌，根脚散漫，疮色晦暗，难溃难腐，腐肉不脱，新肉不生的虚症。如毒气盛而正气未衰者，可用透脓的药物，促其脓汁排泄，消肿减痛，免留后患。

（3）补法：补法就是用补益的药物，使正气得复，患处新生，使疮口、瘘口早日愈合。此法适用于老年体弱者，气血虚弱，疮疡后期。如肛肠疾病手术后热毒已去，病灶已除，而且精神衰瘦、面色苍白、语气低微兼有脓水清稀、疮口难敛者，以及长期便血和直肠脱垂等患者。凡属气血虚弱者，宜补养气血；脾胃虚弱者，宜理脾和胃；肝肾不足者，宜补养肝肾。但在毒邪未尽时，切勿早用补法，以免助邪为患，使病邪内蕴，久而不愈。

2. 内治法的具体应用　上述消、托、补三种方法，是治疗大肠肛门外科疾病总的治疗原则。由于致病因素、发病原因不同，病势轻重不一，所以在具体运用上述三个总的治疗原则时，治法又多种多样。大致归纳有：清热凉血、清热解毒、补益气血、泻热通腑、养阴润燥、活血祛瘀、温阳健脾、滋阴清热、补中益气等方法。下面分述主要证候及治疗药物。

（1）清热凉血法：适用于燥热之邪引起的肛门实热症。主证为：口渴喜饮，唇燥咽干，大便秘结，小便短赤，便时疼痛出血，肛门灼热，痔核红肿，疼痛剧烈，坐卧不宁，脉洪大或弦数，舌质红，苔黄燥。血热肠燥的内痔出血和血栓外痔初起、肛裂、肛乳头炎属于此证。常用药物为生地、玄参、麦冬、赤芍、知母、生地榆、槐角等。常用方剂：凉血地黄汤，槐角丸化裁治疗。

（2）清热利湿法：适应于大肠湿热证及肛门湿热证。大肠湿热表现为腹泻、下痢脓血黏液或黄绿粪水、里急后重、腹痛纳呆，伴有发热、口渴、呕恶、身重肢倦、小便短赤、舌苔黄腻、脉滑数。肛门湿热证表现为纳少腹胀，肛门坠胀，便秘，小便短赤，肛门红肿，疼痛不安，或肛旁生疖，或溃破流水，苔黄腻，脉弦滑。常用药物为黄连、黄芩、黄柏、苦参、秦皮、红藤、败酱草、穿心莲、土茯苓、薏苡仁、猪苓、泽泻等药物。热重于湿常用白头翁汤、黄连解毒汤等；湿重于热可用三仁汤、甘露消毒丹、连朴饮、中满分消丸等；湿热并重可用黄连除湿汤。大肠湿热病常见于痢疾、伤寒、阑尾炎、溃疡性结肠炎、阿米巴肠病等。肛门湿热证多见于炎性外痔、肛周脓肿、肛窦炎等症。常用方剂：萆薢渗湿汤、龙胆泻肝汤化裁治疗。

（3）清热解毒法：适用于肛门直肠周围痈疖肿毒的实症及内外痔感染，红肿热痛伴有高热、大汗、气粗、烦躁、口苦、舌苔黄厚、脉象洪大。常用方剂：黄连解毒汤、仙方活命饮化裁治疗。

（4）泻热通腑法：适用于因热结肠燥而引起便秘者。表现为便结便闭、腹痛拒按、痞满不通、身热、肛门灼热、小便短赤、热结旁流、烦躁、谵语，甚则神志不清、循衣摸床、舌苔厚燥或苔焦黄起芒刺、脉沉实有力。即《伤寒论》中的阳明腑实证。常用中药为大黄、芒硝、厚朴、枳实、番泻叶、莱菔子等。常用方剂：大承气汤。近年来用于急性阑尾炎、肠梗阻、暴发性菌痢等危重疾病，收到良好效果。

（5）养阴润燥：适用于血虚津乏，老人或妇女产后便秘者。表现为大便干结、数日一行、形如羊粪、难于解出、口臭咽干、头昏腹胀、食少乏味、舌红少津、舌苔黄燥、脉细等症。常用药有生地、当归、肉苁蓉、怀牛膝、麦冬、玄参、柏子仁、郁李仁、火麻仁、酸枣仁、杏仁、何首乌等。常用方剂：滋阴增液可用增液汤、六味地黄汤、济川煎等；润肠通便可用五仁汤，或润肠丸化裁；肺燥以致大肠津液不足便秘者，用养阴清肺汤治疗；血虚以致津液匮乏者，四物汤加肉苁蓉、何首乌。

（6）补益气血：适用于气血不足或久病虚弱，大手术失血过多的恢复期患者。表现为面色萎黄甚或苍白、乏力气短、动则汗出、心悸多梦、睡而不实、舌淡苔白、脉细无力。常用中药为党参、黄芪、茯苓、陈皮、何首乌、酸枣仁、鸡血藤、山药、黄精等。常用方剂：十全大补汤、八珍汤化裁治疗。

（7）补中益气：适用于因气虚下陷所致直肠脱垂或年老体衰经产妇、内痔反复脱出的患者。表现为身体虚弱、气短乏力、动则汗出、少言懒语、肛门下坠、便后肿物脱出甚则行走即脱出不能自行还纳、舌淡苔白，脉细无力。常用中药有黄芪、党参、升麻、柴胡、当归、陈皮等。常用方剂：补中益气汤化裁治疗。

（8）滋阴清热：适用于肛瘘（如结核性肛瘘）、痔疮等阴虚有热之症，表现为盗汗、心烦、失眠、乏力、口渴少饮、舌红瘦少苔或无苔。常用中药为生地黄、地骨皮、青蒿、鳖甲、丹皮、赤芍、玄参、麦冬等。常用方剂：青蒿鳖甲汤化裁治疗。

（9）活血祛瘀：适用于气滞血瘀、经络受阻以及外伤所致血肿之症。如肛门血肿、血栓外痔、术后水肿、术后瘢痕吸收不良等可用本方法。气滞血瘀表现为局部肿痛甚或刺痛，有明显的局部体征，舌质淡暗、脉涩。常用药有三七、红花、三棱、莪术、穿山甲、桃仁、丹参、鸡血藤、赤芍、元胡、川芎、皂角刺等。常用方剂：桃红四物汤化裁治疗。

（10）温阳健脾：适用于阳虚脾弱或肾阳虚引起的便血或久泻不止。脾阳虚表现为溏泻或久泻不止、便下清冷、腹满时痛、喜温喜按、口不渴、肛门坠胀、直肠脱出、气短声低、舌淡苔薄白、脉沉细；肾阳虚表现为鸡鸣腹泻、形寒肢冷、腰酸腿软、小便清长。常用药有附子、干姜、肉桂、鹿茸、鹿角、紫河车、巴戟天、肉豆蔻、五味子、补骨脂、灶心土、罂粟壳、五倍子等。常用方剂：中气下陷、久痢脱肛者可用补中益气汤、真人养脏汤；便下脓血、迁延日久者用桃花汤；大便下血、日久不愈者可用黄土汤、脏连丸加减；五更泻可用四神汤加减。

（11）行气法：用理气的药物使气机畅达，气血调和，从而达到消肿散坚止痛的目的。

1）舒肝解郁：用于大便滞涩，欲便不解，嗳气频作，胸胁痞满，甚则腹胀痛。纳食减少，舌苔薄腻，脉弦。方选六磨汤、逍遥散等，常用药如柴胡、木香、白芍、乌药、枳壳、玄胡、郁金等。

2）理气宽肠：适用于消化不良引起的肠胀气，气机不畅之肠鸣腹痛、痛无定处，手术后腹胀、肠粘连、肠麻痹等。泻热宽肠用木香槟榔丸，散寒理气选厚朴温中汤，挟积滞用枳实导滞丸，痛甚者用行气止痛汤。彭显光以通气汤用于直肠癌、结肠癌术后，有促进肠蠕动，使肠中积气下行，恢复正常排气之功能，认为是防止肠麻痹的有效方剂。常用药物有厚朴、木香、枳实、香附、川楝、乌药等。

二、外　治　法

大肠肛门疾患的外治法，是运用手术和一定的器械配合使用药物等，直接作用于体表的病变部位，以达到治疗疾病的目的。祖国医学的外治法有详细的图文记载，《医学源流》中说："外科之外，最重外治。"所以，与内治法相比，外治法在大肠肛门疾病中是主要的治疗手段。此法不但可以配合内治法以提高治疗效果，缩短疗程，而且许多大肠肛门疾患专用外治法方能收效。如严重的肛周痈疽及复杂性肛瘘等。

外治法的运用，必须同内治法一样，进行辨证施治，以疾病的不同发展过程和性质，使用不同的治疗方法。大致归纳为：药物疗法、手术方法、其他疗法等

1. 药物疗法　就是用药物制成一种剂型，或经过合理配伍，直接或间接地施用于患者患处，通过药物的作用，使药达病所，从而达到治疗目的。祖国医学应用中药外治肛肠病，历史悠久，效果可靠。

（1）油膏：是将一定比例的药物同油类煎熬为膏，或将药物研为细末，与油类搅匀成膏的制剂，统称为软膏。常用麻油、黄蜡、白蜡和凡士林等调剂。优点是：柔软、滑润、简便易行。此类药物在肛门疾患中普遍应用。适用于内痔、外痔、肛裂、肛门周围痈疽等，对肛门皮肤病和大的疮口腐烂面更为适宜。

在使用时，鉴于肛门各种疾病的病势和性质的区别，膏剂的药物组成也不相同。因此，在具体使用时，也要采用中医辨证施治的方法。如对炎性外痔、肛门周围脓肿初起者，常用四黄膏、金黄膏、黄连膏、玉露膏、九华膏等。这些药物适应于阳症，即红肿热痛反应较重者。又如创面溃疡久不愈合，常用生肌玉红膏、珍珠散等。功能是活血祛腐、解毒止痛、润肤生肌收口，适用于一切溃疡或肛肠病术后腐肉未脱、新肉未生之时或久不能收口者。肛门皮肤病如湿疹多见，可用祛湿散。功能：祛湿、消炎、止痒。也可用风油膏：润燥、杀虫、止痒。对急性肛门湿疹和肛门周围皮肤红肿痒痛出水者，可用青黛散以祛湿止痒，清热解毒。对于痈疽已溃或未溃者，可用化腐生肌丹散瘀、止痛、生肌。

在使用上述油膏类治疗疾患时应注意：创面愈合过程正常、肉芽组织新鲜不可勉强应用。再如肛门周围皮肤潮湿、糜烂、疮口腐肉不尽，贴用油膏时应涂薄些，并勤换药贴，防止脓水浸湿皮肤，不易收口。对于术后创面渗血或溃疡后流血不止者，可用赛霉安粉、三七粉、止血粉、云南白药涂敷局部，均有止血作用。如属活动性大出血，则必须手术治疗，以免因出血过多引起气随血脱，发生休克。

（2）箍围药：它是借助药粉具有箍拢围聚，以缩疮毒之作用，从而使肿疡消散或邪毒局限。箍围药必须根据病情的需要，同相应的液体调成糊状，方可应用。阳症多用菊花汁、冷茶汁调制；阴症多用酒、醋调制，取其温通散瘀之功。

（3）洗涤法：是用中药煎汤乘热熏洗和浸泡患部。古称溻渍法和熏洗法。在古代文献中，又分为浸渍、坐浴、淋浴和湿罨等法。在大肠肛门疾病的治疗中应用极为广泛。内外痔、脓肿、肛瘘、皮肤病患者，采用药物坐浴可以减轻症状。对一些初期病患，坚持使用中药坐浴可以治愈病患。脓肿溃后，内外痔发炎水肿、肛周软组织蜂窝织炎以及肛门湿疹，均可用洗涤法清洁创口，使以去除毒邪、利于肉芽生长，根据病情不同选用不同方剂。如祛毒汤有消肿止痛、收敛止血作用，适用于痔疮发炎、脱肛嵌顿水肿以及肛门癌。苦参汤有祛风除湿，杀虫止痒的功能，用于肛门湿疹、肛门瘙痒症。食盐、朴硝、花椒煎水熏洗坐浴，可以达到消肿、止痛、止痒、收敛的目的。将药物煎汤后盛入坐浴盆内先熏后洗，每次15分钟左右，每日便后坐浴或酌情浴洗2～3次。笔者自己配方的肛肠洗剂（鱼腥草、苦楝皮、苦参、侧柏叶、生甘草等），临床具有很好效果，具有消肿止痛，杀虫止痒之功效，本品为袋泡茶式包装，只需热水冲开即可，使用非常方便，很受患者欢迎。

（4）灌肠法：将药物煎水后装入灌肠器或注射器内，接上肛管或导尿管，涂上液体石蜡或甘油滑润剂后，再纳入肛门内，缓慢将药液注入直肠内。常用药液如三黄汤、承气汤、甘油、肥皂水和生理盐水等。此法大多数用于治疗非特异性溃疡性结肠炎、放射性直肠炎、慢性直肠炎以及术前肠道准备和术后便秘等。灌注药物的种类很多，数量和次数也视病情而定。对痔疮、肛瘘、肠息肉，术后换药每日1～2次，常用九华膏、京万红和三黄液。对便秘患者，常用甘油、承气汤煎剂200ml，注入直肠10～15分钟后，即可排便。对于直肠炎可根据病情，选用药物煎水灌肠50～200ml，每日1～2次，保留灌肠。用于术前肠道准备，大多在手术当天早晨，用肥皂水或生理盐水灌肠，每次600～1000ml。一般清洁灌肠多用生理盐水，2～3次，直至排出清水为止，以达到手术要求。

（5）栓塞法：是将药物制成栓剂，放入患者肛

内,然后自行溶化、吸收,直接作用于肠壁创面。一般用于内痔、肛肠疾病术后、肛裂、肛瘘、脓肿等病。现常用栓剂有:洗必泰痔疮栓、九华栓、化痔栓、消炎痛栓、红霉素栓等。

患者大便后,洁净肛门,坐浴后将药物栓圆头向着肛门轻轻塞入肛内,勿使滑出。每次 1 粒,每日 1~2 次。术后疼痛并有低烧者,可放消炎痛栓帮助止痛。内痔术后可放九华栓。红霉素栓用于内痔发炎充血、便血者,如术后放入肛内,对创面刺激大,疼痛加剧。要视情况而定,不可千篇一律。使用栓剂目的是为进一步消炎生肌,加速创面愈合。

(6)枯痔法:为传统治痔的主要疗法,因剂型和用药方式不同,又分为枯痔散疗法、枯痔钉疗法、枯痔液疗法。但这些药物中多含汞和砷,因汞和砷腐蚀力强,痛苦巨大,毒副作用明显因而已经被淘汰。如枯痔散,一般用于痔疮,将此药涂敷痔核表面,使之焦枯脱落。由于古方枯痔散中含有砒霜,容易引起砒霜中毒而死亡,后世虽有无砒枯痔钉、枯痔散,但刺激性强、副作用大、治疗痛苦大,目前已逐渐被新型制剂所代替。但据笔者近年观察,一些医生仍在应用含有腐蚀剂的药物涂抹痔疮,并声称所谓的非手术疗法,据我们临床所见,一些患者应用此方法后常常出现大出血、肛门狭窄等后遗症。笔者曾临床治疗一患者,涂药后 7 天,肛门出血不止,检查时见:肛门一周糜烂坏死,颜色紫黑,伴有血性分泌物,肛门内痔核出现溃疡,出血,体温升高,后经过抗炎及手术整形后患者逐渐恢复正常。因此,根据临床实际和应用的目的,对传统的中医药应取其精华、去其糟粕的继承和施用。

2. 手术疗法　对于痈肿疮疖,虽然均欲内消,但在内服中药、外敷药物治疗效果不明显或病情继续发展,如脓肿已形成时,则宜采用手术疗法,以排出脓毒、除去病灶,促使疮疡早日愈合。特别是肛周瘘性疾患、脓肿,应在脓肿形成时施行手术,再配合内、外治法治疗。

由于证候各异,病情轻重不同,手术方法多种多样。大致归纳有:刀法、烙法、注射法、挂线法、结扎法等。分别应用于痔、肛门直肠周围脓肿、肛瘘、息肉、肛裂、乳头瘤等疾病。各种方法互相配合使用,严格消毒,防止事故发生。

(1)刀法:它适用肛门直肠周围的大多数疾患。例如脓肿的切开引流,根据病灶使毒随脓泄,肿消痛止,逐渐愈合。《证治准绳》中说:"若当用针烙而不用,则毒无从而泄,脓瘀蚀其膏膜,烂筋坏骨,难

乎免矣。"不难看出古人指出了开刀法是外科疾病中的主要措施。所以对于脓肿和引起功能障碍的疾患,如不及时手术,脓毒内蕴,侵蚀正常肌肉,腐烂筋骨,循隙外窜,病灶扩散,延长病程,危及生命。

临床上根据病种和病情的不同,在使用开刀法之前,应正确掌握切开排脓的时机,如脓未成,可以先用内消法,免受开刀之苦。如脓已成,则需尽快开刀。至于开刀的方法,《千金方》中说:"破痈口,当令上留三分,近下一分。"说明了刀法必须低位引流的原则。为后世提示了切口位置,应选择在脓肿稍低的位置,可使脓液畅流。

脓肿切开方向,在肛门直肠部宜行放射状切开。离肛门较远宜弧形切开。瘘管则应根据管道方向切开,切忌盲目动刀。总之开刀法应以不损伤肛门括约肌收缩功能和不造成肛门畸形为原则。切口的大小与脓腔深度成正比。不然如脓深而切开浅,则内脓不得外出,反伤气血。如脓浅而切开深,则脓毒虽除却损伤了正常肌肉,均为不当。

切口的大小,取决于其脓肿范围的大小和病变部位所涉及的肛门括约肌和直肠环。凡是脓腔大而深,涉及肌肉丰厚的,切口宜大,反之切口宜小。一般手术切口不宜过大和过深,以防损伤肛管直肠环。也不宜过宽地切除皮肤和损伤过多的肛管皮肤,以免愈合后瘢痕过大影响肛门收缩功能。然而也不能过小,以免引流不畅,拖延治愈时间。笔者的主灶切开,对口引流术可以很好地使复杂的脓肿或肛瘘创口变小。

切开法在操作时,宜在良好的局部麻醉或骶管麻醉下进行。常规消毒,充分麻醉后,用指诊来确定脓肿的大小和部位。考虑引流通畅的部位,确定切口方向、深浅和大小,采用不同形状的切口,切开皮肤和皮下组织,钝性分离脓腔,排尽脓液。并在左手示指的引导下,右手持探针轻柔地从切口外探查,看有无内口。如有内口,在不损伤肛管直肠环和肛门收缩功能的前提下,沿探针作放射状切口。切开脓腔与内口之间的表面组织。如遇搏动性出血,可用丝线结扎或缝扎止血。最后用凡士林油条填充引流。

正确应用刀法,能够去除疾病,防患于未然。笔者根据自己多年临床经验总结刀法如下:

1)先仔细了解病情情况(如是否已经做过手术等),仔细检查病灶的深浅及与周围括约肌的关系,将病灶定位清楚后再行刀法,防止形成人为的假灶,增加患者痛苦。

2）定位清楚后,根据病灶的大小确定手术方式,如低位单纯瘘可直接切开;低位复杂瘘采取主灶切开对口引流法;如单纯高位肛瘘采用切开加乳胶管引流法;如高位复杂瘘则采取前两者结合的办法(详见肛瘘章节)。

3）根据外科原则,切口需引流通畅,不留无效腔。

4）切口宜放射状梭形切开,可以防止瘢痕较大或出现沟状缺损。

(2)烙法:祖国医学中的烙法是应用针和烙器在火上烧灼后进行手术的一种方法。与现代医学的电灼法相同,烙法适用于高位带蒂息肉和无恶性病变的广基息肉,也可用于止血。受检者在被查前宜清洁灌肠,医者使用乙状结肠镜伸入直肠肿瘤或出血处,使瘤体和出血灶在直视内,再取下目镜,在直视下将电灼器尖端接触病灶烧灼。电灼时必须用吸引器随时吸出血液黏液或烟雾。大的有蒂息肉,可用胶圈套扎器扎于蒂上,切除之后,再用电灼。注意不要烧灼过深,以免组织坏死,引起出血或穿孔。

(3)挂线法:有以线带刀的说法,为我国传统中医的特有疗法。是采用药线、丝线或橡皮筋等来挂断瘘管或窦道。利用药线或橡皮筋的紧力,促使气血阻绝,肌肉坏死,达到切开目的。这种方法操作简便,使组织呈渐进坏死,容易修复,但必须注意引流通畅。

此法适用于高位复杂性肛瘘、肛管直肠狭窄、肛裂、高位脓肿等。操作时在局麻或骶麻下进行。取截石位或侧卧位,常规消毒,先在探针尾端缚扎一橡皮筋,再将探针另一端从瘘管外口徐徐向内口探入(切忌暴力造成假道),再将探针从瘘管内口完全拉出,使橡皮筋经过瘘管外口,紧贴皮下切口用止血钳夹住,在止血钳下方,用粗丝线双重结扎橡皮筋。然后在结扎线以外 2cm 处,剪去多余的橡皮筋,松开取掉止血钳。用凡士林油条压入伤口,压迫止血,外

敷纱布包扎,胶布固定,整个操作过程完毕。

(4)结扎法:结扎法又称缠扎法。很早就被外科领域广泛应用。如《外科正宗》中就有用头发结扎脱疽的记载;《景岳全书》中有用蜘蛛丝缠扎赘瘤的记载。现代医学一般多采用丝线结扎。经过结扎,促使患处经络阻塞,使病变组织逐渐坏死脱落,从而达到治愈之目的。一般多用于内痔、息肉、肛门皮肤疣等。

凡顶大基小的直肠息肉、肛门皮肤赘疣、内外痔等,以双套结扣住扎紧。对大的内痔核和直肠息肉,可用缝线贯穿其根部,行 8 字贯穿结扎,两线交叉扎紧。如混合痔外痔剥离、内痔结扎法。环状混合痔可采用分段结扎法,先将环状内痔分为几个痔块,然后用止血钳夹住痔核的基底部,贯穿 8 字形结扎。也可采用胶圈套扎法,使小乳胶圈套入痔核根部。利用胶圈较强的弹力,阻断内痔的血液供应,使痔核缺血、坏死脱落而达到治愈目的。

3. 其他疗法

(1)针灸法:利用针刺或艾灸以疏通经络,调理气血,平衡阴阳。适用于脱肛、肛裂疼痛、术后尿潴留和术后疼痛等症。脱肛,可针刺足三里、长强穴;肛周炎、肛裂,可针刺长强、白环俞穴;对于肛门疾病术后疼痛,可根据情况,选用长强和白环俞等穴;术后尿潴留,小便困难者可针刺关元、气海、三阴交。此外,耳针对肛门肿痛、便血、便秘等亦有很好疗效,常用穴位如大肠、直肠、肛门、皮质下、神门等。同时也可在耳轮找出反应点,用毫针刺激后再埋皮内针固定,可随时按压埋针处,以加强治疗作用。

(2)挑治法:主要适于肛门肿痛、便血等。如上唇系带处有痔征即白色滤泡时,消毒后可用三棱针将其挑破或令适当放血,后按压止血即可。亦可在背部找出痔点,局部消毒后,以三棱针挑破痔点皮肤,再向深层挑刺,挑断部分白色纤维,局部粘贴敷料。

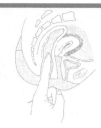

第七章 肛肠疾病的抗菌药物应用

肛肠外科感染性疾病和内科感染性疾病是有着很大的区别。大部分外科感染是由多种细菌引起，即使有些外科感染开始是由一种细菌引起，但在病程演变过程中，常发展为多种细菌混合感染。多数有明显的局部症状，与全身症状相比，局部症状常占第一位。外科感染的主要病变常是器质性的，病变常集中在某个局部。表现为红、肿、热、痛和功能障碍，往往需要手术治疗。

肛肠外科感染的病原菌主要有细菌、真菌等两大类，但以细菌为主。除葡萄球菌、链球菌、大肠埃希菌、铜绿假单胞菌和变形杆菌5种与外科感染有重要关系的化脓性病原菌外，尚有一些革兰阴性杆菌和厌氧菌与之密切相关。

肛肠外科的炎性疾病有肛周脓肿、细菌性痢疾、假膜性肠炎、溃疡性结肠炎等。肛肠病的并发症如术后感染、腹膜炎、破伤风等，均需用抗菌药物治疗。头孢类和磺胺类药是最常用的抗菌药物。

目前各种广谱抗菌药物的大量应用和进口药物的涌入，引起二重感染或条件性感染时有发生。医院内感染的致病菌，在20世纪50年代和60年代主要为金黄色葡萄球菌和其他革兰阳性球菌，而从70年代开始，革兰阴性菌成为主要致病菌，其中又以大肠埃希菌最为主要。在临床使用时应认真对待。由于抗菌药物选择不合适、剂量不准确后易引起各种不良反应，因此一定要掌握正确合理的使用方法，避免错用滥用，以发挥药效，防止不良后果。

一般肛肠外科应用抗菌药物需注意以下两种原则：即正确选择抗菌药物和合理应用抗菌药物。

1. 正确选择抗菌药物 确定抗菌药物治疗方案时必须考虑到患者全身情况，感染的部位，细菌培养和药敏试验的结果。如用于大肠埃希菌和铜绿假单胞菌的药物可选择第三代头孢菌素类（复达新、头孢曲松、头孢哌酮等）、半合成青霉素（阿莫西林、哌拉西林等）、庆大霉素、卡那霉素、妥布霉素；金黄色葡萄球菌可用第一代头孢菌素（头孢唑林）、氨基糖苷类（庆大霉素等）；链球菌：用普通青霉素、第一代头孢菌素；厌氧菌：甲硝唑、林可霉素、头孢美唑等；真菌：两性霉素B、氟康唑、酮康唑、米康唑等。使用这些药物时应价廉、有效、安全，使用方便。

2. 合理应用抗菌药物 用药及时，用法得当。一旦确定有感染，必须及时应用抗菌药物。如病情轻或病灶局限只需口服或肌注用药；如感染较重伴有白细胞升高时，需静脉输入抗菌药物；如伴有高热、寒战、体温持续在39℃以上甚或出现中毒性休克时，必须大剂量应用抗菌药物，做血培养，甚至联合用药，联合用药一般应限于两种或三种抗菌药物的联合，应结合临床经验和联合药物敏感试验结果选用，以达到协同或累加的作用；对于特殊感染需用特定药物联合治疗。停药时间一般认为是体温恢复正常、全身或局部感染灶好转后3天；严重感染如败血症，需在病情稳定后1~2周停药；特殊感染者在控制感染后3周停药。用药剂量的大小需根据感染的性质及程度决定，剂量不足，不仅无法获得满意疗效，还会产生耐药性；剂量过大会引起浪费并增加毒副作用。这些除经验外还需根据血清药物浓度制定具体方案（表7-1）。

表 7-1　肛肠科常用抗菌药物

病原菌	疾病或并发症	首选药物	可选药物
大肠埃希菌	肛周感染、尿路感染、腹膜炎、败血症	庆大霉素	半合成广谱青霉素、多黏菌素、呋喃妥因
奇异变型杆菌(吲哚阴性)	同上	青霉素、氨苄西林	羧苄西林等
吲哚阳性变形杆菌	同上	氨基苷青霉素	同上
铜绿假单胞菌	尿路感染、肺炎、败血症	庆大霉素+羧苄西林	多黏菌素等
结核分枝杆菌	肠结核、结核性肛瘘	异烟肼+链霉素	利福平、乙酰丁醇等
难辨梭状芽孢杆菌	假膜性肠炎	万古霉素	
金黄色葡萄球菌(青霉素敏感)	肛周皮肤感染、肛门顶泌汗腺炎、肛门湿疹、肛窦炎、肛乳头炎、疖、败血症	青霉素	先锋霉素族(头胞菌素族)、磺胺药+抗菌增效剂、多西环素
金黄色葡萄球菌(耐青霉素)	同上	耐青霉素酶、半合成青霉素	先锋霉素族、万古霉素、庆大霉素、利福平等
溶血性链球菌	急性蜂窝织炎、肛周感染、败血症	青霉素	磺胺药+抗菌增效剂、先锋霉素族等

一、抗菌药物的全身应用

1. 青霉素类抗菌药物　青霉素类药为灭菌药,临床应用极广。本类药毒性低,但过敏反应较多,所以应严格皮试,对有过敏史者,禁止使用。

(1) 青霉素(苄青霉素):对一般化脓感染有较好的疗效,对类杆菌(脆弱类杆菌除外)也有效。大剂量滴注对大肠埃希菌、变形杆菌、铜绿假单胞菌等所引起的感染有时虽也有一定疗效,但由于还有其他更有效的抗菌药物可供使用,一般不作为治疗上述病菌所致的感染首选药物。

青霉素钾盐注射时疼痛明显,钠盐则疼痛较轻。有人用苯甲酸溶液配青霉素以减少疼痛,但这样会使本药效价降低 10% ～20% ,不宜使用。钾盐每1000 万单位相当于 1.3g 氯化钾,对高钾和尿少的患者慎用或改它药。

用法:40 万～80 万单位,肌内注射,每日 3 ～4次。静脉滴注每日 500 万～1000 万单位,以生理盐水或 5% ～10% 葡萄糖注射液稀释成每毫升含 1 万单位。不可与维生素 C 和其他抗菌药物合并静注。肌注时为减少疼痛,可采用 0.2% ～0.25% 盐酸利多卡因(以生理盐水配制)作为溶媒。

毒性反应:青霉素的毒性低。但一次静脉用量达数千万单位,临床上可见到引起中枢神经系统和精神系统的反应,如幻觉、肌肉抽搐、昏睡等,甚至可致短暂的精神失常和精神病反应,停药或降低剂量可以恢复。

过敏反应:以过敏性休克最为严重,可以造成生命危险。由于应用广泛,其发生率有增加的趋势。过敏性休克多在注射后数分钟内发生,也可在用药已数次或数天之后发生。过敏反应的发生与药物剂量大小无关。对本品高度过敏者,虽极微量亦能引起休克。故对有过敏史的患者,最好改用其他药物,且不宜做过敏试验,因过敏试验本身(特别是皮内试验)也可能引起过敏性休克。据国内有人统计,死于青霉素过敏休克的患者中,约 1/4 是发生于皮试时,在应用青霉素(包括各种半合成青霉素和头孢菌素)以前,应查明患者在 3 ～7 日内曾否用过青霉素,如 3 ～7 天内未用过青霉素,又无过敏病史,一律作皮内注射法过敏试验。在换用不同批号青霉素时,慎重起见,一般亦需重作皮试。

(2) 耐青霉素酶的半合成青霉素:有苯唑西林(新青霉素Ⅱ)、乙氧萘青霉素、氯唑西林和双氯青霉素等。它们都具有抵抗青霉素酶的能力,故可治疗耐青霉素金黄色葡萄球菌所引起的各种感染。它们均可口服,除双氯青霉素外,其他还可以注射给药。苯唑西林和乙氧萘青霉素的剂量为每日 4 ～6g,分 4 次给药;氯唑西林和双氯青霉素的剂量为每日 1 ～4g,分 4 次给药。

(3) 氨苄西林:本品为广谱半合成青霉素,毒性极低。能被青霉素酶所破坏,因此对耐药金黄色葡萄球菌无效。本品对革兰阴性菌和阳性菌都有抑制作用,对大肠埃希菌和一些变形杆菌的抗菌作用较强,但对铜绿假单胞菌无效。临床上应用于尿路、胆道和肠道感染。与卡那霉素、庆大霉素或链霉素等合用于肠球菌引起的感染,常可获得协同作用。

用法:0.25~1.0g肌注,每6小时1次,也可静滴应用,将本品1~2g溶于生理盐水100ml中,滴注1小时,1日2~4次。小儿剂量:13岁以下每日50~150ml/kg,20kg以下小儿每日20~50mg/kg,分4次给药,本品忌与碱性药液配伍,在含葡萄糖的溶液中也不够稳定。

(4)羧苄西林:广谱半合成青霉素。临床上主要用于铜绿假单胞菌及部分变形杆菌、大肠埃希菌所引起的尿路、肺部、胆道、胸腹腔感染和败血症等。以对尿路感染疗效最好。治疗尿路以外感染时,宜同时口服丙磺舒(每日2g,分4次口服),可以阻止肾脏排泄,提高血液浓度,本品与庆大霉素合用有协同作用,但二者不宜混合进行静脉输注。

用法:①对泌尿系统感染及一般感染,成人每日4g,分4次肌注。②对泌尿系统以外严重感染,采用静滴或静注,成人每日10~20g(治疗铜绿假单胞菌感染时需更大剂量)。儿童每日100~300mg/kg。肌注疼痛较明显,故多采用静注。

(5)氧哌嗪青霉素:本品为氨脲苄青霉素的衍生物,具广谱抗菌作用。对绿脓、变形杆菌的作用较氨苄、羧苄西林为强,本品与庆大、阿米卡星联合应用有协同作用,但不宜置同一滴器中以免互相影响效价。丙磺舒可抑制本品排泄,联合应用可提高血浓度。用法:可肌注、静注或静滴。成人每日2~4g,严重感染可加大剂量,最多达每日16g。

上述量可分2~4次给予。肌注可用0.25%利多卡因作溶剂,以减轻疼痛;静注可将药溶于生理盐水或10%葡萄糖液100~200ml中缓慢推注或滴注,1小时滴完。

2. 头孢菌素类 按头孢菌素发展的阶段区分,头孢菌素已有四代。后一代多具有较上一代为宽的抗菌谱。有些头孢菌素尚有对抗革兰阳性细菌和革兰阴性细菌所产生的β-内酰胺酶的能力。因此,临床上应用头孢菌素颇为广泛。毒性较低。虽然一般认为头孢菌素和青霉素无交叉过敏,但最近报道它和青霉素有交叉过敏的发生率为9%,故对青霉素过敏的患者,头孢菌素要慎用。一般说来,各种头孢菌素对厌氧菌都有抗菌作用,但仅有头霉甲氧噻吩对脆弱杆菌有效。第二代和第三代头孢菌素对革兰阳性菌的抗菌作用不如第一代,对革兰阴性杆菌的抗菌作用则优于第一代。而第三代的抗革兰阴性菌的性能又胜过第二代,其中头孢氧哌羟苯唑对铜绿假单胞菌有很强的抗菌作用。第四代头孢菌素对大多数革兰阳性菌的作用与头孢曲松和第二代头孢菌素类似,对大多数革兰阴性菌的作用与第三代头孢菌素类似,且对绝大多数β-内酰胺酶的稳定性极好。因此,这类头孢菌素的抗菌谱极广,对革兰阳性菌和革兰阴性菌感染均有高效。

3. 氨基糖苷类 氨基糖苷类为杀菌性抗菌药物,链霉素、庆大霉素、卡那霉素、阿米卡星、妥布霉素、巴龙霉素和新霉素都属氨基糖苷类抗菌药物,其有较广的抗菌谱。庆大霉素对耐青霉素金葡萄菌、大肠埃希菌、产气杆菌、铜绿假单胞菌、肺炎杆菌、沙门菌属、痢疾杆菌、变形杆菌等均有抗菌作用,毒性反应较小。一般剂量为每日12万~24万单位,分3~4次肌肉或静脉注射,并常和其他抗菌药物如头孢菌素或羧苄西林联合应用来分别治疗克雷白菌或铜绿假单胞菌感染。

卡那霉素的抗菌谱近似庆大霉素,但对铜绿假单胞菌无效。对耐链霉素的结核分枝杆菌也具抑菌作用。

妥布霉素的抗菌谱及抗菌效能和庆大霉素相同,但对肾的毒性较小。

阿米卡星是卡那霉素的半合成衍生物。它对某些可使庆大和妥布霉素失去效能的酶相对地有抵抗力,故在庆大和妥布霉素治疗无效时,改用阿米卡星常可奏效。

巴龙霉素的抗菌谱与庆大霉素基本相似,其特点为对阿米巴原虫有较强的抑制作用。对链霉素、四环素、土霉素、氯霉素和呋喃酮(呋喃唑酮)具有耐药性的痢疾杆菌仍有较强的作用。临床上多用于治疗阿米巴痢疾、细菌性痢疾、婴儿大肠埃希菌性肠炎和术前肠道消毒,注射毒性大,故只作口服,每日40万~60万单位,分4次给药。

氨基糖苷类抗菌药物的毒性反应是对肾脏和第8对脑神经有损害作用,长期应用可引起前庭功能障碍和听觉丧失,可造成永久性损害,新霉素和卡那霉素的耳毒作用尤重,现已不作注射用,可口服或作为局部用药或术前肠道消毒药。

4. 大环内酯类抗菌药物 本品药物有红霉素、无味红霉素、白霉素、乙酰螺旋霉素、麦迪霉素、交沙霉素等。抗菌谱和青霉素相似,对青霉素耐药者可用本类。肠道革兰阴性杆菌(除痢疾杆菌外)对它不敏感。金黄色葡萄球菌对其容易产生耐药性。临床上主要用于治疗耐青霉素金黄色葡萄球菌所引起的各种感染。如肛周化脓性汗腺炎性肛瘘。Watanabe 报道用大环内酯类抗菌药物控制感染,有效率达 88.7%,分泌物的培养加药敏有指导用药的作用。口服常引起胃肠道反应,静脉注射易引起静脉炎。红霉素常用口服剂量为每日 1～2g。

5. 克林霉素(克林霉素) 主要是对革兰阳性球菌有作用(粪链球菌例外),对耐青霉素金黄色葡萄球菌有较好的抑菌作用。对包括脆弱类杆菌在内的厌氧菌所致的感染有较好的疗效。毒性虽低,但在治疗过程中有发生假膜性结肠炎的危险。本品是通过改变林可霉素(林可霉素)的分子结构所制成,其作用较后者强 4 倍,临床上已代替了林可霉素的应用。

一般口服 300mg,每 6 小时 1 次。现已有注射用制剂,稀释后作静脉滴注。剂量一般为 900mg,每 8 小时 1 次。

6. 万古霉素 对革兰阳性细菌,如葡萄球菌、链球菌和荚膜芽孢杆菌、难辨梭状芽孢杆菌有很强的杀菌作用。细菌对其不易产生耐药性。毒性反应有听力和肾功能损害等。本品不被胃肠道吸收,口服可以治疗抗菌药物所致的假膜性结肠炎。静脉滴注剂量为 2g,分 2～4 次,稀释后用。

7. 四环素族 对革兰阳性细菌和阴性细菌所致的感染都有一定疗效。静脉应用时易致静脉炎,口服引起胃肠道反应较多。近年已基本不用土霉素和金霉素,四环素则仍在应用,多西环素是一种长效的半合成四环素族抗菌药物,用土霉素制成,具有与土霉素基本相同的抗菌谱。口服后吸收较好,排泄缓慢,每日给药 1 次,100～200mg,即可保持血清浓度在有效水平。四环素能使婴幼儿牙齿黄染,故妊娠妇女和 8 岁以下儿童最好不用。

8. 氯霉素 抗菌谱颇广,对耐青霉素金黄色葡萄球菌和革兰阴性杆菌等的感染有效。有些厌氧菌(包括类杆菌)对其敏感。然而,由于氯霉素对造血系统损害较大,有导致粒细胞缺乏症甚至再生障碍性贫血的危险,必须慎用,对老年患者尤应注意。对其用量和疗程应加以控制,以每日剂量不超过 2g,疗程不超过 10 日为宜。

9. 磷霉素 是一种广谱抗菌药,可化学合成,属杀菌剂。与其他抗菌药物间无交叉过敏或交叉耐药性。对金黄色葡萄球菌、大肠埃希菌、变形杆菌、

沙门菌、沙雷菌和铜绿假单胞菌所致的感染有效。毒性低,副作用也较少。每日剂量 2～4g,分 2～4 次口服;静注剂量为每日 5～16g,分 2～3 次给药。

10. 多黏菌素 是一种多肽类抗菌药物。除变形杆菌外,对各种革兰阴性杆菌均有良好的杀菌作用。细菌对本品不易产生耐药性,对肾脏和神经有毒性,一般不作为首选药物。由于广谱青霉素、头孢菌素和氨基糖苷类药物的兴起,在治疗铜绿假单胞菌感染中,多黏菌素的应用也在减少。多黏菌素 B 和多黏菌素 E 具有相同的抗菌活力,每日剂量为 100 万～150 万单位,分 3～4 次从肌肉或静脉给药。

11. 磺胺类 为合成抗菌药物。具有抗菌谱广、可以口服、吸收较迅速、较为稳定、不易变质等优点。磺胺药单独应用,微生物易产生耐药性,临床上常与甲氧苄啶(TMP)合用,可以加强磺胺药的抗菌作用,TMP 并非磺胺类药,但具有较强的抗菌作用,与磺胺药合用,可增强抗菌作用数倍至数十倍;和某些抗菌药物合用也有协同作用,故又称抗菌增效剂。因易产生耐药性,TMP 很少单独应用。此外,丙磺舒(丙磺舒)和青霉素、半合成青霉素、头孢菌素等合用时,可使它们在血中的浓度提高 0.3～4 倍不等。其副作用不大,剂量为口服 0.5g,每日 4 次。

(1) 磺胺甲基异噁唑(新诺明、新明磺、SMZ):属中效磺胺,半衰期为 11 小时。临床常用制剂为磺胺甲噁唑片(复方新明磺片;SMZ-TMP 片),每片含 SMZ 0.4g,TMP 0.08g。适用于尿路感染、皮肤化脓性感染等。成人每日 2 次,每次 1～2 片,首剂 2～4 片。应用时需注意:对高度过敏体质特别是对磺胺过敏者禁用。

(2) 柳氮磺胺吡啶(水杨酸偶氮磺胺吡啶、SASP):成人每日 2～3g,分 3～4 次口服,逐渐增量至每日 4～6g。好转后减量为每日 1.5g,直至症状消失。也可用于灌肠,每日 2g 混悬于生理盐水 20～50ml 中作保留灌肠。本品对结缔组织有特别的亲和力,可从肠壁结缔组织中分解释出磺胺吡啶而起治疗作用,适用于溃疡性结肠炎,对急性和慢性发作均有一定疗效。

12. 硝基呋喃类药物

(1) 呋喃妥因口服,治疗尿路感染,剂量为 100mg,每日 4 次。

(2) 呋喃唑酮(呋喃唑酮)口服:用于治疗菌痢、肠炎和尿路感染,剂量为 0.1g,每日 3～4 次。本类药物可引起多发性神经炎,本品剂量一日超过 0.4g 或总量超过 3g 时即易引起,因此,必须认真控

制剂量。

13. 吡哌酸　对革兰阴性杆菌有良好的抗菌作用。与其他药物无交叉耐药性。与庆大霉素、羧苄西林、青霉素等可起一定的协同作用。口服，1 次 0.25 ~ 0.5g，1 日 1 ~ 2g。副作用有胃肠道症状、发疹等，偶尔可引起休克反应，应注意。

14. 萘啶酸　除铜绿假单胞菌外，对革兰阴性细菌也有作用。用于治疗尿路感染，口服 1 日 4 次，每次 1g。本品易引起细菌耐药性。超量易致惊厥，故婴儿禁用。

15. 甲硝唑　又称甲硝唑，为作用于厌氧革兰阴性无芽孢杆菌的抗菌药物，对厌氧菌包括脆性类杆菌具有强大的抗菌作用，毒性低，口服吸收迅速、完全。甲硝唑近年来用于预防阑尾和结肠手术的感染收到了好的效果，但单纯的厌氧菌感染在外科上很少见，故在治疗中选择抗菌药物配合应用。一般口服药物为 750mg，1 日 3 次。静脉滴注的为 0.5% 本品 250ml 或 500ml 两种。

16. 抗真菌药　有克霉唑、制霉菌素、曲古霉素、复方土槿皮酊等。肛门皮肤癣可外用克霉唑 1% ~ 3% 霜剂或复方土槿皮酊，注意不可用于面部，勿使进入体腔、眼部。

17. 抗结核药物　根据抗菌药物的作用，抗结核分枝杆菌的药物可分为三种：①全杀菌药：异烟肼和利福平；②半杀菌药：链霉素和吡嗪酰胺；③制菌药：乙胺丁醇、对氨基水杨酸钠、氨硫脲、乙硫异烟胺、丙乙硫异烟胺、卡那霉素、卷曲霉素和环丝氨酸。目前国外多采用短程化疗治疗结核病，即应用异烟肼、利福平、链霉素和吡嗪酰胺 2 个月，作强化治疗阶段，接着仅用异烟肼和利福平 4 ~ 7 个月，作为巩固治疗阶段。总疗程共需 6 ~ 9 个月。国内一般采用链霉素、异烟肼和利福平联合治疗，也有用杀菌药和其他制菌药联合应用的。对氨基水杨酸钠的应用则常由乙胺丁醇所代替。乙硫异烟胺和环丝氨酸已基本不用。

以下介绍几种常用抗结核药：

（1）异烟肼：对结核分枝杆菌感染疗效较好，副作用轻，多与链霉素或乙胺丁醇合用。口服 0.1g，每日 3 次。

（2）乙胺丁醇：对结核分枝杆菌有较强的制菌作用，但对其他细菌无作用，与其他抗结核药物无交叉耐药性。它和链霉素、异烟肼、利福平等合用对结核分枝杆菌（包括耐药菌株）感染有良好疗效。口服 15 ~ 23mg，每日晨间 1 次服。

（3）利福平：对结核分枝杆菌和革兰阳性球菌，特别是耐各种抗菌药物的金黄色葡萄球菌有强大的制菌作用，对革兰阴性杆菌也有一定作用。毒性小，副作用不多，口服每日 600 ~ 800mg，分两次空腹服。

（4）对氨柳酸钠（PAS-Na）：疗效不如链霉素和异烟肼，胃肠反应较多，口服 2 ~ 3g，每天 3 ~ 4 次，饭后服。

（5）丙硫异烟胺：对结核分枝杆菌有较强的抑菌作用，用于耐异烟肼和链霉素的结核病患者。单独使用本品易使细菌产生耐药性，故常和其他抗结核药同用。口服每次 0.2 ~ 0.3g，每天 3 次。

（6）氨硫脲：用于对异烟肼和链霉素耐药的结核病患者，口服 25mg，每天 3 次。

（7）吡嗪酰胺：对结核病的治疗作用介于链霉素和对氨柳酸钠之间。一般与异烟肼和链霉素等合用，有较好的疗效。由于对肝脏的毒性较大，只用于强化治疗阶段。因疗程仅两个月，不致发生大的毒性反应，口服 0.5g，每天 3 次。

二、抗菌药物在肛肠外科的局部应用

由于肛门的特殊位置，一般不大可能让患者通过禁止排便以减少污染和并发感染。所以往往全身应用抗菌药物，笔者近年来通过在肛门直肠局部用药，不但减少了大量的针对性不强的给药而造成的副作用，而且达到了治疗感染、促进创口愈合的理想效果。现将一些常用的经验介绍如下：

1. 以大肠埃希菌感染为主的化脓性肛周脓肿有全身症状及发热者，经手术切开排脓后，用庆大霉素 4 万 ~ 8 万单位浸润药条后放入创口内，形成一个缓慢释放药力的药源，直达病灶而且直接杀菌。配合全身用药，效果极佳。

2. 肛周小的脓肿位置浅，局部症状明显，手术切开排脓后，用庆大霉素或链霉素（皮试后）加入 5mg 糜蛋白酶，湿敷于创口内。该药能液化脓液及坏死组织，具有净化创面，利于新生肉芽组织生长，并促进创口愈合等作用。两药共用起到了药物渗入病灶，增加疗效的功用。坏死组织脱落快、创面肉芽新鲜，达到愈合快的效果。

3. 嵌顿痔凡在 12 小时之内，无血栓形成者（或血栓又少又小），全身症状无发热、局部无颜色改变、疼痛但不须用止痛针者，可在麻药中加糜蛋白酶进行局部注射后将痔核还纳。也可在骶麻后，用庆大霉素加糜蛋白酶在肛周浸润注射，痔核还纳、包扎,效果很好。对于年老体弱、不宜手术者尤为适用。

4. 对于由硬化剂或坏死剂引起的直肠黏膜坏死、溃疡、粘连、狭窄,用庆大霉素加糜蛋白酶,局部注射,可以使溃疡愈合、炎症吸收消退,狭窄缓解。糜蛋白酶也有过敏者,如荨麻疹,停药后会自行消退。

5. 直肠黏膜下脓肿切开后和放射性直肠炎便血者,前者用卡那霉素加糜蛋白酶灌肠,后者用庆大霉素加中药赛霉安粉保留灌肠,视病情而定药的剂量。前者用药后痛苦小,愈合快,瘢痕轻;后者止血止痛,较其他方法明显见效。

6. 溃疡性结肠炎急性发作期,用柳氮磺胺吡啶(SASP),2g/d,加小檗碱1g,混悬于生理盐水30~60ml中,根据经验配合加入氢化可的松50~100mg。导尿管滴入或保留灌肠,也可加中药白及粉以增大药液黏滞度,发挥在肠道内的作用。对急性发作期的治疗效果明显。

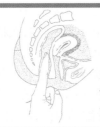

第八章　肛肠手术麻醉

麻醉,一般是指人体的全身或部分通过药物或针刺导致患者部分中枢神经系统的功能暂停,意识、感觉和反射性运动的暂时消失,骨骼肌呈现松弛,便于施行各种手术。

麻醉的目的在于手术时使患者无痛,为手术创造良好的条件。但一切麻醉药都具有毒性,给人体的生理功能带来某些不利。然而这是一种可逆性的,因人、因药和方法的不同而表现不同。总的来说,麻醉是有副作用的。因此,在麻醉过程中,既要达到理想的麻醉效果,又要使副作用降低到最小程度,从而更有利于患者的康复。所以麻醉的原则是:安全、无害、患者无痛苦、能配合手术的需要。

从散见于祖国传统文献有关"迷蒙药"和麻药的零星记载,足见我们国家对麻醉和复苏史的认识,在世界上是较早的。然而由于中医师徒相授的特点,"言传身教"的精华难免湮灭在历史的沧桑之中。加上历代战乱、天灾、文稿的大量轶失以及纸张使用寿命的限定,传统中医无论从药名、炮制、用法、用量都未能形成一个系统的麻醉体系。

而西方在 19 世纪才发明麻醉法,最早是 1799 年由英国化学家汉弗莱·戴维(Davy)发现氧化亚氮有麻醉作用,韦尔斯(Wells)于 1844 年使用于临床,以后乙醚、氯仿、可卡因等又相继问世。1905 年,爱因霍恩(Einhorn)合成普鲁卡因,解决了局部麻醉的最根本问题,使麻醉学有了新的飞跃。

我国的麻醉学科是伴随新中国成立发展起来的。作为肛肠专科医生学习麻醉知识,掌握麻醉方法就尤为重要。

大肠肛门疾病的手术麻醉应按病的种类和体质情况而采用不同的麻醉方法。肛门直肠手术常用的麻醉方法包括局部浸润麻醉法、蛛网膜下腔麻醉法以及骶管麻醉法。结肠手术可用硬膜外麻醉或全身麻醉。

第一节　麻醉前的准备和用药

一、麻醉前的准备

麻醉前的准备工作,主要是防止麻醉的意外,保证最佳的麻醉效果,必须考虑到一切可能发生的困难或意外,努力做到预防为主。在麻醉前,认真仔细地了解患者的病情,考虑具体麻醉实施方案,准备好麻醉和复苏所需要的各种药品和器械。

对于住院手术的患者做好麻醉前的准备工作极为重要。肛肠科很多患者须在门诊局麻下进行治疗,术前准备工作同样重要。这不但能使麻醉顺利进行,还能避免麻醉并发症和意外事故的发生。麻醉前对患者的准备,主要有如下三点:

1. 了解病情　麻醉医师在术前必须访视患者,全面了解患者的身体情况,主要器官的功能和病情,询问患者有无过敏性疾病(如支气管哮喘、荨麻疹等);是否有药物过敏史;如有怀疑,应做麻醉药过敏试验。有无义齿、牙齿有无松动、脊柱是否畸形等;有无其他基础疾病,目前控制情况;有无长期服用抗凝药、降压药、激素等;并且结合各种辅助检查结果,综合估计患者对麻醉和手术的耐受力,以便决定合适的麻醉方法。

2. 心理准备　手术是一种创伤性的操作,术前患者难免紧张、焦虑。局麻患者意识更是清楚的,不免出现一些恐惧和顾虑。应在手术前向患者仔细说明手术过程及可能发生的不适感觉,使患者和手术者充分合作。遇到精神过度紧张的患者,手术前或手术过程中,可使用镇静剂或吗啡类药物。

3. 患者准备　根据麻醉要求,成人麻醉前 12h 内禁食,4h 内禁饮水,以避免围术期间发生胃内容物反流、呕吐或误吸,引起窒息或吸入性肺炎。患者术前少吃豆制品、牛奶等容易产气的食物,术前排空大小便,以免术中、术后腹胀和尿潴留。一般肛门手术,不需要行肠道准备。手术前2小时可以吃些流质食物,但不可太饱。

由于肛门直肠疾患是常见病,有些不需要住院手术治疗,多采用门诊手术后即回家休养,使用局部麻醉较多,身体情况多选择良好状况时。所以麻醉前的准备工作较为简单。然而也必须重视这一环节。

二、麻醉前的用药

麻醉前给予一定的药物,减少患者手术中的精神紧张,增强麻醉效果,降低麻醉药物的副作用称为麻醉前用药。

这些药物的应用:①降低患者对手术的恐惧和紧张。②降低患者的基础代谢率,使麻药用量减少,还能使麻醉过程平稳,诱导时间缩短。③减少患者口腔和上呼吸道的分泌物,减少肺部并发症。④降低自主神经,尤其是副交感神经的过度兴奋,使麻醉过程平稳顺利。⑤还应考虑到药物的禁忌。如甲亢、青光眼、心动过速、高热不宜使用阿托品,产妇临产前不宜使用哌替啶和吗啡类抑制呼吸的药物,以免新生儿窒息于腹内。⑥对于老年人、儿童和危重患者以及肺功能差的患者,麻醉前给药应减少剂量或不给药。⑦麻醉前常用药的使用,因药物和患者的个体差异不同而不同(表8-1)。

表8-1　麻醉前常用药物的使用方法和注意事项

药物	儿童用量 （mg/kg）	成人用量 （mg）	途径	时间 （术前小时）	注意事项
苯巴比妥	3~6	100	肌内注射	0.5	
吗啡	0.1	5~10	皮下或 肌内注射	0.5~1	1岁以内及有呼吸抑制的病儿不用
哌替啶	1	50~100	皮下或 肌内注射	0.5~1	同上
阿托品	0.02	0.5~0.8	皮下或 肌内注射	0.5~1	有高热及脉搏较快超过正常者不用
东莨菪碱	0.01	0.3~0.5	皮下或 肌内注射	0.5~1	颅内高压的病儿应用的剂量应减少或不用 或改阿托品
氯丙嗪	0.5~1	25~50	肌内注射	1	血容量不足、脉搏较快、身体情况差、有低 血容量休克者慎用
异丙嗪	1	30~50	肌内注射	1	适用于高热和有过敏体质的病儿

三、麻醉期间的观察

麻醉期间严密观察患者的心、肺、呼吸、血压的变化,做到有问题及时处理,以免发生意外。对呼吸的观察主要是频率和幅度,尤以后者更重要。浅而快的呼吸,常使呼吸量减低,同时也注意呼吸道是否通畅。呼吸道梗阻时往往表现为呼吸困难、潮气量减低,可能因麻醉过深使呼吸中枢受到抑制或椎管内麻醉平面过高所造成,应及时处理。对循环的监测主要是观察血压、脉搏的变化。如麻醉过程中血压下降、脉搏增快是休克的表现。如为精神紧张引起,需立即停止手术,给予吸氧等处理;如由于手术失血过、血容量不足所造成,需尽快补充血容量。

第二节　常用麻醉药物及毒性反应的处理

麻醉药物在临床上分局部麻醉药和全身麻醉药。

一、局部麻醉药物

凡能阻断周围神经末梢和纤维的传导,使相应的局部组织暂时丧失痛觉的药物,称为局部麻醉药。在肛肠疾患的手术中,经常首选的局麻药是利多卡因。如考虑手术时间超过1小时,可酌情加肾上腺素3~5滴,或用利多卡因作局部浸润或神经阻滞麻醉。从理论上说,要用穿透力强的局麻药,以丁卡因最强,布比卡因为次选,再次为利多卡因,普鲁卡因最差。一般在局部浸润麻醉时,不用丁卡因,因其效能和毒性相当。丁卡因麻醉效能比普鲁卡因强十倍,但其毒性亦大十倍。利多卡因的麻醉效能为普鲁卡因的二倍,其毒性则与普鲁卡因相当,但在2%溶液时,则又比普鲁卡因大一倍。布比卡因与利多卡因相似。因此,在临床选用麻醉药时,要应予注意。同时还要注意有无药物过敏史,是否妊娠等。为了避免发生药物中毒,临床使用时一般以最低有效浓度和最小有效剂量为原则。现将常用局麻药的一般性能列表如下(表8-2)。

表8-2　常用局部麻醉药的一般性能

	普鲁卡因	丁卡因	利多卡因	布比卡因
别名	普鲁卡因	丁卡因、丁卡因	塞洛卡因	马卡因
性能	1	10～15(10)	2	8
毒性	1	10～20	浓度在1%以下与普鲁卡因似	与利多卡因似
表面麻醉	效果差,一般不用	0.25% 5ml=25mg	4% 4ml=160mg	
局部浸润(1小时最大量)	0.25% 400ml 0.5% 200ml	一般不用	0.5% 80ml 1% 40ml	0.25% 40ml 一般不超过100mg 0.25%～0.5%
阻滞麻醉浓度及最大量	1%～2% 1g	0.1%～0.33% 100mg	1%～2% 400mg	一次不超过100mg,一天不超过300～400mg
麻醉作用持续时间	1小时左右	2～3小时	1.5～2小时	3～6小时或更长
小儿最多用量(mg/kg)	14	1.5	7	2(浓度0.1%)

1. 局麻药对全身的影响及不良反应和处理

局麻药经机体吸收后或直接进入血液循环,会发生全身性反应。因此,在使用局麻药时,不能只着眼于麻醉效果,而应全面考虑。

(1) 对中枢神经系统的影响:血内局麻药浓度较低时,具有抗惊厥、镇静、止痒及止痛作用,但若药量过大,则可引起惊厥、甚则昏迷和呼吸暂停。

(2) 对循环系统的影响:血内局麻药浓度低时可使血压暂时轻度升高,并使心律失常有所改善。如果浓度过高,则可使血压剧降导致心衰,甚至心搏骤停。多数局麻药对血管平滑肌有程度不同的扩张作用。

(3) 对呼吸系统的影响:血内局麻药浓度过高时,能抑制患者呼吸。丁卡因最明显,利多卡因次之。

以上说明,必须慎重地掌握麻醉药物的用量,防止用量过大使局麻药快速吸收到血液中,这一点对保证手术的顺利进行和患者的生命安全是极其重要的。

2. 局部麻醉药的毒性反应　一切麻药都有其毒性。一旦过量或进入血管则会引起全身不良反应。一般常见不良反应有两种,一为中毒反应,其次为过敏反应。局部麻醉药的毒性反应有两类。

(1) 神经型毒性反应:是由于麻醉药的剂量在一定的单位时间内血液中麻醉药浓度过高或误入血管,超过了机体的耐受量,都可以引起神经型的中毒症状(表8-3)。

中毒处理方法按中毒分期作不同处理。原则是处理要快。

1) 早期:氧气吸入,肌内注射巴比妥类药,(如苯巴比妥钠0.2g,视年龄及病情加减用量)。血压下降的注射麻黄碱(静脉注入10～15mg左右),作用最快;肌内注射20～30mg,作用亦快;皮下注射作用最慢。

2) 惊厥:人工呼吸或氧气加压吸入,静脉注入硫喷妥钠(2.5%)2～5ml,边注入边注意惊厥情况,只要惊厥制止,立刻停药。以免注入过多引起呼吸停止。硫喷妥钠注入要缓。

3) 抑制期:人工呼吸或气管内插管后氧气压入。应用洋地黄类药物,注入麻黄碱(同早期)或去

表 8-3　中毒症状

分期	中枢神经系统	循环系统	呼吸系统
神经受刺激早期	躁动不安、头痛、恶习呕吐、颜面、手指等小肌肉颤动	脉率改变,常常加快;血压改变,上升或下降都可以皮肤苍白	呼吸次数及深度增加
神经受刺激中期	惊厥(抽风)	血压及脉搏均增加	青紫、呼吸困难加速
神经抑制期	肌肉瘫痪、反射消失、昏迷	循环衰竭,脉搏不能触知	呼吸衰竭、皮色灰白、中透发绀色

甲肾上腺素血管收缩剂。

（2）循环型的毒性反应:原因还不十分清楚。可能是机体对麻药过敏或药物抑制心脏的结果。此型分即刻反应和迟缓反应两种(表 8-4):

表 8-4　循环型的毒性反应

	症　状
即刻反应	皮色苍白、脉搏增快(偶有反应变慢或脉搏不规则)、虚脱、血压下降
迟缓反应	渐渐进入昏迷,血压逐渐下降、脉搏渐渐变慢而细弱

中毒处理方法:不论哪种反应,处理方法相同。

1）立即仰卧,头低足高;

2）血压下降的注射麻黄碱(用量同神经型)或其他血管收缩剂;

3）氧气吸入,如呼吸过浅过慢,作人工呼吸或氧气加压吸入;

4）脉搏缓慢细弱者应密切注意是否发展成心跳停止,如心跳停止即刻行胸外按压。

过敏反应:过敏反应发生率较低,据报道约为1%以下。过敏反应主要表现在皮肤黏膜和呼吸系统方面,可出现皮疹、荨麻疹、结膜充血。由于血管神经性水肿,呼吸系统可出现喉头水肿、支气管黏膜水肿和支气管痉挛,引起支气管哮喘发作。为预防过敏发生,术前应仔细询问患者有无麻药过敏史,甚至应事先做皮试。一旦发生过敏反应应立即吸氧,给予对症治疗外,及早应用抗组胺药物,可用肾上腺素 0.25～0.5mg 肌注,也可用苯海拉明 10～40mg 肌注。如出现支气管痉挛,可用氨茶碱 500mg 静脉滴注。因喉头水肿而出现呼吸困难需考虑气管切开,如出现休克应采取积极对症治疗。

3. 局麻药物中毒的预防

（1）所用局麻药的浓度和剂量不要超过一般剂量。对老人、儿童、久病体质极度衰弱者或危重患者,皆应适当减量。

（2）在血管丰富区域,如肛门直肠手术作浸润麻醉或阻滞等局部麻醉时,应考虑在局麻药中加入适量肾上腺素。

（3）每次用注射器注入药液之前,必须回抽管芯证实无血液回流方可注入药液。

（4）必须选用毒性最低的麻醉药物。

（5）麻药用量应该确实并加记录,以便随时计算药量的多少。

（6）询问患者有无过敏史(如支气管哮喘、荨麻疹)和对一般药物及麻醉药物的过敏史。如有可疑,即作麻药过敏试验。

（7）患者进入手术室前后,应测定血压、脉搏及呼吸。麻醉开始再测定一次。此后定时观察患者,以便早期发现中毒症状,及时处理,备好急救药。

二、常用全身麻醉药物

在肛肠疾病的手术中常用的全麻药物主要是氯胺酮、硫喷妥钠和丙泊酚。

1. 氯胺酮　此药是一种非巴比妥类速效全麻药。具有深度镇痛作用,对呼吸循环系统影响较轻,对于体表镇痛效果较好。应用范围广泛,而且比较安全,麻醉过程中,咽喉反射不消失,舌后坠现象极少发生,故易保持呼吸道通畅。氯胺酮作用快速、持续时间短、苏醒快、术后并发症少。具有升压作用,对于休克患者和一般情况较差者更为适宜。药物在肝脏内被分解由尿中排出,小儿成年人均可使用。

（1）用法和用量:静脉注射,用 1% 氯胺酮溶液,初次用量为每公斤体重 1～2mg/kg。1 分钟后即发生作用,可维持 10～15 分钟。长时间的全麻可和其他全麻药合用或在初次用量的基础上继以 0.1% 氯胺酮溶液静脉滴注维持。每小时为公斤体重 2～5mg/kg。手术结束前 30 分钟停药。肌内注射,用 5%～10% 氯胺酮溶液,初次用量为每公斤体重 4～10mg/kg。注药后 3～4 分钟即开始发生作用。可维持 25～30 分钟,镇痛效果可达 20～40 分钟。多次追加时剂量有递减趋势。一般单次注射后,45～60分钟即可完全苏醒。如剂量过大,超过每公斤体重20mg/kg,常使苏醒时间延长,尤以小儿和老年人明显。

（2）禁忌证和注意事项:严重高血压、颅内压、眼压升高的患者以及心脏代偿功能不全的患者禁用。长时间的手术不宜单独使用。如要求肌肉松弛的手术,还应配用肌松剂。

（3）毒性和副作用:此药毒性低,其副作用除一过性的心血管系统反应外,主要是苏醒过程中,成人中约有5%会出现噩梦、幻觉、谵妄、兴奋或躁动。一般仅持续5～15分钟,然后迅速清醒,有的可持续一至数小时。手术结束时,静脉注射安定5mg或东莨菪碱有一定预防作用。此外还有极少数患者会出现皮疹和红斑,十分钟左右即自行消失。术后还应经常密切观察患者的呼吸、脉搏和血压的变化,如发现异常应及时处理。

2. 硫喷妥钠　为超短时作用的巴比妥类药物。静注后很快产生麻醉,故称静脉麻醉药。其主要优点是作用快、诱导期短、无兴奋现象、呼吸道并发症少,一次静注后可维持麻醉20～30分钟,麻醉后恶心、呕吐少见。但麻醉时间短,痛觉消失和肌肉松弛也不够完全。适用于短小手术、诱导麻醉与抗惊厥。

（1）用法和用量:静脉麻醉,一般多用5%或2.5%溶液,缓慢注入。成人,1次4～8mg/kg,经30秒左右即进入麻醉,神志完全消失,但肌肉松弛不完全,也不能随意调节麻醉深度,故多用于小手术。如患者有呼吸快、发声、移动等现象,即为苏醒的表现,可再注射少量以持续麻醉。剂量:1次1g(即5%溶液20ml)。基础麻醉,用于小儿、甲状腺功能亢进症及精神紧张患者。每次灌肠30mg/kg(多用于小儿);或肌注,每次成人0.5g,小儿15～20mg/kg,以2.5%溶液,作深部肌注。诱导麻醉,一般用2.5%溶液缓慢静注,1次0.3g(1次不超过0.5g),继以乙醚吸入。抗惊厥,每次静注0.05～0.1g。

（2）禁忌证和注意事项:①不论急性、间歇发作或非典型卟啉症均禁用,卟啉合成中的酶诱导以及临床征象均可因用药而加剧;②结肠和(或)直肠出血、溃疡或肿瘤侵犯时禁止经直肠给药;③慎用于肾上腺皮质、甲状腺或肝等功能不全,即使仅用小量,作用时间亦可明显延长;④对巴比妥类过敏者禁用;⑤心血管病、休克低血压、重症肌无力以及呼吸困难、气道堵塞或支气管哮喘等患者,尤其是衰弱者,给药后呼吸抑制、呼吸暂停或血压骤降、心输出量降低的发生率高,且常显示病情危急;⑥药液不可漏出血管外或皮下。

（3）毒性和副作用:①容易引起呼吸抑制及喉痉挛,故注射宜缓慢。如出现呼吸微弱,乃至呼吸停止,应即停止注射。使用时必须备以气管插管、人工呼吸机及氧气。②用后无呕吐、头痛等副作用,但常引起喉痉挛、支气管收缩,故麻醉前最好给予阿托品以作预防。如心搏减少,血压降低,立即注射肾上腺素或麻黄碱。

3. 丙泊酚　是目前临床上普遍用于麻醉诱导、麻醉维持、ICU危重患者镇静的一种新型快速、短效静脉麻醉药。它具有麻醉诱导起效快、苏醒迅速且功能恢复完善,术后恶心呕吐发生率低等优点。

（1）用法和用量:麻醉给药:建议应在给药时[一般健康成年人每10秒约给药4ml(40mg)]调节剂量,观察患者反应直至临床体征表明麻醉起效。大多数年龄小于55岁的成年患者,大约需要2.0～2.5mg/公斤的丙泊酚;超过该年龄需要量一般将减少;ASAⅢ级和Ⅳ级患者的给药速率应更低,每10秒约2ml(20mg)。麻醉维持:通过持续输注或重复单次注射给予丙泊酚都能够较好的达到维持麻醉所需要的浓度。持续输注所需的给药速率在个体之间有明显的不同,通常4～12mg/(kg·h)的速率范围能保持令人满意的麻醉。用重复单次注射给药,应根据临床需要,每次给予2.5ml(25mg)至5.0ml(50mg)的量。肛周脓肿单纯切开引流术:术前以2.0mg/kg剂量实行麻醉诱导,术中若因疼痛患者有肢体动时,以0.5mg/kg剂量追加,应能获得满意的效果。

（2）禁忌证和注意事项:①已知对本品过敏的患者禁用;②低血压或休克患者慎用或禁用;③3岁以下儿童麻醉和16岁以下儿童镇静禁用;④妊娠妇女和哺乳期妇女禁用。丙泊酚注射液应该由受过训练的麻醉医师或加强监护病房医生来给药。用药期间应保持呼吸道畅通,备有人工通气和供氧设备。丙泊酚注射液不应由外科医师或诊断性手术医师给药。患者全身麻醉后必须保证完全苏醒后方能出院。癫痫患者使用丙泊酚可能有惊厥的危险。对于心脏、呼吸道或循环血流量减少及衰弱的患者,使用丙泊酚注射液与其他麻醉药一样应该谨慎。丙泊酚注射液若与其他可能会引起心动过缓的药物合用时应该考虑静脉给予抗胆碱能药物。脂肪代谢紊乱或必须谨慎使用脂肪乳剂的患者使用丙泊酚注射液应谨慎。使用丙泊酚注射液前应该摇匀。输注过程不得使用串联有终端过滤器的输液装置。一次使用后的丙泊酚注射液所余无论多少,均应该丢弃。不得　留作下次重用。

第三节　肛门直肠手术常用的麻醉方法

在临床肛门直肠手术中,常用的麻醉方法有:针刺麻醉、局部麻醉、肛管麻醉、骶管麻醉、硬脊膜外麻醉,鞍状麻醉、静脉麻醉等7种方法。本节详细叙述如下。

一、针刺麻醉

针刺麻醉是继承发扬祖国医学遗产,走中西医结合道路的一个新的途径。其特点是安全有效、操作简便、经济易用、副作用和后遗症较少。具体分为耳针和体针两种。

1. 耳针穴　直肠上端穴、直肠下端穴、神门穴、肌松穴(图8-1)。

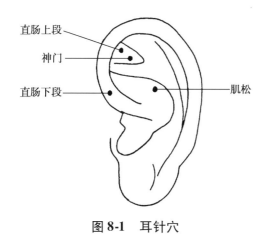

图 8-1　耳针穴

2. 体针穴　腰俞穴、肛门局部穴、承山穴(图8-2)。

操作方法:用体针刺入耳针穴位或体针穴位,通过电针麻醉机,使肛门直肠麻醉。或经腰俞穴先向骶管内注入生理盐水 30ml,再由注射针内放入体针,连于电针麻醉机,一般通电 15～30 分钟即可麻醉。

术前准备与用药:术前应先向患者讲解针麻特点,解除思想顾虑,取得配合。术前半小时注射哌替啶50mg,异丙嗪25mg。由于肛门直肠手术麻醉要求条件高,有些出现肛门松弛不够理想,痛觉不易完全消失,有待今后进一步完善探索。

二、局部麻醉

局部麻醉是用药物暂时阻断身体某一区域神经传导的麻醉方法,简称局麻。具体方法是将麻药注

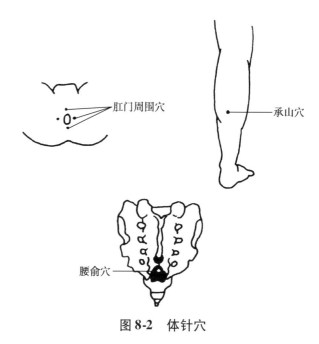

图 8-2　体针穴

射于肛门周围皮下组织及两侧坐骨肛门窝内,用以阻滞肛门神经,使其传导消失,达到肛周麻醉的目的。

1. 适应证和禁忌证　适用于痔疮、肛裂、单纯肛瘘、脱肛、肛乳头肥大、浅部肛周脓肿等手术。要严格注意无菌操作。对较大脓肿、复杂性肛瘘和直肠深部手术等均不宜使用局部麻醉。

2. 常用麻醉药物　局部麻醉常用药物有利多卡因,常用浓度为 0.25%～0.5%,一次用量最多不超过 0.4g。布比卡因 0.25%,15ml,一次用量不得超过 0.1g。普鲁卡因,常用浓度 0.5%～1%,一次用量 10～30ml。每小时用量最多不超过 1g。

3. 操作方法　在肛周常规消毒后,做肛周局部浸润麻醉。常用梭形麻醉法,即在肛周 6-3-9 点处、距离肛缘 0.5～1cm 用一般注射针头接 5ml 注射器,内装 0.5%～1% 利多卡因 5ml,左手扶住注射针头和注射器,将针头斜面紧贴皮肤,针身倾斜几乎与皮肤平行。在针头逐渐向皮肤推压的同时,右手推注麻药。此时皮肤上出现色白、上带橘皮样小凹点的皮肤小泡,这就是皮内小泡(亦叫做皮丘)。每个皮丘以直径 0.5～1cm 大小最合适(图8-3)。下一步局麻药注射针就从皮丘处徐徐刺入,这样可以减轻患者的疼痛。如果较深的脓肿和肛瘘做深部浸润麻醉时,可用左手示指放入肛门内作引导进针,勿使针刺

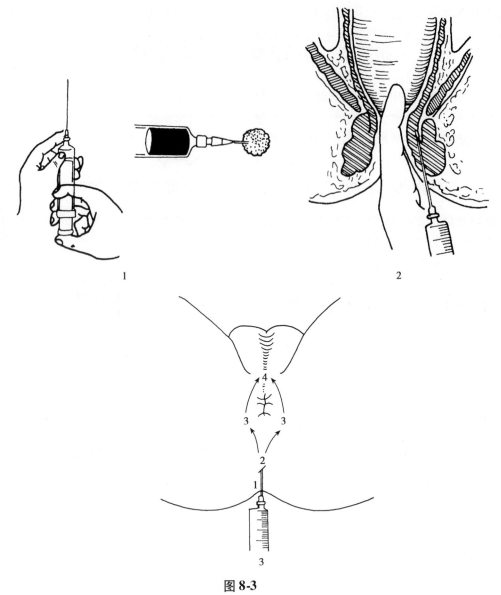

图 8-3

1. 注射器正确拿法　2. 肛旁深部注射法　3. 肛门局部浸润麻醉

穿肛管,另一手持有麻药的注射器进针注药。每处注射药量为 3～5ml,每侧总量不宜超过 10ml。为使麻醉时间延长,减少出血,可于每 10ml 麻药中加入 0.1% 肾上腺素 1 滴。对高血压、心脏病患者慎用。

若较单纯的疾病如血栓性外痔,炎性外痔,肛乳头肥大或乳头状纤维瘤等,可在病变基底周围注射少量局麻药,即可达麻醉目的,进行手术。

对于麻醉效果不充分,或重点手术区域可适当多注射麻药。

笔者经过多年的临床经验,认为大的、深部肛门周围间隙的脓肿,采用骶管麻醉比较好。患者痛苦小,化脓病灶不易扩散,手术时肛门松弛、视野清楚,利于探查病灶。

局麻注意事项:①速度宜慢不宜快;②年老体弱或心脏功能较差者麻药浓度需低;③天气较冷时,浓度稍高,天气热时浓度稍低。

三、肛管麻醉

肛管麻醉就是从齿线处注入麻醉药物,使麻醉药物在齿线上下的内括约肌及皮肤黏膜下浸润,造成肛管区域内良好的手术环境。

肛门周围神经密布、敏感异常,即使局麻针刺肛周也疼痛难忍,因此减轻患者痛苦,解除患者精神紧张,多年来一直是术者的追求。

在解剖学上肛管对肛门有着重要的作用。齿线与肛门之间 2.5～3cm 左右的范围即为肛管。齿线 2cm 以上直肠和结肠无痛觉神经,所以在乙状镜检查,黏膜缝合结扎、灼烙或有肿瘤溃疡时均不感到疼痛。齿线下缘约 8mm 长是肛管移行上皮，也是一个痛觉迟钝区。齿线向上 1cm 左右黏膜区仍有周围神经分布，所以对胀满（如内痔注射时药液充痔核）或指诊压捻均有感觉。这是内脏感觉神经引起的、由副交感神经和腹下神经的内脏感觉纤维支配。肛管的副交感神经是由直肠壁内肠肌丛连接而来，形成联合纵肌神经丛，分布在肛周皮肤和内外括约肌束。同时黏膜下神经丛与肛周皮肤的神经丛相连，这就形成了肛管的诸多神经来源和肛周皮肤的丰富神经末梢。不仅支配内外括约肌和肛提肌，还对痛、温、触等敏感，其表现就是刺激肛门出现疼胀、牵拉及肛门紧缩感。

综上，笔者经过近十多年的临床摸索，根据肛管的解剖神经分布特点，选择对疼痛不敏感部位进针，并把麻药直接注到手术的敏感部位，乃是一个大胆的、全新的尝试，也是"肛管麻醉"之精要。采用肛管麻醉法进行内痔注射和结扎手术，取得了满意的效果。

1. 适应证 各期内痔、静脉曲张型混合痔注射术、肛乳头结扎术。

2. 操作方法 患者一般采用侧卧位，常规消毒，由外向内沿肛门皮肤纹理呈放射状消毒，铺孔巾。消毒完毕后嘱患者放松。用沾有液体石蜡的喇叭型肛门镜轻轻按压肛门后，再将肛门镜轻柔推入肛内。看到肠腔后用 1% 的碘伏棉球消毒肛内反复 3 次。肛门镜缓慢退到齿线处再用碘伏棉球消毒后用干棉球沾干。此时用 5ml 注射器将配好的 0.5% 利多卡因药液依照肛门截石位 3-6-9-12 点顺序注药。进针位置在齿线下肛管处向上 40° 角斜行进针，有肌性感后开始注药（图 8-4）。如黏膜区肿胀膨大时表明进针浅或进针角度不对，没有注射到肛管肌环位置上。麻醉涉及的主要是内括约肌和外括约肌浅层的肌束（图 8-4）。一般四个部位注射的药量在 15ml 左右。麻醉显效，以肛门镜进入自如，痛觉消失、痔核暴露清楚，操作得心应手为标准。

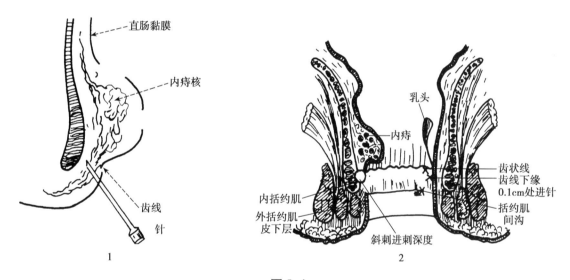

图 8-4

1. 肛管麻醉进针位置示意图 2. 进针位置与局部解剖的关系

3. 注意事项 诊断明确，解剖部位清楚，患者合作。切忌操作者动作粗暴。截石位 12 点进针不可过深。

4. 肛管麻醉的优点

（1）避免了局部麻醉在肛周多次进针时肛门疼痛所致的患者紧张和恐惧感。同时也减轻了因为肛周皮肤皱纹多消毒不严导致皮下感染的并发症（有文献报道及我们在临床上的观察局部麻醉法引起肛周皮下感染化脓的发生率占 1% 左右）。

（2）肛管麻醉法与局部麻醉法对比：做内痔注射或结扎时，肛管麻醉法使胀、痛、牵拉、便意感全部消失。而局部麻醉法有程度不同的上述症状约占 80%。

（3）肛管麻醉法由于针刺感轻微，患者不紧张，注射麻药位置针对性强，麻药一般不会过量。只要注射部位正确、肛门松弛的手感很明显。由于肛门敏感的特殊性，麻醉效果第一不仅要痛觉消失，第二肛门还要松弛。肛管麻醉法均具备上述二点。

（4）肛管麻醉法与局部麻醉法注射部位和药量差异很大，肛管麻醉法视病情轻重在 10～20ml 内即可达到麻醉效果。而局部麻醉法若对肛门麻醉方法不太熟悉，即使用药 50ml，患者肛门仍不松弛，痛觉也不消失，肛管麻醉此种现象不会发生。

（5）肛管麻醉法与局部麻醉法比较（不包括麻药过敏者）由于药量少，注射部位针对性强，基本上消除了麻药中毒反应，如头晕、恶心、呕吐、躁动不安、脉搏加快、血压升高或下降、面部皮肤苍白等。

（6）肛管麻醉与局部麻醉比较：内痔注射后如出现肛门疼痛、肛门下坠、痔核脱出、便意感频、小便不利及腹胀等反应均很少发生。我们详细观察近千例患者，有以上症状者占 0.5% 左右，且症状轻微，术后要求止痛占 0.3%。究其原因有二，一是肛管麻醉进针部位合理，二是麻醉药物针对性强。

四、骶管麻醉

在骶管内注药能引起部分身体的麻醉作用即为骶管麻醉（简称骶麻）。属于硬脊膜外腔阻滞的一种。现此法肛肠外科医师使用较为普遍。

1. 适应证　肛门、肛管、直肠下段及会阴部的各种手术，如内外痔、肛周脓肿、肛瘘、肛裂、直肠脱垂和肛门畸形、直肠阴道瘘、直肠前突等。

2. 常用药物　药物一般在临床上选用利多卡因，取其潜伏期短，药液在注射时弥散广、通透性较强等优点。大多采用 1%～1.5% 利多卡因溶液，一次最大剂量不超过 400～500mg 为宜。注药时先注入 3～5ml，相隔 5 分钟后，若无脊髓麻醉征象出现即可注入药液。大约 5～15 分钟开始麻醉，药效持续 60 分钟左右。也可用 1.5%～2% 普鲁卡因溶液行骶管麻醉，最大剂量为 800～1000mg，方法同前。

3. 操作方法　患者取俯卧位或侧卧位，两块臀肌之间塞入纱布，以免消毒液流入肛门会阴。在麻醉区域做常规消毒，铺巾。麻醉时术者站在患者一侧，面向臀部。骶裂孔的两旁。由第 5 骶骨的关节突形成两个突起，能隔着皮肤触到即是骶角。骶角位置在骶裂孔两旁，是骶管麻醉时进针的最好界标。摸出两侧骶角、各画"×"记号或用拇指尖压一个痕迹，骶裂孔即在骶角之间的地方。摸不清骶角时可先摸清尾骨尖，顺尾骨尖的中线向上约 5～6.5cm 即是骶裂孔位置（图 8-5）。

穿刺时，在骶裂孔两旁作的两个"×"号的正中间作一皮丘，而后浸润骶尾韧带等深部组织，直达骨膜外表。皮下浸润的剂量宜小，否则易使骶角骨性标记摸不清，使穿刺定位有困难。穿刺时，右手持注射器，左手固定针体，由皮丘内刺入，针体先与皮肤呈垂直刺至骨膜后，将针体向尾椎方向倾倒，与皮肤呈 45°角（图 8-6）。

当针尖通过骶尾韧带后，则有阻力骤然消失的

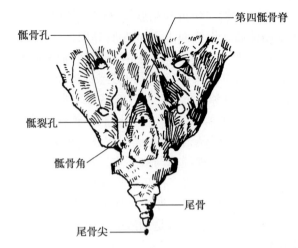

图 8-5　骶裂孔的位置

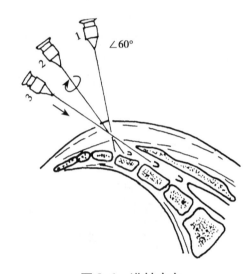

图 8-6　进针方向

感觉（即落空感），表明针尖已进入骶管腔。此时，用盛生理盐水的注射器测试有无阻力，或注入少许气体观察是否有负压，此后穿刺再推进时一定要顺着骶管的弧度，针体进入骶管不宜过深，一般以 3～4.5cm 为宜。身体的胖瘦、皮下脂肪的厚薄均应在穿刺时加以考虑。小儿更应浅些，以免误入蛛网膜下腔，针蒂接上盛有药物的注射器后，一定要回吸有无血液和脑脊液，才可以开始注药。如果穿刺正确，针尖在骶管腔内，注射药物时阻力极小。骶管麻醉给药方式与硬脊膜外阻滞相同，先注试验量，然后分次注入其余药量。

4. 注意事项

（1）在遇有穿刺不顺利时，在注入药液前，先应注入生理盐水作试探，如无阻力，才可推药；

（2）用左手示指并列、置于骶椎区皮肤表面，不可太用力。在注入空气后，应无深部组织肿胀感觉，手下亦无捻发感才可注药；

（3）若有回血，立即出针改变针刺位置；

（4）针尖斜面朝肛门方向；

（5）刺入骶管深度切勿超过第二对骶后孔平面高度，防止误入蛛网膜下腔；

（6）注射药液速度不宜过快。

5. 临床上骶管麻醉的失效除与穿刺技术有关外，还有解剖上的原因。

（1）骶裂孔长约19.8mm，宽约15.9mm，但有少数人（5%）骶裂孔的开口只有2mm宽，针尖不容易寻找，穿刺就有困难。

（2）骶裂孔外形不一，多数是呈钝三角形，少数却有畸形。这就使穿刺针从骶裂孔进入后，又从它孔出来。或麻药从一孔注入、它孔流出，影响麻醉效果（图8-7）。

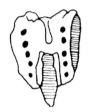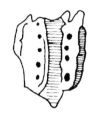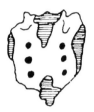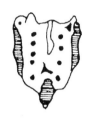

图8-7　骶骨的变异

所示只是变异的少数几种，常使麻药漏出滴管影响麻醉效果

（3）骶裂孔的位置也有差异，有的裂口在第4骶椎，有的更上或更下。骶角是否明显，因人而异。给初学者增加了困难。

（4）椎管的前后壁之间带有纤维组织带，在骶腰部这种组织较为显著，骶管麻醉的效果不佳，很可能与这种结构有关。所以在临床操作时，回吸时见脑脊液、回血及上述个别情况时，可改用别种麻醉法。

五、硬脊膜外麻醉

将麻药注入硬脊膜外腔，使其部分脊神经暂时麻醉，使得躯干某一节段的痛觉消失，称为硬脊膜外麻醉。此种麻醉方法适用于手术时间长的患者。

1. 适应证　直肠癌、骶前囊肿性肛瘘和括约肌成形术等。

2. 常用药物　麻醉前1~2小时，给患者苯巴比妥或戊巴比妥0.1g，口服，必要时酌情给安定5~10mg，口服。常用麻醉药物有1%~1.5%利多卡因，用量达400mg。目前，临床上最常用的是短效和长效的局麻混合液，如1.66%利多卡因和0.166%丁卡因混合液或1%利多卡因和0.15%丁卡因混合液。

3. 操作方法　患者取侧卧位，下腹部手术在胸12~腰2椎体间穿刺。会阴部手术在腰3~5椎体间穿刺。此时麻醉者最好取侧卧位，患者俯首抱膝，使腰部屈曲（图8-8）。

穿刺针入硬脊膜外腔后，有负压和回吸现象，再放入导管注入1%~1.5%利多卡因5ml。待5分钟后，如无腰麻现象，再注药10ml。10分钟后出现麻醉现象，以后可间隔4、5分钟再注射一次药量。

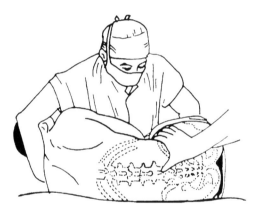

图8-8　穿刺时体位

4. 技术要求　硬膜外穿刺技术的要求同腰椎穿刺。但不要误穿入脊髓腔而注入大量麻药，以免造成医疗事故。其次，如果针刺错入硬脊膜外腔以外的地方，就没有麻醉作用。所以，从安全和效果两方面着想，必须保证针体确实在硬脊膜外腔内。要做到这一点，应该按下列各个步骤进行。

（1）第一步：针尖一遇到黄韧带的阻力即停止进针，拔出针心，用注射器将生理盐水从腰椎穿刺针的针栓滴入，使针栓悬挂1滴水滴。

（2）第二步：两手扶住针栓，一手稍稍用力推针，另一手用同等力量相抵，针很快就穿透黄韧带，这时会有韧带"突破"的感觉（阻力忽然减低），穿透黄韧带不能过分用力，也不可猛刺，以免穿入脊髓腔，穿过黄韧带后立刻停针。在穿透黄韧带的同时，两眼紧盯着针栓，看上面的水滴是否被吸入。水滴的吸入表示针尖已进入硬脊膜外腔,这是一个重要的试验。也可用小玻璃接管,内装生理盐水接于注射器针栓,观察玻璃管内盐水是否被吸入。

（3）第三步:用注射器内装 5ml 的空气,轻轻按在腰椎穿刺针的针栓上,左手扶住针栓,并用手背靠在患者的背部,不使针尖进退。注入空气时,如毫无阻力就进一步证实针尖确在硬脊膜腔内。如注入空气和生理盐水时,患者感觉发紧发冷,或觉下肢热胀轻痛,就是穿刺正确的表示。

（4）第四步:用注射器回吸,如未吸出脑脊液,再注入生理盐水或空气 5ml,仍未遇到阻力,即可注入麻药。注入麻药时,一手必须扶住针栓,不使穿刺针移动,推注射器在不知不觉间穿透硬脊膜而入脊髓腔。注入麻药过程中,经常轻轻回吸,如无脑脊液流出,才可推送药液(图 8-9、8-10)。

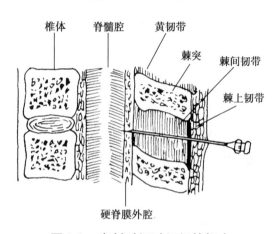

图 8-9　穿刺时经过组织的标志

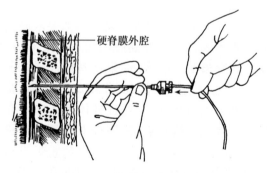

图 8-10　硬脊膜麻醉的位置

六、鞍状麻醉

为蛛网膜下腔麻醉的一种方法。将麻药注入蛛网膜下腔内,使麻药分布在最低部位,产生会阴部鞍状麻醉。此法比较安全,下肢可以活动,对血压无明显影响。

1. 适应证　用于肛门会阴部要求括约肌极度

松弛的痔、肛瘘、脓肿,肛门成形术等。

2. 常用药物　普鲁卡因 150mg,加生理盐水 3ml 或脑脊液 3ml,混匀后注入 0.7～2ml 到蛛网膜下腔。或丁卡因溶液(1:1:1):将 1% 丁卡因 1ml、1% 葡萄糖 1ml、3% 麻黄碱 1ml 混匀后注入 1.5ml。

3. 操作方法　患者取坐位(如图 8-11),在腰椎 3～4 或腰椎 4～5 棘突间刺入蛛网膜下腔后,针头开口向下,1 分钟内将麻药注完,维持坐位 1 分钟后,阻滞平面基本上固定不变,再改变为手术体位。若用普鲁卡因在 5～6 分钟后,麻醉平面基本固定不变。

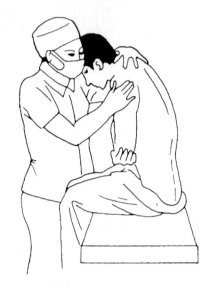

图 8-11　鞍麻时病人的体位及助手扶持病人的姿势

4. 注意事项　对妇女妊娠期、10 岁以下小儿、肾功能不全者应该慎用。对中枢神经性病变感染(败血症、菌血症等)、心血管系统病变(如高血压)、脊柱畸形、损伤等,均不宜采用此种麻醉。同时麻醉前应尽可能避免使用能降低血管系统代偿功能的药物,如氯丙嗪、利血平等。

七、静脉麻醉

静脉麻醉是药物经静脉注入,通过血液循环作用于中枢神经系统而产生全身麻醉的方法。其优点为诱导快,对呼吸道无刺激,无环境污染。

1. 适用于在 10 分钟内完成的手术。如急性肛门周围脓肿切开排脓术。

2. 常用静脉麻醉药有:硫喷妥钠,氯胺酮,依托咪酯,羟丁酸钠,丙泊酚等。

此种方法,易于操作。术前取掉患者口内义齿,需要有氧气设备,术中注意呼吸、血压,掌握推药速度,注意有无呼吸抑制。

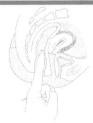

第九章 大肠肛门手术术前准备和术后处理

第一节 结肠疾病术前准备

大肠是传输和贮存粪便的器官。粪便内存有大量的细菌及未被吸收的纤维物质和少许的代谢产物。大肠肛门部手术不能保证无菌,属于污染手术,所以在术前应做好必要的肠道准备工作,减少污染。手术前准备充分与否,关系着手术的成败,具有重要意义。术前准备包括心理准备、患者全身情况准备、术前常规准备等。

一、心 理 准 备

一般患者对手术均有顾虑,如手术是大手术还是小手术,能否成功、手术是否打麻药,术后是否疼痛、术后是否复发等。特别是肿瘤患者顾虑及恐惧心理更加严重。因此,作为医务人员必须耐心、细致地做好患者术前的思想工作,以极高的责任感和高度负责的精神对待患者,使其消除顾虑。医生术前应进行详细的病例讨论,选取最适合患者的手术方案,并将手术的必要性和可行性以及手术方式,可取得的效果,手术的危险性,可能出现的并发症及愈后等,向患者家属或患者本人详细交代清楚,得到患者家属或患者本人的理解和认同。并对手术前后的一些特殊要求,如饮食、体位、大小便、引流管、尿管等交代清楚,取得患者及家属的配合,提高患者战胜疾病的信心。

二、患者全身情况准备

1. 病史和体检 详细了解患者病史。对患者的局部情况和全身情况有充分的了解。掌握病变局部的范围、大小及与周围组织或器官的关系。完成有关实验室检查,确定临床诊断,明确手术的适应证和禁忌证。重视患者的全身情况,如是否有高血压、心脏病、糖尿病、肺功能不全、贫血、血友病、凝血机

制障碍、肝硬化、性病等,并在术前给予充分的纠正。如果忽视了这些问题,轻者影响手术效果,重者可能危及患者生命。

2. 化验检查 对于一般肛门会阴部手术应作血、尿、便常规、凝血、传染病、胸片、心电图等检查。对于结直肠或肛门较大手术应作肝、肾功能检查,电解质检测及血型确定。对于年龄较大的患者,怀疑有结直肠肿瘤者应行结肠镜或钡灌肠等检查,肠道恶性肿瘤,手术前后可作肿瘤标记物检查,对检测手术的彻底性及手术后是否复发可能有帮助。部分结直肠肿瘤的患者怀疑有肝转移等情况时,可行 CT 检查或 MRI 检查。

三、术前常规准备

1. 饮食准备 大肠内容物多少对防止手术视野的污染和术后肠管麻痹的发生有直接关系。因此,主张术前 3～4 日开始进流质饮食。手术前 12 小时禁食,4 小时禁水,以防手术或麻醉过程中发生呕吐而出现吸入性肺炎,必要时给予胃肠减压。

2. 手术区的准备 手术前一日患者应沐浴、洗头、修剪指甲、更换内衣、剔除手术区的毛发,用温皂水擦洗,涂以 75% 的酒精,手术当日再重复一遍。

3. 肠道准备 正常大肠内有很多细菌,如大肠埃希菌、类菌体、链球菌、白色葡萄球菌、产气荚膜杆菌、变形杆菌等。正常情况下,由于肠黏膜屏障对这些病菌有预防作用,如果因手术使黏膜屏障破坏,病菌即乘机进入静脉或腹膜腔,引起感染。所以术前准备目的是为了减少肠内容物及病菌数量,使病菌代谢迟缓,活动受到抑制,防止感染。术前 3 日开始进流质饮食,遵医嘱口服肠道抗菌药,术前 1 日禁

食,晚上5~6点钟开始口服复方聚乙二醇电解质散,大概排便7~8次,一般不需要灌肠,如排出液仍有少量粪渣,术晨可用温盐水500ml灌肠1~2次排出水样便即可。天津市人民医院张作兴主任对传统肠道准备方法进行了改进;新的方法排除了传统方法的那种禁食时间延长对患者体质的消耗和反复清洁洗肠对患者身心的困扰。具体方法是:术前正常饮食,术前一天饮半流质,晚餐给予流质,术前禁食水,不给予泻药及清洁洗肠,不口服任何抗生素。自1994年以来治疗大肠癌及溃疡性结肠炎患者的手术900余例,均选用本法,未发现有增加感染及并发症的例数。

第二节　结肠疾病术后处理

手术后处理的目的是使患者减少痛苦,预防各种并发症的发生,尽快地恢复健康。

第一,由护理人员将病床铺好,并准备好术后需要的用具和胃肠减压装置。患者回病房后,平稳、细心、缓慢地将患者抬上病床,接好各种外引管、心电监护,静脉输液,测量各项生命体征。

第二,保持环境安静,少扰患者。手术24小时内密切观察患者的血压、脉搏、体温、呼吸、尿量及伤口局部渗血情况。随时做好护理记录。全身麻醉未清醒的患者,应平卧,头转向一侧,以便口腔内唾液或呕吐物易于流出;椎管内麻醉的患者,需去枕平卧6小时,避免抬头,以防头痛,6小时后可根据需要选择体位;腹部手术后,特别是盆腔术后,多采用头低半坐位,以减少腹壁张力,便于引流。

第三,术后第二天嘱患者在床上翻身活动,或下地活动,促进肠蠕动,避免粘连型肠梗阻的发生。

第四,大肠术后,一般24~48小时内禁食水;待肛门出现排气、或排便后,可以少量多次进流食;5~6天后开始半流食,1周后可以正常饮食。早期下床活动可由家人或护理人员搀扶,以后逐渐自己行走。

第五,术后伤口常引起不同程度的疼痛。一般术后可给予止痛片1~2片,若患者疼痛剧烈可给予哌替啶50~100mg肌内注射,也可予氟比洛芬酯10ml静脉滴注。

第六,为防止伤口感染,术后可以每日用75%酒精消毒后,更换无菌纱布。缝合伤口有感染时,及时拆除部分缝线,敞开伤口,放置引流条。腹部伤口一般7日左右拆线,老年体弱者可延迟拆线时间。

第三节　肛门直肠疾病术前准备

一、一般准备

手术前一定要对患者做好全身和局部检查,确定诊断,详细了解病史,并根据病情决定是否符合手术指征及选择适当的手术方法。全身检查包括血、尿、便、肝肾功、凝血、传染病等常规检查,心电图检查,胸片及B超检查;局部检查主要对肛门部的视诊、指诊及肛门镜检查,做到心中有数。对疑难病例要慎重研究或者先用药物保守治疗。待其症状好转适合手术条件时再行手术治疗。并对术中、术后可能出现的特殊情况向患者和家属讲清楚,以取得患者的知情合作,消除患者对手术或治疗中的紧张情绪。

二、休　　息

根据病情对患者进行分级休息。病情严重如重度感染、大出血、重度贫血、休克等,应限制其下床活动和任何过多运动,实行一级休息。病情较重如严重贫血,手术后应限制其下床活动,实行二级休息。如患者一般情况良好,术后恢复期可做适当活动,但要避免活动过度,实行三级休息。

三、饮　　食

肛门直肠一般手术术前对患者不限制饮食或进少渣饮食。在临床上可根据手术种类和患者的不同情况作出具体安排。术后饮食如常,鼓励患者多吃富含纤维素饮食,如蔬菜水果,粗粮等,以利于粪便的排出。

1. 直肠脱垂手术前一天禁食或进少渣饮食。

2. 肛门成形术或骶前囊肿和复杂性肛瘘者,术前两天进流食或半流饮食,便于控制大便。

四、皮肤准备

术前1天剃去患者会阴部和骶尾部的毛发,用肥皂水冲洗会阴,必要时可在麻醉后进行。

五、肠 道 准 备

1. 灌肠　门诊手术一般术前可以不灌肠,仅嘱患者排空大小便即可。住院手术一般多是较大手术,术前应先作常规灌肠准备。而且根据手术种类的要求不同选用不同的灌肠方法。

(1) 一次性灌肠:对于痔、瘘、脱肛、肛裂等肛门部手术,适宜在手术的当天早晨常规灌肠一次。用肥皂水 500～1000ml,可以达到清洗肠道粪便的目的。也可用生理盐水灌肠,但要注意不可停留时间过长,以免水分被肠道吸收。

(2) 清洁灌肠:对较大而复杂的手术,如直肠脱垂注射术、肛门成形术、骶前囊肿性肛瘘、肛门直肠狭窄以及结肠手术、缝合创口手术。要求肠道清洁时,应清洁灌肠。常用生理盐水反复灌肠,直到液体内无粪渣为止。

2. 服用药物　有些手术为了减少肠内感染、保持创面清洁,为手术创造良好条件,可服用抗菌药物。如新霉素 0.75～1g(一般成人每次 0.3～0.4g),每小时 1 次,连用 4 小时。以后改为 4～6 小时 1 次,术前连服 1～2 天。或用磺胺咪,每次 1g,每日 4 次,连服 3～5 天,也可服甲硝唑,每次 1g,每日 3 次。

六、术 前 用 药

1. 镇静药物的应用　为了减少患者的紧张情绪并使其得到较好休息,使手术顺利进行,常用甲丙氨酯 0.4g,苯巴比妥 0.06g,10% 水合氯醛 15ml 或地西泮 5mg 口服等。

2. 抗感染药物的应用　急性化脓性感染,如肛门直肠脓肿患者,或者混合痔嵌顿伴有明显炎症者,应及时给予抗感染药物,如庆大霉素、卡那霉素、青霉素、甲硝唑等。

3. 麻醉前用药　一般临床多给予镇静药或阿托品类药物。

4. 术前降压药的应用　一些高血压患者,如必须立即手术,可在术前 15 分钟,舌下含硝苯地平 20mg,待血压降至正常后,再行手术。

七、手术时的皮肤消毒

肛门直肠手术的皮肤消毒与其他手术略有不同。一般肛门直肠手术消毒区为患者肛门会阴部、肛周臀部和股内后侧中上部。常用 2.5% 碘酊和 75% 酒精、红汞、碘伏和苯扎溴铵等。消毒顺序是从上至下、从外到内、从右到左绕肛门涂擦 1～2 次。肛管及直肠下段用 0.1‰ 苯扎溴铵液反复涂擦、洗涤。若为骶尾部手术,消毒区域的患者骶尾部为中心,上至髂嵴连线,下至股后中方,两侧近前缘用 2.5% 碘酊和 75% 酒精,由内向外作常规消毒。现临床多用 2% 的碘伏消毒。

第四节　肛门直肠疾病术后处理

一、休　　息

手术后的患者可根据病情进行卧床休息,对减少肛门刺激、疼痛、出血和避免直立性虚脱是非常必要的。但是要根据患者的体质情况、手术大小和麻醉种类而定。一般术后患者在力所能及的情况下可以下床活动。若手术较大或体弱者最好在术后 2～3 天内以卧床休息为主,视身体和病情再逐渐增加活动。骶管麻醉患者 3 小时内不能下床活动;椎管麻醉患者术后应平卧休息 6 小时左右方可下床活动。一般主张创面痊愈以前,禁止过度劳累、活动过多,在痔核脱落期更应避免剧烈活动。

二、饮　　食

一般患者手术后可以饮水和吃普食及易消化食物。若需控制大便可以适当延长吃流食时间。此外,饮食也应视麻醉方法而定。若为椎管麻醉,术后 6 小时内应禁食、禁水,以防意外。术后 2～3 天即可恢复普食。可少吃多餐,以营养丰富易于消化的食物为宜,如牛奶、鸡蛋、青菜、水果等,忌食辛辣厚味等。

三、治　　疗

1. 止痛　由于肛门直肠手术部位神经丰富,对痛觉敏感性强,加之患者精神紧张,术后常有不同程度的疼痛,一般术后给服布桂嗪片 60mg,必要时间隔 3 小时再服。若患者疼痛剧烈,可酌情给哌替啶 50～100mg 肌注,必要时间隔 3～6 小时可重复给药。有时配合服用地西泮 2.5～5mg,止痛效果更好。现笔者临床多用氟比洛芬酯 10ml qd,连用三天,止痛效果明显。

安阿玥教授在临床上对较大的手术,如大的深部肛周脓肿,高位复杂性肛瘘,术前3天就开始口服中药止痛合剂。处方是白芍、木香、元胡、米壳等,本方具有活血化瘀止痛,缓解平滑肌痉挛的作用。在近几年的临床观察中,对创口的止痛和愈合均收到了满意的效果。术后基本上不用西药止痛针、片剂,从而避免了西药止痛剂的副作用。

对于中药合剂止痛和愈合创口的现代医学机制,目前正在做进一步研究。

2. 抗感染治疗 肛门直肠部位的手术因其特殊,为粪便必经之路,所以避免手术后感染是临床上的重要环节。可以根据病情、手术情况给予一定的抗感染药物。

(1) 一般手术(如痔、单纯低位瘘、肛裂)后,可给患者服用复方穿心莲片6~8片,口服,1日3次;复方新诺明2片,口服,1日2次。对于西药或磺胺过敏者,术前1天开始服用中药煎剂:银花、连翘、蒲公英、地丁、穿山甲、皂角刺、天葵子、甘草,每日1剂,分两次服用。

(2) 环状混合痔、低位复杂性肛瘘可服用磺胺类药物或诺氟沙星口服2粒,1日3次。连服6天后可以改服中药,也可用庆大霉素8万单位,肌注,1日2次。一般注射7天为限。也可采用输液抗感染治疗,如5%甲硝唑500ml,每日静滴,连续5天。

(3) 肛门直肠周围脓肿、高位复杂性肛瘘、肛门紧缩术、直肠脱垂注射术等,应用青霉素、链霉素或庆大霉素与卡那霉素。7~10天后再根据病情改用其他药物,也可内服清热、解毒、除湿、活血化瘀的中药辅助治疗。较严重的脓肿,伴高热、寒战或出现中毒性休克的患者,需大剂量联合应用抗生素,如伴有产气荚膜杆菌感染者,更应加入大量抗厌氧菌的药物。

总而言之,肛门直肠手术后患者的治疗,选用抗菌药物要随证而定。轻、重、缓、急用药得当。

3. 排便 患者术后排便的时间是肛肠手术后比较重要的环节。临床上视手术种类而定。一般手术(如痔核注射、肛裂注射术、血栓剥离术等),患者可在术后1~2天即可排便。较大手术和肛门成形术等,则应控制大便3~5天。使手术创口保持相对清洁,以利于创口肉芽生长和促进愈合。为了防止患者大便干燥,可在术后第1次大便前晚上口服麻仁丸或服用液体石蜡15~30ml。对有排便困难者或粪便嵌塞者,可以给予甘油灌肠剂或温盐水灌肠治疗。防止粪便毒素过量吸收。若患者大便次数过多也要及时治疗,以免发生因反复蹲厕加压而引起

的伤口水肿、出血或感染影响伤口愈合。

4. 坐浴和换药 坐浴是肛门直肠手术后一种简便易行而重要的有效的疗法。患者大便后将臀部手术创口放入坐浴盆中用中药浴洗,水温在40°左右,以防烫伤,每次10~15分钟,每次大便后坐浴1次。若治疗需要可每日洗浴2~3次。坐浴的目的是将伤口内的分泌物及粪便清洗干净,减少对伤口的刺激,另外也可改善伤口血液循环,减轻伤口疼痛,促进伤口的愈合。

坐浴药物:患者术后15天内可用中药坐浴,选择具有消肿止痛,促进瘢痕软化吸收作用的中药。伤口愈合后可用10%盐水加入少量花椒煎水坐浴。若肛门局部水肿或有湿疹等,可用中药煎水坐浴,常用苦参汤化裁。

一般是大便后浴洗干净肛门伤口再换药。换药方法、使用药物均要视手术情况而定:

(1) 一般痔疮如结扎术、注射疗法等换药,先用生理盐水棉球清洗肛门局部,再向肛内放入九华栓或抗生素软膏类。便后有痛者可放一粒吲哚美辛栓或氯己定痔疮栓,如肛门有下坠感,可用庆大霉素8万单位,每次2支灌肠,连续3天。

(2) 肛瘘、肛裂和肛门直肠周围脓肿患者换药时,先用1‰从苯扎溴铵棉球清洗肛门创口周围皮肤,然后用盐水棉球轻轻将创口内分泌物沾出。干净后用玉红膏纱条塞入创口内。如已置入乳胶管的复杂性创口、较大的肛瘘创口,一般创口内坏死物较多,术后需先用过氧醋酸及生理盐水反复冲洗,待数日后,胶管内无坏死性分泌物时,拔除乳胶管,改用盐水棉球换药。

(3) 如肉芽水肿、过长,可用枯矾散收敛,或以高渗盐水湿敷。如肉芽不鲜、生长缓慢,可用红粉油膏纱条换药,用含汞之丹药可能过敏者,应予注意。如创口久不愈合,应作分泌物涂片查找抗酸杆菌,必要时作病理活检以排除结核。如为结核性创口,可加用抗结核药物;如为一般性炎症创口,应检查有无其他影响创面愈合因素,并及时处理,或外敷补益气血生肌药物,以促进创口愈合。

(4) 对有缝线者要常规消毒。由于肛肠外科的特殊性,为防止感染,可作如下处理:①每日口服复方樟脑酊5ml,以控制排便5~7天。②肛门局部可用75%酒精纱布湿敷,每日1次,直至拆线。③创口如有轻度感染,每日亦可用75%酒精外敷,若感染较重时,需拆线或扩张后,再予常规换药。

5. 扩肛检查 目的在于了解治疗效果并有扩

张肛门的作用,一般大多在手术后两周进行。此时伤口基本愈合,内痔已脱落或萎缩。也有的需用肛门镜或手指检查。

（1）肛门镜检查:目的在于查看痔区创面情况,结扎的痔核是否脱落及注射后痔核萎缩的程度。对萎缩不全的痔核,根据余核大小给予追加补注药物,以期达到彻底治疗的目的。还可以查看肛内颜色、创面愈合情况,了解引流是否通畅,以便及时处理。

（2）指诊检查:手指比较敏感。可以了解肛门收缩功能,术后有无环状瘢痕,注射疗法后有无狭窄。若有环状瘢痕或狭窄可以根据情况采用手术方法松解或定期扩肛治疗。

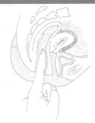

第十章　肛门直肠术后并发症的处理

肛门直肠是具有复杂生理功能的器官。血管、淋巴和神经分布十分丰富，而且与尿道、前列腺、膀胱颈等器官十分密切。此处的手术对肛门直肠及其邻近组织的牵拉、损伤和缝合切除等所造成的术后各种并发症都会影响人体的正常功能活动，尤其是影响手术创口的愈合。现将肛肠术后并发症的原因、预防和处理分述如下。

第一节　尿　潴　留

尿潴留是指患者在做完肛门直肠手术后，由于各种因素引起的排尿不畅或不能自行排尿，尿液留于膀胱而言。男性多于女性。通常术前让患者排空膀胱，术中输液不宜过多，术后适量饮水，直到膀胱肌肉恢复紧张性，膀胱括约肌松弛，才可正常饮水。

一、病　因

肛门直肠的各种手术对肛门直肠及其邻近组织的牵拉、挤压和切割损伤所引起的括约肌痉挛、疼痛和局部水肿，可以导致反射性尿道和膀胱颈括约肌痉挛而产生排尿不畅或尿潴留。肛门手术麻醉不全，括约肌松弛欠佳、手术操作粗暴、剧痛、老年人前列腺肥大或原有尿路梗阻者，术后病情加重，也是尿潴留的原因。同时尿道狭窄、异物刺激，手术后肛门直肠内填塞敷料过多，压迫尿道以及年老体弱、膀胱平滑肌收缩无力，精神过度紧张或因药物麻醉后作用的影响也都会发生尿潴留。此外，个别患者不适应环境变化，如不习惯卧床排尿等，也会引起排尿不畅。

二、症状体征

其症状轻者为小便费力，排出不畅，重者数小时内不能排尿，发生一时性尿潴留，而致膀胱过度充盈、膨胀，引起下腹疼痛，十分痛苦。检查时见脐下胀满，隆起，拒按。

三、处理方法

1. 针灸疗法　神经反射性尿潴留取穴中极、关元、气海、三阴交。前列腺肥大引起的尿潴留取穴足三里、阴陵泉透阳陵泉、三阴交。

2. 用热水袋热敷患者会阴和下腹部以缓解尿道、肛门括约肌痉挛。

3. 封闭疗法　手术后肛门疼痛引起的尿潴留，可用 0.5% 盐酸普鲁卡因 10～20ml 作长强穴封闭注射。

4. 因肛门填塞纱条或压迫过紧时要注意在术后 10～12 小时适当放松敷料，有利于排尿。

5. 由于精神过度紧张，无其他因素时可采用流水引尿法。用流水声刺激造成条件反射的尿意感增强而排尿。

6. 压穴法　尿潴留膀胱充盈时，可在患者脐下四横指腹正中线处用手指尖垂直缓慢向下压 2 分钟，当患者有尿意感时令其排尿。注意勿用力过猛，以免损伤膀胱。此压穴法，必须是有经验的医生来操作。

7. 药物疗法　患者可选服利尿合剂、八正散。适用于手术后因疼痛引起的尿潴留，或用新斯的明兴奋膀胱逼尿肌以帮助排尿。但新斯的明对机械性肠梗阻、尿路梗阻和心绞痛患者禁用，支气管哮喘者慎用。适用于因麻醉药物作用而引起的尿潴留，气虚所致者可用补中益气汤，湿热下注者可用八正散。

年老体弱伴前列腺肥大患者,可用特拉唑嗪0.2g,于每晚睡前口服,效果明显。

8. 肛门直肠术后数天不排便、由于便秘刺激括约肌痉挛而发生的尿潴留可用温生理盐水300～500ml灌肠,达到缓解肛门及尿道括约肌痉挛,利于排便和排尿。

9. 民间常用验方 用生姜、生大蒜切片涂搽患者尿道口常可帮助排尿。术后6小时未解小便者用车前子15g(包煎)代茶饮。

10. 导尿 如果用上述方法均无效,患者膀胱充盈平脐或术后已超过12小时尚未排尿,自觉症状明显者可予以导尿。

11. 患者既往前列腺肥大,导尿困难,经数次导尿不成功者,必要时需行膀胱造瘘术。

12. 对于术后数小时内的尿潴留,笔者常用两种方法使其迅速排尿:①嘱患者解除纱布,将肛门坐浴至事先准备好的温水之中,使肛门及尿道括约肌痉挛状态得到改善,从而有利于小便排出;②嘱患者在厕所下蹲,用力排便,通过加强腹压,放松肛门,而使尿道括约肌痉挛得到解除。老年和体弱者需有家属或护士陪同以防意外发生。

四、预 防

1. 术前解除患者紧张心理,使其放松。对于前列腺肥大的患者,术前先用药物治疗。如老年患者伴有心脏功能欠佳或前列腺肥大明显,排尿不畅,点滴而出者,可留置导尿。

2. 手术应轻柔细致,尽量减少不必要的损伤。麻醉后止痛松弛效果应完全,术后可在创面补加亚甲蓝注射液以延长麻醉时间。

第二节 出 血

肛门直肠部位的手术常为开放伤口,此处血管又十分丰富,出血是术后最严重的并发症。临床上将其分为原发性出血和继发性出血。

一、病 因

1. 原发性出血(出血在术后24小时内发生)

(1) 如内痔结扎术,多因结扎线滑脱,结扎线未结扎紧发生松脱或由于手术时残端留的过少又未采用缝扎令结扎线滑脱所致。发生这种情况多因经验不足或麻醉不好、视野不清楚、盲目操作所致。

(2) 切口超过齿线以上,从黏膜层到黏膜下层和肌层之间,由于此处血管极为丰富,如处理不当容易导致出血。

(3) 手术切口过大,对活动性出血点未及时处理,待血压回升,肛门创面压迫不紧乃引起创面出血(高血压患者多见)。

(4) 涂用腐蚀性药物,使痔核坏死溃疡、感染,侵及血管而致出血。

2. 继发性出血(出血在术后24小时后发生)

(1) 内痔结扎术后7～12天内痔核坏死脱落时,因大便干燥、扩肛或剧烈活动时造成创面损伤和血栓脱落发生出血现象。内痔结扎7天后,患者无任何原因的出血,有一个不可忽视的因素是痔核结扎过深,痔核脱落后直达肌层而引起出血。

(2) 痔核坏死后结扎点部位继发感染,组织坏死,血管容易破裂而发生出血。

(3) 痔核内注射了浓度过高、药量过大、部位过深的硬化剂。或结扎后注射坏死剂,操作者打结不紧,令坏死药液渗透到黏膜下肌层,引起坏死出血。

3. 疾病因素

(1) 凝血功能障碍:如血液病、白血病、血小板减少、纤维蛋白、凝血因子缺乏等。

(2) 门脉高压症:肝硬化、腹内肿瘤、腹水等均可引起门静脉回流障碍产生原发性出血和继发性出血。

二、症状体征

1. 按手术时间分为原发性出血与继发性出血。原发性出血发生在术后24小时内;继发性出血常在术后7～10天。

2. 按出血流向部位分为向内出血及向外出血两种。向内出血即血流入直肠或结肠。因肛门括约肌痉挛,使肛门受阻,出血不能流出,向内流入直肠或结肠。起初因出血量少,患者无任何感觉。随着出血渐多,患者常有下腹坠胀,欲大便的感觉,个别患者自觉肛门灼热。当下蹲排便时,肠内积血迅速排出,血液多呈黑褐色并夹有血块。此时,因积血迅速排出患者可出现心慌、头晕眼花、四肢无力,甚至出现晕倒现象,患者血压下降,脉细弱而数。这种出血临床多见于继发性出血。如出血点未能很好处理,可能出现多次出血,给患者造成巨大损失,临床需多加注意。向外出血多由创面流出肛门外,可出现渗湿纱布或内裤或床褥等,患者感觉明显,易于及时处理。

三、处 理 方 法

1. 原发性出血

(1) 原发性创面渗血用吸收性明胶海绵、云南白药或止血粉敷盖创面,加压强迫止血。患者卧床休息,同时服用止血药物或肌注酚磺乙胺 250 ~ 500mg,每日 2 ~ 3 次。也可静脉滴入,必要时用抗生素,以免发生感染加重出血。

(2) 对内痔结扎术后的动脉出血因结扎线滑脱而出血者,应在麻醉下寻找出血点,作血管结扎或创面缝合术止血。

2. 继发性出血

(1) 凡在术后 7 ~ 10 天内大便带血或滴血者,可服用止血药物,如三七粉和维生素 K。给予润肠剂,如麻仁丸。稳妥办法是在减少肛门疼痛的情况下用肛门镜检查肛门直肠内有无出血坏死病灶,以便对症治疗。

(2) 凡出血较多经一般处理无效时,大多见有搏动性动脉出血。应在骶管麻醉下用肛门镜在充分暴露病灶的同时找到出血点。用示指触摸此处有无血管搏动并在出血灶的上缘黏膜上作缝扎止血。

(3) 如是广泛性渗血不止,可在出血点基底部用含肾上腺素的湿纱布压迫,或用中药赛霉胺粉及云南白药压入渗血处。上述方法效果不明显,可采用下列方法:①纱卷压迫:取一中空乳胶管,长约 8 ~ 10cm,在胶管外侧缠绕数层纱布,直径约 6cm,以粗丝线扎紧;然后以分叶肛门镜置入肛内,撑开肛门镜,置入纱卷,撤除肛门镜。②气囊压迫止血:取气囊置入直肠内,然后充气使其膨胀,即起压迫作用,气囊外端以钳钳夹。控制 2 ~ 3 天排便,并配合全身治疗,输入抗生素或输血。③对出血较多、血量达数

百毫升,因血压下降而引起血管回缩出血暂停,找不到出血点者,可在输液升压的同时细致轻柔地观察病灶。由于血压的回升可见到活动性出血灶,此时处理勿误。为了预防血压全部恢复正常后遗漏的小血管再次出血,应对可能发生出血的创面上缘作缝合结扎。但不要轻易做纵行连续缝合,也不可过深,以免造成肛门直肠狭窄。对可疑出血点创面用吸收性明胶海绵或止血粉压迫止血。我们从临床经验得知,一般肛门局部压迫止血(广泛性渗血),只要得法,2 ~ 3 个小时即可以止血。影响肛门局部出血的,不仅要考虑局部的用药(因为硬化剂与坏死剂的愈合不同),更要重视患者全身的疾患与健康状况。

3. 大出血的全身治疗

(1) 对大出血伴有休克者在局部止血时要马上控制大的活动性出血点,迅速治疗休克。吸氧、保持静脉开放,输液或代血浆,以补充血容量。保持收缩压在 12.0kPa(90mmHg)以上。严重的还可输血。

(2) 对有出血倾向者可内服或肌注维生素 K、酚磺乙胺、云南白药、三七粉,或用中药益气摄血、凉血止血来辨证施治。

(3) 由于肛门直肠手术大多为开放伤口又不控制排便,感染因素容易发生。因此在处理出血,治疗休克的同时切不可忘记与抗感染措施要同步进行。

四、预 防

1. 术前详细掌握患者的一般情况,如出凝血时间,是否有高血压、肝硬化等。

2. 术后及时应用抗菌药,以防感染。手术尽量细致,如搏动性出血需立即缝扎止血。外剥内扎术需操作规范,基底部尽量不要过大。

3. 尽量不采用硬化坏死注射剂,一旦采用,术后 1 周必须嘱患者休息,并密切观察局部情况。术后宜休息,多食蔬菜、水果,防止便秘。

第三节 疼 痛

肛门直肠术后的疼痛分两种:创伤性疼痛和炎症性疼痛。因为人体肛门区域神经丰富,属脊神经支配,痛觉非常敏感。所以手术创伤和炎症都可导致疼痛。

一、病 因

1. 手术中对肛门皮肤损伤过重,牵拉过多,缝

扎及注射部位不正确,均可引起疼痛。

2. 因患者恐惧对疼痛极度敏感,粪便通过伤口引起撕裂性剧痛,伤口的分泌物刺激伤口,引起括约肌痉挛引起疼痛。

3. 因手术或感染、创口水肿、便秘、异物刺激等可引起肛门疼痛。

4. 肛门狭小、大便时用力撕裂肛管皮肤引起

疼痛。

5. 肛门局部大的创口愈合,因瘢痕挛缩压迫神经末梢而引起疼痛。

二、症 状 体 征

肛门直肠病术后疼痛的程度轻重不一,轻者仅觉局部微痛不适,对全身无影响,重者坐卧不安、呻吟、大汗、影响休息及饮食。可为持续性或间歇性。一般术后1~2日内较重,以后逐渐缓解,但排便、换药时可出现一时性加剧。

三、处 理

对轻微的疼痛不需要治疗处理,疼痛剧烈者应根据不同情况分别作如下处理。

1. 针灸　针刺长强穴、承山、足三里等穴,或用0.5%普鲁卡因10~20ml在长强穴作封闭。也可用1%普鲁卡因10~20ml行长强或承山穴止痛。

2. 内服索米痛片或肌注安痛定、美散痛、哌替啶50~100mg。

3. 排便困难发生疼痛者可服用麻仁润肠丸、杜密克、果导片等保持大便通畅。

4. 瘢痕疼痛　由于瘢痕压迫神经末梢引起偶尔刺痛,一般不需要处理,重者可用热敷、理疗和注射胎盘组织液。我们用糜蛋白酶+庆大霉素注射,促使瘢痕软化缓解疼痛方面收到满意效果。

5. 炎性疼痛　术后肛缘水肿,可以向肛管内涂抹抗生素软膏,如红霉素、金霉素软膏。京万红软膏具有止痛、消炎、生肌解毒功能,效果也很好。外敷四黄膏或用中药坐浴或用活血止痛散外敷。注意不可蹲厕过久或大小便次数过多。同时口服中药止痛合剂。

6. 每次大便后坐浴　每次大便后用温水坐浴,可使肛门括约肌松弛,减少排便疼痛。换药时可以给患者肛内塞入氯己定痔疮栓、九华栓,可减轻便后疼痛。

四、预 防

1. 术前做好思想工作,防止紧张情绪。

2. 选用正确的麻醉方法,减少手术刺激及过度牵拉。

第四节　粪 便 嵌 塞

干硬的粪块滞留在直肠不能排出,引起严重的便秘症状和会阴部疼痛,称为粪便嵌塞,是直肠便秘的一种形式。粪嵌塞要及时处理,如持续时间过长,则会出现直肠、肛门处损伤,术后患者伤口疼痛剧烈,甚至可出现低位肠梗阻的表现。

一、病 因

1. 患者术后因肛门疼痛不敢大便或控制大便,以致排便时间间隔过长,使肠内水分被吸收过多引起便秘。

2. 年老体弱、气血不足、血亏津伤或者因手术失血过多,气虚血耗、排便无力,使粪便在肠内停留过久,肠燥便结不易排出。

3. 肛门直肠手术　如肛瘘、环状内痔结扎损伤齿线附近组织过多,致使排便反射减弱而导致排便时间延长,引起便秘。

4. 患者术前钡剂灌肠检查后钡剂未排净,术后服用四环素、土霉素,长期卧床,肠蠕动减慢,水分过多吸收均可引起便秘。

5. 在肛肠手术中不可忽视有些患者由于饮食的改变,进食流质或半流质纤维素少的食物也可引起便秘。

6. 因肛门局部止痛药物的应用,造成肛门周围感觉神经的抑制,患者无便意感,引起嵌塞。

7. 患者有习惯性便秘史。

二、症 状 体 征

轻者排便时费力,排便时间延长,排出粪便如羊粪球状,重者数日不排便,腹胀拒按,头晕,恶心,肛周和盆底肌痉挛、疼痛、坠胀,偶尔少量稀粪可漏出,需灌肠方能排出大便。此时直肠指诊可触及坚硬的粪块,如能向上推动粪块,可有较软的粪便从侧边流出。

三、处 理

1. 对症处理　便秘轻者可服用缓泻剂,如中药麻仁丸、栀子金花丸、酚酞、果导片和液体石蜡等。术后便秘重者可以辨证施治,选用中药大承气汤等方剂化裁治疗。或用番泻叶5~15g泡开水服。

2. 液体石蜡　50~80ml保留灌肠或用温盐

水灌肠法,42℃的温生理盐水 500 ~ 1000ml 灌肠。

3. 手指掏便 患者粪块嵌塞时医者可戴指套或手套将其粪块掏出。此类多见老年患者,注意不可暴力损伤肛门直肠黏膜和软组织。临床上曾遇到因手指掏便不得法,引起直肠内大出血的案例,应给予足够重视。

第五节 发 热

一、病 因

1. 患者因手术损伤和毒素刺激可引起体温升高。

2. 手术创面感染或伤口引流不畅,创口局部红肿疼痛,分泌物增多。引起发热。

3. 药物反应 如注射消痔灵和枯痔液、插枯痔钉等,常在临床见到患者有低热反应。但超过 37.5℃ 以上者要引起重视,结合血象,往往有并发症。

4. 患者因术后并发症,如上呼吸道感染、尿路感染及局部肛门直肠周围脓肿等均容易引起发热。但要严格鉴别,首先排除手术局部的问题,是肛肠专科的一个特点。

5. 少数患者出现原因不明的长期低烧,要注意与其他疾病区别,如结核病,以便得到早期诊断和治疗。

二、处 理 方 法

1. 如术后畏寒发热,伴肛门肿胀、疼痛,应首先察看创口局部是否存在引流不畅,如果切口过小,创面狭而深或外高内低,或有未打开的脓腔,应在良好的麻醉下重新处理创口。

2. 如肛瘘、肛周脓肿手术因组织损伤、局部炎症刺激、注射术的药液吸收等可出现低烧,不需要特殊处理即可自行消退。

3. 全身或局部感染症状存在时应该按炎症处理,及时合理应用抗生素。

4. 原因不明的低烧,要在查明原因、排除身体中局部炎症病灶后再作处理。

第六节 继 发 感 染

肛肠病术后感染是肛肠病治疗过程中较为常见的一种并发症,大都是在对肛门、直肠和结肠疾病实

四、预 防

1. 术时尽量少破坏直肠末端黏膜区,即使结扎也必须留有足够的黏膜桥,以防损伤过多的直肠压力感受器而影响排便。

2. 术后应注意饮食结构的调整,多食蔬菜,多吃水果,如有习惯性便秘者,应及时用药治疗。

5. 如注射消痔灵后引起的血象升高,发热达38℃并有肛门部不适等,应引起高度重视。注意有无坏死血栓脱落甚至更危险的并发症。一旦有所症状,应该及时局部处理并伴以全身抗感染治疗。

《中医医疗事故纠纷的防范与处理》一书载有内痔注射消痔灵感染死亡的案例,笔者认为由于痔的治疗不得当造成患者死亡,是非常严重的事故。要杜绝这种事故发生,就要从根本上终止一些事故多、并发症多、后遗症多的药物和疗法,以对患者的生命健康负责。

6. 如术后发热排除与手术因素引起的发热外,还要运用中医的辨证施治来加以治疗。若属外感风热,治宜辛凉解表、疏风清热。选方常用银翘散化裁;如属外感风寒,治宜辛温解表,可选用麻黄汤、桂枝汤和新加香薷饮化裁;若属气虚发热,应益气清热,可用补中益气汤化裁;如属阴虚内热(如结核性肛瘘等)应滋阴清热,常用青蒿鳖甲汤、清骨汤化裁治疗。

三、预 防

1. 对于因内科病引起的发热,需特别注意,必要时请内科协助治疗。

2. 如因局部引起的发热,如肛周感染,脓肿形成,肛瘘合并感染等需及时手术切开引流;手术中必须使伤口引流通畅。

3. 手术时应注意无菌操作的原则。因手术中消毒不严而致感染者已有报道,如注射法治疗直肠脱垂导致直肠广泛坏死,或炎症扩散发生肝脓肿,或痔瘘手术引起破伤风等,应当引以为戒。

施手术或治疗时所引起的继发感染。原有的感染如肛周脓肿等不在此范围内。肛肠病术后感染常有以

下分类方法:①就其性质来说可分为特异性感染及一般感染;②就其部位可分为腹部感染及肛周感染;③就其程度可分为局部感染及全身感染;本节主要论述一般性感染。

一、腹腔感染

结肠、直肠手术最容易污染腹腔,引起弥漫性腹膜炎及盆腔脓肿。

1. 病因

(1) 由于结肠壁薄,血液供应较差,肠吻合最容易发生破裂、穿孔等,使含有大量细菌的肠内容物流入腹腔,同时,手术中操作不慎也易引起腹腔污染,形成腹膜炎或盆腔脓肿。

(2) 术前肠道准备不充分或围术期未能合理应用抗菌药物。

(3) 保留肠管发生扭曲,影响了保留肠管的血液供应,使肠管缺血、水肿、渗出、坏死及肠穿孔等,易引起腹膜炎或盆腔脓肿。

2. 症状体征 腹腔感染早期,如肠内容物进入腹腔较少时,患者仅有突然持续性腹痛,尚能忍受。随着炎症的扩散,腹膜炎症状加重,患者腹痛加剧,难以忍受,深呼吸、咳嗽,都可加重病情。患者多呈卷曲侧卧,不愿移动,因腹膜受到刺激,可引起反射性恶心、呕吐、体温逐渐升高。脉搏随体温升高而加快,如体温升高而脉搏反而减慢者,为病情恶化的标志。还可出现感染中毒症状,如高热、大汗、口干、呼吸浅速。后期则全身衰竭,出现严重的失水、代谢性酸中毒或感染性休克。腹部查体可见全腹部压痛、反跳痛、肌紧张。

3. 实验室及其他检查 腹腔感染时,患者出现白细胞计数升高,以中性粒细胞为主。腹部 X 线检查可见大、小肠普遍胀气和多个液平面,部分患者膈下见游离气体,如果肠内容物进入腹腔或渗出较多时,腹腔穿刺有阳性结果。

4. 诊断 腹式呼吸减弱或消失,伴有明显的腹胀,可呈板状腹。腹部有压痛及反跳痛。如果腹腔积液较多,可出现移动性浊音,听诊时发现肠鸣音减弱或消失。如出现盆腔脓肿,直肠指诊时可发现直肠前窝饱满及触痛,有波动感,肛管括约肌松弛;由于盆腔腹膜面积小,吸收毒素少,因而全身症状较轻而局部症状重。

5. 处理

(1) 穿孔较大,肠内容物流入腹腔多,腹膜炎症状较重,还应及时行二次手术,消除感染,在原切口上打开腹腔,尽可能吸尽腹腔内脓液,去除腹腔内异物。严重污染时,要用生理盐水冲洗腹腔,根据情况放置引流管,待腹腔感染局限和未再引出脓性物时,及时拔除引流管。

(2) 全身支持疗法:结肠、直肠穿孔,很多大肠埃希菌进入腹腔,需大剂量应用抗菌药物控制感染。一般常用药物为:卡那霉素、庆大霉素、磺胺甲基异噁唑加抗菌增效剂、青霉素类、甲硝唑等,还可根据情况选用清热解毒中草药。必要时,输血、输液,以补充血容量和纠正水、电解质平衡。

(3) 盆腔炎症的处理:如为盆腔脓肿,则应采取截石位,用肛门扩张器暴露直肠前壁,在脓肿波动处先行穿刺抽取脓液后,沿穿刺针作一小切口,再用血管钳分开切口排出脓液,最后放置软橡皮管引流。

6. 预防

(1) 严格遵循手术操作规程,加强无菌观念。手术细致,防止遗漏纱布、手术器械于腹腔内,术后换药严格遵守无菌操作。

(2) 及时合理应用抗菌药物或加以中药辅助治疗。

二、肛门术后感染

人类肛门局部周围汗腺和皮下脂肪小毛细血管比较丰富,同时此部位是大便必经之路,又是藏污纳垢的地方。利于细菌的滋生繁殖,所以容易造成局部炎症或全身感染。

1. 病因

(1) 因手术创口处理不当,留有无效腔、血肿或引流不畅等继发感染。

(2) 因手术创口大而深,在换药时将引流物遗留在创口内或手术中将纱布棉球遗留在伤口中,而后形成继发感染,创口不愈。

(3) 因手术中消毒不严格,局部麻醉时操作不正规,将细菌脓液随针头或器械带入正常组织内。笔者认为肛肠专科采用骶管麻醉法对手术和避免引起继发感染均有利。

(4) 身体虚弱、多次手术,机体抵抗力下降也易继发感染。有免疫缺陷或使用免疫抑制剂的患者更易感染。

2. 症状体征 局部出现红、肿、热、痛,伤口表面有脓性分泌物,有灼热感;如感染范围较大,可出现发热、头痛、乏力、食欲减退、脉搏加快等。实验室检查白细胞计数增加,以中性为主。

3. 处理方法

（1）凡是局部肿痛者全身症状不突出、无发热、血象不高，可用中药肛肠洗剂坐浴，外敷四黄膏或金黄膏或用活血止痛散。

（2）脓肿已形成者除全身应用抗菌药物外应及时切开引流，以免感染扩散。脓肿初期或范围不大，治疗及时可改善症状，暂不手术。但局部病灶不会消失，还会反复，手术切开引流是根治的唯一手段。

（3）对于术后创口有假愈合或引流不畅者，应该及时将创口敞开，填入纱条引流，防止创口形成假愈合。

（4）对继发感染又并有大出血者，如外剥内扎术、痔注射术坏死出血者，在止血处理的同时要控制

感染，尤其是给予抗厌氧菌药物。正确合理地应用抗菌药物和局部适时用药，促进创面修复。必要时对患者进行全身抗感染治疗。

（5）其他治疗：提高患者的抗病能力，对贫血营养不良者，给予输血及白蛋白治疗。对有电解质平衡失调者积极予以纠正。

4. 预防

（1）术前做好准备，彻底消毒手术部位及皮肤。

（2）遵循无菌操作原则，尤其是内痔注射时，消毒至关重要。

（3）术后合理应用抗菌药物，开放创口必须保持引流通畅，防止假愈合，如缝合创口，需用无菌操作换药。

第七节　水　　肿

混合痔的外剥内扎术、内痔单纯结扎或肥大肛乳头切除结扎、硬化剂注射等手术，使肛门局部血液和淋巴回流障碍，血管通透性增高，水分在组织间隙中滞留过多均可引起水肿。炎性反应渗出增加称为炎性水肿。

一、病　　因

1. 由于手术不当而造成：如混合痔手术仅对内痔进行结扎而对外痔未作处理；切除皮瓣或缝扎不当影响了肛门局部淋巴和血液的回流。

2. 由于手术后患者大便困难，久蹲后引起肛周压力增大发生水肿。

3. 作硬化剂内痔注射术时注射部位过低，药液扩散到肛门周围引起水肿。

4. 肛门局部的敷料过早松解，局部渗出增加或敷料填入肛门周围松紧度不一致而形成水肿。

二、处　理　方　法

1. 肛门周围水肿者可用中药洗剂熏洗。

2. 可用 10%~20% 高渗盐水局部湿敷。

3. 可用川椒、食盐、生地榆、黄柏等份煎水坐浴熏洗。

4. 如水肿未形成血栓者，不必手术，用药后水肿可吸收；如水肿较大者需在严格消毒情况下作减压切口，有血栓形成者，摘除血栓。

5. 炎性水肿可外敷四黄膏、活血止痛散或中药坐浴。

三、预　　防

1. 肛门部伤口一般为 V 形，创面宜整齐、稍长，以利引流。

2. 两个以上创面需留有足够的皮桥，皮桥下的静脉丛需彻底清理；外用敷料加压宜均匀。

3. 较大的混合痔行外剥内扎术时，如创口较多，应适当剪断部分内括约肌，以防因创面疼痛而引起内括约肌的持续性痉挛。

第八节　肛门直肠狭窄

肛门直肠狭窄是肛肠手术后较为严重的并发症之一。大多是由于手术严重损伤肛门组织，感染和药物腐蚀，瘢痕增生等原因使肛门直肠软组织弹力降低，并使肛管和直肠的管腔直径缩小，造成排便困难，称为肛门直肠狭窄。又因为部位的不同、高低之别可分为肛门狭窄和直肠狭窄两种。

一、病　　因

1. 由于手术时对肛门或肛管皮肤损伤过多，此种多见于环状混合痔外剥内扎术，混合痔环切术。因为内痔结扎时分段过少、钳扎过深而造成肛管狭窄。

2. 因采用内外痔的药物腐蚀疗法损伤组织过多,形成环形或半环形瘢痕而致肛门狭窄、影响排便。

3. 采用硬化剂消痔灵行直肠脱垂注射术、痔注射术引起局部感染,广泛坏死容易造成瘢痕挛缩而致直肠狭窄。

4. 先天性肛管狭窄、重度肛裂手术时未做处理,术后也易加重狭窄。

5. 激光治疗后引起的狭窄在临床也不少见,主要是激光烧灼正常组织较多,引起瘢痕挛缩。因此,激光在肛肠病的治疗中,适应证的选择非常重要。不可虚假地扩大宣传其作用,以误病害人。

6. PPH 术后,吻合口增生,致直肠狭窄。

二、处 理 方 法

1. 如肛裂、外剥内扎术、单纯结扎、注射术等,疑有狭窄者采用每 2~3 天扩肛 1 次。可以防止因创面粘连而引起的狭窄。

2. 对手术激光引起的瘢痕挛缩导致的狭窄可采用热敷坐浴、理疗、局部注射芍倍注射液或糜蛋白酶+庆大霉素,以促进瘢痕软化。

3. 对肛管和直肠环状瘢痕带可施行手术松解,深部者沿瘢痕处纵行分段切开环的基底部,也可在切开处注射芍倍注射液或糜蛋白酶+庆大霉素。以达到瘢痕软化、炎症吸收、狭窄环松解的目的。此法在临床上治愈率很高。

4. 硬化剂注射疗法治疗环状混合痔,形成直肠内狭窄。临床上遇到较多有两种情况:一为线状环形狭窄,一为柱状环形狭窄,二者均为不可逆性,需切开注射芍倍注射液或糜蛋白酶+庆大霉素或用传统的挂线术才能解除狭窄的现象。

三、预 防

1. 选用科学而正确的手术方法,且莫夸大其说。

2. 创面之间必须留有足够的皮桥,内痔结扎 3 处以上时,结扎部位不宜在一个平面上。混合痔外剥内扎术后肛内宜顺利进入 2 指为度。

第九节　肛 门 失 禁

肛门失禁根据症状在临床上分为:完全性肛门失禁、不完全性肛门失禁和感觉性肛门失禁三种。

一、病 因

1. 高位肛瘘手术时切断或误伤肛管直肠环以及切除过多的肛门周围组织以致造成肛门失禁。

2. 复杂性肛瘘同时切断肛门左右两侧的外括约肌深层以及两处以上的切开肛门,都可影响肛门功能而造成不完全性肛门失禁。

3. 由于局部感染和挂线不当瘢痕形成过大,肛门收缩无力形成感觉性肛门失禁。

4. 年老体弱及多次肛门手术者尤易发生。

二、处 理 方 法

1. 肛管直肠环损伤或肛门、肛管组织缺损过多造成的肛门失禁则应做肛门括约肌修补术。

2. 因肛管上皮缺损瘢痕过大的感觉性失禁应作皮瓣移植术。

3. 术后嘱患者行收腹提肛功能锻炼,增加肛门括约肌功能。

三、预 防

1. 对于手术造成的肛门失禁,要从根本上废除一些不规范的手术,才能减少或杜绝此症的发生。不仅治愈疾病,而且不影响肛门功能和肛门外观,才是成功的手术。

2. 手术时解剖必须清楚,对肛瘘的走行、内口的深浅及与肛管直肠环的关系需在术前有详细的了解,防止盲目开刀,给患者造成巨大痛苦。

第十节　性功能障碍

因肛肠手术导致性功能障碍者,并不多见。可见于直肠切除术后。男性多见。

一、病 因

1. 由于在手术中损伤或切断了 $S_{2~4}$ 神经。因为其中内含勃起神经的副交感神经纤维受到损害,从而导致勃起功能障碍。这种损害不易恢复。

2. 由于肛门手术的创伤,患者精神负担过重,营养状况欠佳以及硬化剂的注射引起应激反应也可引起性功能障碍。但由于未损伤神经,可以恢复正常。此种情况应引起临床医生的高度重视。

二、处理方法

1. 增强体质,加强营养,改善因肿瘤和手术创伤所造成的周身情况下降,可以辅以中药治疗,如补

肾丸、强肾片等。

2. 作好配偶工作,给予关怀和体贴,使患者消除悲观失望,有利于恢复正常性生活。

3. 手术治疗,如用药等效果不良时,可以手术治疗,如采用罂粟碱阴茎海绵体内注射,阴茎假体植入术等,有一定效果。

三、预　防

1. 术前做好患者心理工作,避免过度紧张。

2. 术中尽量保留 $S_{2\sim4}$ 神经,避免损伤。

第十一节　腹　胀

手术后因胃肠平滑肌出现不同程度的麻痹,而使患者感到腹部胀满,甚者可因膈肌上升而影响呼吸,并可出现肺部并发症。严重腹胀者还可影响吻合口和腹壁创口的愈合。

一、病　因

1. 由于胃肠道受刺激或支配胃肠的神经受刺激而反射性地引起胃肠蠕动抑制。

2. 因水、电解质平衡紊乱而致血钾过低使胃肠蠕动减弱。

二、处理方法

1. 半卧位,可减轻腹胀的不适感,改善呼吸运动。

2. 艾灸,分别灸中脘、神阙、关元、足三里,以局部潮红为度,每日 3 次。

3. 针刺足三里穴有促进肠蠕动的效应。

4. 穴位注射,用拟胆碱药促进肠蠕动,如新斯的明各 0.5mg 双侧足三里穴位注射。

5. 肛管排气,16 号导尿管液状石蜡润滑后缓慢插入肛门直肠 6 ~ 7cm,直至气体排出,本方法对术后因纱布堵塞而致的腹胀效果尤为明显。为预防肠胀气,手术结束时留置乳胶软管 5cm 在肛管肛门处,便时随之排出。

三、预　防

1. 术前胃肠准备　术前 12 小时应禁食水。结直肠癌患者术前下胃管,术后进行胃肠减压。术后是否进食,何时进食,应视胃肠运动功能而定。若胃肠功能抑制轻微,则少量饮水可促进肠蠕动恢复。若胃肠麻痹则禁食水,持续胃肠减压。

2. 早期活动　术后早期活动有利于肠道功能恢复。因此,术后如无禁忌,应鼓励和帮助患者在床上或下床活动。

以上处理方法是针对术后功能性腹胀,至于术后腹膜炎、低钾或肠梗阻等所致腹胀则需针对病因治疗。

第十二节　结肠、直肠切除术后并发肠梗阻

任何原因引起的肠内容物通过障碍统称肠梗阻。它是常见的外科急腹症之一。有时急性肠梗阻诊断困难,病情发展快,常致患者死亡。

一、原　因

临床结肠、直肠术后并发肠梗阻并不少见,其原因如下:

1. 粘连性肠梗阻　结、直肠切除手术后容易引起腹腔感染,轻者腹膜充血、水肿,有少量炎性渗出液,炎症消退后可引起肠管浆膜间粘连、肠活动受

限。重者腹腔化脓并形成局限性病灶,出现粘连性肠梗阻。

2. 术中不慎使肠管扭曲打结,或乙状结肠造瘘使肠管外置时,内界为乙状结肠,外界为侧腹壁,后界为髂腰肌,致使左下腹留一孔隙未闭合,部分肠管嵌入引起内疝性肠梗阻。

3. 直肠切除术后,盆底部仅有腹膜层,当腹内压增大时,如咳嗽、喷嚏、肠管的重力等使腹压增高,局部腹膜常因此压而破裂,亦可因缝合欠佳缝线断裂,使部分肠管与盆底腹膜粘连或肠管被牵拉而形

成肠梗阻。

二、临床表现

术后并发机械性肠梗阻时,常很快出现阵发性腹疼、腹部胀气、恶心呕吐,造瘘口无气体排出,白细胞增多、中性粒细胞核左移。但麻痹性肠梗阻时,粘连性肠梗阻没有气过水声及阵发性腹痛。经胃肠减压,输液等保守疗法,症状可很快缓解。若经治疗仍反复发作,应考虑有机械性肠梗阻存在,X 线检查可见显著的气液平面。

三、治　疗

1. 非手术疗法　对于单纯性、不完全性肠梗阻,特别是广泛粘连者,一般选用非手术治疗;对于单纯性肠梗阻可观察 24 ~ 48 小时,对于绞窄性肠梗阻应尽早进行手术治疗,一般观察不宜超过 4 ~ 6 小时。基础疗法包括禁食及胃肠减压,纠正水、电解质紊乱及酸碱平衡失调,防治感染及毒血症。还可采用中药及针刺疗法。

2. 手术疗法　粘连性肠梗阻经非手术治疗病情不见好转或病情加重;或怀疑为绞窄性肠梗阻,特别是闭袢性肠梗阻;或粘连性肠梗阻反复频繁发作,严重影响患者生活质量时,均应考虑手术治疗。具体术式:①粘连带或小片粘连行简单切断分离。②小范围局限紧密粘连成团的肠袢无法分离,或肠管已坏死者,可行肠切除吻合术,如肠管水肿明显,一期吻合困难,或患者术中情况欠佳,可先行肠造瘘术。③如患者情况极差,或术中血压难以维持,可先行肠外置术。④肠袢紧密粘连又不能切除和分离者,可行梗阻部位远、近端肠管侧-侧吻合术。⑤广泛粘连而反复引起肠梗阻者可行肠排列术。

四、预　防

1. 对患有腹壁疝的患者,应予以及时治疗,避免因嵌顿、绞窄造成肠梗阻。

2. 腹部大手术后及腹膜炎患者应尽早地胃肠减压,手术操作要轻柔,尽力减轻或避免腹腔感染。

3. 术后第二天早期床上或下地活动。

第十三节　创口愈合缓慢

肛门直肠手术后,创口受粪便污染,常有轻微感染。但由于肛周血管、淋巴、神经丰富,对感染有较强的免疫力,再加创面的引流通畅,一般不影响创面愈合。如因手术不当或术后换药不妥或身体因素等均可引起创口愈合缓慢。

一、原　因

1. 手术方法不当　如切除皮肤过多,组织损伤严重,使创面再生能力降低。或者肛缘皮赘遗留较多,术后水肿,创口引流不畅,引起创面久不愈合。

2. 感染创口　感染是影响愈合的重要原因。当局部抵抗力低时,易于感染。感染所致的组织坏死、血管栓塞、低氧状态、胶原纤维沉积障碍和中性粒细胞所释放的蛋白酶、氧基等都可影响愈合。

3. 肠腔内排出的刺激性分泌物　如慢性溃疡性结肠、直肠炎或有蛲虫、滴虫等疾病,均能影响创口愈合。

4. 肉芽生长过度　组织水肿,影响皮肤生长。

5. 全身疾病　如贫血、营养不良、结核病、糖尿病及维生素缺乏症等。

二、处　理

1. 全身治疗　患有全身疾病,应给予全身治疗,如结核病需抗结核治疗;血糖高需用控制高血糖的药物;贫血者给予口服补血药,严重贫血可给予输血;应用西药的同时,可给予中药调理。

2. 局部处理　局部保持引流通畅,防止假愈合。如创面肉芽较多或腐肉残留时,要及时搔刮清除。外用生肌粉或赛霉胺粉以促进生肌,如为结核感染,局部需加以抗结核药物。如无特殊原因的生长缓慢,可以局部应用外源性透明质酸或生长因子促进创口愈合。对水肿肉芽组织过度增生的给予 6% 高渗盐水湿敷或剪除过多肉芽组织。另外,有人报道可用氦氖激光照射创口促进愈合。

三、预　防

1. 患有全身慢性、消耗性疾病者,术前应给予积极的治疗。待症状好转后,再行手术治疗。

2. 手术需精益求精,事先对手术作以设计,手术时不可切除过多的组织,也不能留有太多的皮赘。术后及时应用外洗药坐浴、及时换药,防止术后感染。对异常创口及时给予处理。

3. 术后加强营养，给予足够的维生素及蛋白

质，并多食含有胶原纤维较多的食物，促进创面愈合。

第十四节　吻合口瘘

吻合口瘘是结肠直肠手术后常见的并发症之一，其发生率约为 5%～10%，死亡率为 1/3。

一、原　因

1. 术前肠道准备不足，肠道准备目的在于清除积存粪便和减少肠内细菌，肠道粪便不清除，即使应用高效的杀菌剂，也难以发挥作用。

2. 肠吻合口供血障碍，张力过大是发生吻合口瘘常见原因之一。做低位直肠前切除时，若直肠残端过长，有时因局部血液循环不良，往往会出现缺血性肠坏死。或因近侧结膜损伤，肠系膜张力过大扭转而直接影响吻合口血液供应而导致局部愈合不良。

3. 吻合口病变残留，结直肠切除术多半因肠坏死、肿瘤以及肠梗阻等进行肠管吻合，吻合口段有水肿、充血、变脆及肿瘤的侵犯都会影响吻合口愈合。

4. 术后护理不当，如过早进食，频繁排便刺激，指诊或扩肛不当都可引发。

另外，引流管滞留过久，对吻合口压迫，影响血液循环造成外源性感染，也会促成吻合口瘘的发生。

二、症状体征

1. 小型吻合口瘘　这种瘘口范围不超过肠周径的 1/3，瘘口多在吻合口的后方。肠内容物漏出较少和局限，也可形成小的脓肿，脓液很容易经瘘口向肠腔内引流，脓腔在 3 周内即被肉芽组织修补闭合。患者常伴有低热、局部疼痛，肛门指诊时指套有少量脓血从肛门流出。

2. 中型吻合口瘘　多为大于肠吻合口 1/3 周径处裂开。肠内容物排出较多，常出现于腹膜刺激征，10 天左右形成脓肿。脓腔逐渐被周围肉芽组织

包裹，也可经吻合口裂开部排入肠腔，使脓腔逐渐缩小消失。

3. 大型吻合口瘘　吻合口完全破裂或坏死，有大量肠内容物外流，因毒素的吸收，随即出现重度腹膜炎症状，腹痛、高热、心率快、血压降低，甚至出现严重的中毒性休克，如不积极抢救，死亡率较高。

三、处　理

对于较小的裂开和粪瘘，没有肠梗阻和不出现全身性中毒症状，只给予抗生素治疗。对于中、大型肠吻合口瘘，要密切观察，争取时间，积极抢救。首先给予充分引流，并给予适量抗生素溶液冲洗防止炎症进一步扩散；如中毒症状明显时，应尽早行瘘口近端肠造口术，使粪便转流，同时放置盆腔引流管；如腹腔感染严重，肠管水肿、充血、变脆，全身状况不佳，应作吻合口外置，待病情好转后再做第二次造口还纳手术。

四、预　防

1. 充分做好术前准备，术前 2 天开始流食，每晚服用缓泻剂，温盐水灌肠，并开始口服抗生素，也可输液消炎。术前 2 小时清洁灌肠，保证肠道呈空虚状态。对术前有梗阻的患者，可采用三通管灌肠法。

2. 手术细致，吻合过程中，遇有肠腔存留粪便，切断肠管后清洁干净，决不能使肠内容物外溢，污染盆腔。

3. 术后选择有效的抗菌药物，补充营养，输入必要的白蛋白或氨基酸。术后 3 天放置肛管排气，以减轻吻合口的压力；保持引流通畅，防止脱管。术后不必过早离床活动，一般 10 天左右可以下床活动。

第十五节　水、电解质代谢与酸碱平衡失调

肛肠外科手术后经常遇到水、电解质紊乱和酸碱平衡失调问题，应当对此有充分的了解，及时给予补充和纠正。

一、体液代谢的失调

体液量在成人男性约占体重的 60%，女性为

55%，其中细胞内液在男性为 40%，女性为 35%；而细胞外液都是 20%。在细胞外液的 20% 中，组织间液占 15%，血浆占 5%。成人每日出入水量维持在约 2000～2500ml，体液中的主要电解质，阳离子是 Na^+、K^+、Ca^{2+}，阴离子为 Cl^-、HCO_3^-。阴阳离子的浓度总是相等的。在细胞外液，最重要的阳离子是

Na⁺，在细胞内液为K⁺。

肾是体液最主要的调节器官，但自身调节作用是有限的；如果超过它的限度，就发生质量上的变化，引起体液代谢的失调。肛肠外科临床较多见的是体液缺乏现象。

1. 缺水和缺钠　临床缺水和缺钠几乎同时存在，水、钠关系密切，但在比例上有所差别。水和钠可按比例丧失，也可缺水多于缺钠，或缺钠多于缺水，因此引起不同的临床表现，可分三种类型（表10-1）。

表 10-1　三型缺水的鉴别

	高渗性缺水	低渗性缺水	等渗性缺水
原因	高热，大汗后或摄水不足，细胞外液由于缺水而浓缩，形成高	渗肠梗阻、肠瘘、呕吐、腹泻、腹膜炎、大量出汗，只给水，未给盐	反复呕吐、急性肠梗阻、肠瘘、弥漫性腹膜炎
病理生理	水丢失多于钠、细胞内液缺水超过细胞外液，血容量后期减少钠	丢失多于水，细胞外液减少为主，血容量减少	水钠等量急剧丢失，细胞内外液均减少，血容量减少
临床表现	缺水症状为主，口渴、乏力、干燥。重度缺水时狂躁、昏迷、血压下降甚至休克三少一高：尿少，汗少，唾液少，尿比重高	缺钠症状为主，口渴恶心、呕吐明显、肌肉痉挛性抽搐、直立易晕厥，血压不稳或下降，脉细速	有缺水、钠症状，口渴恶心、呕吐，偶有肌肉痉挛性抽搐、血压极易下降，肢端湿冷，脉细速
实验室检查	尿很少（少于每日500ml）出现氮质血症和代谢性酸中毒，尿比重高，尿蛋白正常，血清钠高（150mmol/L以上）血液浓缩	尿量正常、比重低，尿氮很少或无、血清钠少，轻度 130～135mmol/L 中度 120～130mmol/L 重度 120mmol/L	尿量少，比重正常，尿氮减少不明显，血清钠正常，血液浓缩明显
治疗	补5%葡萄糖液或等渗液	补等渗液	补等渗液或平衡液或1/2～1/3渗液

临床上按症状轻重，可将高渗性缺水分为三度。根据缺钠程度，临床上低渗缺水亦可分为三度

2. 缺水的治疗　水的平衡规律大致是多进多排，少进少排，不进亦排。缺水的治疗原则是：缺什么补什么，缺多少补多少，先快后慢，先盐后糖，先浓后淡，见尿补钾。轻度缺水而患者又能口服时，尽量口服液体。开水200ml中白糖20g，食盐0.5g，碳酸氢钠0.5g，酌情饮用。静脉补液适用于中、重度缺水，可分为两个阶段，即补充累积损失阶段；维持继续丢失和生理消耗阶段。

（1）补液量的计算方法：①累积损失量：即身体已经丢失的体液量、根据临床表现判断缺水程度，按减少量补充。②继续丢失量：在补充累积损失量过程中继续吐泻、发热或胃肠引流液的丢失量。此量按实际丢失的体液量来补充。其中发热的患者其体温每升高1℃，从皮肤丧失低渗体液3～5ml/kg。当体温上升到40℃时，每日需补液600～1000ml，中度出汗患者丧失体液约500～1000ml，其中含NaCl 1.25～2.5g；大量出汗时，丧失体液约1000～1500ml。③生理需要量：婴幼儿100～120ml/（kg·d）。儿童60～80ml/（kg·d）。成人按每日2000～

2500ml，内含葡萄糖100～150g以上，NaCl 4～5g，KCl 3～4g。一般每日补给5%～10%葡萄糖溶液1500ml，5%葡萄糖盐水500ml，10% KCl 溶液30ml，静脉滴注。

以上三项计算量总和是当时需要补充的总量。

（2）选择补液种类：任何缺水、补充累积量之前，均应先抢救休克，即快速注入等渗液体扩充血液容量。

低渗性缺水可用等渗液或2/3渗液，等渗性缺水用1/2～1/3～3/4渗液；高渗性缺水患者可用1/8～1/2渗液，注意高渗性缺水患者，如果单纯补给葡萄糖液有引起抽搐的危险，所以宜补给低渗液。见尿补钾，注意术后1～2日内不宜补钾，对术后3日以上不能进食者，且尿量每小时30ml以上者可补给10% KCl 30ml 或40ml。继续丢失量，一般用等渗盐水补回；生理需要量，成人可补等渗盐水500ml，5%葡萄糖液1500～2000ml。常用溶液规格、用途、配用方法见表（表10-2）。

表 10-2 常用溶液规格、用途及配用方法

液体	规格及配制	用途	作用
等渗液	5% 葡萄糖溶液	低渗性缺水	补充水及热量
	0.9% 生理盐水		补充水及盐
	5% 葡萄糖盐水		补充水、盐及热量
	1/6M 乳酸钠溶液		纠正酸中毒
	1.25% 碳酸氢钠溶液		纠正酸中毒
	2:1液(平衡液)		补充水、盐,纠正酸中毒
	0.9% 生理盐水 2 份		
	1/6M 乳酸钠溶液 1 份		
	(或 1.25% 碳酸氢钠)		
1/2 渗液	1:1液	等渗性缺水	补充水、盐及热量
	等渗盐水 1 份		
	5% 葡萄糖溶液 1 份	高渗性缺水	补充水、盐及热量
	2:3:1液		纠正酸中毒
	等渗盐水 2 份		
	5% 葡萄糖溶液 3 份		
	1/6M 乳酸钠溶液 1 份		
	(或 1.25% 碳酸氢钠)		
2/3 渗液	4:3:2液	低渗性等渗性缺水	补充水、盐及热量
	等渗盐水 4 份		纠正酸中毒
	5% 葡萄糖溶液 3 份		
	1/6M 乳酸钠溶液 2 份		
	(或 1.25% 碳酸氢钠)		
1/3 渗液	4:3:2液 1 份	高渗性缺水	补充水、盐及热量
	5% 葡萄糖溶液 1 份		纠正酸中毒

高渗性缺水补充液体计算公式:

$$\frac{(测得血清钠值-正常值)\times 体重\times 常数 4}{(男)/3(女)} = 补液总量(ml)$$

所得补给量,应在两日内输完,第 1 日先给予 1/2 或 2/3,其余第 2 日补完,补给时,还需加上当日需要量约 2500ml。

低渗性缺水血清钠不足需补钠,钠离子的平衡规律一般是多进多排,少进少排,不进几乎不排。

低渗性缺水补充血清钠计算公式:

补钠量(mmol)=(血清正常值 142-测得值)×体重(kg)×常数

常数:男 0.6,女 0.5,婴儿 0.75

按 17mmol Na^+ =1g 钠盐计算后补充。补钠时一般选用 0.9% 生理盐水补充,也可按病情将计算值的一半量用 5% 高渗盐水缓慢静滴可提高细胞内外渗透压,解除急性症状。

(3)补液的速度:抢救休克用等渗液体,按每公斤体重 20ml,于 30~60 分钟内静脉快速滴入或推入。成人可用总补液量的 1/5 快速输入,其余的累积补充量可于 8 小时内补完。一般低渗或等渗性缺水,速度可以快些,高渗性缺水滴速应慢些。继续丢失和生理需要量可于 12~16 小时完成。

目前临床上常用的平衡液,是一种等渗的电解质,最常见的是乳酸钠林格溶液,配方为:氯化钠 6g,氯化钾 0.3g,氯化钙 0.2g,乳酸钠 3.1g,注射用水加至 1000ml。主要作用和优点有:①电解质浓度和细胞外液相似;②可稀释血液,改善微循环灌注;③纠正低钠血症和酸中毒;④可代替部分输血。临床上对于一般失血量为血容量 10%~20% 的患者,全部采用平衡液来补偿。

二、钾的代谢失调

正常人血清钾为 3.5mmol/~5.5mmol/L

1. 低钾血症 血清钾低于 3.5mmol/L。

(1)原因:①钾的摄入量不足,如禁食、少食。而静脉输液内又未补钾或补不足;②钾损失过多,如大量呕吐、胃肠道引流、胃肠道瘘丢失大量钾;③钾在体内分布异常,大量注射葡萄糖或组织合成代谢,促使大量钾转入细胞内,出现低钾血症。

(2)临床表现:①神经肌肉:症状最为突出。当血清钾低于3mmol/L时,可出现软弱无力。血清钾低于2.5mmol/L时,出现软瘫,尤以四肢肌肉最为突出,腱反射迟钝或消失,当累及呼吸肌时,则引起呼吸困难,呈张口状呼吸。②胃肠:胃肠道功能改变,口苦、恶心、呕吐,严重者胃肠肌张力减退,引起腹胀、肠麻痹。③心血管:心肌张力减退,心脏扩大,末梢血管扩张,血压下降,当心肌兴奋增强时,出现心悸,心律失常,甚至心室纤颤。心电图变化特征是早期出现T波降低、变宽、双相或倒置,随后出现S-T段降低,QT间期延长和出现U波。④中枢神经系统:神志淡漠、迟钝;但亦有表现烦躁不安,情绪波动,疲乏。当血清钾低于2mmol/L时,则嗜睡,神志不清,定向力障碍。⑤血清钾过低可导致碱中毒。

(3)诊断:①测定血清钾,并结合症状体征;②心电图检查出现U波时,即确定诊断。

(4)治疗:低钾血症时应及时补钾,补钾前必须确定肾功能是否正常,每小时尿量不少于30ml,每日尿量大于800ml。

1)治疗原发病,补钾,口服者10%氯化钾10~30ml,每日3次。

2)静脉补钾公式

$$补钾量(mmol) = (正常血钾值4.5-测得值) \times 体重(kg) \times 0.2$$

按13.4mmol K^+ = 1g KCl计算后补充。由于肾脏每日排钾约40mmol,相当于3g,补充时应注意累加。

静脉滴注时用10%~15% KCl 10~20ml加5%葡萄糖溶液500~1000ml,静滴,浓度少于0.3%,滴速小于每小时200ml或每分钟20滴。每日补钾不宜超过6g。由于 K^+ 向细胞内转移缓慢,完全纠正需4~6天。为了促进 K^+ 向细胞内转移,可采用极化液补充。

极化液(GIK):10%葡萄糖1000ml+胰岛素20~30U+10%氯化钾20~30ml,静滴。

输钾时注意:①不可直接静脉推注;②不可短期内大量输入;③密切注意心率、尿量、血压及心电图变化;④见尿补钾。

2. 高钾血症　血清钾高于5.5mmol/L。

(1)原因:肾衰竭;肾上腺皮质功能减退;细胞内的钾外移,见于溶血、缺氧、酸中毒,手术后失水、失血引起的血浓缩;钾入量过多、大量输入库血或肾排钾功能不全等。

(2)临床表现

1)神经肌肉:当血钾高于7mmol/L时,可引起神经肌肉传导障碍,表现为嗜睡、口唇周围麻木、苍白、寒冷、全身软弱、四肢无力,甚至麻痹,反射减弱或消失。

2)心血管:心肌应激性下降,出现心率缓慢、心律失常、传导阻滞、心室纤颤,最后可停搏于舒张期,早期心电图示T波高尖,QT期延长,继而QRS间期延长,PR间期延长。

(3)治疗

1)停止补钾。

2)11.2%乳酸钠溶液40~60ml或5%碳酸氢钠60~100ml静脉推注。此后加倍静脉滴入。因为碱性溶液可使血钾移入细胞内,或由尿排出;同时钠输入后对钾有对抗作用。

3)使用GI液:即25%葡萄糖溶液400ml加胰岛素20~25U,静脉滴注,可以帮助血钾移入细胞内。

4)静脉注入10%葡萄糖酸钙20ml,每2~4小时可以重复1次。可对抗高钾血症对心肌的抑制。

5)利尿。

6)肌注蛋白同化激素(丙睾、苯丙酸诺龙等)。

7)透析。

三、酸碱平衡失调

凡是在溶液中能产生 H^+ 的物质为酸,能与 H^+ 结合的物质称为碱。例如:

H_2CO_3	$H^+ + HCO_3^-$
(产生 H^+ 的物质)	(与 H^+ 结合的物质)
酸	碱

正常人血清的pH为7.35~7.45之间,平均为7.4,略为偏碱。如果pH小于7.35,称为酸中毒;大于7.45,称为碱中毒;维持血清pH在7.35~7.45之间的调节功能,称为酸碱平衡。

体液的酸碱平衡,是靠血液的缓冲系统,主要是 HCO_3^- 和 H_2CO_3;肺排出或积存 CO_2 来调节 H_2CO_3;肾的排 H^+、保 Na^+ 作用,调节 HCO_3^-。如果这种代偿性平衡被打破,则酸碱平衡失调(表10-3)。

表 10-3　酸碱平衡失调示意

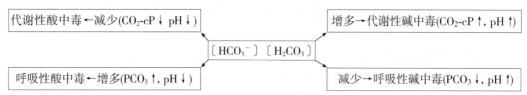

代谢性酸中毒←减少(CO_2-cP↓ pH↓)　　　增多→代谢性碱中毒(CO_2-cP↑, pH↑)

〔HCO_3^-〕〔H_2CO_3〕

呼吸性酸中毒←增多(PCO_3↑, pH↓)　　　减少→呼吸性碱中毒(PCO_3↓, pH↑)

1. 酸碱平衡失调的临床检验指标(血气分析)

(1) 血 pH：正常为 7.35～7.45。失代偿性酸中毒时 pH 降低(小于 7.35)；代偿性碱中毒时 pH 升高(大于 7.45)，任何性质的酸碱平衡失调经体内代偿后，pH 正常。血 pH 为提示酸、碱中毒的重要指标，但不能区别呼吸性还是代谢性酸、碱中毒。

(2) 血浆二氧化碳结合力(CO_2-cP)：血浆二氧化碳结合力是指血浆中 HCO_3^- 的 CO_2 含量，反映血浆中 HCO_3^- 的浓度，正常为 22～28mmol/L，代谢性酸中毒时降低，代谢性碱中毒时升高，呼吸性酸中毒呈代偿性增高，呼吸性碱中毒时代偿性降低。故单凭 CO_2-cP 的高低不能判定酸中毒或碱中毒。

(3) 动脉血二氧化碳分压(PCO_2)：二氧化碳分压为血浆中物理溶解的二氧化碳的分压，正常 PCO_2 为 4.5～6.0kPa，动脉血二氧化碳分压能反映酸碱平衡失调中的呼吸因素，二氧化碳分压增高(大于 6.0kPa)表示呼吸性酸中毒或代谢性碱中毒；二氧化碳分压降低(小于 4.5kPa)表示呼吸性碱中毒或代谢性酸中毒。

(4) 标准碳酸氢(SB)和实际碳酸氢(AB)：SB 是隔绝空气的全血在标准状态(血红蛋白 100% 饱和、温度 38℃、二氧化碳分压为 5.3kPa)下，测得的血浆 HCO_3^- 中 CO_2 的含量，其结果不受呼吸影响，代表血浆中 $NaHCO_3$ 含量，测定意义与二氧化碳结合力相同。正常值为 22～27mmol/L，平均 24mmol/L。AB 是在实际条件下测得血浆中 HCO_3^- 含量，受呼吸因素影响。正常 SB＝AB；如 AB 大于 SB，表示有 CO_2 蓄积，提示呼吸性酸中毒；如 AB 小于 SB，表示有 CO_2 过度呼出，提示呼吸性碱中毒；如有 AB 等于 SB，两者均降低，表示代谢性酸中毒；如二者都升高，表示代谢性碱中毒。

(5) 碱剩余(BE)和碱缺失(BD)：这是在标准状态下的血浆用酸或碱滴定至 pH 7.4 时，所消耗的酸或碱的数量。正常值为 -3.0～+3.0mmol/L(平均值为 -0.4mmol/L)；正值表示 BE(消耗酸的数量)，负值表示 BD(消耗碱的数量)。正值越大表示滴定用去的酸越多，代谢性酸中毒越严重；负值越大表示滴定用去的碱越多，代谢性碱中毒越严重。

(6) 新鲜尿液 pH 的测定：一般情况，尿 pH 可反映体内酸碱平衡，正常值为 4.8～7.4，酸中毒时尿呈酸性，pH 低于 4.8；碱中毒时尿呈碱性，pH 大于 7.4；仅在低钾性碱中毒时出现酸性尿。高钾血症引起的酸中毒及肾小管酸中毒时尿呈碱性。

2. 酸碱平衡失调的诊断与处理　酸碱平衡失调是临床上危及生命的重症，病情十分复杂，根据临床表现及生化检查结果，认真分析，及时纠正。

酸碱平衡失调有下列四种(表 10-4)，但有混合存在的可能。

表 10-4　酸碱平衡失调血生化鉴别分析

项目	平均值(正常范围)	代谢性				呼吸性			
		酸中毒		碱中毒		酸中毒		碱中毒	
		代偿	失代偿	代偿	失代偿	代偿	失代偿	代偿	失代偿
血 pH	7.4(7.35～7.45)	正常	↓	正常	↑	正常	↓	正常	↑
SB	22～27mmol/L	↓	↓	↑	↑	↑↑	↑	↓↓	↓
AB:SB	AB＝SB		↓		↑				
BD:BE	0±3mmol/L	负值↑	负值↑	正值↑	正值↑				
CO_2-cP	22～28mmol/L	↓	↓↓	↑	↑↑	↑↑	↑	↓	↓
PCO_2	35～45mmol/L	↓↓	↓	↑↑	↑	↑	↑↑	↓↓	↓↓
尿 pH	4.8～7.4(6)	↓(可低于 4.5)		↑		(可升至 7.8)↓		↑	

项目	平均值（正常范围）	代谢性				呼吸性			
		酸中毒		碱中毒		酸中毒		碱中毒	
		代偿	失代偿	代偿	失代偿	代偿	失代偿	代偿	失代偿
血 K$^+$	4.1~5.5mmol/L	可↑		可↓		可↑		可↓	
血 Cl$^-$	103mmol/L	↑		↓		略↑		略↓	
常见原因		各种原因酮中毒,肾衰竭,腹泻失水失钠		大量呕吐,碱性药物过量		呼吸道梗阻,肺气肿		癔症,呼吸过快,中枢神经系统疾病	
治疗		除去病因,补含钠离子液		补等渗盐水,输氯化铵液		间歇吸氧,去除病因		去除病因,吸入二氧化碳,补钙	

注:↑增高,↑↑明显增高;↓下降,↓↓明显下降

（1）代谢性酸中毒

原因:①体内酸性产物过多:高热、重度感染、休克、糖尿病及长期禁食等;②丢失碳酸氢钠过多:严重腹泻、肠瘘等;③急慢性肾功能不全;④长期服用酸性药物。

临床表现:随病因有轻重,轻症常被原发病掩盖,重症表现为疲乏、眩晕、嗜睡,有时感觉迟钝,有时烦躁不安。最突出的症状是呼吸深而快,呼吸辅助肌的有力收缩,尽量扩张胸廓,有时呼气带有酮味（烂苹果气味）。面部潮红、心率加速、血压常偏低。终于神志不清。甚至昏迷（脑细胞代谢紊乱所致）。可伴有对称性肌张力减退和腱反射减退或消失。常伴有严重缺水症状。甚至周围循环衰竭和休克。尿量明显减少,以至无尿,尿液呈酸性反应。

临床上将酸中毒程度分三类（表10-5）。

表 10-5　酸中毒程度的临床估计

酸中毒程度	血 CO_2-cP mmol/L	症　　状
轻	13.5~17	无症状或呼吸快而深
中	9.0~13.5	面赤、唇红、呼吸深快、精神不振
重	<9.0	呼吸深快,有酮臭味,可昏迷死亡

治疗:积极治疗原发病,除去病因,这是最根本的方法。纠正酸中毒的重要措施是补充循环血量,恢复肾功能,使机体自行调节恢复正常的酸碱平衡。通常用5%葡萄糖溶液和等渗盐水纠正缺水后,轻度酸中毒大多同时纠正。中、重度代谢性酸中毒,常需要静脉滴注碱性药物。

1）碳酸氢钠溶液:作用快、较安全,缺点是有使钙离子化减弱的倾向,故有低钙血症者,可诱发手足抽搐症。用法:剂量按实际测得之血浆二氧化碳结合力计算,每公斤体重给5%碳酸氢钠溶液0.5ml,可提高一个容积二氧化碳结合力。公式:

$$补5\%碳酸氢钠(ml)=(CO_2\text{-}cP\ 正常值50-测得值)/2.24×体重(kg)×0.3$$

2）乳酸钠溶液:优点是安全,可产生热量,但作用缓慢,有肝功能不全者不宜应用。用法:剂量按实际测得的血浆二氧化碳结合力计算,每公斤体重给11.2%乳酸钠溶液0.3ml,可提高一个容积二氧化碳结合力。公式:

$$补11.2\%乳酸钠(ml)=(CO_2\text{-}cP\ 正常值50-测得值)/2.24×体重(kg)×0.2$$

11.2%乳酸钠溶液用时稀释6倍,使成为1.9%浓度（等渗液）,以上两药按公式求得之量可先输入1/3~1/2,4~6小时后根据病情及 CO_2-cP 再考虑补充与否。

3）三羟甲基氨基甲烷（THAM）:是一种不含钠的强力碱性缓冲剂,能在细胞内、外液同时起作用,对代谢性酸中毒和呼吸性酸中毒皆有效,并可利尿,排出酸性物质。缺点对组织刺激性大,大剂量快滴可引起呼吸抑制、低血压、低血糖、低钙血症等。应予注意。用法:三羟甲基氨基甲烷常用浓度为3.6%的等渗溶液即用供应的7.2%溶液,稀释1倍作静脉缓慢滴入。公式:

$$补3.6\%三羟甲基氨基甲烷(ml)=(CO_2\text{-}cP\ 正常值50-测得值)/2.24×体重(kg)×2$$

（2）代谢性碱中毒

原因:①幽门梗阻伴持续性呕吐,或长期使用胃管抽吸胃液;②服用过多碱性药物;③钾离子的大量

耗损,钠离子及氢离子进入细胞内,引起细胞内酸中毒、细胞外碱中毒。

临床表现:轻度碱中毒的症状常被原发病如幽门梗阻时的呕吐所掩盖,常在测定二氧化碳结合力后才发现。较重的患者除出现低渗性缺水症状外,常有呼吸变慢且浅、头晕、嗜睡,甚至发生性格改变、谵妄、昏迷,由于碱中毒时 pH 升高,使血清内结合钙上升而离子钙减少,神经肌肉应激性亢进,可出现躁动、精神兴奋、手足麻木、手足搐搦、面部和肢体肌肉小抽动,耳前叩击试验阳性,跟腱反射亢进。血压下降,$CO_2\text{-cP}$ 升高,常伴血钾、血钙降低。

治疗:静脉滴注酸性药物,常用 2% 氯化铵溶液,按每公斤体重 1ml 可降一个容积二氧化碳结合力计算,先补充计算量的 $1/3 \sim 1/2$,以后再根据 $CO_2\text{-cP}$ 及临床表现确定是否补充余量。

(3) 呼吸性酸中毒

原因:呼吸道梗阻、肺炎、椎管麻醉平面过高、吗啡等药物中毒和肺气肿。由于肺换气量不足所致。

临床表现:呼吸困难、发绀、心动过速、血压下降、谵妄、昏迷等。

治疗:解除病因、清除呼吸道梗阻,吸氧。

(4) 呼吸性碱中毒

原因:高热、中暑,人工呼吸,昏迷等;由于过度换气所致。

临床表现:头晕、胸闷、呼吸由快深变为快浅而短促,间以叹息样呼吸,继而手足面部麻木或针刺样感觉(血钙减少),有时出现肌肉震颤,甚至手足抽搐,严重时出现眩晕、昏迷、意识障碍,甚至肌肉强直,四肢抽搐。

治疗:针对病因,吸入较高浓度二氧化碳,有手足抽搐者宜静脉注射钙剂。当代谢性酸中毒合并呼吸性碱中毒时,宜先治疗代谢性酸中毒后处理呼吸性碱中毒,否则将加重酸中毒。

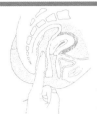

第十一章　医疗意外与特殊感染

肛肠病是常见病、多发病,在诊治过程中,除常见的并发症之外,亦有医疗意外的发生。这些意外的发生多是由于经验不足,或没有按医疗常规操作,或由于当地医疗水平受限所致。随着对肛肠疾病的治疗和普及,预防和处理医疗意外越来越重要。下面将常见的医疗意外做以介绍,但不作为追究医疗中出现问题的依据,而是本着总结经验和教训的原则,分析产生原因,如何处理及怎样预防等,以供临床参考。术后一般感染已在前章述毕,本章所述特殊感染如破伤风、铜绿假单胞菌感染等,临床并不多见。因此,列为本章单述。

第一节　前列腺刺伤

肛门局部的麻醉和手术以及痔的注射疗法,若因操作不慎、解剖概念不清、个体差异、患者紧张不配合、手术盲目操作等,均可造成前列腺刺伤。

一、病　　因

1. 肛门直肠手术做局部麻醉时,在截石位12点处(男性)进针过深而误伤前列腺,尤以体瘦者多发。

2. 内痔注射疗法和直肠脱垂注射疗法由于注射部位过深而刺伤前列腺。

3. 直肠脱垂切除术,外剥内扎术对内痔行缝扎时贯穿过深而刺伤前列腺。

4. 刺伤前列腺引起急性前列腺炎,症状有终末血尿、尿频、尿急,会阴部疼痛或不适。

二、处　理　方　法

1. 应卧床休息、适当的多饮水,正确合理及有针对性地应用抗菌药物控制以大肠埃希菌为主的感染,会阴部热敷或温水坐浴。

2. 直肠内可塞入红霉素栓剂、太宁栓等或中药保留灌肠。

3. 应用中药清热凉血、止血,如小蓟饮子。

4. 如果发生尿潴留,体温升高、寒战、前列腺发生脓肿时,可经会阴部切开引流。

三、预　　防

肛门直肠麻醉,尤其局部麻醉时要注意肛门与直肠肛管的角度,穿刺、注射时要了解和掌握直肠周围的解剖关系并注意肛门镜与直肠肛管的关系。有的操作方法理论讲的很好,但实际上是行不通的,也是并发症、后遗症出现的原因。因此,手术操作特别是会阴侧不宜过深,或在直肠指诊下注射穿刺,以引导针头防止刺伤前列腺,对注射硬化剂或坏死剂治疗痔核时不要穿刺过深,在12点处注射痔核更应注意。

第二节　直肠会阴瘘

直肠会阴部的瘘性疾患,多见于女性,尤以外伤感染、医源性损害所致的瘘性疾患为多见。由于女性的会阴部的特殊解剖生理结构,如经产妇的重度会阴撕裂和施行肛肠手术发生感染处理不及时或操作不当等,很容易导致肛门直肠阴道瘘(详见第十九章"直肠阴道瘘")、直肠会阴瘘(照片图11-1)和直肠前庭瘘(照片图11-2)。

一、病　　因

1. 直肠会阴部脓肿,如肛门直肠前壁的黏膜下

105

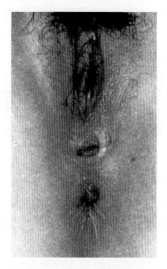

照片图 11-1　直肠会阴瘘
瘘道外口在会阴正中

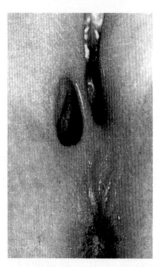

照片图 11-2　直肠前庭瘘
在会阴右侧前庭部有瘘孔,瘘道通向
直肠,粪便从此孔溢出

脓肿、女性巴氏腺囊肿等,诊断不明确及手术操作不当,造成直肠阴道壁的贯通损伤而形成直肠会阴瘘。

2. 肛门直肠手术,继发感染形成脓肿,破溃较深,使直肠阴道壁相互穿通形成瘘。

3. 肛肠手术操作不当所致。如直肠前壁截石位 12 点处的内痔注射或冷冻疗法过深,以及直肠脱垂注射疗法引起的局部坏死而穿通直肠阴道壁。或

截石位 12 点处内痔核结扎贯穿过深或胶圈套扎过大,黏膜及黏膜下层组织坏死脱落后与阴道相通形成瘘。

4. 医源性暴力操作,如对婴幼儿的肛表测试,误伤直肠会阴部,造成直肠前庭贯通伤而形成直肠前庭瘘。笔者曾遇到成年女性患者的直肠前庭瘘就由此原因所致。此类瘘管常较规则而宽大。

5. 直肠或子宫肿瘤放射疗法后引起放射性直肠炎,肠壁薄弱质脆。肛门直肠检查时操作过猛或大便干燥用力排便时,造成肠壁穿孔而形成直肠阴道瘘。

二、处理方法

在局部感染控制住后局部可用温水或中药坐浴,使炎症吸收、瘢痕软化再行手术治疗。

1. 小瘘孔修补法　将瘘孔周围组织做环形切除,不可过大。再将阴道直肠壁剥离 2cm 以上,用 2-0\3-0 号铬肠线做荷包内翻缝合直肠壁瘘孔。缝合线不穿透直肠黏膜,再用丝线间断缝合阴道黏膜下结缔组织,然后用 0/2-0 号铬肠线间断缝合阴道黏膜,再用细丝线于其外围另作一荷包缝合,最后缝合阴道黏膜。

2. 大瘘孔修补法　将瘘孔下的会阴部及肛门括约肌由正中线切开,然后按会阴三度裂伤修补法进行缝合,应使组织层次清楚,逐层细致缝合修补以期愈合。

3. 外侧切除缝合内侧开放法　将会阴前庭瘘口的皮肤及皮下组织剥离至距肛缘 1cm 处,逐渐从会阴外侧向肛缘处行 I 期缝合,在距肛门 1cm 处开放创口,术后将 I 期缝合部位以酒精消毒,并用雷氟奴尔纱条外敷。术后控制排便 5 天。

三、预　防

对女性会阴部手术要特别注意。由于解剖关系和人体差异,阴道直肠壁较薄,经产妇此壁松弛,容易穿刺贯通,如有感染则形成瘘道。所以对直肠前壁病变的手术要慎重,必要时应协同妇科做阴道直肠双合指诊下进行手术或注射疗法为好。

第三节　肠穿孔

在肛肠疾病中多发生在乙状结肠镜检查、结肠镜检查、手术、合并感染等情况。

一、病　因

1. 病变多在腹膜返折之上(距肛门 6cm 以上的

直肠前壁或 8cm 以上的侧壁),如直肠息肉、直肠狭窄、直肠溃疡、肿瘤等手术处理不当而穿孔。

2. 乙状结肠镜检查操作粗暴或由于经验不足没有按常规循腔进镜,用力过猛所致的穿孔多在直肠与乙状结肠交接处或在病变周围穿孔,因此处黏膜质脆。

3. 肠腔内的息肉套扎、电灼等由于牵拉力大而深引起肠穿孔。

4. 直肠脱垂并发滑动性小肠疝而误认为直肠脱垂,手术时容易穿孔。

5. 腹膜外穿孔如直肠脱垂周围注射、活检,多发生在直肠后壁继发直肠后间隙脓肿。

二、症　状

肠穿孔很快出现腹膜炎的体征如体温升高(39℃)、脉快、腹胀、腹膜刺激征,患者腹部剧痛,有串气的感觉,要正确应用大量抗菌药物控制感染和炎症扩延的同时争取时间,及早手术。

三、预　防

对直肠手术前的诊断正确与否有十分密切的关系。如直肠憩室当做溃疡或黏膜下瘘孔处理容易造成穿孔。直肠溃疡、肿瘤晚期、肠腔狭窄做不适当的检查,如乙状结肠镜操作不当也易造成肠穿孔。直肠管状狭窄在腹膜返折以上手术也容易造成肠穿孔。因此,手术细致、轻柔,术前确诊,正确操作,熟练地掌握直肠解剖关系则可避免发生意外。对有肠粘连、肠梗阻、急性结肠炎和近期大出血者应慎用,以防病情加重和穿孔的发生。

第四节　输尿管损伤

输尿管为一细长而有肌肉黏膜构成的管形器官,位于腹膜后间隙,周围的保护良好并有相当的活动范围。一般不容易损伤,但在结肠直肠手术过程中,如不慎易发生输尿管损伤,其发生率约为 1% ~ 7%。

一、病　因

1. 分离、结扎肠系膜下动脉,误切或误扎左侧输尿管的腰段,造成一侧输尿管机械性梗阻。

2. 剪开乙状结肠两侧腹膜或切断直肠侧韧带时,易损伤输尿管。

3. 输尿管粘连,游离过长,影响血供而致坏死。

4. 分离至直肠膀胱陷窝或直肠子宫陷窝附近的输尿管和输尿管交叉处及骶骨岬部时,易损伤输尿管。

二、症状体征

单侧输尿管结扎不易发现。仅有时有肋部不适感及压痛、体温升高,需作肾盂造影才能确诊;双侧输尿管结扎,症状明显,由于尿液不能排出,大量的代谢产物潴留,如非蛋白氮、血尿素氮、血肌酐均升高,同时有代谢性酸中毒,水、电解质平衡失调,内分泌功能障碍,逐渐出现尿毒症的症状。如部分或完全切断时,可出现尿外渗及尿瘘,当尿液引流不畅时,形成包裹性积液,有明显的压痛及叩击痛,如进一步发展可出现中毒性休克至死亡。

三、处　理

术中发现单侧输尿管结扎时,可解除结扎线;输尿管部分切断或损伤者输尿管内放置输尿管内支架管达膀胱作为固定支架,用细肠线修补破口;如输尿管已切断者,应作输尿管吻合,吻合口附近安放引流,吻合口应无张力,以细线作间断外翻缝合,输尿管外膜不宜剥离过分广泛,以免影响吻合口血液循环。对双侧输尿管结扎所致的尿毒症时,先行透析,再行单侧肾造瘘,待全身情况稳定后再进一步手术。

四、预　防

1. 了解输尿管解剖,且莫盲目钳夹止血或盲目结扎。

2. 在左侧髂总动脉分叉处的后腹膜下寻找左输尿管,在髂总动脉的外侧,分出右侧输尿管,避免肠系膜下动脉结扎时,将输尿管结扎在内。

3. 输尿管暴露后,不必游离,如要游离,不能超过 10cm,并要注意保持外膜的完整,以免影响血液供应。

第五节　阿-斯综合征

阿-斯综合征又称心源性脑缺血综合征,是指临床上突然发作的严重的、致命性缓慢性或快速性心律失常,使心排出量在短时间内锐减,产生严重脑缺血、神志丧失和晕厥等症状。阿-斯综合征是一组由心率突然变化而引起急性脑缺血发作的临床综合征。在临床上虽属罕见,但在肛肠科来说,却多在指诊肛查时发生,尤其有慢性心肺疾患者,更易发生。由于事发突然,往往给患者带来较大的恐惧,使年轻医生不知所措。

一、病因及症状

直肠黏膜和肌层有丰富的副交感神经(神经丛、盆丛神经)。肛门指诊或肛肠麻醉注射时,由于外来刺激直接作用于这些神经丛,引起副交感神经兴奋。尤其是迷走神经占绝对优势时,交感神经兴奋突然转为抑制,致使心率骤然减慢,心排出量锐减以至暂时停止。造成脑部血运中断、脑组织急性缺氧,从而引起严重发绀、短暂意识丧失及四肢抽搐等症状。常发生于有器质性心脏病或因药物中毒抑制心脏传输系统的患者。

二、处理措施

1. 应立即将患者置于头低足高位,使脑部血供充分,注意保暖。立即测量血压、脉搏,心脏有异常时迅速针对病症进行处理。

2. 对空腹紧张型患者,发生晕厥后可以口服或滴注葡萄糖注射液。

3. 肌内注射阿托品 0.5~1mg,以解除平滑肌的血管痉挛,抑止腺体分泌,减缓麻药吸收。

4. 给予低流量吸氧,改善心脑缺氧状态,待患者缓解时停止。

三、预防措施

对精神过度紧张的患者在做指诊时不要勉强,动作切忌粗暴,麻药量不要过大,并嘱患者不要空腹。

第六节　特殊感染

一、气性坏疽

气性坏疽是梭状芽孢杆菌引起的急性特异性感染,常以伤口剧烈胀痛开始,随后皮肤、肌肉大片坏死,故也称为梭状芽孢杆菌性肌坏死。以周身毒血症,局部进行性肌肉组织坏死,产气、水肿、恶臭为临床主要特征,如不及时处理,危及生命。

1. 病因

1)引起气性坏疽的病原菌均为革兰阳性厌氧芽胞菌。主要有产气荚膜杆菌、腐败梭状芽孢杆菌、恶性水肿杆菌、生孢子梭状芽孢杆菌和溶组织梭状芽孢杆菌等五种。前三种能分解糖类,为主要致病菌,能在伤口内的肌层中繁殖,分解组织的糖类产生大量的气体;后两种能分解蛋白质,为腐败物寄生菌,能使蛋白质分解和液化,产生硫化氢,使伤口出现异臭,为致病的芽孢杆菌提供生长环境。

2)肛门直肠周围深部脓肿、直肠脱垂注射后感染化脓;有坏死组织又处于缺氧状态,在需氧菌的大肠埃希菌或葡萄状球菌感染而消耗氧的条件下则有利于气性坏疽杆菌的生长。

3)多发生在患者机体抵抗力下降,如慢性长期消耗性疾病以及大出血后。肛门直肠手术、肠道内又有此菌,在消毒不严密的情况下,则可发生此病。

2. 症状体征

(1)局部症状:患者自觉创口发胀,手术部位沉重、剧痛,伤口部位水肿明显,皮肤苍白、紧张发亮,继而转为紫红色,甚者呈青铜色。按压局部有捻发音,并有淡棕色、混浊分泌物溢出,混有气泡,气味恶臭。

(2)全身症状:患者高热,大汗,体温在 39~40℃之间,脉搏、呼吸加快,甚则谵妄昏迷,可出现严重感染性休克。

3. 处理原则

(1)确诊为气性坏疽时应立即手术。清除异物、血块、坏死组织,用高锰酸钾溶液或过氧化氢冲洗创口。切口要与脓腔成正比,引流要通畅。

(2)为控制其他细菌感染可用金霉素、氯霉素、青霉素、磺胺类药物及针对性较强的抗菌药物。用量宜大,且联合用药。

（3）必要时少量输些新鲜血有助于纠正因细菌感染而引起的氮负平衡和营养不良状况，增加机体抵抗力。

（4）免疫血清注射，发现病象时要立即注射足量的多价免疫血清。

（5）局部创口可应用中药煎水冲洗创口。如甘草煎水冲洗或地榆、大黄共研末撒敷于创口内。也可用针对创口内致病菌的抗菌药物湿敷，如大肠埃希菌感染，可用庆大霉素湿敷。

（6）大剂量中药清热解毒，如普济消毒饮、仙方活命饮等。

4. 预防

（1）对深部的化脓性疾患及有此征象创口可大量应用过氧化氢、高锰酸钾溶液等氧化剂冲洗。创口开放后要避免因怕出血而过紧地填塞纱布，防止组织缺血缺氧。但必须注意过氧化氢溶液切忌进入直肠内的黏膜区域，以免引起剧痛和黏膜损伤。

（2）注射抗毒血清。对创口深而有严重感染时，应在 6 小时内作皮内试验，如阳性应立即注射抗毒血清。

（3）及时正确地应用抗菌药物，尤其是抗厌氧菌的应用，防止感染加重对预防厌氧性细菌感染有一定作用。

（4）治疗中应防止交叉感染。将患者严格隔离，患者所用的一切衣物、换药器械都应收集起来单独消毒。

二、坏死性筋膜炎

详见第十七章"坏死性筋膜炎"。

三、破 伤 风

破伤风是破伤风杆菌经由皮肤或黏膜伤口侵入人体，在缺氧环境下生长繁殖，产生毒素而引起阵发性肌痉挛的一种特异性感染。以牙关紧闭、阵发性强直性肌痉挛、怕光、苦笑脸为临床特征。破伤风潜伏期通常为 7 ~ 8 天，可短至 24 小时或长达数月、数年。潜伏期短者，预后越差。

1. 病因 破伤风是常和创伤相关联的一种特异性感染。各种创伤后，破伤风杆菌可污染深部组织（如深部肛瘘、脓肿等）。如果伤口外口较小，伤口内有坏死组织、血块充塞，或填塞过紧、局部缺血等，就形成了一个适合该菌生长繁殖的缺氧环境。又有其他化脓菌与厌氧菌的混合感染存在时，则构成了破伤风杆菌的繁殖和生长的有利条件。如内痔

单纯结扎、注射坏死剂后痔核脱落不全具备坏死组织、异物。因此有致病的条件，要引起重视。

2. 症状体征

（1）潜伏期：破伤风的潜伏期长短不一，一般为 5 ~ 15 天。偶有 24 小时，或长达数月者。潜伏期越短，症状越重，死亡率越高。

（2）前驱期：常为 1 ~ 2 天，患者有乏力、不安、头痛、发热、多汗、咬肌紧张、反射亢进、肌肉酸痛、紧张等。

（3）临床期：以抽搐为主要表现。最初是咬肌，继而面部、颈部、背腹、四肢的肌肉，最后膈肌和肋间肌。随后，发生持续性收缩和阵发性痉挛，患者相继出现牙关紧闭、苦笑面容、颈项强直、角弓反张、上肢屈曲、下肢伸直，如膈肌、肋间肌痉挛则呼吸困难，如喉部痉挛则引起窒息。患者对各种轻微刺激，如声、光、风等十分敏感，均可诱发全身强烈的抽搐。

3. 处理原则

（1）局部创口处理是当务之急，将创口彻底充分地清创敞开，使空气进入以改善缺氧状态。创口敞开后可用高锰酸钾液冲洗，用浸透过氧化氢的纱布条松松填塞创口内引流。

（2）血清治疗：开始时应用较大剂量在短时间内注入，以求迅速中和体内毒素。创口周围可用破伤风抗毒血清 1 万 ~ 2 万单位注射。

（3）控制痉挛：应用镇静剂、水合氯醛、硫喷妥钠、巴比妥类药物。具体如下：10% 水化氯醛，保留灌肠量；苯巴比妥钠肌内注射；地西泮肌内注射或静脉滴注，一般每日一次。对于痉挛发作频繁不易控制者，可用硫喷妥钠缓慢静注，但要警惕发生喉头痉挛和呼吸抑制。

（4）针灸治疗：四肢抽搐取穴曲池、外关、合谷；牙关紧闭取穴下关、颊车、合谷、内庭；角弓反张取穴风府、大椎、长强、承山、昆仑。

（5）患者应住隔离病室，避免光、声等刺激；避免骚扰患者。

（6）中医治疗：祛风止痉，用至真散、追风散等。

（7）注意防治并发症。主要并发症在呼吸道，如窒息、肺不张、肺部感染；防止发作时掉下床、骨折、咬伤舌等。

（8）高热量、高蛋白、高维生素饮食，注意补充和水与电解质平衡的调整。

（9）抗菌药物治疗：可选用青霉素肌内注射，或大剂量静脉滴注，可抑制破伤风梭菌。

4. 预防

（1）对深部大的化脓病灶手术时要注意创口开放要彻底，引流要通畅，坏死组织及异物要清除。

（2）抗菌药物治疗控制创口内的化脓菌存在和感染，防止产生毒素，促进坏死与毛细血管血栓形成。降低组织中的含氧量，造成破伤风杆菌繁殖的有利条件，故应用抗菌药物也可间接地起到预防破伤风的感染。

（3）对于肛门手术或反复手术者可在术前注射破伤风抗毒血清1500单位被动免疫。

（4）破伤风是一种极为严重的疾病，死亡率高，为此我们要采取积极的综合治疗措施，包括清除毒素来源，中和游离毒素，控制和解除痉挛，保持呼吸道通畅和防治并发症等。

四、铜绿假单胞菌感染

铜绿假单胞菌为革兰阴性杆菌，广泛存在于自然界，是伤口感染较常见的一种细菌。能引起化脓性病变。感染后因脓汁和渗出液等病料呈绿色，故名。原发感染中致病力不大，不占主要地位。由于近年来抗菌药物的大量应用，很多其他化脓菌受到抑制，而铜绿假单胞菌因其对很多常用的抗菌药物都不很敏感，因而逐渐繁殖起来，成为继发感染的重要致病菌。

1. 病因　肛门直肠手术后大面积的感染创面或肉芽组织的创面有大量坏死组织，并有大量多种抗毒素应用史，而容易继发铜绿假单胞菌感染。此病容易交叉感染。铜绿假单胞菌又经常在汗腺较多的部位，故多在换药时感染。其特点是创面很难愈合，脓液呈淡绿色，有甜的腐霉气味。

2. 处理原则

（1）清除创面坏死组织，用3%醋酸和水合氯醛交替湿敷，再用紫外线照射局部创面。

（2）全身治疗：用春雷霉素、硫酸抗敌素（多黏菌素E）和庆大霉素交替应用或联合应用。半合成的青霉素类抗菌药物也有很强的抗菌作用。

3. 预防　铜绿假单胞菌是院内感染的常见病原菌，所以消毒措施对预防感染有重要作用。严格遵守无菌操作技术，对有铜绿假单胞菌感染的一切用具需隔离进行特别消毒处理。患者及工作人员也必须隔离，防止交叉感染。

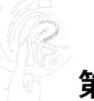

第十二章 痔

一、概　述

1. 定义　传统上,痔(hemorrhoids)被定义为是直肠末端黏膜下和肛管、肛缘皮肤下静脉丛血流淤滞、扩张屈曲所形成的静脉团。这种定义方法,是单一建立在痔形成的静脉曲张学说基础上,且笼统的将各种类型的痔全部划分为静脉曲张,忽略了对其他不同原因所导致外痔的描述,因此存在片面性。笔者认为,将内痔、外痔和混合痔根据其成因和特点分别加以阐述,是完整而准确定义痔的最好方法。

（1）内痔:关于内痔的形成机制,目前存在多种学说,其中传统的静脉曲张学说和 Thomson 在 1975 年提出的肛垫下移学说得到了多数学者的认可。根据以上两种学说,内痔可被重新定义为齿线以上直肠末端的肛垫,由于支持组织老化、松弛而下移,且因内部静脉扩张屈曲而充血肥大所形成的病理性团块。

（2）外痔:指齿线以下,肛管皮肤和皮下因炎症、静脉扩张淤血、血栓形成或结缔组织增生而引起的肿块或赘生物。

（3）混合痔:内痔和相应部位外痔相互融合、累及齿线上下者,为混合痔。

2. 历史　“痔”这个字,早已见诸我国古文献中,据说殷墟出土的距今 3000 年的甲骨文中就有“痔”字原型。在我国古代,痔有三种含义,一是指于人体九窍中“有小肉突出者”;二是所有肛肠疾病的总称,如《说文解字》云:“痔,后病也”,后病即肛门病,又如宋代王伯学的《痔瘘论》、滑寿的《痔瘘篇》,并非专门论述痔病和肛瘘,而是肛肠疾病专著;三是指痔病,与现代医学所讲的痔概念相同,如《诸病源候论·诸痔证候》中的“血痔”,《外科启玄》所述翻花痔及《外科大成》中对痔的症状详细的描述,基本等同于现代医学意义上的痔病。

祖国医学对于痔的病因病机的认识,最早见于《黄帝内经》,曰:“因而饱食,筋脉横解,肠澼为痔”。

在此基础上,以后历代医家又不断深入的探索,使其得以逐渐发展和完善。如隋代巢元方著《诸病源候论》认为:“诸痔皆由伤风,房室不慎,醉饱合阴阳,致劳扰血气,而经脉流溢,渗漏肠间,冲发下部”而成;又如朱震亨《丹溪心法》云:“痔者皆因脏腑本虚,外伤风湿,内蕴热毒,醉饱交接……,以故气血下坠,结聚肛门,宿滞不散,而冲突为痔也”;再如清代《医宗金鉴》概括地指出:“痔疮形名亦多般,不外风湿燥热源”。另外痔在治疗上的发展,也是一个漫长的过程,除针对病因病机的治法外,还出现了其他的方法。如早期的《五十二病方》和《针灸甲乙经》,分别提出了痔的结扎切除法和针灸疗法;在宋代则开始出现了枯痔散和枯痔钉疗法及蜘蛛丝结扎疗法;明代《外科正宗》又提出分阶段内外痔不同的治疗方法;至明清时期,枯痔法已成为治疗痔的主要方法。

在西方,人们对痔的认识也经历了一个漫长的过程。18 世纪以前,痔病一直被看做是正常的生理现象,即“痔非病论”。近两百年,随着研究的深入,出现了关于痔的各种学说,人们才得以从本质上认识痔,并随之出现了结扎法、套扎法、切除法、冷冻法等各种痔的治疗方法。

3. 流行病学　痔是临床常见病、多发病,我国民间有“十人九痔”之说,20 世纪 70 年代的一项全国性普查显示,肛门直肠疾病的发病率为 59.1%,其中痔的发病率最高,占肛肠疾病总人数的 87.25%。患病者中又以内痔者居多,占 59.86%,外痔占 16.01%,混合痔占 24.13%。以上情况足以说明痔是常见病及多发病。另外在性别和年龄上,男女发病比例约为 4:5,女性发病率稍高,发病年龄多在 20～50 岁,并可随着年龄的增加而逐渐加重。

二、病　因　病　理

1. 中医学对痔的病因病机的认识

（1）饮食不节,过食辛辣肥甘、过饮醇酒,致湿热内生,瘀积于大肠。如《疮疡经验全书》云:“凡痔……多由饮食不节,醉饱无时,恣食肥腻、胡椒辛辣、炙煿醉酒……"。

（2）妇女生产用力或多次生产以及久泻、久痢、久咳等耗伤气血等使中气亏虚、肺气不足。如《疮疡经验全书·痔漏症篇》云："肺与大肠相表里,故肺蕴热则肛门闭结,肺脏虚则肛脱出,此至当之论。又有妇人产育过多,力尽血枯,气虚下陷,及小儿久痢,皆能使肛门突出"。

（3）房室不节,精气脱泄,热毒乘虚下注。如《医宗金鉴》云："总不外乎醉饱入房,筋脉横解,精气脱泄,热毒乘虚下注",又如《医方类聚》云："或醉饱入房,精气脱泄,热毒乘虚下注"。

（4）久坐久站、负重远行,或便秘久蹲、肛门努挣,使肛周气血运行不畅,结聚肛门。如《外科正宗》云："气血纵横,经脉交错,……浊气淤血,流注肛门,俱能发痔"。

2. 现代医学对痔的病因和病理的认识

（1）内痔的发病机制:现代医学对内痔发病机制的阐述颇多,主要包括静脉曲张学说、肛管衬垫下移学说、肛管狭窄学说、括约肌功能下降学说等,其中前两种为目前的主流学说。

1）静脉曲张学说:该学说认为,内痔是因直肠末端黏膜下静脉丛血流淤滞、扩张屈曲而形成的静脉团。依据包括三点,①内痔组织为隆起的静脉曲张样团块;②内痔具有易出血、易溃疡、易形成血栓等静脉曲张的基本特点;③病理检查可见到痔组织内有扩张静脉存在。但针对这一学说,有人提出此处的静脉曲张是正常结构,因有研究证明从初生婴儿到健康成人,痔静脉丛的静脉扩张现象都是恒定存在的。故目前对静脉曲张学说的争议仍较大。

2）肛垫下移学说:所谓肛垫,即指直肠末端局部增厚的黏膜及黏膜下组织由直肠柱相对集中而成的组织块,全称为肛门衬垫或肛管血管衬垫,多位于截石位3、7、11点,即"母痔区"。该学说认为痔病是由于肛垫的固定和支持组织 Treitz 肌退化、断裂,使肛垫下移,进而造成窦状静脉淤血后形成。由于具有较充分的理论和实验依据,这种说法目前得到了多数学者的认可。

3）肛管狭窄学说:该学说认为,肛管狭窄可以影响正常的排便功能及其过程,使腹压增加,间接地使直肠内压增高,引起静脉充血,形成痔。

4）括约肌功能下降学说:由我国刘爱华等提出。该学说认为,由于肛管括约肌功能下降,管壁松弛,组织张力降低和间隙疏松,导致肛管腔压力同步下降。为维持肛管腔压力常数,静脉丛代偿性扩张淤血,久而久之形成内痔。

（2）内痔病因:基于包括以上几种发病机制在内的众多学说并结合临床实际,内痔的病因可概括为以下几点:

1）解剖学因素:人体常处于直立状态,而肛门直肠处于较低的位置。肛门直肠部的静脉血液需自下向上回流,并且在回流过程中,从痔静脉到门静脉没有静脉瓣防止逆流,因此血液回流相对困难,易淤积在肛门直肠部,而导致痔的形成和发展。

2）饮食习惯:以肉食为主,进食谷物、蔬菜等粗纤维较少时,粪便量少质硬,在肠道停留时间长,对直肠的压力增加,容易生痔。另外在进食辛辣后,粪便中的辣味素会刺激直肠黏膜,使黏膜下小静脉充血并产生炎症,反复刺激后这些血管壁脆化、薄弱,引起静脉曲张。

3）腹泻:各种慢性肠炎都可导致长期或反复间断的腹泻。稀便的反复刺激,可使直肠黏膜产生炎症,并影响黏膜下小血管,导致静脉曲张的发生。

4）便秘:便秘常伴随大便干硬,当干硬的粪块下移时会对肠壁造成较大的压力,使静脉回流困难。而此时抗压能力较强的动脉仍部分开放,血液不断进入静脉系统,由于回流困难,这些血液只能积聚在静脉内,使静脉扩张形成痔。干硬的粪块还可将直肠黏膜向下推动,使其松弛和下移,导致脱出,这与肛管衬垫下移学说相一致。

5）腹腔压力增高:长时间的腹腔压力增高可影响静脉回流,促使内痔的发生。引起腹腔压力增高的常见因素有妊娠生产、排便过频或久蹲、一些疾病如腹部肿瘤、长期咳嗽等。

6）门静脉高压:门静脉高压直接影响其远端痔内静脉丛的回流,引起内痔的发生。引起门静脉高压的常见疾病包括静脉血栓形成、肝硬化、脂肪肝等。

7）括约肌收缩力降低:久患慢性消耗性疾病和身体羸弱者,肛门直肠周围肌肉松弛,收缩功能下降,肛管和直肠腔压力同步下降,为维持正常压力,静脉丛代偿性扩张淤血,久而久之形成痔。

8）遗传因素:痔的发病常具有家族聚集倾向,可能与先天静脉壁薄弱而易形成曲张这一遗传因素有关。

（3）内痔病理:病理改变包括肛门直肠周围动脉供血量增加,静脉回流减少,毛细血管和静脉曲张淤血,血管壁通透性增加,直肠黏膜下组织水肿增厚、结缔组织增生以及肌纤维疏松和断裂。内痔组织的病理切片检查可见痔内高度迂曲扩张的血管，以静脉为主，也有部分动脉血管发生扩张。间质组织水肿伴炎症，或伴血管内血栓形成（照片图12-1～照片图12-4）。

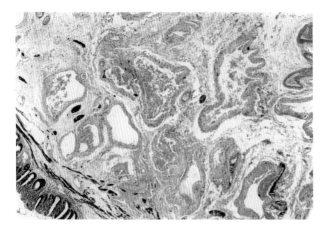

照片图 12-1　痔的病理改变
黏膜下静脉扩张充血（Masson×5）

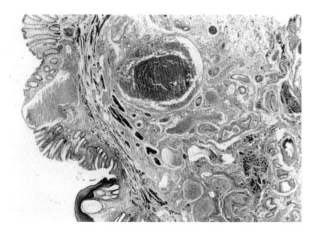

照片图 12-2　痔的病理改变
大量扩张静脉，壁薄厚不一，间质水肿（Masson×10）

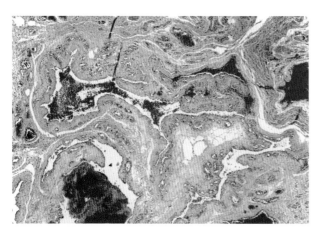

照片图 12-3　痔的病理改变
大静脉迂曲扩张，有血栓形成（HE×10）

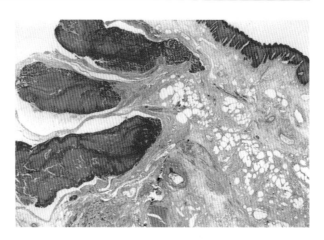

照片图 12-4　痔的病理改变
静脉内血栓形成，周围有炎症（Masson×10）

（4）外痔

1）血栓外痔：血栓外痔多由大便干燥、排便时用力努挣、剧烈运动等因素导致，这些因素可使肛周皮下小静脉破裂，血液流出并淤积在皮下，凝固而成血栓。另外也有小部分是因血液直接在小静脉内淤滞凝固引起。

2）炎性外痔：多因外痔、肛缘皮肤被反复摩擦牵拉或受内痔、肠炎及湿疹分泌物的反复刺激，充血、水肿而成。

3）结缔组织外痔：炎性外痔或血栓外痔消退后，部分增生的皮肤及结缔组织不能被吸收，残留而成；也可由肛周皮肤因长期反复摩擦或牵拉等刺激，逐渐增生而成。

4）静脉曲张性外痔：与内痔相同。

三、分　类

1. 中医学分类法

（1）历代文献所载分类法：中医学历代文献中所记载的痔的分类方法颇多，如在《五十二病方》中，痔被分为牡痔、牝痔、脉痔、血痔四类；又如《诸病源候论》则分为五类，云："诸痔者，谓牡痔、牝痔、脉痔、肠痔、血痔也"，《备急千金要方》亦将痔分为以上五类，云"牡痔者，肛边生鼠乳，时时溃脓血出；牝痔者，肛肿痛生疮；脉痔者，肛边有疮痒痛；肠痔者，肛边核痛，发寒热；血痔者，大便清血随大便污衣"。再如《医宗金鉴·外科心法要诀》按形态将痔分为二十四类，分别为：翻花痔、蚬肉痔、悬珠痔、盘肠痔、栗子痔、核桃痔、莲子痔、脱肛痔、泊肠痔、鸡心痔、牛奶痔、鼠尾痔、血攻痔、担肠痔、内痔、樱桃痔、珊瑚痔、菱角痔、气痔、子母痔、雌雄痔、鸡冠痔、蜂巢

113

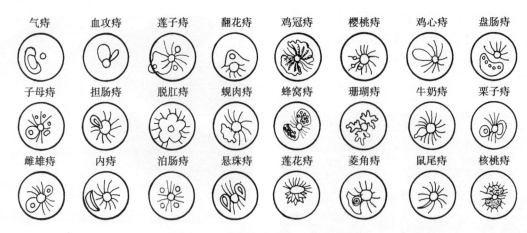

图 12-1 《医宗金鉴》二十四痔图

痔、莲花痔(图 12-1)。

(2) 证候分类法:指根据内、外痔证候的不同进行分类。

1) 内痔证候分类

风伤肠络型:大便带血、滴血或喷射状出血,血色鲜红,或有肛门瘙痒。舌红,苔薄白或薄黄,脉浮数。

湿热下注型:便血色鲜,量较多,肛内肿物外脱,可自行回缩,肛门灼热。舌红,苔黄腻,脉滑数。

气滞血瘀型:肛内肿物脱出,甚或嵌顿,肛管紧缩,坠胀疼痛。甚则肛缘有血栓,水肿,触痛明显。舌质暗红,苔白或黄,脉弦细涩。

脾虚气陷型:肛门坠胀,肛内肿物外脱,需手法复位。便血色鲜或淡,可出现贫血,面色少华,头昏神疲,少气懒言,纳少便溏。舌淡胖,边有齿痕,舌苔薄白,脉弱。

2) 外痔证候分类

气滞血瘀型:肛缘肿物突起,排便时可增大,有异物感,可有胀痛或坠痛,局部可触及硬性结节。舌紫,苔淡黄,脉弦涩。

湿热下注型:肛缘肿物隆起,灼热疼痛或有滋水,便干或溏。舌红,苔黄腻,脉滑数。

脾虚气陷型:肛缘肿物隆起,肛门坠胀,似有便意,神疲乏力,纳少便溏。舌淡胖,苔薄白,脉细无力。多见于经产妇、老弱体虚者。

2. 现代医学分类法 根据发生部位,可分为内痔、外痔和混合痔。其中发生在齿线以上的称为内痔,发生在齿线以下称为外痔,内外痔相连跨越齿线者为混合痔(图 12-2)。

(1) 内痔:表面覆盖黏膜,位于齿线上方,由肛垫下移及黏膜下静脉丛扩张屈曲形成,呈隆起的半球状。常见于左侧正中、右前及右后 3 处(即截石位 3、7、11 点母痔区)。轻者无明显症状,较大较重者可出现便鲜血和痔核脱出,还可并发血栓和嵌顿(照片图 12-5 ~ 8)。内痔的分类方法主要包括以下几种:

1) 三期分类法

一期:排便时带血,无脱出,齿线上黏膜呈结节样隆起。

二期:排便时带血,滴血或射血,内痔脱出,可以

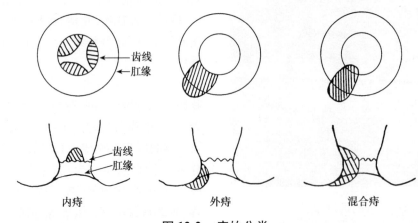

图 12-2 痔的分类

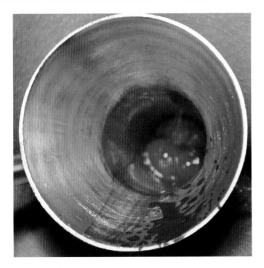

照片图 12-5 内痔出血
肛门镜下见痔核出血呈喷射状

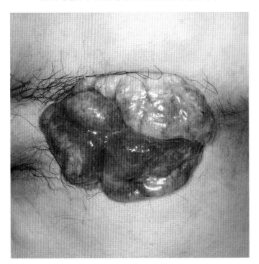

照片图 12-6 内痔脱出
痔核长期反复脱出渗血,因外界刺激部分黏膜纤维化而呈苍白色

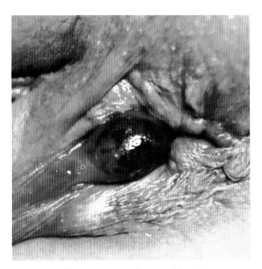

照片图 12-7 内痔血栓形成
内痔黏膜下血栓形成

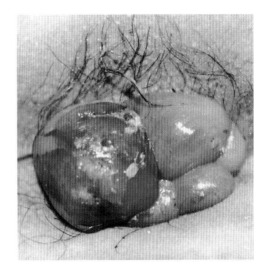

照片图 12-8 内痔嵌顿
内痔嵌顿不能还纳,12 点痔黏膜颜色暗红,黏膜下有血栓形成

自行回纳。

三期:排便时或咳嗽、劳累、负重引起腹压增加时,均发生内痔脱出,并需用手托方能回纳肛内。

2)三型分类法(病变形态分类法)

血管肿型:表面粗糙不平,色鲜红,呈草莓状,常有小的出血点和糜烂,质地柔软,黏膜薄,易出血。痔体内主要是增生和扩张的毛细血管。

静脉瘤型:丛状隆起,表面光泽,呈紫红色,黏膜较厚不易出血。痔体内为曲张的痔静脉和增生的结缔组织。

纤维化型:表面部分灰白色,呈乳头瘤状,易脱出,因痔体内结缔组织增生明显,质地较硬而富有弹性,质体纤维化,不易出血。多见于三、四期内痔。

3)四期分类法

Ⅰ期:便时出鲜血,便后自行停止;无痔核脱出。

Ⅱ期:常有便时出鲜血;排便时内痔脱出肛门,便后可自行还纳。

Ⅲ期:可有便血;排便下蹲或久行久站、咳嗽、劳累、负重时,内痔脱出肛门,不能自行还纳,需手托复位。

Ⅳ期:可有便血;嵌顿或持续脱出肛外,手托亦不能复位或复位后很快又脱出。

4)五度分类法

Ⅰ度:肛门静脉丛曲张,齿线上仅可见有半球状隆起(早期内痔)。

Ⅱ度:肛门静脉丛扩张,齿线上有半球状内痔结节,但无痔脱出(初期内痔)。

Ⅲ度:内痔呈球状膨胀,大便时内痔脱出肛外,可以自然回纳(中期内痔)。

Ⅳ度:内痔扩张到齿线以下的肛管部分,大便时内痔脱出,需手法复位(后期内痔)。

Ⅴ度:内痔发展成混合痔,内痔脱出,不能完全还纳肛内(末期内痔)。

目前临床常用的内痔分类方法是三型分类法和四期分类法,笔者认为两种分类法综合使用,可较准确的描述内痔的特点,如"Ⅱ期血管肿型内痔"、"Ⅳ期纤维化型内痔"等(照片图12-9,照片图12-10)。

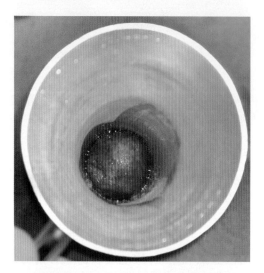

照片图 12-9　Ⅱ期血管肿型内痔
痔核隆起明显,表面粗糙,有纤维化倾向

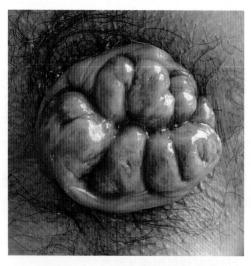

照片图 12-10　Ⅲ期静脉瘤型内痔
肛门用力后痔体翻出,数个紫红色痔核成环状,需手托还纳

(2)外痔:表面覆盖皮肤,位于齿线下方,由痔外静脉丛曲张或肛缘炎症、结缔组织增生及皮下血液瘀滞形成。急性期以疼痛为主要症状,缓解后有

异物感或无明显症状。根据形成原因可分为静脉曲张性外痔、结缔组织外痔、炎性外痔、及血栓性外痔四类(照片图12-11～照片图12-14)。

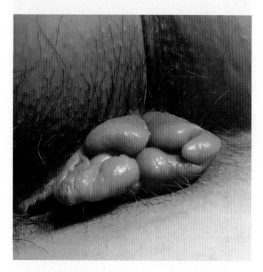

照片图 12-11　炎性外痔
外形饱满、表面光泽,可引起坠胀灼痛

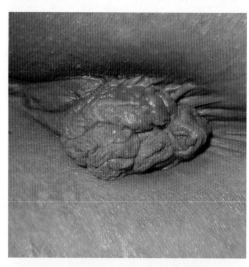

照片图 12-12　结缔组织外痔
褶皱的痔体环绕肛缘,4、9、11 点可见分界

1)静脉曲张性外痔:由齿线以下的痔静脉丛曲张引起,痔体内是曲张淤血的静脉团块。

2)结缔组织外痔:痔内没有或只有较少的曲张静脉,结缔组织增生较明显。

3)炎性外痔:肛缘皮赘或皮肤邹襞因炎症刺激形成。

4)血栓性外痔:皮下小血管破裂后,出血在皮下淤积而成,好发于肛缘截石位3、9点。

(3)混合痔:在齿线附近,为皮肤黏膜交界组织覆盖,由内痔和外痔两部分组成,分别有内痔与外

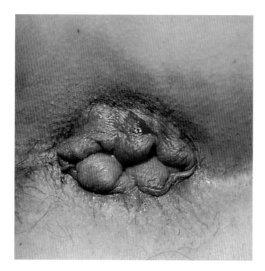

照片图 12-13　静脉曲张性外痔
主要痔体位于 1、3、5、7、11 点,且相连呈环状

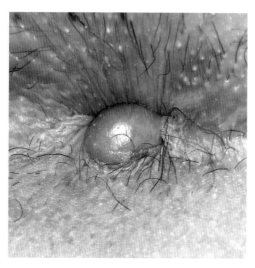

照片图 12-14　血栓外痔
患者右侧卧位,痔体位于截石位 9 点,
呈半圆形隆起,色暗,按压时疼痛明
显,质地较硬

痔两种特征,其分类方法众多。笔者认为,将混合痔
按其齿线以下外痔部分的形态和性质进行分类,在
临床上较为实用。

1)按外痔形态分类

非环状:有一个或多个痔体,分界清晰且不连
续,大小均不及肛缘 1/2。

半环状:外痔累及肛缘 1/2 或更多,但非全部。

环状:外痔累及全部肛缘。

2)按外痔性质分类:结缔组织型、静脉曲张
性、炎性水肿型。

在混合痔前加入外痔形态和性质的前缀,如
"环状静脉曲张性混合痔"、"半环状炎性水肿型混

合痔"、"非环状结缔组织型混合痔"可将其特点充
分描述,有利于临床诊治(照片图 12-15 ~ 照片图
12-17)。

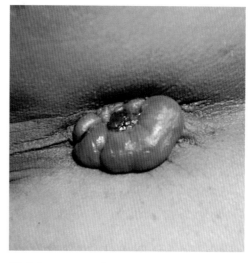

照片图 12-15　半环状炎性水肿型混合痔
外痔炎性水肿明显,呈半环状,不能还
纳;内痔部分充血后形成血栓

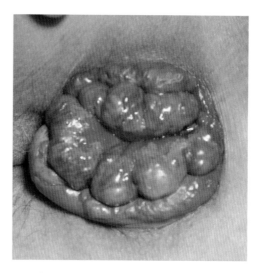

照片图 12-16　环状静脉曲张性混合痔
痔体全部翻出,内痔位于截石位 3、7、
11 点母痔区,黏膜糜烂,外痔呈环状,
静脉曲张明显

四、临 床 表 现

1. 内痔的临床表现

(1)便血:多见于Ⅰ期、Ⅱ期的血管肿型内痔,
是内痔早期的最主要的症状,晚期痔体较大者,由于
长期反复脱出使表面纤维化,出血反而减少。内痔
的出血可表现为便后擦血、便时便后滴血或喷射状
出血,特点是不与粪便相混,呈鲜红色,便后即自行

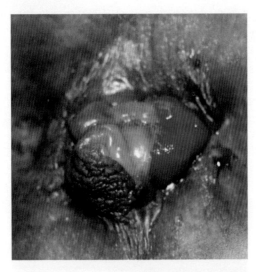

照片图12-17 非环状结缔组织型混合痔
外痔褶皱、色暗，内痔呈血管肿型，颜色鲜红

周皮肤增厚、皲裂、色素脱失等损害。

（5）便秘：出现便血时，患者常因惧怕而控制排便，造成大便干燥、排出困难。但通常干燥的大便更易损伤痔黏膜而加重出血，最终易形成恶性循环。

2. 外痔的临床表现

（1）静脉曲张性外痔：沿肛缘形成的环状或其他形状的隆起，质地柔软。下蹲或作其他引起腹压增加的动作后可加重，多无明显症状。

（2）结缔组织外痔：表面褶皱，颜色多与肛周皮肤类似或稍暗，大小不等，形状不规则，质地柔软。较大时可引起肛门异物感。

（3）炎性外痔：局部灼热、疼痛，走路摩擦后加重，检查时可见肛缘痔体红肿饱满、表面光泽，偶可见分泌物，触压痛明显。常伴有血栓形成。

（4）血栓性外痔：表现为肛周皮下圆形或近圆形的暗色隆起，局部胀痛和异物感明显，重者影响行走，如因行走摩擦而破溃，可有血栓溢出。发病突然，多位于截石位3、9点肛缘。

3. 混合痔 兼有内痔和外痔的临床表现。

停止。内痔出血一般为间歇性，粪便干燥、疲劳、饮酒、过食辛辣刺激性食物常为诱因。如持续出血数天不止，常可引起不同程度贫血。女性在月经期前内痔出血容易发作，可能与月经前期盆腔充血有关。

内痔出血时行肛门镜检查，常可见痔核呈暗红色，表面糜烂或有出血点，出血量多时指诊后指套可带血。

（2）脱出：见于Ⅱ期或Ⅱ期以上的内痔，由于痔核较大，腹腔压力增高和括约肌松弛时可脱出肛外。其中Ⅱ期内痔仅在排便时脱出，便后可自行复位；Ⅲ期内痔排便下蹲或久行久站、咳嗽、劳累、负重时脱出肛外，需手托或长时间卧床休息方能复位；Ⅳ期内痔持续脱出肛外，手托亦不能复位或复位后很快又脱出，甚至可出现嵌顿水肿。

检查时，可见Ⅱ期内痔多属血管肿型，表面粗糙色鲜红，常有糜烂，质地柔软；Ⅲ、Ⅳ期多属静脉瘤或纤维化型，前者呈丛状隆起，表面光泽，色紫红，后者表面部分因纤维化而呈苍白或灰白色，质地较硬而富有弹性。Ⅳ期内痔嵌顿者，因循环障碍，痔体水肿并可形成黏膜下血栓，表面光泽，外形饱满，呈暗红色或粉红色，出现坏死后颜色加深变暗。

（3）疼痛：单纯内痔不产生疼痛，但当发生嵌顿，并引起水肿、血栓形成、糜烂坏死时则疼痛剧烈，还可伴有大便排出困难，重者甚至小便亦难以排出。

（4）黏液外溢：进食辛辣、饮酒等可刺激痔核产生慢性炎症，进而出现分泌物，在肛门括约肌松弛时分泌物可溢出肛门。经常性的黏液外溢可刺激肛门皮肤发生湿疹和瘙痒，检查时可见肛门潮湿和肛

五、诊断和鉴别诊断

1. 诊断 痔的诊断主要依靠症状和局部专科检查（已在"临床表现"部分介绍）。其中局部检查尤为重要，其中包括视诊、肛内指诊和肛门镜镜检。

（1）视诊：视诊时患者一般采取侧卧位或膝胸位。视诊内容包括：①查看肛门外是否有肿块；②如有肿块是否为痔；③判断肿块是外痔还是脱出的内痔，或是混合痔；④观察痔体的位置、颜色、大小及形状，有无溃破、糜烂及出血；⑤痔与其他病变如肛裂、肛瘘等的位置关系；⑥肛周有无血迹或分泌物、肛周皮肤是否有改变。

（2）指诊：检查内容包括肛门内外肿物的质地、是否有触压痛、表面温度是否升高，以及肛门括约肌收缩功能、齿线上方黏膜是否有肥厚感、手指所及范围是否有其他异常肿物等。检查完毕后还要观察指套是否染血，以及染血的颜色和性质。

（3）肛门镜镜检：用以观察肛内齿线以上未脱出内痔的情况，检查内容包括：①肛门镜插入是否顺利；②内痔的大小、位置、黏膜色泽以及是否有糜烂、出血；③直肠黏膜是否松弛；④肠腔内是否有积血、黏液，及其色、质、量。

另外，局部检查时还应注意内痔好发部位，截石位3、7、11点为内痔好发区（图12-3），也称母痔区，其他部位为继发区，也称子痔区。

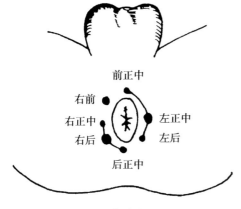

图 12-3　内痔好发部位

2. 鉴别诊断

（1）低位直肠息肉：多见于儿童,易出血,较大者可脱出肛外。检查时可见息肉体起源于直肠黏膜,附着在肠壁上,位置一般在齿线上 3～5cm 处直肠壶腹部。数量上以单发为主,带蒂、质坚实,多发时息肉则个体一般较小,呈颗粒状散在分布。

（2）肛乳头瘤：较大的肛乳头瘤可有脱出,急性炎症期能引起肿痛并伴有分泌物,症状上与痔相似,但检查时可见其起源于齿线部,上覆上皮,质略硬,表面黄白色,不出血。

（3）直肠黏膜松弛：多见于老年人或排便久蹲者,严重者可脱出肛外或导致便秘,一般不引起其他明显症状。镜下可见肠内黏膜松弛堆积在肠腔内,表面光滑,无出血。

（4）直肠癌：直肠癌导致的便血多为脓血,呈暗红色或酱色,早期也可便鲜血。检查时位置较低者可于指诊时触及,其表面呈菜花状,不光滑,质地硬,活动性差,触之易出血,高位则需肠镜检查。病理检查后可确诊。

（5）肛管恶性肿瘤：临床少见,包括一穴肛原癌、基底细胞癌、恶性黑色素瘤等,其临床表现不一,凡可疑者,均应行病理检查确诊。

（6）直肠、肛管及肛周良性肿瘤：间质瘤、皮脂腺囊肿、脂肪瘤、血管瘤等良性病变,均可表现为隆起的肿物,但临床特点各不相同,切除后行病理检查可确诊。

（7）肛裂：肛裂亦可引起便鲜血,但肛门疼痛较剧烈,呈周期性,并多伴有便秘。局部检查常可见 6 点或 12 点肛管纵行裂口。

（8）下消化道出血：非特异性炎症性肠病、肠憩室、息肉病等常伴有不同程度的便血,需行内镜检查或 X 线钡餐造影方可鉴别。

六、治　疗

1. 痔的治疗原则　消除痔的症状,是治疗痔的根本原则。无症状的痔一般不需要治疗,即使体积较大也不应作为治疗指征;反之,体积小但症状明显的痔,应积极治疗。在治疗有症状的痔时,只有在保守治疗和非手术治疗无效或有严重脱出的情况下,才应考虑手术治疗。手术的目的是去除病灶,消除症状,而非根治性切除,因此手术时需保护可保留的正常组织。对于痔的手术治疗,安阿玥教授还主张"整形治病",即在去除病灶、消除症状并保护肛门功能的同时,术后还应保持肛门外形的正常,避免畸形。

2. 内痔的治疗

（1）中药内服治疗：根据内痔证型的不同,分别立法和选方。

1）风伤肠络证：证见大便时出血,可为擦血、滴血或喷血,颜色鲜红,或有肛门瘙痒。舌红,苔薄白或薄黄,脉浮数。治宜清热凉血祛风,方用凉血地黄汤加减。

2）湿热下注证：证见便鲜红色血,量较多,肛内肿物外脱,可自行还纳,痔体可有红肿或糜烂,肛门潮湿灼热。舌红,苔黄腻,脉滑数。治宜清热利湿、化瘀消肿,方用五神汤加减。

3）气滞血瘀证：证见肛内肿物脱出,甚或嵌顿水肿,可隐见紫瘀,触压痛痛,肛管紧缩,坠胀不适。舌质暗红,苔白或黄,脉弦细涩。治宜活血化瘀、行气止痛,方用桃红四物汤或活血散瘀汤加减。

4）脾虚气陷证：证见肛门坠胀,肛内肿物外脱,需手法复位。便血色鲜或淡,可出现贫血,面色少华,头昏神疲,少气懒言,纳少便溏。舌淡胖,边有齿痕,舌苔薄白,脉弱。治宜益气健脾、升阳举陷,方用补中益气汤加减。

（2）其他药物治疗

1）微循环调节剂：这类药物治疗痔的理论基础是痔的微循环障碍学说,即认为痔的水肿、出血、糜烂等症状是由局部微循环失调引起。有实验证明,微循环调节剂可纠正和改善这种微循环失调,因此用药后可缓解症状以达到治疗的目的。临床常用药物包括马栗树种提取物、地奥司明、草木犀流浸液片等。

2）止痛药物：主要用以缓解内痔炎性水肿或血栓形成后所引起的疼痛,常用如洛芬待因片、盐酸曲马多缓释片、布洛芬缓释胶囊等。必要时还可予肌内注射或静脉给药。

3）止血药物:适用于内痔出血者,常用如维生素 K、肾上腺色腙等,也可辨证使用云南白药、地榆槐角丸等中成药。必要时也可肌注或静脉予酚磺乙胺、氨甲苯酸等。

4）通便药物:肛门局部肿痛明显时,患者多因惧怕疼痛而延时排便,使便中水分被过度吸收,干燥不易排出,此时可适量使用通便药物。常用如乳果糖口服液、聚乙二醇电解质散、麻仁润肠丸等。

5）抗菌药物:主要用于内痔嵌顿伴坏死感染者。

（3）局部治疗:包括坐浴法、敷药法、塞药法和枯痔法。

1）坐浴法:该法自古至今一直广泛应用于肛肠疾病的治疗。其中用于治疗内痔者,根据作用可分为清热利湿类、疏风胜湿、活血止血类、消肿止痛类、收敛固涩类等,常用方剂如活血散瘀汤、洗痔枳壳汤、五倍子汤、苦参汤、安氏熏洗剂。

2）敷药法:本法是直接将药物敷于患处,多用在坐浴后。主要作用是缓解肿痛和出血。常用如麝香痔疮膏、九华膏、如意金黄膏、生肌玉红膏、角菜酸酯乳膏等。另外也可将具有相同功效的散剂经蜂蜜或麻油调成膏状后外敷。

3）塞药法:将药物制成栓剂,纳入肛门而达到治疗目的的用药方法。栓剂的药物功效和坐浴法、敷药法类似,但更适于未嵌顿内痔的治疗。常用如化痔栓、角菜酸酯栓等。

4）枯痔法:包括枯痔散外敷法、枯痔钉疗法和枯痔注射法（见"注射疗法"）,属传统中医学外治法,在《医学纲目》、《外科正宗》等古代文献中均有较详细的记载。

枯痔散外敷法:该法是以枯痔散用水或油调成糊状后,涂于内痔表面,使痔核逐渐坏死脱落遗留创面,再逐渐愈合。传统枯痔散主要成分是砒和白矾,佐以雄黄、朱砂、硫黄、黄丹、乳香、冰片、乌梅肉等,其中砒具有较强的毒性,为避免砒中毒的危险,近代又出现了无砒枯痔散,主要成分包括花蕊石、明矾、胆矾、雄黄、雌黄、皮硝、冰片等,但缺少砒的成分,其渗透力弱,对痔体较大者疗效较差。

枯痔钉疗法:又称插钉法、插药法,是一种将药物制成钉剂后插入痔核内而治疗内痔的方法。我国古代文献所记载的枯痔钉均含有砒霜,并借助其腐蚀性,使痔体脱落,达到治疗目的,如宋代《太平圣惠方》记载的枯痔钉是由砒霜、黄蜡制成,明代《外科正宗》记载的"三品一条枪"成分是明矾、砒石、雄黄和乳香。自新中国成立以来,国内学者又对枯痔钉疗法进行了深入研究,提出了枯痔钉是通过自身的异物刺激作用,使痔核产生无菌炎症,并发生纤维化而萎缩的理论,同时还制出了无砒枯痔钉,如如意金黄枯痔钉、二黄枯痔钉等。这一改进使枯痔钉疗法的安全性大大提高,并在 20 世纪 70、80 年代得以广泛推广和应用。

适应证:内痔痔体较大者。

禁忌证:内痔嵌顿,黏膜下血栓形成和外痔。

操作方法:患者取侧卧位或截石位,常规消毒铺巾,如肛门紧缩,可行局麻。①暴露痔核,在距齿线0.2cm 以上的部位,将药钉与肠壁成 15°～45°角插入痔内,注意不可插入过深刺入肌层,也不可过浅或贯穿痔核。②剪除未插入痔内的部分,剩余部分外露 1～2mm 即可（图 12-4）。③在间距 0.2～0.5cm位置,如步骤 12 继续插钉,最终插钉数量由痔核的大小和多少而定,一般在总数在 20～25 根,并且应使插钉均匀分布。④将痔核送入肛内,术毕。

术后处理:术后当日控制大便,次日起正常饮食排便保持大便通畅,便后冲洗坐浴,一般不需换药。术后 1 周内禁止参加剧烈运动和体力劳动,一般

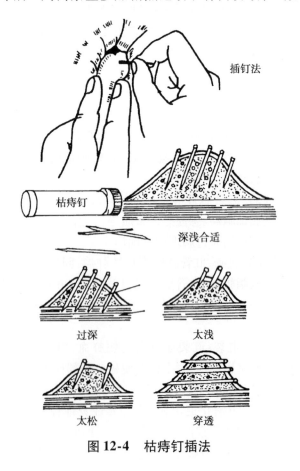

图 12-4　枯痔钉插法

10~15天可痊愈。

（4）结扎法：结扎疗法是我国治疗内痔的传统方法，如《太平圣惠方》载："用蜘蛛丝系缠鼠痔乳头，不觉自落"。在西方，1829年Salman首先报道用结扎法治疗内痔。该法目前仍是临床治疗内痔的一种常用方法，其作用机制是通过结扎痔的基底部，机械性阻断痔核的血供，促使其产生缺血坏死，坏死部位脱落后，创面修复愈合，由此而达到治疗目的。

适应证：Ⅱ期或Ⅱ期以上内痔。

操作方法：患者侧卧位或截石位，局部消毒，局麻松弛肛门。①结扎前消毒肠腔，肛门镜下用组织钳将欲结扎的内痔牵拉出肛门外，肛门镜亦随之退出。②用止血钳钳夹痔体基底部，使止血钳顶端超过痔的范围，并在钳夹部位以下剪开一小口。③用丝线在钳夹痔核的止血钳下方结扎，丝线勒入小切口内，可防止滑脱。术者结扎紧线时，助手放松止血钳并退出，术者继续打结勒紧痔基底（图12-5）。如被结扎痔核较大，可剪除结扎线以上多余组织，但至少保留残端0.5cm。④同法处理其他痔核，凡士林油纱条置入肛内引流，包扎固定，术毕。

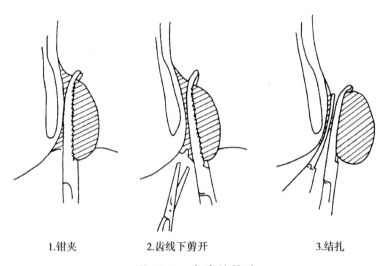

1.钳夹　　　2.齿线下剪开　　　3.结扎

图12-5　内痔结扎法

术后处理：术后当日限制大便，次日起正常饮食，每次大便后温水坐浴，一般术后7~10天结扎线可脱落。

结扎疗法目前在临床上较为常用，尤其是对脱出性内痔效果较好。笔者经验，单纯结扎时，不可过深，以避免痔核坏死脱落后出血；如痔核较大、基底部较宽时，应用圆针贯穿基底中点两次，行8字贯穿形缝扎（图12-6）；如有多个痔核，结扎部位不可在同一截面上，以免造成直肠狭窄；内痔结扎术后，肛门缘静脉和淋巴回流受阻，有时产生淤血或水肿，可作一长1~2cm放射状减压切口，使受阻血液和淋巴液得以渗出，减压切口的数目依结扎数目多少而定，一般位于所结扎内痔的相同点位肛缘处。

（5）胶圈套扎法：套扎法与结扎法作用机制相同，只是阻断痔核血供的工具由丝线变为胶圈。常用胶圈为特制或由自行车气门芯胶管制成，宽约0.5cm。

1）止血钳套扎法（图12-7）

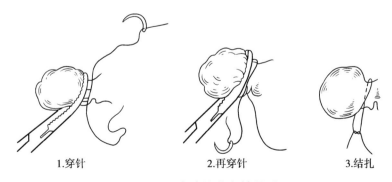

1.穿针　　　2.再穿针　　　3.结扎

图12-6　内痔"8"字缝扎法

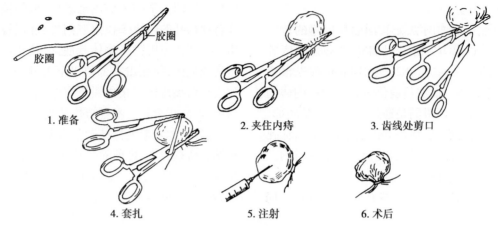

1. 准备   2. 夹住内痔   3. 齿线处剪口

4. 套扎   5. 注射   6. 术后

图 12-7 止血钳套扎法

操作方法:患者侧卧位或截石位,局部消毒,局麻松弛肛门。①将1~2个胶圈套在一长弯头止血钳的关节部,暴露内痔,用该止血钳钳夹痔体基底部,并在钳夹部位以下剪开一小口。②用另一直止血钳,夹住并拉长胶圈,绕过痔体上端和弯止血钳顶端,套扎在痔体基底部,并使胶圈勒入小切口,随即退出止血钳。③同法处理其他痔核,术毕。

2)套扎器套扎法(图 12-8)

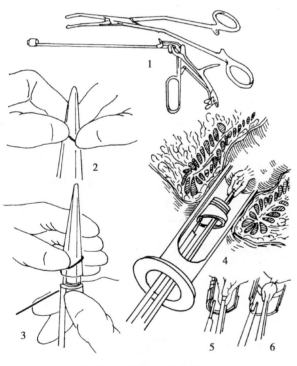

图 12-8 套扎器套扎法

操作方法:取侧卧位或截石位,常规消毒,局麻松弛肛门。①肛门镜下查看欲套扎的痔核,助手将肛门镜固定并将其暴露。②术者一手持套有胶圈的套扎器,套扎器官口应与痔核体积大小相适。另一手持组织钳,经过套管口和肛镜伸入肛内,钳夹痔核上部,并拉入套扎器的套管,套管前缘抵痔基底部时,握紧按压手柄,将乳胶圈推出,套住痔核底部。③放开组织钳,与结扎器一同取出。同法处理其他痔核,术毕。

3)负压吸引套扎法(图 12-9)

操作方法:取侧卧位或截石位,常规消毒,局麻松弛肛门。在肛门镜下暴露将要套扎的内痔。①将套扎圆筒插入肛门镜内紧贴在内痔上,开动吸引器使套扎圆筒成负压,透过套扎器玻璃圆筒观察并控

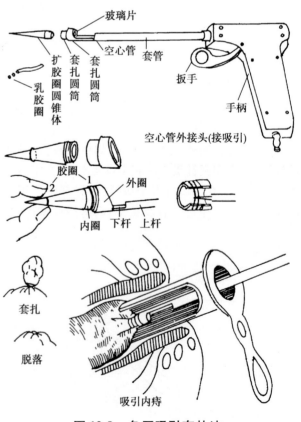

图 12-9 负压吸引套扎法

制所吸引内痔组织的大小。②扣动手柄,推出胶圈,套在内痔基底部。③同法处理其他痔核,术毕。

套扎注意事项:①牵拉内痔时,勿用力过猛,避免将痔核撕裂出血。②每次套扎痔核最多不超过三个,以母痔区为主。如有子痔,待第一次套扎创面愈合后,再行套扎。如套扎点过多,易造成狭窄。③乳胶圈不宜反复高压消毒,以免丧失弹力和提前撕裂断开。④套扎后的胶圈应距离齿线 0.2cm 以上,避免疼痛和坠胀不适。

(6)注射疗法:痔的注射疗法在西方国家沿用至今已有近 150 年的历史,在我国则兴起于 20 世纪 50 年代。目前国内临床应用的注射药物包括三大类:软化萎缩剂、硬化剂和坏死剂,根据三类药物对痔组织的不同作用机制,注射疗法可分为收敛化瘀法、硬化萎缩法和坏死枯脱法。

1)收敛化瘀法:收敛化瘀法,是使用唯一软化萎缩剂"芍倍注射液"注射治疗痔的方法,该法是肛肠病安氏疗法的重要组成部分,因此又被称为"安氏收敛化瘀法"。其中"收敛化瘀"这一治则,是安阿玥教授依据《素问·生气通天论》中"经脉横解,肠澼为痔"这一论述和中医学传统"收敛固涩"、"化瘀止血"之治法以及痔的隆起、脱垂和出血的基本症状,在国内首次提出的治痔新法则。该法不仅"收敛萎缩""收敛固脱",还强调"化瘀",可避免其他注射法治疗后遗留硬结和肛肠狭窄的弊端("收敛化瘀法"相关内容可见"安氏疗法"章节)。

A. 单纯芍倍注射法

适应证:Ⅰ、Ⅱ期内痔和其他较大内痔暂不宜手术者。

使用药物:2∶1浓度芍倍注射液(2 单位芍倍注射液加 1 单位 0.5% 利多卡因)。

注射方法:患者取侧卧位,常规消毒铺巾,行肛管麻醉,麻醉后再次消毒肠腔。①在肛门镜下查看需注射治疗的痔核,先选择其中较小者在镜下充分暴露。②在痔核中心隆起处斜刺进针,进针后尝试注药,如黏膜快速均匀隆起,则说明进针位置适当,可缓慢退针并推注给药。注射药量以注射后痔核均匀饱满充盈、黏膜呈粉红色为佳。③注射完毕后,再依次从小到大注射其他痔核。④棉球置入肠腔内压迫止血,术毕。

术后处理:术后当日少量进食,次日起正常饮食。常规使用抗菌药物 3 天预防感染。术后 24 ~ 48 小时可排便,不需要换药。

操作要点和注意事项:安阿玥教授提出"见痔

进针,先小后大,退针给药,饱满为度"的芍倍注射液注射原则。①在注射部位上"见痔进针",肛门镜下见到痔核时,即可进行注射。解决了操作中定位不准确,在痔动脉区相应部位注射容易导致硬结、坏死、出血的问题。②在给药方法上"退针给药":注药时见黏膜快速均匀隆起后退针注射,防止药物进入肌层。解决了误伤周围组织的问题,可操作性强。③在注射顺序上"先小后大",注射时先选择较小的痔核,再选择较大的,逐个注射。解决了痔核无序注射的问题,避免了注射盲区和遗漏。④在注射药量上,以"饱满为度",每处痔核注射完毕后须有光亮饱满的感觉,呈淡粉色。解决了剂量不易掌握问题,因痔施量,无论痔核大小,均以充盈饱满为度。

另外,女性前侧直肠阴道壁较薄,男性有前列腺存在,注射时注意防止刺穿或刺伤。凡肝肾功能严重异常、放化疗后、凝血功能障碍或伴其他严重内科疾病者,为避免局部刺激和出血不止,禁止注射。使用芍倍注射液原液保留灌肠,亦可起到一定收敛化瘀的作用。

B. 芍倍注射加内痔结扎法

适应证:Ⅲ、Ⅳ期内痔。

使用药物:2∶1浓度芍倍注射液。

操作方法:患者取侧卧位,常规消毒铺巾,行肛管麻醉。麻醉后使平时脱出的痔核充分暴露,直视或在肛门镜下依次结扎脱出痔核的上 1/3 ~ 1/2 部分,残端较大时可部分切除。在肛门镜下分别注射较小未脱出的痔核,以及已结扎痔核的下半部分和其上方隆起黏膜(多为截石位 3、7、11 点)。注射方法与单纯注射术相同。

术后处理:术后当日少量进食,次日起正常饮食。常规使用抗菌药物 3 天预防感染。术后 24 ~ 48 小时可排便,不需要换药。

操作要点和注意事项:结扎内痔,安阿玥教授提出应遵循"不同平面、不同深浅"的原则。①不同平面:根据痔核位置,错落结扎,使各结扎点不在同一直肠横截面上,以防止多个瘢痕同时挛缩而发生直肠狭窄。②不同深浅:痔核大小不同,结扎的深度也不同。按比例,小痔核应少结扎,但不少于全部的 1/3;大痔核应多结扎,但不需超过痔核全部的 1/2。

2)硬化萎缩法:该法是将硬化剂注射到痔体内,使痔组织产生无菌性炎症并逐渐纤维化,以萎缩痔核达到治疗的目的。目前临床常用的包括 5% 苯酚植物油、5% 奎宁尿素、5% ~20% 苯酚甘油与等量水和消痔灵注射液等。

适应证:Ⅰ、Ⅱ期内痔。

禁忌证:肛裂、内痔血栓形成或嵌顿、曾多次接受硬化剂注射治疗者。

注射方法:患者取侧卧位,常规消毒铺巾,麻醉松弛肛门。①肛门镜顶端压在齿状线上,暴露内痔的上 2/3 部分。②再次消毒拟注射的内痔黏膜,预防感染坏死。在内痔根部上方 0.5cm 处刺入黏膜下层(刺入后针头若能向左右移动即证明在黏膜下层),抽吸无回血,即可注射。③注入少量药液,如黏膜表面可见清晰血管走行,证明注射部位正确,则可继续注药,注射剂量根据所使用硬化剂不同而异,同法注射其他痔核。注意注射药物不要在同一平面,以免形成环状瘢痕性狭窄;注射后揉压痔核,使药液分布均匀,避免形成局部硬结或缺血坏死。④棉球置入肠腔内压迫止血,术毕。

术后处理:术后控制大便 48 小时,常规使用抗菌药物 3~5 天预防感染。如有出血、坠胀不适或肛门疼痛,应及时查看处理。

3)坏死枯脱法:坏死枯脱法是将具有坏死作用的注射剂,注入到痔组织内,使痔核坏死脱落,创面重新愈合的治痔方法。代表性坏死剂是硫化钠薄荷脑溶液(痔全息注射液),以下以该药的注射方法为例,介绍坏死枯脱法。

适应证:各期内痔。

注射方法:常规消毒铺巾,麻醉松弛肛门。①肛门镜下或直视下暴露痔核,从痔核最突出点进针,针头斜面向上,浅刺使针头进入黏膜下层。②进针后,轻轻挑起黏膜,缓慢推注,随着药液的进入,被浸润部分逐渐变黑变硬而坏死,待坏死部分距基底部的正常黏膜约 3mm 时,停止推药。③干棉球按压进针点止血,止血后将痔核推回肛内。④用同法注射其他痔核,包扎固定,术毕。

药物用量:痔核直径在 0.5cm 以内,注药量不超过 0.3ml;直径在 1cm 左右,注药量在 0.5~0.7ml;直径在 2cm 左右,注药量在 1.0~1.5ml;直径在 4cm 左右,用药量在 3.0~4.0ml。总量一般不宜超过 4ml。

术后处理:术后最好进食流质少渣食物,至少控制大便 48 小时,并减少大便次数,常规使用抗菌药物 3~5 天预防感染。治疗后 5 日内不坐浴,从第 6 日起,可用 1∶5000 高锰酸钾溶液坐浴。术后半月以内尽量减少活动,应充分休息,并保证大便通畅,以防提前脱痂出血,如有出血、坠胀不适或肛门疼痛,应及时查看处理。

(7)其他疗法简介

1)针灸疗法:主要用于缓解痔的出血和坠胀症状,常用穴位有攒竹、燕口、龈交、白环俞、长强、会阳、飞扬、委中、承山等。

2)痔上黏膜环切钉合术(PPH):又称肛垫悬吊术。该法是通过特制的吻合器环形切除内痔上方肠壁的黏膜层和黏膜下层,并吻合断端黏膜,使脱垂的内痔被向上悬吊、牵拉而不再脱出。理论上痔的动脉同时被切断,术后供血较少,痔核可逐渐萎缩。

3)痔动脉结扎术:该法是在多普勒专用探头引导下,将探得的痔上方动脉用圆针带线绕过并结扎,阻断痔的血供,以缓解症状。

4)冷冻法:应用-196℃的液氮,通过特制探头与内痔接触,快速冻结内痔组织并随后快速解冻,以达到使痔组织坏死的目的。坏死组织脱落后创面纤维性修复,内痔皱缩,即达治疗目的。

5)激光疗法:激光是 20 世纪 60 年代出现的光电子技术,70 年代开始用于治疗痔,主要是利用激光束能量集中、聚焦点微小、方向性好的特点。治疗内痔时常用的是激光灼烧法,一般使用高功率二氧化碳激光器或 Nd∶YAG 激光器,激光作用于局部组织后,产生 200~1000℃高温,使痔组织凝固、炭化和气化,而达到治疗目的。

6)铜离子电化学疗法:又称铜离子导入法,是将铜针刺入痔核并通电,使局部小血管血液凝固和组织坏死、硬化,以达到萎缩痔核和止血的目的。

3. 外痔的治疗

(1)口服药物治疗:外痔的中医证型包括气滞血瘀型、湿热下注型和脾虚气陷型,与内痔的部分证型相同,可选用相同的治法和方药,不再赘述。其他可使用的药物还包括微循环调节剂、止痛药、通便药物和抗菌药物,使用适应证亦与内痔相同。

(2)局部治疗:外痔的局部治疗主要包括中药坐浴法和敷药法。

1)中药坐浴法:多用于炎性外痔和血栓外痔的治疗,常用如活血散瘀汤、五倍子汤、苦参汤、安氏熏洗剂等,可缓解坠胀、灼痛等症状。

2)敷药法:适应证与坐浴法相同,多用在坐浴后。常用如活血止痛散、如意金黄膏、九华膏等。

(3)注射治疗:收敛化瘀法不仅对内痔有较好的疗效,还可用于静脉曲张性外痔的治疗。

适应证:静脉曲张性外痔。

使用药物:1∶2 浓度芍倍注射液(1 单位芍倍注射液加 2 单位 0.5%利多卡因)。

操作方法:患者取侧卧位,常规消毒铺巾,行局部麻醉松弛肛门。在肛缘选取静脉曲张隆起的远心端作为注射进针位置,通常为截石位 3、7、11 点。进针时针尖斜面向下,针头与肛缘皮肤呈 15°～30°角刺入,刺入后向肛缘方向进针至静脉曲张团的近心端(齿线以下),注意进针时勿穿出皮肤或深刺入肌层。进针后退针给药,使痔体均匀隆起,当痔体较宽时,可间隔一定距离后再次进针注射。注射后揉压隆起的痔体,使药液分布均匀。同法处理其他外痔,加压包扎,术毕。

术后处理:术后持续加压 3 小时,不需要换药。

(4)手术治疗:目的是消除因外痔引起的肿胀、疼痛等症状,无症状的外痔,一般不主张手术切除。

适应证:血栓性、静脉曲张性及结缔组织外痔。

1)结缔组织外痔的手术方法:患者取侧卧位,常规消毒铺巾,行局部麻醉。痔体较小、范围局限在肛缘和肛管下部者,用止血钳将其提起,放射状剪除即可;痔体较大、范围直至齿线者,需作棱形切口并剥离至齿线以上,并结扎根部、切除多余组织。最后止血,包扎固定,术毕。

2)静脉曲张型外痔的手术方法:患者取侧卧位,常规消毒铺巾,行局部麻醉。在肛缘选取静脉曲张明显处作为手术切除的位置,通常为截石位 3、7、11 点。用止血钳提起痔体后,放射状切口将其剪除,再剥离或结扎未剥净的静脉团即可,对于痔体较大、范围至齿线者,则需将切口延至齿线以上,并结扎根部切除多余组织。同法处理其他位置外痔后,止血、包扎固定,术毕。

3)血栓外痔的手术方法:患者取侧卧位,常规消毒铺巾,行局部麻醉。用止血钳提起血栓远端皮肤,以肛门为中心做一放射状切口,沿切口将血栓和部分覆盖皮肤一并剥离,并使创口呈放射状棱形(图 12-10),修剪皮缘,止血并包扎固定,术毕。

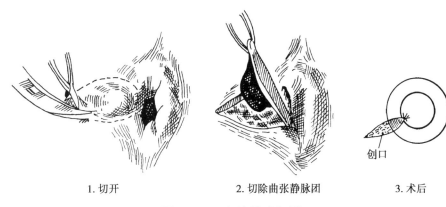

| 1. 切开 | 2. 切除曲张静脉团 | 3. 术后 |

创口

图 12-10 血栓外痔切除

外痔切除术的术后处理:术后当日少量进食,次日起正常饮食。常规使用抗菌药物 3 天预防感染。术后 24～48 小时可排便,便后每日换药。

手术要点和注意事项:

1)切除外痔,安阿玥教授提出切口"宁长勿短、宁窄勿宽;不同长短、不同窄宽",即切口宜长宜窄,并且根据不同外痔的大小,调整切口长度宽度,以使引流通畅,减少水肿和伤口愈合缓慢的发生。

2)所有外痔创面需采用放射状棱形或 V 形切口,与肛门皱褶方向保持一致。这样可减轻愈合后瘢痕的增生,避免了瘢痕挛缩对肛门外形和功能的影响。

3)多个切口时,保留切口间的皮桥,可缩短愈合时间并防止瘢痕重而引起肛门狭窄。

4. 混合痔的治疗 保守治疗可见内、外痔的治疗方法,以下介绍混合痔的手术方法。

(1)外痔剥离内痔结扎术

操作方法:取侧卧位,常规消毒,局麻。①牵拉外痔,并在外痔部分作 V 形皮肤切口,注意勿破坏痔静脉丛。②用组织钳提起 V 形内的皮肤,止血钳钝性剥离外痔皮下静脉丛至齿线稍上,暴露内括约肌下缘。③钳夹内痔基底部,在其正中用圆针粗丝线贯穿 8 字形结扎(图 12-11),剪去多余组织。④同法处理其他痔体,注意两切口之间应保留正常皮肤,包扎固定,术毕。

术后处理:手术当日控制大便。次日起正常饮食,便后坐浴,常规换药。

(2)切除缝合术

操作方法:取侧卧位,常规消毒,局麻。①用止血钳将外痔部分夹住提起,在基底部做放射状棱形

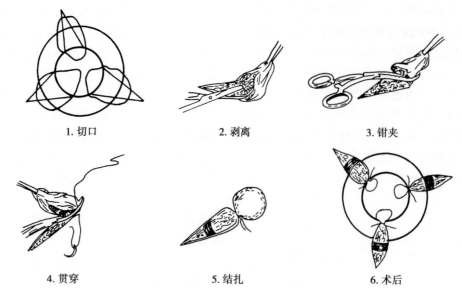

1. 切口　　　　2. 剥离　　　　3. 钳夹

4. 贯穿　　　　5. 结扎　　　　6. 术后

图 12-11　外痔剥离内痔结扎术

切口,切口直至齿线处,并将静脉丛一并剥离。②向外牵拉,暴露内痔,用另一止血钳钳夹内痔基底部,切除止血钳以上组织。③用针线从止血钳顶端起至齿线处行连续贯穿缝合,撤出止血钳,紧线结扎(图12-12)。④同法处理其他痔核,碘伏消毒创面,包扎固定,术毕。

术后处理:手术后控制大便 72 小时。便后1:5000高锰酸钾坐浴并换药,术后 1 周可拆线。

(3)外剥内扎加芍倍注射术:该方法是安氏疗法治疗混合痔的主要手术方法,适用于各类环状、半环状和单发混合痔。

适应证:各类混合痔。

操作方法:患者取侧卧位,常规消毒铺巾,行局部麻醉。①查看内痔各痔核和外痔的大小和位置,选择内痔脱出、外痔较大的点位作为主要的外剥内扎部位,多以 3、7、11 点母痔区为主。②用止血钳将外痔提起,作梭形剪切口,并以尖头弯剪将外痔皮瓣分离至齿线以上。③以止血钳钳夹对应内痔的中上部分,并在钳下结扎,剪除残端。④修剪外痔切口皮下静脉丛,合并有皮下血栓者可一并剥离或切除。⑤同法处理其他主要点位后,切除剩余的外痔,肛门镜下注射内痔。⑥创面止血,包扎固定,术毕。

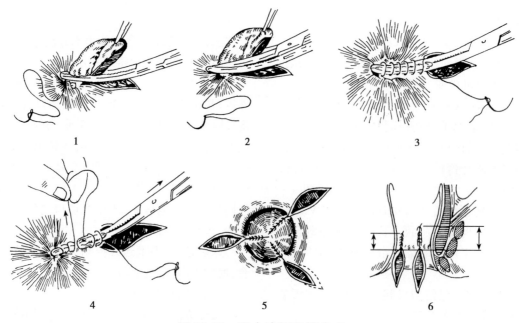

1　　　　　2　　　　　3

4　　　　　5　　　　　6

图 12-12　混合痔切除缝合术

（4）术后处理:术后当日少量进食,次日起正常饮食。常规使用抗菌药物 3 天预防感染。术后 24~48 小时可排便,每日换药。

手术要点和注意事项:

（1）结扎内痔时遵循"不同平面、不同深浅"的原则;切除外痔时遵循"宁长勿短、宁窄勿宽;不同长短、不同窄宽"的原则,另外多个切口时还需保留皮桥。

（2）外痔切除至齿线以上再行结扎,防止扎到齿线以下皮肤,引起剧烈疼痛和水肿。结扎宜紧不宜松,以防结扎线滑脱出血或痔核坏死不全,难以脱落。

（3）对于内痔较小属Ⅰ、Ⅱ期者,可分别切除外痔和注射内痔,不必对内痔结扎。

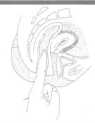

第十三章 肛窦炎

一、概 述

肛窦炎又称肛隐窝炎(anal cryptitis),是指发生在肛窦的急慢性炎症,一般由细菌感染引起。由于症状较轻,肛窦炎常易被忽视,但如肛周脓肿、肛瘘、肛裂、肛乳头纤维瘤等肛肠科常见疾病多与其感染灶有关,据统计约85%的肛门直肠疾病由其直接或间接引起。因此,及时诊断和治疗肛窦炎,对预防肛肠疾病有重要意义。

肛窦炎可以发生于任何年龄,但以青壮年为主,女性发病率高于男性。临床上肛窦炎以便不尽、坠胀、疼痛、瘙痒为主要表现。由于炎症的慢性刺激,还常伴肛乳头的炎症及增生肥大,二者常可互为因果,因此有人将其视为同一种疾病。

二、病 因

1. 中医学对病因的认识 中医学认为本病的成因为饮食不节、过食肥甘厚味、辛辣醇酒,致湿热内生,下注肛肠;或大便干燥秘结、用力努挣,肛管损伤染毒,致局部经络阻塞、气血瘀滞;或中气不足、气虚下陷;或肺、肾阴虚,热邪郁积肛肠。

2. 现代医学对病因的认识 现代医学认为肛窦炎的发生主要与肛窦的解剖学特点有关。肛窦是由两个肛柱基底部和肛瓣共同围绕而成的开口朝上的杯状间隙,引流差,易积存异物,其底部有肛腺的开口。正常情况下,肛腺分泌黏液,可保护黏膜、润滑肛管,如有稀便、干硬粪块等刺激,损伤肛瓣并引起其炎性水肿,或肛窦内直接存积粪便,则可出现肛腺分泌物堵塞,流出不畅,导致细菌在肛窦内繁殖并发生感染和炎症(图13-1)。细菌感染和炎症侵入到肛腺,又可引起发生其他肛肠疾患。

三、病 理

急性期肛窦炎的病理表现,与一般局部急性炎症并无差异,即由血管扩张、血流加快所致的局部色

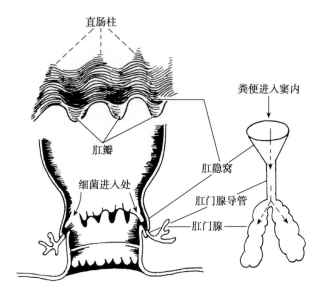

图 13-1 肛隐窝感染

红和灼热,炎性充血、渗出引起的水肿和由渗出物压迫或炎性介质直接刺激神经末梢引起的疼痛。慢性期肛窦炎的上述病理表现则均不明显。另外肛窦炎特征性的病理表现为邻近肛乳头的肥大和增生。

四、分 类

1. 中医学辨证分型 肛窦炎按照中医证候可分为以下四型:

(1)湿热下注型:肛门有脓性分泌物,脓质稠厚,肛缘潮湿、瘙痒,肛内坠胀疼痛,局部灼热,便时疼痛加重,并可伴有里急后重感。小便短赤,大便臭秽,舌红苔黄腻,脉弦或滑。检查可见肛窦焮红。

(2)阴虚内热型:肛门坠胀隐痛,便时加重,可有分泌物自肛门溢出。五心烦热、盗汗,口干咽燥,大便干燥,舌红苔黄或少苔,脉细数。检查可见肛窦暗红。

(3)气滞血瘀型:肛门刺痛,便时尤甚。舌质紫暗,脉弦或涩。检查可见肛窦色紫暗或紫红。

(4)脾虚气陷型:肛门下坠不适,便时加重,便

128

后有不尽感,面色少华,少气懒言,纳少便溏,舌淡胖,有齿痕,苔薄白,脉细弱。检查可见肛窦苍白色浅,可有脱肛。

2. 现代医学分类　现代医学将肛窦炎分为急性期和慢性期。急性期即炎症急性发作阶段,肛门灼热、坠胀、疼痛,排便时可加重,并可见少量脓性或脓血性黏液溢出。慢性期即肛窦炎症暂时消退或处于慢性炎症阶段,此期肛窦炎不引起明显症状或症状轻微,病程多较长。

五、临床表现

1. 症状　慢性期肛窦炎无明显症状或症状轻微,表现为肛内隐痛、下坠或排便时一过性轻痛、不适感。急性期肛窦炎常引起肛管灼热疼痛、肛门发胀和较强烈下坠感。疼痛在排便时可加重,并可出现刺痛和撕裂样疼痛,严重者还可放射到臀部、骶尾部或会阴部等处,甚至引起小便不畅。急性期肛窦炎还可导致脓性或脓血性分泌物,并引起肛门皮肤潮湿、瘙痒。

2. 局部检查

(1) 急性期肛窦炎:单纯急性期肛窦炎患者的肛门外观大多正常,可见脓性或脓血性分泌物溢出,肛周皮肤潮湿。肛内指诊时,可觉肛门有紧缩感,肛管及齿线附近温度轻度增高,在齿线处可触到隆起或凹陷,或可触及增生肥大的肛乳头,有压痛或触痛。肛门镜下可见到肛瓣和附近肛乳头肥大充血、水肿,颜色发红,挤压后有脓性或脓血性分泌物流出。用钩状探针检查时,能顺利的探入肛窦内较深的部位。

(2) 慢性期肛窦炎:肛窦炎症暂时消退或处于慢性炎症阶段,与急性期相比,局部体征常无明显异常或异常不显。

六、诊断和鉴别诊断

依据典型的症状和肛管局部检查,肛窦炎可明确诊断,一般较少行其他辅助检查,病变肛窦定位不清时,可借助腔内超声明确具体位置。临床上肛窦炎需与肛瘘内口相鉴别:肛瘘的内口亦在肛窦处,指诊时可扪及凹陷或硬结,并通过条索状物与肛周外口相连,如以探针自外口缓缓插入,则可从内口探出。肛瘘患者还多有肛周脓肿和外口反复破溃病史。

七、治　疗

1. 肛窦炎的非手术治疗

(1) 中医药辨证论治:适用于各类急、慢性肛窦炎的治疗,但应依据证型不同而选择不同的立法和方药:

1) 湿热下注型:证见分泌物质地稠厚,肛内坠胀疼痛,肛管灼热,伴里急后重。小便短赤,大便臭秽,舌红苔黄腻,脉弦或滑。治宜清热利湿、活血止痛,方用龙胆泻肝汤内服加安氏熏洗剂坐浴或保留灌肠。

2) 阴虚内热型:证见肛门下坠隐痛,五心烦热、盗汗,口干咽燥,大便干燥,舌红苔黄或少苔,脉细数。宜养阴清热、润肠通便,方用增液汤加减。

3) 气滞血瘀型:证见肛门刺痛,舌质紫暗,脉弦或涩。治宜活血化瘀、理气止痛,方用复元活血汤内服加活血止痛散局部外敷。

4) 脾虚气陷型:证见肛门下坠不适,便后有不尽感,面色少华,少气懒言,纳少便溏,舌淡胖,有齿痕,苔薄白,脉细弱。治宜补中益气、升阳举陷,方用补中益气汤。

(2) 抗感染治疗:适用于急性期肛窦炎,根据局部炎症特点或脓液性状,初步判断感染病菌种类,选用有效的抗菌药物。大部分广谱抗菌药物对肛窦炎的致病菌均有较好的敏感性,但仍需做细菌培养和药敏试验,以提高用药针对性。伴有糖尿病等内科疾病患者需同时使用相应药物配合治疗。

抗感染治疗的方式包括静脉滴注、肌内注射、保留灌肠(如甲硝唑、庆大霉素)、坐浴(如 1:5000 高锰酸钾溶液)等。

(3) 对症治疗:包括对症止痛、补液等。

2. 肛窦炎的手术治疗

肛窦切开引流术

适应证:急性期肛窦内化脓或已形成隐性瘘管者。

操作方法:患者取侧卧位或截石位,常规消毒、局部麻醉。①肛门镜寻找到原发病灶。②用柔软的弯头探针自病变肛窦缓缓插入,并沿探针自内向外逐层切开。③修剪创缘使创口呈窄长梭形,刮除创面腐肉及感染的肛腺,如有肥大肛乳头一并切除,有出血者可在创缘两侧结扎止血。④加压包扎固定,术毕。

术后处理:正常饮食,便后清洗坐浴,常规换药。

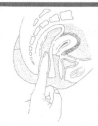

第十四章 肛门乳头状纤维瘤

一、概　述

　　肛门乳头状纤维瘤简称肛乳头瘤，又称肛乳头肥大(hypertrophy of anal papilla)，是肛乳头因反复炎症刺激增生而形成的纤维结缔组织性赘生物，是肛门直肠常见良性肿瘤。属中医学"悬珠痔"范畴。肛乳头瘤可以发生于任何年龄，以青壮年为主，女性发病率高于男性。因其起病隐匿，初期不引起明显症状，故常被忽略，随着瘤体逐渐增大，便时会时常脱出肛门，并引起瘙痒、出血等不适。肛乳头瘤的发生常伴随于肛窦的炎症，二者常可互为因果。

二、病　因

　　1. 中医学对病因的认识　中医学认为本病或因饮食不节，过食肥甘厚味、辛辣醇酒，致湿热内生，下注肛肠积聚而成；或因大便干燥秘结、用力努挣，致肛管损伤染毒，局部经络阻塞、气血瘀滞，发为肿块。

　　2. 现代医学对病因的认识　现代医学认为肛乳头瘤主要因局部直接或间接炎症刺激引起。引起炎症的因素包括大便次数增多、腹泻、长期便秘等，这些因素既可直接刺激肛乳头增生，又可引起肛窦炎，通过肛窦的炎症向周围浸润而间接影响肛乳头。除炎症刺激外，肛门瘢痕性狭窄、肛裂等引起的血流、淋巴循环不畅，亦是引起肛乳头增生和肥大的原因之一。

三、病　理

　　肛乳头肥大和增生是肛窦炎的特征性的病理表现，通常其表面光滑，有角化、分叶，覆盖淡红色或白色皮肤，内有纤维组织并伴有炎症。肛乳头瘤的炎症有急性期和慢性期之分，急性期以"渗出"这一炎症的基本病理变化为主，伴有局部红肿疼痛，慢性期则以纤维结缔组织的缓慢"增生"为主。

四、分　类

　　1. 中医学辨证分型　肛乳头瘤按照中医证候可分为以下二型：

　　(1) 湿热下注型：肛周潮湿、潮红、有灼热感。肥大的肛乳头充血、水肿。舌红，苔黄，脉滑数。检查可见肛乳头瘤焮红。

　　(2) 气滞血瘀型：排便后肛门部肿物脱出，表面色紫暗，伴有肛门坠胀。舌紫暗，苔薄，脉涩。检查可见肛乳头瘤色紫暗或紫红。

　　2. 现代医学分类　按照炎症的不同阶段，肛乳头瘤可分为急性期和慢性期。急性期即炎症较重或急性发作阶段，慢性期即炎症较轻或消退阶段。

五、临床表现

　　瘤体较小，肛门镜下所见呈三角形的肛乳头瘤（照片图14-1），单发或多发，在慢性期无明显症状；急性期表现为肛管灼热、肛门坠胀或里急后重感，伴

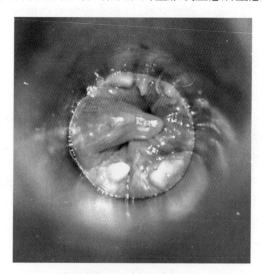

照片图14-1　肛乳头瘤
肛门镜下可见数个增生肛乳头，颜色淡红，指诊较硬，无压痛

脓性分泌物,分泌物刺激肛周皮肤可导致肛门瘙痒,指诊在齿线处可及一个或多个稍硬的小凸起,有压痛,镜下见肛乳头红肿。较大的肛乳头瘤一般单发,广基或带蒂,可有分叶(照片图14-2,照片图14-3),在慢性期亦无明显症状,少部分有异物感、便不尽感,便后脱出者偶有短时间的微痛或不适,表面粗糙角化(照片图14-4);急性期主要表现为瘤体红肿灼痛,有脓性分泌物,亦可引起肛门坠胀,排便刺激后加重。

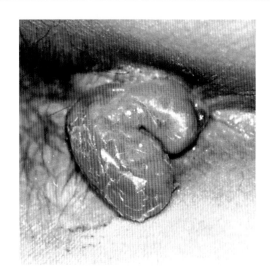

照片图14-4 肛乳头瘤表面角化
瘤体长期脱出不能还纳,表面因暴露摩擦刺激粗糙角化

六、诊断和鉴别诊断

1. 诊断 依据典型的症状和肛管局部检查,肛乳头瘤一般可明确诊断,另外尽管肛乳头瘤极少癌变,术后亦须行病理学检查予以明确。

2. 鉴别诊断 临床上肛乳头瘤需与痔和直肠息肉相鉴别。

(1)痔:较大的痔和肛乳头瘤均可脱出肛外,但痔通畅较柔软,有黏膜被覆且基底部宽而无蒂;肛乳头瘤质韧或较硬,表面覆盖淡红色或白色皮肤,瘤体较大者多带有细长蒂。

(2)直肠息肉:直肠绒毛乳头状腺瘤在外形上与急性炎症期的肛乳头瘤尤其相似,但前者附着于齿线以上直肠壁,被覆黏膜,表面呈细颗粒状,后者位于齿线处,表面光滑、覆盖皮肤。病理检查可明确诊断。

七、治　疗

1. 中医药辨证论治 依据证型不同而选择不同的立法和方药:

(1)湿热下注型:证见肛周潮湿、潮红、肛内有灼热感。肥大的肛乳头充血、水肿。舌红,苔黄,脉滑数。治宜清热利湿、活血止痛,方用龙胆泻肝汤内服加安氏熏洗剂坐浴、保留灌肠,或选用相同功效的膏剂、栓剂肛内用药。

(2)气滞血瘀型:证见排便后肛门部肿物脱出,表面色紫暗,伴有肛门坠胀。舌紫暗,苔薄,脉涩。治宜活血理气,方用复元活血汤内服加活血止

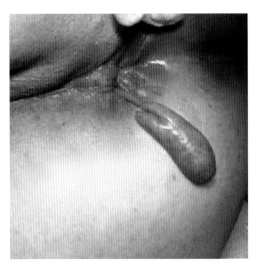

照片图14-2　慢性期肛乳头瘤
瘤体长期脱出,手托不能还纳,蒂长无分叶,颜色灰白,因纤维化而质硬,无压痛

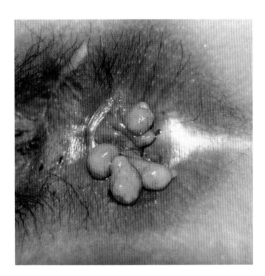

照片图14-3　肛乳头瘤分叶
分两大叶,每个大叶又分2～3个小叶,颜色灰白

痛散局部外敷,亦可选用其他相同功效药物坐浴、灌肠或栓剂纳肛治疗。

2. **手术治疗** 无论急性期还是慢性期,手术切除都是根治肛乳头瘤的最好办法。较小的肛乳头增生可以直接切除,较大的则需结扎切除。另外有学者认为,直肠、肛管癌的发生与肛乳头瘤的反复慢性炎症刺激有关,因此较大的肛乳头瘤均应及时切除。

肛乳头瘤切除术

适应证:各种肛乳头瘤。

操作方法:取侧卧位,常规消毒铺巾,局麻松弛肛门。暴露需切除的乳头瘤,用止血钳钳夹其基底部,在止血钳下方将基底部部分切开,并在切开处结扎,切除并保留 0.5cm 残端,止血、包扎固定,术毕。如乳头瘤位于痔核上,可在切除结扎痔核时一并切除。对于呈小三角形的肛乳头增生,可在肛门镜下用止血钳逐个钳夹,钳夹后再剪除即可(图 14-1)。

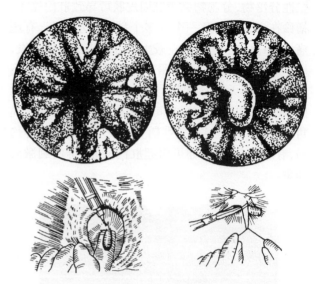

图 14-1 肛乳头瘤切除术

术后处理:术后当日少量进食,次日起正常饮食。术后 24~48 小时可排便,便后换药。

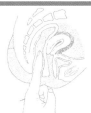

第十五章 肛 裂

一、概 述

肛裂(anal fissure)是指齿线以下肛管皮肤上的非特异性放射状纵行裂口或溃疡。一般呈梭形或椭圆形,长约0.5~1.0cm,以便时便后肛门撕裂样疼痛和便鲜血为主要特征,疼痛剧烈时难以忍受,需要按急症处理。中医学将本病归属到"痔"的范畴,称为"裂痔"、"钩肠痔"。该病发病率较高,据统计占肛肠疾病的15%~22%,以青壮年为主,女性多于男性。75%以上的肛裂位置在肛管后正中,其次是前正中,女性常前后同时发病,两侧肛裂者少见。

二、病 因

1. 中医学对肛裂病因的认识 中医学认为,肛裂多由血热肠燥、阴虚津亏或气机阻滞,导致大便秘结,排便努挣,肛门皮肤撕裂而成,如《医宗金鉴·外科心法要诀》曰:"肛门围绕折纹破裂,便结者,火燥也"。而皮肤裂伤后,湿毒之邪又乘虚侵入,局部经络受损,气血运行不畅,破溃处失于濡养,可致肛裂经久不愈。

2. 现代医学对病因的认识 一般认为,肛裂是由大便干燥、排便用力或其他因素导致的肛管皮肤破裂,并可因裂伤处继发感染而逐渐形成慢性溃疡。目前认为肛裂的发生和发展与下列几种因素有关:

(1) 肛管损伤:肛管局部损伤是肛裂形成的直接原因。粪便干结时排便过度用力、便中有坚硬异物、肛门直肠检查方法粗暴、手术操作不当等,均可造成肛管皮肤损伤,导致肛裂发生。

(2) 肛管狭窄:由于先天原因、外伤或肛肠手术导致肛管狭窄者,干硬粪便通过肛管时更易对皮肤造成撕裂损伤并导致肛裂。

(3) 慢性炎症刺激:肛窦炎、直肠炎、肛周湿疹等肛门直肠周围慢性炎症的刺激,可使肛管皮肤脆性增加,弹性减弱,易破裂损伤。损伤后,粪便或肛管周围其他感染灶中细菌易侵入,使裂口也成为一慢性感染灶,长期炎症刺激使其易形成溃疡而不易愈合。

(4) 肛管局部解剖特点:①直肠末端的生理曲度是由后方向前弯曲而至肛门,排便时后方所受的压力较大,加之肛管后部正中线处血液循环缺乏,因此容易损伤而不易愈合。②肛门外括约肌浅层起自尾骨,向前至肛门后正中成Y字形分左右两束绕过肛门,至肛门前方会合;同时由于肛提肌也主要附着在肛管两侧,故肛门前后正中两个部位的肌肉相对薄弱,弹性较差,若受暴力扩张,容易撕裂导致肛裂的发生。

(5) 内括约肌痉挛:内括约肌是直肠内环肌层终末的增厚部分,下界是括约肌间沟,上界位于齿线平面以上1~1.5cm。国内外研究都表明内括约肌痉挛是导致慢性肛裂长期不愈合的重要因素。其机制可能是肛裂在初步形成后,出现继发感染,产生局部炎症,在持续炎症和肛裂疼痛刺激下,肛管皮肤下的内括约肌痉挛,导致肛管收缩、最大静息压(MARP)升高,产生肛门局部循环障碍,使局部组织缺血缺氧,进而加重炎症和疼痛,形成"炎性刺激和疼痛-内括约肌痉挛-局部缺血缺氧-炎性刺激和疼痛加重"的恶性循环,并最终使肛裂长期不愈合,同时在肛裂口底部及内括约肌下缘形成溃疡和纤维性增生,即所谓"栉膜带"。

三、病 理

1. Ⅰ期肛裂 皮肤浅表缺损,创缘整齐;皮下层胶原纤维排列紊乱,增生不明显,间质中有索条状平滑肌束。血管扩张,炎细胞浸润。

2. Ⅱ期肛裂 皮肤缺损有溃疡面,呈梭形或椭圆形,创缘有不规则增厚,弹性差;皮下层胶原纤维、网状纤维少量增生,平滑肌束中有大量肌原纤维、新生毛细血管和成纤维细胞。血管扩张、充血、炎细胞浸润。

3. Ⅲ期肛裂 大体病理变化包括:①皮肤有明

显溃疡缺损,溃疡边缘发硬。②溃疡上端的肛乳头被反复刺激后增生、肥大,形成肛乳头瘤;③溃疡上端的肛窦被反复刺激后发炎,常在其基底部形成瘘管;④因淋巴、静脉回流障碍,溃疡下方肛缘处常形成赘生物,称为哨兵痔;⑤溃疡面底部因炎症和疼痛反复刺激而纤维化,形成栉膜带;⑥炎症、疼痛以及栉膜带的刺激引起括约肌痉挛,使肛管处于紧缩状态。镜下病理可见裂口皮下层、平滑肌束间胶原纤维增生,深层肌束鞘膜显示网状纤维增生,间质水肿。血管扩张、出血、淤血、血栓形成,炎细胞浸润。

四、分 类

1. 中医学辨证分型 在中医学理论体系中,肛裂按照证候可分为三类:

(1) 血热肠燥型:大便二、三日一行,质干硬,便时滴血或手纸染血,肛门疼痛,腹部胀满,溲黄,裂口色红。舌质偏红,苔黄燥,脉弦数。

(2) 阴虚津亏型:大便干燥数日一行,便时疼痛点滴下血,口干咽燥,五心烦热。裂口深红。舌红,少苔或无苔,脉细数。

(3) 气滞血瘀型:肛门刺痛,便时便后尤甚。肛门紧缩,裂口色紫暗。舌质紫暗,脉弦或涩。

2. 现代医学分类 现代医学对肛裂的分类方法较多,尚无统一标准,临床上常用的分类法包括二分类法和三分类法,其他还包括五分类法和七分类法等,现介绍如下。

(1) 二分类法

1) 急性期肛裂:又称早期肛裂,病程短,仅在肛管皮肤上有一较浅的新鲜梭形裂口,创缘软而整齐,无瘢痕和慢性溃疡形成,疼痛较轻。

2) 慢性期肛裂:又称陈旧肛裂,病程长,反复发作,裂口已成较深的梭形溃疡,边缘增厚,质硬不整齐,基底有栉状硬结,裂口上端可伴有肛窦炎、肛乳头肥大,下端可伴有增生外痔和潜行性窦道,疼痛剧烈且持续时间长,并呈周期性。

(2) 三分类法

1) Ⅰ期肛裂:肛裂初发,病程短。肛管皮肤浅表纵裂,创缘整齐、质软,基底新鲜、色红,触痛明显,创面富于弹性(照片图15-1)。

2) Ⅱ期肛裂:溃疡形成期,有反复发作史。创缘不规则隆起,增厚变硬,弹性差,有明显溃疡形成,溃疡基底呈灰白色或紫红色,可有脓性分泌物。发作时疼痛加重,可呈周期性。尚无其他并发症或伴轻度肛窦炎、肛乳头炎(照片图15-2)。

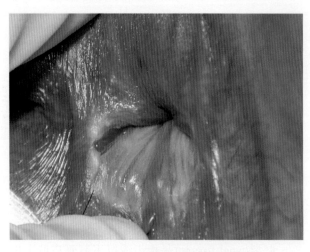

照片图 15-1 Ⅰ期肛裂(急性期)
截石位 12 点位裂口,较浅

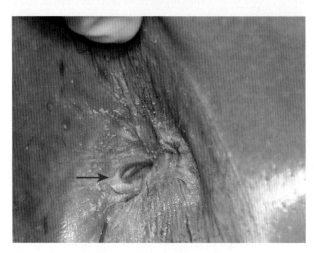

照片图 15-2 Ⅱ期肛裂(慢性期)
裂口位于前侧 12 点位,呈椭圆形。创缘增厚,基底部灰白色

3) Ⅲ期肛裂:除已形成如二期较剧烈疼痛和慢性溃疡外,创缘上端邻近肛窦处肛窦炎、肛乳头肥大,创缘下端有哨兵痔,或有皮下瘘管形成(照片图15-3)。

(3) 五分类法

1) 狭窄型肛裂:肛门疼痛、多伴有肛窦炎,内括约肌痉挛性收缩引起肛管狭窄。

2) 脱出型肛裂:因内痔、混合痔、肛乳头肥大脱出、发炎而引起肛裂,疼痛较轻,无明显肛门狭窄(照片图15-4)。

3) 混合型肛裂:同时具有狭窄型和脱出型的两种特点。

4) 脆弱型肛裂:肛门周围皮肤病,致肛门皮肤脆弱质化,因而造成多发浅在性肛裂。

5) 症状型肛裂:因溃疡性大肠炎、克罗恩病、

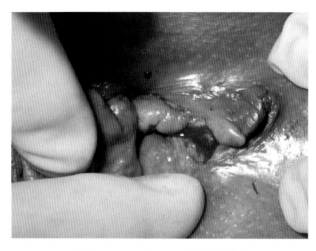

照片 15-3　Ⅲ期肛裂（慢性期）
位于截石位6点，因反复炎症刺激而伴有哨兵痔（裂口右侧）和增生肥大的肛乳头（裂口左侧）

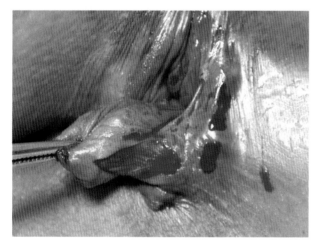

照片图 15-4　脱出型肛裂
截石位6点裂口，由痔核反复脱出刺激引起

肛管结核等，或其他疾病及手术后创口延期愈合，造成肛管溃疡者。

（4）七分类法

1）急性单纯性肛门撕裂：初发肛管撕裂，为单纯性肛管皮肤损伤。

2）亚急性裂口糜烂：由于创口机械刺激和反复感染，溃疡面凹陷，创缘不整，未形成硬结，瘢痕不明显，呈亚急性溃疡。

3）慢性陈旧性溃疡：裂口呈较深的慢性溃疡，边缘增厚变硬，创面肉芽生长不良。

4）多发性肛裂：在肛管全周有多数表浅性肛门溃疡，肛管弹性减弱，呈肥厚性硬化。此种情况多因长期使用缓泻药物，暴力使用肛门器械或检查及肛门慢性皮肤病引起，其病理改变，以急性单纯性肛裂或亚急性肛门糜烂为主。

5）脱出性肛裂：因痔核、乳头肥大等病变长期脱出肛门外，引起肛管撕裂，形成溃疡，此种肛裂肛门不狭窄为其特点。

6）特殊性肛裂：肛管皮肤因梅毒、克罗恩病、白塞综合征等引起的溃疡。

7）肛门皮肤皲裂：肛门周围皮肤裂伤，或肛门周围皮肤病变伴有皲裂口。

五、临床表现

1. 症状　肛裂的典型症状是出血、疼痛及便秘，三者互为因果。便秘时如大便干硬，可加重肛管撕裂，使疼痛加重、出血增多；疼痛加重和出血量增多则使患者畏惧排便而久不如厕，结果又使便秘加重，如此便形成恶性循环，从而使裂伤久不愈合。

（1）出血：肛裂的出血与排便有关，由便时努挣，撕裂肛管引起。一般出血量不多，与肛裂口大小、深浅有关，以排便时滴鲜血、粪便上带血或厕纸带血为主。肛裂感染后还可有脓血及黏液。

（2）疼痛：早期肛裂的疼痛部位局限在肛管，为排便时一过性，便后可即刻缓解。陈旧性肛裂引起的疼痛可放射至臀部，并呈周期性发作（图15-1）。所谓周期性，是指便时疼痛，便后疼痛间歇性减轻，但稍后再次出现并且较便时明显加重的疼痛发作方式，是陈旧肛裂的特征性疼痛。其中便时疼痛是由大便直接刺激或损伤裂口引起；便后间歇性减轻是大便刺激消失所致；疼痛再次出现则是因粪便刺激溃疡底部暴露的内括约肌纤维，使括约肌不自主收缩、痉挛，肛管最大静息压升高，致局部缺血性循环障碍而形成；疼痛更剧烈则是因局部循环障碍又可加重括约肌痉挛、升高最大静息压，从而导致"痉挛-缺血-加重痉挛"这一恶性循环的发生。这种剧烈的疼痛称为括约肌收缩痛，肛门内括约肌属消化道环肌层，为不随意肌，保持平滑肌特性，可长时间维持收缩状态而不疲劳，因此括约肌收缩痛可持续数小时，重者可至10余小时，当括约肌因长时间收缩而疲劳松弛后，疼痛才能逐渐缓解。在肛裂感染期，疼痛尤甚。

（3）便秘：便秘既是肛裂的病因之一，又是肛

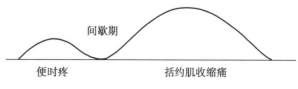

图 15-1　肛裂周期性疼痛

裂所引起的重要症状。患者常因恐惧便时剧痛和出血，有意延长排便间隔时间，使粪便长时间在直肠内停蓄，因水分被过度吸收而干硬，形成直肠性便秘。干硬便排出时，又可进一步加重损伤和疼痛，形成恶性循环。

此外，溃疡面和皮下瘘的分泌物，刺激肛周皮肤，常会引起肛门潮湿和瘙痒；肛门持续性疼痛的刺激，除引起排便恐惧感外，还可导致异常兴奋、失眠、胃肠紊乱、肛门直肠自主神经紊乱等症状。

2. 局部检查　肛裂的检查以视诊为主，原则上不做触诊和肛门镜检，以免加重疼痛。检查时患者一般取侧卧位或膝胸位，检查者用双手拇指将肛缘皮肤轻轻向两侧分开，观察肛管处肛裂口。早期肛裂或Ⅰ期肛裂，仅在肛管皮肤上有一较浅的新鲜梭形裂口，创缘软而整齐，质软，创面富于弹性。陈旧性肛裂或Ⅱ、Ⅲ期肛裂，裂口已成较深的梭形溃疡，边缘不规则增厚变硬，基底弹性差，有梳状硬结，多呈灰白色。Ⅲ期的陈旧肛裂，还可因炎症刺激出现裂口上端肛乳头肥大，因淋巴运行障碍而在裂口下端出现哨兵痔及因感染所致的皮下窦道。其中肥大的肛乳头、哨兵痔和溃疡性裂口一般被称为肛裂"三联症"（照片图 15-3）。

六、诊断和鉴别诊断

1. 诊断　依据典型的症状和肛管局部检查，肛裂的诊断并不困难，一般不需要行其他辅助检查。

2. 鉴别诊断　临床上肛裂还需与以下几类疾病鉴别诊断：

（1）肛管结核性溃疡：结核性溃疡的形状不规则，边缘不整齐，有潜行，底部呈暗灰色并可见干酪样坏死组织，有脓性分泌物，疼痛不明显，无哨兵痔形成，溃疡可发生在肛管任何部位，多有结核病史，分泌物培养可发现结核分枝杆菌，活组织病理检查可以明确诊断。

（2）肛周皲裂：肛周皲裂多继发于肛门瘙痒症、肛门湿疹等肛周皮肤病，常伴皮肤增厚和色素脱失。皲裂裂口表浅，仅局限于皮下，一般为多发性，呈放射状，可发生在肛管任何部位，症状以瘙痒为主，无明显疼痛，出血少，无溃疡、哨兵痔和肛乳头肥大等并发症。

（3）肛管皮肤癌性溃疡：癌性溃疡形状不规则，边缘隆起、坚硬，溃疡基底部凹凸不平，表面覆盖坏死组织，有特殊臭味，如癌瘤侵及括约肌，则可见到肛门松弛或失禁现象，并有持续性剧烈疼痛，活组

织病理检查可以明确诊断。

（4）非特异性炎症性肠病引起的肛管溃疡：克罗恩病和溃疡性结肠炎亦可使肛管皮肤发生溃疡。溃疡位置可位于肛门任何部位，形状不规则，底深、边缘潜行。同时伴有贫血、腹痛、腹泻、间歇性低热和体重减轻等非特异性炎症性肠病的一系列症状。

（5）梅毒性溃疡：患者有性病史，初起时肛门部瘙痒、刺痛，抓破脱痂后形成溃疡。溃疡常位于肛门侧面，呈椭圆形或梭形，边微微突起而色红，质硬不痛，底部灰白色常有少量脓性分泌物，双侧腹股沟淋巴结有肿大。分泌物中可检出梅毒螺旋体。

七、治　疗

1. 肛裂的非手术治疗

（1）中药内治法：肛裂的中医辨证分型包括血热肠燥、阴虚津亏和气滞血瘀三种，内服中药须依证立法和选方：

1）血热肠燥：大便而三日一行，质干硬，便时滴血或手纸染血，肛门疼痛，腹部胀满，溲黄。裂口色红。舌质偏红，苔黄燥，脉弦数。治宜清热润肠通便，方用凉血地黄汤合麻仁丸。

2）阴虚津亏：大便干燥数日一行，便时疼痛点滴下血，口干咽燥，五心烦热，裂口深红。舌红，少苔或无苔，脉细数。治宜养阴清热润肠，方用润肠汤。

3）气滞血瘀：肛门刺痛，便时便后尤甚。肛门紧缩，裂口色紫暗。舌质紫暗，脉弦或涩。治宜理气活血，润肠通便，方用六磨汤加红花、桃仁等。

（2）西药内治法：西药内治一般以软化和通畅大便为原则，可在肛裂合并大便干硬和排便不畅时使用，常用包括渗透性通便药物（如乳果糖口服液、聚乙二醇散剂）和容积型泻药（非比麸）。不建议使用含蒽醌类泻药通便，因其易产生依赖性。

（3）坐浴：分为温水坐浴和药物坐浴。便前温水坐浴，可使肛门括约肌松弛，减轻排便时对肛管的挤压和对裂口的刺激；便后坐浴，则可使已发生痉挛的括约肌放松，改善局部血液循环，缓解肛门疼痛。药物坐浴时，所选的药物不必强求一致，常用的包括花椒加食盐和高锰酸钾。医者亦可根据其辨证分型或临床经验自行选用坐浴药物。

（4）外洗：便后洗净肛门粪便残渣，可减少异物对创面的刺激，减轻肛门括约肌痉挛，缓解疼痛，促进溃疡修复。

（5）药物外敷和纳肛：早期肛裂可选用具有止血止痛、敛疮生肌作用的九华膏、玉红膏或京万红等

中药膏剂敷于患处，或使用相同功效的栓剂纳肛，可促进伤口愈合、缓解疼痛和减少出血。除上述药物外，常用药物还包括一氧化氮供体（硝酸甘油软膏）和钙离子通道阻滞剂（地尔硫草软膏）。

1）硝酸甘油软膏：一氧化氮（NO）是能够松弛肛门内括约肌（平滑肌）的抑制性神经介质，而硝酸甘油正是一种 NO 的供体。NO 被释放进入肌细胞后，通过激活鸟苷酸环化酶，增加细胞内鸟苷酸（cGMP）的含量，从而进一步激活依赖于 cGMP 的蛋白激酶，促使肌球蛋白轻链去磷酸化，并最终松弛平滑肌，解除内括约肌痉挛，以达到降低肛管静息压，改善循环，缓解疼痛的目的，因此这一过程又被称化学性的内括约肌切开术。尽管硝酸甘油软膏治疗肛裂不引起局部的损伤，但远期复发率较高，同时硝酸甘油的扩血管作用还易导致头痛和头晕，临床用药时需谨慎，目前常用的硝酸甘油软膏浓度为 0.2%。

2）地尔硫草软膏：地尔硫草属钙离子通道阻滞剂（CCB），CCB 可以选择性抑制钙离子经细胞膜上的钙通道进入细胞内，具有负性肌力作用。局部使用 2% 地尔硫草软膏可抑制内括约肌痉挛，降低肛管静息压，改善循环，促进裂口愈合。使用 CCB 亦可产生头痛、头晕等并发症。

（6）局部封闭疗法：肛裂封闭疗法是指将长效止痛药物或其他复方药液，混合麻醉药物注射到肛周，以解除括约肌痉挛、阻断恶性循环并缓解剧烈疼痛的治疗方法。理论上内括约肌痉挛解除后，局部血液循环得以恢复，裂损创面可得到修复或治愈，但临床上我们发现封闭法治疗陈旧性肛裂的远期疗效并不理想，治疗后 1 年的复发率达 30% 以上，这可能与溃疡面的不完全吸收或引流不畅有关，因此不推荐使用封闭疗法完全替代手术治疗。尽管如此，封闭术仍不失为一种暂时性缓解内括约肌收缩痛的简便、有效方法，故目前在临床上仍有较广泛的应

用。常用的封闭方法包括以下几种：

1）激素封闭法

药物：醋酸泼尼松龙 25mg，1% 普鲁卡因 10ml。

操作方法：常规消毒后，自肛裂下端 1cm 处进针并注射，将全部混合注射液呈扇形注射到肛裂两侧内括约肌和肛裂底部。注射后按压轻揉 1 分钟，以利药液均匀分布和充分吸收。

醋酸泼尼松龙为肾上腺皮质激素，有较强的抗炎作用，可使炎症消退、括约肌痉挛缓解，促进裂损愈合。另外有人报道使用利多卡因加地塞米松作为注射药物，也可取得相同疗效。

2）亚甲蓝封闭法

药物：0.2% 亚甲蓝注射液 10ml（麻醉药物可选用利多卡因、罗哌卡因等）。

操作方法：常规消毒后，自肛裂下端进针达内括约肌下部，并将药液注射到肛裂两侧括约肌和肛裂底部。每次注射药量不超过 10ml，间隔 5～7 天后再次注射，一般注射 2～3 次，肛裂可愈合。

亚甲蓝可对运动和感觉神经造成可逆性破坏，并且其肌肉松弛作用与镇痛时间一致，因此亚甲蓝不仅能起到长效镇痛的作用，同时也可使肛门内括约肌松弛，有利于裂损愈合。但过量的亚甲蓝可造成组织坏死，注射时需谨慎。

3）芍倍注射液封闭法

药物：芍倍注射液 5ml，0.5% 利多卡因 20ml。

操作方法：局部常规消毒后，在距肛缘 0.5～1cm、截石位 6、3、9 点分别进针，达内括约肌增生肥厚的下缘，每点呈放射状注药 5ml。内括约肌注射完毕后，再于肛裂基底部注射药液 5～10ml（图 15-2）。若合并肛门狭窄，注射时可酌情增加药量，至肛门括约肌松弛可容纳 3～4 指为宜。

芍倍注射液为纯中药制剂，现代药理研究表明其具有抑菌抗炎、解痉镇痛的作用，可缓解痉挛，促

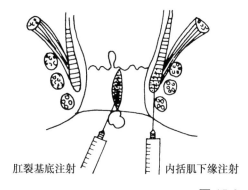
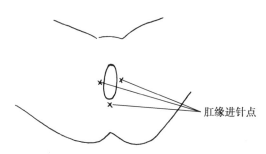

肛裂基底注射　　　内括肌下缘注射　　　　　　　　　　肛缘进针点

图 15-2　芍倍封闭法

进创口愈合。有文献表明,早期肛裂单纯在创面注射,即可取得较好疗效。

除传统药物封闭注射疗法外,近年来肉毒毒素A也被用于肛裂的注射治疗。肉毒毒素是一种由肉毒杆菌产生的含有高分子蛋白的神经毒素,可抑制神经末梢释放乙酰胆碱,引起肌肉麻痹性松弛,目前已广泛应用于眼睑痉挛、面肌痉挛和斜视。肉毒毒素A注射治疗肛裂的应用剂量尚无统一的标准,由于其毒性强烈,过量的注射往往可引起较严重的毒副作用,因此使用时需谨慎。

(7) 扩肛法:又称指扩法,是术者用手指扩张括约肌治疗肛裂的方法。

适应证:Ⅱ期肛裂,溃疡、瘢痕形成但未出现哨病痔、肛乳头肥大及皮下瘘等并发症者。

操作方法:操作前备皮、灌肠。取侧卧位,常规消毒、麻醉。当麻醉成功后,肛管直肠环逐渐松弛,而裂口处的纤维性增生(栉膜带)并不松弛,可明确探查到其位置在肛裂口的基底部。将涂有润滑剂的双手示指伸入肛内,一般可有勒指感,栉膜带多位于6点位,此时需将两指分别置于其两侧的3、9点肛管处,上下反向用力扩张,扩开增生纤维时,有钝性撕裂感。继之再向肛内伸入两中指,呈四指扩肛(图15-3),扩拉两侧肛管壁,肛管前后方向亦可扩张。一般扩肛持续时间为3分钟左右。在整个过程中动作应轻柔,用力应均匀,切忌暴力快速扩张肛管,以免撕裂皮肤和黏膜。

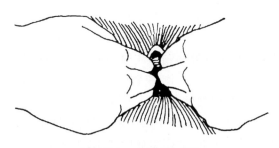

图 15-3　四指扩肛法

扩肛后处理:便后坐浴,不需要换药。

扩肛法治疗肛裂的依据是"栉膜带"学说。优点是操作简便,不需要特殊器械,且见效快,患者痛苦小,但治疗不当可出现出血、局部血肿、痔脱垂及暂时性失禁。

(8) 针灸疗法:临床上常选用承山、长强、三阴交、天枢、大肠俞作为针刺穴位。治疗时,进针得气后一般留针10~15分钟,每日1次,3~7天为一疗程。针灸治疗具有止痛、止血、缓解括约肌痉挛的作用,对急性期疼痛较剧的肛裂可选用该法。

2. 肛裂的手术治疗

(1) 肛裂切除术:肛裂切除术是肛裂的传统手术方法,最早出现于20世纪50、60年代。

适应证:陈旧性肛裂,并形成哨兵痔、肥大肛乳头或皮下瘘者。

操作方法:患者取侧卧位或截石位,常规消毒、麻醉。①扩肛至3~4指。②沿肛裂正中作一纵向切口,其顶端在齿线以上0.5cm,下至肛缘外1cm。③依次切除哨兵痔、溃疡、瘢痕组织及肥大肛乳头,如有皮下瘘可一并切开。④直视下切断外括约肌皮下部和部分内括约肌,至手指无紧缩感为度。⑤止血、加压包扎固定,术毕。

术后处理:便后坐浴,常规换药。

(2) 纵切横缝术:该术式是由肛裂切除术演变而来,术后恢复快,对纠正肛管狭窄、消除肛裂疗效较好。但如吻合处张力高,则不易愈合,还可能造成肛管黏膜外翻。

适应证:陈旧性肛裂并导致肛管狭窄者。

操作方法:患者取侧卧位或截石位,常规消毒、麻醉。①沿肛裂正中作一纵向切口,上至齿线以上0.5cm,下至肛缘外0.5cm。②切断栉膜带和部分括约肌纤维,如有哨兵痔、肥大肛乳头、皮下瘘可一并切除。③修剪裂口创缘,游离切口下端的皮肤,以减少张力(纵切)。④缝合时用细丝线,自切口上端进针,稍带基底组织,再从切口下端皮肤穿出,用丝线拉拢切口,使纵切口变成横行缝合(横缝),一般需缝合3~4针(图15-4)。如张力过大时,可在切口下方肛缘外再做一与横向切口,不予缝合或纵行缝合,可使皮肤向肛管推移,减少张力。⑤加压包扎固定,术毕。

术后处理:术后进流食或半流食、控制大便2天,每次便后用1:5000高锰酸钾溶液坐浴,5~7天拆线。

(3) 内括约肌侧切术:内括约肌切开后,可降低肛管静息压,阻断痉挛,给肛裂提供愈合的机会。1951年,Eisenhammer首先发表了关于内括约肌切开术治疗肛裂论述。内括约肌切开操作最初是在后正中进行,但后来发现在该位置手术可造成肛门轻度畸形和功能受损,因此逐渐被侧切术代替。目前内括约肌侧切术具体可被分为闭合式和开放式两种。

适应证:陈旧性肛裂未合并其他并发症者。

开放式内括约肌侧切方法:患者取侧卧位,常规

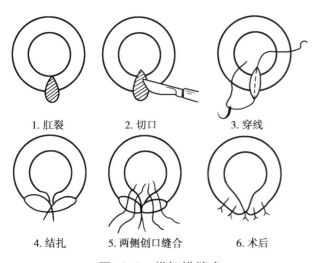

1. 肛裂　　2. 切口　　3. 穿线
4. 结扎　　5. 两侧创口缝合　　6. 术后

图 15-4　纵切横缝术

消毒、麻醉。①在肛门两侧,3 点或 9 点位,肛缘外1cm 做一长约 1～2cm 的横向切口。②自切口处向上,用小弯头血钳分离肛管皮肤和括约肌至齿线处。③止血钳退至括约肌间沟,并自该处插入,在示指引导下从内括约肌下缘外侧向齿线方向分离至黏膜下,但不能穿透黏膜。④将内括约肌挑出切口,直视下切断,切断后内外括约肌间沟消失(图 15-5)。⑤贯穿缝合切口,加压包扎固定,术毕。

闭合式内括约肌侧切方法:患者取侧卧位,常规消毒、麻醉,用小刀片自括约肌间沟刺入,直接切断内括约肌,缝扎止血、加压包扎固定,术毕。

术后处理:术后控制大便 2 天,每次便后用 1:5000 高锰酸钾溶液坐浴清洗,5 天后拆线。

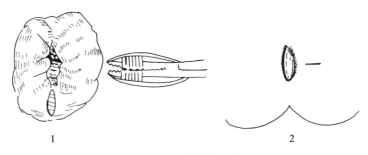

1　　　　　　　2

图 15-5　内括约肌侧切术

　　(4) 病理组织切除、括约肌松解术:该手术方法是目前安氏疗法治疗陈旧性肛裂的主要方法,由传统肛裂切除术和内括约肌切断术以"栉膜带"学说为基础演变而来,具有创面表浅、出血少、术后恢复快等特点,目前是治疗陈旧性肛裂的较好手术方法。

　　适应证:各型陈旧性肛裂。

　　操作方法:取侧卧位,常规消毒铺巾,局麻松弛肛门。①以齿线以下肛裂口顶端为起点,沿裂口向肛缘外做一放射状的梭形切口,切口长度不少于肛裂口长度的 3 倍。②将切口范围内的游离皮肤、裂口溃疡面和哨兵痔剪除,使其成一梭形的新鲜创面,有皮下瘘者可一并切开。③结扎并切除增生肥大的肛乳头。④沿创面基底向深部纵向划开,松解裂口瘢痕和肥厚增生的内括约肌下缘(图 15-6),使肛门松弛,切开后以容纳两指为宜。⑤止血包扎,术毕。术后正常饮食、常规换药。

　　术后处理:便后坐浴并常规换药。

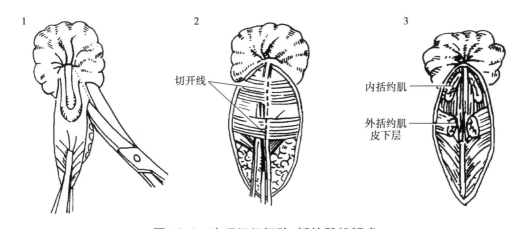

1　　　　　　　2　　　　　　　3

切开线

内括约肌
外括约肌
皮下层

图 15-6　病理组织切除、括约肌松解术

操作要点和注意事项：

1）梭形创面的宽度和长度应适中，宽度略超过肛裂口的最宽处即可，长度的以裂口长度的 3 倍为宜。如果肛裂较深时，还可适当延长切口并切断外括约肌皮下部，以保证引流通畅。

2）肛裂在后正中，即截石位 6 点时，梭形切口应在 5 点或 7 点，以避免术后臀沟挤压，创口愈合缓慢。

3）注意保留肛管上皮，不宜切除过多，防止术后形成较大的瘢痕。

4）术中纤维化的括约肌已经松解，即便是由其导致的肛门狭窄亦可去除，因此不必在术后扩肛，过度的扩张反而可使内括约肌切口扩大，对正常肌肉组织造成损伤。

（5）挂线术：肛裂挂线术实际是通过勒割慢性切开外括约肌皮下部和部分内括约肌，达到解除痉挛的目的，该法可作为治疗肛裂的方法之一，但由于其术后可引起较剧烈的疼痛，因此目前临床较少使用。

适应证：Ⅱ期陈旧性肛裂。

操作方法：取侧卧位或截石位，常规消毒铺巾，局麻松弛肛门。①扩肛至 3～4 指。②在截石位 6 点距肛门缘 1cm 处作一小放射状梭形切口。③用小蚊式钳自切口进入，示指肛内引导下向齿线方向钝性分离外括约肌皮下部和部分内括约肌，并自齿线处穿出。④用止血钳顶端夹住橡皮筋，并自肛缘切口处拉出，使皮筋贯穿肛缘和齿线处，拉紧皮筋两端并用丝线结扎。⑤包扎固定，术毕。

术后处理：便后坐浴并常规换药。一般不需再次勒紧皮筋，术后 5～7 天可脱落。

（6）皮瓣成形术

适应证：陈旧性肛裂伴肛管皮肤缺损者。

操作方法：取侧卧位，常规消毒铺巾，局麻松弛肛门。①自肛裂处齿线上方 0.5cm 起，沿肛裂正中做一纵向切口至肛缘，切断部分内括约肌纤维。②在切口下端肛缘外，继续作分叉切口，使其呈"人"形。③游离肛缘外"∧"形皮片，并将其向肛管内牵拉，将皮片的两边缘分别缝合于肛管内纵切口的两侧皮肤，使"人"形切口变成"∧"形缝合。④无菌敷料加压固定，术毕。

术后处理：术后控制排便 3 天后正常饮食，每次排便后用 1∶5000 高锰酸钾溶液坐浴并换药。术后 7 天可拆线。

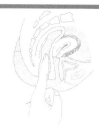

第十六章　肛门直肠周围脓肿

一、概　　述

肛门直肠周围脓肿(perianal and perirectal abscesses),简称肛周脓肿,是肛门直肠周围软组织急性化脓性感染的结果。绝大部分肛周脓肿源于肛腺的感染,也有极小部分由其他因素导致。中医学中,本病被称为"肛痈",既往还曾被称为"锐疽""脏毒"等,如最早描述该病的《灵枢·痈疽篇》曰:"痈疽发于尻,名曰锐疽,其状赤坚大…";又如《外科正宗》说:"夫脏毒者…蕴毒流注肛门结成肿块"。

肛周脓肿在任何年龄均可发病,但多见于20~50岁中青年,男性多于女性,婴幼儿也可发病。肛周脓肿发病多较突然、进展快,可引起患者肛周局部剧烈疼痛,重者还可出现发热等全身症状,脓肿破溃脓出后可形成肛瘘。临床多将其作为一种急症处理,因及时积极的治疗不但能减轻患者痛苦,还可避免病情其加重和复杂化。

二、病　　因

1. 中医学对肛痈病因的认识　祖国医学中有关于肛痈病因的论述颇多,但归纳起来不外乎虚、实两端。

(1)虚证致病:①久病极虚,三阴亏损,湿热积聚肛周,如《疡科心得集·辨悬痈论》云:"患此者俱是极虚之人,由三阴亏损湿热积聚而发";②虚劳久嗽,痰火结肿肛门,如《外科正宗·脏毒论》云:"又有虚劳久嗽,痰火结肿肛门如栗者,破必成漏"。

(2)实证致病:①外邪入里化热,下注肛门,如《河间医学六书》云:"风热不散,谷气流溢,传于下部,故令肛门肿满,结如梅李核,甚者及变而为瘘也";②过食膏粱厚味、辛辣醇酒,湿热内生,下注积聚肛门,如《外科正宗》云:"夫脏毒者,醇酒厚味,勤劳辛苦,蕴毒流注肛门结成肿块。"

2. 现代医学对病因的认识　现代医学认为肛周脓肿的形成主要与以下因素有关:

(1)肛腺感染:肛窦位于肛瓣之后,呈漏斗状,开口向上,干硬粪块擦伤肛瓣或肛窦内存积粪屑杂质等污物,均可引起感染并致发肛窦炎。肛窦底端经肛腺导管与肛腺相连,肛窦感染后,可经肛腺导管蔓延至肛腺并形成肛腺炎,如未得到控制,感染可继续通过肛腺经淋巴和血管向肛管直肠周围各间隙和疏松组织扩散并化脓,最终形成相应间隙的脓肿。肛腺感染是肛周脓肿的主要致病因素,据统计99%以上的肛周脓肿来源于肛腺感染。

(2)血行感染:某些全身性疾病,如糖尿病、白血病、再生障碍性贫血等,可使身体抗感染能力下降。此时如病原菌随血液运行至肛周,则易导致脓肿。与肛腺感染不同的是,血行感染引起的脓肿没有内口,手术时只需切开引流即可。

(3)邻近组织感染:肛周间隙邻近组织的感染,如直肠肛管损伤后感染、肛周皮肤的毛囊汗腺感染及骶尾骨的化脓性感染等,未及时得到控制,可蔓延至肛周间隙,导致发生肛周脓肿。

(4)医源性感染:医源性感染引起的肛周脓肿可见于①传统直肠脱垂手术时向骨盆直肠窝注射硬化剂;②痔、裂等其他直肠肛管手术时局部麻醉操作不当;③会阴部手术术后护理不慎。

(5)性激素水平:肛腺的发育和功能主要受人体性激素调节。随着年龄的变化,性激素水平亦有相应的变化,可直接影响肛腺的增生与萎缩。因肛周脓肿多与肛腺感染有关,故其发病率也随之升高和降低。新生儿或婴幼儿体内,有一段时期雄激素的水平较高,其来源除由母体获得外,与新生儿副肾性雄激素分泌旺盛亦有关系。由于雄激素的作用,新生儿的脂腺特别发达,如有感染因素,易患肛周脓肿。随着新生儿的发育成长,一过性的雄激素高水平可发生生理性下降,一过性发达的肛腺与其他脂腺也随之萎缩。因此,由儿童至青春期以前,肛周脓肿的发病率极低。到了青春期,体内的性激素又开始活跃,一部分脂腺特别是肛腺又开始发育、增生,

人卫外科

分泌又趋旺盛。此时如肛腺液排泄不畅,则易造成肛腺感染而发生肛腺炎,所以成年后,肛周脓肿的发病率又有所上升。进入老年期,雄激素水平开始下降,肛腺也随之萎缩,所以肛腺不易感染,肛周脓肿也不多见。

(6)免疫因素:任何感染性疾病的发生与否和发生后的轻重程度,都与其自身免疫功能的强弱有关。较强的免疫功能可避免肛周脓肿的发生或使病灶局限,免疫功能低下时则相反,如白血病患者免疫功能减弱,其患肛周脓肿的几率明显高于正常人,且病灶范围均较广。

三、病　理

肛周脓肿的病理改变过程一般可分为四期:

1. 感染形成期　在多种因素或单一因素的影响下,肛窦感染并导致局部炎症。引起肛周脓肿的原发病灶形成。

2. 炎症浸润期　感染和炎症自肛窦经肛腺导管蔓延至肛腺后,又自肛腺经淋巴和血管向肛管直肠周围各间隙和疏松组织扩散。扩散过程中,炎症刺激下的毛细血管通透性增高,血浆成分大量渗出并在组织间隙中潴留,形成炎性水肿,水肿压迫末梢感觉神经引起疼痛。炎症还刺激小动脉充血,使局部血流量加快、增多,导致皮肤变红和皮温升高,加之局部代谢增强,产热增多,故有热感。此时肛周炎形成。

3. 化脓期　在炎症浸润扩散期,大量白细胞向感染病灶移动和集中,同时感染灶发生变性和坏死,坏死组织被白细胞或自身产生的蛋白水解酶液化形成脓液并形成脓腔。脓液一般为黄色或黄绿色混浊液体,是由脓细胞即变性坏死的中性粒细胞、液化的坏死组织、少量浆液、纤维素和病原菌所组成。脓液形成后可继续向周围正常组织浸润,使脓腔范围逐步扩大。

4. 脓肿吸收期或破溃期　小的脓肿可自行吸收而消散,脓肿较大时不易被吸收,可自行破溃或需切开排脓。脓出后,脓腔逐渐由肉芽组织填充并不断缩小,最终可形成瘘道。

四、分　类

1. 中医学辨证分型　按照证候不同,肛痈分为以下三型:

(1)火毒蕴结型:肛门周围突然肿痛,持续加剧,伴有恶寒、发热、便秘、溲赤。肛周红肿,触痛明显,质硬,表面灼热。舌红,苔薄黄,脉数。

(2)热毒炽盛型:肛门肿痛剧烈,可持续数日,痛如鸡啄,夜寐不安,伴有恶寒发热,口干便秘,小便困难。肛周红肿,按之有波动感或穿刺有脓。舌红,苔黄,脉弦滑。

(3)阴虚毒恋型:肛门肿痛、灼热,表皮色红,溃后难敛,伴有午后潮热,心烦口干,夜间盗汗。舌红,少苔,脉细数。

另外清代吴谦所著《医宗金鉴》,将肛周脓肿按照部位分为"鹳口疽""坐马痈"等六类,论述也较为全面,介绍如下:

(1)鹳口疽:又名锐疽,生于尻尾骨尖处。初肿形如鱼肫,色赤坚痛,溃破口若鹳嘴。朝寒暮热,夜重日轻,溃出稀脓为不足;或流稠脓鲜血为有余。

(2)坐马痈:此证生于尻尾略上。高肿溃速脓稠者顺;若漫肿溃迟出紫水者险。虚人患此,易于成漏。

(3)臀痈:生于臀肉厚处,肿、溃、敛俱迟慢。

(4)上马痈与下马痈:生于臀肉之下折纹中。初起如粟,黄脓小疱,渐生焮痛,寒热往来,高肿红亮为轻,平陷黑硬为重。

(5)涌泉疽:生于尻骨之前长强穴。初肿坚硬疼痛,状如伏鼠,十日可刺。得白脓者顺,溃迟青脓者险,紫黑水者逆。

(6)脏毒:此证有内外、阴阳之别。发于外者,肛门两旁肿突,形如桃李,大便秘结,小水短赤,甚者肛门重坠紧闭,下气不通,刺痛如锥,脉数有力,多实多热,属阳易治;发于内者,肛门内结壅肿,刺痛如锥,大便虚闭,小水淋漓,寒热往来,遇夜尤甚,脉数微细,为虚为湿,属阴难治。

2. 现代医学分类法　现代医学对于肛周脓肿的分类方法较多,例如按发病过程可分为急性肛周脓肿和慢性肛周脓肿;按感染病菌种类不同,可分为特异性肛周脓肿和非特异性肛周脓肿;按脓肿的发展结局可分为瘘管性肛周脓肿和非瘘管性肛周脓肿。目前临床上被广泛应用的是按发病部位分类(图16-1),包括肛提肌以下脓肿(低位)和肛提肌以上脓肿(高位)。

(1)肛提肌以下脓肿(低位):包括坐骨直肠间隙(窝)脓肿、肛门前、后间隙脓肿、低位肌间脓肿和肛门周围皮下脓肿,直肠黏膜下脓肿虽多位于肛提肌以上,但位置表浅,编者认为亦应归属为低位脓肿。

(2)肛提肌以上脓肿(高位):包括骨盆直肠间

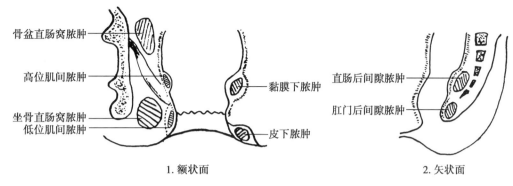

1. 额状面　　　　　　　　　　　　2. 矢状面

图 16-1　不同位置肛周脓肿

隙(窝)脓肿、直肠后间隙(窝)脓肿和高位肌间脓肿。

五、临 床 表 现

不同位置的肛周脓肿,有不同的临床表现。

1. 低位肛周脓肿

（1）坐骨肛门窝脓肿:是最常见的一类肛周脓肿。初期肛周有持续性疼痛感,不甚剧烈,局部红肿不明显(照片图 16-1),指诊可扪及肿块。随着病情发展,脓肿形成,局部肿胀跳痛、灼热感逐渐加重,可影响排尿和正常行走,并可伴发热、身倦乏力等全身症状,肛周可见明显的红肿,皮温升高,压痛明显,有波动感,病变范围可在一侧或双侧。

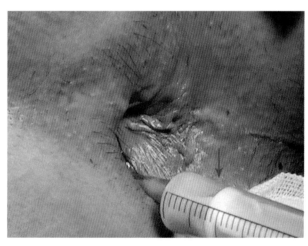

照片图 16-1　坐骨直肠窝脓肿
脓肿位于左侧坐骨直肠窝较深位置,肛周红肿不明显。在压痛最明显处垂直进针,可抽吸出脓液

（2）肛门前、后间隙脓肿:肛腺感染扩散到肛门前、后深间隙引起,发病时全身症状不显,局部以肿痛、灼热感为主,指诊皮温升高、有波动感和压痛。肛门后深间隙脓肿如未及时治疗,可蔓延到与其相

通的一侧或两侧坐骨直肠间隙,形成低位的后半马蹄或全马蹄形肛周脓肿,如同时向上蔓延穿透肛提肌侵及直肠后间隙,则形成高位马蹄形脓肿。虽然肛门前深间隙也与两侧坐骨直肠间隙相通,但感染极少向该处蔓延,而是易向 colles 筋膜(会阴浅筋膜)延伸,形成会阴部脓肿(照片图 16-2)。

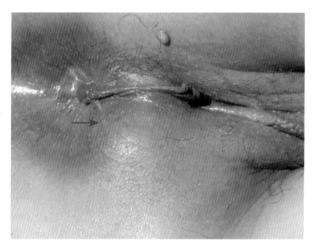

照片图 16-2　肛门前深间隙脓肿
位于截石位 12～1 点位会阴部,局部红肿明显,疼痛剧烈,累及会阴浅筋膜

（3）低位肌间脓肿:位于齿线以下内、外括约肌之间,单纯的低位肌间脓肿范围局限,有明显疼痛,肛缘红肿不明显,指诊时肛管内有肿块隆起,压痛明显,如不及时治疗,可向坐骨肛门窝、骨盆直肠窝等间隙扩散。

（4）肛门周围皮下脓肿:位于肛周皮下,是较常见的一种脓肿。局部红肿疼痛明显,指诊有波动感,易破溃和治愈(照片图 16-3)。

（5）黏膜下脓肿:位于直肠黏膜下间隙内,因位置表浅,笔者认为应归属于低位脓肿。主要因肛腺感染引起,小部分由内痔注射不当感染所致。易在肛窦处破溃,部分可扩散至肛周皮下,形成皮下脓

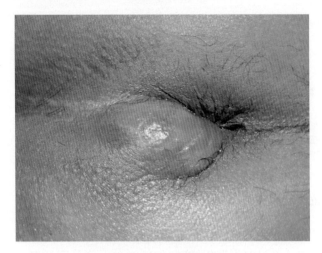

照片图 16-3　肛周皮下脓肿

肛缘截石位 4~6 点可见皮肤隆起,约 6cm×4cm 大小,病位表浅

肿。发病时肛内有坠胀、疼痛感,肛周局部无明显病理改变,全身症状不显。肛内指诊可触及直肠壁隆起,温度升高,有触痛和波动感,部分可仅表现为直肠壁有压痛的硬结。

2. 高位肛周脓肿

(1) 骨盆直肠间隙(窝)脓肿:临床上少见,多因坐骨直肠间隙脓肿向上蔓延穿透肛提肌所致,少部分由肛腺感染直接扩散引起。因病灶位置高,起病初期症状不明显,多有不同程度的肛门周围和骶尾部沉重酸胀和便意感,有时影响排尿。病情进一步发展,会出现高热、寒战、精神萎靡、周身不适等全身症状,严重者出现脓毒血症甚至感染性休克。检查时指诊在肛提肌以上可触到肿块,温度升高,有压痛和波动感,肛门镜下偶可见到直肠黏膜肿胀。

(2) 直肠后间隙脓肿:位于直肠后、骶骨前,多因肛门后深间隙脓肿向上扩散穿过肛提肌而形成,也有部分由肛腺感染扩散直接形成。临床症状与骨盆直肠窝脓肿相似,常有肛内重坠感,伴骶尾部钝痛,并向臀部放射,发热、周身不适等全身症状明显。指诊时尾骨与肛门之间有深部的压痛,肛内指诊可触及直肠后壁肿块,有压痛和波动感。

(3) 高位肌间脓肿:临床上极少见,位于齿线以上末端直肠的直肠环肌和纵肌之间,常由直肠炎症或直肠损伤并发感染形成。主要临床症状为肛内坠胀疼痛,排便时可加重,肛周肛管一般无明显不适。指诊在齿线以上可触到肿块、有压痛和波动感,肛门镜下见直肠壁圆形隆起,温度升高,表面可有糜烂。

六、诊断和鉴别诊断

1. 诊断　根据以上不同位置肛周脓肿的症状和体征,一般不难作出初步诊断。但为指导治疗,还应进一步明确脓肿的性质和部位,临床常用的诊断方法包括视诊、指诊、肛门镜检查、实验室检查等。

(1) 视诊:观察局部脓液及皮肤状态。脓液稠厚色黄量多,多是金黄色葡萄球菌等所致的急性炎症;混有绿色脓液,应考虑铜绿假单胞菌感染;脓液色黄而臭,多属大肠埃希菌感染;脓液呈清稀米泔样,多属结核分枝杆菌感染;脓血相混,夹有胶冻样物,应考虑癌变。皮肤红、肿、热、痛是急性炎症的表现,皮肤不变色或色暗,无明显热痛,多是慢性炎症,如结核等。

(2) 指诊:指诊对检查脓肿的形态、性质,深浅、范围,走行,有无合并瘘管以及所累及肌肉等都有重要意义。

(3) 内镜检查:内镜检查是诊查黏膜下脓肿、高位肌间脓肿及脓肿在肛内原发感染病灶的重要手段。诊查黏膜下和高位肌间脓肿时,可在镜下观察到直肠腔中有局限性异常隆起,后者可有表面糜烂或脓性物附着。检查肛窦处原发感染病灶时,肛门镜下可见感染的肛窦充血、水肿,有时因肛门镜压迫肿胀脓腔,可见脓液自肛隐窝溢出。

(4) 实验室检查:可根据白细胞的计数与分类确定感染程度。一般情况下的脓肿,白细胞总数在 $20×10^9/L$ 以下,如达到或超过 $20×10^9/L$,则有败血症的可能。

(5) 脓液菌群培养和药物敏感试验:细菌培养可帮助了解致病菌的种类和性质,药敏结果可作为针对性用药的依据。

(6) 超声检查:超声检查,尤其是直肠腔内超声检查能够准确诊断肛周脓肿并判断其位置和范围。超声显像脓肿多表现为肛管直肠周围软组织内低回声或液性暗区,为圆形或椭圆形,亦有不规则形,边界模糊不清,后壁回声稍强。其中超声显示不均匀低回声型,为脓肿早期,软组织充血水肿改变,尚未形成脓液;超声显示不均匀液性暗区,为脓肿形成中期,软组织为蜂窝织炎伴部分液化;超声显示均匀性液性暗区,为脓肿后期,软组织坏死明显,大量脓液形成;超声显示强回声与低回声混合型,临床多因脓肿迁延时间较长,部分软组织机化,纤维组织增生,多是瘘管形成所致。

2. 鉴别诊断　肛门直肠周围脓肿应与下列疾

病相鉴别：

（1）放线菌性脓肿：多发生在黏膜下与皮下，全身中毒症状重。局部脓肿、溃疡、瘘道常并存。脓肿浅在，脓液稀薄，其中有黄色颗粒（菌块）。

（2）结核性脓肿：多发生在肛提肌以下的间隙中，常与全身其他部位原发结核并存，身体虚弱，发病缓慢，疼痛轻微。局部症状状轻，脓液稀薄，常混有干酪样坏死组织。

（3）汗腺炎性脓肿：浅在分布于肛门周围皮下，脓肿间相互连通，与慢性窦道并存，脓液黏稠呈灰白色，味臭。化脓性汗腺炎范围广泛，常可累及肛周、臀部及会阴，病变部位皮肤色素沉着、增厚、变硬，患者多消瘦、虚弱。

（4）肛旁疖肿和毛囊炎：为化脓性细菌感染所致，病变在肛门周围皮下，位置表浅，皮肤红肿，易溃易敛，治疗后不会形成肛瘘。毛囊炎的红肿中心位置与毛囊开口一致，其中有脓栓及毛发和毛囊。

（5）坏死性筋膜炎：由包括需氧菌和厌氧菌在内的多种细菌混合感染引起，主要累及皮下组织和筋膜。该病起病急，进展迅速，局部疼痛剧烈、高热、寒战、乏力等全身症状明显。局部皮肤先红肿后破溃变黑，广泛坏死后出现感觉麻木，有时产生皮下气体，检查可发现捻发音。病程末期，病变组织液化坏死，味奇臭。

（6）骶前畸胎瘤：发生部位在直肠后，骶骨前。触之呈囊性、光滑有分叶，无明显压痛。如发生急性感染化脓，其症状与直肠后脓肿相似。X线检查，骶骨与直肠之间可见肿块，内有不均匀的钙化影、骨质、牙齿和尾骨移位。

（7）梅毒性脓肿：多发生在皮下或坐骨直肠间隙，局部症状轻，脓液稀薄而污秽有臭味，全身梅毒体征，有性病史。血液检查，梅毒抗体阳性，此种脓肿极少见，但亦不可忽视。

（8）肛旁皮脂腺囊肿：病程长，一般无皮肤改变，肿物呈圆形或椭圆形，表面光滑，柔软无压痛，有完整囊壁，内容物呈白色粉粥状，与肛管直肠无关联。急性感染后出现肿胀疼痛等症状。

七、治 疗

1. 非手术疗法

（1）中医学疗法：在中医学理论体系中，肛周脓肿的发展过程一般可分为初起、成脓、溃后三个阶段。

1）初起阶段：指脓肿新发尚未化脓阶段，应以

"消法"为治疗原则，"审其症而消之"，使病灶及时消散。此阶段肛痛，多属火毒蕴结者之实证，证见肛周肿痛突发、持续加剧，伴恶寒、发热、便秘、溲赤，局部红肿焮热，质硬压痛，须治以消肿散结、清热解毒、活血止痛，内服方可用仙方活命饮、内疏黄连汤等化裁，外敷药可以活血止痛散、如意金黄膏、玉露散等为主。少数属阳虚寒凝或阴虚内热之虚证者，分别须治以补阳散寒、温经通阳和养阴清热，方用阳和汤或知柏地黄丸加减。

2）成脓阶段：指脓肿形成期，此期应以"托法"为治疗原则，"因其势而逐之"，使脓肿速溃，透脓外出。临证如见肿疡高起，疼痛剧烈、脓根收束、色晕分明，剧痛难忍，脉证俱实者，属正盛邪实，须治以托毒透脓，方用透脓散化裁；如见疮形平塌、根脚散漫、难溃难腐、疼痛不甚，属正虚毒盛，须治以补托透脓，方用托里透脓汤化裁。成脓后的外用药物可选用白降丹，水调和点放疮顶，代刀破头。

3）溃后阶段：指脓肿经治疗或自然破溃，脓液流出之后的阶段，治疗应以"补"为原则，"益其所不足而敛之"，促使创口愈合。如溃后脓尽腐除，治法可以补益气血阴阳为主，方用补中益气汤、滋阴除湿汤、四物汤等化裁，同时可外用生肌散、八宝丹等助其生肌收口。但在临证时，常见的情况是脓出不尽、腐肉难除，此时仍须内服透脓散或托里透脓汤透脓外出，亦可外敷升丹等提脓祛腐，待脓尽腐除后，再行"补法"敛疮生肌。

除内服外敷外，目前中药熏洗法也常用于脓肿溃后阶段的治疗。通过熏洗，可起到消肿止痛、清热祛湿、去腐生肌等作用。常用如安氏熏洗剂、苦参汤等。

（2）抗感染治疗：根据局部炎症特点或脓液的性状等，初步判断其致病菌的种类，选用有效的抗菌药物。研究表明，大部分广谱抗菌药物对各种肛周脓肿的致病菌均有较好的敏感性，但临床仍需做细菌培养和药敏试验，以提高用药针对性。常用药物有甲硝唑、青霉素、头孢呋辛等，重度深部感染者需联合用药，伴有糖尿病等内科疾病患者需同时使用相应药物配合治疗。

（3）对症治疗：包括对症止痛、降温、补液等。

2. 手术治疗

（1）肛门直肠周围脓肿的手术治疗原则：①脓肿一旦形成，宜早期切开排脓，勿待其自行破溃。因皮肤较坚韧，脓液易向深部或左右扩散，如果切开不及时，脓肿必然增大加深。②排脓要彻底，排脓后引

流要通畅,不留盲腔。因盲腔内的脓液作为感染灶可继续向周围或深处扩散。③术中尽量找到内口。找到明确内口后,可行一次性根治手术,以防形成肛瘘后再次手术。④行根治术时,要正确处理肛管直肠环,防止发生肛门失禁的发生。⑤如未找到可靠的内口,或肛提肌以上高位脓肿伴有全身症状较重者,宜先切开排脓,待形成肛瘘再行二次手术。⑥若术中未顺利找到明确内口,不必强行探查,防止形成新病灶和假灶。

（2）寻找内口方法:寻找肛周脓肿内口最基本的方法是肛内指诊。绝大多数肛周脓肿起源于肛窦感染,指诊时可在齿线原发感染灶扪及硬结,并有压痛,此处一般即为内口。少数肛周脓肿单纯依靠指诊内口位置尚不能明确,须借助其他方法,但需明确脓肿扩散与括约肌的关系（图16-2）。

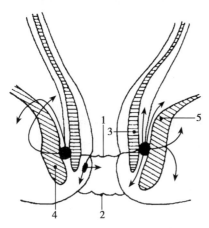

图 16-2　肛门周围脓肿扩散方向与括约肌关系
1. 齿状线　2. 肛门线　3. 内括约肌　4. 外括约肌　5. 耻骨直肠肌

1）在肛门镜下,如见肛窦有充血水肿或脓液流出,常为内口部位。不甚明确时,还可用钩形探针探查,帮助确定具体位置,注意探查时操作要轻柔,

因黏膜经炎症刺激,质地变脆,容易造成假内口。

2）术中排脓后,脓腔完全敞开前,可向脓肿内注入生理盐水,查看有无从肛窦流出,流出部位即为内口。

3）切开排脓后,可在肛内以手指作引导,用探针经脓腔向可疑内口处探查,如可顺利探出,即可明确为内口。如不能探出,不可强行用力探查。

4）脓出后,可沿坏死组织,逐步将脓腔敞开分离,直至齿线处内口。

（3）切开术:切开术是目前临床治疗低位肛周脓肿最常用的手术方法。

适应证:肛周皮下脓肿、直肠前后间隙脓肿、坐骨直肠间隙脓肿和黏膜下脓肿等低位肛周脓肿。

黏膜下脓肿手术方法（图16-3）:取侧卧位或截石位,常规消毒铺巾,局麻。①确定内口位置和脓肿范围。②在脓肿内口对应点位齿线下做放射状梭形切口。③肛门镜下暴露脓肿部位,与肠腔平行纵向切开,排出脓液后,将齿线上下切口贯通以保证引流通畅。④清除内口周围及脓腔内坏死组织。⑤结扎出血点、凡士林纱条或乳胶管引流,包扎固定,术毕。

其他低位肛周脓肿手术方法（图16-4）:取侧卧位或截石位,常规消毒铺巾,局麻松弛肛门。①确定内口位置和脓肿范围。②在脓肿部位皮肤上做一以肛门为中心的放射状梭形切口（内口在截石位6点时,切口位置选取5点或7点位,下同）,切口长度宜超过脓肿范围0.5~1cm。切除游离皮肤,切开皮下组织,用止血钳或手术刀敞开部分病灶排出脓液。③将探针探入脓腔,自内口探出后沿探针切开,使脓腔全部敞开。如内口位置和脓腔走行明显,亦可沿坏死组织直接切开。④修剪两侧创缘,清除内口周围及脓腔内坏死组织,以保证引流通畅。⑤止血、凡士林纱条引流、包扎固定,术毕。

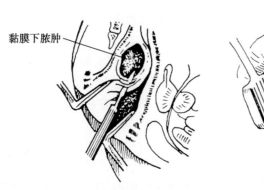
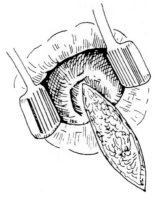

黏膜下脓肿

图 16-3　黏膜下脓肿切开术

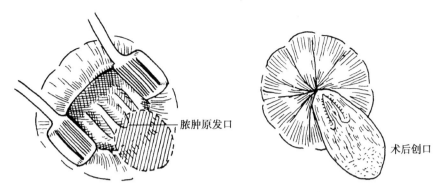

脓肿原发口

术后创口

图16-4 其他低位肛周脓肿切开术

术后处理:便后冲洗、坐浴并常规换药。

手术要点和注意事项:

1）切口的长度取决于脓肿范围的大小,范围越大,切口应越长,以保证引流通畅。切口宽度应能够使脓腔充分暴露,但一般不超过长度的三分之一。

2）内口及脓腔定位要准确,大多数脓肿的内口和脓腔在同一点位,指诊即可确定。内口位置不明确时,可借助探针和肛门镜寻找,或沿坏死腔直接将内口切开。

3）处理内口坏死组织时要彻底,不残留;清除脓腔坏死组织时,不必过度搔刮,以引流通畅为度,以防创口扩大和疼痛加重。

4）切开脓腔后应使其引流通畅,切口远端不留"盲袋",必要时可适当延长切口。

（4）低位切开高位挂线术:低位切开高位挂线术是在传统"挂线术"基础上演变而来的治疗高位肛周脓肿的手术方法。该方法较单纯挂线法的优势在于皮筋脱落时间变短、疼痛减轻及复发率下降,但因被勒割的肛管直肠环由于炎症浸润而韧性下降质地较脆,仍有一定几率造成肛门失禁。

适应证:高位肛周脓肿。

操作方法:取侧卧位,常规消毒铺巾,宜行骶麻。①明确内口位置和脓肿范围。②按一般低位脓肿手术方法,完全敞开低位脓腔,充分排脓,如无低位脓腔,亦需在肛缘做切口并延至齿线内口处。③钝性分离肛提肌排出高位脓腔内脓液。④以后端结扎橡皮筋的球头软探针自切口探入高位脓腔,沿脓腔底部轻柔而仔细地探查,同时以另手示指深入肛门,指针结合,寻找最薄弱处穿出,使橡皮筋贯穿脓腔和肠腔,将橡皮筋条两端收紧,结扎。⑤止血、包扎固定,术毕。

术后处理:便后冲洗、坐浴并换药。一般在10～15天后皮筋可脱落。

（5）低位切开、高位乳胶管引流术:低位切开、高位乳胶管引流术是安氏疗法治疗高位肛周脓肿和高位肛瘘的一种经典方法。该法避免了传统挂线术持续勒割造成的长时间疼痛,不切开或部分切开肛管直肠环,与挂线术相比损伤更小,又没有肛门失禁的风险。并且只要内口和脓腔全部敞开、引流彻底,术后一般恢复较快,且瘢痕轻,不会复发。

适应证:脓腔位置超过肛提肌的高位脓肿,包括骨盆直肠间隙脓肿和直肠后间隙脓肿。

操作方法:取侧卧位,常规消毒铺巾,行局麻或骶麻。①确定内口位置和脓肿范围。②在肛缘与内口相同点位的皮肤上做一以肛门为中心的放射状梭形切口,切除游离皮肤,切开皮下组织,敞开部分病灶排出脓液。如无低位脓腔存在,切开时可直接切到内口位置。③将探针探入脓腔,自内口探出后沿探针切开,使低位脓腔全部敞开,内口位置和脓腔走行明显时,亦可沿坏死组织直接切开。④自内口处沿坏死组织向上钝性分离,排出高位脓腔脓液。⑤示指探入脓腔内,适当扩创,以顶端带有侧孔的乳胶管,置入脓腔深部顶端,缝扎固定（图16-5）。⑥修剪创缘,清除内口周围及低位脓腔内坏死组织。⑦止血、凡士林纱条引流、包扎固定,术毕。

术后处理:便后冲洗、坐浴。换药时,自乳胶管下端灌入生理盐水,彻底冲洗脓腔,使脱落坏死组织排出。经反复多日冲洗,流出的冲洗液清亮无杂质时,说明脓腔内坏死物已完全脱落,可拔管以油纱条引流。

手术要点和注意事项:

1）术前和术中要对脓腔、内口位置做出正确判断,必要时可借助B超等辅助检查。

2）为保证引流通畅,术中可部分切断肛管直肠环,不超过全部1/3时不会造成肛门失禁。

3）无论低位脓腔是否存在,齿线以下都必须

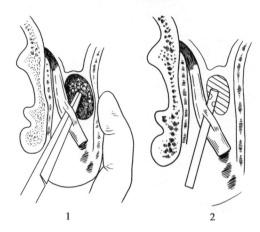

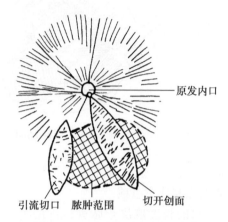

1　　　　　　　2

图 16-5　钝性分离和乳胶管引流

全部敞开,并做梭形切口,以防齿线以上的高位脓肿引流不畅。

(6) 主灶切开、对口引流术:该手术方法是安氏疗法创始人安阿玥教授 1983 年首先创用(《肛肠杂志》1983 年第三卷第二期),是对肛肠疾病治疗的又一重要贡献。主灶切开对口引流术适用于各种范围较大的肛周脓肿,术后创伤小、痛苦少、恢复快。克服了将病灶全部敞开而导致的创面范围大,疼痛明显、恢复慢,瘢痕重,肛门变形等缺点。以引流通畅为原则,本术式化繁为简,在尽量少损伤肛周皮肤及皮下组织的同时,可达到最佳的引流效果,术后疗效肯定。

适应证:马蹄形脓肿和其他范围较大的肛周脓肿。

操作方法:取侧卧位,常规消毒铺巾,行局麻或骶麻。①确定内口位置和脓肿范围。②在与内口相同点位的脓肿皮肤上做一以肛门为中心的放射状梭形切口,切除游离皮肤,切开皮下组织,敞开部分病灶排出脓液。③用探针或弯头止血钳探入脓腔,向肛窦方向轻轻探查内口,自内口探出后,沿探针或止血钳切开内口至脓腔间的组织。④示指或止血钳探查脓腔侧缘,探查同时将脓腔内的纤维间隔钝性分离,以保证引流通畅。⑤在侧缘做放射状梭形切口,

暴露脓腔,使之与主灶切口贯通(图 16-6)。⑥修剪创缘,清除内口周围及脓腔内坏死组织。止血、凡士林纱条引流、包扎固定,术毕。

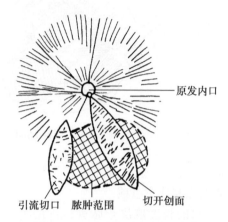

原发内口

引流切口　脓肿范围　切开创面

图 16-6　主灶切开对口引流

术后处理:便后冲洗、坐浴并常规换药。如皮桥较窄,术后换药时可直接冲洗,用凡士林纱条贯穿切口引流,如皮桥较宽,则需术中置入带侧孔的乳胶管,每日换药时冲洗,待冲洗液清亮无絮状坏死物后,撤管换凡士林纱条引流。

手术要点和注意事项:

1) 术前和术中要对脓腔的范围、走行及与内口关系做出正确判断。

2) 内口定位要准确,半马蹄或全马蹄形脓肿内口在截石位 6 点,其他脓肿内口多与红肿最明显处相同点位。

3) 主灶切口如恰在脓腔侧缘处,则只需在另一侧缘做一切口,但如皮桥过宽,则需在两切口间再做一切口,以免引流不畅。

(7) 切开引流术:切开引流术,可一次根治无内口的肛周脓肿;对于不宜行一次根治术者,可达到排出脓液、减轻痛苦、防止疾病蔓延和复杂化的目的。

适应证:暂不适宜行根治术及无内口和未找到可靠内口的肛周脓肿。

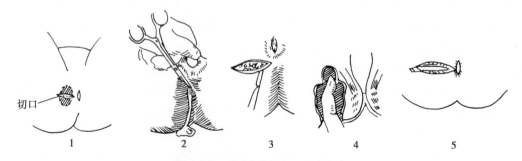

切口

1　　　　　2　　　　　3　　　　　4　　　　　5

图 16-7　肛周脓肿切开引流术

操作方法：取侧卧位或截石位，常规消毒铺巾，行局麻。①明确脓肿范围。②在红肿最明显处做一放射状梭形切口，排出脓液。③脓腔较大时，以示指或止血钳探查脓腔，并将脓腔内的纤维间隔钝性分离，以避免脓液残留和引流不畅。④修剪创缘、止血、凡士林纱条或乳胶管引流、包扎固定，术毕。

术后处理：便后冲洗、坐浴，换药时冲洗脓腔。

手术要点和注意事项：术前要明确脓腔范围，切开时选择皮肤最薄弱、红肿最明显处。脓腔要引流通畅，范围较大或较深时，可放置乳胶管引流（图16-7），必要时还可做两个或两个以上切口，形成对口引流。

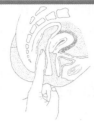

第十七章　肛周坏死性筋膜炎

一、概　述

坏死性筋膜炎是一种广泛而迅速的皮下组织和筋膜坏死为特征的软组织感染，通常是多种细菌的混合感染引起化脓性链球菌和金黄色葡萄球菌等需氧菌为主要致病菌，本病感染通常只损害皮下组织和筋膜，由于肛门直肠局部环境特殊，肛腺组织丰富，组织疏松，肛门直肠周围间隙多，是坏死性筋膜炎易发病部位，如发生肛周脓肿、肛瘘等疾病，如治疗不及时或脓液引流不畅，更易发生该病，文献报道其占整个坏死性筋膜炎发病率的比例高达21%，该病起病隐匿，进展迅速，治疗不当，可导致菌血症、败血症甚至感染性休克，诊断依赖于临床医生对本病的认识，主要依靠临床症状体征，并结合相关的辅助检查确诊。

二、病因病理

坏死性筋膜炎常为多种细菌的混合感染，革兰阳性的金黄葡萄球菌、溶血性链球菌、革兰阴性菌和厌氧菌，坏死性筋膜炎常是需氧菌和厌氧菌协同作用的结果，常发生于挫伤、擦伤、蚊虫叮咬等皮肤轻度损伤后，空腔脏器术后，腹腔镜操作后，发病与患者免疫状态密切相关，应用免疫抑制剂、糖皮质激素患者、肿瘤患者、营养不良患者、肾病透析患者、HIV患者均易发生本病；就肛周坏死性筋膜炎而言，既可以由于肛窦感染蔓延导致，也可以由于肛周脓肿手术引流不畅，感染沿肛周皮下和筋膜蔓延引起。

三、临床症状体征

1. 肛门局部炎性改变，如红、肿、热、痛等，重则可出现局部皮肤破溃坏死，有恶臭脓液流出。

2. 全身改变如寒战高热、全身毒血症症状等，重者可表现为感染性休克。

3. 肛周、会阴及阴囊肿胀疼痛，如为产气细菌感染，患者皮下可触及捻发音。探查病变处可见皮下组织坏死，大量恶臭褐色脓液，皮下小血管栓塞，深浅筋膜可呈灰色或黑色，充血水肿，变性坏死，与肌肉组织分离。

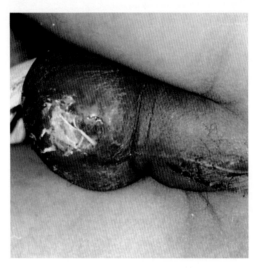

照片图 17-1　坏死性筋膜炎

可见肛缘前侧、会阴部位、阴囊部位皮肤破溃，但肌肉组织完整

四、诊　断

肛周坏死性筋膜炎根据临床症状、体征、可初步诊断，但对于发病早期，易与肛周脓肿、肛周皮脂腺囊肿等感染性疾病混淆，可做以下辅助检查确诊：

1. 血常规

（1）红细胞计数及血红蛋白测定：因细菌溶血毒素和其他毒素对骨髓造血功能的抑制，60% ~ 90%患者的红细胞和血红蛋白有轻度至中度的降低。

（2）白细胞计数：呈类白血病反应，白细胞升高，计数大多在（20 ~ 30）×10^9/L之间，有核左移，并出现中毒颗粒。

2. 尿液检查

（1）尿量、尿比重：在液体供给充足时出现少尿或无尿，尿比重衡定等，有助于肾脏功能早期损害的判断。

（2）尿蛋白定性：尿蛋白阳性提示肾小球和肾小管存在损害。

3. 血液细菌学检查

（1）涂片镜检：取病变边缘的分泌物和水疱液，做涂片检查。

（2）细菌培养：取分泌物和水疱液分别行需氧菌和厌氧菌培养，未发现梭状芽孢杆菌有助于本病的判断，结合药敏试验，指导临床用药。

4. 抗链球菌抗体测定 血中有链球菌诱导产生的抗体（链球菌释放的透明质酸酶和脱氧核糖核酸酶B能诱导产生滴度很高的抗体），有助于明确致病菌种类，间接为诊断提供依据。

5. 血清胆红素 血胆红素升高提示有红细胞溶血情况。

6. 影像学检查

（1）肛周、肛管B超可明确病变范围，感染灶与肛管、直肠的关系。

（2）磁共振成像可探及肛周组织结构紊乱和气体形成，并可确定健康组织边界及软组织中的液体，了解病变的进展情况。

五、治 疗

本病治疗的关键在于早期诊断，早期治疗。主要的治疗原则包括：早期的诊断和清创，广谱抗生素的使用，积极的营养支持，防止水电解质紊乱，生命体征的监测；就肛周坏死性筋膜炎而言，清创治疗非常关键，尤其是肛周脓肿等疾病继发的坏死性筋膜炎，通畅引流，可有效清除感染原发灶，改变局部缺氧环境，避免感染扩散。

1. 抗感染治疗 诊断坏死性筋膜炎后，应立即给予广谱抗生素治疗。通常选用大剂量青霉素、头孢菌素、左氧氟沙星、阿奇霉素、罗红霉素等，因坏死性筋膜炎为混合性感染，应加用奥硝唑、替硝唑等抗

厌氧菌药物治疗，并且及时根据细菌培养及药敏试验结果调整使用抗菌药物。

2. 清创和引流 早期及时的切开引流，反复多次彻底清创是治疗的关键。清创时应彻底切除感染的组织，包括皮肤、筋膜以及肌肉，确保没有致病菌残留清创后，严密观察伤口情况，予过氧化氢溶液清洗，以达到增加局部组织氧含量抑制厌氧菌生长的目的（照片图17-2）。

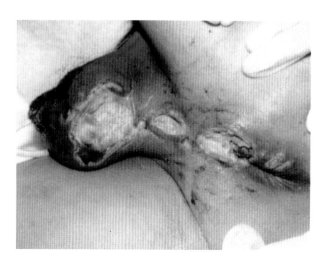

照片图17-2 坏死性筋膜切开引流

3. 高压氧疗 近年来外科感染中合并厌氧菌的混合性感染日益增多，而高压氧对专性厌氧菌有效。须注意的是，虽然高压氧疗法可以降低患有坏死性筋膜炎患者的病死率，减少额外清创，但该疗法绝不能取代外科清创和抗生素治疗。

4. 中药治疗

（1）内服中药治：一般选用清热解毒、利湿排脓、托毒生肌中药治疗，常用方药一般选用五味消毒饮、黄连解毒汤、透脓散、仙方活命饮等方剂化裁。

（2）外用中药：以清热利湿，消肿止痛为原则，常用包括为苦参、马齿苋、苍术、益母草、大青叶、板蓝根、鱼腥草、双花、连翘、蒲公英、苦地丁等。

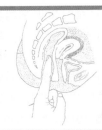

第十八章 肛门直肠瘘

一、概　述

　　肛门直肠瘘是病理性原因导致的肛管或肛门直肠部与肛门周围皮肤相通的异常管道,简称肛瘘(anal fistula),中医学中被称为痔瘘或肛漏。典型的肛瘘包括原发性内口、瘘管和外口,其特征为内口多位于齿线肛窦处;瘘管位于内、外口之间的肛门直肠周围组织;外口位于肛周皮肤,且经常有脓性分泌物流出。如外口闭合分泌物流出不畅,可致局部肿痛,继而外口重新破溃或在附近形成新的外口后脓液流出,如此反复发作,经久不愈。本病属于肛肠科常见疾病,占一般普通外科疾病的3%～5%,可反复发作,经久不愈,其发病年龄多在18～50岁的青壮年期,男性显著多于女性,有报道称男女比例达(4～6):1。

　　我国是认识"瘘"病较早的国家,相关记载首见于战国以前成书的《山海经·中山经》,曰"仓文赤尾,食者不痛,可以为瘘",《内经》则认为,寒邪滞留经脉,致"陷脉为瘘"。但此阶段所说的瘘泛指全身各部位的瘘管,而非专指"肛瘘"。以后历代医家则对其进行了详细的记载和描述,如《神农本草经》将其称为痔瘘,云:"夫大病之主,……痈肿恶疮、痔瘘瘿瘤",始见痔瘘之名;宋《太年圣惠方》云:"夫痔瘘者,由诸痔毒气,结聚肛边……穿穴之后,疮口不合,时有脓血,肠头肿痛,经久不瘥,故名痔瘘也",将痔与痔瘘从概念上进行了区分;《疮疡经验全书》又称本病为单漏,曰:"又有肛门左右,别有一窍出脓血,

名曰单漏";至清末,《外证医案汇编》首次本病命名为"肛漏"。

二、病　因

　　1. 中医学对肛漏病因的认识　祖国医学有关于肛漏病因的论述颇多,具有代表性的包括以下几类。

　　(1) 肛痈溃后,湿热余毒未尽,蕴结不散,如《医门补要·痔瘘》云:"湿热下注大肠,从肛门先发小疙瘩,渐大溃脓,内通大肠,日久难敛,或愈月余又溃……"

　　(2) 痔久不愈成瘘:如《诸病源候论》:"痔久不瘥,变为瘘也"。《外科启玄》曰:"痔漏,乃痔疮日久不忌房事,破而流脓不收口者是也。"

　　(3) 外感风、湿、热、燥、火邪所致,如《河间六书》记载"盖以风热不散,谷气流溢,传于下部,故令肛门肿满,结如梅李核,甚至乃变而为瘘也"。

　　(4) 气血不足或阴经亏损,如《外证医案汇编》曰:"肛漏者皆属肝脾肾三脏气血不足",《薛氏医按》则曰:"痔属肝脾肾三经,故阴精亏损难治,多成漏证。"

　　2. 现代医学对病因的认识　绝大多数肛瘘,由肛腺感染引起的肛门直肠周围脓肿破溃脓出后发展而成(图18-1)。因此,凡是可导致肛腺化脓性感染的因素都可成为肛瘘形成的原因,此部分已在"肛门直肠周围脓肿"章节介绍,此处不再赘述。而肛腺感染引起的肛周脓肿破溃后可形成肛瘘,主要有

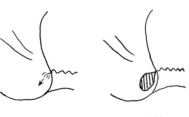
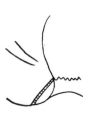

1. 感染　　2. 扩散　　3. 破溃　　4. 形成肛瘘

图18-1　肛瘘的形成过程

以下几个原因：

（1）内口处原发感染病灶的存在：原发的肛腺感染灶不会随脓腔内脓液的排出而消失，并且在一定条件下感染和炎症仍可加重和蔓延。

（2）肠内容物自内口可继续进入病灶：肠腔中粪便、肠液和气体可经内口进入瘘管，引起反复感染和长期慢性炎症，使管壁因结缔组织增生而变厚并纤维化，难以愈合。

（3）引流不畅：瘘管管壁多弯曲狭窄并且在不同高度穿过肛门括约肌，炎症刺激等因素造成的肛门括约肌痉挛，可使管腔中的脓液引流不畅，从而影响瘘管愈合。另外肛瘘外口如常处于闭合状态，也可影响引流而成为不愈合的因素之一。

除大多数肛瘘由肛腺感染引起外，少数还可由其他因素导致：

（1）直肠肛门损伤：外伤、肠内异物刺伤等肛管直肠损伤，未及时处理、细菌侵入。

（2）肛裂反复感染：可在肛裂口远端形成皮下瘘。

（3）结核病：结核分枝杆菌可在肛门周围组织引起特异性感染并形成肛瘘，在肺外结核中占3%～4%，为肺外结核的第六个常见感染点。

（4）非特异性炎症性肠病：溃疡性结肠炎累及肛管者并发肛瘘者为6.2%～15.1%，而克罗恩病伴发肛瘘者高达14%～76%。

（5）直肠、肛管癌：波及深部组织时可并发肛瘘。

（6）医源性因素：主要由肛肠手术麻醉、注射不当和探针盲目探查引起。

三、病　　理

典型的肛瘘在病理结构上可分为内口、瘘管和外口三部分。

1. 内口　肛瘘内口一般只有1个，少数可有两个，多个内口者少见。内口可分为原发性和继发性两种。肛瘘的原发性内口一般位于其原发感染灶，由于肛瘘大多由肛腺感染引起，因此内口通常在感染肛腺开口的肛窦处，小部分非肛腺感染引起肛瘘内口则可分布在齿线上下的直肠下段或肛管的任何部位。继发性内口大部分是医源性的，最常见的成因是探针盲目探查和挂线时人为制造，少数是由于感染扩散，脓肿向直肠肛管内破溃所致。

2. 瘘管

（1）瘘管的分类：瘘管是连接内口和外口的炎性管道，可分为主管和支管。主管指连接原发内口和外口的管道，通常走行较直，如为马蹄形肛瘘，瘘管则走行弯曲且一般较长。支管是主管与继发性外口相连的管道，多由主管引流不畅或外口闭合，感染灶向周围扩散蔓延所致。若脓肿形成后炎症得到控制，脓液被吸收或经原发内口流出，未在其他部位穿透皮肤或黏膜，则形成盲管，这种肛瘘则被称为内盲瘘。

（2）瘘管的炎症：瘘管在形成阶段，其内部炎症以肉芽肿性炎为主，肉芽肿性炎是一种特殊的增生性炎，以肉芽肿形成为特点。瘘管形成后，炎症则主要是慢性渗出性炎，以嗜中性粒细胞渗出为主，并有不同程度的组织坏死和脓液形成。

（3）瘘管的形成：瘘管的形成过程实际上是一纤维性修复过程。首先是以上皮样细胞和多核巨细胞为主要成分的肉芽组织增生，增生的同时肉芽组织可溶解和吸收损伤局部的坏死组织及其他异物，并填补组织缺损；然后是肉芽组织逐渐转化成以胶原纤维为主的瘢痕组织。经纤维性修复后的瘘管，外壁主要由瘢痕化的纤维结缔组织构成，内壁则由于反复的急慢性感染和炎症刺激，主要成分仍为不断坏死和增生的肉芽组织。

3. 外口　是瘘管通向肛周皮肤的开口，包括原发性和继发性两种。原发性外口是肛周脓肿首次破溃的溃脓口，继发性外口是肛瘘炎症蔓延扩散后所形成的新溃口。

四、分　　类

1. 中医学辨证分型　按照证候不同，肛瘘分为以下三型：

（1）湿热下注：肛周经常流脓液，脓质稠厚，肛门胀痛，局部灼热。肛周有溃口，按之有索条状物通向肛内。舌红，苔黄，脉弦或滑。

（2）正虚邪恋：肛周流脓液，质地稀薄，肛门隐隐作痛，外口皮色暗淡，漏口时溃时愈，肛周有溃口，按之较硬，或有脓液从溃口流出，且多有索条状物通向肛内，可伴有神疲乏力。舌淡，苔薄，脉濡。

（3）阴液亏虚：肛周有溃口，颜色淡红，按之有索条状物通向肛内，可伴有潮热盗汗，心烦口干。舌红，少苔，脉细数。

另外，我国历代文献所记载的肛瘘分类方法多较复杂繁琐，主要是根据瘘管的部位、形态、特征、病因、症状进行分类和命名。如《外科大成》说："肾俞漏，生肾俞穴；瓜瓤漏，形如出水西瓜瓤之类；肾囊漏,瘘管通入阴囊也;缠肠瘘,为其管盘绕于肛门也;屈曲漏,为其管屈曲不直,难以下药至底也;患臀漏、蜂窝漏,二证若皮硬色黑,必内有重管……;通肠漏,惟以此漏用挂线易于除根。"又如《洞天奥旨》中说:"大约瘘病有八,一曰气瘘;二曰风瘘;三曰阴瘘;四曰冷瘘;五曰色瘘,俗名痔漏;六曰血瘘;七曰偏瘘;八曰瘘瘘,俗名瘘腮瘘。气瘘者,时肿时消,痛胀难忍也;风瘘者,孔窍作痒也,阴瘘者,男女阴内疼痛出水也……"。

2. 现代医学分类法 现代医学关于肛瘘的分类方法多达数十种,以下将具有代表性的几种分类方法进行介绍。

(1) 按肛瘘病理结构分类

1) 内盲瘘:只有内口与瘘管相通,无外口,临床较少见。

2) 外盲瘘:只有外口和瘘管,无内口,少见。

3) 内外瘘:也称完全瘘管,内口,外口和瘘管三个病理结构都存在,并且内、外口通过瘘管相通。此种肛瘘最为常见。

(2) 按瘘管的走行分类

1) 直瘘:管道近似一直线,内、外口相对在同一点位。有文献统计约占全部肛瘘的73%。

2) 弯曲瘘:管道走行弯曲,多见于前、后马蹄形肛瘘。其中后马蹄形肛瘘多见。

3) 环形瘘:瘘管环绕肛管或直肠,手术操作过程复杂,极少见。

(3) 按病因分类

1) 非特异性肛瘘:多由化脓菌(如葡萄球菌、链球菌、脑膜炎双球菌、大肠埃希菌)感染后引起肛周脓肿,由肛周脓肿发展而成,临床上最为常见。

2) 特异性肛瘘:其他细菌感染引起的肛瘘,包括结核性肛瘘、梅毒性肛瘘等。

(4) 根据瘘管与肛门括约肌关系,将肛瘘分为五类(图18-2)。

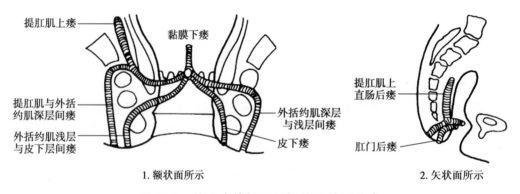

图18-2 按照瘘管与肛门括约肌关系分类

1. 额状面所示   2. 矢状面所示

1) 皮下瘘:瘘管位于肛周皮下。

2) 黏膜下瘘:瘘管位于齿线以上黏膜下。

3) 外括约肌浅层与皮下层间瘘。

4) 外括约肌深层与浅层间瘘。

5) 肛提肌与外括约肌深层间瘘。

6) 肛提肌上部瘘,包括直肠后瘘与骨盆直肠瘘。

(5) Eisenhammer 三类五型分类法:1966 年 Eisenhammer 将肛瘘分为内群、外群、内外合并群三大类。

1) 内群:指感染源于肛管内侧肛隐窝的肌间瘘及黏膜下瘘。分为三型:①高位内外括约肌间瘘;②低位内外括约肌间瘘;③黏膜下瘘。

2) 外群:指感染不是源于肛隐窝而是肛管外侧,如血行感染,外伤等。可分为两型:①坐骨肛门窝瘘;②皮下瘘。

3) 内外合并群:指感染源于内、外两侧的不规则型。

(6) 1975 年中国衡水会议分类标准:该分类法以外括约肌深部划线为标志,瘘管经过此线以上为高位,在此线以下为低位,只有单一的内口、瘘管、外口称单纯性,有两个或两个以上内口或瘘管、或外口称复杂性。

1) 低位单纯性肛瘘:只有一个瘘管,并通过外括约肌深部以下,内口在肛窦附近。

2) 低位复杂性肛瘘:瘘管在外括约肌深部以下,外口和瘘道有两个以上者,内口在肛窦部位(包括多发性瘘)。

3) 高位单纯性肛瘘:仅有一个瘘道,瘘管穿过括约肌深部以上,内口位于肛窦部位。

4) 高位复杂性肛瘘:有两个以上外口及瘘管有分支,其主管通过外括约肌深部以上,有一个或两个以上内口。

（7）Parks 四分类法：1976 年由 Parks 提出（图 18-3）。

1）括约肌间肛瘘：可分为低位和高位，低位最常见，约占全部肛瘘的 70%，由低位肛周肌间脓肿发展而成，瘘管只穿过内括约肌，外口常只有一个，距肛缘较近，约 3～5cm。高位肌间瘘少见，由高位肛周肌间脓肿发展而成，瘘管穿过内括约肌后向上，在直肠环肌和纵肌之间形成盲端或穿入直肠。

2）经括约肌肛瘘：可以为低位或高位肛瘘，约占 25%，由坐骨肛门窝脓肿发展而成。瘘管穿过内括约肌、外括约肌浅部和深部之间，外口常有数个，并有支管互相沟通。外口距肛缘约 5cm 左右。

3）括约肌上肛瘘：为高位肛瘘，少见，瘘管向上穿过肛提肌，然后向下至坐骨肛门窝穿透皮肤。由于常累及肛管直肠环，故治疗较困难。

4）括约肌外肛瘘：最少见，为骨盆直肠脓肿合并坐骨肛门窝脓肿的后果。瘘管穿过肛提肌直接与直肠相通，这种肛瘘常由于克罗恩病、肠癌或外伤所致，治疗要注意到原发病灶。

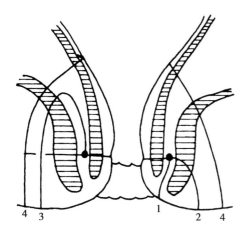

图 18-3　Parks 四分类法

1. 括约肌间瘘　2. 经括约肌间瘘　3. 括约肌上瘘　4. 括约肌外瘘

（8）隅越幸男 4 类 10 型分类法：该分类法使用字符代表不同位置的肛瘘。其中 I 代表直肠黏膜下和肛周皮下间隙；II 代表肛门内外括约肌之间的间隙；III 代表肛提肌以下间隙；IV 代表肛提肌以上间隙；L 代表在在齿线平面以下走行，为低位；H 代表在齿线以上走行，为高位；C 代表复杂性；S 代表单纯性；U 代表单侧，B 代表双侧。

1）I 类：皮下及黏膜下瘘，包括① I L 形（皮下肛瘘）和② I H 型（黏膜下肛瘘）。

2）II 类：内外括约肌间肛瘘，包括：① II-LS 型（单纯性低位肌间肛瘘）、② II-LC 型（复杂性低位肌间肛瘘）、③ II-HS 型（单纯性高位肌间肛瘘）、④ II-HC 型（复杂性高位肌间肛瘘）。

3）III 类：肛提肌下肛瘘，包括：① III-US 型（单纯性单侧肛提肌下肛瘘）、② III-UC 型（复杂性单侧肛提肌下肛瘘）、③ III-BS 型（单纯性双侧肛提肌下肛瘘）、④ III-BC 型（复杂性双侧肛提肌下肛瘘）。

4）IV 类：肛提肌上肛瘘。

（9）安氏七分类法：安阿玥教授总结以上分类方法，并结合临床诊疗实际，按照单纯性和复杂性以及瘘管与外括约肌的关系，将肛瘘综合分类，可概括不同类型肛瘘的基本特点，在临床上较为实用，介绍如下（图 18-4）。

1）黏膜下肛瘘：瘘管位于齿线以上黏膜下，多表现为黏膜下局限性硬结而非条索状组织。

2）单纯性皮下瘘：内、外口和瘘管唯一，瘘管走行低于外括约肌皮下层上缘，内口位于肛窦。

3）复杂性皮下瘘：有两个或两个以上瘘管，且走行低于外括约肌皮下层上缘，内口位于肛窦。

4）单纯性低位肛瘘：内、外口和瘘管唯一，且累及外括约肌皮下层以上和浅层上缘以下位置，内口位于肛窦。

5）复杂性低位肛瘘：有两个或两个以上瘘管，且累及外括约肌皮下层以上和浅层上缘以下位置，内口位于肛窦。

6）单纯性高位肛瘘：内、外口和瘘管唯一，且瘘管管道穿过括约肌浅层以上部位，唯一的内口位于肛窦。

7）复杂性高位肛瘘：有两个或两个以上瘘管，且瘘管管道穿过括约肌浅层以上部位，内口位于肛窦。

五、临床表现

1. 症状

（1）脓液流出：脓液的多少与瘘管大小、长短及数目有关。新形成或炎症急性发作期的瘘管脓液多、味腥臭、色黄绿而浓厚；形成时间较长且处于慢性炎症期的瘘管脓液少或时有时无。结核性肛瘘脓液多而清稀，呈米泔水样，可有干酪样坏死物。

（2）肿块：可表现为局限性硬结和索条状硬结，前者多见于黏膜下肛瘘和低位内盲瘘，后者则见于一般皮下肛瘘和低位肛瘘。高位肛瘘的索条状硬结一般不明显，但肛内指诊时常可扪及肛管直肠环

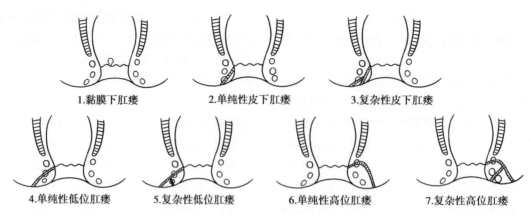

1. 黏膜下肛瘘　　2. 单纯性皮下肛瘘　　3. 复杂性皮下肛瘘

4. 单纯性低位肛瘘　　5. 复杂性低位肛瘘　　6. 单纯性高位肛瘘　　7. 复杂性高位肛瘘

图 18-4　肛瘘安氏七分类法

质地变硬,这主要是由瘘管处炎症浸润使其纤维化引起。另外在炎症急性发作期,若瘘管封闭、外口闭合或无外口,可致脓液引流不畅而使肿块增大。

(3) 疼痛:在慢性炎症期,疼痛一般不明显,可有肛门坠胀不适。急性期,脓液积存于管腔内引流不畅时,局部胀痛和压痛明显,脓液流出后疼痛减轻。如脓液引流不及时,出现继发性脓肿或支瘘管时,疼痛剧烈。

(4) 瘙痒:主要是由脓性分泌物刺激肛周皮肤引起,长期的刺激还可导致湿疹。

(5) 排便不畅:一般的肛瘘不影响排便。高位肛瘘通过慢性炎症刺激肛管直肠并使其纤维化时,可影响肛门的舒缩,出现排便不畅。

(6) 全身症状:一般的肛瘘不会引起全身症状,高位、复杂且经久不愈的肛瘘,常可引起精神萎靡、烦躁易怒、失眠等神经衰弱症状。另外在急性炎症期,若脓液引流不畅,可出现不同程度的发热,如为结核性肛瘘,则可有低热、盗汗等症状。

2. 局部检查

(1) 内口:内口多位于齿线处,表现为有压痛的小结节或凹陷。

(2) 外口:未闭合的外口常表现为皮肤上的小凹陷,并可见脓性分泌物;闭合的外口可仅表现为局部皮肤颜色异常,也可表现为瘢痕或增生并隆起的结节,其中结节是增生的肉芽组织纤维化后形成。

(3) 瘘管:位置较低的肛瘘,可在肛周皮下触及索条通向肛内。位置较高的肛瘘索条位置亦较深,多触及困难,但与瘘管相同点位的肛管直肠环常因炎症刺激而质地变硬。

六、诊断和鉴别诊断

1. 诊断　根据以上典型的症状和体征并结合

病史,肛瘘一般不难诊断。但为指导治疗,还应进一步明确肛瘘的性质、内口位置、瘘管走行及其与肛管直肠环的关系,临床常用的方法包括视诊、肛外触诊、肛内指诊、探针探查、过氧化氢溶液灌注探查及影像学检查等。

(1) 视诊:视诊时患者应取侧卧位或膝胸位,以充分暴露肛门和肛周。视诊的内容主要是观察肛周皮肤、肛瘘外口及流出脓液的情况。

1) 皮肤:外口皮肤红肿者,肛瘘常为新发或处于急性炎症期(照片图 18-1);外口周围皮肤颜色加深或变浅,主要因分泌物长期刺激引起,提示病程较长;肛周皮肤瘢痕较多而凹凸不平,肛瘘多为复杂性且病变广泛。另外如皮肤颜色灰暗且外口凹陷、脓液清稀,提示结核性肛瘘可能;皮肤颜色发黑且范围较广,伴有较多的外口和脓性分泌物,可能为化脓性汗腺炎性肛瘘。

2) 外口:结核性肛瘘的外口多呈现为不规则的凹陷;一般的非特异性肛瘘,如为新发,外口亦常

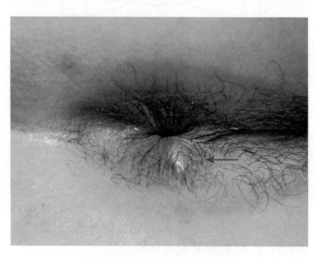

照片图 18-1　外口皮肤红肿

外口未破溃,红肿隆起,位于截石位 3 点

为一小凹陷而无肉芽组织增生,但病程较长时,该部位可因反复炎性刺激出现增生并纤维化的结节或直接形成瘢痕(照片图18-2)。外口的数量可为一个或多个,在距肛缘较近的情况下,若仅有一个外口,则多为低位单纯性肛瘘;若有多个外口,可为低位复杂肛瘘,亦可为多发性低位单纯肛瘘。外口在肛门左后或右后,其内口多在肛管后正中齿线上(照片图18-3);如外口在左前或右前,距肛缘较近,其内口多在相对的齿线附近,距肛缘较远,超过5cm以上的,其内口可能在后正中齿线处,为马蹄形肛瘘;外口位于前方阴囊根部,内口亦多在相应的齿线部位。

3)脓液:脓液厚稠而多,表明有急性炎症;脓液呈血性,表示脓肿破溃不久。脓水清稀或呈米泔水样,伴有瘘口凹陷,可能有结核菌感染;脓液色黄而臭,多属大肠埃希菌感染;混有绿色脓汁,表示有铜绿假单胞菌混合感染;分泌物粘白如胶冻样,或呈咖啡样血性分泌物,可能出现癌变。

(2)肛外触诊:可帮助了解肛瘘的深浅、走行和性质(图18-5)。检查时从外口开始,向肛缘方向触摸,轻触可及明显索条状瘘管,说明瘘管较浅;重按才能感到索条状物或仍不甚明显,说明瘘管较深。索条状组织走行较直且通向外口相同点位肛缘,肛瘘多属单纯性;索条状组织弯曲向肛缘6点位或通向其他外口,为马蹄形或一般复杂性肛瘘。触压后疼痛明显且有脓液自外口流出,表明病灶处于急性炎症期;触压后疼痛不显且无脓液或脓液量少,病灶多处于慢性炎症期。

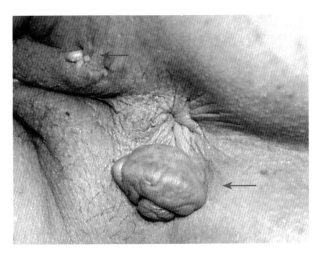

照片图18-2　肛瘘外口
蓝色箭头所示为外口闭合形成的瘢痕;红色箭头所示为外口增生的纤维结节

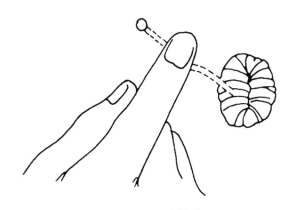

图18-5　肛外触诊

(3)肛内指诊:肛内指诊多以示指为主,检查前指套上涂抹润滑剂,并嘱患者放松,循瘘管缓慢进入肛内。如在齿线触到有压痛的硬结或凹陷,应疑为肛瘘内口(图18-6)。继续向上探查直肠黏膜和肛管直肠环,有黏膜下硬结者应怀疑黏膜下瘘;肛直环质地变硬则提示有高位病灶存在。感知肛管和肠壁温度,温度升高有灼热感,局部炎症处于急性期,

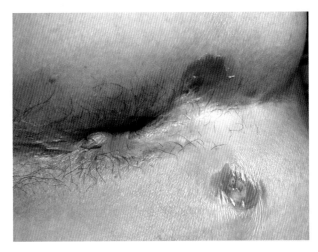

照片图18-3　肛瘘外口
两外口分别位于截石位5点和7点,各自有单独瘘管通向6点齿线处同一内口

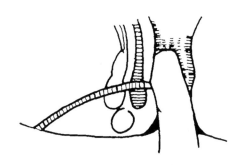

图18-6　肛内指诊

温度正常则提示炎症缓解。另外肛门括约肌收缩力也应在肛内指诊时一并检查,收缩力明显减弱且有肛瘘手术史,可能为术中括约肌损伤所致。

(4)探针探查:目的是明确瘘管走行方向及内口位置,一般在术中麻醉后进行。探查时首先将示指伸入肛内,感知肛管直肠环和齿线的位置并寻找可疑内口,然后将探针从外口探入瘘管,并向可疑内口方向深入,如可自该处顺利探出,即可明确为内口(图18-7),如不能探出则需重新寻找,切忌暴力操作造成新的内口或假道。对于复杂肛瘘,还可从外口同时放入几根探针,探查各管道是否相通并借以探出主灶的位置。

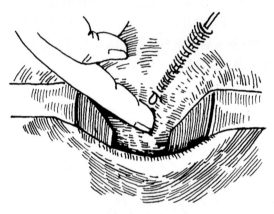

图 18-7 探针探查瘘管及内口

探针是检查治疗肛瘘的重要工具之一。术前应该备有粗细不同、长短不一、软硬不等的探针,以适合不同类型瘘管的检查。探针检查时必须轻柔,力度不宜过大,探查前应通过视诊和触诊初步了解病情,避免盲目。

(5)过氧化氢溶液灌注:该法主要用于定位内口和探查瘘管走行,适用于高位肛瘘和复杂肛瘘。定位内口时,首先在齿线上方肠腔内放入干棉球,堵塞肠腔,防止过氧化氢溶液流入损伤肠黏膜,然后从肛瘘外口加压注入过氧化氢溶液(图18-8),肛门镜下观察肛管及肠腔,过氧化氢溶液气泡冒出位置即可确定为肛瘘内口。探查复杂肛瘘瘘管走行时,亦先以棉球堵塞肠腔,然后自其中一外口注入过氧化氢溶液,同时观察其他外口,如有气泡冒出,则与该外口相通。

(6)影像学检查:主要包括 B 超、X 线碘油造影和 MRI。肛周 B 超和肛管直肠腔内 B 超可清晰显示肛管直肠周围组织层次,能明确瘘管走行、支管数目、内口位置及瘘管与括约肌的关系,诊断准确率较高,结合临床,较好的指导手术治疗。MRI 检查

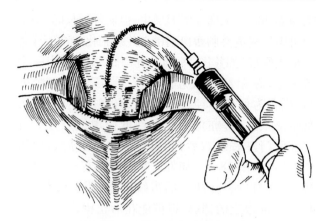

图 18-8 双氧水灌注探查内口

亦可达到相同的效果,还可进行三维重建,并与其他疾病相鉴别。

(7)其他检查:脓液细菌培养和药敏试验,可确定细菌感染种类并指导治疗。对肛瘘病史 5 年以上者和临床表现异常者行病理检查,可确定肛瘘有无恶变、是否为特异性。

2. 鉴别诊断 肛瘘应与下列疾病相鉴别。

(1)化脓性汗腺炎:化脓性汗腺炎是顶泌汗腺感染后,炎症广泛蔓延并反复发作形成的范围较广的炎性病变。常在肛周皮下形成多个相互连通的窦道,不与肛管、直肠相通,排出的脓性分泌物黏稠糊状并有臭味,并且由于慢性炎症反复刺激,病变部位皮下发生广泛坏死,皮肤呈紫黑色,或溃烂或变硬变厚,并可扩散到阴囊、阴唇、骶尾部和股部。

(2)骶尾部藏毛窦:骶尾部藏毛窦是在臀间沟皮下软组织内的肿物或窦道,由异物刺激和感染引起。肿物多在急性发作期形成,局部红肿、疼痛明显,破溃后形成窦道;窦道多伴随慢性炎症,常有分泌物自皮肤开口处流出,一般无明显症状,检查时可有局部压痛。用探针探查或通过影像学检查可发现其不与肛管、直肠相通。

(3)骶骨前窦道:直肠与骶骨间隙感染化脓后,脓液绕过肛尾韧带由尾骨附近穿破,形成窦道,有时有对称的两个外口,瘘管呈倒 Y 形。无内口与直肠相通。多见于骶尾骨髓炎。

(4)肛门周围窦道:肛门周围组织因外伤形成的窦道,如未穿透肛管或直肠,换药后可痊愈。可根据病史与肛瘘鉴别。

(5)骶尾部囊肿:骶尾部囊肿位于骶骨前直肠后,无感染时常无症状,继发感染则出现发热、局部红肿、疼痛等症状,溃破或切开引流后,形成窦道,但无内口。探针检查时可向骶前肛门后深入,有时达

10cm 以上。病理检查可确诊。

（6）尿道会阴瘘：瘘管位于男性尿道球部与会阴部之间，外口多在会阴部生殖三角区域。排尿时有尿液从外口流出，如瘘管或外口暂时闭合而无尿液流出，或合并感染有脓液流出，则难以与肛瘘鉴别，手术时方可确诊。

（7）骶尾部骨结核：可首先形成局部脓肿，然后脓液自臀部穿破流出，形成瘘管。具有发病缓慢，无急性炎症，脓液清稀，久不收口，外口凹陷等特征，可伴有食欲缺乏、低热、盗汗、咳嗽等结核病特有症状。X 线摄片检查，可见骶尾部骨质损害和结核病灶。

七、治　疗

1. 保守治疗　肛瘘的保守治疗多用于暂时不宜接受手术者减轻炎症、缓解症状，一般无法达到根治的目的。

（1）中医药辨证论治：须依据证型的不同而选择不同的立法和方药。

1）湿热下注型：证见脓液量多，质稠厚，肛门灼热胀痛。舌红，苔黄腻，脉弦或滑。治宜清热利湿解毒，内服方用萆薢渗湿汤或化毒除湿汤加减，热重加栀子、黄柏、石膏；流脓多加滑石、车前子、泽泻；疼痛加延胡索、乌药、川芎、米壳；便秘加大黄、槐角、元明粉。外用药可选安氏熏洗剂坐浴。

2）正虚邪恋：证见脓液质地稀薄，肛门隐隐作痛，局部皮色暗淡，漏口时溃时愈，肛周有溃口，按之较硬，或有脓液从溃口流出。舌淡，苔薄，脉濡弱。治宜扶正祛邪，方用托里消毒散加减，待病情好转时，再以八珍汤或十全大补汤，补益气血。

3）阴液亏虚：证见肛周溃口色淡红，按之有索条状物通向肛内，可伴有潮热盗汗，心烦口干。舌红，少苔，脉细数。治宜养阴清热，方用青蒿鳖甲汤或知柏地黄丸加减。

以上方药和治法不仅可应用于术前，如证型类似或相同，亦可应用于肛瘘术后。

（2）抗感染治疗：肛瘘未引起明显坠胀疼痛、局部无红肿流脓时，提示感染和炎症局限，不需治疗；如出现上述症状，或伴有发热，则感染加重，需使用抗菌药物。一般首选的是广谱类，大多对致病菌有较好的敏感性，但临床仍需做细菌培养和药敏试验，以提高用药针对性。需注意的是重度深部感染者需联合用药，伴有糖尿病等内科疾病患者需同时使用相应药物配合治疗。另外还可局部使用 1：

5000 高锰酸钾溶液坐浴。

（3）对症治疗：包括对症止痛、降温、补液等。

2. 手术治疗

（1）切开术：肛瘘切开术是将瘘管全部切开，并引流通畅，使创口依靠肉芽组织填充而逐渐愈合手术方法。这是一种传统的经典手术方法，目前临床使用广泛。

适应证：黏膜下瘘、皮下肛瘘和低位肛瘘。（本部分手术适应证中所涉及的各类肛瘘，如无特殊说明，均是按照"安氏七分类法"划分）

皮下瘘和低位肛瘘的手术方法：取侧卧位或截石位，常规消毒铺巾，行局麻。①用触诊或其他方法确定肛瘘内口位置和瘘管走行。②沿瘘管做一以肛门为中心的放射状棱形切口，切口长度宜超过瘘管长度 0.5～1cm，切除游离皮肤。③以探针自外口探入瘘管，并自内口引出，沿探针切开内口至外口间的瘘管壁等组织，将瘘管完全敞开。④修剪创缘和内口，清除坏死组织和较重的瘢痕，保证引流通畅。⑤止血、凡士林纱条引流、包扎固定，术毕。

黏膜下瘘的手术方法：取侧卧位或截石位，常规消毒铺巾，行局麻。①可先在肛门镜下，自齿线处内口起，将病灶纵向切开，并清除内口和黏膜下坏死组织。②在内口对应点位齿线下做放射状棱形切口。③将齿线上下切口贯通以保证引流通畅。④结扎出血点、凡士林纱条或乳胶管引流，包扎固定，术毕。

术后处理：术后当日少量进食，次日起正常饮食。常规使用抗菌药物 3～5 天控制感染。术后 24～48 小时可排便，便后坐浴、换药。

手术要点和注意事项：

1）切口的长度取决于瘘管的长短，瘘管越长，切口应越长，切口宽度一般不超过长度的三分之一，以保证创口引流通畅和正常愈合。

2）瘘管切开后用探针探查管壁上的可疑坏死部位，以防遗漏支管。

3）术中不能强行探查内口，防止形成假灶。会阴部位的肛瘘通常较表浅，并且用探针探查时，要自会阴向肛门方向，相反则可能穿入阴囊或阴道内。

4）不必将瘘管的瘢痕组织全部剔除，只需切除瘢痕较重的部位，以引流通畅为度，防止创口扩大和疼痛加重。

（2）弧形切开术：弧形切开术是笔者改良传统切开术后，用以治疗瘘管较短的半马蹄形肛瘘的手术方法。

适应证：半马蹄形肛瘘。

操作方法:取侧卧位,常规消毒铺巾,局麻、松弛肛门。①确定内口、外口位置和瘘管走行。②沿走行切开瘘管上方皮肤,并自外口或瘘管远端沿坏死组织将弯曲部分瘘管切开,直至肛缘处。③以探针自切开瘘管探入,并自内口引出,沿探针将剩余部分瘘管切开,使瘘管完全敞开,探针不能自内口引出时可沿坏死灶直接切开。④修剪创缘和内口,清除坏死组织和较重的瘢痕,保证引流通畅。⑤止血、凡士林纱条引流、包扎固定,术毕。

术后处理:术后当日少量进食,次日起正常饮食。常规使用抗菌药物 3 ~ 5 天控制感染。术后 24 ~ 48 小时可排便,便后换药。

手术要点和注意事项:

1)部分半马蹄形肛瘘无外口,术前需明确瘘管走行。

2)切开瘘管时不需要切除皮肤,以免损伤过

多致愈合时瘢痕挛缩牵拉肛门。

3)术中不能强行探查内口,防止形成假灶,可沿坏死灶直接切开。

(3)切除术:肛瘘切除术是在切开术的基础上,将瘘管壁全部切除至健康组织的手术方法。

适应证:管道已纤维化的低位肛瘘。

操作方法:取侧卧位或截石位,常规消毒铺巾,局麻。①用探针从外口轻轻插入,经内口穿出。②用血管钳钳夹住外口的皮肤,切开瘘管外口周围的皮肤和皮下组织,再沿探针方向用电刀或剪刀剪除皮肤、皮下组织、瘘管壁、内口和瘘管周围的所有瘢痕组织,使创口完全敞开。③止血后,创口内填以凡士林纱布,包扎固定,术毕。

术后处理:术后当日少量进食,次日起正常饮食。常规使用抗菌药物 3 天预防感染。术后 24 ~ 48 小时可排便,便后坐浴、换药。

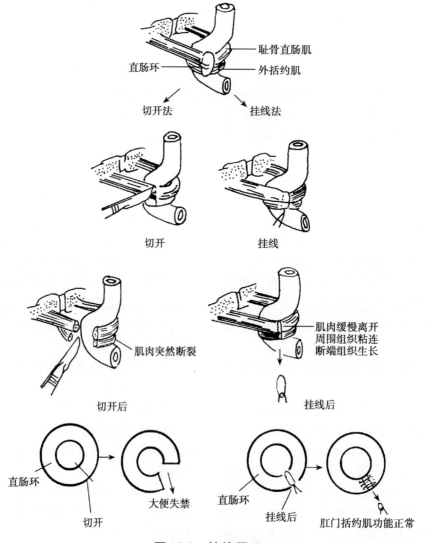

图 18-9　挂线原理

（4）挂线术：挂线法是中医学传统疗法，我国早在明代就有使用该法治疗肛瘘的记载，如《古今医统》曰"药线日下，肠肌随长，僻处既补，水逐线流，鹅管内消"。挂线法的原理包括三点（图18-9），①慢性勒割作用：通过紧线或皮筋弹力收缩，可压迫被勒割部位，使其发生缺血性坏死而缓慢断离。②异物刺激作用：线或皮筋作为一种异物，在勒割而使组织逐渐断离过程中，可刺激勒割部位产生炎症，并通过炎症引起纤维性修复，使断端可及时粘连固定。③引流作用：线或皮筋固定在病灶深部，具有引流作用。挂线方法治疗肛瘘的最大优点是随着线圈内组织缓慢的被切割，创面有机会逐渐生长愈合，不会因括约肌突然被切断而造成肛门失禁；缺点是在线或皮筋脱落之前，常可引起持续而剧烈的疼痛，并且因长期的炎症刺激，创口愈合后常形成较重的瘢痕，严重者甚至出现肛管锁孔畸形，因此目前临床较少使用。

适应证：有内、外口的单纯性低位肛瘘和皮下瘘。

操作方法：取侧卧位或截石位，常规消毒铺巾，行局麻或骶麻。①用触诊或其他方法确定肛瘘内口位置和瘘管走行。②将尾端缚有橡皮筋的探针自瘘管外口向内探入，另一示指伸入肛管，引导探针自内口探出。③将探针自瘘管内口完全拉出，使橡皮筋进入瘘管，且两端分别暴露在内、外口之外。④切开内外口之间的皮肤层，拉紧橡皮筋，紧贴皮下组织用止血钳将其夹住；在止血钳下方用粗丝线收紧橡皮筋并做双重结扎，然后松开止血钳。⑤包扎固定，术毕。

术后处理：术后每天用1:5000高锰酸钾溶液坐浴并换药，一般在术后15天左右，肛瘘组织可被橡皮筋切开。如使用粗丝线，还需每5~7天紧线一次，一般紧线2~3次可脱落，紧线时如疼痛剧烈，则需在麻醉下进行。

（5）低位切开高位挂线术：低位切开高位挂线术由传统"挂线术"演变而来，主要用于治疗高位肛瘘。

适应证：高位肛瘘。

操作方法：取侧卧位，常规消毒铺巾，宜行骶麻。①明确内口位置和病灶范围。②按"切开术"的手术方法，完全敞开低位病灶，如无低位病灶，亦需在肛缘做切口并延至齿线内口处。③用尾端缚有橡皮筋的探针，自低位病灶沿坏死组织向上探查高位瘘管，直至其顶端最高位置。④另一手示指深入肛门，指针结合，寻找最薄弱处，将探针穿出，将探针自瘘管内口完全拉出，使橡皮筋进入并贯穿高位瘘管。⑤将橡皮筋条两端收紧，结扎。⑥止血、包扎固定，术毕。

术后处理：每日便后冲洗、坐浴并换药。一般在15天后可皮筋可脱落。

（6）低位切开、高位乳胶管引流术：低位切开、高位乳胶管引流术是安氏疗法治疗高位肛周脓肿和高位肛瘘的一种经典方法，该法可避免挂线持续勒割造成的持续性疼痛，并且具有损伤小、恢复快、术后肛门功能和外观不受影响等特点。

适应证：高位肛瘘。

操作方法：取侧卧位，常规消毒铺巾，宜行骶麻。①确定内口位置、瘘管走行及其炎症侵及范围。②与内口相同点位的皮肤上做一以肛门为中心的放射状梭形切口，并切除游离皮肤。③沿梭形切口向上，将齿线处内口切开，必要时可将梭形切口加深、加长以使其引流通畅；对于有低位瘘管和外口者，以探针贯穿内外口后沿探针切开，使低位瘘管完全敞开（低位切开）。④自内口位置起，用止血钳沿坏死组织向上钝性分离至瘘管顶端，以示指扩创并搔扒坏死灶，使之引流通畅，必要时可部分切断肛管直肠环。⑤以顶端带有侧孔的乳胶管，置入瘘管深部顶端，缝扎固定（高位引流）。⑥修剪创缘，清除内口周围及低位脓腔内坏死组织。止血、凡士林纱条引流、包扎固定，术毕。

术后处理：术后当日少量进食，次日起正常饮食。常规使用抗菌药物3~5天控制感染。术后24~48小时可排便，便后换药。

手术要点和注意事项：

1）为保证引流通畅，可部分切断肛管直肠环。

2）术后换药时，自乳胶管下端灌入生理盐水，彻底冲洗，使脱落坏死组织排出。经反复多日冲洗，流出的冲洗液清亮无杂质时，说明脓腔内坏死物已完全脱落，可拔管以油纱条引流。

3）如无低位瘘管存在，低位切开时可直接切到内口位置。

4）无论低位瘘管是否存在，齿线以下都须充分敞开，以保证引流通畅。

（7）复杂肛瘘主灶切开、对口引流术：该法是由肛周脓肿的主灶切开、对口引流法演变而来，是将主管和内口一次切开、支管外口扩大搔扒，形成对口引流而治疗肛瘘的方法。该法避免了将病灶全部敞开而导致的肛周大范围损伤，不会引起瘢痕性的肛门变形。

适应证:有明确支管的复杂肛瘘、马蹄形肛瘘和其他走行弯曲的肛瘘。

操作方法:取侧卧位,常规消毒铺巾,行局麻或骶麻。①确定内口、外口位置和瘘管走行。②沿主瘘管或弯曲瘘管的近内口部分做一以肛门为中心的放射状梭形切口(内口在截石位6点时,切口位置选取5点或7点位),切除游离皮肤。③以探针自外口探入瘘管,并自内口引出。无外口时可将瘘管部分切开造成外口后探入。沿探针切开内口至外口间的皮下组织、肌肉、瘘管壁等组织,将梭形切口范围内的主瘘管部分完全敞开(主灶切开)。④在支管外口或弯曲瘘管外口处做放射状梭形切口,切除游离皮肤后将外口适当扩大,使之与主灶切口贯通(对口引流)。用止血钳将主灶和对口间的管道钝性扩创,使其通畅(图18-10)。⑤修剪创缘,清除内口周围坏死组织,切除病灶内较重的瘢痕。止血、凡士林纱条或乳胶管贯穿主灶和内口引流,包扎固定,术毕。

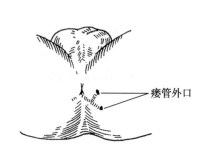 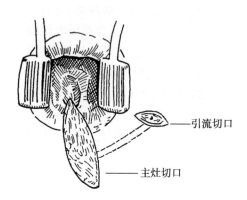

瘘管外口

引流切口

主灶切口

图18-10 主灶切开对口引流术

术后处理:术后当日少量进食,次日起正常饮食。常规使用抗菌药物3~5天控制感染。术后24~48小时可排便,便后换药。

手术要点和注意事项:

1)术前和术中要对瘘管的走行及内口位置关系做出正确判断。

2)内口定位要准确,半马蹄或全马蹄形肛瘘内口在截石位6点,其他肛瘘内口多与主管外口相同点位。

3)处理内口时要彻底,不残留坏死组织。

4)主灶和对口见的皮桥较窄时,换药时可直接冲洗,用凡士林纱条贯穿切口引流,如皮桥较宽,可在皮桥中间瘘管上方位再做一对口。或术中在皮桥下置入带侧孔的乳胶管,每日换药时冲洗,待冲洗液清亮无坏死物后,撤管换凡士林纱条引流。

(8)其他手术方法

1)内口切除缝合法:该法的操作步骤是先将内口及原发感染病灶彻底切除后缝合,然后由外口充分搔扒瘘管腔内感染和坏死组织,最后放置引流管引流。是通过闭锁内口、去除原发感染灶,以期瘘管愈合的方法(图18-11)。

2)纤维蛋白胶注入法:该法需先将患者自体冷沉淀物制成纤维蛋白胶,然后术前行肠道准备并应用抗菌药物,术中通过搔刮瘘管、过氧化氢溶液和生理盐水反复冲洗等办法,清除感染和坏死组织,最后将纤维蛋白胶注入到瘘管内,使其和瘘管融合而

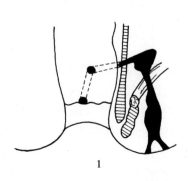 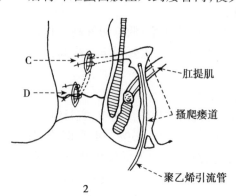

C

D

肛提肌

搔爬瘘道

聚乙烯引流管

1   2

图18-11 内口切除缝合法

愈合肛瘘。目前该法并未在国内普遍使用,国外对其临床应用价值也有不同观点,因此尚待进一步观察和评价。

3）生物补片法:该法与纤维蛋白胶注入法类似,不同之处在于瘘管填充物质为"脱细胞组织基质"——一种通过物理或化学方法将异体或异种组织进行脱细胞处理后用于修复损伤组织的生物材料。目前这种材料广泛应用于外科的组织修复,具有良好的生物相容性和应用安全性,但在肛肠疾病的治疗上应用尚不普遍,国内仅少数医疗机构开展该法治疗肛瘘。

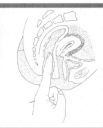

第十九章　直肠阴道瘘

一、概　述

女性阴道某处与直肠之间的异常通道称直肠阴道瘘。先天性者可伴有先天性的肛门直肠畸形，后天性因素主要有创伤、妇科肿瘤、直肠肿瘤、肛门直肠周围脓肿、炎症性肠病、直肠阴道内放疗损伤、产科损伤、探针损伤以及肛门直肠镜损伤等。患者常表现为经阴道排气、排便或排分泌物。如果处理不当，很容易复发或遗留后遗症，给患者造成较大的身心伤害。属于中医学交肠病的范畴。

二、病　因

1. 创伤

（1）产伤：常发生于滞产或手术产损伤。分娩引起的创伤最为常见，包括滞产撕裂伤、产科手术创伤、Ⅲ度会阴撕裂等。

（2）手术创伤：包括经腹部阴道盆腔手术或腹部外科的经腹会阴部手术或直肠癌的低位前切除等。

（3）外伤：包括骑跨伤、会阴部直接刺伤、强奸伤等。

2. 肛门腺感染、憩室炎、结核、克罗恩病、溃疡性结肠炎等炎症感染，及另外较少见的结核、性病性肉芽肿等均可能导致直肠阴道瘘。

3. 肛管直肠癌、子宫颈癌、阴道癌等恶性肿瘤局部放射治疗后，均可引起直肠阴道瘘。

4. 硬化剂注射治疗因采用的药物不当，浓度过高，剂量不合适，可引起局部组织感染坏死而形成直肠阴道瘘。

5. 先天性畸形。

三、分　类

1. 高位直肠阴道瘘　肠末端位于耻骨直肠肌上方，向前开口于阴道后穹隆部，常伴有外括约肌、外生殖器的发育异常；或多发生在子宫颈或子宫内膜癌放射治疗后或直肠、子宫、盆腔手术后。

2. 低位直肠阴道瘘　瘘口位于开口于阴道下1/3 段，多由产伤、直肠肿瘤、炎症肠病、局部外伤引起，也可因肛管直肠手术引起。

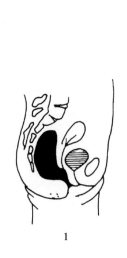
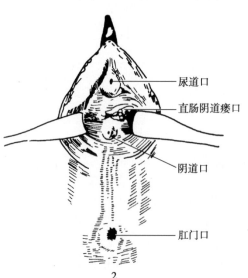

尿道口

直肠阴道瘘口

阴道口

肛门口

1　　　　　　　　　　　　2

图 19-1　直肠阴道瘘

四、临床表现

患者主要表现为阴道排气、排便,在腹泻或稀便时尤为明显。小瘘孔,大便较干时,可无任何症状表现。若为大瘘孔,又接近阴道口,则瘘孔成为大便的必经之路,不能控制的阴道排气、排便。瘘口小者病儿大便从阴道内或阴道口处排出时处女膜膨胀,内有胎粪,腹胀,哭闹不安,并有肠梗阻症状(图 19-1),常可引起发育不良。

五、诊　断

根据临床表现和直肠阴道检查一般可以诊断直肠阴道瘘。进行临床诊断时必须明确直肠阴道瘘的性质、大小和部位。只有准确定位才便于确定具体治疗方案。低位直肠阴道瘘的瘘口在舟状窝内,高位直肠阴道瘘的瘘口在阴道后穹隆,有时也有处女膜闭锁,粪便存在阴道内,使处女膜膨胀,如将处女膜切开,即有粪便流出;但多在舟状窝内。对于瘘口较大者,排粪无阻,诊断较容易。对于较小瘘口者,可通过探针探查、瘘管造影、内镜检查或亚甲蓝染色试验进一步证实。如以探针插入瘘口探其走行,或在直肠镜下观察或在阴道内放置纱布直肠内注入亚甲蓝,几分钟后取出纱布观察是否蓝染可确定有无阴道瘘。必要时行瘘管造影以确定瘘口的位置,同时 X 线倒位检查或经瘘口插管造影摄片可以有助

于了解直肠末端位置以及与耻骨直肠肌的关系。

六、治　疗

直肠阴道瘘的治疗应根据不同的病因、瘘口的位置与大小等因素来决定手术方案,半数以上外伤性或手术创伤性直肠阴道瘘可以采用非手术疗法,保守观察而自愈。对新鲜的创伤应立即进行手术修补。如并发感染特别是分娩造成的瘘,以及阴道、直肠、肛门等手术后所造成的瘘,一般均需等待局部炎症消退、组织恢复正常后才进行手术。先天畸形的阴道直肠瘘一般应等待患儿 3～5 岁时才手术为佳。瘘孔大手术困难者,可先行腹壁结肠造瘘,待修补成功后再将结肠造瘘口还纳。

常用具体术式如下:

1. 瘘管切除肛门成形术　这种手术适用于低位直肠阴道瘘。

具体操作方法是:先在舟状窝沿瘘口周围环形切开(图 19-2),游离瘘管,将其与阴道后壁全部分离,但不要剪破阴道后壁。然后按会阴肛门成形术,作 X 形切口,找到直肠末端,并尽量游离,将已游离的瘘管拉至皮肤切口,切除瘘管。再将直肠浆膜层与皮下组织用细丝线间断缝合,直肠黏膜与肛周皮肤用肠线或丝线间断缝合,成形肛门。最后,用丝线间断缝合 3 针,并关闭瘘管切口下直肠与阴道间的间隙,并间断缝合阴道舟状窝处切口。

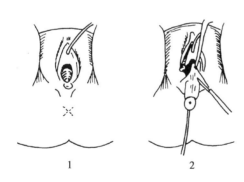
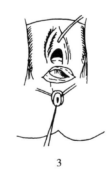
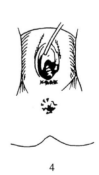

　　1　　　　　　　2　　　　　　　3　　　　　　　4

图 19-2　瘘管切除肛门成形术

2. 阴道内瘘口环切肛门成形术　这种手术适用于低位直肠阴道瘘。

具体操作方法是:先由阴道内围绕瘘口环形切开黏膜,再沿瘘管将直肠由周围组织游离。然后在肛门原位开一"×"形切口,再将直肠由切口牵出,并将直肠黏膜与肛门皮肤缝合。如无括约肌时,再做括约肌成形术,也可配合挂线疗法。

若直肠、肛管和肛门发育大体正常,又有瘘道与

舟状窝或阴道相通,则可选用直肠阴道瘘修补术治疗。临床常根据以下两种情况,选择手术方法:

(1) 对瘘口一般在 0.5cm 左右的小型直肠舟状窝或阴道瘘,在明确瘘的部位之后,即以蚊式钳夹住瘘的边缘,然后围绕瘘口切开阴道黏膜(或舟状窝处皮肤);并将它向外游离 1～1.5cm,以 2-0 或 3-0 号铬肠线,对瘘口进行荷包缝合。进针时,注意勿穿通直肠黏膜。结扎时,注意将黏膜翻向直肠内,再

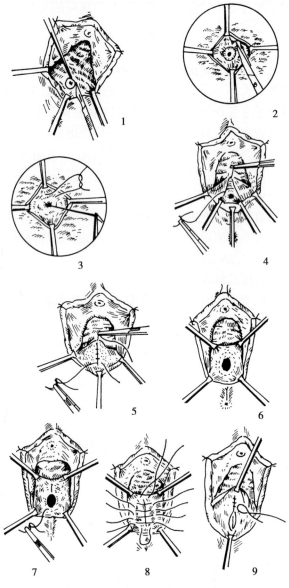

图 19-3 直肠阴道瘘修补术

于其外围作另一荷包缝合,以 2-0 号铬肠线对黏膜下组织进行连续褥式缝合,也要注意勿穿通直肠黏膜。最后,以 2-0 号铬肠线对阴道黏膜(或皮肤切口)做间断缝合。

(2)大型直肠舟状窝式阴道瘘的治疗原则,基本上与小型瘘相同。但因瘘口较大,其边缘游离更应广泛,使缝合时周围组织张力不致太大,有利于愈合。在瘘口边缘作环形切开后,即应较广泛地游离其周围的阴道黏膜,使原附着于瘘孔附近的直肠壁得到松解。然后以 2-0 号铬肠线对直肠壁作裙式缝合 1～2 层,注意勿穿通直肠黏膜。再以 0 号肠线对阴道黏膜作纵形间断缝合(图 19-3)。

3. 高位直肠阴道瘘 瘘口多在阴道后穹隆处,一般选用经腹直肠阴道瘘修补术。在全麻或连续硬膜外麻醉下,取仰卧位,取下腹部正中切口逐层进腹。游离乙状结肠和直肠,找到瘘管粘连处,在瘘口的对侧缘切开直肠壁,显露瘘口后进行修补,均做纵切纵缝。

4. 结肠造口 直肠阴道瘘经多次修补失败者以及癌肿浸润或放射后引起的直肠阴道瘘修补不易成功者,可考虑行结肠造口术。

七、术 后 处 理

术后除应重视一般处理外,更应加强会阴部的护理,术后要暴露会阴,及时清洗分泌物,保持会阴部干燥。术后 3 天内禁食,给予肠外营养支持。3 天后进无渣流质饮食,1 周后方可正常进食,以免过早排便。术后使用抗生素和止血剂,防止伤口感染,排便后伤口中药坐浴。

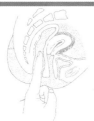

第二十章　骶尾部藏毛窦

一、概　述

藏毛窦是在骶尾部臀间沟皮下软组织内的窦道或肿物,由于病灶内常存有毛发,故称为藏毛窦。该病发病率低,多见于青春期后 20～30 岁青年,男性多于女性。以肛门坠胀、疼痛、骶尾部破溃流脓为特征,继发感染时可有畏寒、发热、周身不适等。

二、病　因　病　理

藏毛窦病因及发病机制尚不完全清楚。

1. 先天因素　一般认为与髓管残留或骶尾缝发育畸形有关。

2. 后天因素　认为窦道和囊肿是由于损伤、手术、异物刺激和炎症刺激引起的肉芽肿疾病,由外部进入的窦道或囊肿的毛发是主要病因,臀间裂有负压吸引作用,可使脱落的毛发穿向皮下,如臀间裂内毛发过多过长,毛发生长过程中发生卷曲,毛发向下穿入皮肤,形成浅窦道,以后加深成窦;有人认为藏毛窦患者毛发生长方向异常,毛发不向肌肤表面生长,而是向皮肤下生长,类似于眼科疾病中的倒睫,此病多见于毛发生长旺盛、皮脂分泌过度活动、臀间裂过深和臀部常受损伤的患者,如汽车司机。毛发进入窦道和囊肿内可继发感染,常见的致病菌有大肠埃希菌、金黄色葡萄球菌、溶血性链球菌等。

三、临　床　症　状

骶尾部藏毛窦如无继发感染,通常无症状,部分患者有骶尾部疼痛和肿胀感。如果窦道、囊肿继发感染,导致骶尾部发生急性脓肿,局部见红、肿、热、痛等急性炎症表现,多自行突破流出脓液或经外科手术引流后炎症暂时消退,但多数表现为反复发作或经常破溃流脓而形成窦道或瘘管(照片图 20-1),少数引流后窦道可以完全愈合。

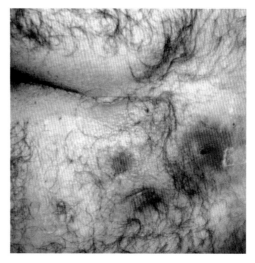

照片图 20-1　藏毛窦
骶骨右侧皮肤可见 3 个溃破口,毛发浓密

四、诊断与鉴别诊断

依据临床症状,本病一般可明确诊断,但需与肛瘘、骶尾部畸胎瘤、结核性肉芽肿鉴别。

1. 肛瘘　在肛周可见外口,但并不局限于肛门后侧,肛门指诊可在肛内触及硬结、凹陷、压痛,外口与肛内硬结或凹陷之间可扪及条索状物,患者有肛周脓肿病史;藏毛窦为局限性感染灶,与肛门内无关,肛门、肛管 B 超有助于明确诊断。

2. 骶尾部畸胎瘤　患者可有排尿、排便困难,直肠指诊时可触及骶前肿物、感染破溃的窦道口较大,窦道很深,走向不规则,窦道内部可能有毛发、牙齿存在,X 线检查可见骶骨前有占位性病变、直肠前移,有骨骼、钙化点阴影。

3. 结核性肉芽肿　与骨质相连,X 线检查可见骨质有破坏,结核菌素试验阳性、结核菌 PCR 检查可查到结核菌 DNA,患者可有身体其他部位结合病史。

五、治　疗

手术治疗为藏毛窦的主要治疗方式,有学者采用药物注射疗法。

1. 切除伤口开放　适用于伤口过大不能缝合或手术复发的病例,手术切除感染的窦道瘢痕组织,仔细清除感染窦道内的毛发,手术简单,但愈合期长,形成的瘢痕广泛;手术后每日换药治疗,换药可采用注射用糜蛋白酶溶解于生理盐水湿敷创面,以利于坏死组织液化脱落,防止毛发再次生长导致藏毛窦复发。

2. 切除一期缝合手术　切除全部病变组织、游离肌肉和皮肤、清除窦道内瘢痕、毛发后完全缝合伤口,适用于囊肿和中线上的窄小无感染的窦道,优点是愈合时间短,臀间裂内形成的瘢痕轻微,痛苦小。

3. 注射疗法　注射疗法是向骶尾部窦道内注入腐蚀性药物,如酚溶液,破坏窦内和囊内上皮,使囊腔和窦道闭合,注射后疼痛剧烈,可有皮肤烧伤、脂肪感染、坏死等并发症,应用较少。

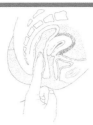

第二十一章　直肠脱垂

一、概　述

直肠脱垂（rectal prolapse）是指肛管、直肠黏膜、直肠全层，甚至乙状结肠部分向下移位而脱出肛门外的一种疾病。我国是世界上最早对本病进行记述的国家，首见于《五十二病方》，称其为"人州出"；隋《诸病源候论·痢病诸候》将其命名为"脱肛"，谓"脱肛者，肛门脱出也"。本病各年龄均可发病，多见于小儿、老人、经产妇及体弱的青壮年。在儿童，直肠脱垂是一种自限性疾病，大多可随年龄增长而逐渐自行恢复正常，成人发病者则多随发病时间的增加而逐渐加重。长期反复脱垂，可引起神经损伤并导致肛门失禁，还可能出现出血、水肿、绞窄坏死、皮肤湿疹等并发症，因此需积极治疗。

二、病　因

1. 中医学对直肠脱垂病因的认识　祖国医学中有关于直肠脱垂病因的论述颇多，总结各代医家的不同学说，可归纳为虚、实两端。

（1）虚证致病：①久痢而致大肠虚冷、脾虚气陷，如《诸病源候论·痢病诸候》云："脱肛者，肛门脱出也，多因久痢后大肠虚冷所为"，《景岳全书·脱肛》谓"有因久泻久痢脾肾气陷而脱出者"。②肺脏虚寒，如《丹溪心法·脱肛》云："肺与大肠相表里……，肺脏虚寒，则肛门脱出。"③纵欲过度、产育用力，如《医学入门·脱肛》云："劳倦房欲过度及产育用力……，具有此证，非虚如何？"④小儿先天不足，后天失养，脾肾气虚或老人肾气不充。⑤苦寒攻伐失当，损伤真元，关门不固。

（2）实证致病：实证多责之于湿热下坠，若饮食不节，恣食辛辣、肥甘厚味、饮酒无度等，可积湿酿热，湿热下坠，可发为脱肛。

2. 现代医学对病因的认识　现代医学关于直肠脱垂发病机制的学说目前主要有两种，即滑动性疝学说和肠套叠学说：

（1）滑动性疝学说：1912年由Moschcowitz提出，该学说认为直肠脱垂的发生发展实际是疝的发生过程。起初是直肠膀胱凹陷或直肠子宫凹陷在直肠前壁向下通过盆底而形成疝，当腹压增大时，直肠前壁随这个凹陷的加深向下滑动，通过直肠壶腹，逐渐脱出到肛门外（图21-1）。

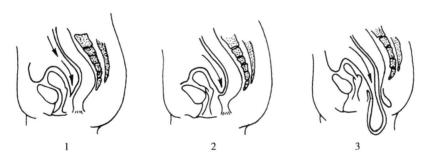

图 21-1　Moschcowitz（1912）滑动性疝学说图解
1. 直肠结肠子宫陷凹加深　2. 直肠前壁突入直肠壶腹　3. 直肠前壁脱出肛门外

（2）肠套叠学说：1968年由Broden和Senllman提出，认为直肠脱垂是由直肠、乙状结肠相连接处出现肠套叠而引起，正常时该连接处固定于骶骨岬附近，固定点受伤后，套叠可反复发生，直肠部分被推压逐渐向下移位，乙状结肠部分亦被牵拉下移，最终脱出肛门形成本病（图21-2）。近年来较多的学者同意此学说。如 Theuerkanf 用特殊的 X 线活动摄影术,发现直肠脱垂首先发生在乙状结肠和直肠的交界固定点处,进一步证实了肠套叠学说的正确性。

基于包括以上两种发病机制在内的众多学说,可将直肠脱垂的病因概括为以下几点:

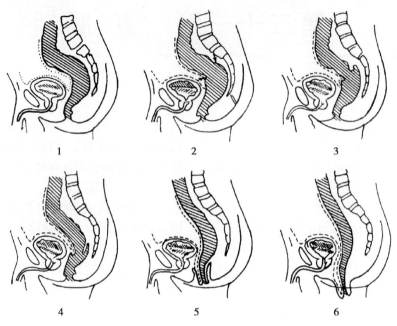

图 21-2 乙状结肠、直肠套叠(脱垂)图解
1. 直肠与盆腔组织的正常关系 2. 套叠早期 3. 直肠固定点下降,直肠上端与骶骨分离 4. 直肠固定点继续下降,盆腔陷凹变深 5. 套叠完全形成,直肠可脱出 6. 套叠后期,直肠可完全脱出,可有部分乙状结肠脱出

1)小儿时期身体发育不成熟:小儿直肠前侧和两侧凹陷较低、脊椎骶曲未形成而不能有效承托直肠、盆腔内的肌肉等支持组织发育不全而对直肠的牵拉力量不足等因素,导致腹压持续增高时,较成人更易形成脱出。这也是小儿直肠脱垂的主要的原因。

2)体质虚弱:妇女多次分娩、久病体弱、年老体衰、营养缺乏等可导致盆腔内肌肉组织松弛无力和直肠周围脂肪等支持组织缺乏,从而失去对直肠的支持固定作用,不能维持直肠的正常位置,易导致直肠脱垂。

3)腹压增加:久蹲和长期腹泻、便秘、慢性咳嗽、哮喘等疾病可持续性增加腹压,推压直肠下移而发生直肠脱垂。

4)牵拉作用:较大的痔核、肛乳头瘤、息肉等反复脱出肛门外,将直肠黏膜层长期向下牵拉,可引起黏膜松弛性脱垂。

5)损伤因素:手术、外伤等导致的肛门周围神经或肛管直肠环损伤,可引起肛门括约肌松弛,使其托举的力量减小,而易出现脱垂。

三、病　理

1. 直肠黏膜脱垂　直肠黏膜层与肌层之间的组织发生分离、断裂,对黏膜的固摄作用消失,黏膜松弛、下移,甚至脱出肛门,如经常暴露在体外,受摩擦、挤压等刺激会出现循环障碍及炎症,并导致水肿、糜烂、黏膜增厚等病理改变。

2. 直肠全层脱垂　直肠周围的支持组织和肌肉松弛,固定提升功能减弱,使直肠与其分离下移,而出现全层脱垂,重者牵拉部分乙状结肠脱出肛门。除出现与黏膜脱出相同的病理改变外,脱出时间较长未能回纳者,还可发生肠壁坏死。

长期反复的直肠脱垂,可使肛门长期受到扩张而松弛无力,发生肛门松弛,而肛门松弛又进一步加重脱垂,形成“脱垂-肛门松弛-加重脱垂”的恶性循环。

四、分　类

(一)中医学辨证分型

按照证候不同,直肠脱垂可分为以下三型:

1. 肾气不固　肛内肿物便时滑脱,肛门下坠,伴头昏耳鸣,神疲乏力,腰膝酸软、小便频数、夜尿多,舌淡苔白,脉沉弱。

2. 中气下陷　便时肛内肿物脱出,重者行走、咳嗽、下蹲时即可脱出,劳累后加重,伴有肛门坠胀,神疲乏力,食欲缺乏,气短声低。舌质淡胖,苔薄白,脉弱。

3. 湿热下注　肛内肿物脱出,色紫暗或深红,甚则表面部分溃破,糜烂,肛门坠痛,小便短赤,肛内指诊有灼热感。舌红,苔黄腻,脉弦数。

(二) 现代医学分类法

本病分类方法颇多,迄今尚未统一。常用的分类方法有以下几种。

1. 根据脱垂程度,分为不完全性和完全性两种:

（1） 不完全性直肠脱垂:脱出部仅为直肠下端黏膜,故又称黏膜脱垂。脱出长度为 2 ~ 3cm,一般不超过 7cm,黏膜皱襞呈放射状,脱出部为两层黏膜组成。脱垂的黏膜和肛门之间无沟状隙。多见于儿童。

（2） 完全性直肠脱垂:为直肠的全层脱出,严重者直肠、肛管均可翻出肛门外。脱出长度常超过10cm,甚至 20cm,呈塔形,黏膜皱襞呈环状排列,脱垂部为两层折叠的肠壁组成,触之较厚,两层肠壁间有腹膜间隙。

2. 单纯性和非单纯性分类法　脱垂不伴有会阴正中疝者称单纯性直肠脱垂;如脱垂伴有会阴正中疝则称非单纯性直肠脱垂。

3. 内脱垂和外脱垂分类法　是目前广泛使用的分类方法。

（1） 内脱垂:狭义的内脱垂是指直肠腔内肌层与黏膜分离,导致黏膜松弛、堆积肠腔但未脱出肛外者,多由便秘久蹲引起,一般在肛门镜检查时发现(照片图 21-1)。广义的内脱垂还包括直肠内套叠,即脱垂较轻,肠管下移距离较短,未能脱出肛外或脱垂位置较高,肠管下套叠后仍位于直肠腔内而未脱出者,这两种情况是直肠脱垂的初始阶段,但因无脱出之症状,患者在此阶段一般不会就诊,故较少见。

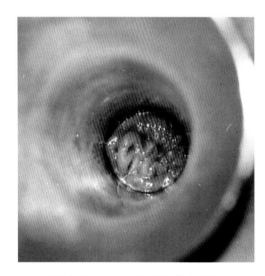

照片图 21-1　直肠黏膜内脱垂

（2） 外脱垂:临床上所指的直肠脱垂多为外脱垂,即在腹压增加时可脱出肛外者。针对外脱垂的分类方法包括以下衡水会议分类标准和三级分类法。

1） 衡水会议分类标准:该分类法目前在国内广泛应用于临床,是由 1975 年衡水全国学术会议制定,将直肠脱垂分为三度(图 21-3):

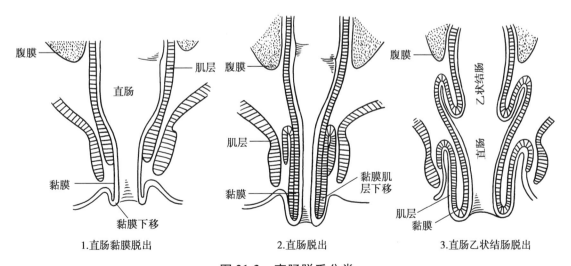

1.直肠黏膜脱出　　　　2.直肠脱出　　　　3.直肠乙状结肠脱出

图 21-3　直肠脱垂分类

Ⅰ度直肠脱垂:排便时或增加腹压时,直肠黏膜下移脱出肛门外。便后自行回纳,脱出长度在4cm以下,肛门括约肌功能尚好(照片图21-2)。

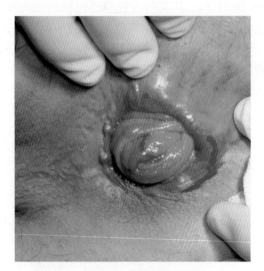

照片图21-2 Ⅰ度直肠脱垂

Ⅱ度直肠脱垂:排便或增加腹压时,直肠全层脱出肛外。需用手助其回纳。脱出长度可达4~8cm,肛门括约肌松弛,有时可见直肠黏膜出血、糜烂,需手托复位(照片图21-3)。

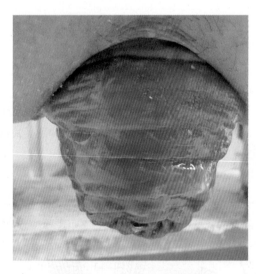

照片图21-3 Ⅱ度直肠脱垂

Ⅲ度直肠脱垂:排便或增加腹压时,肛管、直肠及部分乙状结肠脱出肛外。不能自行复位且手助其回纳也较困难,脱出长度达8cm以上,肛门括约肌松弛无力,不脱出时肛门松弛,闭合不紧,可见直肠黏膜糜烂、出血(照片图21-4)。

2)三级分类法:该分类法是根据脱垂的轻重及脱垂返折沟的存在与否而分类的。所谓脱垂返折

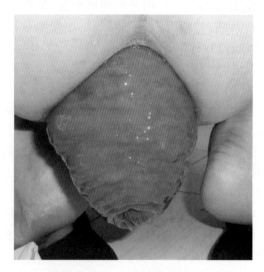

照片图21-4 Ⅲ度直肠脱垂

沟是指脱出肠管与肛管直肠间的环状沟。

一级直肠脱垂:直肠黏膜与肌层分离并脱出肛外。此级病变较轻,仅为黏膜脱垂,并未累及肠壁全层。

二级直肠脱垂:脱垂部分为肠壁全层,脱垂返折沟存在或大部分存在。

三级直肠脱垂:脱垂为肠壁全层,返折沟消失或大部分消失。这说明肛管也全部脱出或大部分脱出,另外或有部分乙状结肠也有外脱。

4. 2002年厦门会议分类标准

(1)一型:不完全性直肠脱垂,即直肠黏膜脱垂。表现为直肠黏膜层脱出肛外,脱出物呈半球形,其表面可见以直肠腔为中心的环状黏膜沟。

(2)二型:完全性直肠脱垂,即直肠全层脱垂。脱垂的直肠呈圆锥形,脱出部表面,可见以直肠腔为中心呈同心圆排列的黏膜环形沟。根据脱垂程度分为三度:

Ⅰ度:即隐性直肠脱垂,腹压增加时,直肠在壶腹部发生套叠,尚未脱出肛外。

Ⅱ度:为直肠全层脱垂于肛门外,肛管位置正常,肛门括约肌功能正常,不伴有肛门失禁。

Ⅲ度:为直肠和部分乙状结肠及肛管脱出于肛门外,肛门括约肌功能受损,伴有肛门不完全性或完全性失禁。

(三)其他分类方法

1977年Altemier也将直肠脱垂分为三型:

(1)黏膜脱垂型:为一种假性脱垂。成人常合并有内痔或混合痔。

(2)肠套叠型:表示全层脱垂,不合并肛管脱

垂及滑动性疝。

（3）滑动疝型：直肠及肛管全部脱垂，是一种真正的直肠脱垂。此型多见。

1979年荒川广太郎将直肠脱垂分为五型：

（1）不完全型：脱出为直肠黏膜及部分直肠壁。

（2）完全型：为直肠全层脱出。

（3）不显性型：为上部直肠套叠于下部直肠，不脱出于肛门外。

（4）复杂型：直肠全层脱垂伴有周围脏器脱出。

（5）其他类型的直肠脱垂。

五、临床表现

1. 内脱垂　松弛黏膜或套叠肠管在肠腔内堆积，主要引起出口梗阻型便秘和便不尽感，多无其他局部或全身症状。检查时，黏膜松弛可在肛门镜下直接观察到，呈淡红色，并表现为黏膜褶皱、堆积堵塞肠腔，指诊时黏膜皱襞柔软；如为直肠全层套叠，检查则需患者下蹲并屏气用力，指诊可及其肠壁呈环状折叠，质地较硬而富有弹性。

2. 外脱垂

（1）症状

1）脱出：脱出是直肠脱垂的最典型症状。初期，多在便时下蹲用力后脱出，便后可自行还纳复位。随着病情迁延日久，脱出物逐渐增长、变粗，咳嗽、屏气用力、下蹲时也会脱出，并且不易复位，须用手托回肛内或卧床休息，方能还纳。脱出物还纳情况与其大小有关，如脱出体积较大，还纳较难，体积小，则还纳易。脱出后如未及时还纳，还可出现脱垂嵌顿，重者可出现绞窄或坏死。

2）出血：初期一般无出血症状。病久反复脱出和纳入，以及衣裤摩擦的刺激，可使肠黏膜发生充血、水肿和糜烂，出现大便时滴血、粪便带血或擦血，一般出血量均较少。

3）潮湿和瘙痒：长期的脱出等同于反复被动扩肛，可使括约肌收缩功能下降，肛门弛张闭合不紧，肠内黏液可外溢；脱垂长时间暴露不还纳，受外界刺激后，分泌物可增多。以上两种情况，均可使肛周出现潮湿和黏液、分泌物刺激导致的皮肤瘙痒。

4）坠胀：多由脱出肠段的炎症及其压迫肛门，影响血液淋巴回流引起。脱出后长时间不还纳或嵌顿则可引起较强烈的坠胀感。

5）其他症状：除以上症状外，直肠脱垂尚可引起腰骶部酸痛、尿频和大便次数增多等。

（2）检查：专科检查时，脱垂段未脱出时肛门外观通常无明显变化，部分可因肠内溢液和分泌物刺激出现肛周皮肤增厚、皲裂、脱屑等湿疹样表现，重者还可发现肛门弛张、闭合不紧。患者下蹲并屏气用力，可使脱垂部分完全脱出肛外。其中Ⅰ度直肠脱垂多见于直肠黏膜脱出，属不完全性脱垂，脱出部分呈环状外翻，长度小于4cm，色淡红，不出血，质软，肛门括约肌功能良好者，站起后可自行还纳。Ⅱ度直肠脱垂，为直肠全层脱出，长度在4～8cm，颜色红，呈圆锥形，质软，表面为环状有层次的黏膜皱襞。便后需手法复位，肛门括约功能下降，为完全性脱垂。Ⅲ度直肠脱垂，为直肠全层或部分乙状结肠脱出，长度大于8cm，呈圆柱形，表面有较浅的环状皱襞，触之很厚，需手法复位，肛门松弛，括约功能明显下降，为重度脱垂。发生嵌顿者，多由Ⅱ度和Ⅲ度脱垂未能及时复位引起，嵌顿初起阶段，黏膜因静脉回流受阻而淤血、水肿，随着嵌顿时间延长，黏膜由红色逐渐变成暗红色，甚至出现表浅黏膜糜烂坏死，最后脱垂段如仍未还纳，则可出现绞窄或坏死。

六、诊断和鉴别诊断

1. 诊断

1）内脱垂：属直肠黏膜松弛者，诊断主要依靠肛门镜检查；属直肠套叠者，肛内指诊可初步诊断，如排粪造影力排时直肠黏膜呈环形皱襞下移，形如"环凹状"，则可确诊。

2）外脱垂：直肠外脱垂的诊断主要依靠脱出症状和脱垂段的大小和外形特点。也可借助排粪造影诊断，表现为力排时肛门外出现圆柱或圆锥形黏膜皱襞及大小、长度不等的肿物。

2. 鉴别诊断

1）直肠黏膜松弛与肛内痔核鉴别：二者均为齿线以上的黏膜隆起，但前者表现为黏膜松弛褶皱，呈粉红色，后者表现为黏膜饱满肿胀，颜色鲜红或暗红，并可有糜烂和出血点。

2）Ⅰ度直肠脱垂与内痔脱出鉴别：Ⅰ度直肠脱垂脱出后呈环状，黏膜平滑光亮，色淡红，并可出现括约肌收缩力减弱；内痔脱出后可见到肥大的痔块，表面常呈紫暗色，痔块之间有黏膜凹陷形成的边界沟，指诊括约肌收缩有力。

七、治　　疗

直肠脱垂的治疗方法众多，包括保守治疗、注射治疗、手术治疗等,临床应根据脱垂类型不同,选用不同的治疗方法。

1. 保守疗法　保守疗法可暂时缓解脱出、坠胀等不适,多用于不宜行注射或手术治疗的患者。另外小儿直肠脱垂有自限性,也应以保守治疗为主,而不需要注射或手术。

（1）中药内治法:直肠脱垂的中医辨证分型包括肾气不固、中气下陷和湿热下注三种,用药须依证立法和选方。

1）肾气不固:证见肛内肿物便时滑脱,肛门下坠,伴头昏耳鸣,神疲乏力、腰膝酸软、小便频数、夜尿多,舌淡苔白,脉沉弱。治宜健脾益气、补肾固脱,方用金匮肾气丸加黄芪、升麻。

2）中气下陷:证见便时肛内肿物脱出,劳累后加重,伴有肛门坠胀,神疲乏力,食欲缺乏,气短声低。舌质淡胖,苔薄白,脉弱。治宜补中益气、升提固脱,方用补中益气汤。

3）湿热下注:证见肛内肿物脱出,色紫暗或深红,甚则表面部分溃破、糜烂,肛门坠痛,小便短赤,肛内指诊有灼热感。舌红,苔黄腻,脉弦数。治宜清热利湿,方用《薛氏医案》升阳除湿汤。

（2）中药外治法:包括坐浴、灌肠和药物外敷法。

1）坐浴和灌肠:依据“酸可收敛、涩能固脱”的理论,药物多采用具有酸涩收敛功效的五倍子、乌梅、金樱子、石榴皮等,如有局部糜烂、灼热等湿热之象,可加苦参、马齿苋,如有脱肛不收、局部紫暗刺痛,可加红花或乳香、没药。

2）外敷:可用枯矾、五倍子、石榴皮、冰片等共研细末,敷于脱出的黏膜上,然后将脱出部分回纳,外加纱布加压固定。

（3）针灸和穴位注射法:适用于小儿直肠脱垂和部分成人Ⅰ度脱垂。针刺选用长强、百会、足三里、承山等穴,耳针选用直肠下端、神门、皮质下等穴;穴位注射法多采用维生素B_{12}注射于长强穴3次以上。针刺和注射可增强盆腔内肌肉和其他支持组织的紧张程度,加强对直肠的支撑和固定作用。

（4）手法复位:用于防止脱垂段长时间暴露导致的充血、水肿甚至绞窄、坏死。复位时一般取侧卧位,医者带无菌手套并涂抹润滑剂,自脱垂段顶端向肛内持续用力压迫直至全部还纳复位,如患者因疼痛等不能完全放松,可在肛缘3、6、9点行局部麻醉,肛门松弛后,配合手法亦可复位。

（5）其他方法:肛门闭合不紧者,可通过锻炼

加强括约肌收缩力量缓解,通常的方法是每日分2~3次做提肛运动60~90次。另外直肠脱垂患者还应注意增加营养、避免劳累、保持肛门清洁和积极治疗其他可引起腹压增的慢性病和消耗性疾病。

2. 注射疗法　该法是目前国内治疗直肠脱垂的主要手段。注射方法主要有直肠黏膜下点状注射、柱状注射和直肠周围间隙注射,常用的药物包括芍倍注射液、5%~10%酚甘油、5%的苯酚植物油、枯痔液、消痔灵注射液等。安氏疗法治疗直肠脱垂的基本方法是芍倍注射液点状和柱状注射,由于芍倍注射液既非坏死剂也非硬化剂,因此可有效避免感染、坏死出血和黏膜硬化等诸多后遗症,具有更高的安全性,自1989年起芍倍注射法已应用近30年,未发现有关其明显副作用的报道。不仅如此,通过对其25年来的回顾性统计分析发现,芍倍注射法还具有痛苦小、疗程短、操作简便和疗效显著、可重复的特点,一项关于芍倍注射法治疗直肠外脱垂的回顾性研究（2003—2012年）显示:其术后6月复发率为1.56%,术后3~10年复发率仅为18.75%,并且复发者脱垂段的长度较治疗前均明显变短,再次行芍倍注射治疗,仍可痊愈。

现将安氏芍倍注射法治疗直肠脱垂的具体方法介绍如下:

（1）芍倍注射液黏膜下注射术（图21-4）

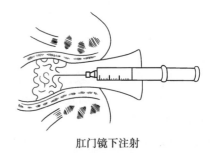

肛门镜下注射

图21-4　黏膜松弛注射

适应证:黏膜松弛型内脱垂。

禁忌证:急、慢性肠炎和腹泻。

使用药物:1:1浓度芍倍注射液（1单位芍倍注射液加1单位0.5%利多卡因）。

操作方法:取侧卧位,常规消毒铺巾,局麻松弛肛门。①肛门镜下暴露松弛隆起的黏膜,在隆起明显处进针,遇抵抗感后退针给药,每个注射点黏膜下注射药物1~2ml,以黏膜饱满为度,②视野内注射完毕后,退镜继续注射,直至齿线以上。根据黏膜松弛程度,可酌情调整注射点位数量和药量。③在肛

镜下检查有无遗漏注射点,如有遗漏可补充注射。④压迫针孔出血点以止血,术毕。

术后处理:术后当日予半流食,次日起正常饮食。常规应用抗菌药物3～5天预防感染。术后24小时可排便。

操作要点和注意事项:

1）肛门镜下要充分暴露松弛隆起的黏膜,选择隆起明显处注射。

2）进针遇抵抗感后退针给药,每点注射完毕后以光亮饱满为佳,呈淡粉色。可随着肛门镜退出,沿其顶端环状逐层向下均匀注射,勿集中于一点。

3）注意注射点位应均匀分布,不能过于集中,勿过深注射入肌层或过浅注射入黏膜内。女性前侧直肠阴道壁较薄,男性有前列腺存在,注射时注意防止刺穿或刺伤。

4）凡肝肾功能严重异常、放化疗后、凝血功能障碍或伴其他严重内科疾病者,为避免局部刺激和出血不止,禁止注射,可使用芍倍注射液原液保留灌肠。

（2）芍倍注射液黏膜下注射加近心端黏膜结扎固定术（图21-5）

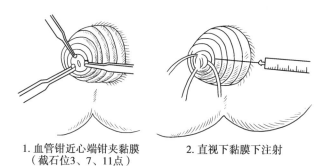

1. 血管钳近心端钳夹黏膜（截石位3、7、11点）　　2. 直视下黏膜下注射

图21-5　近心端结扎、注射

适应证:Ⅰ度和较小的Ⅱ度直肠脱垂。

禁忌证:急、慢性肠炎和腹泻。

使用药物:芍倍注射液原液。

操作方法:取侧卧位,常规消毒铺巾,局麻松弛肛门。①嘱患者屏气用力,肛门努挣,使脱垂部分充分暴露在肛外。体弱者侧卧位不能完全暴露脱垂时,可将干纱布置入肠腔与患者共同向外用力协助其脱出。②在近心端（肛门远端）同一层面上,用弯头止血钳夹截石位3、7、11点的黏膜,并用丝线结扎固定,以作为注射标记。如脱垂较长,可以近心端结扎点为基础,在其上方选择不同层面再做一至两圈环状结扎,所选层面之间和结扎点之间均保持1～1.5cm间距。③小角或平行进针,分别向未翻

出的肠腔黏膜下层和暴露在肛外的结扎点间黏膜下层均匀注射芍倍原液,使其饱满。④注射完毕后,将脱垂部分全部手托还纳肛内。肛门松弛者,结扎齿线以上黏膜紧缩肛管。⑤在齿线上区未注射的位置补充注射,以防遗漏。⑥乳胶管引流,包扎固定。

术后处理:术后当日禁食,次日起少量进半流食。常规静脉补液,并使用抗菌药物5～7天预防感染。术后48小时排便,便后正常饮食,并每日以生理盐水清洁灌肠。

操作要点和注意事项:

1）术前使脱垂部分充分暴露在肛外。

2）近心端结扎时,切勿结扎到肌层,以免结扎线脱落后出血。

3）注射时小角度或与脱垂平行进针,进针遇抵抗感后退针给药,勿过深注射入肌层或过浅注射入黏膜内,注射以饱满为度。

4）注射过硬化剂的患者,其直肠黏膜质脆易出血,结扎和注射进针时需谨慎,必要时给予止血药物。

（3）芍倍注射液黏膜下注射加黏膜多点结扎固定术

适应证:Ⅱ度较大和Ⅲ度直肠脱垂。

禁忌证:急、慢性肠炎和腹泻。

使用药物:芍倍注射液原液。

操作方法:取侧卧位,常规消毒铺巾,局麻松弛肛门。①嘱患者屏气用力,肛门努挣,使脱垂部分充分暴露在肛外。②在近心端同一层面上,用弯头止血钳钳夹截石位3、6、9、12点的黏膜,并用丝线结扎固定,以此作为注射和结扎的起始位置。③小角度或平行进针,自注射起始位置向未翻出的肠腔黏膜下层均匀注射芍倍原液,并使其饱满。④自脱垂顶端起始位置开始至脱垂底部,沿直线每隔1～1.5cm做黏膜结扎固定,使结扎点成一纵行。⑤保持结扎点纵行与纵行之间的平行及间距约2cm,重复步骤④结扎脱垂段的全部黏膜。⑥在每两纵行结扎点之间的黏膜下,自脱垂顶端起至底部,纵向注射较多量的芍倍原液（柱状注射）,使注药区隆起呈串珠状。⑦全部注射完毕后将脱垂手托还纳肛内,并于齿线上区黏膜补充结扎和注射,以达到防止遗漏,紧缩肛管的目的。⑧乳胶管引流,包扎固定。

术后处理:术后当日禁食,次日起少量进半流食。常规静脉补液,并使用抗菌药物5～7天预防感染。术后48小时排便。便后正常饮食,并每日以生理盐水清洁灌肠。

操作要点和注意事项：

1）结扎点的多少由脱垂部分的大小决定。

2）Ⅱ度较大或Ⅲ度脱垂各行结扎点应平行等间距，以保证受力均匀。

3）结扎固定时，切勿结扎到肌层，以免结扎线脱落后出血。

除芍倍注射法外，目前临床仍在使用的直肠脱垂注射疗法还包括明矾液注射法和消痔灵注射法。明矾液和消痔灵注射液均为硬化剂，使用时需严格掌握用药剂量和操作规程，以避免后遗症的发生。

（4）明矾液直肠周围注射术

适应证：完全性直肠外脱垂。

使用药物和器械：药物为6%～10%浓度明矾液，常用浓度为7%，制液时需加枸橼酸钠稳定剂，或加适量普鲁卡因。特殊器械为8cm长封闭针头。

操作方法：取臀高伏卧位，常规消毒，局部浸润麻醉。①一手示指伸入肠腔内作引导，另一手持注射器，自左中位或右中位（截石位3点或9点）距肛缘约1～2cm处进针，进针后先平行肛管，当穿过肛管直肠环后使针斜向外侧。②刺入4～7cm，至直肠黏膜下层，此时引导示指可感到与刺针仅有一薄膜之隔，触得明显。回抽无血，缓慢注入药液，约注入2/5，退针向外继续注完。注意勿将药液注入括约肌内，否则可引起疼痛，并降低疗效。③同样方法在对侧中位注射，必要时还可增加右前、后中两处注射点，严重者除上述几处刺点外，右后、左前、左后也可穿刺注药，但前中位不宜注射。如为7%浓度，成人总用药量一般为20～60ml。④将裹有硬橡皮管的凡士林纱卷放入肛管直肠腔中，以压迫固定，术毕。

注射前后处理：术前1日起进软食，当晚用温生理盐水灌肠，注射当日限制进食量，注射前3～5小时再次灌肠。注射后卧床休息1～2天，必要时可控制大便2天，如有全身或局部不适，应及时处理。

（5）消痔灵黏膜下加直肠周围间隙注射法

适应证：完全性直肠脱垂。

使用药物和器械：黏膜下注射药物使用1∶1消痔灵注射液（1单位消痔灵加入1单位0.25%利多卡因）；高位间隙注射使用消痔灵原液。特殊器械为7.5号腰穿针。

操作方法：骶麻成功后，患者取膀胱截石位，常规消毒。

1）骨盆直肠间隙注射：①用7.5号腰穿针，自截石位3点肛缘外1.5～2cm处平行肛管进针，通过肛提肌后进入骨盆直肠间隙，此时使针斜向外侧。②将另一手示指伸入肛内，确定未穿透直肠壁则继续进针至腰穿针全部刺入，触摸肠壁感知针尖部位，如感到与针尖仅隔肠壁肌层，触得明显，即为正确刺入部位。③回抽无血，可开始边注药边退针，使药液呈柱状均匀分布，一侧注射药量为15～25ml。

2）直肠后间隙注射：①更换腰穿针头及手套。②一手示指在肛内引导，另一手持针自6点位肛门与尾骨尖中点处进针约7cm。③针尖活动于直肠壁后，表明已达直肠后间隙，退针给10～15ml。

3）直肠黏膜下多点注射：在喇叭状肛门镜下，自齿线以上8cm起向下，每1～2cm看做一截面，并自上而下在每一截面均匀选取4～6个点位注射药液，每点均注射1ml到黏膜下。如上一截面注射在1、3、5、7、9、11点，则下一截面注射在2、4、6、8、10、12点，如此错落注射，直至齿线上方。

注射后处理：术后当日禁食，使用抗菌药物7天，控制排便5天，注意卧床休息，避免过度活动和增加腹压。

3. 手术治疗　直肠脱垂的手术治疗方法有数十种，以下介绍常用的几种方法。

（1）外括约肌紧缩术：单纯紧缩外括约肌并不足以消除脱出症状，因此临床多在注射术基础上使用该法。

适应证：直肠脱垂伴有肛门松弛或不全失禁者。

操作方法：取侧卧位，常规消毒，行局部浸润麻醉或骶管麻醉。①在截石位3点和9点位距肛缘1cm处，分别做一放射状切口，切除游离皮肤，分离皮下组织，使外括约肌暴露。②将蚊式止血钳垂直插入肌束内并予以分离，分离肌束的多少由肛门松弛程度决定，挑起被分离的肌束，以细丝线贯穿缝扎，切除缝扎线以上肌肉组织。紧缩后的肛门在麻醉下应可容纳2指而略紧。③创面止血，不必缝合，包扎固定，术毕。术后每日换药至创面愈合。

（2）肛门环缩术：作用机制是使肛缘一周因异物刺激产生慢性炎症，并形成环状炎性瘢痕，以帮助缩肛。

适应证：直肠脱垂合并有括约肌收缩无力者。

操作方法：取侧卧位或截石位，常规消毒，行局部浸润麻醉或骶管麻醉。①在肛门前后正中位置（12点位和6点位），距肛缘2cm处，各作一小放射状梭形切口，切开皮肤约0.5cm。②切除游离皮肤后，用弯头止血钳在前正中切口创面上向下分离皮下组织，至外括约肌下缘。③环绕肛门沿右半侧外括约肌下缘作钝性分离，直至止血钳钳尖自后正中切口穿出。④穿出后钳夹住可吸收缝合线的一端，并退钳将其从前正中切口拉出。同法将该可吸收缝合线另一端置入肛缘左半侧皮下，使其围绕肛门成一圆环，而两线头均位于前正中切口。⑤助手将示指放入肛内，术者拉紧两线头并结扎，以肛门紧贴示

指为度。⑥剪除多余缝合线，将线头埋入外括约肌皮下层下方，缝合皮肤前后正中切口，术毕（图21-6）。另外也有人用大弯圆针代替止血钳，将可吸收线贯穿切口（图21-7）；还有人选择用金属丝线代替可吸收缝合线，但置入半年后须取出。

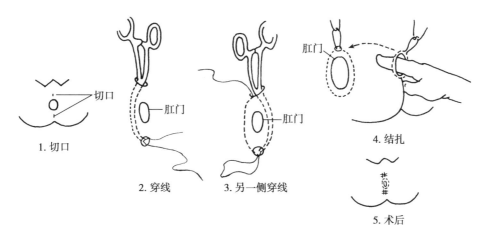

1. 切口　　2. 穿线　　3. 另一侧穿线　　4. 结扎　　5. 术后

图21-6　肛门环缩术

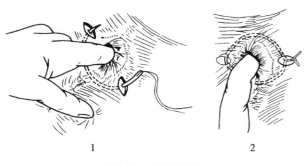

1　　　2

图21-7　肛门环缩术

（3）括约肌折叠术

适应证：直肠脱垂合并肛门松弛者。

操作方法：取截石位，常规消毒，行局部浸润麻醉或骶管麻醉。①在肛门前方，9点至3点位，距离肛缘2cm处，做一半环形切口。②游离切口和肛缘间的皮肤、皮下组织，并向后翻转，暴露出外括约肌，可见外括约肌由肛门两侧向内向前，行向会阴。③自两侧外括约肌汇合处向肛管方向分离，可见到与内括约肌形成的三角间隙。缝合两侧外括约肌，闭合间隙，使肛门紧缩。④缝合皮肤，术毕（图21-8）。

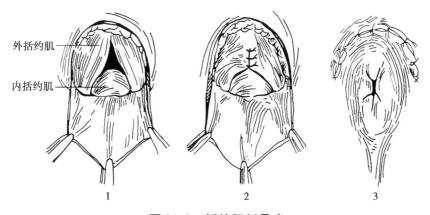

外括约肌

内括约肌

1　　　　　2　　　　　3

图21-8　括约肌折叠术

（4）Altemeir手术（经会阴直肠乙状结肠部分切除术）：该法适用于年老体弱不能耐受经腹手术者，及脱垂段嵌顿或肠管已坏死者，手术时需切除脱垂肠段并吻合断端，可同时修补滑动性疝及肛提肌

（图21-9）。优点是麻醉浅、创伤小，年老体弱者易耐受、解剖结构清晰便于操作及复发率低。但可出现直肠狭窄、盆腔内及泌尿系感染等并发症。

（5）直肠前壁折叠术：该法适用于成人完全性

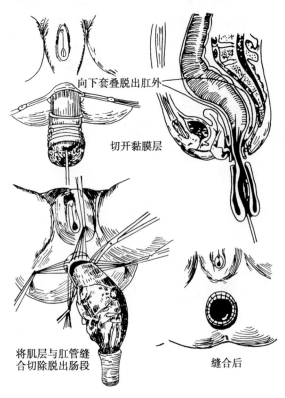

向下套叠脱出肛外

切开黏膜层

将肌层与肛管缝合切除脱出肠段

缝合后

图 21-9 Altemeir 手术

直肠脱垂,由沈克非于 1953 年提出。术中开腹、游离直肠,自直肠和乙状结肠移行部位开始向下,折叠直肠前壁 4～5 层并在每层缝合固定,最后再将直肠两侧壁骶前筋膜缝合固定。该法缩短了直肠前壁,并使直肠变硬且与骶部固定,既解决了直肠本身病变又加强了直乙交界固定点,符合直肠脱垂的发生学说。该法可引起小便时下腹痛和残余尿等并发症。

(6) Goldberg 手术(直肠缝合固定加乙状结肠部分切除术):适用于成人完全性直肠脱垂伴便秘和乙状结肠冗长者。术中需游离并提高直肠后,将直肠侧壁与骶骨崤膜固定,同时切除冗长的乙状结肠。该法避免了经会阴切除由脱垂肠管的并发症,

效果良好,术后复发少,是目前治疗直肠脱垂较满意的手术方法。也有人认为只行切除不做固定,亦可取的相同的疗效,并避免了骶前固定出血的危险。

(7) Ripstein 手术(直肠前悬吊固定术):适用于成人完全性直肠脱垂。术中将直肠后壁游离到尾骨尖,提高直肠。用宽 5cm 的 Teflon 网悬带围绕上部直肠,并固定于骶骨隆凸下的骶前筋膜和骨膜,将悬带边缘缝于直肠前壁及其侧壁,不修补盆底。该手术操作简单,不需切除肠管,复发率及死亡率均较低。但可出现粪嵌塞、骶前出血、直肠狭窄和悬带滑脱等并发症。

(8) Ivalon 海绵植入术(直肠后方悬吊固定术):适用于成人完全性直肠脱垂,最初由 Well 于1959 年阐述。术中游离直肠前壁至肛提肌水平,游离后壁至肛管直肠环上缘,切断直肠侧韧带上半部分,置入 Ivalon 海绵片并缝合固定于骶前筋膜正中线,最后牵拉直肠并用海绵片包绕、缝扎固定。该术式有盆腔感染的报道,并且效果较其他悬吊方法稍差,故应用有减少的趋势。

(9) Nigro 手术(耻骨直肠肌悬吊术):适用于盆底缺损较大直肠角完全消失的完全性直肠脱垂,由 Nigro 于 1970 年首先提出。术中需在直肠深筋膜与骶前筋膜间游离直肠后壁达尾骨尖,将 Teflon 网带固定在直肠侧壁和后壁,并将其两端从耻骨联合两侧闭孔牵出,缝合固定在耻骨结节和耻骨梳韧带上。该术式重建了肛直角,改变了直肠的垂直状态,疗效较好。

(10) 腹腔镜手术:腹腔镜手术治疗直肠脱垂是直肠脱垂治疗的最新进展,国外关于这方面的报道较多,包括腔镜下直、结肠切除术、悬吊固定术和直肠缝线固定术等,但尤其适用于悬吊术。该方法操作方便、患者痛苦小、术后恢复快,并发症少,缺点是手术时间较长,手术效果受术者技术水平影响较大。

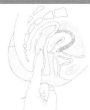

第二十二章 肛门直肠狭窄

肛门直肠狭窄是指肛门、肛管和直肠由于先天缺陷或后天炎症、手术损伤等因素,内径缩小、腔道变窄、粪便通过受阻排出困难的疾病。且多伴有肛门疼痛、便形细窄。肛门直肠狭窄分为先天性与后天性两大类。先天性肛门直肠狭窄属于先天性肛门

直肠畸形的一种,后天性肛门直肠狭窄多由于炎症、手术不当、肿瘤压迫所致,肛门直肠狭窄是多种肛肠疾病或肛肠损伤的结果和临床表现,不是一个独立存在的疾病。本章主要阐述后天各种因素所致的狭窄。中医称为"谷道狭小"。

第一节 肛门狭窄

一、病因

祖国医学认为,此病的发生多为先天不足,发育异常或外伤或反复感染邪毒,筋脉瘀滞,气血痰瘀交阻所致。

现代医学将本病病因进行归纳,有以下四个原因:

1. 先天性畸形 在胚胎中,直肠与肛管之间的肛门直肠膜发育失常,出生后此膜未消失或裂开不全,形成肛门闭锁或肛门狭窄(又称小肛门),出生后肛门闭锁处理不当,可以导致肛门狭窄。

2. 炎症 如肛门直肠周围脓肿、肛瘘、溃疡、梅毒、淋病、性病淋巴肉芽肿等局部炎症侵犯肛管和肛门,致使纤维组织增生,瘢痕挛缩形成狭窄。

3. 损伤和手术不当 如肛门部外伤、烫伤、激光;手术时切除肛管皮肤太多;结扎痔核在3处以上未保留足够的皮桥;外用腐蚀性药物,注射硬化、坏死剂导致局部瘢痕组织过度增生,均可引起狭窄,近年有人将用于治疗胃底食管静脉曲张的药物聚桂醇注射液用于肛门直肠局部疾病的治疗,该药局部注射后可快速导致血管闭塞,进而导致局部组织缺氧坏死,正常组织坏死后,大量瘢痕组织再生修复,瘢痕挛缩,常导致严重的肛管狭窄。

笔者临床统计,约80%的瘢痕性肛管狭窄是由外涂腐蚀性药物和激光烧灼所致,其余为各种手术不当引起(如注射硬化剂、坏死剂或手术切除肛管皮肤过多)。这些因素造成肛管皮肤损伤过多,创

口愈合过程中瘢痕挛缩即引起狭窄。因此,临床医生应努力提高技术水平,采用科学的治疗方法,更不应盲目扩大药物适用范围,避免医源性损伤。

4. 肿瘤 肛管局部肿瘤、性病性淋巴肉芽肿、平滑肌瘤、畸胎瘤等,也可引起肛门狭窄。

肛门与肛管周围皮肤及皮下组织由于慢性炎症,发生组织细胞、淋巴细胞和单核细胞的炎症浸润及纤维结缔组织增生,形成瘢痕,造成肛管缩窄变形。这种病理改变常侵犯肛门内、外括约肌,肛门括约肌中纤维结缔组织增加,肛门括约肌顺应性下降,导致肛门狭窄。肛管周围良性肿瘤压迫或与括约肌粘连,炎症浸润,影响括约肌弹性和舒张,或病变压迫肛管使腔道变窄,均可造成粪便通过困难。

二、临床表现

肛门狭窄所具有的特殊症状是大便困难,便条变细或呈扁条形,患者自觉肛门变小。由于排便时通过狭窄处造成损伤,便时、便后均有疼痛和肛门挛缩感觉,排便困难造成排便的恐惧症,进而导致习惯性便秘,并可继发肛裂;长期排便困难者还伴有腹胀、腹痛、恶心、食欲缺乏、消瘦等全身症状,严重的瘢痕性肛门狭窄,肛门括约肌顺应性变差,舒张收缩功能均受影响,排便困难同时由肛门闭合不全,导致肠液外溢,刺激肛周皮肤出现湿疹、瘙痒等。

三、诊断与鉴别诊断

根据患者临床症状,追溯病史,如肛门部发生过

感染,做过手术以及注射疗法或外用腐蚀性药物等,结合肛门局部检查,肛门或肛管狭小,示指通过困难,有的可摸到坚硬环状狭窄或管状狭窄,肛门处有时可见浅的裂口。可做作钡剂灌肠拍片,排除肛管以上的直肠结肠有无病变,如肛管狭窄不十分严重,作结肠镜检查进一步明确有无其他结直肠占位病变。

1. 肛管狭窄与肛裂鉴别,肛裂有典型的溃疡,无手术史,伴有括约肌痉挛。

2. 肛管狭窄与肛门梳硬结症鉴别,肛门梳硬结症多为某一点硬结,不伴有狭窄现象。

四、治 疗

1. 非手术疗法可以缓解大便排泄困难和疼痛。

(1) 内服润肠通便药物:如麻仁润肠丸、槐角丸、液体石蜡、乳果糖口服溶液、聚乙二醇散剂、酚酞片等。

(2) 扩肛法:此法适用于注射疗法和外剥内扎术所致的肛管处狭窄。用手指、肛门镜或直径不同的扩肛器,涂上滑润剂扩肛,使肛门逐渐扩大。笔者认为,对于注射术的环状狭窄和切除肛管皮肤过多导致的狭窄,在扩肛治疗时最好用喇叭形肛门镜,操作过程中,扩张力度逐渐加大,患者有一适应过程,且肛门镜扩肛肛门受力均匀。对手术外剥内扎术易形成狭窄者,在创口未愈前,患者主诉肛门紧时,即用肛门镜扩肛法,也可以达到治疗的目的。

2. 传统手术疗法 手术方式较多,可以随症选择。适于瘢痕性狭窄、肛门皮损过多者。

(1) 扩肛术:侧卧位或截石位,局部消毒,局麻下,在肛门后正中线上,切开肛管皮肤和一部分括约肌,使肛门扩大,能顺利通过手指。术式同肛裂切开法。外用赛霉安散、生肌膏纱条,纱布覆盖。术后每日坐浴、换药,定期扩肛。

(2) 扩肛缝合术

适应证:瘢痕性肛门狭窄。同前麻醉,如肛门大小,防止术后复发,不仅切开狭窄,而且要扩大肛门。手术操作及术后处理同肛裂切开缝合法。采用纵切横缝,使肛门扩大。有炎症时不宜使用此法,此法优点是不留瘢痕,伤口愈合快。

以上两种方法,操作简单,容易掌握,收效快,松解术后,在麻醉状态下,以三个3个指尖可自由进出肛门为度。术中切勿损伤过多的肛周皮肤、皮下组织,造成新的狭窄,术后中药坐浴,局部换药。

(3) 纵切横缝术:适应证有肛门半周瘢痕狭窄。

患者截石位或侧卧位,局部消毒,麻醉下,于肛

门瘢痕侧作一纵行菱形瘢痕切除,然后作横行缝合。使肛门与肛管直径扩大,在肛门缘外(瘢痕侧)2～3cm处作半环形减压切口,胶管缠纱条,肛门内填塞扩张肛管,包扎固定,术后每日坐浴,换药,5～7天拆线。术中要注意肛管顶端狭窄,松解瘢痕时,切口以切开瘢痕为度,不宜过深,以免伤及括约肌和出血。

(4) 星状皮肤移动,肛管成形术

适应证:肛管管状狭窄,大面积瘢痕。术前3天进少渣饮食,预防性应用抗菌药物,手术当天清洁灌肠、备皮。手术方法:截石位,常规消毒,在骶管麻醉下,于肛门前后的切口范围内,各选择一处,切开瘢痕,直达正常的直肠黏膜和肛门皮肤,并根据肛门狭窄的范围程度,在肛门两侧彻底,切除瘢痕组织,扩肛后使肛门容纳双指为度。此过程不可损伤肛门内、外括约肌,将直肠黏膜用组织钳提起,潜行向上游离2cm,止血后在肛门左右两侧,各作3个联合的V形皮肤切口,切口直至皮下组织尖端向外,皮瓣最大宽度为3～5cm,潜行游离皮瓣四周。约0.5～1cm。皮瓣中心处应与皮下组织相连,以防供血障碍。将皮瓣内缘(即靠肛缘侧)和拖出的直肠黏膜,用1号丝线环状间断缝合,再将皮肤切口用1号丝线作V、Y形间断缝合,此时肛门皮肤即向肛管内滑动,推移2～3cm左右,形成新的肛管皮肤(图22-1)。肛管内放置油纱条,橡胶管,以压迫止血、固定皮瓣和肛门排气,肛门用敷料覆盖,胶布固定。

患者术后控制大便3～4天,给流质无渣饮食,便后安氏熏洗剂坐浴,肛门皮肤缝线处消毒,保持清洁,肛门注入九华膏,6～7天拆线。缝线处如水肿可用高渗盐水纱布湿敷,术后10天根据情况开始扩肛,每周1～3次左右。本法是肛管和直肠下端切开,切除瘢痕使肛门舒张,再对肛周皮肤V形切开,又以Y形缝合法,使皮瓣内移,并与游离的直肠黏膜缝合,重建肛管。但如有括约肌损伤者,可配合采用肛门紧缩术,注意伤口感染。

(5) 肛门Y-V成形术

适应证:用于瘢痕半环状或环状肛管狭窄。

手术方法:患者取截石位或侧卧征,常规消毒,骶管麻醉下,在肛管前后正中线各作一口切入肛管。切口外端在肛门外再作两个切口,使切口呈Y形,切开皮肤及皮下组织,游离皮瓣,将皮瓣尖部牵拉向肛管,缝合于肛管切口的上端,然后缝合其余切口,使Y形切口变成V形。这样肛门即可扩大舒张(图22-2)。

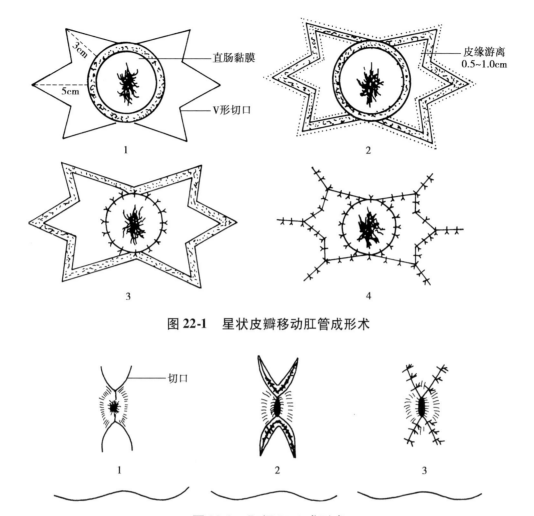

1

2

3

4

图 22-1 星状皮瓣移动肛管成形术

1

2

3

图 22-2 肛门 Y-V 成形术

3. 安氏瘢痕松解芍倍、糜蛋白酶注射术 其治疗瘢痕性肛门狭窄主要机制在于:瘢痕组织是肉芽组织经改建成熟形成的老化纤维结缔组织,主要由胶原纤维构成,而胶原纤维主要由胶原蛋白组成;糜蛋白酶为胰腺分泌的一种蛋白水解酶,能迅速分解变性蛋白质;芍倍注射液局部注射后,可在短时间内引起血管收缩,并引起蛋白质凝固变性,组织呈均质化改变,并有裂解现象。多点位瘢痕松解狭窄瘢痕环,之后瘢痕部位注射芍倍注射液,引起瘢痕内胶原蛋白变性,而后注射糜蛋白酶,糜蛋白酶将变性蛋白质水解,最后瘢痕组织减少消失,肛门狭窄得到治愈,该种方法创伤小,避免新生瘢痕形成,近期远期效果均理想。

手术方法:患者右侧卧位,局部常规消毒,0.5%利多卡因局麻成功后,以 1‰苯扎溴铵消毒肛管及肠腔。肛门镜下在狭窄瘢痕环表面做 4 ~ 6 处纵向切口,将芍倍注射液与 0.5% 利多卡因配成 1∶1 浓度,用 5ml 注射器,7 号针头抽取药液;而后将芍倍注射液均匀注射于已松解之瘢痕部位,总量控制在 10 ~ 15ml 左右,而后于上述位置注射以灭菌注射用水溶解的糜蛋白酶溶液 10 ~ 15ml,再以浸有糜蛋白酶溶液的纱布缠绕于胶管表面,置于肛管内,支撑固定已松解的瘢痕环。

术后清热利湿、消肿止痛中药外洗,肛门换药,6 ~ 10 天创面愈合。注射方法具有痛苦小,恢复快,手术方法简单,疗效可靠等优点。

第二节　直肠狭窄

直肠狭窄多发生在齿状线上 3～5cm 或在直肠壶腹部位。

一、病　因

1. 直肠瘢痕　较多见,如直肠肿瘤切除,损伤直肠黏膜过多,浓酸、浓碱等腐蚀药物误入直肠,一些肛门治疗仪器使用不当灼伤而引起坏死;直肠内或直肠外注射大剂量腐蚀药物(如坏死剂或硬化剂),引起直肠壁广泛硬化或感染坏死,后期愈合过程中瘢痕大量形成,瘢痕挛缩均致管状狭窄(图 22-3)。痔环切手术,直肠黏膜脱垂做黏膜环状切除术,易形成环状瘢痕致狭窄(照片图 22-1)。

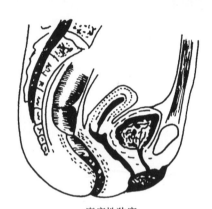

瘢痕性狭窄

图 22-3　直肠环状狭窄

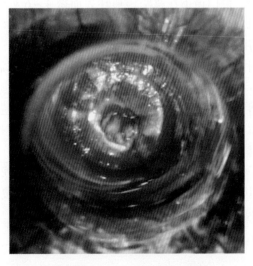

照片图 22-1　直肠环状狭窄

肛镜下可见直肠内灰白色狭窄瘢痕环,肛镜无法通过,指诊食指尖无法通过

近年,有关硬化、坏死剂注射后致直肠狭窄的病例屡有报道,国内任德成、朱庄庄等报告硬化剂注射后一周出现直肠狭窄,其原因为硬化剂可使痔黏膜下蛋白凝固、纤维化增生,挛缩后形成瘢痕狭窄。笔者临床遇到一年轻男性,注射消痔灵后 7 天,出现大出血,检查时,直肠后壁发现 2cm×4cm 溃疡,于术后 1 个月出现大便困难,变细,直肠环状狭窄,给患者身心造成巨大伤害;近些年随着 PPH 手术开展日益广泛,由该种术式导致的直肠狭窄亦有增多趋势,该种狭窄多为环状狭窄。

2. 肿物压迫　直肠肿瘤或邻近器官的肿物压迫,如前列腺肿瘤、直肠平滑肌瘤、卵巢肿瘤、子宫肿瘤、骶前囊肿或骶尾部畸胎瘤等均可致肠腔变狭窄。

3. 炎症狭窄　直肠炎、慢性痢疾、直肠结核、性病淋巴肉芽肿、直肠溃疡、放射性直肠炎、外伤、感染,由于慢性炎症刺激,各层纤维组织增生变厚,肠腔缩窄。

二、临　床　表　现

因狭窄程度而不同,多为慢性,进行性排便困难。初起时感觉肛门直肠部坠胀不适,或疼痛,便后感觉粪便排不净。长期大便秘结,并渐加重,便条变细,如服用泻剂,可引起阵发性、更加显著的肠蠕动亢进。直肠狭窄多并发直肠炎而出现里急后重,便次增多,黏液、脓血便等症状。稀便长期外溢,刺激肛门部皮肤湿润发痒。同时出现左下腹部坠胀疼痛,肠内胀气,食欲缺乏,体重减轻,消瘦等全身症状。

三、诊断与鉴别诊断

1. 诊断　根据患者有进行性排便困难的病史和临床检查,本病即可明确诊断。

(1) 局部检查:指诊,肛门括约肌松弛,向上可触到狭窄,狭窄处有异常紧缩感。直肠壁变硬、无弹力。可初步明确狭窄的范围、程度,直肠内有无肿物等。

(2) 结肠镜检查:结肠镜直视下进镜,遇有阻力,则不能强行插入,以免造成直肠穿孔或破裂,一般在结肠镜下,只能看到狭窄下端,黏膜肥厚、粗糙,如已形成瘢痕,则呈黄白色。

(3) X 线检查:钡剂灌肠,环状狭窄显示哑铃状(照片图 22-2);管状狭窄显示漏斗状;部分狭窄显示残缺不规则的影像。

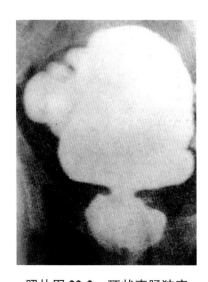

照片图 22-2 环状直肠狭窄
X 线示意图狭窄上端、下端充钡膨大,环状直肠狭窄呈"哑铃状"形态

2. 鉴别诊断 本病需与直肠肿瘤及性病淋巴肉芽肿相鉴别。

(1) 直肠肿瘤 直肠癌早期多无明显症状,偶有粪便带血、腹泻。形成直肠狭窄往往已到晚期,直肠指诊可触及质硬、固定、凹凸不平或如菜花样肿块,内镜可见直肠狭窄,而直肠黏膜是完整的,确诊需病理检查。直肠内良性肿瘤如腺瘤、类癌、淋巴瘤、平滑肌瘤、脂肪瘤等,一般体积较小,不致梗阻,多无特殊症状,当指诊和内镜发现后,需病理检查或术后切除标本确立诊断。

(2) 性病性淋巴肉芽肿 系病毒性感染,病变主要在生殖器和腹股沟淋巴结。有性病接触史,常伴有肛门刺激症状,排出脓血、黏液,并继发肛瘘,狭窄一般在齿线上方,质硬但表面光滑,呈苍白色,肛门口呈开放状。补体结合试验及衣原体检查阳性。

四、分 类

依据其病理性质、狭窄程度和形态,临床上可分为良性和恶性、功能性和器质性狭窄。现介绍两种分类方法。

1. 以狭窄程度分类 轻度可以排出软便,但需用力努争或轻压肛周帮助排便,指诊肛管直肠时,示指通过下段困难。

中度排便困难,有时稀便和排气不能控制。指诊狭窄部位时有阻力和固定感,示指不能通过,并有

明显触痛。

重度排便和排气均有困难,合并肛门失禁,污染衣裤,肛周潮湿,常需带垫并靠灌肠排便,有时出现肠梗阻症状和 X 线征象,需做急症粪转流手术。指诊时小指通过困难,并有触痛。

2. 以狭窄形态分类 线状狭窄为肠腔部分狭窄,见于痔、肛周脓肿和肛瘘手术后;环状狭窄,狭窄肠管的纵向长度<1cm,多见于内痔切除和肠吻合术后的肠腔狭窄;管状狭窄肠管的纵向长度>1cm,多见于炎性肠病。

五、治 疗

1. 药物治疗

(1) 便秘:应用缓泻药物通便,口服液体石蜡,每日 1 次,每次 30ml,乳果糖口服溶液每日 1～2 次,每次 30ml。

(2) 控制肠道感染:口服小檗碱、合霉素。或补液抗炎。或 0.1% 依沙吖啶溶液,0.9% 盐水溶液清洁灌肠后肛内放入氯己定痔疮栓、红霉素栓、莫匹罗星软膏。

2. 直肠扩张法 适于狭窄部位在齿线之上 6cm 以内者,可用直肠扩张器,2～3 天扩张 1 次,每次半个小时。持续 3 个月。操作要细致,以免撕裂或穿孔。

3. 传统手术治疗 适用于经非手术疗法久治无效,或有肠梗阻表现,或直肠高位的环状狭窄及管状狭窄者。

(1) 挂线疗法

适应证:低位环状狭窄,接近齿状线处。

手术操作:患者取截石位,局部消毒、麻醉下。在狭窄部位用两把组织钳夹住黏膜,将圆针丝线从狭窄上缘穿入,穿过基底从下缘穿出。丝线一端系一橡胶条,从下缘引出,再用丝线将橡胶条一次扎紧。术后每日坐浴,局部外用油纱条。待橡胶条脱落后,定期扩张直肠。

挂线疗法由于将组织慢性切开过程中会形成较重的新生瘢痕组织,临床效果并不理想。

(2) 切开缝合术:适应于直肠下 1/3 环状狭窄和直肠下端镰状狭窄。

截石位,局部消毒后,局麻下,在分叶式肛门镜直视下,于狭窄后部作一纵切口,以不切透直肠壁为度。如瘢痕较厚,可以作人字形切口。切除一部分瘢痕组织,使肠腔扩大。剥离切口上部黏膜下组织,游离一部分直肠黏膜。再将圆针丝线穿过黏膜,通过切口基底部从切口下端穿出结扎(图 22-4)。

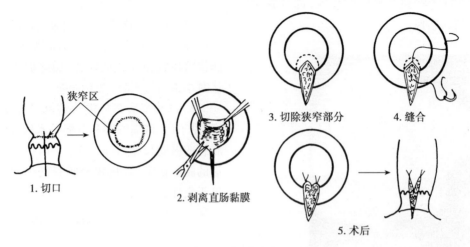

图 22-4　直肠下部狭窄切开缝合法

（3）直肠狭窄松解术:适用于腹膜返折部下方狭窄。

右侧卧位。由尾骨至肛门 2 ~ 5cm 处作一切口。切除尾骨或一部分骶骨。切开直肠后部组织,

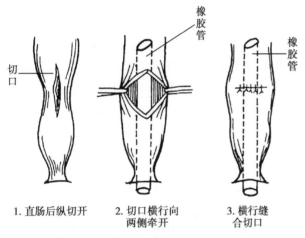

图 22-5　直肠狭窄松解术

露出直肠。剥离直肠两侧组织,使直肠后部及两侧充分暴露。再将一金属扩张器由肛门伸入直肠,通过狭窄部位。然后在直肠后壁作一纵切口,切开狭窄,切口宜经过狭窄上下健康肠壁;再将金属扩张器取出,将橡胶管围以凡士林纱布,由肛门伸入狭窄上方,然后将切口两边向两侧牵开,使纵切口变成横切口;将此切口用线缝合,先缝合肌层。再缝合筋膜。然后缝合皮肤切口,上部放一引流条,24 小时后,拿去引流条,直肠内胶管5 日取出(图 22-5)。

4. 安氏多点位瘢痕松解芍倍、糜蛋白酶注射术

适应证:注射硬化、坏死剂,PPH 手术环切过多直肠黏膜等引起的直肠瘢痕性狭窄。

方法:常规消毒。麻醉成功后,消毒肠腔,操作方法及手术原理与肛管狭窄基本相同,不再赘述。

直肠狭窄伴有完全梗阻者或有较重的全身疾病者,可做横结肠造口术。

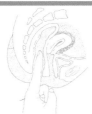

第二十三章　肛　门　失　禁

肛门失去控制大便的功能称为肛门失禁。失禁的程度又分为以下三种情况:肛门对干粪便能控制,而对稀便不能控制时称为不完全性失禁;对于干、稀便都不能控制时称完全性失禁;基本上能控制大便,但对稀便控制的不完善,当稀便已到肛门口时,括约肌才收缩,这时已有少许稀便溢出肛门口外面,此称为感觉性失禁。

一、病因病理

完整的排便控制功能包括五个因素:即乙状结肠与直肠具有大便的储存功能;肛直角正常;内括约肌持续轻微收缩;直肠反射弧的完整;灵敏的括约功能。这五个因素中,任何一个发生障碍,都能引起不同程度的肛门失禁。

现代医学认为主要有以下几方面原因:

1. 肛管直肠环损伤　是较多见的原因。肛门直肠手术切断了肛管直肠环;肛门直肠局部注射药物,刺激性强、浓度过大、部位太深。局部涂腐蚀性过强的药物,局部广泛感染,肛门直肠部大面积深度烧灼等,亦可致肛管直肠环瘢痕化而失去括约肌功能;分娩三度会阴撕裂、麻醉下强烈过度扩肛等,均可损伤肛管直肠环。肛管直肠环的损伤使肛门失去灵敏括约能力,产生肛门失禁。

2. 括约肌发生功能性障碍　长期重度脱肛或内痔脱出,使括约肌疲劳而松弛;或局部瘢痕,使括约肌收缩功能障碍而肛门闭合不严。

3. 肛管组织缺损　多因肛瘘手术,肛管皮肤与周围组织切除过多,形成较深的瘢痕沟而引起关闭不严。

4. 由于手术或瘢痕挛缩,使肛管和直肠正常的生理性角度被破坏,失去直肠壶腹的暂存粪便功能,从而造成失禁,如肛门前移。

5. 神经性疾病、中枢神经障碍　脊髓神经或阴部神经的损伤,如胸腰椎断压截肢或手术、病变侵袭等造成的骶神经或阴部神经损伤,致使支配

肛门的神经失去正常功能,肛门括约肌不能随意收缩、舒张。休克、中风、突然受惊之后出现的暂时性大便失禁,胸、腰、骶椎断压损伤致截瘫后的大便失禁。

6. 肛管直肠先天性疾病先天性无括约肌,肛管直肠环发育不完全及脊柱裂,脊髓脊膜膨出等。

7. 外伤因素由工伤、外伤、灼伤、化学伤等,引起肛门括约肌受损;也可因肛周组织破坏、瘢痕的形成影响肛门括约肌收缩功能。

祖国医学认为,肛门失禁是由于气血衰退,中气不足,气虚下陷,肛门不能收摄或外伤、失治而致。其主要脏器为脾与肾,因肾司二阴,脾虚肌肉萎缩,肾亏后阴失约,肛门收缩无力或不能控制,则排便失禁。

二、临床表现

病人不能随意控制排便和排气,肛门部常有粪便、黏液、分泌物污染、肛门周围潮湿、久之瘙痒、糜烂或出现湿疹。

完全失禁:完全不能随意控制排粪,排粪无数次,咳嗽、走路、下蹲、睡眠时都可有粪便和肠液流出,污染衣裤和被褥。

不完全失禁:不能控制稀粪,干粪能控制。

感觉性失禁:不流出大量粪便,当粪稀时,排粪前常不自觉有少量粪便和黏液溢出,污染内裤,腹泻时更重,常有黏液刺激皮肤。

三、诊　　断

根据患者既往有不能随意控制排便排气的病史,结合局部检查,即可诊断。

局部检查:指诊肛门松弛,嘱收缩肛门时括约肌收缩力减弱或完全无收缩功能。指诊检查括约肌,应了解其失去功能的性质,损伤部位和程度。

因脊神经的损伤而造成失禁者,肛门外观无改变,括约肌也完整,但无收缩功能;因外伤使括约

断裂而造成的肛门失禁,可触到括约肌断裂,或裂口处瘢痕,括约肌有活动力但不能收缩肛门;因灼伤等原因使肛门部形成广泛瘢痕,造成肛门失禁者有两种情况:一种是括约肌完整,有收缩力,但因瘢痕粘连和包裹,括约肌的收缩不能使肛门闭合;一种是括约肌与周围组织形成瘢痕,根本无收缩功能;因肛门外某处局部瘢痕牵扯,括约肌收缩时,肛门闭合不严,因脱肛,内痔长期脱出,造成括约肌萎缩者,局部无瘢痕和畸形,只是肛门口稍张开或黏膜外翻。指诊:括约肌收缩无力,肛门功能测定可显示括约肌收缩无力。

目前,国内其他医院采用肛管直肠测压、肌电图、生理盐水灌肠试验帮助诊断。

1. 肛管直肠测压包括肛门内括约肌控制的静息压,肛门外括约肌随意收缩时最大压力,舒张时刺激的知觉阈,舒张时的知觉阈。在大便失禁时肛门静息压和最大压力下降。

2. 肌电图检查反映括约肌的生理活动,了解神经和肌肉损伤部位与程度的客观依据。

3. 患者检查时取坐位,用细导管插入直肠,以恒定的速度灌注温盐水 1000ml,记住漏液前的灌注量和最大灌注量,肛门失禁的患者两者均明显下降。

四、治　疗

1. 非手术疗法　适用于括约肌完整但肌肉萎缩收缩无力,或因神经损伤肌肉失去支配能力所致的肛门失禁。

（1）调整饮食:避免粗糙及刺激性食物。

（2）清洁局部:每日温水坐浴保持清洁,如肛门部有湿疹可给予湿疹膏或中药坐浴。

（3）药物疗法:补气以补中益气汤化裁;健肌以葛根麻黄汤化裁;恢复神经,用维生素 B 口服。对于腹泻患者给予复方樟脑酊。

（4）按摩法:按摩两侧臀大肌、提肛穴、长强穴。

（5）提肛运动:早晚各 1 次,每次 30 回。

（6）针刺法:体针、白环俞、承山、百会、复溜。耳针:直肠下段、肛门、坐骨神经。

2. 手术疗法

（1）肛门括约肌修补术

适应证:肛门括约肌断裂所致的肛门失禁。

手术操作方法:病人截石位或侧卧位,常规消毒,骶管麻醉下,直肠内用碘伏消毒,于肛门括约肌断端瘢痕外侧 1cm 处,作半环形切口,切开皮肤及皮下组织。找到括约肌的两个断端,并将括约肌与周围瘢痕组织分离,适当地切除一部分括约肌断端之间的瘢痕组织,但不宜切除过多,以免缝合时撕裂括约肌的断端。然后用铬制肠线或丝线作 U 字形缝合,最后缝合皮下组织和皮肤,有时只缝合一部分皮肤,以便引流,外覆盖无菌敷料(图 23-1)。术后 5 天控制大便,进全流质食物 2 天,术后 5 ~ 7 天拆线。如有感染可提前拆线,以便引流。

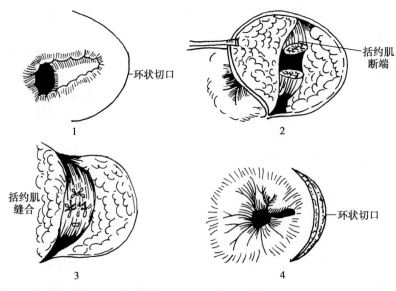

图 23-1　括约肌修补术

（2）外括约肌紧缩术

适应证：括约肌松弛，不完全性失禁，无瘢痕缺损者。

手术操作参见第二十章直肠脱垂的外括约肌紧缩术。

（3）括约肌折叠术

适应证：肛门括约肌松弛，收缩无力，未断裂的肛门完全性失禁。

手术操作参见第二十章直肠脱垂中的肛门括约肌折叠术。

（4）肛门环缩术

适应证：肛门括约肌松弛无力的失禁。

手术操作参见第二十章直肠脱垂中的肛门环缩术。

（5）骶尾韧带移植术

适应证：直肠全层脱垂，肛门完全失禁。

禁忌证：有严重的全身疾病，痢疾，肠炎、腹泻者。

操作方法：患者取膝胸位，或倒置位，髋关节弯曲，两膝跪于床端。头部稍低，取1%利多卡因作骶管阻滞麻醉。

局部常规消毒，麻醉下，在骶尾部距肛门皮下括约肌2cm处，作7cm长的纵形切口，切开皮肤，皮下组织，用剪刀钝性剥离切口两侧的皮瓣各2cm，显露出骶尾韧带，在骶尾韧带的中心线处，纵形切开7cm，并将韧带的外侧和上端处切断。分别游离出两个7cm长，1.5cm宽的韧带。

在肛门前面会阴皮肤部位作一2cm长切口。用弯止血钳在肛门右侧皮下作一隧道从骶尾皮下与筋膜之间穿出并夹在左侧筋膜带的上端，将筋膜带从隧道中牵到会阴切口部位，以同样的方法将右侧筋膜带从肛门左侧的皮下隧道牵引到会阴部切口部位，使两个筋膜带里交叉会合并用丝线8字缝合。在缝合时肛门口能通过示指为宜。先缝合会阴部皮肤切口，再缝合骶尾部皮肤切口并在下部放一胶条引流（术后1天取出），外覆无菌敷料固定。

术后注意预防局部感染，用抗炎药物，可禁食3~5天，控制不排大便。

（6）会阴修补术

适应证：分娩造成的三度会阴裂伤，阴道后壁和直肠断裂，括约肌断裂造成的失禁。

术前准备：术前两天进半流质食物，术前6小时清洁灌肠。

手术操作：患者取截石位，局部消毒，局麻，先将两侧小阴唇缝于大腿上，用作牵引用剪刀剪除直肠阴道下部的瘢痕组织，以钝性和锐性解剖分离，使阴道后壁与直肠前壁分开，切口边缘上的瘢痕组织均予切除。以丝线作间断缝合，将直肠前壁重新修补，下至肛门边缘。找出括约肌断端，用丝线缝合2~3针，再缝合肛提肌，然后修补阴道后壁，间断缝合阴道黏膜和会阴部皮肤，伤口用灭菌纱布覆盖（图23-2）。

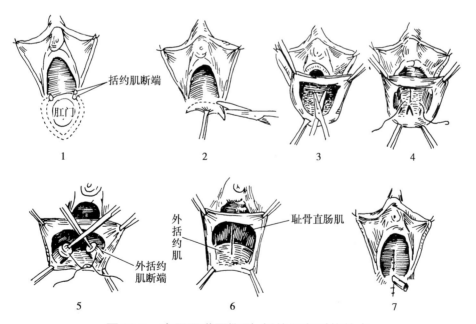

图23-2　直肠阴道隔撕裂、括约肌断裂修补术

1. 将小阴唇固定在两侧大腿上　2. 剪除直肠阴道隔的瘢痕部分　3. 使阴道后壁和直肠前壁分离　4. 作二侧间断缝合以重建直肠前壁　5. 缝合外括约肌断端　6. 缝合耻骨直肠肌　7. 术后

（7）臀大肌移植括约肌成形术

适应证：括约肌损伤或先天性无括约肌以及不能用括约肌修补术治疗的肛门失禁。

手术操作：患者取截石位，局部消毒，麻醉下，于尾骨至坐骨结节之间臀部两侧各作一斜切口，长5cm，切开皮肤，皮下组织，露出臀大肌，从两侧臀大肌内侧缘分离出两条 2～3cm 宽的肌束，在与坐骨结节相连端切断，保留后端与尾骶骨相连，将断端肌

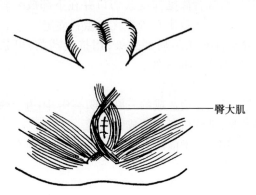

——臀大肌

图 23-3　臀大肌移植、括约肌成形术

束牵拉在肛门后方交叉，绕过肛管，在肛管前方与对侧肌束交叉缝合。覆盖无菌敷料，术后应用抗生素控制感染，5～7 天拆线（图 23-3）。

总之，肛门失禁的治疗和手术方法很多，根据不同病情选择相应手术方式及术后的辅助治疗以及全身情况的好坏均是治疗成败的关键。

关于术后肛门功能评定标准，张庆荣提出四类评判标准：①优等：排便功能与正常人相同。②良好：干粪便可控制，稀粪便不能控制。③较好：粪便常污染内裤，需灌肠治疗及带垫。④无效：不能控制粪便及排气，粪便随时流出。

笔者认为，在肛门直肠手术中预防肛门失禁的发生是临床医学应高度重视的问题。术者应熟练掌握肛门局部解剖知识，避免在术中损伤肛管直肠环或切除过多肛管皮肤及周围组织，对痔环切术、高位复杂性瘘等应慎重选择手术方法，更要具有高度责任心，切忌鲁莽行事，杜绝医源性事故，以免给患者生活带来极大的痛苦和终身残疾。

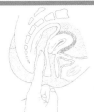

第二十四章　大肠肛门损伤

大肠肛门损伤在肛肠科门急症中占有重要位置,本病具有感染率高、伤死率高、合并伤和并发症多、漏诊率高等特点。大肠损伤,尤其是结肠损伤在战争中发生率较高,大多由弹片、子弹火器伤所造成。平时大肠损伤以交通事故伤或刀刺伤为多见,少数则为枪弹伤或由于结肠镜操作不当等医源性损伤所引起。

大肠肛门损伤的处理一直是困扰外科医师的一个难题。结肠属于腹内脏器,任何部位受到损伤,都有可能累及结肠。由于大肠细菌极多,一旦受损破裂进入腹腔,即会引起腹腔感染,且较胃、小肠更易引起严重的感染,尤其战时常合并腹腔内多脏器伤与全身多发性创伤,死亡率较高。大肠肛门损伤包括肛管皮肤损伤、直肠肛管损伤及结肠损伤。

第一节　肛管皮肤缺损

肛管皮肤缺损不是一种单独的疾病,是肛门直肠手术的后遗症。多见于痔环切手术后、外涂腐蚀性药物及烧伤术后。临床上出现肛管皮肤缺损,直肠黏膜脱出或外翻及分泌物刺激、肛门潮湿等症状,给患者工作和生活造成很大痛苦。

一、病　因

1. 痔环切手术不当,如切口太低,切除肛管皮肤过多,黏膜与皮肤缝合后,黏膜下移,翻出肛外。

2. 肛瘘或脓肿手术,肛管部皮肤及周围组织切除过多,造成肛管皮肤缺损。

3. 由于外涂腐蚀性药物、激光损伤肛管皮肤较多,再加感染致肛周皮肤缺损。

祖国医学认为此病是湿热下注或外伤后遗,余毒未尽所致。

二、临床表现

1. 肛门感觉异常,便时闭合不紧,造成感觉性大便失禁。

2. 由于肛管皮肤缺损,直肠黏液经常外溢,尤其直肠黏膜外翻者,因受刺激分泌物增多,刺激肛门部皮肤使其潮湿,发痒,不适。因长期受摩擦发生炎症、出血和糜烂。

3. 由于肛门部创面久不愈合,反复感染,可引起肛门疼痛或坠痛。

三、诊　断

根据病史,结合局部检查,肛管皮肤缺损甚至黏膜外翻,外翻的黏膜不能还纳肛门,齿线不完整,或肛管皮肤和齿状线消失即可诊断。

四、治　疗

1. 药物治疗

(1) 内服药物:便血服用地榆槐角丸;黏膜糜烂、溃疡服用萆薢渗湿汤,有感染者给予补液抗感染治疗;感觉性肛门失禁服用补中益气丸。便秘服用麻仁丸或液体石蜡、杜密克等。

(2) 外用药物:安氏熏洗剂熏洗肛门局部,分泌物较多、肉芽水肿者,给予赛霉安粉外敷。本方法能迅速解除患者病痛并能增进创口愈合。

2. 手术治疗

(1) 皮瓣移植术

适应证:适用于肛管皮肤缺损较重者。

术前准备:手术前两天进半流质食物,手术前6小时清洁灌肠。

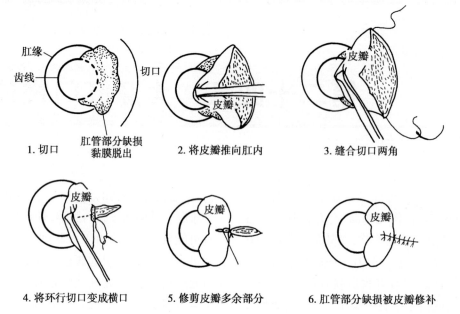

1. 切口　　　　　　　　2. 将皮瓣推向肛内　　　　3. 缝合切口两角

肛缘
齿线
切口
肛管部分缺损黏膜脱出
皮瓣
皮瓣

4. 将环行切口变成横口　　5. 修剪皮瓣多余部分　　6. 肛管部分缺损被皮瓣修补

图 24-1　肛管上皮重建术

手术操作:患者取截石位,局部消毒,局麻下,在肛管缺损侧,距缺损外缘 1.5cm 作一半环形切口,深达皮下。将切口内侧皮肤作潜行剥离至齿状线。将这一皮瓣用组织钳夹住推向肛门,移到肛管内。用大角针从切口一端穿至皮下,穿过基底,从切口另一端穿出结扎。使半环形切口成一放射形切口,适当向外延长切口,然后修剪放射形切口皮缘,再间断缝合。将推进肛门内的皮瓣牵拉出肛门外,作 A 字形皮瓣切除,在肛管处用小圆针将皮瓣与肛管皮下组织缝合固定。如肛门两侧同时作皮瓣移植,要注意肛门必须顺利通过一指为限。肛门外盖灭菌敷料。术后两天全流质饮食,控制 5 天不排便,术后 7~8 天间断拆线(图 24-1)。

(2) 皮瓣移植术加注射疗法

适应证:肛管皮肤缺损,黏膜外翻松弛者。

笔者在临床上,用此法治疗,效果较单纯手术满意。手术操作方法同前。手术完毕,根据肛门收缩和黏膜松弛外翻情况,而酌情采用注射疗法。在直肠松弛的黏膜下点状注射 2:1 芍倍注射液,对合并内痔者可一次处理(方法及药量同痔疮治疗)。此法可以使外翻松弛黏膜收缩,减轻外界刺激,从而解决黏膜糜烂、溃疡、出血及分泌黏液情况。明显改善临床症状。

五、预　　防

肛管皮肤缺损为手术不当所造成,所以,为预防此病的发生,临床医生应熟练掌握手术切口方法,尽可能减少肛管皮肤损伤。同时,要积极改进手术疗法,如痔疮、肛裂手术采用注射疗法、复杂性肛周脓肿采用对口引流切开术、复杂性肛瘘采用主灶切开、对口引流术等。对于激光及腐蚀性药物应尽量不采用,以免给患者造成不必要的痛苦。对于初学者,更应熟悉掌握肛肠的解剖知识,复杂的手术必须谨慎,创口多的患者应留有足够的皮桥。

第二节　直肠肛管损伤

直肠、肛管的损伤发生率并不高,但直肠损伤的处理比较复杂,其原因是:直肠内细菌多,易感染;直肠周围间隙多,感染易扩散形成间隙脓肿;直肠损伤合并其他脏器损伤,如骨盆骨折、盆腔大出血、尿道损伤或肛门括约肌损伤,处理困难;直肠损伤发病率低,外科医生缺乏足够的经验,早期诊断困难,易误诊、漏诊。直肠肛管损伤主要发生于战时,平时较为少见;但不论是战时还是平时的直肠肛管损伤,其发生率在腹部创伤中均较低。据统计,平时发病率为 4%,战时为 10% 左右,虽发病率不高,但都属于最严重、最危险的病例,其病残率及死亡率均较高。

一、病　因

1. 跌坐于尖锐物或刀刺入会阴、肛门和下腹所引起,常伴尿道、阴道和膀胱损伤,甚至损伤结肠和小肠。

2. 从高空跳下或坠下时,臀部跨骑或跌坐于尖锐物体上,如直立于地上的木桩、铁棍、工具柄或其他的棒形物,尖锐物经会阴部穿入肛门直肠内致伤。

3. 弹头、弹片及各种飞行物引起的火器伤,多见于战时,经直肠周围组织穿入肠腔,常合并有其他损伤。

4. 盆腔内手术如膀胱全切除术,会阴部手术如后尿道修补术,阴道内和骶尾部手术操作不当均可引起误伤直肠或肛管。

5. 乙状结肠镜检查、肛门温度计、灌肠器或息肉电切时引起,或钡剂灌肠时因患者肠壁套叠受压过久,再加上压力过大,可致穿孔。

6. 骨盆骨折移位,使肛提肌收缩撕裂直肠或骨折端直接刺伤直肠肛管。

7. 肛管及肛周烧伤后造成肛管及肛门口部狭窄,而产生排便障碍。

8. 其他　如吞下的尖锐异物,如义齿、鱼骨片、别针、铁钉等,或由温度计、腹部针刺治疗或由肛门插入的异物,如啤酒瓶、手电筒、木棒等,可直接损伤肛管;由肛门灌入腐蚀性物质也可损伤肛管直肠。

二、分　类

常见的分类方法有如下几种:

1. 按伤口的有无　分为开放伤与闭合伤,直肠肛管开放伤在战时较为多见,且常为多脏器伤合并有会阴部、臀部等软组织损伤。直肠肛管闭合伤在战时极为少见,在平时相对多见。

2. 按致伤物不同　分为火器与非火器伤,火器伤多为子弹伤和弹片伤,非火器伤包括刺伤、撞击伤等。

3. 按伤道分类　可分为贯通伤和盲管伤、单独伤和合并伤。战时贯通伤略多于盲管伤。在贯通伤中,由于子弹造成者略多于弹片伤,而盲管伤主要由弹片引起。直肠肛管伤多为合并伤,单独伤较少见。

4. 按部位分类　分为腹膜内与腹膜外直肠伤,直肠腹膜内损伤发生在腹部遮盖部分,损伤后并发感染者,出现明显的腹膜炎症状。直肠腹膜外损伤发生于无腹膜遮盖部分,并发炎症时可以迅速出现盆腔疏松结缔组织或肌肉的感染。

三、症　状

腹膜内直肠损伤有急性腹膜炎的临床表现,其轻重与穿孔的时间及穿孔的大小及粪便污染腹腔程度有关,可出现明显的压痛、反跳痛和腹肌紧张;腹膜外直肠损伤无腹膜炎表现,腹痛不重,但周围感染较严重,一般开始时不明显,以后才逐渐加重。损伤严重者常有大出血和休克。

直肠肛管损伤常见合并损伤的临床表现。骨盆骨折引起者多合并有大血管损伤,如骶前静脉丛损伤,可出现大出血的表现,血压<90/60mmHg 时,提示有休克发生。泌尿系统损伤表现为:尿道断裂时,下腹及会阴部肿胀、膀胱尿潴留、排尿困难、血尿、有尿自肛门流出等。伴生殖系统损伤表现为:子宫直肠瘘、阴道直肠瘘时可有粪便自阴道流出。伴骨盆骨折表现为:骨盆挤压痛,可有耻骨联合分离征,X线片常能确诊。

如直肠损伤未及时发现和处理,后期可出现严重的感染表现:高热、寒战,下腹部胀痛,里急后重,下腹部、会阴部皮肤红肿,皮温升高,腹部压痛明显,严重者可出现感染性休克。后期还可出现肛门直肠狭窄表现,如排便困难、排便时疼痛,以及阴道直肠瘘、尿道直肠瘘等。

四、诊　断

1. 根据伤道的方向和行径,常可判断有无直肠损伤。凡伤口在腹部下、会阴部、大腿内侧或臀部等处的外伤,均可能伤及直肠肛管。腹膜内直肠损伤因伴有腹膜炎,腹部疼痛较腹膜外直肠损伤严重。横跨骨盆的闭合伤,尽管无伤道,但根据骨盆骨折的情况也应考虑有直肠损伤的可能性。由于该段直肠不活动,前面为作用力量,后面有骶骨,容易损伤直肠。

2. 腹部检查　有明显的压痛、反跳痛、腹肌紧张肝浊音缩小或消失,以及肠鸣音减低等腹膜炎体征者,为腹膜内直肠损伤的表现。

3. 肛门流血　多为直肠或肛管损伤常引起肛门流出血性液体,此乃诊断直肠或肛管损伤的一个重要标志。应行直肠指诊,指套上常染有血迹。肛管或直肠下段损伤时,直肠指诊可以发现损伤部位,伤口大小及数量。当损伤部位置较高时,指诊不能达到而指套染血是一明确的指征,直肠指诊尚可判明肛门括约肌的损伤情况,为治疗提供参考。对怀疑有直肠损伤的已婚妇女进行阴道指诊,也有助于诊断,可触及直肠前壁破裂口,并明确是否合并阴道破裂。

4. 某些严重的直肠损伤,在会阴部或肛管内可能有大网膜或小肠脱出。

5. 肛门直肠镜检可以清楚地看到损伤的部位、范围以及严重性。但直肠镜检查不列为常规检查,因有造成进一步损伤的可能性。只有在诊断确有疑问,而病情又允许时,方可施行此项检查。

6. X 线检查 腹膜内直肠损伤有时存在腹内游离气体,特别是膈下,但无游离气体者并不能排除直肠损伤的存在。骨盆 X 线摄片、骨盆骨折的错位情况,有助于判断直肠损伤的诊断。有报道直肠战伤约有 21% 伴有异物的存留,根据伤道及异物所在部位,有助于直肠损伤的诊断。

7. 腹膜返折以上的直肠损伤结合外伤史、典型症状与体征,诊断多无困难。腹膜返折以下损伤,又有合并伤者,症状多不典型,容易忽略而漏诊或误诊。肛管损伤较直肠损伤诊断容易。

五、治　疗

1. 一般治疗

(1) 救治休克:创伤严重或出血在 600ml 以上,往往有休克发生,患者出现面色苍白、烦躁、脉率快、血压低,应立即做血常规检查,以测定血红细胞、血红蛋白、血细胞比容的数值,来估计失血量。并做静脉(颈内静脉、锁骨上静脉或股静脉)穿刺,或静脉切开,建立快速补液通道,快速输血,补充血容量,为手术及止血创造条件。对合并有大量血管损伤和需作剖腹探查的脏器伤伤员,在积极抗休克的同时,应掌握时机进行手术探查和止血。

(2) 抗生素的应用:直肠损伤容易造成严重感染,因粪便中含有大量细菌,诊断已确立或可疑,应立即应用抗生素,且应静脉滴入,用量要比平时大,且要联合用药,以金三联为佳。如患者就诊较晚,应根据已用过的抗生素,做适当调整。

(3) 水电解质紊乱及酸碱失衡的纠正:患者多有脱水、酸中毒,就诊较晚或伤情复杂者尤为严重。

应立即做各种生化检查及血气分析,参照检验结果,尽快补充及纠正。

(4) 开放伤口的处理:肛门部伤口如有组织挫伤及广泛撕裂伤,组织污染严重,应彻底清创、冲洗,凡坏死及被污染之组织,均应剪除,有出血者立刻止血。如有括约肌损伤应根据污染程度,给予缝合修复或暂不修复。伤口以采用尼龙线全层缝合为好,放置引流。

(5) 留置持续导尿管:可借此观察全身血容量补充是否充足,同时也可减少尿液对会阴伤口的污染,合并尿道、膀胱损伤者,则为必须采取的处置。

2. 手术治疗

(1) 腹膜内的直肠损伤:有肠道准备的内镜检查、肠内息肉电切时损伤和术中误伤直肠等可立即缝合伤口并盆腔引流,而战伤、直肠广泛伤及位置低、时间长和感染严重的直肠损伤,都应在损伤的近侧(乙状结肠)作去功能性结肠造瘘,远侧肠道大量盐水冲洗并彻底清除粪便后关闭远端。直肠破裂处在剪去坏死组织后缝合,并置盆腔引流。待患者伤口愈合后,再择期手术,端-端吻合关闭肠瘘。

(2) 腹膜外的直肠损伤:仍然应作近侧乙状结肠去功能造瘘,远侧冲洗后关闭残端。若破孔在腹膜返折线附近,可游离直肠周围,显露直肠破口进行缝合或定位缝合,然后将盆腔腹膜缝于破口近侧直肠,使裂口位于腹膜外,并在腹膜外裂口附近放置负压引流。破孔小而位置低,污染不重者可不修补。低位直肠损伤经腹腔不易修补者,在经上述腹腔处理后关闭腹腔;然后改为侧卧位,骶尾部消毒铺巾后,在尾骨上作纵切口,游离切除尾骨,切开直肠周围的筋膜,止血后进入骶骨前凹和直肠周围间隙,清除血肿中的血块、异物和骨折片,反复清洗后将直肠裂口缝合或定位缝合,骶骨前放置香烟卷式引流,由切口引出并缝合部分伤口。待裂口及伤口均愈合以后再二期关闭结肠造瘘。

(3) 肛门和肛管的损伤:若仅有较表浅的肛门和肛管损伤,可不作造瘘,但应彻底清创,尽可能地保存健康组织,对内外括约肌更应妥善保存和修补;黏膜和周围组织应予缝合,而皮肤可不缝合或部分缝合,以利引流。若损伤严重伤口过大,甚至有少量组织缺损时,则应做乙状结肠去功能造瘘,远侧彻底冲洗后关闭残端,随后关闭腹腔。然后转到会阴,修复直肠肛管的黏膜、括约肌、皮下和皮肤并作引流。若组织缺损较多,应尽可能将周围组织转移到缺损区以补充缺损组织,尽可能地达到保持直肠肛管的完整,残余括约肌应尽可能修复或作定位缝合,以利将来功能的恢复。只有广泛性的组织缺损和坏死的毁损性损伤,才可考虑作会阴切除和永久性的腹壁人工肛门。

3. 术后处理

(1) 继续应用抗生素:继续使用抗生素至全身毒血症症状被控制,局部感染局限,应根据细菌培养及药敏试验选用抗生素。

(2) 营养支持疗法

1) 经口进食:大多数直肠损伤患者,经口进食没有困难。给予高蛋白、高热量、高维生素饮食,保证每天的营养供应。这是既简单又经济的方法。

2) 经肠营养(TEN):可经小肠造瘘或经口给予,根据患者不同情况,选用不同的要素合剂,如复方要素合剂、加营素、活力康、复方营养要素等。其

中含有多种氨基酸、糖、脂肪、维生素、微量元素,比例搭配合理,各种成分均为元素状态,容易吸收、利用,含渣滓量少,用后排便很少,特别适合于肠道疾病患者,使用简便,并发症少,容易监测。

3) 输血及血浆制品:有贫血、低蛋白血症者需输血、血浆、冻干血浆及白蛋白等。

(3) 肠造瘘的处理:一般在术后 48 小时开放造瘘,应保持瘘口通畅,安置好造瘘袋,防止粪便外溢污染伤口,可每日用生理盐水冲洗。

(4) 引流处理:放入腹内的引流以采用硅胶管为宜,如引流通畅、患者无发热,可于术后 3~5 天拔掉;如有感染可每日用 0.1% 甲硝唑溶液冲洗,直至感染控制再拔掉引流。会阴部的引流,术后可安置负压袋,3~5 天后即可拔除。

(5) 合并伤的处理:直肠肛管合并伤常较多而复杂,需仔细处理。如有尿道、膀胱或阴道的损伤,应与有关科室的医生协作,根据伤情的变化,各科协商统一治疗措施。

第三节 结 肠 损 伤

结肠损伤无论战时或和平年代都较为常见。一般多为开放式腹部创伤,闭合式腹部损伤较少见,仅占所有结肠损伤的 5% 左右。据统计,结肠损伤以横结肠和降结肠、乙状结肠损伤最为多见。

一、病 因

1. 火器伤 多为枪弹和炸伤,以子弹居多而弹片伤较少,除常造成腹腔多脏器伤和结肠本身多处伤外,合并身体其他部位的损伤也很多见。

2. 利器伤 常见有锐器的直接刺、切和割伤,各种交通事故,以及摔伤、打击伤和挤压、撞击伤等。

3. 医源性损伤 比较罕见,其发生率为 0.1% ~ 0.45%。常见于如下几个方面:

(1) 腹部手术损伤结肠血液循环或直接损伤结肠,或手术中腹腔引流不当,如引流管过硬或留置时间过久,也可发生结肠损伤。另外,行与胃肠道无关的手术,如脾切除等同样有肠穿孔的报道。

(2) 在乙状结肠镜、纤维结肠镜等的检查时,息肉电凝切除和灌肠时,偶可发生结肠损伤。据报道,由于乙状结肠镜检查引起的结肠穿孔发生率为

0.02% ~ 0.1%,纤维结肠镜致穿孔的发生率为 0.19% ~ 0.8%。钡剂灌肠引起肠穿孔虽罕见,但后果严重。Cordone 报道其发生率为 0.2% ~ 0.4%。另外,钡剂灌肠所致的医源性结肠损伤也有报道。

(3) 其他:如用腐蚀性药物灌肠(高浓度苯酚等)、肛门插入异物而致破裂、内脏手术或移植损伤等均有报道的先例。

二、分 类

临床常分为两类,即闭合式损伤和开放式损伤。

1. 闭合式损伤发生率为 5% 左右。

2. 开放式损伤发生率为 95% 左右。

三、症 状 体 征

结肠损伤常因损伤物的性质、速度、伤后的时间、损伤的部位和严重程度以及有无腹腔内其他脏器损伤的不同而有不同的表现。开放性损伤,伤口内有粪便或气体外溢,闭合性损伤引起大血管破裂,可因出血而引起休克,则就诊较早。诊断容易。结肠破裂后,最多见的症状为进行性加重的持续性腹痛。有些结肠损伤还可出现下消化道出血症状,但

临床上比较少见。远端结肠损伤可在伤后早期即出现鲜红色血便,近端结肠损伤则在较晚时间才可能出现柏油样血便。如为钝器伤,肠管虽有损伤,但当时并无破裂或坏死,再加上结肠内容物黏稠、流动缓慢,扩散为全腹感染时间较长,粪便对腹膜的刺激较轻,症状出现缓慢,不容易引起重视。结肠破裂引起腹膜炎时,可出现腹胀、腹痛、恶心、呕吐等症状和腹部压痛、反跳痛、腹肌紧张、肠鸣音减弱或消失和移动性浊音等体征,甚至出现全身炎症性反应、感染中毒性休克等情况。

四、诊 断

早期诊断是降低结肠损伤并发症和死亡率的关键。开放性损伤有明确的外伤史,症状与体征典型者,容易诊断。闭合性损伤由于出现症状晚需借助辅助检查才能确诊。有关结肠损伤诊断的方法如下。

1. 详细询问负伤史 对神志清楚的伤员应详细询问负伤病史和伤后症状,问清腹痛部位和性质、有无休克、下消化道出血等其他临床表现,并认真了解受伤情况,如负伤时间、体位、姿势、致伤物性质及其投射方向、距离等,结合大体解剖位置;以初步判断有无结肠损伤等腹腔脏器损伤的可能。

2. 全面体格检查 包括全身检查,腹部检查和直肠指诊,均具有重要诊断价值。要重视腹(腰)部以外的伤口,仔细检查肩部、胸部、腰骶部、臀部和会阴部以及股部有无投射物出入口。这些部位的火器防,尤其是盲肠伤,有时也会进入腹腔内而。引起结肠损伤,必须提高警惕。

腹部压痛,腹肌紧张及反跳痛、肝浊音界消失或缩小、肠鸣音减弱或消失等临床表现,为结肠损伤的重要体征。移动性浊音阳性结果虽有助于确定腹膜炎的诊断,但往往因伤后早期腹腔内积血渗液量少,变动体位时流动缓慢而致阴性率较低,故而阴性结果不可轻易排除结肠损伤。

3. X线检查 结肠损伤后,腹部X线检查可发现部分伤员中有膈下游离气体,火器性盲肠伤引起者还能显示腹腔内金属异物存留,对诊断有参考价值。因此,对疑有结肠损伤而又诊断不明确的患者,首先应行X线检查,以观察是否有膈下游离气体和腹腔内金属异物的存在。

4. 诊断性腹腔穿刺 当腹腔内存在200ml以上的积液时,能经穿刺吸出腹腔液做检查,阳性率较高。但应注意,腹腔穿刺表现阴性结果时,也不可轻易排除结肠损伤的可能。

5. 腹腔灌洗术 对腹部钝性伤疑有结肠损伤时,可采用腹腔灌洗术,其灵敏度很高,可达95%以上。

6. 腹腔镜探查 不仅可了解损伤部位,还可观察损伤程度。现已逐步开展,但应严格掌握适应证。

7. 剖腹探查术 对伤情较复杂、严重而诊断难以确定的伤员,若经细致观察分析后仍不能确诊结肠损伤的患者,应及早进行剖腹探查术以免误诊或漏诊。因为,即使是腹部开放伤,也不一定全能通过症状、体征、辅助检查判断。想判明是否有结肠损伤,必须通过剖腹探查。实际上结肠损伤得到早期处理者,往往是合并有其他器官损伤在剖腹手术时发现的。由于结肠分布广而有的位置深,部分位于腹膜外和术中对血肿未加检查等原因,结肠损伤者经手术仍漏诊者也不少见。因此,要求对腹部伤在剖腹探查时不要忽略结肠的系统探查,方能提高结肠损伤的早期诊断处理率。

五、治 疗

由于结肠壁薄,血液循环较小肠差,手术后容易发生胀气,因而缝合不易愈合。加上肠内容物为粪便,因而结肠破裂之后极易造成严重的感染,因感染而致肠麻痹,肠内细菌腐败产气造成肠胀气和腹胀,就更容易发生缝合口裂开,故处理上有特殊性。结肠损伤的治疗效果与破口大小、腹腔污染的程度、合并其他脏器、组织损伤的轻重、处理是否及时恰当有很大关系。手术时间愈早、年轻、全身情况愈好、腹腔污染及腹膜炎越轻者愈后效果越好,否则则差。损伤后2~4小时施行手术,效果最佳,手术每延迟4小时,死亡率将增高15%。

1. 一般处理

(1)对症支持治疗:早期出现出血休克征象者,进行止血及抗休克处理;就诊较晚者,出现水电解质失衡,及时正确处理。

(2)有开放性伤口者,禁止加压包扎或堵塞伤口,应进行引流,将肠内容物引至体外。

(3)持续胃肠减压。

2. 合理使用抗生素 结肠损伤后合理应用抗生素,可明显降低死亡率。结肠损伤的感染属肠源性的,应用抗生素应考虑需氧菌及厌氧菌两种感染。WTO 推荐应用金三联,即甲硝唑、庆大霉素、氨苄西林三者交替静脉点滴。但并不反对使用其他新型抗生素,应做到合理使用,鼓励做药物敏感试验。局部伤口是否应用抗生素,目前尚有争论,可在加强局部处理的情况下,适当应用全身较少使用的抗生素作局部应用。

3. 手术治疗　结肠损伤的手术方法繁多,选择恰当的术式对预后有重要影响。选择的依据包括患者全身状况如年龄、营养状况及合并病等。也根据损伤情况及医疗设备等而定。结肠损伤在第一次世界大战时采用一期切除吻合术,死亡率高达 55% ~ 60%,第二次世界大战时改用损伤结肠的外置或损伤处缝合后做近侧结肠造瘘,死亡率有了很大降低,目前已经降到 10% ~15%。现手术方法有如下几种:

(1) 肠管外置术:将损伤肠管拖出置于腹壁外,待患者情况好转后,再次手术处理及放回损伤的肠管。此手术适用于以下情况:①患者全身情况太差,如严重休克。②腹腔污染严重。③损伤肠管挫伤严重,对其生机力判断有困难。

(2) 肠管修补外置术:将损伤肠管修补后置于腹壁外。此种手术适用于:①对患者的愈合修复能力有疑问者,如血浆白蛋白过低、老年人或感染严重。②肠壁局部有血肿或缝合后张力较大。手术后观察 6 ~ 14 天,如外置肠管血液循环好,修补处愈合好,即可还纳入腹腔。虽较一期手术麻烦。但较为安全。特别在基层医院易于开展。

(3) 肠管损伤一期修补术:肠管穿孔较小,外溢肠内容物很少,受伤时间在 6 小时之内,经彻底冲洗及清创,可行一期修补术,但目前也应考虑到患者及医院条件,应慎重选择。

(4) 结肠腹膜外损伤的手术:利器由腰区刺入或弹头由腹膜外穿破肠管,破口处位于腹膜外,肠内容物溢入腹膜后间隙或体外,此种情况腹腔比较干净,污染轻,可经腹行一期肠管修补术或肠段切除吻合,手术结束后,仍恢复后腹膜的完整性,将修补或吻合之肠管置于腹膜外,在原伤口处放置引流,术后一旦发生肠瘘,对腹腔影响也不大。

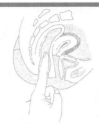

第二十五章 便 秘

便秘是常见的临床疾病,主要表现为排便次数减少、排便困难、便不尽感和粪便干结。这几种症状可单独出现,也可以同时或相间出现,通常以排便频率降低为主要表现,一般每2～3天或更长时间排便一次,其发病率约为20%,以女性和老年患者居多。便秘既可以是胃肠道功能紊乱引起的单一疾病,也可以是继发于其他器质性疾病的临床症状。健康人群排便次数亦存在较大差异,一组调查结果提示,每

天排一次大便者约占60%,一天排便几次者占30%,几天一次者约10%,因此诊断便秘应结合个人排便习惯综合判断。由于便秘可继发于甲状腺功能减退、血卟啉病、甲状旁腺功能亢进、先天性巨结肠、胃肠道占位性病变、脊髓损伤等多种疾病,鉴于篇幅所限,本章仅针对习惯性便秘和肛肠科常见的出口梗阻性便秘系统介绍。

第一节 习惯性便秘

一、病 因 病 理

(一) 祖国医学对便秘的病因病机的认识

祖国传统医学,尚无对便秘病名的明确记载,依其临床表现,本病多归于"秘结"、"大便难"、"不利"、"不通"等病范畴,关于便秘症状的描述首见于《黄帝内经》,如《素问·厥论》曰"太阴之厥,腹满膨胀,后不利,不欲食,食则呕,不得卧。"中医认为便秘发病的原因归纳起来有:饮食不节、情志失调、外邪犯胃、禀赋不足等。过食辛辣、肥甘厚味,致使肠胃积热,大便干结;忧愁思虑过度致气机瘀滞,不能宣达,通降失常,传导失职,糟粕内停,谷道不通,而致便秘;贪凉饮冷致阴寒内盛,凝滞胃肠,失于传导;热病之后肠燥津亏,大肠失于濡润,大便干结,排便困难;素体虚弱,气血不足,气虚则大肠传导无力,阴血亏虚,无水行舟致大便干结难下,而成便秘。便秘的表象为大肠传导失司,其发生与肺、脾、胃、肝、肾等脏腑功能失调有关。如胃热过盛,津伤液耗,则肠道失濡润;脾肺气虚,则大肠传送无力;肝气郁结,气机壅滞,或气郁化火伤津,则腑失通利;肾阴不足,则肠道失于濡润;肾阳不足,则阴寒凝滞,津液不通,皆可影响大肠传导,发为本病。

安阿玥教授认为便秘的发生部位虽在大肠,表现为腑气不通,排便困难,但却与肺、脾、肝、肾四脏

密切相关,很多便秘患者都有服用泻药的病史,有的甚至长期依赖通便药,这些药物多含有大黄、番泻叶等苦寒败坏胃气之品,常服久服必损伤脾胃,脾居中焦,主生气血,行津液,可使清阳升,浊阴降,心肺有所养,肝肾有所藏,腑气得通;肺居上焦,为诸脏华盖,主气机之宣发肃降,与大肠相表里,肺失宣降自然会影响肠道的功能,唐容川在《医经精义·脏腑之官》道:"大肠之所以传导者,以其为肺之腑,肺气下达,故能传导。"肝主疏泄,一身气血条畅有赖于此,且肝经循行部位走前后二阴,肝经气血条畅自然对排便有益,唐容川在《血证论·脏腑病机论》:"木之性主于疏泄。食气入胃,全赖肝木之气以疏泄之,而水谷乃化。设肝之清阳不升,则不能疏泄水谷,渗泻中满之证在所不免。"肾居下焦,一身阴阳之根本,主封藏摄纳,司二便,肾阳充则大肠腑气可得鼓动气化,肾阴足,肠道得津液濡润,有增水行舟之意;很多便秘患者多病程长,久病多虚,久病多瘀,立益气养血、祛瘀通便之法,使肠道气血条畅而有所养,传导之功自复。

(二) 现代医学对便秘病因病理的认识

排便过程是一个复杂的由多种因素参加的综合性活动。健康人直肠内通常没有粪便,随起床引起的直立反射,早餐饮食引起的胃、结肠反射,结肠产生强烈的集团蠕动,把粪便送入直肠,当直肠内粪便

196

达到一定的量,约 150 ~ 200ml,可产生 45 ~ 55mmHg 的内压,就会刺激直肠壁内神经感受细胞,使直肠运动亢进,直肠纵肌收缩,直肠内压进一步上升,直肠与乙状结肠、降结肠及肛门之间的弯曲度变小或消失,直肠伸展变直,肛门内、外括约肌舒张,粪便排出体外。这一过程称为直肠肛门反射,或排便反射。

直肠壁内神经感受细胞对压力非常敏感,当受到一定阈值的压力时,即可将冲动通过盆神经及腹下神经传至骶部脊髓($S_{2~4}$)的排便反射低级中枢,此中枢一方面可直接传出冲动,通过盆神经及腹下神经达直肠壁及肛门内括约肌,使其产生效应,进一步收缩或舒张。另一方面又可将冲动上升,传至丘脑和大脑皮层的排便活动高级中枢,引起便意。若条件许可排便,即发出指令至脊髓(S_5),通过阴部神经,令随意肌的肛门外括约肌舒张,肛提肌向上向外收缩牵拉,使肛管上口张开。同时膈肌下降,腹肌收缩,呼吸暂停,使胸内压及腹内压急剧上升,促进粪便排出。当外界条件不许可排便,高级中枢则下达指令使肛门外括约肌收缩,外括约肌收缩引起肛门内括约肌及耻骨直肠肌等同时收缩,从而闭合肛管。此时乙状结肠、直肠舒张,并通过直肠的逆蠕动使粪便返回乙状结肠,便意暂时消失。这种随意性自制有时间限制,当外括约肌疲劳而麻痹后,大便即可自行排出。

排便的这种大脑皮层随意控制作用,有利于人应变环境,养成定时排便习惯。若长期任意延缓排便,将使直肠对粪便压力刺激失去正常的敏感性,使粪便久存积于直肠而不发生排便反射,从而形成习惯性便秘。

引起习惯性便秘的原因是多方面的,主要还有以下几种:

(1)心理因素:情绪紧张,忧愁焦虑,注意力高度集中于某一工作,或精神上受到惊恐等强烈刺激,导致大脑皮层和自主神经功能紊乱,引起便意消失;抑郁性精神病和癔症等,均可引起便秘。这些均属心理因素,是形成便秘的重要原因。

(2)胃肠道运动缓慢:缺乏 B 族维生素,甲状腺功能减退,内分泌失调,营养缺乏等,可影响整个胃肠蠕动,使食物通过缓慢,形成便秘。

(3)肠道运动亢进促进:肠蠕动亢进的副交感神经异常兴奋时,可导致肠运动异常,出现痉挛性收缩,可引起便秘或腹泻交替进行,排出被痉挛的结肠切割成的如羊粪样硬结粪块。

(4)肠道受到的刺激不足:饮食过少或食物中纤维素和水分不足,肠遭受到的刺激量不足,不能引起结肠、直肠的反射性蠕动,结果食物残渣在肠内停留过久,水分被充分吸收,大便干燥,排出困难。西方流行的精细饮食多含有高营养物质,但缺乏纤维素,一次食用量很少,所以容易因肠受到的刺激不足而发生便秘。

(5)排便动力缺乏:手术损伤了肛门部肌肉,年老体弱,久病或产后,致使膈肌、腹肌、肛提肌收缩力减弱,使排便动力缺乏,粪便不易排出,发生便秘。

(6)肠壁的应激性减弱:腹泻之后,肠壁内神经感受细胞为对抗腹泻,保持正常生理,常可应激性降低排粪活动引起便秘。长期使用刺激性泻药也可降低肠壁神经感受细胞反应性,致使不服泻剂或灌肠就难于排便,形成依赖泻剂的顽固性便秘。

(7)铅、砷、汞、磷等中毒:服用碳酸钙、氢氧化铝、抗胆碱药物如阿托品、颠茄,中枢性镇痛药物吗啡、盐酸哌替啶、盐酸曲马多,硝苯地平等钙通道阻滞剂、三环类抗抑郁药物阿米替林、去甲替林等均可能导致肠道蠕动减弱,导致便秘。

(8)水电解质平衡失调:失血、发热、呕吐、下痢等引起脱水,机体代偿性的吸收粪便中的水分引起便秘。

二、分　　型

习惯性便秘又称为功能性便秘,临床可分为弛缓性、痉挛性和直肠性三型。

1. 弛缓性便秘　又称慢传输型便秘,便秘中常见的一种,在功能性便秘中约占13%,具体表现为肠腔内容物由近结肠端向远结肠端和直肠的运动速度明显低于正常人,一般认为该型是肌神经丛兴奋性低下所致。其具体机制包括两种:①促使肠内容物向远端运动的结肠高幅度推进性收缩数量减少;②远端结肠不协调运动增多,从而妨碍了正常的结肠传输,结肠传输试验可诊断该型便秘。测压研究表明患者的结肠动力降低,推测可能存在肠肌间神经递质的改变。

该型由于大便未进入直肠壶腹,一般没有明显症状,仅表现为便意淡或消失,大便超过 3 日排 1 次,排出困难,排便时间较长。可伴腹部胀满不适,食欲缺乏,少数有头痛、眩晕、倦怠、疲劳、心悸等症。有时可在左下腹扪及膨大充盈的肠管形。老人、妊娠妇女、素体虚弱、大病之后、长期服用泻药、纤维素及水分摄入不足、体质肥胖、内脏下垂、药物依赖性便秘多属此型。

2. 痉挛性便秘 一般认为是由于自主神经系统失调,副交感神经亢进,致肠的运动异常而引起。所以有人又称此型为运动失调型便秘。使用毛果芸香碱后,在 X 线下可见结肠袋加深,特别是降结肠和乙状结肠呈现痉挛性收缩像。用阿托品后可改善便秘。

该型在临床上较少见,常为便秘、腹泻交替进行,排出的粪便如羊粪状。下腹不适或钝痛,排便后缓解。可伴食欲缺乏、嗳气、头痛、眩晕、心悸、疲乏、烦躁等症。在下腹降结肠和乙状结肠部位可扪及痉挛变硬的条索肠管。

3. 直肠性便秘 是指粪便进入直肠后,排出困难或滞留过久,又叫直肠性排便困难症。一般认为是由于直肠壁上的感受神经细胞应激性减弱,即使进入大量粪便,亦不能引起直肠肛门反射使粪便排出。常有肛门下坠,排便困难,排出不净感、残留感等症。直肠指诊可触及粪块,直肠壶腹可扩大至正常容积的 3 ~ 4 倍,镜检时多有直肠黏膜松弛或直肠黏膜内脱垂。

三、临床表现

患者左下腹有胀压感觉,下腹痉挛性疼痛,腹部胀满或胸腹闷胀不适,欲便不畅,粪块干结。慢性便秘者,有食欲减退、口苦、嗳气、腹胀、多屁、头痛、头昏、神疲乏力等,体检时常可在降结肠和乙状结肠部位触及粪块及痉挛的肠管,直肠指诊可触及粪块。

此外,便秘还常合并以下症状:

1. 粪嵌塞 多量而坚硬的粪块停滞嵌塞在直肠内不能排出,称为粪嵌塞。嵌塞的粪便在细菌作用下,周围可产生液化便而不时排出肛外,称为假性腹泻,亦即祖国医学中的热结旁流。

2. 肠石症 粪便或粪便中的异物,如果核、瓜子皮等,在消化道内滞留过久,被钙化而形成球状坚硬的粪块,称为肠石症。常见于慢性便秘,巨结肠症、下部结肠肿瘤、乙状结肠狭窄、直肠狭窄亦可发生。

3. 宿便性溃疡 由于粪便停滞的时间过长,压迫肠壁肠黏膜缺血,而发生结、直肠壁溃疡,称为宿便性溃疡。常见于恶病质或长期卧床的患者。

4. 痔、肛裂、肛乳头瘤、肛窦炎等肛门直肠疾病也常被认为是便秘的并发症。

另外,慢性便秘还可能因粪便滞留时间过长,致肠内容物发酵腐烂,产生过量的有害气体(吲哚、硫化氢、甲烷等)和有害物质(乳酸、乙醇、酚、氨、组胺等),进而引起所谓的自身中毒现象,出现如头痛、头晕、神疲乏力、精神涣散、食欲缺乏、腹胀、心悸等症状。

四、诊断与鉴别诊断

根据患者排便次数减少,大便干结、排便困难等临床症状即可诊断便秘,但必须明确的是便秘是否继发于其他疾病,这就需要详细询问病史、查体结合必要的实验室及影像学检查才能确定,尤其是对于便秘病程短、近期体重明显下降、大便见脓血、黏液的患者更应谨慎。

1. 实验室检查 便常规加隐血检查、肿瘤标记物测定(对肠道而言 CEA、CA-153、CA-199 特异性较强),甲状腺功能测定(甲状腺功能减退可导致便秘)、甲状旁腺功能测定(甲状旁腺功能亢进可致便秘)、血钙测定、血卟啉测定(血卟啉病可导致明显的腹痛便秘,类似于肠梗阻症状)。

2. 直肠指诊 有助于发现直肠癌、直肠狭窄、粪嵌塞、直肠前突、直肠外肿物压迫等。

3. 肛门镜、乙状结肠镜、全结肠镜 可直接观察肠腔内是否存在占位病变,并取病理确定疾病性质。

4. 影像学检查

(1)腹部平片。

(2)腹部 CT、MRI,有助于明确肠道内及腹腔内占位性病变。

(3)胃肠道钡餐,对胃肠道传输功能,及明显的占位病变有意义。

(4)结肠传输试验:平衡饮食条件下,口摄入特定的标志物,然后定时观察和计算标志物在结直肠的运行和分布情况以及排出的时间的一种检查方法。临床上应用最为普遍的是口服不透 X 线的标志物,标记物可以是液态的、半成形的或膜样的,通过定时腹部摄片的方法,记录标记物到达的位置,对于功能性便秘的诊断和分类有重要意义,正常人一般 3 天内可排出标记物的 50% ,5 天可排出标记物的 80% 。

(5)球囊排出试验:将一个灌注有 50ml 水的球囊,置于患者直肠内,嘱其做排便动作,排出水囊,如患者不能排出,则施加一定外力直至球囊排出,本实验简单易行,可用于评价盆底肌群和肛管的排便功能。

(6)排粪造影:了解有无盆底功能障碍,直肠黏膜松弛、直肠黏膜内脱垂、直肠前突等。

功能性便秘诊断标准,国内外普遍接受的诊断标准为"功能性便秘罗马Ⅱ标准",具体如下:

过去12个月内,至少12周(不必连续)发生以下两项或两项以上情况:①1/4以上的排便有紧迫感;②1/4以上的排便干结或坚硬;③1/4以上的排便时直肠有阻塞感;④1/4以上的排便有排便不尽感;⑤1/4以上的排便需要额外帮助(如盆底按摩);⑥每周排便少于3次。没有排便稀溏,且不足以诊断肠易激综合征。

五、治　　疗

对于继发性便秘应治疗原发疾病,就功能性便秘而言,包括以下方面:

1. 基础治疗　摄入足量的食物、膳食纤维、水分,合理运动,养成定时排便的习惯,这是其他治疗方法的前提。

(1)饮食疗法:饮食中的水、纤维素及一些润滑成分是维持正常排便的重要因素。新鲜蔬菜、水果中水及纤维素的含量较高,如大白菜、芹菜、韭菜、莴苣、菠菜、魔芋、红薯、香蕉、柚子等,应注意每日摄入;芝麻、核桃、花生、蜂蜜等具有良好的润肠通便作用,足够量的摄入能有效地防止和治疗便秘,尤适合于老人、妊娠妇女、病后体虚者;糙米含有丰富的蛋白质、淀粉、维生素B_1、A、E、纤维素、钙、铁和磷等矿物质,其中丰富的纤维素有助排便。同时应注意平衡膳食,我们在临床中发现一些便秘患者片面理解多吃蔬菜水果有助于排便,主食摄入量明显不足,造成粪便总量过少,不足以引起排便反射。

(2)运动疗法:散步、慢跑、气功、太极拳、腹部顺时针揉按、仰卧起坐等运动,一方面可促进肠道蠕动,另一方面可加强膈肌、腹肌收缩力,舒缓患者精神压力均有促进消化和排便的作用。

(3)生物反馈治疗:利用现代生理科学仪器,通过人体内生理或病理信息的自身反馈,使患者经过特殊训练后,进行有意识的"意念"控制和心理训练,就便秘治疗而言,他可以帮助患者了解自身的生理异常,进而有意识地纠正这种异常,临床研究表明该疗法可以改善直肠对膨胀刺激的敏感性、重建直肠肛管反射、协调盆底肌群运动,减轻排便时的梗阻症状。

(4)心理治疗:让患者了解正常的排便生理,改变其忽视便意,随意延长排便时间的不良习惯,做到每日定时排便。保持心情愉悦、放松思想、解除焦虑也是治疗便秘的重要前提。

2. 药物治疗　包括西药治疗和中医药治疗。

(1)西药治疗:西药治疗的途径主要包括:抑制肠道水分吸收、刺激肠道分泌、提高肠腔内渗透压、促进肠道蠕动儿方面,包括下面几类药物

1)容积型泻药:如甲基纤维素(1.5～5g/d)、葡甘聚糖(1.5～2g/次,每日3次)。

2)高渗性泻药:传统药物为硫酸镁、镁乳等,已较少应用,目前常用药物主要有乳果糖(15～30ml/次,每日3次),聚乙二醇,聚乙二醇为新型的高渗性泻剂,难以被肠道分解吸收,一定程度避免了其他高渗性泻药随治疗时间延长,药效减弱的问题。

3)润滑性泻药:如开塞露(20～110ml灌肠)、液体石蜡(每次10～30ml灌肠或口服)。

4)胃肠道动力药:西沙必利、莫沙必利属全肠道动力药,疗效确切,但对心律有不良影响,目前逐步被选择性作用于结肠的促动力药,如普卡比利取代。

5)肠道微生态制剂:较常用的有双歧杆菌制剂、枯草杆菌制剂、酪酸菌制剂,该类药物具有一定双向调节作用,且作用缓和,无明显副作用。

(2)中药治疗:中医治疗便秘主张从整体出发,针对病因,辨证施治,节饮食、调起居、顺情志。遵循保胃气,存津液的原则。不可滥用泻药,取一时之效,耗气伤津。这里主要介绍安阿玥教授治疗便秘的辨证分型及用药经验特点。

辨证分型:

1)肺失宣降,大肠津亏:症见大便干结难下,可见咳嗽、痰多、舌质暗、苔白厚干而少津、脉细滑或细弦。

立法:宣肺和血,润肠通便

处方:杏仁15g　牛膝15g　桔梗12g　桃仁15g　当归20g　玉竹10g　火麻仁15g　生地15g　生甘草9g

方解:该证型以肠道津亏燥结,肺失宣降为主要矛盾,方中以杏仁、桔梗宣降肺气,以玉竹、火麻仁、生地黄增液生津,濡润肠道,由于肺朝百脉助心行血,肺失清肃,必然影响到血液的正常运行致脉络失和,方中以桃仁活血化瘀、当归养血活血,一补一活谓之和,且二药兼具润肠通便之效,牛膝引药下行,以甘草和诸药。综观全方,以通降为主,通降中寓升提,以滋阴养血为主,养血中寓活血,相反相成,动静结合。

2)肝肾阴虚,津亏肠燥:症见大便干燥,排便无力,舌红少苔、少津,甚可见裂纹,脉细弱或弦细。

立法:滋补肝肾,润肠通便

处方:南沙参15g　麦冬15g　生地20g　石斛12g　火麻仁15g　当归12g　枸杞子15g　肉苁蓉15g　川楝子9g　生黄芪40g　川芎10g　木香9g　生甘草9g

方解:该证型以肝肾亏虚阴液不足为本,津亏肠燥腑气不通为标,方中以沙参、麦冬、石斛、生地黄滋阴润燥,枸杞、当归、肉苁蓉滋补肝肾养血润燥,生黄芪、甘草益气健脾,木香醒脾运脾,一则补后天以养先天,其次脾气健运,可防滋阴药助湿生痰;川楝子、川芎疏肝解郁,当归、枸杞养肝之体,川楝子、川芎助肝之用。

3)肝郁脾虚　肠燥津亏:症见便秘、脘闷、腹胀、纳呆,胁肋胀痛,舌质暗,苔腻少津,脉弦细或弦滑等。

立法:疏肝健脾,润肠通便

处方:当归20g　赤芍20g　白芍20g　柴胡9g　麸炒白术9g　干姜9g　火麻仁15g　何首乌10g　生地20g　玉竹10g　炙甘草9g

方解:该证型以肝气郁结、肝郁脾虚为主。肝为刚脏,体阴用阳,方中以当归、白芍、制首乌养肝柔肝,柴胡疏肝解郁;白术、炙甘草、干姜益气健脾,温运中阳,使清阳升浊阴降,水谷津微得以布化。生地、玉竹、火麻仁生津润燥,取增水行舟之意。方中白芍与甘草同用,酸甘化阴;甘草与干姜同用,辛甘养阳,全方疏肝行气无刚燥之弊,滋阴润肠无助湿之虞。

4)气虚血瘀　脉络痹阻:症见排便困难,神疲乏力,舌质暗有瘀斑,舌下脉络瘀曲,脉细涩无力。

立法:益气养血,祛瘀通便

处方:生黄芪30～60g　赤芍10g　川芎12g　当归10g　火麻仁10g　桃仁15g　红花9g　地龙9g　何首乌15g　生地15g　炙甘草9g

方解:便秘病程日久,久病入络,方中重用黄芪,一则益气活血,其次黄芪补脾益气,其性主升,使清阳升浊阴降;桃仁、红花、赤芍、川芎、地龙活血通络,何首乌、生地、火麻仁补肝肾,润肠通便,生地黄、赤芍药性偏凉,可兼制黄芪、川芎等辛燥之性,本方以补阳还五汤化裁而来,以补气为主,化瘀为辅,令气旺血行,肠道气血条畅而有所养,传导之功自复。

安阿玥教授用药特点:

1)补而不滞,滋而不腻:例如滋补肝肾润肠通便,方中应用南沙参、麦冬、生地、石斛等甘润养阴之品,同时在方中加用当归、川芎、木香辛润养血活血、行气化湿,性质偏温、偏于行散的药物,既有利于宣散津液发挥其濡润作用,又可防止滋阴药助湿生痰。安阿玥认为:"见阴虚只知一味滋阴,通常难以取效,这主要是因为滋阴药通常药性滋腻,要发挥滋养作用,必须得到宣散敷布,这时在大队的滋阴药中加入一些行气、化湿、温阳等药性偏温的药物更有助于取得更好的滋阴效果。单纯滋阴好比'一潭死水',只有通过阳光的蒸腾化为雨露,方可润泽万物。"

2)阴阳相配,相反相成:例如宣肺和血润肠通便一法,方中应用杏仁、牛膝等有助于肺气肃降、引药下行的药物同时,加用桔梗,于通降中寓升提,看似矛盾,但仔细思考,桔梗药性偏走上焦,可使清阳升,心肺有所养,有益于肺脏肃降之功,且桔梗具有化痰之效,有助于肺脏恢复清肃之性。再如滋补肝肾润肠通便一法,方中南沙参、麦冬、生地、石斛等药药性偏于甘寒而主静,辅以木香、川楝子、川芎、当归等药性偏温偏于行散的药物,阴阳相配,静中寓动。

第二节　出口梗阻性便秘

通常将排便反射异常或阻塞引起的肛门和直肠括约肌性便秘称为出口梗阻性便秘。该型便秘可单独发生,也可与结肠慢传输型便秘同时发生。正常的排便过程如下:粪便充满直肠后刺激肠壁感受器,发出冲动传入腰骶部低级排便中枢,并上传至大脑皮层而产生便意,大脑皮层发出冲动,产生排便反射,乙状结肠和直肠收缩,肛门括约肌舒张,肛提肌收缩将括约肌向外牵拉,肛管直肠角角度增大,粪便通过肛管,排出体外。

出口梗阻性便秘发生机制尚不完全清楚,根据病理特点可归为两大类:第一类为盆底松弛综合征,包括直肠前突、直肠黏膜内脱垂、直肠内套叠、会阴下降综合征、骶直分离等。第二类为盆底痉挛综合征,包括耻骨直肠肌综合征、括约肌失弛缓症等,该类患者盆底肌功能紊乱,排便时耻骨直肠肌、肛门内外括约肌不仅不能舒张,反而收缩,张力升高,以致肛门紧闭,大便无法排出。现分述如下:

一、直　肠　前　突

1.定义　直肠前突(rectocele,RC)意为直肠膨出,即直肠前壁突出,亦称直肠前膨出。患者直肠阴道隔薄弱直肠壁突入阴道内,是出口梗阻性便秘的重要类型,本病多见于中老年女性。

2. 病因病理 女性直肠前壁由直肠阴道隔支撑,该隔主要由骨盆内筋膜构成,内有肛提肌的中线交叉纤维组织及会阴体。当老年人全身组织松弛、多产妇、产伤、排便习惯不良、会阴部松弛时,则直肠阴道隔松弛,直肠前壁易向前突出,用力排便时腹压增高,粪块在压力的作用下冲向前突内,停止用力后粪块又被挤回直肠,造成排便困难。因排便不尽反复用力努争,结果腹压再次增加,使已松弛的直肠阴道隔不断承受压力,从而导致前突加深,形成恶性循环,排便日益困难(图25-1)。

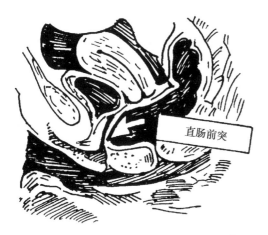

图 25-1　盆腔矢状面显示直肠前突向前向下(凹陷区变深)

3. 临床表现 排粪困难、肛门阻塞感,因不能排尽大便,而有排空不全感,少数患者有便血或肛门直肠疼痛,部分患者需在肛门周围加压才能排出大便,或将手指伸入阴道以阻挡直肠前壁凸出,甚至用手指伸入直肠内抠出粪块。

4. 诊断 直肠指诊可初步诊断。在肛管上方的直肠前壁触及凹陷的薄弱区,嘱患者作排便动作,可使薄弱区向前方突出更明显。排粪造影可见到直肠前壁向前突出,钡剂通过肛管困难,国内医学界提出直肠前突排粪造影检查,可分为三度:即轻度,前突深度为 0.6 ~ 1.5cm,中度为 1.6 ~ 3cm,重度≥3.1cm,使直肠前突诊断更加细化。综合病史、临床症状及体征,直肠前突诊断并不困难。

5. 治疗 多数直肠前突患者宜首先采用非手术治疗,因为患者便秘的原因有多种因素综合导致,仅纠正直肠前突并不能解决所有问题,而且手术的远期疗效亦不甚理想。手术可分为经直肠手术和经

阴道手术两大类,手术总的原则为修补缺损,消除薄弱区。

术前清洁洗肠,采用腰麻、骶麻或局麻,取俯卧位,两下肢下垂约45°,并稍外展,宽胶布牵开双臀,显露肛门,扩肛至 4 ~ 6 指。

(1)直肠前突修补术(Sehapayak 术):手术方法是在齿线上方的直肠前正中作纵切口,长约 5 ~ 6cm,深达黏膜下层,暴露出直肠阴道隔,沿黏膜下层向两侧游离黏膜瓣,根据前突宽度游离 1 ~ 2cm。游离黏膜瓣时助手左示指插入阴道作引导,可起到加压止血作用,也可在缝合修补时避免缝针刺破阴道黏膜。2-0 号铬肠线间断缝合两侧肛提肌边缘 3 ~ 5 针,以修补直肠下端的直肠阴道隔薄弱区,然后间断或连续缝合黏膜切口。

(2)闭式修补术(Block 术):按前突大小,用血管钳钳夹直肠黏膜,用 2-0 号铬肠线从齿线处自下而上连续缝合直肠黏膜及其肌层,修补缺损。缝合时应注意连续缝合须呈下宽上窄,以免在上端形成黏膜瓣影响排便。

(3)荷包缝合术:以前突最明显处为中心,分别将左上、右上、左下、右下 4 个相限做荷包缝合、结扎,术中肛门探查以触及直肠前突部分明显加固且弹性显著增强则为止。

(4)三角形切开前突修补术:于阴道后壁薄弱处做三角形切口,间断缝合三角形两边切口以及底部切口,以达到消除薄弱区的目的。

术后应预防性应用抗菌药物,手术当日以静脉营养为主,手术次日进流质饮食,而后逐渐恢复普食。术后还应继续给高纤维食物,多饮水,定时排便等,以免便秘复发。

值得注意的是单纯直肠前突者较少,多数患者合并有会阴下降、直肠内套叠、直肠前壁黏膜脱垂、肠疝等,治疗时应同时处理,否则影响疗效。

二、直肠内套叠

1. 定义 直肠内套叠是指直肠黏膜松弛、直肠内脱垂,排便时直肠黏膜、直肠壁形成套叠,堆积堵塞肛管上口,可引起排便困难。又称直肠黏膜脱垂、隐性直肠脱垂、不完全直肠脱垂等。多发生在直肠远端,部分累及直肠中段。多发于老年女性。

2. 病因病理 目前尚不完全清楚。有人认为直肠冗长是发生本病的必备条件,也有人认为是直肠脱垂的前期病变,笔者多年观察本病与排便时久蹲厕所有很大关系。其一,久蹲厕所所致腹压增加;其

二,长期久蹲可致黏膜下肌腱断裂而形成直肠内脱垂。

3. 临床表现　直肠排空困难,排粪不尽及肛门阻塞感,且用力越大,阻塞感越重。患者常将手指或栓剂插入肛门协助排粪,久之则由不自觉到自觉地采用这种方法帮助大便。有些患者在排粪时有下腹部或骶部疼痛,偶有血便或黏液便。部分患者伴有精神症状,多为抑郁或焦虑。

4. 诊断　当患者诉说直肠内有阻塞感,排粪不全,便次多,每次粪量少,应考虑有本病可能。同时还应依靠下列检查:①直肠指诊可发现直肠黏膜裹指感明显,直肠镜检查可看到松弛的黏膜堆积于肠腔内。②乙状结肠镜检查虽不能发现内套叠,因插入肠镜时已将套叠复位;但在内套叠处常可见溃疡、糜烂、黏膜红斑或水肿,常易误诊为直肠炎症性疾病。③排粪造影可确诊,典型表现是直肠侧位片见黏膜脱垂呈漏斗状影像,部分患者有骶骨直肠分离现象。

5. 治疗　先行保守疗法,平衡膳食,多食蔬菜水果,保持大便通畅,定时排便,改变久蹲厕所的不良习惯,肛门提肛锻炼等。其次可用中药补中气、益肾元、润肠通便方法治疗,方药常以补中益气汤济川煎化裁,方中黄芪用量应在30g以上,并可适当加用五倍子等收敛固涩药物;临床中笔者应用芍倍注射液原液灌肠治疗直肠黏膜松弛,该药具有很好的收敛固涩作用,患者排便困难、排便不尽感可有明显改善甚至消失,对于保守疗法效果不佳患者可采用手术治疗。

(1) 经肛门缝合术:患者取截石位,在直肠后壁及两侧壁分别用肠线对松弛的直肠黏膜纵行连续缝合3行,缝合高度可参考排粪造影显示的黏膜脱垂情况,一般缝合7~9cm即可,手术目的在于收紧固定松弛的直肠黏膜(图25-2)。

(2) Delorme 手术:由近端黏膜边缘逐步向上分离,直到松弛的黏膜消失,先将分离后的黏膜下肌层折叠横向缝合,然后行黏膜对端缝合,再环形剪除多余的黏膜。该手术能完全切除内脱垂的黏膜4~10cm,并可同时修补直肠前突。

(3) 注射疗法:参照三期内痔的注射方法,齿状线上方选择3~4个部位,从上到下行柱状注射,注射芍倍注射液时,进针后遇肌性抵抗感后退针给药,将药液注入黏膜固有层与直肠肌层之间,这样收敛固定效果更佳,有时可用原液注射治疗以获得更好效果,注射药液总量一般不超过40ml。

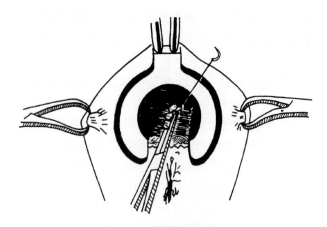

图 25-2　肠线连续缝合

根据笔者临床经验,应用芍倍注射液局部注射加用益气升提、润肠通便药物治疗因直肠内脱垂引起的习惯性便秘效果很好,二者相辅相成,既可迅速改善患者排便困难、排便不尽的临床症状,更使注射治疗的远期疗效得到保证。

对严重的内套叠可将缝合或柱状结扎松弛黏膜与注射疗法相结合,即在缝合或结扎后的其他部位行注射,这样可以达到由点到线、由线到面的广泛固定作用。

近年来一些学者应用吻合器痔上黏膜环切术(PPH)治疗直肠黏膜内脱垂。PPH 通过切除一定宽度的直肠黏膜及黏膜下组织,在黏膜下层与肌层形成瘢痕,紧密粘连,使直肠黏膜的张力得到加强。该术式去除了松弛的直肠黏膜,可以有效改善患者临床症状,但临床中也出现了由于环状切除直肠黏膜导致直肠狭窄的情况,是否能够常规应用于直肠黏膜内脱垂治疗,有待商榷。

三、会阴下降综合征

1. 定义　会阴下降综合征(descending perineum syndrome,DPS)指患者在安静状态下肛管位于较低的水平;用力排粪时,会阴下降,低于坐骨结节水平。排粪时间过长及过度用力,是发病主因。正常情况下,肛管位于坐骨粗隆连线之上,而肛直角连合则刚好位于耻骨联合至尾骨尖连线之下。正常排粪时,肛管的下降不应超过2cm,如排便时肛管下降超过2cm同时影响大便排出,及可诊断会阴下降综合征。

2. 病因病理　由于长期久蹲过度用力排粪,盆底肌肉功能逐渐减弱,肛管直肠角增大,产生排便困难,继续用力排便,导致腹压增高,增高的腹压传递至直肠前壁,导致直肠前壁黏膜脱垂至肛管上端,产生排便不尽感,因而患者进一步用力排粪,形成恶性循环(图25-3)。此外,多次经产妇女及高龄妇女易发生本病。

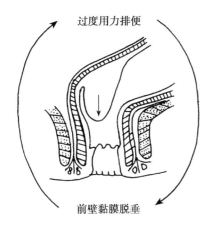

过度用力排便

前壁黏膜脱垂

图25-3　直肠前壁黏膜脱垂

3. 临床表现

(1)排便困难:排便困难为最主要症状。排便时间长、排空不尽感、排便费力。脱垂的前壁黏膜像塞子一样堵塞肛管上端,使粪块不能自由通过。有时患者需在排便时插入手指至肛管内推开脱垂的黏膜后方能排便。若脱垂的黏膜在便后仍不能缩回,持续刺激肛管敏感区而产生直肠胀满感,促使患者上厕所作无效的排便。

(2)便血及排黏液:脱垂的直肠前壁黏膜分泌黏液,若黏膜受伤,可致便血。

(3)会阴部胀痛:久站后可有难以定位的会阴深部不适,平卧或睡眠时减轻。疼痛与排便无明显关系,但有时排便后疼痛加重。

(4)大便失禁:因继发或原发的盆底肌与肛门外括约肌的神经损害,晚期患者可发生大便失禁。

(5)便失禁及阴道脱垂:部分女性患者可有应激性尿失禁,常伴不同程度的阴道脱垂。

4. 诊断　根据以上临床表现并配合以下检查可确诊:

(1)用力排便时会阴平面低于坐骨结节平面;

(2)直肠指诊时肛管张力低;

(3)直肠镜检偶见直肠前壁黏膜脱垂或溃疡;

(4)排粪造影:静态相显示会阴轻度下降及直肠前壁膨出;力排相可见整个会阴下降3.5cm,以后部为甚。除显示盆底位置异常低下外,尚可发现其他一些病变,如直肠前突、脱垂等;

(5)肛肠动力学检查:肛管静息压、最大收缩压常降低,完全抑制容量变小;

(6)肛门肌电图检查:可有神经源性或肌源性损害。

5. 治疗　会阴下降与长期过度用力排便有关,因此避免过度用力排便十分重要。教育患者建立定时排粪习惯,每次排粪时间不宜超过5分钟。患者应多食富含纤维素食品及蔬菜、水果。同时应特别强调,排粪期间需减少努挣力度。便秘患者可酌情使用容积型性泻剂,如乳果糖口服溶液,必要时可灌肠治疗。如有直肠前壁黏膜脱垂,可采用注射疗法、胶圈套扎疗法,无效时可手术缝合或切除,笔者采用芍倍注射液于脱垂黏膜部位柱状注射,可以起到良好的收敛固涩、固定作用;对已有粪便失禁的患者,可采用疗程性的骨盆感应电流刺激疗法。进行括约肌锻炼,以改善功能。如果保守疗法无效,必要时可考虑做肛门修复术。有持续性会阴部疼痛的患者,可采用清热利湿、消肿止痛中药坐浴。

处方:苦参20g　益母草20g　苍术15g　川椒15g　马齿苋15g　鱼腥草20g　元胡15g　木香10g　黄柏15g

每日1次,每次15分钟,必要时可对症给予止痛剂。

需明确指出的是,许多会阴下降综合征患者症状与痔相似或并存,有时合并有肛裂,而因本病导致盆底肌和外括约肌的神经损害后,肛门自制主要依赖内括约肌,若轻率地采用扩肛、松解内括约肌手术治疗,容易导致严重的大便失禁,对此应提高警惕。

四、盆底痉挛综合征

1. 定义　正常人在静息状态下,盆底肌呈轻度收缩状态,以维持会阴正常位置和肛门自制。排便时,耻骨直肠肌和外括约肌均迅速抑制,使肛管直肠角变大、肛管松弛,便于粪块通过。若排粪时上述肌肉不能松弛,甚至收缩,阻塞肠道出口,引起排便困难,称为盆底肌痉挛综合征(spastic pelvic floor syndrome,SPFS)

2. 病因病理　病因尚不十分清楚,可能与炎症和滥用泻药及先天因素有关。这种功能紊乱很可能是正常肌肉的功能异常,而不是肌肉的持续痉挛,肛门测压和肌电图均表明在肛门静止和紧闭时外括约肌的功能是正常的。同时,SPFS可能与神经系统功能障碍有关,因为通过感受器水平的刺激能治疗SPFS。其作用机制可能是使传导触觉的神经纤维去极化,产生突触前抑制,抑制向脊髓运动神经元神经冲动的传入,进而使痉挛的肌肉舒张。和所有的功能性疾病一样,SPFS可能与心理因素相关。

3.临床表现　多有排便困难、不适和疼痛等症状;2~3日排便1次。可伴有腹胀、便血,用力排便时,腹内压增高,使会阴下降,导致盆底肌张力逐渐减弱;随着病程延长,会阴部神经可能逐渐受到损害;肛内指诊及肛门镜检查常有直肠前突,直肠黏膜松弛、直肠内脱垂、内痔等。

4.诊断

（1）排粪造影:用力排便时肛门直肠角不变大甚至变小,排粪造影是确诊的主要手段,可确认有否盆底痉挛综合征和并发其他异常,能为临床选择疗法和疗效观察提供可靠依据。

（2）肌电图:耻骨直肠肌与外括约肌反常电活动。

（3）肛门测压:分别测量静止和肛门紧闭时的肛门压力。盆底痉挛综合征患者肛门测压多为正常。

（4）动态MR排粪造影:一般与患者直肠内置入水囊,嘱患者做排便动作,动态观察水囊变化,进而确定肛门及会阴部肌肉收缩舒张情况,有助于对盆底痉挛综合征诊断,是诊断便秘的一种很有前途的新方法。

（5）结肠传输功能:可有直肠潴留或左结肠、乙状结肠传输延迟。

5.治疗　盆底痉挛综合征以改善盆底肌肉功能为主,目前疗法主要分为保守治疗、手术治疗两种方式,因SPFS为肛门直肠周围肌肉功能异常引起,故手术方式应谨慎使用。

（1）保守治疗

1）气囊反馈疗法:嘱患者放松肛门括约肌,将导管插入直肠内约10cm,而后再向气囊注入约25ml气体,约10~15秒之后再将气囊缓慢地拔出,拔出气囊的同时嘱患者作力排动作。上述过程有助于患者形成正确的反馈,进而形成协调的排便动作。

2）肌电图生物反馈疗法:由三个阶段组成。首先用肛塞电极测肌张力,通过对数转换成数值显示每3秒的平均值。在插入电极后患者用力排便10~12秒。如果数值增加,表明肌肉收缩,便可明确诊断;通过EMG反馈,患者可逐步体会正确收缩时的感觉,逐渐学会运用正确的收缩机制。第二阶段用燕麦粥刺激排便。如收缩方式正确,那么燕麦粥就能排泄出来。这个阶段继续使用EMG反馈进行加强。第三阶段,要求患者每餐之后上厕所,用最大的力气排5次,并且要求患者集中精力正确地收

缩舒张,锻炼患者排便时盆底肌肉的协调能力。

3）局部注射肉毒杆菌毒素A在神经肌肉接头处阻断胆碱能递质释放,较长时间麻醉注射部位的肌肉,从而改善症状。

（2）手术治疗:主要包括耻骨直肠肌全束部分切除术、闭孔内肌移植术、改良肛直肠环闭孔内肌缝合术等术式,目的在于解除盆底肌肉排便时的痉挛状态,但不可避免地造成肛门括约功能的损伤,应谨慎采用。

五、耻骨直肠肌综合征

1.定义　耻骨直肠肌综合征(puborectal muscle syndrome)是一种以耻骨直肠肌痉挛性肥大,导致盆底出口处梗阻的排粪障碍性疾病,其组织学改变为耻骨直肠肌肌纤维肥大。

2.病因病理　尚不清楚。可能与局部炎症刺激、滥用泻药及盆底痉挛等因素有关。

3.临床表现　以渐进性加重的排粪困难为主要特征,排粪过度用力,粪条细小,便次频繁,排粪时间明显延长,甚者可达1~2小时,排粪时肛门或骶部疼痛,精神常较紧张。

4.诊断　患者常有精神紧张。肛周可有粪污或因反复用药、坐浴而有皮肤增厚,色素沉着。

（1）直肠指诊:肛管张力增高,肛管明显延长,耻骨直肠肌明显肥大、触痛。

（2）气囊逼出试验:50ml或100ml气囊均不能自直肠排出,正常时5分钟内排出。

（3）肛管压力测定:缩窄压均增高,提示有异常排粪反射曲线,括约肌功能长度显著增加,可达5~6cm。

（4）盆底肌电图:耻骨直肠肌有显著反常肌电活动。

（5）排粪造影:各测量数据尚正常,但排粪时肛管不开,在静止及用力排粪时均有"阁楼征"。

（6）结肠传输功能检查:有直肠内潴留。

5.治疗　泻剂、扩肛、抗痉挛药、肌松剂及其他保守措施均对本征无效。耻骨直肠肌部分切除术可扩大紧缩的肛直环,解除出口阻塞症状而治愈本病。

手术方法常规肠道准备,俯卧位,屈髋40°。后中线切口,自尾骨尖至肛缘上逐层切开,暴露尾骨尖,将其作为耻骨直肠肌上界标志。术者左手示指伸入直肠,顶起耻骨直肠肌。耻骨直肠肌位于外括约肌深部,不易与后者区分,但其上缘恰位于尾骨尖下,且不附于尾骨尖。牵开浅、深部外括约肌(可用

拇指），于直肠外分离耻骨直肠肌 1.5cm 长，两侧钳夹，两钳间肌束切除，使成 V 形缺损，该缺损可经直肠内示指触及。应当切除其远端的半纤维化肌束，其与直肠粘连较紧，当其切除后，位于直肠中的示指即可感到耻骨直肠肌变为松弛。更换手套，皮下组织 2-0 号肠线间断缝合，皮下置橡皮片引流。术后禁食 3 天，适当应用抗菌药物，保持术区清洁，干燥。

六、孤立性直肠溃疡综合征

1. 定义　孤立性直肠溃疡综合征（SRUS），是一种因为直肠前壁良性孤立性的急、慢性溃疡所引起的消化道功能紊乱，以血便、黏液便、排粪困难及肛门坠胀疼痛为主要症状，又称直肠良性孤立性溃疡、直肠良性非特异性溃疡，属于良性局限性直肠疾病，多见于青壮年，无性别差异，发病率低。

2. 病因病理　发病机制尚不明确，可能与下列因素相关：

（1）缺血

1）脱垂的黏膜顶端嵌顿于肛管，加之外括约肌的强力收缩，可致黏膜缺血、压迫性坏死；

2）黏膜大量脱垂时，黏膜下血管伸展、破裂而缺血；

3）固有层纤维化及肌层的填充压迫使黏膜下毛细血管闭塞。

（2）外伤：患者使用手指或器械插入直肠使脱垂黏膜复位时造成损伤。

（3）可能与肠道炎症、血管异常、细菌或病毒感染有关。

组织学改变：①最明显的改变是固有层闭塞，乃因纤维化及黏膜肌层的纤维向肠腔生长所致。②黏膜下可能有异位腺体，其内充满黏液并衬有正常结肠上皮。③常见表浅黏膜溃疡腺管组织不规则，上皮增生等。

3. 临床表现　SRUS 临床症状并无特异性，常见可见便血、黏液便、便秘、里急后重、排粪困难、直肠肛门疼痛、腹泻、还可有大便失禁等。部分患者左下腹部可扪及乙状结肠肠袢，并有压痛。直肠指诊可于直肠下段前壁扪及增厚的黏膜溃疡，触痛明显，

做排粪动作时可扪及脱垂顶端，指套见血迹及黏液。

4. 诊断与鉴别诊断　因 SRUS 临床症状并无特异性，可应用以下方法帮助确诊。

（1）直肠指诊：肛管直肠交界处可触及增厚而活动的黏膜，有压痛，有时硬变区呈结节状或绒毛状，易误诊为息肉或肿瘤。

（2）乙状结肠镜检查：溃疡常位于完全性直肠脱垂的顶端；会阴下降综合征的直肠前壁黏膜脱垂处；脱垂痔的顶端。溃疡的大小自火柴头大小至数厘米，多数直径在 2cm 左右，外形上，1/3 为不规则葡萄状或星状，1/3 为直线形，1/3 为圆形或卵圆形。溃疡多数表浅，边界清楚，基底覆有灰白色坏死物，溃疡周围黏膜呈轻度充血水肿，呈结节状，可综合为四个典型表现：直肠腔内有黏液、血液、黏膜充血、水肿。活检可与直肠癌、溃疡性结肠炎、克罗恩病及绒毛状腺瘤相鉴别。

（3）粪造影：SRUS 行排粪造影检查，可发现直肠内脱垂、直肠前突、会阴下降、盆底痉挛等变化。

（4）钡剂灌肠：常显示直肠狭窄、黏膜颗粒粗、直肠瓣增厚。

（5）可判别 SRUS 与炎症、直肠肿瘤，其特征性表现为黏膜固有层纤维闭塞，黏膜肌增厚并被纤维充填，肌层纤维化增厚，黏膜下有异位腺体。

5. 治疗　以保守治疗为主。训练患者建立正常排便习惯是最有效的治疗方法，排便不可过度用力。高纤维饮食及容积性泻剂有效。手术治疗应针对病因而不是局部溃疡；如完全性直肠脱垂可经腹直肠固定；直肠内套叠可行注射或胶圈套扎治疗，内套叠重者可经肛门切除；脱垂治愈后，溃疡多消失，直肠前切除、结肠造口、溃疡局部切除等并发症多，复发率较高。笔者治疗直肠脱垂、直肠内套叠等多采用柱状结扎加芍倍注射术，通过多点位结扎松弛直肠黏膜配合芍倍注射液直肠黏膜下注射，形成由点到面的收敛固定作用，消除溃疡发生的病因。同时，芍倍注射液较以往硬化坏死性注射剂有明显优势，该药注射后，于局部引起均质化改变，不会形成明显的瘢痕，造成肛门直肠狭窄，亦未见注射后引起组织坏死。

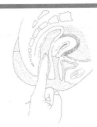

第二十六章　肠易激综合征

肠易激综合征(irritable bowel syndrome, IBS)是临床上最常见的一种肠道功能性疾病,肠道本身无器质性病变,肠道对各种刺激处于过度或异常反应的病理状态,以腹部不适、腹痛、腹胀、肠鸣、便秘或腹泻为主要表现。

对于肠易激综合征(IBS)的认识经历了较为曲折的过程,历史上曾有多种名称,如黏液性肠炎、过敏性肠炎、痉挛性肠炎、激惹性肠综合征、肠应激综合征等,这些名称可从不同方面概括 IBS 的临床症状特点及发病机制,近年来学术界逐渐倾向于以肠易激综合征命名。

1982 年,美国 NIH 学术用语委员会制定肠道激惹综合征的定义为:除外器质性病变,还有以下特点:①腹痛通过排粪减轻;②每年至少发生 6 次以上;③如果出现上述腹痛则至少持续 3 周;④排除无痛性腹泻及无痛性便秘。该定义已被广泛使用。

IBS 可发生于任何年龄,以青壮年居多,据文献报道,全球人群中 10% ~ 20% 的成人和青少年有 IBS 症状,女性多于男性,IBS 的发病率文献报道不一,新近研究结果显示,西方国家 IBS 患病率为 5% ~ 24%,大洋洲国家约 11% ~ 17%,非洲国家 10% 左右,亚洲国家 5% ~ 10%。我国北京、广东、香港等地也曾开展关于 IBS 流行病学调查工作,如北京 2000 年的患病率为 0.82%(Romeo 标准)和 7.26%(Manning 标准),较亚洲平均水平偏低;而广州 2001 年、广东 2004 年的患病率分别为 5.6% 和 5.62%;香港 2002 年患病率为 6.6%,与亚洲其他国家水平相近。

一、病 因 病 理

1. 祖国医学病因病机　从 IBS 的临床症状及发病特点来看,该病当属于中医学泄泻、腹痛、便秘范畴,多由于情志内伤、外感寒湿、劳倦过度等因素导致,肝气郁结、木不疏土、寒湿困脾、湿浊内生,清浊不分而生飧泄,病久及肾,而成脾肾双亏之证,总之该病的发病与肝、脾、肾三藏关系最为密切。

2. 现代医学病因病理　本病发病原因尚不明确,可能与下列因素有关:

(1) 精神因素:过度的精神刺激和情绪波动,如严重的焦虑、愤慨、抑郁、恐惧等。据报道,60% 的首次发病患者或症状加重往往与生活中的应激事件有关。

(2) 饮食因素:主要是不良的饮食习惯和饮食不节,如嗜食生冷食物,过食辛辣、烈酒等。

(3) 感染因素:本病虽不属感染性疾病,但肠道感染后,易发生结肠功能紊乱,尤其是患痢疾后,此病发病率较高。

(4) 肠道菌群失调:正常人肠道以厌氧菌为主,需氧菌以肠杆菌占优势。改变饮食种类或过量进食某种食物后,造成肠道菌群比例失调;长期口服抗生素药物者,粪便中革兰阴性菌减少;IBS 患者粪便中需氧菌明显高于正常。

(5) 遗传因素:有的患者从青春期时即有本征,并有家族史,在同一家庭或家族中,可有很多人患有 IBS 疾病。此外,过用泻剂、吸烟皆可成为发病诱因。

精神因素可影响自主神经功能,进而引起肠道功能障碍,如激动和对抗情绪可引起乙状结肠收缩、蠕动增强,进而引起腹痛、腹泻,消沉和失望情绪可引起结肠收缩、蠕动减弱和黏液分泌增多,易导致便秘。

二、分 类 分 型

肠易激综合征目前尚无统一分类标准,目前临床上主要分为以下三型:

1. 痉挛性结肠型　以下腹尤其是左下腹痛和便秘为主。

2. 无痛性腹泻型　以腹泻为主,伴有黏液。

3. 混合型　可有腹痛、腹胀与便秘,亦有腹泻者,或二者交替出现。

此外,本病尚有其他分型方法,如 Bockus 所分三型为:结肠痉挛型、黏液腹痛型、神经性下痢型;另一种三型分类法为:不安定型、持续下痢型、分泌型;另有分为四型者,即腹泻型、便秘型、腹泻便秘交替型、黏液型。

三、临床表现

本病临床表现不一,归纳有以下几种:

1. 腹痛　为本病最主要表现,部位多在下腹部或左下腹部,呈胀痛,也有短时间的绞痛。便前和进食后加重,便后缓解。夜间较轻,常在早晨 4~5 点开始出现,与祖国医学所讲的五更泄相似。

2. 便秘　主要由结肠痉挛引起,尤其是降结肠和乙状结肠痉挛,肠腔狭窄,肠内容物推进缓慢,粪便停留时间过长,水分被过度吸收。腹部胀满不适,排气多,粪便干硬呈球状或羊粪状,伴阵发性痉挛性左下腹痛。腹痛时可扪及痉挛性肠曲。

3. 腹泻　分水样泻和黏液泻。水样泻主要因小肠功能障碍,伴脐周不适或阵发性疼痛和肠鸣亢进,往往因情绪波动而激发。黏液泻临床少见,由于结肠分泌亢进,粪便呈糊状,含有大量黏液,有时在排便后,连续多次只排黏液而无粪质。

4. 假性肠梗阻　因肠管功能异常而引起肠管局部持久强烈收缩,其他部位肠段运动也被抑制。

5. 此外,还可出现上腹饱胀、厌食、嗳气、心悸、气促、心前区不适、乏力、多汗潮热、头痛、失眠、焦虑、抑郁等。

6. 体征腹部或左下腹部于腹痛时可扪及条索状物或包块。

四、诊断与鉴别诊断

IBS 目前尚无统一诊断标准,现主要存在以下几个诊断方法供参考:

1. 中国成都标准(1986)

(1) 以腹痛、腹胀、腹泻及便秘等为主诉,伴有全身性神经症状。

(2) 一般情况良好,无消瘦及发热,系统检查仅发现腹部压痛。

(3) 多次粪常规及培养(至少 3 次)均阴性,粪潜血试验阴性。

(4) X 线钡剂灌肠检查无阳性发现,或结肠有激惹征象。

(5) 纤维结肠镜示部分患者有运动亢进,无明显黏膜异常,组织学检查基本正常。

(6) 血、尿常规正常、血沉正常。

(7) 无痢疾、血吸虫等病史,试验性治疗无效。临床研究选择病例时,其病程应超过 2 年。

2. 罗马标准(1988)

(1) 腹痛出现于排便后并伴有各种类型的排便异常;

(2) 存在各种类型的排便异常(至少在 25% 的时间内出现两种以上排便异常),包括大便频率、大便性状(便秘、大便干结、水样便、黏液便等),排便异常(排便困难、腹泻、排便不尽感)。

具有上述症状并持续 3 个月以上。

3. 罗马Ⅱ标准(1999)　罗马Ⅱ标准主要是对罗马标准进行了进一步完善,进行了细化,增加了 IBS 诊断的若干临床症状,可操作性更强。具体如下:过去 12 个月内,至少有 12 周(不必连续)出现腹部疼痛或不适,且这些症状具有以下三种特征中的两种:①症状可因排便而缓解;②症状的发生与排便次数改变相关;③症状的发生与大便性状改变有关。

支持 IBS 诊断的症状为:①每周排便<3 次;②每周排便>3 次;③硬或干结的大便;④稀便或水样便;⑤排便紧迫感;⑥便急;⑦排便不尽感;⑧黏液便(仍有大便实质);⑨腹部饱胀感。以腹泻为主者,有②、④、⑥的一项或以上,同时没有①、③、⑤;以便秘为主者,有①、③、⑤的一项或以上,同时没有②、④、⑥。

4. 日本川上标准(1989)

(1) 有 IBS 的典型症状

1) 儿童时有腹痛病史;

2) 因腹部剧痛,曾需紧急治疗;

3) 以往常有腹痛;

4) 腹部得暖则疼痛减轻;

5) 排粪后腹痛减轻;

6) 可见肠管功能异常;

7) 排粪诱发腹痛;

8) 腹痛伴腹泻;

9) 腹泻便秘交替;

10) 以前有腹泻或便秘的病史;

11) 兔粪状便;

12) 有兔粪状便和腹痛;

13) 粪便中可见黏液。如有上述 6 项即可怀疑本征。

(2) 一般检查无异常,无发热,红细胞、白细胞、血红蛋白、血沉等均正常。

（3）粪便潜血试验阴性。

以上四种诊断标准各有侧重,目前国际上公认且可操作性强的为1999年的罗马Ⅱ标准,需要指出的是IBS症状并无特异性,所有症状均可见于胃肠道器质性疾病,所以诊断该病除详细询问病史、临床症状、体格检查外,应常规进行血常规检查、大便常规+潜血试验、肝功能检查、红细胞沉降率检查、肠道肿瘤标记物筛查及结肠镜检查,必要时做腹部影像学检查、甲状腺功能测定、血钙测定、72小时粪便脂肪定量、乳糖氢呼气试验等,以排除其他器质性疾病,本病应于溃疡性结肠炎、克罗恩病、肠道肿瘤、细菌性痢疾、甲状腺功能亢进乳糖缺乏症肠道吸收不良综合征等鉴别。

五、治　疗

1. 中医辨证治疗　笔者认为从中医角度看,本病发生主要由于情志刺激,饮食失宜、寒湿内侵等因素导致肝气郁结,脾胃失和、脾肾亏虚,而生腹胀、腹痛、腹泻、便秘诸症,根据临床所见,常分为如下证型:

（1）肝郁气滞:腹痛、便秘、脘腹胀满、疼痛走窜,以左下腹为主,排气后缓解,恼怒忧虑易发作,舌苔薄,脉弦。治宜疏肝行气为主,柴胡疏肝饮加减,方药:柴胡、炒枳实、白芍、甘草、青皮、陈皮、制香附,痛剧加川楝子、元胡,便秘加火麻仁、柏子仁、厚朴、槟榔等;如肝郁偏于阴虚者,可应用一贯煎加减。

（2）肝脾不和、中焦痞满:大便黏滞,甚者带粘冻状物,肠鸣矢气多,腹胀,时痞满、食少,脉弦。治宜调和肝脾,消痞除满,方药以半夏泻心汤加减,方药:半夏、黄连、黄芩、干姜、甘草、大枣、人参,该方寒热互用以和其阴阳,辛苦并进以调其升降,补泻兼施以顾其虚实,方中虽无疏肝理气之品,但可调气机之升降,气机畅达,肝气自舒,湿重而便白粘冻者,加厚朴、苍术、砂仁。

（3）脾胃虚弱:水样泻,挟不消化食物,面色萎黄、食少神疲、腹胀不舒、舌淡、苔白,脉濡缓。治宜健脾化湿,参苓白术散加减,方药:党参、白术、茯苓、甘草、陈皮、山药、薏苡仁、白扁豆、莲子、砂仁等。

（4）脾肾虚寒:肠鸣腹胀、五更溏泻、食少不化、久泻不止、面黄肢冷,舌淡苔白滑,脉沉。可予附子理中丸、四神丸化裁,方药:制附片、党参、炒白术、干姜、甘草。肉豆蔻、补骨脂（盐炒）、五味子、吴茱萸、大枣（去核）。

（5）针灸治疗　针刺天枢、大肠俞、阳陵泉、足三里;灸上脘、天枢、神阙、关元、气海。针灸治疗IBS力专效捷,用之得当,具有良好的解痉、止痛、止泻功效。

2. 现代医学治疗　主要包括药物治疗、调整饮食结构、心理治疗三方面。

（1）药物治疗

1）泻剂:便秘IBS患者,首选高渗性容积型轻泻剂,如乳果糖溶液,15~30ml/次,每日1~2次。

2）抗腹泻药物:腹泻型IBS,如洛哌丁胺,2mg/次,4次/日。该类药物作用于肠道内阿片受体,阻止乙酰胆碱及前列腺素释放,从而抑制肠道蠕动。

3）胃肠道解痉药物:主要用于肠道痉挛腹痛患者,抗胆碱药物如颠茄、丙胺太林、莨菪碱类;钙离子拮抗剂如维拉帕米、匹维溴铵等。

4）对于精神紧张、焦虑患者可应用地西泮5~10mg睡前服用,该类药物与解痉药物有协同作用。

5）5-羟色胺受体拮抗剂或受体激动剂:5-羟色胺受体拮抗剂,可诱导直肠舒张,提高直肠顺应性,抑制肠道蠕动,故该类药物正试验性用于腹泻型IBS;5-羟色胺受体激动剂可促进消化道转运,增加排便频率,常用药物为西沙必利、莫沙必利,主要用于便秘为主的IBS。

6）肠道益生菌、肠黏膜保护剂、吸附剂。

7）消除肠道胀气药物如二甲基硅油、药用炭等。

（2）调整饮食结构:避免辛辣刺激性食物,减少产气食物（奶制品,豆制品,瘦肉等）,高纤维素食物（如全麦粉、魔芋、红薯等）可刺激结肠运动,对改善便秘有明显效果。

（3）心理治疗:很多IBS患者均不同程度处于疑虑、焦虑状态,因此对患者耐心解释,消除疑虑亦十分重要。

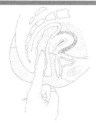

第二十七章 肛周皮肤病和性病

第一节 肛门周围湿疹

一、定　义

肛周湿疹是肛肠科临床常见疾病,现代医学认为,其是一种非传染性过敏性炎症性皮肤病。病变多局限于肛门周围皮肤,局部可出现红疹、红斑、糜烂、渗出、结痂、脱屑等表现,分布对称,伴渗出瘙痒,皮损界限往往不清楚,病程较长,反复发作,发病日久可见肛周皮肤粗糙增厚,肛周皮肤可见皲裂口。任何年龄阶段均可发病。中医称为湿疡症、浸淫疮、血风疮。《医宗金鉴·外科心法要诀》描述肛周湿疹为"风湿客于谷道,形如风癣作痒,破流黄水浸淫,遍体微痛"。

二、病因病理

1. 中医病因　中医认为湿疹的内因是脾虚为湿热所困,运化失职,湿热下注所致;外因是感受湿热之邪,充于腠理,湿热搏结是湿疹的基本病因。急性湿疹,为湿热内聚,复感外邪,浸淫肌肤。慢性湿疹,为病久耗血,血虚生风生燥,风燥郁结,肌肤失荣。

2. 西医病因　发病原因很复杂,既有内在因素,又有外部因素,二者相互影响,外在因素如生活环境、气候条件等均可影响湿疹的发生。外在刺激如日光、紫外线、寒冷、炎热、干燥、潮湿、多汗、搔抓、摩擦以及各种动物皮毛、植物、化学物质等,有些日常生活用品如润肤霜等化妆品、肥皂、人造纤维等均可诱发湿疹,某些食物也可使某些人湿疹加重。内在因素如精神紧张、焦虑、过度疲劳、胃肠道功能障碍、内分泌功能失调同外部刺激一起,导致湿疹发生。慢性消化系统疾病、胃肠道功能障碍、精神紧张、失眠、过度疲劳等精神改变,

感染病灶、新陈代谢障碍和内分泌功能失调等,均可产生内在因子如慢性消化系统疾病、胃肠道功能障碍、精神紧张、失眠、过度疲劳等精神改变,感染病灶、新陈代谢障碍和内分泌功能失调等,均可产生或加重湿疹的病情。

西医认为肛门湿疹病因较复杂,一般认为是变态反应所引起的皮肤病。常见因素可归纳如下:

(1) 变态反应:这是发病的主要因素,如感染、致敏的食物药物(如鱼、虾、蟹、蛋、抗菌药物等)或接触某些致敏的物品(如生漆、花粉、毛织品、化学品、香皂等)或湿热、寒冷、外用药物、染料等均可诱发致病。

(2) 遗传因素:遗传性过敏性皮炎有形成 IgE 抗体素质,对体内或体外的致病因子敏感性较正常人为高,因而易于患上本病。

(3) 精神与神经功能障碍:精神紧张、焦虑压抑、忧思惊恐,都可引起湿疹加重,其具体机制尚不清楚,可能由于精神刺激,导致免疫功能异常,进而发病。

(4) 消化功能障碍:胃肠功能紊乱可造成黏膜的分泌吸收功能失常,消化道黏膜屏障作用降低,使大分子异体蛋白或致敏原进入体内诱发迟发型变态反应而发生湿疹。

(5) 其他:内分泌失调,肠道寄生虫等疾病及痔疮、肛瘘、肛裂、肛管上皮缺损等肛门局部疾病导致肛门分泌物增多,这种持续慢性刺激,也可诱发肛门湿疹,肛门部直接受到砒、汞、碘酊、酒精、高锰酸钾等化学品的刺激,也可以诱发湿疹,一些患者应用的带有香精的消毒湿巾亦可诱发湿疹。

3. 病理　急性湿疹以渗出为主。在红斑期,真

皮浅层毛细血管扩张；显著水肿，表皮细胞内水肿，严重时可使细胞破裂，细胞间体液增多，表皮内发生水疱，水疱不断增大，融合成大疱，常因搔抓后形成渗出糜烂面。表皮细胞可见角化不全，皮肤附件和血管周围有炎性细胞浸润。

慢性湿疹以增生为主。常见棘状层肥厚，上皮脚延长，表皮细胞间轻度水肿，无水疱形成，角质层角化明显不全，基底层有时黑色素增多，真皮浅层血管周围有炎性细胞浸润，强力纤维和胶原纤维皆可有变性。

三、临床表现

按其皮损表现及病程一般可分为急性、亚急性和慢性三种：

1. 急性湿疹　特点是皮损为多数密集的粟粒大的小丘疹，丘疱疹或小水疱，基底潮红。由于搔抓，疱顶端可见小点状糜烂，有浆液不断渗出，病变中心部较重，向周围蔓延，外围可有散在丘疹、丘疱疹。合并感染后，可形成脓疱，渗出脓液，结黄绿色或褐色脓痂，还可并发毛囊炎、疖肿等。有些患者出现患部覆以细微的白色糠皮状脱屑。（照片图27-1）

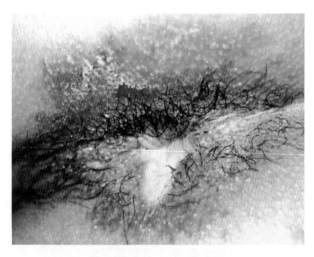

照片图 27-1　急性湿疹
肛周小丘疹密集，皮肤潮红，边缘不清

2. 亚急性湿疹　多由急性湿疹炎症减轻，或未及时处理，拖延日久而成。特点是皮损以小丘疹，鳞屑和结痂为主，仅有少数丘疱疹或水疱糜烂（照片图27-2）。

3. 慢性湿疹　多数由急性、亚急性反复发作不愈而成，少数一开始即呈慢性炎症。特点是局部皮肤增厚、浸润、色棕红或灰色，表面粗糙，肛缘及肛管

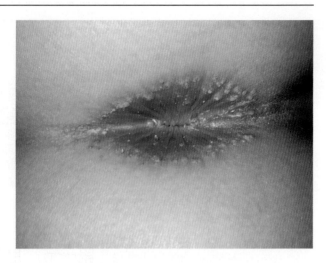

照片图 27-2　亚急性湿疹
肛周皮肤暗红，可见小丘疹，部分结痂

可有皲裂，鳞骨样抓痕及抓破后形成的结痂，外围可有散在丘疹、丘疱疹（照片图27-3）。

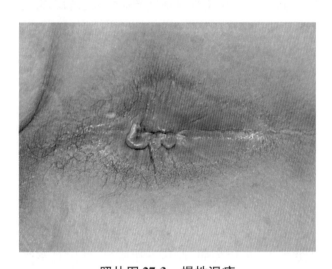

照片图 27-3　慢性湿疹
病损部位皮肤增厚，有皲裂，肛缘可见结缔组织增生，肛周皮肤色潮红

四、诊　　断

根据病变形态的多形性，分布对称，渗出瘙痒，病变界限不清楚，病程长，反复发作等特点，即可诊断。

五、鉴别诊断

肛门湿疹与肛门瘙痒症的鉴别：肛门瘙痒症常先发痒，无渗出液。搔抓破后，继发渗出、出血、糜烂。肛门湿疹常先有丘疹、红斑、渗出、糜烂，以后继发瘙痒。

肛门湿疹与接触性皮炎的鉴别：接触性皮炎有明显的接触刺激物病史，皮疹仅限于接触部位，形态

单一,水疱大,界限清楚,去除病因后,皮炎消退较快,很少复发。

肛门湿疹与肛周神经性皮炎的鉴别:肛周神经性皮炎,常先瘙痒,后出现扁平丘疹,有苔藓样变,淡褐色,干燥而坚实,病变部位可延至骶尾部、会阴及阴囊。

六、治　疗

1. 中医治疗

(1)药物内服:急性、亚急性湿疹引起的局部和全身性反应,宜辨证施治。

急性肛门湿疹多为风湿热邪蕴结肛门而成。治宜疏风清热、利湿止痒。方用四物消风饮、龙胆泻肝汤、四妙丸加减,并发感染,加金银花、连翘、苦地丁、野菊花、紫背天葵加强清热解毒功效,便秘热结,加大黄、枳实;渗出多,加地榆、马齿苋。

亚急性肛门湿疹,常以湿热互结,湿困脾土为主。治宜清热败毒、健脾除湿,方用除湿胃苓汤、萆薢渗湿汤。

慢性湿疹多为血虚风燥,兼有湿热所致。治宜养血祛风,兼清湿热。方用活血润肤汤,脾湿重,加薏苡仁、生黄芪,炒白术,痒甚加珍珠母、牡蛎,皮肤增厚加全蝎2~3克。

(2)中药外洗:笔者根据患者临床分期,应用中药辨证外洗,取得良好效果。

急性与亚急性期以清热燥湿止痒立法。方药如下:苦参、黄柏、防风、蛇床子、白鲜皮、土槿皮、苍耳子、苍术、鱼腥草,水煎坐浴,每日1~2次,每次15分钟。

慢性期以养血润燥、祛风止痒立法。方药如下:当归、生地黄、麦冬、防风、红花、赤芍、蛇床子、白鲜皮,水煎坐浴,每日1~2次,每次15分钟。

坐浴水应在40~50℃之间,不可过热。

(3)针灸疗法

针灸法:针灸有良好止痒、抗渗出、改善局部和全身症状作用。

主穴:天枢、关元、中脘、足三里、大肠俞、肾俞、脾俞、三阴交,配穴:大椎、合谷、风池。每日或隔日针刺1次,10日一疗程。针后加灸足三里、曲池、三阴交,或在发痒时施灸湿疹奇痒处。

耳针法:常用穴为肺、大肠、内分泌。每取2~3穴,用毫针刺入,留针1小时,每日1次,10次为一个疗程。或用埋针法,埋针24小时,有明显止痒效果。

2. 西医治疗

(1)全身治疗

1)抗过敏治疗:可用抗组胺类药物,苯海拉明、异丙嗪、氯苯那敏等为代表的第一代抗组胺药物因具有较强的中枢神经抑制作用、目前已很少应用,已被无镇静作用或镇静作用轻微的第二代抗组胺药物所取代,我国常用的第二代抗组胺药物应用较为广泛的主要有:氯雷他定、西替利嗪等,氯雷他定常规用量一般为10mg/次,一日一次;西替利嗪,成人用量一般为10mg/次,一日一次;近年发现部分第二代抗组胺药物有较明显的心脏毒性而逐渐减少使用,非索非那丁、左旋西替利嗪等第三代抗组胺药物逐渐开始应用。如瘙痒剧烈者,可用葡萄糖酸钙20ml,缓慢静脉注射。亦可应用硫代硫酸钠,有抗过敏、解毒作用。成人用10%硫代硫酸钠液缓慢静脉注射10ml,每日1次,常见副作用为头晕、乏力、恶心、呕吐等,还可引起血压下降。

2)糖皮质激素:炎症广泛而严重或用一般药物治疗无效时,可考虑激素的应用。治疗肛门周围湿疹,一般局部应用糖皮质激素药物即可,必要时可口服,一般不需静脉给药,常用外用药物为卤米松乳膏、倍他米松乳膏、地塞米松乳膏、氟轻松等,该类药物起效迅速,但停药后症状会出现反弹,甚至加重,故应逐渐减量停药。

3)局部伴有感染者,需给予抗感染治疗。

(2)局部治疗

1)急性期:局部红肿糜烂渗液多者,以生理盐水、2%~4%硼酸溶液、0.5%~1%醋酸铝溶液湿敷后,外搽缓和无刺激性药物如炉甘石洗剂。糜烂结痂时,用硼酸氧化锌软膏外搽。

2)亚急性期:患部皮肤仍发红,以丘疹为主的可用炉甘石洗剂或氧化锌油。以斑状脱屑为主的可用氧化锌或氟氢化可的松软膏。

3)慢性期:皮肤增厚,粗糙脱屑或苔藓样变化时,主要用角化促成剂或角质剥脱剂如:焦油类。可用煤焦油软膏和5%水杨酸软膏外搽。

4)局部封闭:慢性顽固性瘙痒者,可用0.5%的利多卡因20ml加亚甲蓝2ml,肛周皮下注射。

5)芍倍注射液局部注射:适用于慢性湿疹,以0.5%的利多卡因20ml加入芍倍注射液10ml(2∶1)皮下点状注射,可迅速止痒,且远期效果良好。其具体机制如下:实验研究表明芍倍注射液注射局部血管收缩,组织迅即发生蛋白凝固均质化改变,局部炎症反应轻;修复过程中,凝固变性组织崩解、清除、组织间有毛细血管及成纤维细胞增生;组织修复后原迂曲静脉消失或管腔机化闭合。肛周湿疹实质上是由组胺等致炎因子介导的过敏反应,导致血管扩张,炎性渗出增多等,芍倍注射液具有明显的收敛抗炎作用,局部注射后可使小血管迅速收缩,炎性渗出减少,这本身可对抗组胺引起的过敏反应,而后发生的组织凝固变性均质化改变及血管闭合消失,使肛周湿疹发生部位的环境发生了变化,建立起防止肛周湿疹发生的长效机制。

七、预　防

去除各种可能引起湿疹的原因,对各种肛肠疾病如痔、肛瘘、肛裂、肛窦炎、直肠炎、肠道寄生虫病及胃肠疾病等,应积极治疗。少吃辣椒、葱、蒜、芥末、小茴香、白酒等刺激性食物,以及鱼、虾、蟹等,可做过敏原测定,根据检查结果,避免接触过敏原,保持肛门局部清洁卫生,避免搔抓;要防止腹泻或便秘及其他诱发原因。

第二节　肛门周围神经性皮炎

一、定　义

肛门周围神经性皮炎,又称慢性单纯性苔藓,为慢性局限性神经功能障碍性皮肤病,多见于青壮年男性,好发于肛门、会阴、骶尾部。以局部瘙痒、皮肤增厚、皮沟加深,多角形丘疹及病程长,易复发等为特征,中医学称为牛皮癣。

二、病因病理

本病发病原因,常与精神过度兴奋、忧郁或神经衰弱有关,其主要发病机制是当神经功能异常时,大脑皮层的功能活动发生紊乱,不能调节大脑皮质与皮肤间的关系。此时,任何刺激均可导致皮肤呈苔藓样反应。另外,消化系统疾病,内分泌功能障碍,外界刺激(内裤摩擦、搔抓)等均可诱发本病。

祖国医学认为牛皮癣的主要病因是由于湿热蕴脾,复感风邪,风、湿、热邪蕴阻于肌肤所致;或因郁闷不舒,情志不遂,气郁化火等原因使气血运行失调,凝滞皮肤,日久耗伤阴血,血虚化燥生风,肌肤失于濡养而发病。

三、临床表现

本病初起患者仅有间歇性瘙痒,并无明显皮肤损害,以后由于搔抓,典型皮肤损害逐渐出现,初起为扁平、圆形或多角形丘疹,密集成群,皮肤色泽正常或淡褐色,表面光滑或有脱落的很厚的糠皮样鳞屑。久之丘疹逐渐融合,颜色变褐,皮肤肥厚,形成苔藓样变。此时,皮沟显著加深,相互交错,呈菱形或多角形,变成干燥肥厚,类似皮革,触之粗糙。

四、诊断与鉴别诊断

根据慢性病程,反复发作,显著的瘙痒和苔藓样变等,临床表现即可确诊。临床须与下列疾病相鉴别。

1. 慢性湿疹　详见肛门湿疹节。
2. 肛门瘙痒症　多见于老年人,常与季节有关,皮损为继发性。
3. 扁平苔藓　好发于腕部屈面,前壁、小腿伸侧、躯干等处,皮疹较大,圆形或多角形,扁平丘疹,中央稍圆,颜色暗红,表面有蜡样光泽,组织病理学有特殊改变。
4. 银屑病　一种慢性复发性疾病,不少患者需要长期医治,而各种疗法都有一定的不良反应。皮损基底呈淡粉红色或暗红色浸润,上覆盖银白色鳞屑。剥离鳞屑后,基底有薄膜及点状出血,全身其他部位常见有银屑病损害。

五、治　疗

1. 西医治疗　可酌情口服抗组胺药物,如氯雷他定、西替利嗪、左旋西替利嗪等,可口服甲基维生素 B_{12} 改善周围神经功能,局部可用糖皮质激素乳膏,如卤米松乳膏、地塞米松乳膏、艾洛松等治疗,局部皮肤增厚,可采用10% 黑豆馏油软膏外用,瘙痒明显者,肥厚者可联合使用10% 黑豆馏油软膏外用,10%的葡萄糖酸钙10ml,缓慢静注。
2. 中医治疗　中医根据临床表现常分为以下几种类型:
（1）风湿热型:皮损成片,呈淡褐色,粗糙肥厚,阵发性剧痒,夜间尤甚,舌红苔黄腻,脉弦滑。治宜清热祛湿、疏风止痒,常用消风散加减。
（2）血虚风燥型:皮损灰白,肥厚粗糙,常伴有心悸怔忡,气短乏力,妇女月经量少,舌质淡,脉细弱。治宜养血润燥,祛风止痒,常用四物消风饮加减。
（3）脾虚湿盛型:皮损呈暗灰色,肥厚光滑,伴腹胀、食欲缺乏、便溏,舌胖而有齿痕。治宜健脾除湿,以胃苓汤加减。

（4）肝郁化火型:皮疹色红,精神抑郁,烦躁易怒,失眠多梦,口苦咽干,治宜疏肝解郁,清热养血,以丹栀逍遥散加减。

用上药的同时用苦参、益母草、苍术、黄芩、黄柏、五倍子、川椒、石榴皮、蛇床子,皮损粗糙干燥可加用生地黄,水煎外洗,每日 1～2 次。

第三节　肛门瘙痒症

一、定　　义

肛门瘙痒症可分为原发性肛门瘙痒症和继发性肛门瘙痒症。原发性肛门瘙痒症是指肛管及肛门周围皮肤及会阴部原因不明的、没有明显的原发性损害的顽固性瘙痒;继发性肛门瘙痒症可由于肛门局部疾病及全身性疾病、肠道寄生虫病等原因引起。继发性肛门瘙痒症应以治疗原发病为主,原发性肛门瘙痒症原因不明,治愈困难,易复发。原发性肛门瘙痒症是一种常见的神经功能障碍性皮肤病,多为阵发性,一般仅限于肛门周围,但有时亦可蔓延前阴、后阴及阴囊部,多见于 20～40 岁的青中年。

二、病　因　病　理

中医学认为,肛门瘙痒的外因主要是风、湿、热邪及虫毒内扰,内因常为血虚风燥,肝肾亏虚、脏腑虚弱、肝经湿热下注等,有“血虚则生风,风聚则发痒。”之说。

现代医学认为,皮肤瘙痒症可分为原发性和继发性两种,继发性肛门瘙痒症病因如下:

1. 肛门直肠局部因素

（1）直肠疾病导致的:肛瘘、脱出型内痔、肛乳头炎、肛窦炎、直肠脱垂、肛门失禁等,使肛门口分泌物增多,潮湿刺激皮肤引起瘙痒。

（2）皮肤病因素:如肛门湿疹、神经性皮炎、癣、肛周化脓性汗腺炎、肛周尖锐湿疣等。

（3）寄生虫病:如蛲虫病,也容易导致肛门瘙痒。

2. 全身性因素

（1）过敏反应:如果食用刺激性的食物,如辣椒、芥末、香料、酒或海鲜等特异性蛋白质食物,均可因过敏而引起肛门瘙痒。

（2）内分泌和代谢性疾病:如糖尿病患者存在周围神经病变,导致肛门周围神经末梢感觉异常;甲状腺功能亢进症导致基础代谢率增高、肛周皮肤多汗,可刺激肛门瘙痒。

（3）胃肠疾病:急慢性腹泻、便秘、胃肠自主神经紊乱等。

（4）老年性肛门瘙痒:老年人因皮脂腺分泌功能减退,皮脂分泌减少,皮肤干燥,肛门周围皮肤褶折增多,粪便、汗液容易积于其中,导致细菌滋生,易发生于肛周皮肤黏膜交界处的慢性炎症而引起肛门瘙痒。

原发性肛门瘙痒是一种自觉症状,但机制还不很清楚。一般认为表皮内及真皮内浅层的游离神经末梢是痒觉感受器,这些感受器受物理、化学刺激后,先导致局部组胺、激肽和蛋白分解酶等化学性介质的释放,后者作用于神经末梢,引起冲动,由感觉神经纤维中无髓鞘 C 组织纤维传导,经脊髓丘脑束至丘脑,最后达脑皮质感觉区,产生痒觉。

三、临　床　表　现

肛周局限性瘙痒是主要症状。起初一般限于肛门周围皮肤轻度发痒,如长期不愈,瘙痒有的会蔓延至阴囊或阴唇(照片图 27-4),尤其是在会阴部前后发痒最厉害,瘙痒在夜间尤甚,潮湿环境加剧,有时如虫爬蚁走,有时如蚁咬火烤,令人难以入睡,坐卧不安,无法忍受。不断搔抓肛周皮肤以止痒,皮肤抓破可出血、糜烂、刺痛,使痒痛交加,患者苦恼万分,

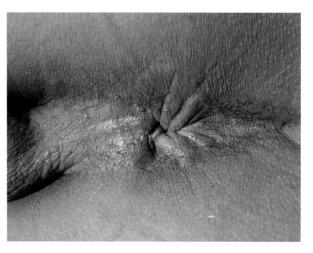

照片图 27-4　瘙痒累及会阴
肛缘皮肤粗糙增厚,病变范围累及会阴部

久之会引起神经衰弱、精神萎靡，夜不成眠，同时可导致皮肤粗糙增厚、皮肤皲裂、肛周皮肤色素脱失等继发性损害。

四、诊　　断

根据典型的肛门瘙痒症状，结合局部检查即可诊断。肛门皮肤无原发性损害，由于瘙痒而有抓痕、结痂、皮肤光泽、弹性消失，呈轮状皲裂纹，周边色素沉着，中心脱失。为了便于诊断与治疗，我们将肛门瘙痒分为原发性瘙痒和继发性瘙痒两类：

1. 原发性瘙痒症　不伴有原发性皮肤损害，以瘙痒为主要症状，日久可见继发性皮肤损害。

2. 继发性瘙痒　由其他疾病导致，瘙痒只是原发病变的一个症状，痔、肛瘘、肛裂、直肠脱垂、肛门湿疹、肛门尖锐湿疣、肛周神经皮炎、肛门白斑病以及蛲虫病、蛔虫病等肛门直肠病导致肛门周围分泌物增多刺激肛周发痒。

五、治　　疗

1. 中医治疗

（1）中药内服

1）风热郁结型：肛门瘙痒，灼热坠胀，如火烤虫咬，瘙痒难忍。甚至皮肤抓破出血、裂口，心烦如焚，夜不能寐，口燥咽干，便秘溲赤，痛苦不堪，精神不振，焦躁易怒。舌苔薄腻边红，脉微数。治宜疏风清热、通便泻火。方用龙胆泻肝汤加减，方药：苦参、乌梢蛇、大黄、泽泻、黄芩、黄柏、龙胆草、茯苓、栀子、苍术、桑叶、荆芥、防风、生地、当归、甘草。

2）风湿夹热型：肛门瘙痒，渗出潮湿，经活动摩擦则痛更甚，肛门下坠不适，困倦身重，腹胀食少，夜卧不安，舌苔厚腻，脉濡滑。治宜疏风清热、健脾除湿。方用消风散加减，方药：苍术、苦参、黄柏、薏米、生地、当归、防风、牛蒡子、蝉衣、荆芥、防风、生甘草等。

3）血虚生风型：肛门奇痒，皮肤干燥，失去光泽及弹性，皲裂如蛛网，累及阴囊或阴唇，伴有口舌干燥，消瘦，夜不能寐，舌红，脉细数。治宜养血熄风，滋阴润燥，方用当归饮子加减：当归、白芍、生地、川芎、阿胶、生黄芪、首乌、麦冬、僵蚕、荆芥、防风、浮萍、刺蒺藜、甘草。

（2）中药外治法

1）灌肠：百部 50g 加水 200ml，煎成 30ml，晚上保留灌肠连用 1 周。

2）熏洗：药方如下：苦参、白鲜皮、益母草、川椒、益母草、石榴皮、苍术、黄柏、陈皮、生地黄。

3）针灸疗法：可取长强、腰俞、承山、三阴交、阴陵泉等穴位，强刺激，每日 1 次。或用梅花针点刺肛门周围皮肤。

2. 西医保守治疗　治疗原则是去除可能引起或加剧本病的病因，使患者尽量避免搔抓和局部刺激，局部外用药物。

（1）一般疗法：寻找病因，积极治疗原发病。避免刺激性食物和饮料，酒、浓茶、咖啡，尽量避免搔抓，养成清洁习惯。

（2）全身治疗：对于由于过敏引起的肛门瘙痒症可应用非甾体类抗过敏药、如氯雷他定、西替利嗪、左旋西替利嗪等药物。如更年期和老年患者做性激素测定，激素水平明显下降者，可适当应用性激素，男性患者可用十一酸睾酮注射液每月 1 次 250mg/次，连续 4 个月；或丙酸睾酮 25mg，肌内注射，每周 2 次；甲睾酮因长期大剂量应用易致胆汁郁积性肝炎，出现黄疸，且需每日服用，目前已很少应用。女性患者可服己烯雌酚 0.5mg，每日 2 次，或用黄体酮 10mg，肌内注射，每日 1 次。也可配合甲基维生素 B_{12} 口服，改善神经功能。

（3）肛门局部用药：原发性肛门瘙痒病的药物治疗应以局部外用治疗为主，全身治疗所用的各类药剂，如糖皮质激素、抗炎症介质类制剂等对肛瘙痒并无明显止痒作用，在没有明确适应证情况下应避免应用，一般对症应用 2% 樟脑霜，5% 硫黄煤焦油软膏，1% 薄荷炉甘石粉剂等。

3. 手术疗法

（1）皮浅神经末梢切断术：患者取截石位，常规消毒、骶麻，在肛门两侧各作一弯形切开，向肛门皮下潜行解剖，在外括约肌皮下部下方切断感受神经末梢，皮肤复位，对口缝合，术后可预防性给予抗菌药物，注意预防感染，5~7 天拆线（图 27-1）。

（2）瘙痒皮肤切除缝合术：患者取截石位，常规消毒、骶麻，在肛门皮肤两侧各作一月牙状切口，切除瘙痒皮肤，在肛门皮下进行潜行分离，破坏感觉神经末梢，皮肤切口对端缝合，注意潜行分离充分，不可张力过大，术后注意预防感染，5~7 天拆线（图 27-2）。

手术的目的在于切除病损皮肤、阻断感觉神经冲动上传至脑皮质，但手术疗法也不可避免地会损伤肛门周围运动神经，同时肛门周围皮肤对于其他感觉的反应亦会减弱，所以手术仅在患者临床症状严重，保守疗法无效后采用。

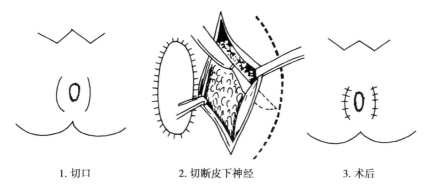

1. 切口　　　　2. 切断皮下神经　　　　3. 术后

图 27-1　皮浅神经末梢切除术

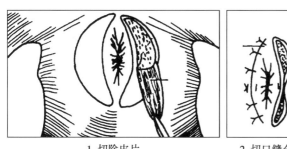

1. 切除皮片　　　　2. 切口缝合

图 27-2　瘙痒皮肤切除缝合术

（3）小针刀治疗肛门瘙痒症：近年来，有人以小针刀治疗肛门瘙痒症也取得了一定效果，现介绍如下：

用甲紫将瘙痒区标出，选择尾骨尖至肛缘间的中点为进针处，将 0.5% 利多卡因 20ml 加亚甲蓝 2ml、肾上腺素 2 滴摇匀后，进行肛周浸润麻醉。右手持小针刀仍从进针处刺入皮肤，深达皮下组织。在肛外左手示指引导下，小针刀先向肛门左上侧倾斜，并潜行性缓慢切割肛周皮下组织呈扇形面。向外超过瘙痒区 2cm，向内达肛缘，向前达会阴部。勿切穿肛周皮肤及肛管，此后退回小针刀并将刀锋改为反向而仅贴肛周皮肤的内面，边搔刮边退小针刀至原进针处。同法治疗肛门右下侧，并于会阴汇合，完成肛周皮肤及皮下组织的游离术。然后用小针刀在进针处，将肛门外括约肌皮下部切断，松解肛周皮肤防止括约肌痉挛。最后用干纱布挤压肛周，使积血从原进针处排出，该种疗法较传统手术方式损伤小，保留肛周皮肤组织的同时，阻断了肛周感觉神经冲动的上传，远期疗效有待观察。

4. 注射疗法　将药物注射到皮下或皮内，破坏感觉神经，使局部感觉减退，症状消失，但局部注射药物不仅破坏感觉神经，也可破坏运动神经，常发生轻重不同的感觉性肛门失禁和括约肌功能不良，绝

大部分患者过一时期可自行恢复，常用的注射药物有酒精和亚甲蓝，酒精能溶解神经髓鞘，不损伤神经轴，使感觉神经末梢变性，皮肤失去感觉，亚甲蓝溶液注射到肛门周围皮内，使肛周神经发生脱髓鞘改变，瘙痒消退。两种药物均是通过使神经发生脱髓鞘改变阻断感觉传导，达到止痒目的，但神经髓鞘再生后，瘙痒可再次出现，部分患者远期疗效不理想。

笔者临床过程中采用芍倍注射液于肛周皮下注射治疗肛门瘙痒症，近期效果远期效果均理想，在此介绍常规消毒，铺巾，局麻成功后，以芍倍注射液 5ml 配 0.5% 利多卡因 20ml，由离肛缘外病变区边缘进针，点状均匀注射于肛周皮下，注射完，皮肤用消毒纱布揉按，防止出血并使药液均匀分布，盖无菌纱布，胶布固定。手术时注射不宜过深也不能过浅，达到皮下即可（图 27-3）。

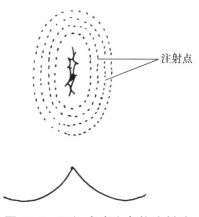

注射点

图 27-3　肛门瘙痒症点状注射法

六、预　防

保护肛门局部清洁，勤换内裤，积极治疗原发病，尽量避免刺激性食物，不用刺激性洗剂，切勿高温水洗浴。避免焦急、忧虑、过度紧张，不要用手搔抓肛门皮肤。

第四节　肛周接触性皮炎

一、定　义

肛周接触性皮炎,是指皮肤或黏膜单次或多次接触外源性物质后,在接触部位发生的炎症性反应。表现为红斑、肿胀、丘疹、水疱甚至大疱。多数呈急性发作,如反复接触,可演变成慢性。中医有马桶癣、漆疮之说。

二、病 因 病 理

中医认为本病为内有湿热,外感毒邪,邪毒与气血相搏而发病。

西医认为接触性皮炎与变态反应有关,主要由Ⅳ型变态反应——迟发性过敏反应引起。常因肛门接触某些物质有关,常见有:

1. 动物性　如昆虫的刺毛和其分泌的毒汁等。

2. 植物性　如生漆、荨麻、花粉等。

3. 化学性　如化工原料、油漆、化纤制品、塑料、橡胶、农药和某些药品(如汞、碘、磺胺、酒精、氧化锌、青霉素、清凉油、水杨酸等)所引起。另外,强酸、强碱、红外线照射等刺激,也可引起本病。有些接触性皮炎,可发展成湿疹样皮炎。由于搔抓,肥皂洗涤,某些食物或用药不当等刺激,促使转化成慢性湿疹样变化。

三、临 床 表 现

1. 发病前均有过敏物质或刺激物接触史,一般发病急,皮损发生在接触部位。

2. 皮损的轻重与致敏物的强弱、作用时间的长短、接触面积大小以及机体的敏感性有关。

轻者局部仅有充血,境界清楚的淡红或鲜红色斑;重者可出现丘疹、水疱、大疱、糜烂渗出等损害;刺激强者可出现皮肤溃疡或坏死(照片图27-5);有少数患者除瘙痒外,可伴有恶寒、发热、恶心、呕吐等全身症状。

3. 去除病因后,可很快治愈。如未能及时去除病因也可转为慢性。

四、诊　断

根据有刺激物接触部位,除去原因后很快自愈,

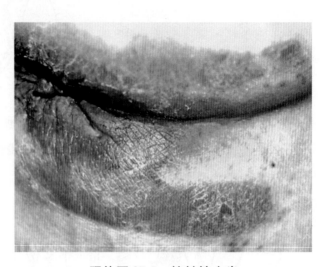

照片图 27-5　接触性皮炎
肛肠疾病术后粘贴胶带部位出现接触性皮炎,皮肤发红,充血明显

若再接触刺激物可再发病,或斑贴试验阳性,即可诊断。

五、治　疗

首先应查明并除去病因。

1. 中医治疗　清热解毒、凉血利湿,选用龙胆泻肝汤,加黄连、黄柏、赤小豆、银花、白茅根。也可用马齿苋、黄柏等量煎汤冷后局部湿敷。

2. 西医治疗　可用抗组胺药物,口服氯雷他定、盐酸西替利嗪、阿伐斯汀、维生素C等,必要时也可静脉注射维生素C和葡萄糖酸钙,痒甚者加用溴剂和氯丙嗪或静脉滴注10%葡萄糖酸钙、氢化可的松,应用抗菌药物预防继发性感染。用洗剂、霜剂或油膏。如炉甘石洗剂、曲安奈德乳膏等,也可使用含有松馏油、糠馏油、氧化锌的油膏外涂。红肿明显,伴水疱、糜烂和渗液者可做开放性冷湿敷,湿敷溶液有3%硼酸溶液、1∶2醋酸铝溶液、1∶8000高锰酸钾溶液。如有脓性分泌物者,用0.02%呋喃西林溶液或0.5%依沙吖啶溶液湿敷。湿敷不宜过长,通常湿敷2~3天,待渗液停止、肿胀消退后,可停止湿敷,改用霜剂或油膏外涂。

第五节　肛门周围化脓性汗腺炎

一、定　　义

化脓性汗腺炎是顶泌汗腺感染后在皮内和皮下组织形成的范围较广的炎性皮肤病症,肛周是好发部位之一,一般为多个汗腺感染、流脓、反复发作形成相通的皮下瘘道。多数情况下瘘道直肠不相通,与肛隐窝亦无联系,不通过肛门括约肌间隙。皮肤表面可见多处破溃口,皮肤增厚,色素沉着和瘢痕形成。发病以 20～40 岁青壮年为多,肥胖多汗的人易患此病,长期不愈患者有癌变的可能。中医认为本病未破时为痈,破之后称为漏,有蜂窝漏、串臀漏之说。

二、病 因 病 理

中医认为,多因正虚,表卫不固,或过食肥甘厚味而使湿毒蕴结于肌肤,营卫不和,热盛肉腐,化脓成漏。

西医认为,本病与体内性激素失调、细菌感染、肛门局部潮湿等因素有关。肛周化脓性汗腺炎多是由皮肤内汗腺发生的慢性顽固性炎症,侵犯皮肤和皮下组织,使腺管发炎、水肿、阻塞、化脓、破溃。反复感染、破溃就形成了化脓性汗腺炎,可形成很多窦道及瘘管。由于在肛门周围的皮下毛囊与汗腺之间有导管相通,和淋巴相连,炎症沿淋巴管或导管向会阴、臀部蔓延,形成脓肿或蜂窝织炎,反复感染造成慢性化脓性汗腺炎,在皮下形成复杂性窦道或瘘管。

此外,顶泌汗腺、皮脂腺与人体内性腺激素水平有很大关系。一般青春期开始分泌,活动的最高峰是在性活动期,女性绝经后,顶泌汗腺逐渐萎缩,本病不再发作。同样,青春期以前也很少发病。可见,化脓性汗腺炎与性激素有很大关系。

三、临 床 表 现

发病初期,在肛门周围皮肤表面,可见与汗腺、毛囊一致的小硬结,发红、肿胀、化脓,多自然破溃,流出糊状有臭味的脓性分泌物。炎症时轻时重,逐渐发展成皮下窦道和瘘管,蔓延至会阴、臀部。由于慢性炎症反复刺激,病变部位皮肤变硬肥厚,呈褐色。常伴有急性化脓性炎症,反复交替。当继发感染呈急性炎症时,可见发热、全身不适、食欲缺乏、白细胞升高、淋巴结疼痛肿大。若炎症侵犯肛门括约

肌,可造成括约肌纤维化,影响肛门功能。晚期患者出现消瘦、贫血,或并发内分泌和脂肪代谢紊乱等症状(照片图 27-6)。

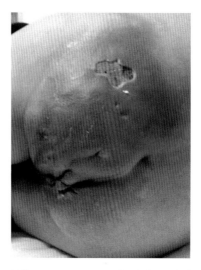

照片图 27-6　肛周化脓性汗腺炎
肛周皮肤色暗,皮肤表面见多处破溃口

四、诊　　断

根据临床表现不难诊断,可做病理组织检查以明确诊断。

五、鉴 别 诊 断

1. 肛周化脓性汗腺炎临床症状体征与复杂肛门直肠瘘最为相似,应重点鉴别。

(1)复杂性肛瘘多有肛门直肠脓肿病史,肛周化脓性汗腺炎是在顶泌汗腺毛囊部多点感染。

(2)复杂性肛瘘索条状与周围组织界限清楚,瘘道索条状通入肛门肛隐窝,瘘管走行位置深,可穿行于肛门直肠括约肌之间;直肠肛周化脓性汗腺炎蔓延广泛,形成许多窦道且瘘管表浅,与肛腺没有关系。

(3)复杂性肛瘘临床多见,肛周化脓性汗腺炎少见。

(4)肛门直肠周围 B 超对诊断有帮助。

2. 疖　毛囊性浸润明显,呈圆锥形,破溃后顶部有脓栓,病程短,无一定好发部位。

3. 肛周淋巴结核　初期多为孤立结节,光滑,活动好,随病程延长,结节融合成块,不规则,活动度

差。可形成脓肿,破溃后可形成窦道,分泌物稀薄,肉芽组织晦暗,随皮肤下部潜行,经久不愈,可见低热、盗汗,取病变组织进行 PCR 检测,可呈阳性结果。

4. 潜毛囊窦道 分泌物中可见毛发,一般位于骶尾部。

5. 肛周脓肿 多为单发,红肿热痛剧烈,范围较大,有内口。

6. 畸胎瘤 瘘管窦道深,通常有明显脓腔,X 线检查可帮助确诊。

六、治 疗

1. 全身治疗

（1）中医治疗

1）实热型:局部红肿疼痛明显,分泌物多,大便燥结,小便短赤,舌质红,苔黄燥,脉浮数,治宜清热解毒,消肿散结。方用仙方活命饮或五味消毒饮加减。

2）痰湿型:身体肥胖,咳嗽痰多,局部湿烂,分泌物多,舌胖淡,苔白腻,脉濡滑或缓。燥湿祛痰,方用苍术二陈汤合三仁汤加减。

3）心脾两虚型:久病体弱,面色苍白,心悸气短,体倦无力,少气懒言,食欲缺乏,肉芽不鲜,脓水时多时少,舌质淡,苔薄白,脉细弱。治宜补养心脾,解毒除湿方用归脾汤加连翘、苍术、黄柏、土茯苓、苡仁、猪苓等。

因本病病程长,病久入络成瘀,无论何种证型,均可适当加用三棱、莪术、土元、丹参等活血化瘀之品,应用清热解毒药物,应选择夏枯草、连翘等兼有消肿散结功效的药物,全蝎、蜈蚣等化痰通络散结药物可酌情少量选用。

（2）西医治疗

1）急性期可酌情应用抗菌药物,一般应根据细菌培养和药敏试验,决定选用抗菌药物的种类。常选用的药物有奥硝唑、头孢菌素、青霉素、罗红霉素、阿奇霉素、左氧氟沙星等,但因本病反复发作,病灶周围纤维化,抗菌药物不易透入,病灶局部难以达到有效血药浓度,所以药敏试验不一定与临床效果一致,上述药物中阿奇霉素在体内分布广泛,在各组织内浓度可达同期血药浓度的

10～100 倍,在巨噬细胞及成纤维细胞内浓度高,前者能将阿奇霉素转运至炎症部位,有利于在感染部位达到较高血药浓度,但美国 FDA 发布警告,阿奇霉素可导致心电活动异常,引起致命性心律失常、QT 间期延长、低钾血症或低镁血症、心动过缓、正在使用抗心律失常药物的风险更高,临床应用应权衡利弊。

2）抗雄性激素治疗:因该病的发生与雄性激素水平升高有关,近年来研究应用抗雄性激素药物环丙氯地黄体酮或睾酮阻断剂酮醋酸环丙黄体酮治疗 2～3 个月,取得较好效果。

2. 局部治疗

（1）急性炎症:清热解毒类的中药坐浴外洗,外敷如意金黄膏。如已成脓,应切开排脓,保持引流通畅。外洗方如下:苦参、百部、蛇床子、野菊花、苦地丁、双花、连翘等。

（2）慢性炎症:保持局部清洁,对已形成瘘管窦道者应手术切开,开放引流,此种瘘道一般不通向直肠,与肛缘无关。要注意保留瘘道之间的健康组织,以益于创口愈合。

3. 手术治疗 外科手术是治疗该病最为有效的手段,术中将病变区瘘道全部切开,切除瘘道两侧,只留瘘道的基底,以便周围的上皮长入。手术时充分暴露化脓性汗腺炎瘘道的基底,修剪时必须在正常组织的边缘,目的是去除可能因炎症的纤维化反应而使顶泌汗腺管阻塞,防止病变复发,细心检查残留的瘘道基底。任何微小的残留肉芽都应用细探针详细探查,以发现极微细的瘘道。

术后密切观察伤面,直到整个创面完全被皮肤覆盖。应用清热解毒,利湿排脓中药外洗,保持创面清洁,防止邻近创面的皮肤浸渍,以保持敷料干燥,每日换药。笔者在临床中将糜蛋白酶以生理盐水稀释后湿敷创面,可促进坏死组织脱落,加快创面愈合。

七、预 防

保持肛门清洁卫生,多汗时要经常洗澡,坐浴,外用收敛吸湿粉剂以保持干燥。如已成脓,应及时切开排脓,防止炎症蔓延,应及早治疗,以防止癌变。

第六节 肛 门 癣

一、定 义

肛门癣属浅部真菌癣,多由股癣蔓延至肛门、会阴、臀部所致。夏季多发,冬季少见。中医学称为阴癣、圆癣。

二、病 因 病 理

1. 中医病因病机 中医学认为肛门癣的发生为痰湿、汗液排泄不畅而致湿热内蕴,或外感湿热之邪,久病湿热耗伤阴血而生内风,肛门癣是由内外因相互作用而致,湿热下注与血虚风燥是本病的基本病机。

2. 西医病因病理 肛门癣是一种传染性真菌性疾病,是浅部真菌所致(癣菌属小孢子菌属及表皮癣菌属),真菌种类较多,绝大多数不会致病,其中一小部分为条件性致病菌,可存在于人体的皮肤、黏膜、肠道等处。正常情况下菌群相互影响,保持平衡。当人体皮肤破损,抵抗力下降时,致病菌大量繁殖,进入皮肤,皮下组织而引起癣的发生。本病多是直接接触传染,如通过衣物、用具或自身手足癣传染致病,环境条件亦有影响,如在湿热季节和潮湿地区,肛门皮肤受轻微损伤,容易发病。

三、临床表现与诊断

初起时,肛门部皮肤有淡红色小丘疹和小水疱,逐渐扩展成环形或多环形斑片状,同心圆形的红斑,边缘界限清楚,边周呈堤状隆起,上有细薄的鳞屑,中心出现新的环状损害,向外扩散,并有剧烈瘙痒。

1. 显微镜检 取鳞屑和分泌物,氢氧化钾涂片镜检,阳性表示有真菌存在,但不能确定菌种,一次阴性不能完全否定。

2. 细菌培养 常用培养基为沙堡培养基,培养阳性后可转种到特殊的培养基,根据形态、生化等特性进行菌落鉴定,并作药敏试验。

本病应与慢性湿疹和神经性皮炎鉴别。

慢性湿疹无堤状隆起的边缘,边界不清楚,真菌检查阴性。神经性皮炎有明显苔藓化,无水疱,真菌检查阴性。

四、治 疗

以局部治疗为主。浅表真菌感染药物有醋酸、乳酸、水杨酸、十一烯酸、克念菌素、克霉唑、咪康唑、益康唑、联苯苄唑、酮康唑等。现代药理研究表明,黄连、黄柏、白藓皮、蛇床子、地肤子、苦参等对多种致病性真菌的生长均有不同程度的抑制作用,可选用。

第七节 肛门皮肤结核

一、定 义

本病是由结核分枝杆菌直接侵犯肛周皮肤或者由其他脏器结核灶内的结核分枝杆菌经血行或淋巴系统播散到肛周皮肤组织所致的肛周皮肤损害。结核分枝杆菌的毒力并不特别强,人们在结核分枝杆菌感染后仅5%~10%发病,属中医痰毒范畴。

二、病 因 病 理

中医认为,本病为情志不畅,肝气郁结,郁而化火,灼津为痰,结聚成核,日久肝肾阴虚,正不胜邪所致。

西医认为,本病为感染结核分枝杆菌引起。感染途径有二:①结核菌直接感染,常因皮肤擦伤或破损后,直接接触结核分枝杆菌,或接触含有结核分枝杆菌的痰液、粪便或用具等所致。②内脏器官深部或邻近脏器如肺、骨关节、子宫、睾丸、尿道、阴道、前列腺等处有结核病灶,结核菌可由血液循环或淋巴管传播到肛周皮肤。

三、临 床 表 现

1. 增殖型肛门皮肤结核 多为牛型结核分枝杆菌感染所引起。初起时为硬性暗红色小结节,数目不定,发展缓慢,数月以后结节逐渐长大,角质层增厚,有鳞屑和痂皮覆盖,并彼此融合成乳头状或疣状病损,周围有炎性红晕,边界清楚,中央是乳头状瘤样突起,挤压之有脓性分泌物,有臭味,患者自觉肛门灼热瘙痒,一般不痛。

2. 溃疡型肛门皮肤结核 初发多在肛管,呈黄色颗粒样结节,逐渐破溃并向外延展至直肠和肛门周围皮肤,呈圆形或不规则的浅在溃疡,基底苍白,肉芽粗糙,周围边界有明显潜形凹陷。多为单发,一般疼痛不明显。对外界刺激敏感,有时分泌物较多,为脓性或黏液性,病程迁延,可数年不愈。

四、诊 断

根据局部症状和体征,参考病史,结合实验室检查可以确诊,常用辅助检查有皮肤活检、组织病理学检查、组织或脓液的结核分枝杆菌培养、结核菌素试验、聚合酶链反应(PCR)检测结核分枝杆菌 DNA。结核分枝杆菌培养阳性是诊断的金标准,PCR 是快速检测这些慢生长细菌有效的方法。

五、鉴别诊断

1. 三期梅毒溃疡 边缘有堤状隆起及暗红色浸润,形状整齐,多呈肾形,性质较坚硬,梅毒血清反应常为阳性。

2. 急性女阴溃疡 急性发病,炎症较明显,可自愈,易复发。溃疡呈漏斗状,常并发结节性红斑及滤泡性口腔炎,溃疡处分泌物涂片,用革兰染色后镜检易查见粗大杆菌,部分患者淋巴细胞免疫功能低下。

3. 基底细胞癌 溃疡基底部有多数珍珠样小结节,边缘卷起,触之较硬,活检可发现癌细胞。

六、治 疗

1. 保守治疗 确诊结核感染后,应以西医抗结核治疗为主,肛周皮肤结核应视为全身感染的一部分,早期、全程、足量、规范、联合用药,以保证疗效,延缓或防止结核分枝杆菌的耐药。

一线抗结核药物包括利福平、异烟肼、乙胺丁醇、吡嗪酰胺、利福布汀;二线抗结核药物包括乙硫异烟胺、丙硫异烟胺、环丝氨酸、氨苯硫脲、链霉素、紫霉素、阿米卡星、对氨基苯甲酸卡那霉素、莫西沙星、左氧氟沙星、加替沙星。可以辅助应用中医药治疗,以改善临床症状,增强患者体质。

通常以养阴清热、补益气血立法,可用青蒿鳖甲汤、月华丸、知柏地黄丸、配合十全大补丸等,注意加强营养,适当体育锻炼。

2. 手术治疗 增殖型肛门皮肤结核,在全身无活动性结核时,可做病灶切除和带蒂皮瓣填充术。手术方法:患处消毒后,在局麻下,将病灶周围扩大 0.5cm 切除,在病灶附近处取同等大小健康有蒂皮瓣作填充,将皮瓣周边缝合固定,然后将切除皮瓣的伤口缝合。另外,局部可用 10% 硝酸银溶液、2% 甲紫反复涂抹,或用 0.5% 新霉素软膏、5% ~20% 焦性没食子软膏、5% 异烟肼软膏局部涂敷。

第八节 肛门尖锐湿疣

一、定 义

肛门尖锐湿疣是一种由人类乳头瘤病毒(HPV)引起,发生于肛门及肛周皮肤黏膜交界处的疣状赘生物,属性传播疾病,常因接触带病毒的物品或性接触感染导致,生长迅速,易于复发,多发生于中青年人。

二、病因病理

肛门尖锐湿疣是由于 HPV 感染所致,HPV 有不同的亚型,最常引起尖锐湿疣的 HPV 为 6 型、11型。HPV 在人体温暖潮湿的条件下易生存繁殖,故外生殖器和肛周是最容易发生感染的部位。尖锐湿疣有性接触传播、间接接触传染、母婴传播、自体传染四种方式,其中性接触为最主要传播途径,免疫功能低下是感染尖锐湿疣发病及复发的重要内因,潮湿温暖的局部环境是该病发生的外部条件。就性传播途径而言,正常性交行为和肛交均可造成造成肛门尖锐湿疣,但肛交导致 HPV 感染的几率很高,因为肛管皮肤、直肠黏膜较生殖道黏膜脆弱,肛交导致肛管皮肤、直肠黏膜破损极易导致 HPV 病毒感染。HPV 与易感上皮细胞结合,在受体介导的内吞作用下,侵入潜伏于基底细胞内,随着基底细胞的分化成熟而移向表皮,HPV 开始大量复制,集中于颗粒层的细胞核内。人体感染 HPV 后经数周至数月潜伏期多产生典型的皮疹,皮损不典型者称为亚临床感染,无皮损者称为潜伏感染状态,亚临床感染和潜伏感染可进一步发展为尖锐湿疣,如患者免疫力差,可不经历亚临床感染阶段而直接出现尖锐湿疣。

尖锐湿疣形态学上为纤维表皮瘤,由皮肤乳头层发生,生长在皮肤和黏膜表面,初期在肛门皮肤出现乳头状小瘤,质软而脆,黄白色,以后分支,增长为圆形、梨形和菜花形,有的单个,有的多发,侵犯大块皮肤,围绕肛门,可蔓延会阴、阴囊、阴茎包皮、阴道和阴唇。巨型的可侵入肛管、直肠下段、直肠后间隙、肛提肌甚至膀胱，可形成瘘管，如疣体继发感染，可有臭味。组织学检查：疣状赘生物角化不全，棘层肥厚，表皮突增长，分支是假性上皮瘤样增生，可有较多核分裂象，但基底细胞排列规则，经久不愈反复发作的尖锐湿疣有癌变倾向。

中医称本病为"肛门臊疣"，认为本病是由人体正气不足，腠理不密，复感湿热邪毒，下注于肛门局部，蕴久成毒而致，正如《薛己医案》所说："疣属肝胆少阳经，风热血燥或怒动肝火，或肝克淫气所致"。

三、临床表现

肛门 HPV 感染的自觉症状多不明显，有时可感肛周灼痛、瘙痒及压迫感等，肛门周围初发时可见微小浅灰色乳头状隆起，逐渐增多增大，融合成片甚或互相重叠，呈大小不等的菜花状、乳头状、蕈状、质柔软，部分皮损根部可有蒂。因尖锐湿疣生长迅速且肛周环境特殊，常导致疣体局部感染、坏死，分泌物浸润表面可呈白色、污灰色，颗粒间积有脓液、气味恶臭（照片图 27-7，照片图 27-8）。

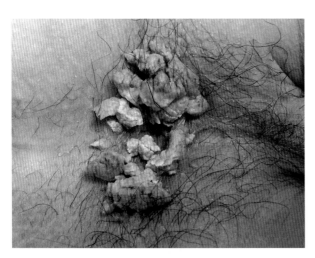

照片图 27-7　肛门周围尖锐湿疣
疣体散在分布，色灰白

四、诊断与鉴别诊断

1. 诊断　根据本病典型的临床形态特征及部位及病史，可初步诊断，确诊一般需以下辅助检查可帮助确诊。

（1）醋酸白试验阳性，活体检测可见类似糜烂图样，中间鲜红至褐色，四周色泽逐渐减淡，该检测方法是传统检测手段，性价比高。

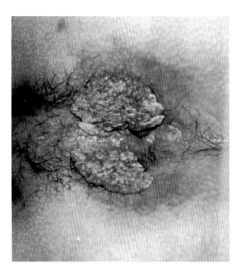

照片图 27-8　肛门周围尖锐湿疣
疣体融合成片，分布于肛门两侧色暗红表面呈细颗粒状，分泌物有恶臭

（2）尖锐湿疣 HPV 病毒不溶于血液，但可以通过检测血液中血清抗体，间接得到感染病毒的信息。可通过血清抗体的滴度和性质，确定 HPV 病毒的种类、数量，快速简便。

（3）核酸杂交可检出 HPV-DNA 相关序列，PCR 检测可见特异性 HPV-DNA 扩增区，该方法成本较高。

2. 鉴别诊断　尖锐湿疣应与下列疾病鉴别：

（1）扁平湿疣：扁平湿疣多无蒂而呈扁平样隆起，大小不等，边缘整齐、清楚，单生或群生，表面多有破裂，分泌物有臭味。常见于女性外阴及男性冠状沟处，同时可见斑疹样、丘疹样梅毒疹，TPPA（梅毒螺旋体颗粒凝集试验）阳性，扁平湿疣见于二期梅毒，梅毒处于活动期，故 RPR（快速血清反应素环状卡片试验）亦多为阳性。

（2）增殖型肛门结核结核呈疣状或乳头状结节增殖，形成片状，周围有炎症红晕，界限清楚，中央呈乳头状瘤样突起，有脓性分泌物。分泌物培养可查到结核菌，分泌物可见到抗酸杆菌、分泌物 PCR 检测可检测到结核菌核酸序列，病理组织检查，可找到结核结节。

（3）生殖器癌宫颈癌、阴茎癌多见于中年以后，单发，有明显的浸润，质坚硬，常形成溃疡，易出血，病理组织检查易于鉴别。

五、治　疗

1. 中医治疗

（1）内治法：中药口服：清热解毒利湿为主，佐以活血化瘀之品。方选萆薢渗湿汤加板蓝根、白花蛇舌草、土茯苓、苍术、紫草、马齿苋、红花等。

（2）外治法：一般应用清热利湿，解毒散结中药煎汤外洗。

可用马齿苋、大青叶、土茯苓、板蓝根、蒲公英、紫花地丁、露蜂房、黄柏、苦参、明矾浓煎坐浴，每日1~2次。现代医学的常规物理治疗仅能去除肉眼可见的尖锐湿疣，对极小及尚未从皮肤长出的尖锐湿疣，没有很好的疗效，导致尖锐湿疣反复发作。因此，对此类尖锐湿疣，采用清热利湿，解毒散结的中草药外洗，中药局部熏洗坐浴能使药物直接作用局部病变组织，大青叶、板蓝根、蒲公英、马齿苋等清热解毒中药，具有较好的抗病毒和抑制疣体组织增生的作用可有效治疗肉眼尚不能观察到的微小疣体，防止复发。

2. 西医治疗

（1）冷冻疗法：利用-196℃低温的液氮，采用冷冻法治疗湿疣，促进疣组织坏死脱落，本法适用于数量少，面积小的湿疣，可行1~2次治疗，间隔时间为一周。

（2）激光治疗：通常用 CO_2 激光，采用烧灼法治疗湿疣，对单发或少量多发湿疣可行一次性治疗，对多发或面积大的湿疣可行2~3次治疗，间隔时间一般为一周。

（3）电灼治疗：采用高频电刀切除湿疣。方法：局部麻醉，然后电灼，本疗法适应数量少，面积小的湿疣。

（4）微波治疗：采用微波手术治疗机，利多卡因局部麻醉，将辐射探头尖端插入疣体基底，当看到疣体变小、颜色变暗、由软变硬时，则热辐射凝固完成，即可拔出探头。凝固的病灶可以用镊子挟除。为防止复发，可对残存的基底部重复凝固一次。

（5）手术疗法对于单发、面积小的湿疣，可手术切除；手术时用冷冻切片检查损害是否切除干净。

由于以上局部物理或手术治疗，仅能去除肉眼可见疣体，对于潜伏于基底细胞内 HPV 病毒并未治疗，因此该病的复发率很高，近年采用氨基酮戊酸光动力疗法，可选择性杀伤增生旺盛细胞，不仅可破坏肉眼可见的尖锐湿疣组织，同时对于亚临床感染状态的组织细胞亦有治疗作用，配合干扰素等调节人体免疫力药物，可降低复发率。

六、预　防

大力宣传卫生知识，使人们了解此病的危害性及传播途径，加强法制教育，制止性乱行为，加强浴室、泳池等公共场所的卫生管理，提倡淋浴，公共卫生间尽量使用蹲便，以免间接接触感染。妊娠妇女更应避免接触本病患者，以免受感染传给胎儿。平时养成良好的卫生习惯，保持会阴部干燥清洁，也是预防该病的一项重要措施。

第九节　梅　毒

一、定　义

梅毒是由梅毒螺旋体引起的慢性传染病，属于性传播疾病。梅毒可以侵及人体任何器官和组织。在肛肠方面主要表现为肛周梅毒疹、肛门部下疳、肛门扁平湿疣、梅毒性直肠炎和直肠梅毒瘤等。

二、病因病理

梅毒螺旋体在人体外生活能力较低，在干燥环境中和阳光直射下迅速死亡。普通的消毒剂和热肥皂水均可在短时间内使其死亡。40℃时失去传染力，100℃时立即死亡。传播途径有直接和间接传染两种：与梅毒患者接吻、性交可直接传染。接触被梅毒患者污染的用具、物品以及误输梅毒患者的血液、患者喂奶等均可引起间接传染。医生诊治梅毒患者不慎时也可被感染。妊娠妇女可通过胎盘传播给胎儿。

梅毒进入人体后，数小时即可侵入附近淋巴结，2~3日即进入血液循环而播散全身。经3周后血清反应呈阳性。此期称第一期梅毒。8~10周左右产生全身广泛性早发梅毒疹，1~2年内出现复发性梅毒疹，称为第二期梅毒，二期梅毒血清学反应100%为阳性。第三期梅毒，除皮肤黏膜及关节损害外，常可见心血管系统和神经系统损害。

中医认为是由毒邪侵袭、湿热内蕴，发于肌肤所致。

三、临床表现

梅毒属于全身感染，临床表现也为全身性，如硬下疳、梅毒疹等。以下主要是肛肠方面的症状。

1. 肛门部下疳 下疳是梅毒的原发损害。常分为软下疳和硬下疳两种。软下疳是由于肛门及周围由于杜克雷嗜血杆菌感染,生成溃疡而成。软下疳潜伏期短,约24～72小时。损害区敏感,疼痛剧烈,常有脓性分泌物刺激肛门部皮肤和括约肌,排粪时疼痛加重。肛门部硬下疳多发生于感染后2～6周,在肛门边缘形成小块糜烂、溃疡、圆形、质硬、边缘突起、色红、不痛、底灰色,常有少量脓性分泌物,由于分泌物刺激,可出现肛周皲裂。

2. 肛周梅毒疹 发疹前2～3天常有低热、头痛、肌肉、骨和关节疼痛等症状。梅毒疹不痛不痒、对称、广泛、稠密,不融合。梅毒疹发生于肛周者称为肛周梅毒疹,大小约1cm,呈圆形或椭圆形或略带不规则形,初显淡红色,2～3周后变为青色或棕色。

3. 肛门扁平湿疣 是肛门直肠梅毒的第二期损害。湿疣生于肛管或肛周皮肤上,呈扁平突起,单个或群生,发展较快,也可蔓延到阴茎或阴囊。突起扁平、底宽、常覆有灰色坏死薄膜,分泌物有臭味。肛门部潮湿、瘙痒或刺痛。先一侧后传到对侧。显微镜表现主要为表皮角化不全,表皮细胞间和细胞内水肿,大量炎症细胞侵入表皮,并有微脓肿。真皮乳头层有大量浆细胞浸入。

4. 梅毒性直肠炎 二、三期梅毒时可发生。肠黏膜形成溃疡,边缘突起、底硬、带有黄绿色分泌物。直肠壁增厚、变硬、弹性消失。或因纤维结缔组织增生、收缩造成狭窄。表现为排便不净、里急后重,便内混有脓血。

5. 直肠梅毒瘤 发生于三期。直肠黏膜下层呈圆形或卵圆形肿瘤,大小不等、质硬、表面平滑、色紫、不痛、常有溃疡。临床表现小腹下坠、排便不畅、便带脓血、腹泻、里急后重等。

四、诊　断

依据患者的病史,临床表现及实验室检查即可诊断。肛周梅毒疹、肛门扁平湿疣、直肠梅毒瘤,血液均是阳性反应,梅毒性直肠炎、肛门部下疳者,除血液呈阳性反应外,其分泌物可在显微镜下找到梅毒螺旋体。梅毒血清学试验方法很多,所用抗原有非螺旋体抗原(心磷脂抗原)和梅毒螺旋体特异性抗原两类。前者有快速血浆反应素环状卡片试验(RPR)、甲苯胺红不加热血清学试验(TRUST)等,可做定量试验,用于判断疗效、判断病情活动程度。后者有梅毒螺旋体颗粒凝集试验(TPPA)、梅毒螺旋体酶联免疫吸附试验(TP-ELISA)等,特异性强,用

于TP感染的确证。

五、治　疗

梅毒治疗应以西医治疗为主,中医药治疗主要在于治疗梅毒导致的局部损害。

1. 中药治疗

(1)内治法

1)肛门部下疳,方用龙胆泻肝汤(方中木通应用川木通或通草、关木通会导致肾功能损害)加土茯苓、夏枯草水煎服。

2)肛周梅毒疹,方用五味消毒饮加土茯苓、紫草。

3)肛门扁平湿疣,方用黄连解毒汤加苡仁、土茯苓。

4)梅毒性直肠炎,方用葛根芩连汤加车前草、扁蓄、土茯苓、吴茱萸。

5)直肠梅毒瘤,方用白头翁汤加土茯苓、三七粉(冲服)。

(2)外治法

1)熏洗法:蛇床子、地骨皮、桑枝、槐枝水煎外洗。适用于肛周梅毒疹、肛门部下疳、肛门扁平湿疣。

2)敷药法:可用珍珠散敷于肛门部溃疡处(《医宗金鉴》方:珍珠、黄连、黄柏、铅粉、轻粉、象牙末、五倍子、儿茶、没药、乳香各等份,研极细末)。

2. 西医疗法

(1)早期梅毒:青霉素为首选药物。长效青霉素,肌注60～120万单位/次,2～4周一次;普鲁卡因青霉素,肌肉80～160万单位/次,连用15天。

(2)晚期梅毒:普鲁卡因青霉素,每日80～160万单位,肌内注射,连续20天为一个疗程,共两个疗程,疗程间停药1周。如对青霉素过敏,可选用多西环素100mg/次,2次/日,疗程2～4周,应用多西环素,应注意监测肝功能、血液细胞学变化。梅毒治疗后第一年,应每3个月复查TPPA、RPR各1次,之后每个月复查一次,共3年,神经性梅毒应终身监测。

六、预防与转归

加强宣传,避免危险性行为,避免使用来源不明的血液制品,严禁与梅毒患者接吻或性交,避免使用被梅毒患者污染的物品及用具,梅毒患者及早治疗,彻底治疗则预后良好,如发生心血管系统、神经系统损害预后较差,治疗越早效果越好。

第十节　淋病奈瑟菌性肛门直肠炎

一、定　　义

淋病奈瑟菌性直肠炎是指淋病奈瑟菌侵袭肛门、直肠所致的特异性炎性改变。属传染性性病范畴，淋病奈瑟菌性肛门直肠炎主要见于男性同性恋，妇女则多由阴道自身感染所致。

二、病　因　病　理

淋病奈瑟菌是一种革兰阴性的双球菌，淋病奈瑟菌属奈瑟球菌科，奈瑟球菌属，椭圆或球形，常成双排列，无鞭毛、无荚膜，它是嗜二氧化碳的需氧菌，革兰染色阴性，最适宜在潮湿、温暖环境中生长，对外界理化条件的抵抗力差，最怕干燥，在干燥环境中1～2小时即可死亡，对各种化学消毒剂的抵抗力差，在高温或低温条件下都易致死。人类缺乏杀灭淋病奈瑟菌的能力，是淋病奈瑟菌的唯一宿主，淋病奈瑟菌对低等动物无致病能力，所以淋病奈瑟菌只能侵袭人类，对于动物并无侵犯能力。淋病患者及无症状的带菌者，是各种淋病奈瑟菌感染的传染源。据统计2%的男性泌尿系统淋病，70%～80%的女性泌尿系统淋病、30%左右的肛门直肠淋病奈瑟菌感染是无症状的或症状极轻，但他们是传染源。不洁的性交可直接引起传染。肛门直肠淋病奈瑟菌性疾病，既可以由肛门性交导致，也可因阴道尿道排出的淋球球菌感染的分泌物，侵入直肠所致。只有极少数患者因灌肠、坐浴等交叉感染所致。淋病奈瑟菌能释放黏膜分解酶并进入上皮细胞内增殖，上皮细胞崩解后，病菌进入组织，使局部产生炎症反应，出现直肠黏膜充血、水肿、发红、有黄白色脓汁，重者造成黏膜糜烂，形成溃疡或瘢痕。

三、临床表现及诊断

一般感染后潜伏2～10天，平均3～5天。急性发作的淋病奈瑟菌性肛门直肠炎，肛周瘙痒、直肠灼热、疼痛，有脓血黏液便，臭味明显，肛门下坠，排便时可引起肛门直肠剧烈疼痛。

慢性淋病奈瑟菌性肛门直肠炎，多因急性未愈转为慢性。肛门不适或瘙痒，排便时肛门直肠疼痛轻微。溃疡愈合形成瘢痕可造成直肠狭窄。

检查见肛门括约肌痉挛、肛管肿胀充血。指诊

直肠黏膜灼热、肿胀、压痛。肛镜：镜检时直肠黏膜轻者充血，重者水肿，有黄白色分泌物。甚者出现糜烂、坏死。炎症严重的患者可有脓肿并出现瘘管。

除根据临床症状体征、及详细询问病史外，尚需作以下检查已确诊

1. 涂片检查　取患者分泌物，作革兰染色，在多形核白细胞内找到革兰阴性双球菌。此法检测直肠分泌物阳性率较低，如为阳性，可以初步诊断。

2. 培养检查　淋病奈瑟菌培养是诊断的重要方法，尤其对于临床症状很轻或无症状的男患者，培养阳性就可确诊，培养阳性率男性80%～95%，女性80%～90%，培养同时可做药敏试验，指导临床用药。

四、治　　疗

1. 一般治疗　忌食刺激食物，多饮水，勤换内衣、裤，并将沾染了分泌物的衣裤，彻底消毒。

2. 中药治疗

（1）清热利湿法：以八正散合石韦散加减；方药：车前子、瞿麦、扁蓄、滑石、山栀子仁、大黄、甘草、木通、石韦、王不留行、当归、甘草等，适用于湿热征象明显的患者。

（2）健脾化湿法：以参苓白术散合草薢分清饮加减；方药：人参、茯苓、麸炒白术、山药、白扁豆、莲子、薏苡仁、砂仁、桔梗、甘草稍、川草薢、石菖蒲。适用于病程较长，脾虚湿困兼有下焦湿热患者。

（3）温阳补肾法：以金匮肾气丸导赤散加减治疗；方药：地黄、山药、山萸肉、茯苓、猪苓、淡竹叶、通草、牡丹皮、泽泻、桂枝、炮附片。适用于病程日久，正虚邪恋偏于肾阳虚患者。

3. 西药治疗

（1）头孢曲松2g，单次肌注/静点。

（2）头孢克肟400mg，单次顿服。

（3）单剂量注射头孢菌素方案加阿奇霉素1g，单次顿服。

（4）多西环素100mg，口服，2次/d，连用7天。

（5）阿奇霉素1g，单次顿服。

以上治疗方案中以头孢曲松方案最为有效，且副作用相对于阿奇霉素、多西环素低，应作为首选。

第十一节　性病淋巴肉芽肿

一、定　义

性病淋巴肉芽肿,这是一种由衣原体引起的人类的接触性感染的性病。热带及亚热带地区为疾病高发区。主要临床症状为生殖器、腹股沟、肛管、直肠和结肠炎症和狭窄,在发病的过程中常出现全身症状,发热、头痛、发冷。本病俗称"鱼口"、"便毒"。

二、病因病理

性病淋巴肉芽肿是由于性病淋巴肉芽肿衣原体体引起,由性交传播。潜伏期1~3周。外生殖器出现疱疹糜烂,1~6周后腹股沟淋巴结开始肿大,破溃化脓,病原体经淋巴引流或直接流入直肠,引起直肠炎和狭窄。初起肠黏膜糜烂和肉芽肿,成小结节状,紫色、易出血,因瘢痕收缩可造成狭窄,肠狭窄发生于齿线及其上方,直肠壶腹或结肠。狭窄多是管状,形状不规则,狭窄区无明显界限,可见肉芽肿,黏膜红色,有散在溃疡,有的狭窄呈环形膜状。肛周结缔组织增生,肛门不能闭合。肠壁因有结缔组织增生,肠管弯曲不整,有时可见瘘管通于脓腔。组织学显示淋巴结内有脓肿形成的感染性肉芽肿改变。

中医学认为本病初期由不洁性交染毒,湿热下注,交阻于肌肤,而见生殖器等部位溃烂,肝气郁结,木不疏土、脾失健运,湿浊内生,郁久化热,煎津为痰,结于股胯肠间;或由肺肾阴虚,阴虚火旺,灼津为痰,痰火凝结于股胯肠间。后期,肝郁化火,下灼肾阴,热盛肉腐成脓,耗伤气血,日久转为虚损。

三、临床表现

该病先出现外生殖器炎症性丘疹、疱疹,破溃糜烂,继而腹股沟淋巴结肿大。以下主要描述引起直肠炎的表现。

初起直肠少量出血,继而排黏液脓性物,排便次数增多,出现直肠狭窄时,可有便秘,排便不尽,里急后重,便条变细,左下腹胀痛。如结肠狭窄可有慢性肠梗阻症状。肛周可见脓肿、瘘管和肉芽肿,早期肛门指诊呈颗粒感,以后变环形或管状狭窄,质柔软。乙状镜检可见黏膜充血、出血,颗粒状表面覆以脓性黏液,亦可见炎性息肉或溃疡。疾病后期肛门直肠狭窄愈加严重,大便越来越细,便秘,排粪不净,里急后重。甚至出现肠梗阻的现象,在女性,直肠阴道或尿道瘘形成的毁形性溃疡和瘢痕,常被称为女性蚀疮。

四、诊断与鉴别诊断

本病临床症状体征并无特异性,故除症状体征检查和详细询问病史外,尚需辅助检查,以帮助确诊。

1. 补体结合试验　是本病重要的血清学诊断方法,能检测两种抗体:砂眼衣原体抗体和鹦鹉热衣原体抗体。因为人群中常见有衣原体感染,所以本试验阳性有助于诊断,但不能靠其结果决定诊断。一般而言,本试验血清滴度1:8或1:6对本病诊断有提示意义,而1:64或以上则有诊断意义。恢复期患者血清滴度降低。

2. 病原体培养　取肿大的淋巴结穿刺物接种在鸡胚卵黄囊,或做组织细胞培养。阳性者有诊断价值。另需做细菌培养和涂片革兰染色,以除外葡萄球菌或其他细菌所致的淋巴结炎症。

3. 微量免疫荧光试验　能检测不同血清型衣原体特异性抗体,比补体结合试验更为敏感,特异性更强,但试验条件要求高,难以广泛应用。

通过以上检查结合临床症状、病史、肛门直肠局部检查,可以确诊,典型局部体征为:指诊触及肛管和直肠狭窄,肠壁硬而发脆,凹凸不平;乙状结肠镜检查可见管状狭窄不规则,无明显界限,可见肉芽肿及散在的溃疡,结肠镜检查可见到结肠狭窄和全部结肠。

五、治　疗

性病淋巴肉芽肿的治疗越早越好,初期患者用药后,全身性症状可迅速消失,但局部淋巴结肿的愈合有限。晚期出现严重并发症后治疗困难,往往需行手术治疗。

1. 抗菌药物治疗

(1) 多西环素:每次0.1g,每天2次,连服21天。

(2) 四环素:500mg,每天4次,连服21~28天。

(3) 红霉素:500mg,每天4次,连服14~21天。

(4) 复方新诺明:开始每日2次,每次2g,以后每次 1g,连服 3 周。替代疗法为多西环素。

(5) 磺胺噻唑,首剂 4.0g,以后每 6 小时 1.0g,连用 3 周。

2. 轻泻剂 发生肠狭窄,可用麻仁润肠丸、番泻叶、液体石蜡等保持大便通畅。

3. 灌肠法 药用大黄、白芍、白及粉、冰片、夏枯草、连翘等煎水 200ml,每次 50~100ml。保留灌肠,每天 2~3 次。

4. 中医内治法 可用清热利湿、解毒中药治疗早期,方用二妙散加减。如腹股沟淋巴结肿大,粘连,尚未破溃,治宜疏肝解郁,软坚散结,方用逍遥散加减,可适量加用全蝎、蜈蚣等通络散结药物,后期出现潮热骨蒸,面色少华,倦怠,手足心热,舌红少苔,脉细数者,以六味地黄汤加减。

5. 中医外治法 初期以马齿苋、蒲公英、金银花、牡丹皮、地丁,加水适量,煮沸后晾温清洗疮面,每日 2 次;对已有波动的淋巴结脓肿,忌切开排脓,可从正常皮肤入针,抽出脓汁,然后用五倍子炒黄研末,百草霜和匀,醋调敷;后期可用红花、黄升、血竭各等份,冰片适量,共研为细末,以麻油调和,涂患处,每日 2~3 次。

6. 手术疗法 如狭窄尚未完全肠梗阻时可用扩肛术,每周 1 次,或参照直肠狭窄手术治疗。若出现完全性肠梗阻,需行结肠造口术以缓解症状。

第十二节 艾 滋 病

一、定 义

艾滋病又称获得性免疫缺陷综合征,由艾滋病病毒(HIV 病毒)感染人体而引起,HIV 是一种能攻击人体免疫系统的病毒,人体免疫系统中最重要的 T 淋巴细胞是 HIV 病毒最主要攻击目标,T 淋巴细胞被大量破坏后,人体丧失免疫功能,发生各种难以治疗的机会性感染,由于免疫监控缺失,可发生多种恶性肿瘤,病死率极高。

二、病 因 病 理

艾滋病病毒属于 RNA 反转录病毒,在复制过程中极易发生变异,这点是研制抗艾滋病药物及疫苗的巨大障碍。艾滋病传染源是艾滋病患者、艾滋病相关综合征患者、无症状艾滋病毒感染者。该病毒主要存在于艾滋病感染者或艾滋病患者的血液、精液、唾液、眼泪、乳汁、阴道分泌物中。其传播途径主要是性接触传染、血液传播和母婴传播染。性传播是主要方式,其次是血液传播(包括输血、应用血液制品、静脉吸毒等方式),艾滋病病毒进入人体后破坏 T 淋巴细胞,尤其是 T4 淋巴细胞,很长一段时期内,艾滋病感染者通过产生更多的 T 淋巴细胞,一定程度上弥补了艾滋病病毒带来的破坏,随着 HIV 病毒不断复制,病毒载量不断提高,最终会导致免疫功能逐步缺失,免疫系统崩溃,机体发生各种机会性感染及恶性肿瘤。

三、临 床 表 现

艾滋病通常要经历 3 个时期,分别是急性感染期,无症状 HIV 感染期,艾滋病期。在感染初期,症状较轻微,往往会忽略,约 70% 感染者在感染后出现类似传染性单核细胞增多症或流感症状,主要表现为发热,咽痛,肌肉酸痛,关节痛,腹泻,盗汗,消瘦,全身淋巴结肿大以及皮肤斑丘疹,荨麻疹等,2~3 周后恢复正常,这一时期通常艾滋病病毒抗体检验是阴性的,即所谓的“窗口期”。艾滋病的“无症状 HIV 感染期”也称潜伏期,持续 8~10 年。最常见症状是口腔黏膜的溃疡或糜烂,易感冒,易疲劳,可有浅表淋巴结肿大等症状。当艾滋病累及大肠时其主要表现为:HIV 多累及结肠,导致结肠广泛溃疡性病变,甚至导致结肠穿孔,腹膜炎形成。患者表现为腹痛、里急后重、排脓血便。在男性同性恋中,直肠肛门感染率明显增高,较多见的病原体是肠兰氏贾第鞭毛虫、单纯疱疹等。直肠肛门黏膜损害,溃疡形成,甚至肛周脓肿。临床表现肛门瘙痒、疼痛、刺激症状、排便带脓血等。

四、诊 断

1. 凡 HIV 病毒分离检测阳性或 HIV 抗体确证试验阳性者,即可诊断为 HIV 感染,病毒分离检测设备技术要求高,一般用于科学研究,HIV 抗体检测是临床筛查诊断 HIV 的主要方法。

2. 具有艾滋病的免疫学改变:

(1) 周围血淋巴细胞计数减少,低于 $1 \times 10^9/L$;

(2) T4 淋巴细胞减少,T4\T8 小于 1;

(3) 淋巴细胞对有丝分裂原的反应低下或缺失;

(4) NK 细胞功能低下;

（5）细胞免疫功能的体内试验及体外试验均明显降低甚至无反应；

（6）白介素2和干扰素减少；

（7）出现多克隆的高γ球蛋白血症；

（8）特异性抗原抗体反应消失。

五、治　　疗

HIV治疗原则：最大限度和持久的降低病毒载量；获得免疫功能重建和维持免疫功能；提高生活质量；降低HIV相关的发病率和死亡率。

就由于免疫功能缺陷导致的肛门直肠机会性感染而言，甲硝唑、替硝唑对肠兰氏贾第鞭毛虫感染有效，α干扰素、阿昔洛韦、伐昔洛韦对单纯疱疹病毒效果较好。另可根据患者临床证型，选用中药治疗，如大黄牡丹皮汤、四君子汤、参苓白术汤、十全大补丸、右归丸等加减治疗。

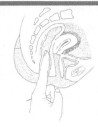

第二十八章 大肠息肉和息肉病

第一节 概 述

一、概 念

息肉(polyps)为一形象学名词,泛指一切空腔脏器向腔内凸出和隆起的病变。据此,任何大肠肠腔内的凸起性病变,无论其大小、形态、组织学结构如何,均可称为大肠息肉。这一概念虽然涵盖广泛,包括了黏膜上皮源性和非上皮源性的各类良、恶性肿瘤样病变,但在描述的精确性上有所欠缺,易造成混淆。因此,目前临床上提到的"大肠息肉"多是指其相对狭义的概念,即肠黏膜上皮源性的瘤样病变和良性肿瘤,这一定义方法,排除了非上皮源性和恶性病变,涵盖内容较少,但表述相对精准,较适合临床应用。本章节将主要讨论狭义的"大肠息肉"。

二、流行病学

多数的大肠息肉不引起明显症状,因此其发病率很难计算,故目前多采用临床就诊患者的肠镜检出率评价大肠息肉的发病情况。但由于受检对象的年龄、性别、地理环境、饮食结构及具体检查方法的不同,各文献报道的检出率差异也较大,如陕西省人民医院在2001年1月至2008年9月,行肠镜检查5851例,其中检出大肠息肉患者736例,检出率为12.58%;广州中山大学第一附属医院,2005年1月至2010年12月行肠镜检查4630例,检出大肠息肉824例,检出率17.80%。大肠息肉的发病年龄,除家族性息肉和幼年性息肉见于青年、少年期外,一般多见于50岁以后中老年,可占到患病人数的75%以上,并且随着年龄的增加,发病率呈上升趋势。性别上,男性息肉患者多于女性,统计国内部分文献,男女患病比例为(1.4~2.7):1。地理上,东部沿海地区发病率高于中部和西部地区,且城市显著高于农村,可能与生活环境、饮食结构和生活习惯不同有关。

三、分 类

大肠息肉的分类方法众多,形态学上分为带蒂和广基;遗传学上分为遗传性和非遗传性;数目上又可分为单发和多发。我国采用的分类法是以 Morson 组织学分类法和大肠息肉狭义概念为基础,结合国内大肠息肉发病特征提出的,该法将大肠息肉分为腺瘤性、错构瘤性、炎症性、化生性和黏膜肥大性五类(表28-1)。

表 28-1 大肠息肉的分类

	单发	多发
腺瘤性	管状腺瘤	家族性腺瘤性息肉病
	绒毛状腺瘤	非家族性多发腺瘤
	管状绒毛状腺瘤	Gardner 综合征
		Turcot 综合征
错构瘤性	幼年性息肉	幼年性息肉病
	Peutz-Jeghers 息肉	Peutz-Jeghers 综合征
炎症性	炎性息肉	假息肉病
	血吸虫卵性息肉	血吸虫卵性息肉病
	良性淋巴样息肉	良性淋巴样息肉病
化生性	化生性(增生性)息肉	化生性(增生性)息肉病
其他	黏膜肥大性赘生物	Cronkhite-Canada 综合征

该分类法将与癌密切相关的大肠黏膜上皮源性良性肿瘤定义为"腺瘤",将其他瘤样病变均定义为"息肉",这一在病理组织学上的区分,更有利于指导临床治疗。

四、分布规律

大肠息肉的解剖学分布,多是以六分段法为基础进行研究和统计的,该法是 Rickert 于 1979 年提出,按百分比例将大肠区分为六段,包括盲肠区(5%)、升结肠区(6% ~ 20%)、横结肠区(21% ~ 50%)、降结肠区(51% ~ 65%)、乙状结肠区(66% ~ 90%)及直肠区(91% ~ 100%)。各文献报道的不同区域大肠息肉分布情况基本一致,即直肠是大肠息肉的最常见部位,最多占 40% 以上,乙状

结肠与直肠发病相当或略少,其次为横结肠、升结肠、降结肠,三个区域检出的大肠息肉差异不显,且均高于回盲部。总体看,左半结肠息肉多于右半结肠息肉,直肠和乙状结肠是各病理类型息肉的好发部位。并且随着年龄增大,息肉逐渐由左侧向右侧发展,故合并横结肠、升结肠息肉患者的平均年龄大于单纯直肠或乙状结肠息肉患者。

第二节 大 肠 腺 瘤

腺瘤性息肉(adenomatous polyp),顾名思义,属大肠黏膜腺体的异常增生,是大肠息肉中最常见的组织学类型,占到各类息肉的 45% ~ 80%。其发病位置从结肠镜检查的资料看,乙状结肠占 40%,其余各肠段分布基本一致。另外,非家族性的腺瘤仍有多发倾向。据统计,20% ~ 25% 的腺瘤患者同时有 3 枚或 3 枚以上的腺瘤病灶。

一、腺瘤的形成和发病情况

腺瘤是大肠黏膜腺体的异常增生,根据组织结构,可分为管状、绒毛状和绒毛管状三种。大肠黏膜的腺体呈管状,正常时大肠管状腺体的细胞分裂和 DNA 合成主要局限在腺管的下 1/3,然后沿腺管向上逐渐分化为成熟的杯状细胞和吸收细胞,当细胞分裂和 DNA 合成失控后即形成腺瘤。观察腺瘤的组织学结构时,除可见管状腺体成分外,还常发现或多或少的绒毛状成分,腺瘤的组织学分类,即由这两种不同成分所占比例决定。

至于分类的标准,国外曾有人提出以 5% 和 50% 为分界线,即当绒毛状成分小于 5% 时属管状腺瘤,绒毛状成分位于 5% ~ 50% 之间者属绒毛管状腺瘤,占 50% 以上者则属绒毛状腺瘤;还有人提出以 25% 和 75% 为分界线:绒毛成分在 25% 以下时属管状腺瘤,25% ~ 75% 时属绒毛管状腺瘤,占75% 以上者为绒毛状腺瘤。由于各种标准间差异较大,且无可比性,20 世纪 80 年代我国大肠癌病理会议建议并提出了国内统一标准:绒毛状成分占 20% 以下者属管状腺瘤,占 20% 至 80% 者属绒毛管状腺瘤,占 80% 以上者属绒毛状腺瘤。该标准目前已被国内广泛采用。根据这一标准,国内不同文献报道的三种腺瘤的发生率也有较大差异,如王水红等2010 年报道 379 例共 957 枚腺瘤,管状、绒毛管状和绒毛状腺瘤分别占 68.03%、18.70%、13.27%;于亚男等 2011 年报道了 1331 例肠息肉患者的 2010 枚腺瘤,所占比例为 87.31%、9.85% 和 2.84%。这种差异可能是由于受检人群的年龄结构、性别组成、

饮食及地理环境等因素导致。然而值得注意的是,由于同一腺瘤不同部位绒毛状成分和管状成分的比例不同,因此不同部位组织切片的检查结果常与实际情况不符,在绒毛成分多的部位取标本可报告为"绒毛状腺瘤",在绒毛状成分少的部位取标本则又可报告为"管状腺瘤"或"绒毛管状腺瘤"。由此,不同文献资料中各类腺瘤所占的比例有所不同就不难理解了。综合国内外文献资料,管状腺瘤、绒毛管状腺瘤、绒毛状腺瘤,占全部腺瘤的比例约为 75%、15% 和 10%。

二、腺瘤的形态和组织学构成

1. 管状腺瘤　管状腺瘤的绒毛状成分小于 20%,大多呈圆形、椭圆形或不规则分叶状,表面光滑,颜色粉红或暗红,质软,随着瘤体增大,质地逐渐变实。常有长度粗细不等的蒂附着于肠黏膜上,也可呈广基型,总体来说,带蒂型较广基型相对多见。组织学上,可仅呈轻度腺体增生,即腺体数量增多,但其上皮细胞的大小、形状、细胞核的位置、染色深浅以及杯状细胞数等均无异常。如病变进展,除腺体数量增多外,还可见腺管明显增生、分支和扩张,同时伴有上皮细胞形态与染色的不同程度改变和核分裂。间质有少量结缔组织、小血管和炎性细胞浸润。

2. 绒毛状腺瘤　绒毛状腺瘤的绒毛状成分大于 80%,临床所见绝大多数为广基型,呈绒毛状或粗颗粒状隆起的菜花状,颜色苍白发黄,质脆而软,易出血。伴有宽广的基底,有时可侵占肠周径的大部分,其表面可覆盖一层黏液,质地较管状腺瘤柔软。在少数病例中绒毛状腺瘤可以有蒂,活动度极大。组织学上绒毛状腺瘤呈典型的纤细绒毛状结构,中心为血管结缔组织,表面由单层柱状或假复层上皮和杯状细胞覆盖,细胞大小不等、排列规则,核浓染位于基底,核分裂象多见,腺体成分较少(图 28-1,照片图 28-1)。

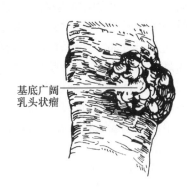
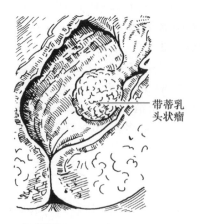

基底广阔乳头状瘤

带蒂乳头状瘤

图 28-1 绒毛状腺瘤

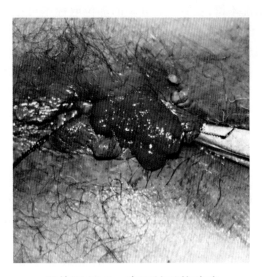

照片图 28-1 直肠绒毛状腺瘤

3. 绒毛管状腺瘤 绒毛管状腺瘤又称混合型腺瘤,绒毛成分介于 20% ~ 80% 之间,在形态和组织学上兼有绒毛状腺瘤和管状腺瘤的特征,并随着成分的变异而有所不同。

另外,随着内镜技术的发展和广泛应用,人们对腺瘤的形态又有了进一步的认识,按照外观可将其分为三种:隆起性腺瘤、扁平腺瘤和凹陷性腺瘤。特别是对于凹陷性腺瘤,以往是不易被发现的,因其表现为边缘稍隆起高出周围黏膜而中央稍凹陷的形态。在连续的病理切片中证实为该种形态的息肉属腺瘤,并且因较高的癌变率而被归属到高级别上皮内瘤变。

三、大肠腺瘤的不典型增生

不典型增生主要指上皮细胞异乎常态的增生,增生的细胞功能、大小、形态、排列等方面均与正常的成熟细胞不同,属于重要的癌前病变。腺瘤不典型增生程度的分级,对判断腺瘤的病变程度及估计预后具有重要意义。目前发现的一些与大肠腺瘤恶变的有关因素如腺瘤大小,组织类型、腺瘤解剖分布以及腺瘤数目等,归根到底都是与不典型增生程度有关。腺瘤不典型增生程度分级有多种方法,国内普遍采用的是 Morson 等提出的轻、中、重 3 级分类法。

1. 轻度不典型增生(Ⅰ级) 以细胞学的异型性为主,腺管或绒毛状结构尚规则,腺管稍延长,细胞分化好,细胞核较正常拉长、增大、深染、规则排列于细胞基底部,核层不超过 2 层,高度不超过细胞的 1/2,细胞核极性尚存在。核分裂象数较正常稍增加,杯状细胞减少或发育不良,呈笔杆状、紧挤、复层排列,黏液聚集在细胞的基底膜层,黏液分泌量降低。

2. 中度不典型增生(Ⅱ级) 表现为细胞异型加重并出现组织学异型性。部分腺管增生、扭曲、分叉,绒毛也可伸长、分支。部分腺管或绒毛的上皮细胞可见共壁及背靠背现象。其中一部分核增大呈椭圆形,染色质粗,呈块状,细胞核假复层,占据细胞的 2/3,极性轻度消失,多形性趋势增加,黏液分泌量进一步减少。

3. 重度不典型增生(Ⅲ级) 表现为两种异型均较显著。腺体结构破坏,可见多发性腺腔内出芽、搭桥、腺体空隙消失,共壁及背靠背多见。胞核复层,占据整个上皮细胞的胞浆,核大、多形、染色深。杯状细胞罕见或消失,上皮细胞极性消失,黏液极少存在。该级别的不典型增生,往往被视为原位癌或癌交界性病变,目前又被称为"高级别上皮内瘤变"。

虽然被广泛应用,但实际上上述分级标准却

并不十分客观,不易掌握,即使是有经验的病理学专家对不典型增生分极亦存在较大误差,甚至同一病理学专家在不同时期,对同一份组织切片的判断也有差异,故目前临床上对于大肠息肉的不典型增生程度常以Ⅰ～Ⅱ级或Ⅱ～Ⅲ级等较模糊分级方法表示。

四、大肠腺瘤的癌变

腺瘤之所以作为一种单独类型从息肉中分出来,除了组织学上与其他息肉不同之外,更重要原因是与癌密切相关,一般认为其属于癌前病变,即所谓"腺瘤-癌"演变理论。相对于这一理论学说被广泛认同,仍有少部分学者认为癌在开始时就是癌,并非从腺瘤演变而来(Denovo腺癌直接发生理论),其理论基础是小部分的肿瘤,镜下病理切片显示其全部为癌组织,并无腺瘤组织痕迹,进而表明癌肿的发生并未经历腺瘤阶段,属原发性。

虽然发生理论有差异,但腺瘤与癌之间的密切关系却是毋庸置疑的。大量文献资料显示,大肠腺瘤与大肠癌之间在性别、年龄与发病率等方面均有密切相关性。如男性和女性的腺瘤、腺癌发病之比均接近3:2;发病年龄均以40～65岁中老年为高发期,且腺瘤发病的平均年龄(43～55岁)低于大肠癌发病的平均年龄(57～62岁),合乎腺瘤癌变的发展过程;而高腺瘤发病率的地区腺癌发病率也较高,二者呈正相关,并且在相同年龄组中,腺瘤患者癌的发生率明显比非腺瘤患者高。结构上,腺瘤与癌有密切相关性,临床上经常可发现同一组织上有不同程度的不典型增生直至癌变,而单纯的癌肿切片中也常有腺瘤组织残留,并且腺瘤组织残留的几率随癌肿浸润深度的增加而降低,说明随着癌肿的发展不断破坏,替代了腺瘤组织。此外,肠癌合并腺瘤患者在施行根治性切除后发生第2个大肠癌的几率远高于不合并腺瘤者。以上这些情况均有力支持了"腺瘤-癌"演变理论。

腺瘤癌变的可能性是存在的,但并不是必然发生的。腺瘤可以存在并保持较长时间不变或生长很慢,偶尔也有自行消退。事实上,终生不癌变的腺瘤仍占腺瘤的多数。腺瘤癌变的规律虽尚未完全阐明,但可导致癌变的危险因素是可确定的,目前认为主要有以下几方面:

1. 腺瘤的大小 一般认为对癌变具有很大影响,常作为癌变的单一因素出现。一般规律为腺瘤癌变机会随肿瘤体积增大而增加。大的腺瘤易发生

癌变,是由于它有着更多的不典型增生的腺细胞。小于1.0cm的腺瘤癌变的总体几率在1%左右,大于1.0cm者癌变机会增大,1～2cm腺瘤的癌变率达10%左右,大于2cm的腺瘤的癌变率可高达50%。

2. 绒毛状成分的多少 绒毛成分的多少对确定癌变的可能性是另一个重要因素,恶变率与所含绒毛成分的数量呈正相关,所以绒毛状腺瘤的癌变率明显高于管状腺瘤,绒毛状管状腺瘤(混合性腺瘤)的恶变率则居于两者之间。有文献报道,大肠绒毛状腺瘤小于1.0cm的癌变率为12.5%,超过1.0cm时,癌变率即上升为31.8%,均明显高于总体癌变率。

3. 腺瘤的形态和数目 呈四周稍隆起而中心凹陷形状的腺瘤癌变率明显高于其他形状者。另外具有长细蒂的腺瘤极少恶变,阔蒂或无蒂广基者,恶变机会增加。总体来说,广基腺瘤的癌变率约为有蒂腺瘤的2倍以上,而且广基腺瘤发展为浸润型癌的机会也比有蒂腺瘤为高,因为有蒂腺瘤癌变罕有侵入其蒂部者。数目上,多发性腺瘤较单发性腺瘤的癌变率增高,并且腺瘤数目越多,癌变率越高,据统计,单发性腺瘤癌变率为7%,家族性腺瘤性息肉病的腺瘤数目在100个以上,癌变率则达40%～50%。

4. 年龄与性别 腺瘤癌变的危险性随年龄而增加,尤其是50岁以后,癌变率上升明显。从性别因素看,一般男性腺瘤恶变率较女性高,比例约为3:2。

以上各因素归根到底都是与不典型增生程度有关,在三级分类法中,不典型增生等级越高,癌变率就越高,如管状腺瘤,多为Ⅰ～Ⅱ级不典型增生,恶变率就较Ⅱ～Ⅲ级不典型增生为主的绒毛状腺瘤明显偏低。

五、大肠腺瘤的临床表现和诊断

1. 临床表现 绝大多数体积较小的大肠腺瘤并不引起任何自觉症状,多在纤维结肠镜检查时无意中发现,部分瘤体较大者可能具有以下一个或几个症状:

(1) 便血:是临床上最常见的症状,多呈间歇性。腺瘤位于结直肠等较低位置时便血为鲜红色,位置较高时则多呈暗红色;若出血量较少,仅粪便隐血阳性,出血量较多则大多布于粪便表面,不与粪便相混,肉眼可见。临床上腺瘤引起的大出血少见。一般瘤体越大,出血越多,直径小于1cm者很少出

血。当腺瘤位置较高时,长期慢性小量出血不易被发现,但可引起贫血。

(2)黏液便:多由绒毛状腺瘤引起,黏液成分主要是其分泌物,常伴有便频和里急后重感,易被误当做慢性肠炎或痢疾。部分瘤体较大的绒毛状腺瘤分泌亢进,可有较多黏液分泌,24小时分泌量可达1000ml以上,可导致大量黏液性腹泻,从而引起严重脱水和电解质紊乱,如不及时补充纠正体液紊乱和去除肿瘤,可危及生命。

(3)其他临床表现:多发性腺瘤或腺瘤较大时,可能影响肠道功能,引起便秘、腹泻等排便习惯改变症状。较大的有蒂腺瘤还偶可引起肠套叠、腹部绞痛,位于直肠时可在排便时脱出肛外,有时甚至需手托还纳,还有部分带蒂腺瘤可因蒂扭转而自行脱落,随大便排出。

2. 诊断 多数大肠腺瘤并不引起特殊症状,因此诊断主要依靠临床检查。

(1)肛门直肠指诊:是检查肛缘以上7cm内最简单实用的方法。

(2)肛门镜检查:可观察到齿线以上5cm内的直肠黏膜,与指诊互补。

(3)直肠乙状结肠镜检查:检查范围限于乙状结肠和直肠,是检查低位息肉的最简单方法。

(4)结肠镜检查:是检查和诊断结肠息肉的最主要方法,诊断准确率可达90%以上,检查过程中还可进行钳取组织标本、染色、直接切除病变等操作。因此,是临床上不可或缺的检查和治疗项目。

(5)X线检查:气钡双重造影也常用于息肉的检出,但漏诊率较高,常作为结肠镜未能完成结肠全程检查者的补充手段。两者作为互补方法联合应用,可以提高结肠腺瘤的检出率。

(6)组织活检:内镜下对息肉样病变均应行全部切除或钳取部分组织以行病理学检查,确定病变的性质、类型和有无癌变等。对指导进一步治疗具有重要意义。

六、治　疗

腺瘤性息肉无论大小、部位,都有癌变甚至转移的可能,因此发现后均应行常规活检,明确性质,并且以去除病灶为治疗原则。去除腺瘤的方法应根据其大小、部位、数目,有无癌变等情况决定,对于治疗后病理检查无癌变者,不需要进一步治疗,有癌变者应根据浸润深度选择不同的治疗方式。

1. 内镜摘除术 该方法是最简便的方法,也是首选的方法。主要适用于各种大小的带蒂腺瘤、直径小于1cm的不带蒂腺瘤,及属于以上两种类型的散在分布且数量较少的多发腺瘤。对于带蒂者,宜行圈套电灼摘除术(图28-2);直径小于1cm的广基腺瘤,确定无癌变后可电灼切除。内镜下电灼后可能出现肠穿孔和出血等并发症。前者一般在术后数小时内发生,常由烧灼过深引起,主要表现为腹膜刺激征,发现后需及时修补;后者一般在术后1周出现,多为电灼后的坏死组织脱落引起的继发性出血,表现为便血,可予止血药物灌肠或直接内镜下寻找出血点。

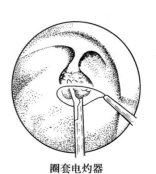

圈套电灼器

图28-2　圈套电灼摘除术

2. 经肛门手术

(1)结扎切除术:适用于齿线以上7cm内的低位带蒂息肉。术中用止血钳钳夹蒂的基底部,并在止血钳下侧用丝线结扎或缝扎(图28-3),最后切除丝线以上的残端即可。

(2)切除术:适用于直肠下端的广基腺瘤,直径小于1cm时可直接切除,大于1cm需将其周围1~1.5cm范围黏膜一并切除。黏膜下血运丰富,切除后注意止血。

3. 经直肠后部切除术 适用于体积较大的广基腺瘤,位于腹膜返折平面以下而经肛门无法切除者。术中患者需取俯卧位,臀部抬高。在后正中线上,骶骨下端至肛门上方2cm之间,做纵向切口,逐层向下分离,露出尾骨,必要时可切除。继续切开肛提肌和直肠后壁,暴露腔内息肉,将息肉周围黏膜与基层分离,连同息肉一并切除。最后止血、横行缝合直肠切口以防狭窄,两侧引流,逐层缝合。(图28-4)

4. 开腹切除术 适用于乙状结肠以上瘤体较大的息肉。可以根据息肉所在位置、数量和大小选择腹部切口的部位和长短(此部分可参考腹部外科手术)。

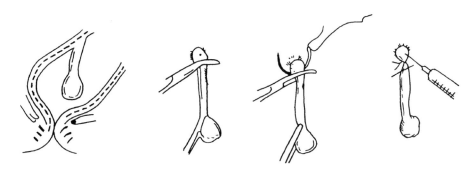

图 28-3　息肉缝扎切除术

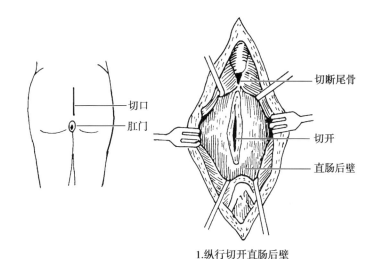

1.纵行切开直肠后壁

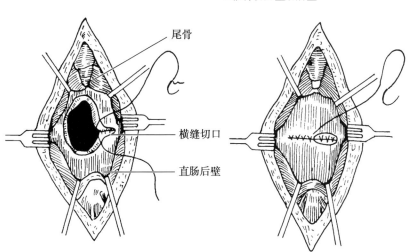

2.切除直肠内息肉后将直肠黏膜横行缝合　　3.横行缝合直肠后壁肌肉层

图 28-4　经直肠后部息肉切除术

5. 癌变腺瘤的治疗　早期癌变大多系局灶性，并非整个腺瘤均癌变。带蒂腺瘤癌变极少侵及蒂部，故一般只需摘除即可，病理检查时应注意其蒂部有无浸润；广基不带蒂腺瘤切除时应包括瘤体周围 1～1.5cm 正常黏膜，深度应达浅肌层，病理检查时尤应注意标本基底和边缘，以便正确了解有无浸润和浸润深度。大肠黏膜无淋巴管，故局限于黏膜内的癌肿并无淋巴转移的可能，因此局部切除已经足够。癌变浸润黏膜下层时，可以有 5%～29% 发生局部淋巴结转移，浸润至肌层则转移率更高，此时应进一步检查是否有淋巴结转移，并改作根治性经腹直肠切除术。

6. 治疗后随访　综合多篇文献报道结果,大肠腺瘤摘除术后约有 25% ~30% 的患者再生新的腺瘤。由此强调对于大肠腺瘤患者不能满足于经内镜下摘除或手术切除,还应定期随访检查。并且在随访时应根据复发风险不同,采取不同的随诊方案。

（1）单个、有蒂、广基但小于 2cm 的管状腺瘤,伴轻或中度不典型增生的腺瘤一般复发风险较低,行纤维肠镜下检查并切除后第 2 年重复结肠镜检查,如镜检阴性,则每年行大便潜血检查,每隔 3 年重复内镜检查,连续 3 次内镜检查阴性者,内镜检查延至每 5 年 1 次。如某次检查发现腺瘤,再治疗后仍按首次治疗后随诊原则进行。

（2）凡有下列情况之一者,复发风险高:①多发性腺瘤;②腺瘤直径大于 2cm;③广基的绒毛状或绒毛管状腺瘤;④伴重度不典型增生的腺瘤或伴原位癌以及有浸润性癌变的腺瘤。首次治疗的同时行纤维结肠镜检查,以后 3~6 个月重复内镜检查。如镜检阴性,6~9 个月再重复镜检;仍阴性者,则镜检间隔延至 1 年;连续两次镜检阴性,镜检间隔延至 3 年;同时,每年行便潜血检查。如某次镜检发现新的腺瘤,治疗后仍按首次治疗后随诊原则进行。

第三节　多发腺瘤

腺瘤数目在 3 枚或 3 枚以上时,称为多发腺瘤。非遗传性的多发腺瘤数目一般在数十枚、不超过 100 枚,又称为散发性腺瘤。遗传性多发腺瘤数目则通常在 100 枚以上,以家族性腺瘤性息肉病多见,Gardner 综合征和 Turcot 综合征较罕见。

一、散发性腺瘤

散发性腺瘤不具有遗传性,数目多在 100 枚以下,可集中分布于某一肠段,亦可广泛分散在全结肠和直肠。其形态学和组织学上与单发腺瘤基本一致,但由于腺瘤数目较多,出现癌变几率也较大,因此治疗上应更加积极,必要时可切除病变肠段。

二、家族性腺瘤性息肉病

家族性腺瘤性息肉病(familial adenomatous polyposis,FAP)是一种常染色体显性遗传疾病,致病基因为变异的 APC 基因。该基因位于染色体 5q21,能抑制正常细胞向过度增殖细胞转化,当其发生变异,细胞增殖过度,可导致肿瘤发生。FAP 不属于先天性疾病,发病年龄多在 15 ~25 岁,亲代单方患病,有50% 的子代获得致病基因成为携带者,其中 70% ~95% 发病,Gonzalez 等 2005 年统计其发病率约为 7.4/10 万,男女发病率均等,无明显地域或种族差异,部分该病患者未发现有家族史,可解释为基因突变所致。FAP 是一公认的癌前病变,癌变倾向高,如不予治疗,有 90% 以上可在发病 15 年后转变为腺瘤,癌变年龄多在 30 岁以后。

1. 病理　病理上家族性腺瘤性息肉病具有三大特点。

（1）多发性:FAP 腺瘤的数目多少不一,会随着年龄增加而增长,一般发现时均在 100 枚以上,最多可达数千枚,平均在 1000 枚左右(图 28-5)。

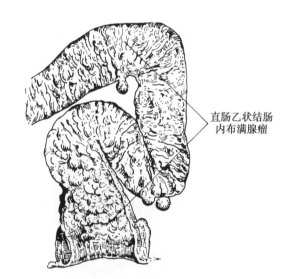

直肠乙状结肠内布满腺瘤

图 28-5　家族性腺瘤性息肉病

（2）多形性:同一例 FAP 的众多腺瘤大小不一、分布不均。大小自数毫米至数厘米不等,但 90% 以上小于 0.5cm,常密集排列,成串或成簇,数量较多者腺瘤间几无正常黏膜存在。分布上以左半结肠和直肠最多,约 5% 的病例累及胃和十二指肠,偶见累及回肠末端。形态上 FAP 腺瘤既有广基的,又有带蒂的;既有表面光滑的,又有糜烂、出血的;既有规则椭圆形的,又有分叶、绒毛状等不规则形的。组织学上,显微镜下既可观察到管状腺瘤,又可见少部分绒毛状或混合型腺瘤;既可见单纯的腺体增生,又可见到重度不典型增生甚至癌变。

（3）高癌变率:FAP 的癌前期病程的长短不一,平均为 15 年,但这并不意味每个腺瘤都将癌变,而是在众多的腺瘤中必有个别癌变。影响癌变的因素与一般腺瘤类似,主要包括:①腺瘤的大小:大于 1cm 的腺瘤,癌变可能性增加;大于 2cm 的腺瘤,癌变可能较大。②绒毛状成分的多少:绒毛状腺瘤的癌变率比管状腺瘤高 5～10 倍,混合型腺瘤的癌变率则介于两者之间。另据报道,约 2/3 病例在明确诊断时已有癌变存在,而在癌变病例中则有 50% 具有两处或两处以上癌灶,40 岁以后则不可避免地均出现癌变。

2. 临床表现　FAP 的最常见症状是间歇性大便带血,多呈鲜红色,浮于粪便表面,如掺杂在大便中,则一般呈暗色,有个别便血较多者还可出现果酱样粪便。反复出血者多有贫血表现,一次大量出血者不多见。除出血外,患者大便中还常带有大量黏液,同时伴有腹部隐痛、大便次数增多、肛门下坠等症状。随着息肉增大、增多,上述症状逐渐加重,并可引起肠套叠,继而出现较剧烈的腹痛和腹胀、恶心、呕吐等梗阻症状。以上症状反复发作或长期不缓解,还可导致患者精神疲惫、全身乏力、消瘦等消耗性症状。

3. 诊断　根据有家族史、青年期发病、腹部隐痛、腹泻、黏液血便等症状,结合临床检查,FAP 诊断并不困难,对于没有家族史,但是有上述典型表现的患者,也可诊断 FAP。具有诊断意义的临床检查主要包括以下几项:

（1）肛内指诊:手指进入 7cm 左右可触及散在或密集隆起的瘤体,有癌变时可触到癌性溃疡,指套常染血。本项检查可为下一步检查提供初步依据。

（2）结肠气钡双重造影:病变肠管充盈后,边缘呈花边状,并可见密集的小充盈缺损。钡排出后,可见杂乱的蜂窝状改变,肠管僵直,边缘不整齐,但肠腔一般无狭窄变形(照片图 28-2)。

（3）内镜检查:包括硬管乙状结肠镜和纤维结肠镜检查,由于乙状结肠和直肠是最好发的病变部位,因而硬管乙状结肠镜检已足够帮助明确诊断。在确定诊断后,应继续行纤维结肠镜检查,以了解病变范围,同时可钳取部分组织行病理学检查,明确腺瘤性质和有无癌变,以决定治疗方案(照片图 28-3)。

（4）APC 基因检测。

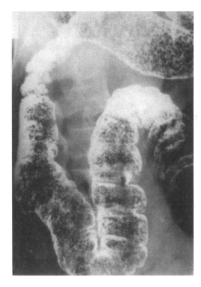

照片图 28-2　家族性腺瘤性息肉病
气钡造影示全结肠呈蜂窝状充盈缺损

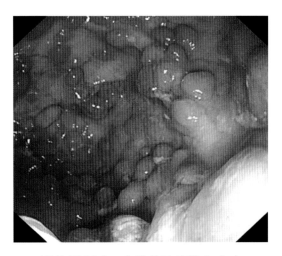

照片图 28-3　家族性腺瘤性息肉病
结肠镜下见腺瘤分布密集

4. 治疗

（1）手术治疗:由于家族性腺瘤性息肉病的恶变率极高,因此目前多数学者认为手术是治疗该病的最佳方法。FAP 出现症状的平均年龄为 20 岁,发现癌变的平均年龄为 38 岁。20 岁左右出现癌变者为数极少,因此目前认为最理想的手术时机是在癌变前,一旦确诊,即行手术(照片图 28-4),而非癌变后再治疗。不同阶段 FAP 的手术治疗应个体化,常用的手术方式有:

1）结直肠全切除、永久性回肠造口术:是传统的经典手术,治疗彻底,但导致的功能效果较差,适用于年纪大、肛门括约肌功能不全或合并低位直肠癌的患者。由于术后患者生活质量受到较大影响,目前已较少使用。

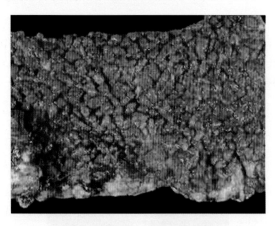

照片图 28-4　切除后肠段

2）结肠全切除、回直肠吻合术：适用于直肠腺瘤较少的患者，手术中保留 10cm 左右直肠远端，切除其余直肠部分和全结肠，吻合直肠和回肠，吻合口以下的直肠腺瘤经肛门切除。该方法优点是安全，并发症少，保留正常排便功能，对生活质量影响小；缺点则为术后排便次数增加，保留段直肠仍有腺瘤再生和癌变的危险。

3）全结肠切除、直肠黏膜剥除、回肠袋肛管吻合术：是目前手术治疗 FAP 的主要术式。手术中切除全部结肠及近端直肠，剥除远端直肠黏膜，同时利用回肠制作贮袋，经直肠肌鞘行回肠贮袋与肛管吻合。该方法切除全部大肠黏膜，既杜绝腺瘤再生，又可防止发生癌变，同时还可保留正常排便功能，是一个效果较好的术式。但操作相对复杂，并且术后易形成吻合口瘘和感染，因此需积极随访。

（2）中医辨证治疗：手术方法治疗 FAP 效果确切，但需切除大段的肠管，因此会对生活质量造成不同程度的影响，并且不能完全避免腺瘤复发，同时也有部分患者由于各种原因不愿接受或不适合手术治疗，对于这类患者，笔者主要采用中药内服加灌肠法，疗效肯定。（详见第三十九章"安氏疗法"）

三、Gardner 综合征

本病亦属常染色体显性遗传疾病，由于与多发腺瘤性息肉伴随出现，并且在遗传特性、腺瘤组织学类型、分布规律、肠道症状等方面二者基本相同，因此大部分学者认为该综合征属于 FAP 的肠道外表现。但与 FAP 相比，本病的癌变倾向更大，肠道症状出现的年龄更晚，一般在 40 岁左右，并且大肠腺瘤的数目较少，局限或散在分布，类似于散发性腺瘤。因此，也有少数反对者认为本病为独立的遗传性综合征，与 FAP 联系并不紧密。

除与 FAP 类似的肠道症状，本病的特征性表现还包括以下的一种或几种：①皮肤囊性病变：如皮脂囊肿或皮样囊肿，多见于面部、背部和四肢，且可呈多发性，可发生在儿童期或腺瘤出现前发病；②结缔组织肿瘤：如间皮瘤，可出现于前腹壁、腹腔内或肩脚部，以女性多见。间皮瘤不会转移，但可呈扩张性生长，引起肠梗阻、输尿管压迫等并发症；骨瘤，主要发生在面骨和颅骨，常是硬的牙质骨瘤，亦可发生在长骨，表现为隐匿性良性骨瘤；③平滑肌瘤；④脂肪瘤；⑤先天性视网膜色素上皮增生。

本病的肠道治疗与 FAP 类似，肠道外治疗以手术切除各肿瘤体为主。

四、Turcot 综合征

Turcot 综合征亦为遗传性疾病，但属于显性遗传还是隐形遗传尚存争议。在诊断腺瘤病的基础上，若伴发中枢神经系统肿瘤，即可诊断 Turcot 综合征，与 FAP 相比，Turcot 综合征的腺瘤数量较少，一般不超过 200 枚，主要为较大的绒毛状腺瘤，因此癌变率更高，在合并神经系统肿瘤后，预后较差。

第四节　错构瘤性息肉

错构瘤（hamartoma）是指发育过程中正常组织错误组合、排列而形成的瘤样病变。当这一病变发生在大肠黏膜上皮，即为错构瘤性息肉，在临床上主要表现为幼年性息肉（病）和 Peutz-Jeghers 综合征息肉。

一、幼年性息肉和息肉病

幼年性息肉（juvenile polyps）为非先天性疾病，可发生于任何年龄，其中以 5～8 岁儿童为主，男童多于女童，比例约为 1.5∶1,18 岁以上成年患者约占发病人数的 22%，国外也有文献报道称其发病在 4～5 岁及 18～22 岁呈现两个高峰，占到 80% 以上。单发的幼年性息肉多数发生在距肛缘 10cm 以内的直肠内，多发的息肉和数目在 100 枚以上的幼年性息肉病，则主要分布于直肠和乙状结肠，散在或密集分布，少数可累及整个胃肠道。

1. 形态学和组织学结构　对于错构瘤形成的机制,目前尚不明确。有人认为其发生与黏膜慢性炎症、导致腺管阻塞、黏液滞留相关,故又有贮留性息肉和黏液性息肉之名。形态学上,息肉多呈圆球形或椭圆形,直径约1cm,带蒂,呈鲜红、粉红或暗红色,表面光滑,如继发感染可呈现粗糙颗粒状或分叶状。组织学上,息肉蒂部为正常大肠黏膜,当逐渐转为息肉时,大肠黏膜上皮即转为慢性肉芽组织,由大量结缔组织、血管组织、单核和嗜酸性细胞浸润,其中还有许多黏液腺增生和含有黏液囊腔组成,显微镜下见这类囊腔被覆以立方、扁平或柱状上皮细胞。同时,囊腔还是产生炎症的场所,表现为上皮脱落、脓肿形成及出血。由此,组织学上幼年性息肉并不是真性肿瘤,与癌的关系并不密切,理论上不易癌变,但我国刘彤华和张月彩分别在1978年和2001年报道过1例和3例幼年性息肉癌变,故对此仍应提高警惕。

2. 诊断　在临床上,幼年性息肉和息肉病主要表现为便血和息肉自肛门内脱出两大症状。便血多呈鲜红色,布于粪便表面或在便后滴血,与粪便不相混,出血量不多,部分还可伴有黏液。在便时下蹲用力,较低位的息肉可自肛门内脱出,便后即自行回缩,也有较大者需手托还纳。个别位于结肠内的较大息肉还可引起肠套叠。除临床表现外,幼年性息肉的诊断还依靠肛内指诊、内镜和组织学镜检等临床检查。较低位的息肉可通过指诊和直管乙状结肠镜查知,位置较高者则需行纤维结肠镜检,并且无论是否怀疑幼年性息肉,都要在检查时取下活体标本,行显微镜下的组织学检查予以确诊。

3. 治疗　由于幼年性息肉极少癌变,治疗时当以清除息肉、减轻症状、避免并发症为原则。当息肉单发或数量较少时,可经肛门镜或结肠镜予直接结扎切除或电灼切除;数量较多时需分期分批摘除较大者、有溃疡出血以及形态异常者,并密切观察随访。由于多发者息肉常累及整个胃肠道,无论是预防还是治疗,原则上不行肠段或器官切除,以免引起消化道功能异常。

二、Peutz-Jeghers综合征

Peutz-Jeghers综合征(Peutz-Jeghers syndrome,PJS),又称家族性黏膜皮肤色素沉着胃肠道息肉病,简称黑斑息肉综合征,是一种由LKB1/STK11胚系突变引起的、以胃肠道多发错构瘤性息肉和皮肤、黏膜特定部位色素沉着为特征的常染色体显性遗传性疾病。本病由Peutz于1921年首先报道,随后Jeghers在1949年详细描述了本病家族遗传性及皮肤、黏膜色素斑的特点,故称为Peutz-Jeghers综合征。本病可发生于任何年龄,多见于儿童和青少年,男女发病率大致相同。

1. 病理　PJS的主要病理改变为黏膜、皮肤色素斑和胃肠道息肉。黏膜、皮肤色素斑由真皮基底内黑色素细胞数量增加、黑色素沉着形成;息肉为多发错构瘤性,部分伴存腺瘤样结构,大多数腺瘤样结构与息肉同存一体,有的位于息肉顶部或体部,个别腺瘤单独存在。本征息肉为错构瘤性,理论上不存在癌变可能,但有国外文献提出患本病者结肠癌发病率增加,国内蒋晓忠等2006年也报道称25例PJS中有6例发生恶变,恶变率24%,病理组织学分型均为低分化黏液腺癌。对本征的癌变问题尚未有明确定论,即便有恶变,也须严格区分是息肉恶变还是所合并腺瘤等其他疾病发生恶变。

2. 诊断　2003年全国遗传性大肠癌协作组制定的PJS诊断标准是:消化道多发错构瘤性息肉伴皮肤、黏膜色素沉着,可有或无家族史。被诊为PJS者应进行LKB1/SIK11和(或)FHIT基因的突变检测。因此,典型PJS的临床诊断并不困难,临床主要依据以下几点:

(1) 家族史:该病为常染色体显性遗传,约50%患者有明确家族史,部分PJS病例可出现隔代遗传现象。另外,50%患者则无明显家族史,可能是由于新的基因突变所造成的,但其后代仍有发病的可能。

(2) 色素沉着:主要发生于口唇、颊黏膜及颜面部、指趾和手掌足底部皮肤等处,颜色为黑色或褐色,常紧凑出现,形态上不统一,边界清晰,不高出皮肤或黏膜。可出现于任何年龄,青春期时最明显,25岁以后可逐渐减退或消失。(照片图28-5,照片图28-6)

(3) 消化道息肉:检查时以内镜为主,常呈多发性,单发罕见,最好发于空肠上段,可分布在整个胃肠道,大小不定,小者直径不及0.1cm,大者直径可达6cm以上,表面光滑,质硬,蒂的长短、粗细不一,也可无蒂,较大息肉可呈菜花样。可引起急慢性腹痛、腹泻、出血等胃肠道症状,其中以小肠套叠引起的恶心、呕吐、疼痛最常见。

绝大多数病例色素沉着和消化道息肉同时存在,仅约5%的患者仅有胃肠道多发性息肉或色素沉着。两者在出现顺序上,临床多为先有色素斑点,

然后才发生息肉,但色素斑的数目和深浅与息肉的数目无相关性。

3. 治疗　本病的治疗以对胃肠道息肉和其并发症的治疗为主,色素沉着导致的黑斑不对病患造成其他影响,因而一般不需要治疗。胃肠道息肉的治疗原则和方法与幼年性息肉类似,开腹及腹腔镜手术主要是针对由息肉引起的肠梗阻、套叠、出血、恶变等并发症,术中应注意最大限度保留肠管。

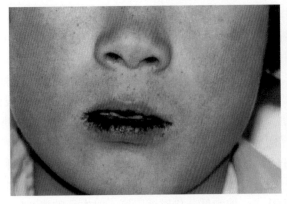
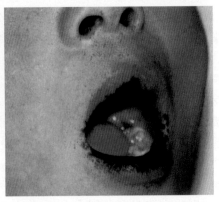

照片图 28-5　黑斑息肉综合征
口唇、唇周及颊黏膜色素沉着

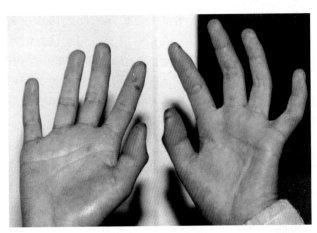
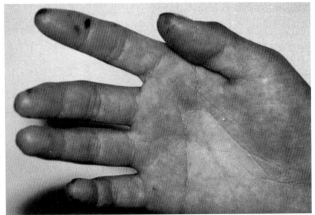

照片图 28-6　黑斑息肉综合征
手指色素沉着

第五节　炎症性息肉

一、炎性息肉(inflammatory polyp)

炎性息肉指单发的非特异性炎症所引起的黏膜上皮瘤样病变,组织结构为炎症刺激形成的肉芽肿,周围黏膜亦常有炎症改变。炎性息肉大部分无蒂,呈圆形或椭圆形,颜色苍白无光泽,大部分仅几毫米大小,少数可达几厘米,质脆,往往炎症消退后,息肉可自行消逝。

二、假性息肉(pseudo polyposis)

是多发的炎症性息肉,主要由慢性溃疡性结肠炎或克罗恩病的长期炎症刺激导致大肠黏膜破坏溃疡,修复时肉芽组织增生而形成。其组织结构和形态上与单发炎性息肉无明显差异。在其形成的早期,如原发病能获得控制,息肉可能随之消失,但如慢性炎症不能得到有效的控制,而呈持久的慢性刺激,肉芽肿就有恶变的可能。因此,对这些假息肉病应视作癌前病变,慎重处理。

三、血吸虫卵性息肉(病)

血吸虫卵性息肉是一类特殊的炎性息肉,是由沉积于肠壁的血吸虫卵产生炎性刺激,引起黏膜腺体和黏膜下结缔组织增生而形成。多好发于降结肠、乙状结肠和直肠。

形态学上，在血吸虫卵沉积初期，一般表现为球状或条索状、成簇分布的小结节，中央橘黄色，周围灰白色。在长期慢性刺激后，可逐渐成为大小1cm左右、顶尖、底阔、无蒂、较狭长的息肉，表面光滑，有充血发红，周围黏膜常伴慢性血吸虫性肠炎改变。组织学上，血吸虫卵性息肉可分为黏膜型和混合型两类，前者主要由正常黏膜腺体增生形成，在间质内有数目不等的血吸虫卵沉积；后者由黏膜腺体增生和黏膜下结缔组织增生混合构成，结缔组织中亦可见到虫卵沉积。

大肠血吸虫卵性息肉具有很大癌变倾向，也是一种癌前病变。据我国浙江省1974—1976年3年期间死亡回顾调查结果显示，嘉善县既是血吸虫病流行最高的地区，大肠癌的发病率也较高，达44.19/10万，高居全国之首，另据1984年江苏省一项调查研究发现，血吸虫感染患者和未感染者的直肠癌的发生风险比值比达(4.5~8.3):1。因此，临床上对于血吸虫感染引起的肠病亦不能有所忽略。

四、良性淋巴样息肉（病）（benign lymphoid polyp and polyposis）

良性淋巴样息肉是肠黏膜下淋巴滤泡因炎症刺激而增生，并在肠腔内凸起的瘤样病变。因此，所谓息肉实质是增生的、高度活跃的淋巴样组织。好发回肠末端及腹膜返折下直肠，多为单发广基，多发时一般不超过5枚，大小多在1~3cm之间，呈白色或灰白色，表面光滑。组织学上，表面覆盖有正常的直肠黏膜上皮，在黏膜下层有大量淋巴组织和增生滤泡，无淋巴窦及包膜，周围淋巴细胞分化正常。本病一般不引起症状，系良性，不会发生恶变，往往可自行消退。

第六节 增生性息肉（病）和其他类型息肉

一、增生性息肉（病）

又称化生性息肉，是一种原因不明的黏膜肥厚增生性病变，以直肠和乙状结肠为多见，发病者多为40岁以上中老年人，男性多于女性，一般并不产生症状，故多在检查时偶然发现。形态上，增生性息肉呈圆形露珠样凸起，偶有分叶，表面光滑、颜色淡红，大小很少超过1cm，多为多发性。组织学检查，见其黏膜肥厚、增生，结构基本正常，腺管可稍增大延长，形态规则或呈囊状扩张趋势，有丰富的黏液分泌，呈过度成熟表现，细胞分裂增加，但分化完全。本病一般不需要治疗，可自行消退。

二、Cronkhite-Canada 综合征

Cronkhite-Canada 综合征又称息肉-色素沉着-脱发-爪甲营养不良综合征，临床极为罕见，国内外文献均以个案报道为主。本病不属于遗传疾病，病因迄今未明，以胃肠道多发息肉伴皮肤色素沉着、脱发、指（趾）甲萎缩等为主要特征，发病年龄为25~85岁，平均60岁，约80%患者初发年龄超过50岁。男女发病之比为(1.5~2.3):1。

本征的诊断主要依靠临床表现、内镜检查和病理改变综合判断。

1. 消化道症状 表现不一致，以腹泻、腹痛最常见，少部分还伴有食欲缺乏和（或）味觉减退。其中腹泻者多为慢性反复出现的水样便，每天数次至十余次，可间断好转，偶伴出血。疼痛一般为绞痛，常伴随水样便出现，便后缓解。

2. 皮肤症状 一般认为是由于消化道息肉影响必要物质吸收引起，主要包括色素沉着、毛发脱落和爪甲变化。

3. 内镜检查和组织学特征 内镜下可见息肉累及全消化道，以胃和结肠为多、食管罕见，一般为多发，大部分广基，小部分带蒂，表面光滑或充血糜烂，大小自数毫米至几厘米不等。显微镜下可见息肉为囊肿性腺体，被覆单层柱状上皮，腺管囊肿性扩张，伴间质水肿和炎性浸润，黏膜上皮一般保持正常。

本征的治疗方法包括内科保守治疗和外科手术治疗。内科治疗以对症缓解症状为主，包括营养支持治疗、糖皮质激素、抗生素、抗凝剂、组胺受体拮抗剂等。外科手术治疗方法是切除部分肠段，适用于息肉癌变、消化道梗阻及蛋白丢失性肠病者，激素治疗效果不理想或禁忌时也可手术治疗。

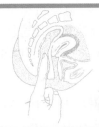

第二十九章 结直肠癌

第一节 直肠癌

直肠癌是指从齿状线至直肠乙状结肠交界处之间的癌，是消化道最常见的恶性肿瘤之一。直肠癌位置低，容易被直肠指诊及乙状结肠镜诊断。但因其位置深入盆腔，解剖关系复杂，手术不易彻底，术后复发率高。中下段直肠癌与肛管括约肌接近，手术时很难保留肛门及其功能是手术的一个难题，也是手术方法上争论最多的一种疾病。我国直肠癌发病年龄中位数在45岁左右。青年人发病率有升高的趋势。祖国医学对肛肠肿瘤的记载是比较丰富的，在中医文献中如肠积、积聚、锁肛痔、脏毒便血、肠覃、痰结等术语皆与本病有关。如《外科大成》中记载："锁肛痔，肛门内外如竹节锁紧，形如海蜇。里急后重，粪便细而带扁，时流臭水……"。说明祖国医学已经对本病症状作了详细的描述。其早期特点是便血、大便习惯改变。直肠癌手术治疗的历史在不断发展，Appleby提出全盆腔脏器切除术，1982年Heald提出全直肠系膜切除术。虽然至今仍无一种绝对理想的术式，我国医生仍然在继承的基础上不断探索，特别是根据国人直肠癌患者在腹膜返折以下者约占大肠癌80%左右的特点，以及对直肠解剖生理学和直肠癌病理学的深入研究，如淋巴流向、远段肠管系膜的切除长度，及新型吻合器、闭合器、腹腔镜等先进器械的问世，促进了低位直肠癌保肛手术范围的不断扩大，大大提高了5年生存率和患者的生活质量。

一、病 因

祖国医学认为，本病是由于忧思抑郁，以致气滞血瘀，湿热蕴结，乘虚下注，或由于饮食所伤，久泻久痢等诱发。如《灵枢·刺节真邪》云："有所结，气归之，卫气留之，不得反，津液久留，合而为肠瘤，久者数岁乃成……"。又如《灵枢·水胀篇》云："肠覃者，寒气客于肠外，与卫气相搏，气不得荣，因有所

系，癖而内著，恶气乃起，息肉乃生"。指出机体失调，再加上外来因素的影响，是诱发本病的主要原因。

现代医学认为确切的病因仍未完全明确，但与下列因素有关。

1. 饮食因素 致癌物质可由饮食进入肠道，或在大肠内由细菌形成。目前认为高脂肪、高蛋白低纤维素的所谓西方饮食与直肠癌发生有关。其一，高脂肪、高蛋白能够增加胆汁酸的生物合成，促进胆汁酸进入肠道，并能够使肠黏膜增加对致癌物质的吸收；其二，癌的发展需要胆固醇，胆固醇有促进癌瘤生长的作用。其三，在这种饮食环境下，粪便中的3-甲基胆蒽增多，此种物质属于致癌物质，若同时食物中纤维素含量少而容易发生便秘，使高浓度的3-甲基胆蒽与黏膜接触时间延长，加强了致癌作用。西方国家是大肠癌、直肠癌的高发地区，与此对比的南非班替氏族摄取的是低脂肪而富有纤维素的粗糙食物，直肠癌发病率低。其原因可能是富含纤维的食物能够增加粪便量、稀释致癌物质的浓度、缩短肠道通过时间，减少致癌物与大肠黏膜的接触，从而减少癌症的发生。

2. 慢性炎症 血吸虫性直肠炎，由于血吸虫卵在直肠黏膜上沉积，可能引发病变，已被国内学者所证实。溃疡性结直肠炎、慢性菌痢、阿米巴痢疾等，可通过肉芽肿、假性息肉阶段而发生癌变。克罗恩病，只有少数患者可能发生癌变，癌变主要在增生狭窄及瘘管处。

3. 息肉恶变 与直肠癌有密切关系，家族性腺瘤病和绒毛状腺瘤被公认为癌前期病变。国内文献有报道，家族性多发性息肉病，如不治疗，10～15年后将发生癌变。同时，单个腺瘤直径>1.5cm者，癌变率明显增加。

4. 遗传因素 大量研究认为约有25%结直肠

癌患者与遗传因素有关。另一些研究调查了大肠癌患者一级亲属恶性肿瘤的发病率显示比普通人群高4倍。有报道说:大肠癌患者约1/3的后代可能发生癌,尤其是癌患者比较年轻(年龄40岁左右)或多发性息肉存在时,其父母有15%～20%的患病可能性,大肠癌亲属属于高危人群,应定期检查。

二、病 理 分 型

祖国医学认为"正气存内,邪不可干,邪之所凑,其气必虚"。人体在致癌因素作用下,致使阴阳失衡,正气虚弱,脏腑功能失调,病邪留滞而使气血瘀滞,痰凝毒聚,互相搏结,脾失健运,湿热蕴结于内,并下注大肠,滞留积聚,凝结成积。其或是热毒壅滞,或是脾虚湿聚,阴阳气血皆虚。

1. 现代医学将癌肿病理改变大体分为三型:

(1)肿块型(也称菜花型):癌体较大,常向肠腔内生长,小的呈乳头状,大的呈结节状,肿瘤与周围组织界限较清楚,浸润较为表浅、局限。此型分化程度较高,转移较晚,预后较好。

(2)溃疡型:多见,肿瘤向肠壁深层生长,深达或超过肌层,并向肠壁深层浸润,中央形成溃疡,边界多不清楚,易出血、坏死或继发感染。分化程度低,转移较早。

(3)浸润型:肿瘤向肠腔各层弥漫浸润,可累及肛管全周,由于肿瘤内纤维组织异常增生常引起环状狭窄。此型浸润广泛,转移早,预后较差。

2. 组织学分型

(1)腺癌:占大多数,约90%,癌细胞排列成不典型的腺管状结构,腺管的大小、形态、增生程度及间质数量等变异较大,见于大体分型中的菜花型、溃疡型等,依分化程度可分为Ⅰ、Ⅱ、Ⅲ、Ⅳ级,Ⅳ级分化最差。

(2)黏液腺癌:癌瘤呈胶冻状,癌细胞分泌不同程度的黏液,细胞核被黏液挤到一侧。恶性程度较高,预后较腺癌差。

(3)未分化癌:癌细胞是圆形或不规则形,排列不规则,易侵入小血管和淋巴管,预后最差。

(4)腺鳞癌:是腺癌和鳞癌并存的肿瘤。

(5)其他:如鳞状细胞癌、嗜银细胞癌等。

3. 镜检分型　依肠镜检查肉眼看到的形状,直肠癌一般可分为五种类型(图29-1)。

(1)溃疡型:样子像火山口,周围隆起,中心凹陷,溃烂面上有炎症、出血及分泌物。恶性程度高,最为常见。

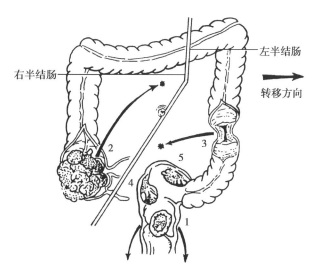

图29-1　大肠癌的类型和好发部位
1. 溃疡型　2. 增生型　3. 狭窄型　4. 恶性腺癌　5. 恶性乳头状癌

(2)增生型:形状呈菜花样,突起在肠腔内,表面凹凸不平,有溃烂、出血、炎症和坏死,恶性程度较低。

(3)狭窄型:狭窄区呈环状,癌肿沿黏膜蔓延,有广泛纤维组织增生,多发生在乙状结肠及直肠、乙状结肠交界处,易引起肠梗阻。

(4)恶性腺瘤型:形状呈葡萄样,系腺瘤恶变而来,多发生在直肠或下段结肠。

(5)恶性乳头状癌型:呈乳头状,多为绒毛乳头状腺瘤恶变而来。

4. 直肠癌临床分期　根据手术探查和病理标本检查所见进行分期。

(1)Dukes(1932)分期法:

A期:癌肿局限于肠壁,肠外组织及淋巴结均无累及。

B期:癌肿累及肠外组织,但淋巴结阴性。

C期:淋巴结已有转移。

D期:癌肿已有远处转移。

Gabriel统计A、B、C期三期5年生存率各为90%、85%及20%,证实Dukes分期与预后有关。

(2)Astler-coller(1954)分期法:在Dukes分期法的基础上作了部分改良,并统计了各期的5年生存率。

A期:与Dukes分期相同。

B期:分B_1、B_2,以有否穿透肌层分期;

C期:分C_1、C_2,以肠壁有否浸润,又以淋巴转移部位分期。

5年生存率A期99%,B1期60%,B2期54%,

C1 期 43%,C2 期 22%,D 期 14%。

目前国内外公认的肠癌分期标准是 2003 年修改的国际抗癌联盟(UICC)和美国肿瘤联合会(AICC)联合制定的 TNM 分期法和改良版 Dukes 分期法。由于改良后的 Dukes 分期法方法简便,易于掌握,因此被较广泛的采纳使用。

(3) Dukes 分期法

Dukes A

A_0 病灶局限于黏膜层(包括原位癌-局限于黏膜上皮和局灶型癌),可作局部切除;

A_1 病灶侵犯黏膜下层(早期浸润癌);

A_2 病灶侵犯肌层。

Dukes B:病灶侵犯及浆膜,或侵犯周围组织和器官(尚可作根治性切除)。

Dukes C

C_1 伴病灶附近淋巴结转移(指肠壁旁和边缘血管,淋巴结);

C_2 伴供应血管周围和系膜切缘附近淋巴结转移尚可作根治性切除。

Dukes D

D_1 伴远处脏器转移(如肝、肺、骨、脑等);

D_2 伴远处淋巴结转移(左锁骨上)或供应血管根部淋巴结广泛转移,无法全部切除(主动脉前或旁和髂内血管淋巴结等);

D_3 伴腹膜广泛扩散,无法将其全部切除;病灶已广泛浸润邻近器官,无法切除,如全身情况尚可,可将原发病灶作姑息性切除。

(4) TNM 分期(表 29-1):

T 代表原发肿瘤

T_x 原发肿瘤无法评价

T_0 无原发肿瘤证据

Tis 原位癌:局限于上皮内或侵犯黏膜固有层

T_1 肿瘤侵犯黏膜下层

T_2 肿瘤侵犯固有肌层

T_3 肿瘤穿透固有肌层到达浆膜下层,或侵犯无腹膜覆盖的结直肠旁组织

T_{4a} 肿瘤穿透腹膜脏层

T_{4b} 肿瘤直接侵犯或粘连于其他器官或结构

N 代表区域淋巴结

N_x 区域淋巴结无法评价

N_0 无区域淋巴结转移

N_1 有 1~3 枚区域淋巴结转移

N_{1a} 有 1 枚区域淋巴结转移

N_{1b} 有 2~3 枚区域淋巴结转移

N_{1c} 浆膜下、肠系膜、无腹膜覆盖结肠/直肠周围组织内有肿瘤种植(TD,tumor deposit),无区域淋巴结转移

N_2 有 4 枚以上区域淋巴结转移

N_{2a} 4~6 枚区域淋巴结转移

N_{2b} 7 枚及更多区域淋巴结转移

M 代表远处转移:

M_0 无远处转移

M_1 有远处转移

M_{1a} 远处转移局限于单个器官或部位(如肝,肺,卵巢,非区域淋巴结)

M_{1b} 远处转移分布于一个以上的器官/部位或腹膜转移

表 29-1 结直肠癌国际 TNM 分期

分期	TNM	浸润深度
0	$TisN_0M_0$	原位癌
I	$T_1N_0M_0$	癌肿浸润黏膜下层,无淋巴结转移,无远处转移
	$T_2N_0M_0$	癌肿浸润肌层,无淋巴结转移,无远处转移
ⅡA	$T_3N_0M_0$	癌肿穿透肠壁直最外层,无淋巴结转移,无远处转移
ⅡB	$T_4N_0M_0$	癌肿侵及邻近器官或结构,无淋巴结转移,无远处转移
ⅢA	$T_{1-2}N_1M_0$	癌肿浸润黏膜下层或肌层,1~3 个淋巴结转移,无远处转移
ⅢB	$T_{3-4}N_1M_0$	癌肿穿透肠壁或侵及邻近器官结构,1~3 个淋巴结转移,无远处转移
ⅢC	任何 TN_2M_0	癌肿任何浸润深度,≥4 个淋巴结转移,无远处转移
Ⅳ	任何 T 任何 NM_1	癌肿任何浸润深度,不计淋巴结转移,伴远处转移,如肝、肺、腹膜、卵巢等

另外,在记录 TNM 分期时,符号 p 代表 TNM 分期的病理诊断;符号 c 代表 TNM 分期的临床诊断。临床 TNM 分期(cTNM)是为手术治疗提供依据,所有资料都是原发瘤首诊时经体检、影像学检查和为明确诊断所施行的病理活检获得的。病理 TNM 分期(pTNM)用来评估预后和决定是否需要辅助治疗,它综合了临床分期和病理学检查结果,被认为是最准确的预后评估标准。

5. 转移途径

（1）直接蔓延：癌肿沿肠壁可向上、向下并环绕肠管蔓延，亦可向深部发展，侵入肠壁全层后可侵犯邻近脏器，如前列腺、膀胱、子宫、卵巢、阴道和骶骨等。癌肿沿肠壁上下蔓延，环绕肠管蔓延的速度较慢，浸润肠管 1 周病程需要 18 ~ 24 个月。

（2）淋巴转移：是直肠癌最主要的转移方式，分别沿上、中、下三个方向向淋巴引流区扩散。发生在直肠上 1/3 段癌肿，均向上方沿直肠上动脉、肠系膜下动脉及腹主动脉周围淋巴结转移。向下方淋巴结转移较少，但当淋巴结已有癌转移时，淋巴液的正常流向受阻，则可逆向转移到低于原发癌的淋巴结，可向下和向两侧扩散。直肠下段癌肿的淋巴引流主要也是向上，但同时可沿痔中血管进入髂内淋巴结或肛提肌及盆壁筋膜的淋巴管及闭孔淋巴结，有时癌细胞也可向下穿过肛提肌与痔下血管伴行至坐骨肛门窝内的淋巴结，或引流入腹股沟淋巴结。

（3）血行播散：癌肿的恶性度越高，则癌细胞通过血行播散的机会越多，癌细胞侵入静脉后形成癌栓，在血管内生长，癌可通过肠系膜下静脉、门静脉、髂静脉或其他静脉转移，其中以经门静脉转移到肝脏者最多见，也可转移到肺、骨、脑等。

（4）种植转移：多见于腹腔内种植、吻合口种植及切口种植。癌细胞脱落后，也可种植到肠黏膜的其他部位，穿透肠壁的癌肿，可种植在壁腹膜和腹腔内其他器官的表面，生长成转移癌结节。

（5）神经鞘转移：肿瘤浸润到神经或神经鞘后，可沿神经鞘发展蔓延。患者常有疼痛，提示预后不良。

总之，癌肿转移途径有多种类型，它可通过一种方式转移，亦可通过几种方式联合播散或转移。

三、临床表现

直肠癌早期常无明显症状，随着病情的进展，病灶不断增大，且出现破溃或感染而出现一系列临床症状。

1. 便血　是直肠癌最常见症状，便血多为暗红色，有时混有粪便及黏液，或偶伴血块及坏死组织，但常被人们自以为是痔疮而忽视。

2. 直肠刺激症状　常见腹泻，里急后重及排便不尽感，有时每日排便数十次，但每次量不多。部分患者可表现为腹泻及便秘交替出现。

3. 癌肿破溃感染症状　常见大便带有脓血及黏液，一般出血量较少，血呈鲜红色或稍暗，附于大便表面，便血常为间歇性，少数病例可发生大量出

血，患者有肛门下坠不适感。

4. 肠腔狭窄梗阻症状　癌肿绕肠壁周径浸润，使肠腔狭窄，尤其在直肠乙状结肠交界处，多为狭窄型硬癌，初起大便变形、变细。当造成肠管部分梗阻后，出现腹胀、腹痛、肠鸣音亢进等不全性肠梗阻表现。

5. 转移征象　直肠癌一般无疼痛，但若癌肿浸润到肛管和括约肌则疼痛显著。如果括约肌功能丧失，脓血便经常从肛门流出；在男性患者，癌肿可浸润至后尿道、前列腺或膀胱后壁，出现尿频、尿痛、排尿困难、淋漓不尽等；女性患者癌肿可浸润至阴道后壁；晚期癌肿侵及骶神经丛时，在会阴部和骶部有剧烈持续性疼痛，并可放射到下腹部、腰部和大腿部；肝脏腹膜转移则可出现肝区疼痛、肝大、黄疸、腹水。

6. 慢性消耗性症状　晚期直肠癌如浸润其他脏器及组织，可引起该处病变症状，侵犯骶神经丛会引起骶部及会阴部疼痛；侵犯膀胱、前列腺，可引起膀胱炎、尿道炎、膀胱直肠瘘、尿道直肠瘘，女性引起直肠阴道瘘，阴道部排出粪便及黏液脓血。转移到肝脏则出现腹水、黄疸，患者由于长期慢性消耗，可出现贫血、消瘦等恶病质征象。

四、诊　　断

直肠癌的早期症状多不明显，即使有明显症状，也并非本病的独有特征，而且与直肠肛管的其他疾病非常相似，如果缺乏警惕性，检查不细致，极易误诊、误治，故凡有消化不良、大便习惯改变和便血的患者，尤其是 40 岁以上者，均应考虑有直肠癌的可能性，应及时进行进一步检查，有家族性息肉病、家族有结肠、直肠癌史者应划为重点对象。

直肠癌诊断的常用方法有：

1. 直肠指诊　是一种简便可靠的检查方法，约 80% ~ 90% 的直肠 8cm 以下低位直肠癌可于指诊时触及肿瘤。检查时，应注意肿块的位置，距肛缘的距离、方位、形态、硬度、累及的范围和活动度等。指诊检查时可触及形状不规则、边缘不整齐的硬性肿块，表面欠光滑，周围黏膜增厚，早期活动度尚可。当癌肿已形成溃疡时，可触及其质地较硬，边缘隆起，成蝶形。如累及肠壁全周，可形成环状狭窄，晚期肿块固定，活动度差，指诊退后指套上染血，并有黏液及坏死组织。

2. 内镜检查　有直肠镜、乙状结肠镜及纤维结肠镜，通过直肠镜检查，可直接观察直肠癌肿的形态、大小、部位，同时可以钳取活体组织作病理检查，

一次阴性并不能排除肿瘤可能性,需重复活体组织检查。纤维结肠镜检查可排除结肠多原发癌可能。

3. 直肠癌脱落细胞学检查　对临床怀疑直肠癌的患者,在解完大便或灌肠后,在直肠镜直视下用棉签在病变处拭取细胞,涂2~4张,立刻置于酒精固定液中,固定30分钟,作苏木精伊红染色,镜检阳性率为97.8%。或用生理盐水作直肠或乙状结肠灌肠,将排出液沉淀涂片检查,此法简便,阳性率高,设备简单,无出血等并发症,不失为有效的诊断方法。

4. X线钡剂灌肠检查　钡灌肠X线检查对于诊断直肠癌价值不大。对疑有大肠高位癌,需要排除在癌肿上方是否同时合并其他病变则有重要作用,但如有肠腔明显狭窄者,不应钡剂检查,以免钡残留肠腔加重梗阻症状。

5. 肿瘤标志物检查　临床中癌胚抗原对中晚期直肠癌有一定诊断价值。用于观察手术后化疗的效果及癌肿复发的监测。

6. 直肠腔内超声检查　可为直肠癌的诊断提供参考。可检测癌肿浸润肠壁的深度及有无侵犯邻近脏器,可为术前对直肠癌的分期提供帮助。

7. CT检查　可判断肿瘤浸润肠壁的深度及邻近组织、器官是否受累,为术前制定手术方案或是否行新辅助治疗提供参考。也可排除有无肝转移。

8. 其他检查　女性患者病变位于直肠前壁时,须作阴道和盆腔检查;男性患者有排尿异常症状时应作膀胱镜检查,以确定是否有癌肿浸润。并应注意全身和腹部检查,以了解全身的健康状况,如营养、心、肺、肝、肾等功能状态是否良好,以及有无肝脏、腹腔、腹股沟淋巴结及锁骨上淋巴结等远处转移。

9. 组织病理切片检查　直肠癌的最后确诊有赖于病理检查证实,凡直肠指诊和直肠镜检查发现直肠肿瘤时,均需行活体组织病理切片检查。采取标本时,应在病变与正常组织交界部位取活组织,活检时,尽可能避免右前、右后及左正中部位,因为此处直肠血管分布较丰富。采取活检标本,应在癌肿边缘和正常组织之间,一般分三处钳夹,以取得较高的阳性率。钳夹时,深度适宜,严禁在溃疡中心取材,以免引起出血。根据细胞分化程度及其形态,组织结构等变化情况,除明确诊断外,同时还有助于指导治疗和判断预后,对检查结果为阴性者,应重复检查。

五、鉴 别 诊 断

1. 直肠炎性疾病　如非特异性溃疡性直肠炎、细菌性痢疾、阿米巴痢疾、放射性直肠炎等。

2. 肛门疾病　如痔疮、肛瘘、肛裂、肛窦炎等。

3. 直肠其他良性肿瘤或恶性肿瘤　如直肠息肉、直肠平滑肌瘤、淋巴肉瘤、直肠炎等。

4. 直肠良性狭窄或肉芽肿　如阿米巴肉芽肿,梅毒性、结核性、性病或血吸虫性肉芽肿,放射性直肠炎所致狭窄等。

5. 直肠邻近器官肿瘤　如宫颈癌、前列腺癌,以及种植在盆底腹膜的其他恶性肿瘤,如胃癌、卵巢癌等。

上述各类疾病,若经详细询问病史,认真的直肠肛门指诊、内镜以及病理组织检查,与直肠癌不难鉴别。

六、治　　疗

1. 中医药治疗　祖国医学在治疗肿瘤方面积累了丰富的经验,在临床上取得了一定的疗效。中医治疗的精华是从整体出发进行辨证论治,在肠癌的治疗上不仅要注重局部病变,更要通过全身病情变化辨证治疗以调节脏腑功能,根据病情变化要分清虚实寒热,在用药上要分清寒热温凉,不宜滥用攻补或抗癌中草药,应在合理应用抗癌中草药的同时结合辨证治疗,这样才能收到良好的疗效。同时,在治疗上应根据病程的早晚或轻重,采取相应的治疗原则:

(1) 早期:病情轻,全身状况良好,肿瘤尚无转移,正盛邪实,治疗上以祛邪为主、扶正为辅。

(2) 中期:病情较重,全身状况尚可,肿瘤发展较大,邪实正虚,宜攻补兼施。

(3) 晚期:病情危重,全身状况较差,或有恶病质,肿瘤已有转移,正气衰败,应以扶助正气为主。

在临床上,根据肠癌的病理机制和临床表现特点,辨证分为实证和虚证,实证包括湿热型和瘀毒型,虚证分为脾肾阳虚、肝肾阴虚、气血两亏型。

(1) 湿热壅盛

症状:腹痛、腹胀、里急后重,便带脓血,伴发热、胸闷,舌红,苔黄腻,脉滑数。

治则:清利湿热。

方剂:槐花地榆汤加减。

方药:地榆、槐花、败酱草、马齿苋、白头翁、黄柏、黄芩等。

（2）瘀毒阻滞

症状:腹痛明显,里急后重,泻下紫脓血,伴烦热口渴,舌紫暗,有瘀斑,脉细数。

治则:活血化瘀,解毒清热。

方剂:桃红四物汤加减。

方药:桃仁、红花、当归、赤芍、川芎、败酱草、马齿苋、银花等。

（3）脾肾阳虚

症状:畏寒肢冷,腹痛喜按,五更泄泻,少气之力,舌淡苔白,脉细弱。

治则:温补脾肾。

方剂:参苓白术散、四神丸加减。

方药:党参、茯苓、白术、补骨脂、肉豆蔻、诃子、干姜、附子、苡仁等。

（4）肝肾阴虚

症状:头晕目眩,五心烦热,少寐盗汗,腰膝疲软,舌红少苔,脉弦细而数。

治则:滋补肝肾。

方剂:知柏地黄丸加减。

方药:生熟地、山萸肉、知母、黄柏、五味子、女贞子、丹皮、泽泻等。

（5）气血两亏

症状:面色苍白,神疲乏力,少气懒言。可伴脱肛,舌淡,脉沉细无力。

治则:补气养血。

方剂:八珍汤加减。

方药:党参、黄芪、当归、熟地、白芍、白术、茯苓等。

临床上,在辨证治疗基础上配合抗癌中草药（单验方）使用会取得更好疗效。肠癌常用抗癌中草药如下:

野葡萄根、椿根皮、草河车、白花蛇舌草、败酱草、诃子肉、槐角、半枝莲、红藤、凤尾草、龙葵等。

此外,目前应用中医药主要是用于术后配合化疗以减轻化疗所引起的副作用。祖国医学对治疗肿瘤有着丰富的理论和治疗经验。目前采用中医的辨证施治和中西医结合的综合疗法已渐为肿瘤临床所接受和重视。随着新的有效的抗癌药物不断出现,化疗在癌症治疗上起着比较重要的作用。但由于化疗药物有抑制体内免疫机制的作用,连续应用往往引起严重的毒性反应,并且可破坏正常的机体组织,加上因患者个体差异,对化疗药物的适应性和耐受性也有明显的差异,这就给化疗带来一定的困难。因此,现在多采用中医中药配合化疗,运用中医辨证

施治以制约化疗药物的毒性反应,运用中医的扶正培本增强机体的免疫功能,给予化疗以免疫支持,以提高机体对化疗药物的耐受性。化疗药物引起的毒副作用主要伤及脾、肾两脏,脾、肾为先后天之本,脾肾两脏亏损可出现神疲乏力、心慌气短、失眠、汗出、恶心、纳呆、腹胀、腹泻、贫血等症状,治疗上采用扶正固本的原则,常用中药:①补益气血:党参、黄芪、熟地、龙眼肉、阿胶、桂圆肉、当归等;②健脾和胃:陈皮、半夏、藿香、佩兰、砂仁、薏仁、焦三仙等;③滋补肝肾:枸杞子、菟丝子、女贞子、五味子、何首乌、山萸肉等。通过实验研究,扶正固本方药可以增强机体抵抗力,改善全身症状,明显减轻化疗的毒副作用,保护造血功能,使多数化疗患者能够顺利完成各个疗程,充分发挥化学药物的疗效。

经大量临床研究报道,中药可在多个方面辅助治疗大肠癌,如:

（1）与手术结合,术前可予清热解毒、活血化瘀、健脾理气为主;扶正调理、健脾益气、滋补肝肾、养血之法也常在术前应用,以利于改善身体一般情况,增加手术的耐受性。手术常给患者造成正气亏虚、脾胃功能紊乱,故术后治宜补益气血、健脾和胃为主。

（2）中医与放疗结合,主要目的为:增加肿瘤对放射线的敏感性、增强局部效果,以及防治放疗不良反应和并发症、后遗症。

（3）中医与化疗结合,主要针对化疗所产生的毒副作用。如消化道反应:食欲减退、恶心、呕吐、腹痛、腹泻,可用健脾和胃、降逆止呕法,药用保和丸加减;骨髓抑制引起的白细胞下降,可用健脾补肾,适当壮阳中药保护骨髓,促进骨髓造血功能的恢复和重建。

（4）康复期治疗,患者经手术放化疗后,体内环境失调,营养吸收障碍,容易产生腹泻,此时除进食营养丰富的流质、半流质外,可适当用一些固涩止泻的中药。

中医的扶正培本、活血化瘀、清热解毒、软坚散结等基本治疗法则,与现代医学治疗手段相结合,在改善患者整体状况、缓解癌性疼痛和癌性胸腹水、配合化放疗减毒增效、提高患者生存质量等方面取得了一定的成果,相当一部分中晚期患者长期接受中西医结合甚至单独的中医药治疗,均取得了较好的效果。

2. 手术治疗 目前直肠癌的主要治疗方法,根据肿瘤的位置、大小、浸润深度、有无淋巴结转移、术

前、术后辅以放、化疗、生物治疗等综合治疗,可提高5年生存率。根治性手术原则是将直肠和直肠以上的一段肠管,连同直肠的周围组织和有可能转移的淋巴引流区一并切除,以达到根治目的。其适应证是直肠肿瘤必须仅限于直肠壁,即使已侵犯直肠周围组织但尚未固定,同时转移亦仅限于局部淋巴结,最多不超过肠系膜下血管的结扎点以上,女性患者若肿瘤仅侵入阴道壁和子宫,亦可将这些器官一并切除。直肠癌常用手术方式有如下几种:

(1) 腹会阴联合切除术(Miles 手术):是治疗直肠癌常用的一种典型手术。此手术适用于直肠下 1/3 段,距肿瘤边缘切除 3cm 直肠须一并切除肛门直肠环者、癌肿已直接浸润肛门直肠环者、肛管及肛管癌、直肠癌术后局部复发者。切除范围包括全部直肠和下段乙状结肠及其系膜,肠系膜下动静脉血管根部以下的淋巴组织、盆腔底部腹膜、直肠侧韧带、肛提肌和肛门括约肌、坐骨直肠间隙的淋巴组织、肛管和肛门周围皮肤,切除范围如(图 29-2)。根治切除后,在左下腹行永久性乙状结肠造瘘术(人工肛门)。

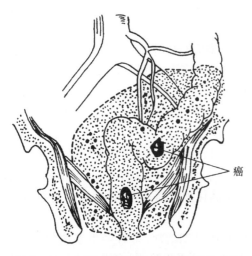

图 29-2　直肠癌经腹会阴联合切除范围

手术要点:患者麻醉成功后,取头低脚高膀胱截石位,取腹部正中或左下腹旁正中切口,起自耻骨上于脐上 3～5cm,探查肝脏、腹主动脉旁及肠系膜下动静脉处淋巴结是否有转移,盆腔侧壁有无肿大淋巴结;邻近器官如膀胱、前列腺、子宫、阴道后壁等处有无浸润,全大肠有无多发肿瘤等。根据肿瘤侵犯的范围及周围组织固定程度,决定切除的可能性和采取的术式。决定术式后,即用温盐水纱垫将小肠推向右上腹腔或拉出体外装入无菌塑料袋内,充分暴露术野,用纱布条结扎肿瘤近端肠管,防止肿瘤手

术挤压时发生转移。切开乙状结肠系膜两侧的腹膜,下到直肠膀胱凹陷处,向上到肠系膜下动脉根部。并在根部钳夹切断,缝扎肠系膜下血管,注意避免损伤输尿管。用右手插入骶前间隙分离直肠后壁至尾骨尖,用钝、锐两法将直肠前壁从膀胱、输精管、精囊和前列腺后壁(女性为子宫和阴道)分离,分离切断缝扎左右两侧直肠侧韧带,从而使直肠前后左右都分离至肛提肌平面(此时可同时开始会阴部手术)。切断乙状结肠,无菌橡皮手套包扎远端后置入盆腔,将近段乙状结肠经腹壁的腹膜外隧道拉至左下腹作永久性造瘘。会阴部手术:肛门用 10 号丝线作荷包缝合闭锁肛门,作梭形切口,前边到会阴中点,后面到尾骨尖,切开皮肤及皮下组织,切除环绕肛门两侧坐骨肛门窝的脂肪淋巴组织,切断肛尾韧带及肛提肌与尾骨附着部分,切断肛提肌,将手伸入骶前间隙并与腹部手术组会师,拉出这段乙状结肠、直肠及其肿瘤,分离直肠肛管前壁,将已分离切断的乙状结肠及直肠从骶骨前拉出。彻底止血,冲洗盆腔会阴部伤口。骶前放置引流管,缝合会阴部伤口。此时腹部手术组重建盆底腹膜,把小肠放回腹腔。清点器械敷料,逐层关闭腹腔,术毕。

此法手术特点是肿瘤切除较彻底,5 年生存率高。缺点是手术损伤大,腹部留有永久性人工肛门即带粪兜,大多数患者难以接受。

(2) 经腹部直肠切除吻合术(直肠癌前切除术、Dixon 手术):经腹部直肠切除吻合术可分为:①高位前切除术:其结肠与直肠的吻合口,在盆底腹膜返折以上;②低位前切除术:吻合口在返折以下;③超低位前切除:要求肠吻合口在齿线上 2cm,需用吻合器吻合。

手术要点:开腹、探查,游离结、直肠以及离断肠系膜下动、静脉和清扫范围均同于 Miles 手术方式。若吻合困难可以将结肠脾曲游离在满足吻合处切断;必须保证肿瘤下切缘之肠管>2cm,直肠系膜>5cm。上切缘作肠吻合时需在无张力、血供良好的情况下施行吻合。切除肠管,两吻合肠腔消毒,擦拭干净,按外科常规端-端吻合法吻合。即将肠腔后壁作间断浆肌层、全层缝合,前壁全层缝合+浆肌层缝合。吻合后检查肠腔通畅、无扭转和张力,冲洗盆腔,骶前放引流,由右下腹引出,接引流袋。如用吻合器吻合,必须保证吻合口无张力、血运好。可减少吻合口瘘的发生。

(3) Hartmann 手术:本术式是 1923 年法国 Henri Hartmann 创用。是在肿瘤切除后将近端肠管

造口、远端肠管封闭。适用于:①在根治性手术时由于患者高龄,一般状况差,或肿瘤近期复发之可能。②吻合口复发。③直肠癌或乙状结肠癌合并急性肠梗阻近端肠管扩张、水肿明显,吻合后容易发生吻合口瘘者。

手术要点:取右旁正中切口,入腹腔,探查转移、肿瘤活动情况。游离直肠、乙状结肠,在肠系膜下动脉的乙状结肠分支动脉处上方,结扎血管。在肿瘤远端 2~3cm 处外侧以大直角钳夹住直肠。经肛门以温盐水+碘伏冲洗远端直肠。在预定切线远侧再置一把大直角钳夹住直肠,切断肠管。最后切断乙状结肠后移去标本。用闭合器或手工缝合关闭残端。于盆腔放置引流,于右下腹壁引出。左下腹作乙状结肠造瘘。

(4) 姑息性手术:如癌肿广泛侵及远处脏器或患者一般情况极差,不能耐受广泛性切除者,可考虑施行姑息性手术,其手术原则应尽量利用局部切除,恢复肠道的连续性,保留肛门的功能,癌肿不能切除者,可考虑结肠造瘘(图 25-5),减少痛苦,其手术方法有直肠癌经会阴部切除、腹部人工肛门手术、直肠癌经阴道会阴切除术、直肠癌用电凝治疗和冷冻疗法。

电凝治疗:高频电灼器作用于癌组织后,能在局部组织产生高热,使蛋白质凝固,从而使癌组织坏死脱落达到治疗目的。术前做好清洁灌肠,术中充分暴露癌肿,每 4~5 天治疗 1 次,3~6 次为一疗程,一般 2~4 个疗程可达到目的。

冷冻治疗:低温使细胞内外形成冰晶,从而导致局部组织缺血坏死,以达到摧毁癌组织的目的。冷冻治疗前清洁灌肠,暴露癌肿,选用适当的冷冻头,进行接触冷冻,并根据癌瘤的大小,掌握合适的时间,待自融后可重复 1 次,术毕,局部用凡士林纱条覆盖填塞 2~3 天。

3. 直肠癌放疗　直肠癌术后局部复发率为 20%~70%。复发和转移的原因是多方面的。尽管手术完全切除了肿瘤原发灶,但仍有 15%~50% 的患者在常规手术后发生盆腔局部复发。为提高生存率,手术前后采用放射治疗是预防复发的有效手段,目前临床上放射治疗一般分为术前放疗与术后放疗。

(1) 直肠癌术前放疗:直肠癌术前放疗的主要目的:①降低癌细胞活性减少转移和局部复发,提高 5 年生存率;②降低肿瘤分期以利于切除原本难以切除的肿瘤;③提高低位直肠癌的保肛率。临床上

剂量通常选择每次 2.0Gy 或 1.8Gy,总共 46~60Gy,这一疗程需要 4~7 周左右,以使局部复发率降低。一般主张应在放疗结束后 6 周左右再行手术治疗,因为此时不但达到肿瘤降期目的,而且肿瘤周围组织受放疗影响造成的充血、水肿基本消退,术中分离较容易。

(2) 直肠癌术后放疗:Dukes B、C 期直肠癌术后证实肿瘤穿透肠壁、周围淋巴结有转移、有相邻脏器受累、未能完全切除肿瘤,均应加做术后放疗。术后放疗盆腔剂量应在 45Gy 以上,不超过 70Gy。能使盆腔复发率降低。

直肠癌放疗近期副作用包括:腹泻;白细胞或血小板减少;排尿困难、尿频、尿急、血尿等。腹泻经使用洛哌丁胺后一般可缓解;白细胞减少可加用养血饮、盐酸小檗胺等升白药物。

4. 直肠癌化学药物治疗　辅助化疗是大肠癌综合治疗中的重要组成部分,也是防治远处转移的主要手段。

(1) 常用化疗药物

1) 氟尿嘧啶(5-FU):大肠癌的有效治疗以氟尿嘧啶类药物为主。临床前研究和临床研究结果提示 5-FU 的作用机制与给药方案有关。短时间静脉推注的方式给药时,5-FU 主要抑制 RNA 的合成,而延长滴注时间至数天或数周时 5-FU 主要抑制抑制胸苷酸合成酶(TS),从而抑制 DNA 的合成。

2) 伊立替康和奥沙利铂:伊立替康(CPT-11)是拓扑异构酶抑制剂,破坏 DNA 的双链结构。通过与拓扑异构酶和 DNA 形成的复合体稳定结合,特异性抑制 DNA 重连步骤,引起 DNA 单链断裂,使 DNA 产生不可逆损伤。

奥沙利铂(L-OHP)是二氨基环己烷的铂类复合物,主要阻断 DNA 的复制和转录。

3) 卡培他滨(capecitabine 或 xeloda,即希罗达):为口服化疗药,在胃肠道经羧酸酯酶代谢成 5'-DFCR,再在肝的胞苷脱氨酶代谢为 5'-DFUR(即氟铁龙),然后在肿瘤组织内经胸苷酸磷酸化酶(TP)转变为 5-FU。由于肿瘤组织比相应的正常组织含有非常丰富的 TP 酶,因而本品对肿瘤细胞具有选择性的杀伤作用。推荐单药 2500mg/(m² · d),分两次口服,用 2 周休息 1 周。

(2) 常用化疗方案

1) 5-FU/Lv 方案:即 5-FU+左旋咪唑(levamisole,Lv),其作为术后辅助化疗方案已获得较好效果。大肠癌根治术后 28 天开始,静注 5-FU 450mg/

m^2,每天 1 次,连用 5 天,以后改为每周 1 次,连用 48 周。术后 28 天开始口服左旋咪唑 50mg,每 8 小时 1 次,连服 3 天,每 2 周重复 1 次,共服 1 年。此方案可作为Ⅲ期结肠癌术后辅助化疗的标准方案。

2) 5-FU/CF 一月方案:即 5-FU + CF(亚叶酸钙),是目前大肠癌较新和较有效的治疗方案。CF 能够增强 5-FU 的抗肿瘤作用,使治疗大肠癌的缓解率增加一倍。一般成人患者用 CF 20 ~ 200mg/m^2 加入 5% GS 250ml,静脉点滴,2 小时内滴完,滴至一半时,静脉注入 5-FU 370 ~ 400mg/m^2,每天 1 次,连用 5 天为一个疗程,每月一个疗程,可连用 6 个疗程。现在此方案已被列为大肠癌 DukesB2 期和 C 期术后标准的辅助治疗方案。

3) 5-FU/CF 双周疗法:CF200mg/(m^2·d),iv 2h,d1 ~ 2;5-FU 400mg/(m^2·d),先推注,接着 5-FU 600mg/(m^2·d),持续静脉滴注 22h d1 ~ 2,每 2 周 1 次。

4) IFL 方案:CPT-11 125mg/m^2,5-FU 500mg/m^2,CF 20mg/m^2,每周 1 次共用 4 周。

5) FOLFIRI 方案:即 CPT-11+5-FU/CF 双周疗法。

6) FOLFOX4 方案:L-OHP 85mg/m^2,iv 2 小时,d1,(CF 200mg/m^2,iv 2 小时,5-FU 400mg/m^2,然后 5-FU 600mg/m^2,持续 iv 22 小时)d1、d2,双周重复,四周为一疗程。

7) 卡培他滨(xeloda 希罗达)方案:术后 3 周开始口服卡培他滨 3 ~ 4 粒(1500 ~ 2000mg),每天两次,早、晚餐后半小时用开水 200ml 吞服,连用 2 周,停 1 周再重复,一般术后用药 6 个疗程。

5. 靶向治疗 靶向治疗,是在细胞分子水平上,针对已经明确的致癌位点(该位点可以是肿瘤细胞内部的一个蛋白分子,也可以是一个基因片段),来设计相应的治疗药物,药物进入体内会特异地选择致癌位点来相结合发生作用,使肿瘤细胞特异性死亡,而不会波及肿瘤周围的正常组织细胞。成为治疗肿瘤的一个新途径。

一般的生物靶向治疗药物主要是干扰生长因子介导的细胞信号转导系统。生长因子作用的一般途径为配体首先结合于细胞膜上的生长因子受体,促进其磷酸化,进而启动细胞内信号转导活动,最终影响效应蛋白的活性,来调控或者核外的细胞活动或细胞接触,或者核内下游基因的表达转录,或者诱导肿瘤的形成。在生长因子信号转导途径的每一个步骤都是潜在的治疗靶点。在大肠癌中研究最多的生物靶向治疗药物分为两类。一类影响肿瘤的微环境,抑制肿瘤新生血管的形成;一类为干扰或阻断表皮生长因子(EGF)及其受体。

6. 生物治疗 生物治疗就是从患者的外周血中采集单个核细胞,然后送到 GMP 工作室内进行培养、扩增、诱导、行肿瘤抗原刺激,从而获得能识别癌细胞的 DC 细胞和具有高杀瘤活性的 CIK 细胞,然后如同打点滴一样分次回输到患者体内,有效抑制肿瘤细胞生长、消除转移病灶,达到预防和控制肿瘤复发和转移的目的,实现延长患者生存期、提高患者生活质量的多重目标。与传统方法相比,生物治疗技术是利用人体自身的免疫细胞、而不是传统的化学药品来杀伤肿瘤细胞的新型治疗方法。

第二节 结 肠 癌

大肠癌包括结肠癌和直肠癌,是我国常见恶性肿瘤之一,结肠癌占大肠癌 40% 左右,好发于 45 ~ 50 岁之间,但 1/3 患者年龄在 40 岁以下。近年来结肠癌发病率呈上升趋势,而且值得注意的是在结肠癌中右侧结肠癌的比例呈增加趋势。结肠癌与直肠癌两者在流行病学上有明显不同,因此两者应分别论述。据有关专家统计并得出如下结论:

(1)不同国家或地区有不同的发病率。结肠癌患者主要集中在北美、西欧等工业发达的地区,与他们的高脂肪、高蛋白饮食密切相关。

(2)不同人群(高、低发人群)的结肠癌有不同的解剖部位差别。认为肿瘤分布部位可作为区别高、低发人群的标志。

(3)成人期移居不同地点,移民的结肠癌发病率会发生改变。移民的结肠癌发病率的变化特点是迅速接近移居国发病水平。

(4)我国发病年龄较欧美国家提前,总体男性多于女性。

一、病 因

结肠癌的发病原因与以下因素有关:

1. 饮食习惯 食物中黄曲霉素、胆盐分解物等均有致癌作用。高脂肪、高蛋白、低纤维饮食一方面产生致癌物质,另一方面使粪便在肠道停留时间过长,增加了肠黏膜对致癌物质的吸收,故西方国家发病率高可能与此饮食习惯有关。据流行病学调查,高纤维饮食的非洲人,结肠癌发病率低。这说明,低纤维饮食时肠道蠕动缓慢,排便时间延长,从而使胆汁酸、胆固醇与肠道细菌相互作用时间延长,产生致癌物质的量可能增加,同时也使大肠黏膜与致癌物质接触时间延长。

2. 癌前病变　家族性息肉病和绒毛状腺瘤被认为是结肠癌的癌前病变,若病程长久则可能恶化。目前对癌前病变有如下认识:

(1) 腺瘤越大,癌变率越高;

(2) 广基底腺瘤较有蒂腺瘤易于癌变;

(3) 异型性越重者癌变率越高;

(4) 多发腺瘤癌变率较单发腺瘤癌变率高,且左半结肠较右半结肠发病率高;

(5) 组织学类型不同的腺瘤,其癌变的比率是:绒毛状腺瘤>管状绒毛状腺瘤>管状腺瘤。

3. 结肠的慢性炎症　慢性血吸虫病、溃疡性结肠炎均可能恶化发展成为结肠癌。我国流行病学统计,血吸虫病流行地区,结肠癌发病率增高,说明两者有一定关系。有人认为,慢性溃疡性结肠炎患者,约有5%最终癌变。病程越长,癌变几率越大。其发病机制可能由于反复组织破坏和修复而导致肠上皮增生、腺瘤化,最后癌变。

4. 遗传因素　家族的遗传性与结肠癌的发生有一定的联系,但除有遗传的易感性之外,还需有若干后天的激发因素,才能引起癌变。

5. 病毒感染　诱发肿瘤的病毒在机体免疫功能低下时可能引起肿瘤恶化。

祖国医学对本病的描述散见于脏毒便血、肠覃、癥瘕、锁肛痔等疾病的范围内,其致病原因比较复杂,主要是由于忧思郁怒,饮食不节,伤及脾胃,脾失健运,气滞血瘀,或湿浊内生,热毒内蕴,下注大肠,日久成积。《医宗必读》中说:"积之成也,正气不足,而后邪气踞之"。说明正气不足是本病发生的内在因素。

二、病　理

1. 大体分型

(1) 肿块型:呈球状或半球状,表面有小溃疡,易出血,主要向肠腔内生长,此型浸润性小,淋巴转移较晚,预后较好,好发于右侧结肠,盲肠部多见。

(2) 溃疡型:是结肠癌的最常见类型,肿瘤表面有深而大的溃疡,边缘隆起,底部深陷,呈碟形,易出血、感染,分化程度较低,转移较早,好发于左侧结肠及直肠。

(3) 浸润型:沿肠壁浸润生长,瘤组织有较多纤维组织,易引起梗阻,分化极低,转移早,预后差,好发于左侧结肠或乙状结肠与直肠交界处。

2. 组织学分型

(1) 腺癌:最常见。癌细胞排列成腺管状结构,依分化程度可分为低恶性、中等恶性、高恶性和未分化癌四级。

(2) 黏液癌:大多数癌细胞分泌黏液,黏液在细胞内将核挤向边缘,间质内亦有黏液,预后较腺癌差。

(3) 未分化癌:癌细胞较小,圆形或不规则形,浸润明显,易侵入小血管和淋巴管,预后最差。

(4) 其他:如鳞状上皮细胞癌、鳞腺癌等。

3. 病理分期　目前常用的分期方法有二种:Dukes分期和国际TNM分期。

(1) Dukes分期

A 期:癌肿局限于肠壁,未超出浆膜层。

A_0:肿瘤局限在黏膜。

A_1:肿瘤侵及黏膜下。

A_2:肿瘤侵犯基层。

B 期:癌肿穿透肠壁,侵入邻近组织结构或器官,但能切除,但未有淋巴结转移。

C 期:癌肿穿透肠壁,且有淋巴结转移。

C_1:肿瘤附近淋巴结有转移。

C_2:肠系膜上或下血管根部淋巴结有转移。

D 期:癌肿已有远处转移。

(2) TNM分期:见直肠癌部分。

4. 扩散和转移

(1) 直接浸润:癌组织由黏膜向黏膜下层、肌层、浆膜层生长,在癌向肠壁深部浸润的同时也沿肠管生长,沿肠管周径生长较明显,沿长轴浸润的长度距肿瘤肉眼边缘一般不超过5cm。

(2) 淋巴转移:淋巴转移是结肠癌主要的扩散途径之一,癌浸润肠壁越深,环绕肠管越广,淋巴转移的发生率越高。右半结肠及横结肠癌转移至肠系膜上血管旁淋巴结,降结肠及乙状结肠癌转移至肠系膜下血管旁淋巴结。

(3) 血行扩散:癌浸润至黏膜下层或更广泛后,则可能侵入肠壁或系膜血管,静脉一般更易受侵,癌细胞经门静脉进入体循环,可转移至肝、骨和脑等脏器转移。肝脏是最先受累最常见的血性播散器官,

（4）种植扩散：癌肿穿透肠壁浆膜层后，可弥散至腹腔内任何部位，但以原发癌附近和直肠前陷窝部最多见。女性患者可累及卵巢。广泛的腹腔种植转移常伴有血性腹水，腹水中一般可找到癌细胞。

三、临床表现

1. 排便习惯的改变和大便带血　是最早出现的症状，常出现大便次数增多、不成形或稀便；大便带血，或鲜红或暗红，亦可为潜血阳性，临床上须与痔疮、肠炎等相鉴别，随着病情的发展，大便可表现为稀便和便秘交替出现。

2. 腹痛　部位多在中下腹部，呈持续性隐痛，肠梗阻明显时则表现为阵发性绞痛。

3. 腹部包块　癌肿生长到一定程度，腹部可触及包块，一般肿块较硬，形状不规则，表面呈结节状，早期包块活动度尚可，晚期因粘连而活动度差，当继发感染时可出现压痛。

4. 肠梗阻　较少见，肝曲结肠癌易发生梗阻，表现为下腹隐痛，便秘、腹胀明显，恶心、呕吐症状较少见，肠蠕动亢进。

5. 贫血　贫血主要是由于癌肿出血及慢性全身性消耗所引起。此外，亦可出现乏力、发热、消瘦、低蛋白血症等症状。

晚期肿瘤发生转移，则出现相应症状，其中，以肝转移最多见，表现为肝大、黄疸、水肿、腹水、左锁骨上淋巴结肿大及恶病质等。

此外，由于左右两侧结肠解剖及癌肿病理各有特点，故临床表现存在明显区别。左侧结肠肠腔较窄，癌肿病理以浸润型为主，易造成肠腔狭窄，临床表现以梗阻症状为主；右侧结肠肠腔较宽，壁薄且扩张性大，癌肿病理以肿块型为主，并有溃疡发生，故临床表现以大便带血、贫血、腹部包块为主。

四、诊　断

结肠癌的早期症状常不明显，易被忽视，因此大多数结肠癌患者发现时已不属早期。30 岁以上患者有以下症状时要警惕结肠癌的可能：①近期出现持续性腹部不适、隐痛、腹胀等，经一般治疗后症状无明显好转。②排便习惯改变，出现腹泻、便秘或腹泻便秘交替。③大便带血、黏液但无其他肠炎或痢疾病史。④结肠部位有可疑肿块。⑤出现原因不明的贫血、消瘦或乏力症状，对有以上症状的患者，特别是大便潜血多次阳性者，应作进一步检查。

1. 结肠 X 线检查　X 线检查是诊断结肠癌最常用而有效的方法。稀钡及气钡对比的检查方法对显示结肠内的形态异常有很高的准确性。结肠癌在钡灌肠中的表现与癌的大体形态有关，肿块型表现为肠壁一侧充盈缺损，黏膜破坏或不规则。有的肿块较扁，结节状，并已累及肠周径全部或大部，即表现为肠腔不规则狭窄。溃疡型癌表现为肠壁不规则并有龛影，其周围较透明。浸润型癌的钡灌肠表现则为肠壁一侧收缩，病变侵及全周径后即呈环状或短管状狭窄。结肠癌的病变长度一般不超过 10cm，正常黏膜突然转变为黏膜破坏。由于结肠癌在检查时多已侵犯并破坏肌层，因此病变部的结肠袋消失，呈僵硬管状。该法最大缺点是对所见病变不能定性。

2. 纤维结肠镜检查　纤维结肠镜是诊断结肠癌最可靠的方法，通过检查能够看清整个大肠肠腔内的情况，且可以进行活检、摄影，结肠癌经 X 线检查诊断后，有条件者应争取做纤维结肠镜检查，对病变部位直接观察并取组织供病理检查，还可检查结肠的其他部位有无腺瘤或其他原发性癌。其最大的缺点是对病变的定位比较差。

3. B 型超声扫描检查　对初步了解腹内有无肿块以及肝内有无占位性病变有帮助。

4. CT 扫描检查　主要用于发现肝内有无转移癌的表现，以及腹主动脉旁有无肿大淋巴结。

5. 实验室检查

（1）血红蛋白：对于不明原因的血红蛋白降低，应该考虑右半结肠癌的可能，因为右半结肠癌由于长期慢性失血，而患者又无明显的大便习惯改变的症状，而引起血红蛋白降低，临床医生往往引起忽视，只给予对症处理，结果症状无好转，直至出现腹部包块时才考虑结肠癌的可能性。

（2）大便潜血试验：大便潜血试验涉及整个消化道的出血性病变，故对大便潜血阳性患者，应进一步进行纤维结肠镜检查以排除大肠内的病变。由于升结肠和盲肠的肿瘤，往往血和大便混合充分，临床可表现为大便隐血的阳性和不明原因的贫血，故临床应该考虑大肠内的病变。

（3）血清癌胚抗原（CEA）测定：CEA 是一种细胞膜的糖蛋白，大肠癌及其他组织中均可有此类抗原，采用放射免疫法可以测定血清中 CEA 含量，正常值为 5ng/ml 以下，约 60% 大肠癌患者血清 CEA 值高于正常。如病变尚局限于肠壁内，CEA 值高于正常值不及 50%。CEA 值测定对结肠癌的特异性不高，其他胃肠道或非胃肠道癌肿或结肠炎性病变也可以有 CEA 值的增高。但如结肠癌患者手术前 CEA 值高于正常,切除癌 1 个月后,CEA 值仍无明显下降时,预后不佳。癌切除后 CEA 值降至正常,以后可定期复查;当又出现增高时,患者即使无临床症状,也大多表示可能病情复发。因此,对术前 CEA 值高的结肠癌患者,术后可用以帮助判断预后和复发。

五、鉴 别 诊 断

1. 溃疡性结肠炎　本病多发生在 20～40 岁,起病缓慢,常以腹泻为主要症状,时有血便。病变部位主要在黏膜层及黏膜下层。内镜检查可见黏膜水肿、充血,黏膜糜烂出血,溃疡融合成片及假性息肉形成。若再发展可出现黏膜及黏膜下层破坏而形成深溃疡,溃疡愈合后因纤维组织增生使肠壁增厚,形成纤维化僵硬的肠管。

2. 克罗恩病　本病好发于回肠末端,累及结肠者多合并回肠病变。本病起病缓慢,内镜检查可见病变呈节段性,黏膜水肿或有溃疡,溃疡边缘清楚,病理检查为非干酪性肉芽肿,有淋巴及浆细胞浸润。

3. 肠结核　肠结核在我国比较常见,肠结核好发于盲肠及升结肠。溃疡型肠结核表现为黏膜局限性坏死,溃疡形成,并易于周围组织形成粘连。增殖型肠结核表现为结缔组织增生及肠腔狭窄。常有低烧、贫血、肿块、消瘦等症状。

4. 阑尾炎　占误诊率的 10%。回盲部癌常因局部右下腹痛、反跳痛而误诊。

5. 血吸虫病肉芽肿　多见于流行区,我国南方多见,肠血吸虫病是血吸虫卵在肠黏膜下沉积,早期引起较大的慢性炎症性肉芽肿,后期结肠纤维组织增生与周围组织粘连形成炎性肿块,结肠黏膜不断形成溃疡与瘢痕,由于溃疡修复组织增生,形成息肉,少数病例癌变,说明血吸虫与结、直肠癌有密切关系。

6. 结肠良性肿瘤或其他恶性肿瘤　大肠平滑肌瘤多发生在直肠,其形态表现为半球状隆起,质较硬,用活检钳顶在瘤体时可见黏膜在瘤体表面活动。脂肪瘤好发于直肠及升结肠,主要表现为黏膜有隆起,表面光滑,血管纹理清晰。大肠恶性淋巴瘤好发于淋巴组织比较丰富的末端回肠和盲肠,其次为升结肠下段,表现为息肉型、溃疡型、结节增生和结节浸润型。

以上疾病,通过详细询问病史,发病症状及病期长短等情况或 X 线钡剂造影征象、粪便的寄生虫检查,纤维结肠镜检查及组织活检等均有助于鉴别。

六、治　　疗

1. 中医药治疗　见上节直肠癌的中医药治疗内容。

2. 西医治疗

(1) 手术治疗:手术切除是治疗结肠癌的主要方法,如癌局限于肠壁或局部淋巴转移,则将见到的病变全部切除;如有少量远处转移,则应争取切除原发癌,以解除梗阻、失血、感染等并发症,术后进行化疗、中医疗法等辅助治疗,以延长患者生命;广泛性癌肿晚期或全身极度虚弱患者不宜行手术治疗。

常用手术方法:

1) 右半结肠切除术:适用于盲肠、升结肠和结肠肝曲肿瘤,其切缘范围包括切除 15cm 末段回肠、盲肠、升结肠、结肠肝曲及右侧横结肠、结扎结肠中动脉、大网膜及系膜淋巴结切除。

手术要点:手术切口取右腹直肌切口或正中切口,切口宜偏上,利于结肠肝曲、胃、结肠韧带的处理。按层切开腹壁后探查腹腔,提起胃及横结肠,显露胃结肠韧带,沿胃大弯血管弓外切开胃结肠韧带,从左向右分离该韧带,显露十二指肠,提起横结肠,从横结肠系膜根部结扎、切断结肠中动脉。分离、切断右半横结肠系膜于根部。注意保护输尿管,结扎、切断右结肠血管及回结肠血管。切开右侧结肠旁沟腹膜,从侧方分离升结肠,将升结肠向内侧牵拉,切断肝结肠韧带,分离回盲部。距回盲部 10～20cm 切断末段回肠,于横结肠中段切断横结肠,行末段回肠与横结肠保留断端端-端吻合(或端-侧吻合)。吻合完成后,间断缝合、关闭吻合口下的系膜裂口,防止术后内疝形成。

2) 横结肠切除术:适用于横结肠中部肿瘤,其切除范围包括全部大网膜、横结肠及肝曲和脾曲及其系膜和淋巴结。

手术要点:患者取平卧位,取上腹部正中绕脐切口,逐层进入腹腔后,探查腹腔,观察病变范围,检查区域淋巴结及其他脏器或血管有无肿瘤转移或侵犯,确定病变能否切除及切除范围。在远离肿瘤约 10cm 的左右两侧肠管上,用细纱条空过肠系膜结扎闭锁肠腔及其边缘血管,以防止癌细胞在肠腔内散播,或沿肠系膜的边缘静脉经血行扩散。将横结肠向前上提起,小肠推向下腹并用温盐水纱布垫隔离保护,显露横结肠系模根部。在根部分别结扎、切断结肠中动、静脉。将横结肠拉向下腹部,将胃上提,自胃网膜血管弓外侧分离、结扎、切除全部大网膜。结扎、切断脾结肠韧带和肝结肠韧带,切除部分胰前被膜,在后叶切口相应部位剪开根部横结肠系膜前叶,在十二指肠水平部下缘切断 Treitz 韧带。沿左、右结肠旁沟剪开降、升结肠上段外侧腹膜,钝性分离相应肠管后的疏松结缔组织,使上段降、升结肠及横结肠脾曲、肝曲得以充分游离,注意勿损伤输尿管。自结肠中动、静脉离断处,分别向左、右呈扇形分离、结扎,切开降、升结肠系膜至拟切断的肠管部,避免损伤左、右结肠血管。将已游离需切除的标本提起,以温盐水纱布垫将之与腹腔隔离。切断肠管,移去标本,乙醇涂擦肠断端黏膜。吻合升、降结肠。最后缝闭系膜裂孔及侧腹膜。检查手术野无出血后,用无菌蒸馏水洗手术区,分层缝合腹部切口。

3)左半结肠切除:适用于结肠脾曲和降结肠肿瘤。切除范围包括大网膜、横结肠左半、脾曲、降结肠及其系膜淋巴结。视肿瘤部位高低的情况是否切除部分乙状结肠。

手术要点:取左中线旁正中或经腹直肌切口进入腹腔。探查肝脏、盆腔、腹主动脉旁及横结肠系膜有无转移或肿大之淋巴结。游离左半结肠将小肠及大网膜推向右侧,用温盐水纱布垫保护好,将降结肠与乙状结肠推向内侧,显露降结肠旁沟,在其外侧缘剪开侧腹膜,上至结肠脾曲,下至乙状结肠游离系膜处。然后分离结扎左半结肠的胃结肠韧带、脾结肠韧带、膈结肠韧带,切除、结扎系膜及内部血管,切断乙状结肠系膜,切除左半结肠。将横结肠的切断端与乙状结肠吻合。

4)乙状结肠切除:适用于乙状结肠癌,切除范围包括乙状结肠及其系膜和淋巴结。

手术要点:取左中线旁切口开腹,将乙状结肠牵向中线,切开乙状结肠外侧腹膜,游离乙状结肠和下段降结肠,显露出左侧输尿管。切开乙状结肠内侧腹膜,分离显露肠系膜下动脉、结肠左动脉和乙状结肠动脉。在结肠左动脉下方结扎切断肠系膜下血管和上部乙状结肠的血管弓。乙状结肠上段癌在降结肠下部和乙状结肠下部切断,保留乙状结肠远段。切除部分乙状结肠、肿瘤和肠系膜,将降结肠下端与乙状结肠远端吻合;或做高位前切除,在直肠腹膜返折处或正下方切断,将降结肠与直肠吻合。乙状结肠下段癌需游离一部分直肠,切除乙状结肠及其肿瘤和上部直肠,将近段乙状结肠与直肠做端-端吻合。盆腔负压引流,缝合腹壁。

5)全结肠切除术:适用于结肠多处原发癌。切除范围包括末端回肠 15cm、全部结肠及其系膜和淋巴结以及大网膜,行回肠与直肠吻合。

手术要点:腹部正中切口进入腹腔。游离全结肠从升结肠、横结肠、降结肠及乙状结肠顺序游离。显露升结肠旁沟、剪开侧腹膜,钝性分离腹膜后脂肪。将小肠推向下腹部,分别钳夹、切断、结扎肝结肠韧带、胃结肠韧带、脾结肠韧带、膈结肠韧带等,然后将小肠推向右侧,显露降结肠旁沟,剪开侧腹膜至直肠近端,并钝性分离腹膜后脂肪,提起结肠,在靠近结肠系膜缘分别钳夹、切除、结扎结肠系膜及其内部血管。全部结肠游离后,在距回盲部 15~20cm 回肠处和直肠远端分别切断,行回肠与直肠吻合。

结肠癌切除范围如下(图 29-3):

6)腹腔镜下结肠癌切除术:近年来随机对照临床研究(RCT)已经确定腹腔镜下结肠癌切除术可作为结肠癌的手术方式,其明显的优点:切口小,疼痛轻,短期内即可恢复进食,住院时间短且与开放性手术有同样的肿瘤学效果。

(2)化学药物治疗:常选用氟尿嘧啶(5-FU)、呋氟尿嘧啶(FT207)、丝裂霉素 C(MMC)等。具体可参照直肠癌部分。

七、预 防

1. 调整饮食习惯 多食新鲜水果、蔬菜,粗粮适当降低脂肪摄入量。具体方案:①减少脂肪类食物的摄入,以鱼、禽、瘦肉、低脂奶制品代替动物油过多的肉食,以煮、蒸食物代替油炸食品。②增加绿色叶类和根类蔬菜、水果的摄入。③多吃纤维素多的食物。④保持适当的体重,适量运动。⑤每天的食盐摄入量低于 5g。⑥少吃腌、熏食物,不吃发霉食品。⑦少饮含酒精饮料,绿茶有益于防癌。⑧膳食中的大蒜、洋葱、韭菜、葱中含有的硫醚;柑橘类含有的萜;葡萄、草莓、苹果中含有的植物酚以及胡萝卜、薯蓣类,西瓜中含有的胡萝卜素以及蘑菇和芦笋都被认为是能够抑制突变,具有抗癌作用。尤其是大蒜,有研究表明,大蒜是具有最强保护作用的蔬菜。

2. 对 50 岁以上患者,应常规行结肠镜检查。大便潜血多次出现阳性,更应考虑结肠癌的可能性,这有利于发现症状不明显的结肠癌。

3. 家族性多发性息肉病恶化可能性高,应及早进行治疗,定期复查结肠镜。

4. 结肠腺瘤应及时手术根除,防止恶变。

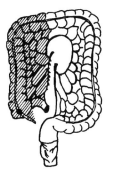 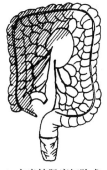 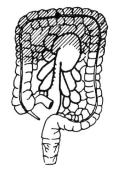

1. 右半结肠癌切除术　　　2. 右半结肠癌切除术　　　3. 横结肠癌切除术
　(保留结肠中动脉)　　　　　(切断结肠中动脉)

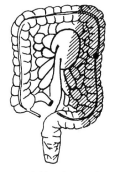 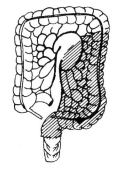

4. 左半结肠癌切除术　　　5. 乙状结肠癌切除术

图 29-3　结肠癌切除范围

5. 结肠慢性炎症患者应积极治疗,定期行纤维结肠镜检查。化学预防目前应用最多的药物是维生素与微量元素。有研究表明,补充维生素 A、C、E 能使腺瘤患者的结肠上皮过度增生转化为正常,但目前资料尚不支持用抗氧化维生素来预防大肠癌。微量元素与大肠癌的关系,目前研究还不甚详细。叶酸可能减少大肠癌的发病,但具体机制不清楚。

6. 积极防治血吸虫病。

7. 有研究报道防治肥胖、戒烟节酒可能减少大肠癌患病危险。

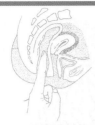

第三十章 其他大肠肿瘤

第一节 大肠间叶源肿瘤

非黏膜上皮源性的大肠肿瘤多是源于间叶组织,包括胃肠间质瘤、平滑肌瘤、平滑肌肉瘤、脂肪瘤、血管瘤等。如位于黏膜下,可在内镜检查时发现,如位置较深,则需借助腔内超声和放射学检查确定大小、浸润度及与周围组织的关系。本节主要介绍临床上相对多见的胃肠道间质瘤、大肠脂肪瘤、平滑肌肿瘤和血管瘤。

一、胃肠道间质瘤

胃肠道间质瘤(Gastrointestinal Stromal Tumors,GIST)这一概念,是由 Mazur 等根据肿瘤的分化特征在 1983 年首次提出的。GIST 是最常见的消化道间叶源肿瘤,已明确是由突变的 c-kit 或血小板源性生长因子受体α(PDGFRA)基因驱动。GIST 可发生于胃肠道各段,最好发部位是胃(50% ~65%)和小肠(20% ~25%),其次是结直肠(15% ~20%),食管较少(0 ~5%),肠系膜、网膜及腹腔后罕见。GIST 发病者多为 50 岁以上中老年人,男性多于女性,也有文献报道无性别差异。

瘤体较小 GIST 一般不引起特殊症状,内镜检查时仅表现为黏膜下层的息肉样凸起,瘤体较大时可影响相关脏器功能,还可引起肠梗阻、肠穿孔、消化道或腹腔出血等。其诊断主要依靠对标本的病理学检查和突变基因检测。GIST 在组织学上形态多样,70% 为梭形细胞型,镜下见肿瘤由长梭形细胞组成,呈编织状排列,核略呈梭形。有时出现栅状排列,核分裂象极少见。基质内含不等量胶原,可有玻璃样变和钙化。另外还有少部分 GIST 为上皮样细胞型(20%)和梭形细胞/上皮样细胞混合型(10%)。GIST 的免疫组织化学检测,CD117 阳性率约95%,表现为膜阳性、弥漫性胞质阳性或核旁浓积。DOG-1 阳性率98%,CD34 阳性率70%,α-SMA 阳性率40%,S-100 蛋白阳性率5%,以及

Desmin 阳性率2%。GIST 基因检测,多采用聚合酶链式反应(PCR)扩增-直接测序的方法,检测基因突变的位点,至少应包括 c-kit 基因的第 11、9、13 和 17 号外显子以及 PDGFRA 基因的第 12 和 18 号外显子。

以上 GIST 的基本病理诊断及基因检测方法,均由 2010 年 9 月 CSCO 学术年会期间形成的《中国胃肠间质瘤诊断治疗专家共识(2011 年版)》明确提出。该"共识"同时还提供了以下诊断分析路线图,已成为重要的临床病理诊断指导(表 30-1)。

对于 GIST 的治疗,"共识"提出应以手术结合靶向药物辅助治疗为主。手术时应明确掌握适应证和手术原则,尤其注意避免肿瘤破裂和术中播散。辅助治疗的推荐药物为伊马替尼,可用于手术前后和转移复发/不可切除 GIST 的治疗,但亦应明确用药适应证、用药时机和剂量等。

二、大肠脂肪瘤

脂肪瘤(lipoma)是起源于脂肪组织的一种良性肿瘤,可发生于胃肠道的任何部位,以结肠特别是右半结肠最为常见。在大肠的发病率仅次于腺瘤,居良性肿瘤的第二位。其发病年龄多在 40 岁以上,无明显性别差异。

对于脂肪瘤的组织发生学目前尚无一致意见,可能与炎症刺激、结缔组织变性、纤维小梁的管周脂肪浸润、局部脂肪的淋巴供应和血液循环障碍、腺垂体和性腺激素等内分泌作用及局部脂肪代谢不完全等因素有关。

根据大肠脂肪瘤的发生部位和生长方式,可将其分为三型。①腔内型(黏膜下型):此型最常见,约占90%,脂肪瘤在黏膜下与肌层间局限性生长,突入肠腔内;②腔外形(浆膜下型):脂肪瘤在浆膜下与肌层之间局限性生长,一般多向肠腔外突出;

表 30-1　GIST 病理诊断思路

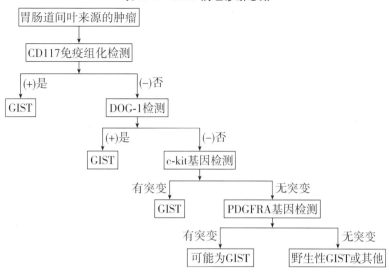

③壁间型(肌间型):瘤体位于肠壁肌层,一般不向肠腔内外突出,此型肿瘤一般较少,呈圆形或椭圆形,不易发生血运障碍,一般无出血、坏死等现象,常无临床表现。大体形态上瘤体多为圆形或椭圆形,有短阔蒂或无蒂,表面可有不同程度的糜烂、出血、坏死,质地软,切面蜡黄或棕黄色,包膜明显。组织学形态上大肠脂肪瘤与其他部位脂肪瘤相似,为成熟的脂肪细胞。

大肠脂肪瘤直径在 2cm 以下者,通常不引起临床症状;直径在 2cm 以上时,半数以上的患者可有不适反应,主要包括便秘或腹泻、腹痛、便血,重者还可出现贫血、消瘦等。少数大肠黏膜下脂肪瘤,因部分瘤体自行离断、脱落入肠腔,患者可自肛门排出黄色、团块状脂肪样组织,这是本病较为特征性的临床表现。大肠脂肪瘤的常见并发症为不全性肠梗阻和肠套叠,少数患者可发生肠坏死穿孔导致急性腹膜炎。根据临床表现,结合放射学及内镜检查,大肠脂肪瘤一般可以诊断,但最终确诊仍需依据组织学检查。

大肠脂肪瘤的治疗以手术为主。瘤体小于 2cm 并已确诊者,如不引起明显症状可暂不予处理,但需定期复查和随访。手术适于瘤体较大或症状明显者,主要方法包括内镜下电切和开腹手术。

三、大肠平滑肌肿瘤

大肠平滑肌肿瘤是源于肠壁平滑肌、肠壁血管平滑肌或肠壁黏膜肌的间叶组织肿瘤,包括良性的平滑肌瘤(leiomyoma)和恶性的平滑肌肉瘤(leiomyosarcoma)。本病临床上相对少见,直肠较结肠好发。发生于结肠的平滑肌瘤多为良性,而

发生于直肠的多为恶性。大肠平滑肌肿瘤可发生在任何年龄,其发病率与年龄呈正相关,而且年龄越大,恶变可能性就越大。良性的平滑肌瘤男女发病无显著差异,恶性以男性多见,男女比例约为 2:1。

大体形态上,良性瘤在内镜下多表现为单个凸向肠腔的丘状肿物,表面黏膜完整、光滑、边界清楚,大小从数毫米到数厘米不等,肉瘤常呈多发融合或分叶状肿块,体积多大于 5cm,表面常溃烂。除形态差异外,临床上辨别平滑肌肿瘤的良、恶性主要还要依靠镜下病理检查。前者在显微镜下可见分化成熟、排列规则的平滑肌细胞纤维束和呈栅栏状排列细胞核,束间有增生的胶原纤维和结缔组织包绕。后者镜下平滑肌细胞分化不良,呈多形性,密度不匀,核增大呈梭形或圆形,可见核分裂象,一般每 50 个高倍视野大于 5 个核分裂象即可明确诊断肉瘤。

平滑肌肿瘤临床表现的有无以及严重程度与肿瘤的大小、是否溃疡、是否发生恶变有关。小肿瘤可无任何症状,较大者可引起肠梗阻而出现腹痛,腹胀,位于直肠时则引起排便困难,还可压迫周围组织引起排尿困难和骶尾部疼痛不适。有溃疡者可有便血和腹泻、腹痛、便频、里急后重感等肠道刺激症状,便血量大速度快者可很快发生休克。肿瘤发生恶性变者,上述症状可明显加剧,病程加快,消耗体征也显著。肿块位于直肠者,症状、体征出现较早,容易早期发现。

平滑肌肿瘤的治疗以手术为主。一般在诊断明确后,应即行肠段切除术。如证实为恶性变者,可根据病变范围及有否转移,决定手术范围的大小。手

术治疗平滑肌肿瘤应以保留肛门为原则,行局部切除术,若肿瘤已恶变而浸润周围组织者,则应酌情行扩大切除,以达到根治的目的。一旦术后局部复发,复发灶尚局限在患处,或虽发生肝、肺等远处转移而转移灶属单发局限或数目少者,可考虑手术切除复发灶和转移灶,仍可能长期生存。

四、大肠血管瘤

大肠血管瘤是一种临床较少见的良性血管病变,其中50%以上位于直肠和乙状结肠,男性略多于女性。大肠血管瘤起源于黏膜下血管丛,是由于中胚层组织的发育异常所致。根据组织结构,临床上通常将其分为毛细血管瘤、海绵状血管瘤两种,其中海绵状血管瘤最多见,占大肠血管瘤的75%以上。

便血是血管瘤的主要症状,并与其病理类型相关。大多数毛细血管瘤不引起出血,偶见出血者,量也较小,少有引起黑便。与之相反,海绵状血管瘤出血率较高且出血量较大,并反复发作,出血时常呈喷射状,重者可引起贫血或休克,需反复输血。除出血

外,血管瘤还可引起腹泻、便秘等大便习惯改变,以及肠套叠、肠扭转和肠梗阻。

除症状外,大肠血管瘤的诊断还需借助临床检查。位置较低的直肠血管瘤,可在肛门镜下见红色肿物隆起,腹压增高时更加明显。直肠以上位置的血管瘤需行纤维结肠镜检查,镜下可见毛细血管瘤呈稍隆起的、血管扩张的红色团块,类似小蜘蛛痣;局限性海绵状血管瘤为黏膜下结节样肿块,伴有扩张、充血的黏膜下血管,弥漫性血海绵状血管瘤呈深紫色蚯蚓样突起的血管网,使肠壁肿胀,突向肠腔致肠腔狭窄。另外MRI的T2加权扫描和CT检查可显示肿瘤的边缘,较准确地推算血管瘤的大小和边界以及与周围器官的关系。

目前,临床上治疗大肠血管瘤的主要方法是内镜下摘除、凝固、注射或手术切除。如血管瘤较小,未破溃出血或出血量小,位置较高者可在内镜下采用高频电灼、激光、微波凝固,位置较低者可在肛门镜下注射芍倍注射液,收敛萎缩小血管,如血管瘤带蒂则可直接摘除。对较大或反复出血的血管瘤应行手术治疗,必要时可将病变肠段切除。

第二节　原发性大肠恶性淋巴瘤

恶性淋巴瘤(malignant lymphoma)是起源于淋巴系统的恶性肿瘤,多首发于淋巴结,首发于淋巴结以外任何器官或组织者则称为结外形恶性淋巴瘤。大肠的恶性淋巴瘤包括原发在大肠的结外形恶性淋巴瘤和其他部位恶性淋巴瘤在病程中累及大肠的继发性病变,前者称原发性大肠恶性淋巴瘤。原发性大肠恶性淋巴瘤临床不多见,文献报道其发病率占大肠恶性肿瘤的1.76%~2.51%,其发病位置有2/3位于淋巴组织较丰富的盲肠,直肠次之,结肠、阑尾最少。大肠恶性淋巴瘤较多见于男性,男女之比为2:1,各年龄均可发生,中位发病年龄50~55岁,50~70岁为高峰期。

一、病　因

恶性淋巴瘤的病因目前不清,一般认为,可能和基因突变、病毒感染、放射线辐射、化学药物刺激、自身免疫功能缺陷或下降等因素有关。

二、病　理

恶性淋巴瘤的病理组织学主要有两方面特点:①淋巴细胞(T细胞和B细胞)或组织细胞异常地

过度增生,表现为瘤细胞不同程度的不分化、瘤细胞的相对单一性、核分裂的异常及浸润性生长。②淋巴结或结外淋巴网状组织正常结构部分或全部破坏,表现为:淋巴滤泡的消失、淋巴窦消失、小血管的异常、网状纤维正常分布型破坏和瘤组织侵犯血管、淋巴管。

原发性肠道淋巴瘤体积常较大,多超过5cm。大体形态类型包括弥漫型、息肉型和溃疡型,其中以弥漫型多见。弥漫型表现为一段大肠的弥漫性病变,肠壁增厚并且变硬,肠腔变窄,黏膜表面可见浅表溃疡和坏死。由于肿瘤细胞浸润,肠管切面显示黏膜明显增厚,类似脑表面的沟回或呈弥漫性结节样改变,黏膜的厚度一般可以达到1~2cm。几乎所有的原发性大肠恶性淋巴瘤均为非霍奇金淋巴瘤类型,其中3/4为大细胞肿瘤,并且在来源上B淋巴细胞多于T淋巴细胞。

三、诊　断

1. 临床表现　大肠恶性淋巴瘤起病隐匿,从发病到出现明显临床症状而就诊的时间为1个月至2年不等。并且由于表现不典型,可长期被误诊。位

于直肠的恶性淋巴瘤主要表现为大便带血和黏液、肛门下坠和胀满感、大便次数增多及里急后重感。体格检查时可有腹股沟淋巴结肿大,肛内指诊常可触及肠腔内或腔外的质韧新生物。位于结肠的恶性淋巴瘤则常以阵发性腹痛、便血、大便次数增多为主要症状,也可见乏力、恶心、呕吐和发热等非特异性征象,晚期肿瘤有时相互融合并且形成大的球形肿块,可能引起肠套叠及肠梗阻,也可伴发腹水和恶病质。临床上也有以消化道大出血或肿瘤穿孔并急性腹膜炎而就诊的报道。

2. 临床检查　X 线钡灌肠造影主要表现为肠腔变窄,肠壁毛糙,黏膜破坏、紊乱、粗大及僵直,大而不规则或多发小息肉样充盈缺损,龛影,蠕动减弱。结肠镜检可见病灶范围从数厘米到十几厘米不等,可呈跳跃性分布及多源性病灶存在。病灶形态特点主要表现为 3 种类型,①弥漫型:病变肠壁明显增厚、变硬,失去正常光泽,黏膜皱褶肥大如脑回状或形态不规则,也可见弥漫性颗粒状或簇状小结节样不平,常伴有糜烂甚至浅溃疡,肠腔变窄,充气扩张受限,病变常累及相当长一段肠管;②息肉型:息肉样肿块基底广,表面粗糙不平,可伴有糜烂、浅溃疡;③溃疡型:可为大而深之溃疡,具有恶性特征,如溃疡周边不整、隆起呈围堤状,周围可见巨皱襞或脑回状黏膜皱褶等。一般根据内镜特点可作出初步诊断,但最终确诊仍需通过钳取活组织病理检查。

另外在手术治疗前行 B 超、CT 或 MRI 检查对评估病变的范围及周围组织、脏器和淋巴结受侵的程度有一定价值,同时也可了解有无远处脏器的受累。直肠内超声可确定直肠内肿瘤的病变范围(浸润深度)及周围侵犯情况。

四、治　　疗

大肠恶性淋巴瘤的治疗包括手术切除和放、化疗,一般宜采取综合治疗方案。

手术切除为局限性结直肠淋巴瘤的唯一可能根治的方法,即使较晚期也不应轻易放弃手术,因为切除有助于局部控制,可减少肿瘤负荷而有利于放、化疗作用的发挥,同时还可预防出血和穿孔。大肠恶性淋巴瘤其黏膜下的浸润经常扩展到明显受累区域以外,表现为结肠的一大段可能被均匀一致的和连续性的肿物所累及,故切缘不应少于 5 ~ 15cm。姑息性大肠肿瘤切除术后或不能手术切除者,应行全身化学治疗,前者常用化疗方案有:CHOP(环磷酰胺、多柔比星、长春新碱、泼尼松)、R-CHOP(美罗华+CHOP)、MACOP 等,对不能手术者可采用 CHOP 方案化疗 6 个周期。淋巴瘤对放射治疗的敏感性较高,对于那些已不可能切除的肿瘤,放射治疗也是有益的,但放射治疗受限于小肠和结肠放射治疗后的并发症,因此更适合用局限病变患者。

第三节　大　肠　类　癌

类癌(carcinoid)是一种可发生于消化、呼吸、泌尿生殖系统及胸腺、皮肤等全身多种器官的低度恶性神经内分泌肿瘤。类癌多呈局限性浸润性生长,初期时为良性,后期可变为恶性并发生转移,发生肝脏转移后,可出现类癌综合征,出现一系列全身症状。类癌在临床上较少见,约 67% 发生于胃肠道,占所有肿瘤的 0.05% ~ 0.20%,占全部胃肠道肿瘤的 0.4% ~ 1.8%。而大肠的类癌约 80% ~ 90% 发生在直肠,其他依次为结肠和阑尾。大肠类癌总体发病率较低,据文献统计其全球年发生率约为 1.9/100 000,且男性发病率高于女性,比例约为 1.5:1,发病年龄一般大于 40 岁,50 ~ 70 岁高发。

一、病　　理

内镜下病灶主要表现为广基半球形或扁平隆起,突向肠腔,多为黄白色,表面光滑,包膜完整,边界清楚,良性时用活检钳触之质地偏硬、活动度尚好。显微镜下见瘤细胞呈圆形、卵圆形或柱状,体积较小,大小一致,瘤细胞排列呈巢状、条索状及腺管状,团块之间有多少不等的网状纤维或纤维分隔,间质血管扩张充血;细胞质丰富,嗜酸性,细胞核多呈圆形空泡状,核分裂象无或少见,电镜下可见瘤细胞质内含有大而不规整的神经内分泌颗粒。

细胞学上要区别良性与恶性类癌较为困难,肿瘤体积的大小和位置可作为临床上判断类癌的良、恶性的重要参考指标。阑尾类癌直径小于 1cm,发生转移者仅 4%,远处转移者仅约 0.7%,结肠类癌发现时体积均较大,直径约 5cm,诊断时的转移率达到 60%,而直肠类癌通常较小,直径多在 1cm 左右,其中小于 1cm 者几乎不发生转移,大于 2cm 者转移率大于 67%,总体转移率约为 18%。类癌转移最多部位是区域淋巴结和肝脏,临床上主要根据有无转移和瘤体大小作为判定其恶性程度的指标。

二、诊 断

1. 临床表现 大肠类癌的临床表现随病变部位而异。阑尾类癌常是意外发现或在急性阑尾炎时发现。多数类癌位于阑尾顶端,瘤体小,很少引起症状,瘤体大发生机械阻塞时,它可以因为阻塞阑尾腔而成为阑尾炎的诱因,也可与阑尾炎发生无关。阑尾类癌发生转移或引起功能性综合征者极为罕见。直肠类癌则以良性居多,好发于距肛缘8cm以内,初起时常系直肠指诊时无意中发现,多为单发,为黏膜下一小结节,较大时则可呈一隆起形息肉,无蒂,极少引起症状。在极罕见的情况下溃疡形成可出血,如发生恶变亦可迅速、广泛转移。

结肠则是恶性类癌比例最高的一个部位,并以盲肠为最常见,初期瘤体较小而无明显症状,后期症状和体征与结肠腺癌相同,主要包括腹痛、便血或大便习惯改变以及腹部包块。类癌的特征性临床表现类癌综合征主要即由该部位肿瘤引起。类癌综合征的主要症状包括间歇性面部和上半身潮红、腹泻、腹部绞痛、呼吸困难等,可为自发性,也可由进食、饮酒、情绪波动等诱发,一般发作时间和频率逐步增加,后期可出现右心衰竭,心内膜下纤维化和继发性瓣膜功能不全,以及类癌性心包炎伴渗出等突出的临床表现。类癌综合征是由循环系统中过量5-羟色胺、组胺、速激肽和缓激肽等血管活性物质所致,而这类物质均可由类癌细胞分泌。

2. 临床检查 生化检查最常用的为尿液中5-羟基吲哚醋酸(5-HIAA)的检测,5-HIAA为5-羟色胺的代谢产物,但因为5-HIAA在某些不典型的类癌中不升高而在某些其他疾病或摄入含5-羟色胺高的食物时,其水平也可以升高,因此缺乏敏感性和特异性。血清嗜铬颗粒蛋白A(CgA)由神经内分泌肿瘤分泌,对于类癌诊断特异性为95%,敏感性为80%。PCR分析显示,对照于正常黏膜,阑尾类癌CgA的mRNA明显升高。

影像学检查中,MRI影像上类癌的表现与CT图像相似,因此CT可作为类癌的首选影像检查方法。对于体积较小的类癌(小于1cm),常规CT一般难以探测,但使用肠腔内注水作为对比剂可以改善显影。CT检查对确定有无类癌肝脏或肠系膜转移也有良好价值,类癌肝转移病变的血管丰富CT影像有特异性,尤其在静脉内对比之后的动脉相;肠系膜转移者则有针状、星状钙化征。另外,三维CT血管造影检查对确定有无血管浸润具有较好的效果;内镜超声检查对诊断和直肠类癌局部分期以及治疗后随访有价值;钡造影对比能检查出肠道黏膜增厚、黏膜下肿物或肠腔狭窄等肠道类癌的影像表现。

三、治 疗

1. 手术治疗 类癌的治疗主要是手术切除。小于1cm的未转移类癌,一般局部切除已经足够,阑尾类癌可作阑尾切除。直径在1~2cm的肿瘤,行CT、腔内超声后如证实确切没有肌层浸润或局部转移,也可作局部肿瘤切除术。在作局部切除时至少应切除部分肠壁肌层,术中送冷冻切片进一步行病理检查,以判肌层有无浸润。有浸润者提示为恶性,应按恶性施行根治性切除术。大于2cm的肿瘤,多数已发生转移,明确后也应行根治性手术。对于类癌综合征症状明显者的手术治疗,应尽可能作彻底根治性切除术,包括原发和所有转移的病灶一并切除,但实际上常无法切除全部转移灶,即便如此,患者也常可获得症状的明显缓解。

2. 药物治疗 类癌的药物治疗,主要用以缓解姑息性手术后或不适宜手术病患的综合征症状。生长抑素类似药物(如奥曲肽)能抑制肿瘤生长,诱导凋亡,阻止肿瘤血管生成,可有效地缓解类癌综合征的相关症状,改善生活质量。需注意的是,一般用药12个月后常会发生药物快速耐受,需要增加药量以达到治疗效果。干扰素能减少激素的分泌,也能缓解类癌患者症状,并可通过激发免疫系统和抑制血管生成,对抗低增殖率类癌。有文献报道,生长抑素类似物联合干扰素能提高治疗应答率并且延长疗效时间,因此对于不能手术或手术不能治愈的患者也是一项可选择的治疗方案。其他对症治疗还包括应用L受体阻滞剂酚妥拉明、酚苄明等来阻抑潮红发作,5-羟色胺受体阻滞和胆酸螯合剂控制腹泻等。

放射治疗和化学治疗对类癌作用不明显,临床应用有限。

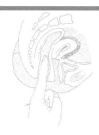

第三十一章　肛管和肛周恶性肿瘤

肛管癌及肛门周围癌（肛周癌）在临床上少见，我国尚未制定统一的诊疗标准。一般将发生在肛管部位者称肛管癌；发生在以肛门为中心，直径5cm区域内者称肛周癌。肛管癌多见于女性，肛周癌则男性多见，在发病年龄上较肠癌略为延后，多发生于60岁以上的老年人，中青年少见。对于病因，一般认为肛管癌及肛周癌主要由肛瘘、瘢痕组织及炎症性肠病的反复炎性刺激后恶变所导致，编者亦曾在临床上遇到有肛瘘病史十余年，久治不愈而合并肛周癌变的患者。有关文献报道，肛管肛周癌患者，既往有肛瘘及肠道炎性疾病者占28%~60%。祖国医学对本病的描述散见于"锁肛痔"。

肛管和肛周恶性肿瘤根据不同的病理类型，可分为多种，最多见的包括鳞状上皮细胞癌、一穴肛原癌、基底细胞癌、肛周Paget病和恶性黑色素瘤。

第一节　鳞状上皮细胞癌

鳞状上皮细胞癌（鳞癌），是最常见的肛周和肛管恶性肿瘤，占肛周肛管癌的50%以上，但与向下播散的直肠腺癌相比则少见，两者之比约为25∶1。鳞癌多来源于肛缘部的鳞状乳突状瘤，极少数来源于皮肤癌前病变，病理表现为表皮内高分化鳞状细胞癌。本病预后主要与发病位置有关，肛管癌分化较差，角化少，恶性程度高，易转移，预后差。肛周癌则与之相反，与身体其他部位鳞状上皮癌相似，预后较好。

一、病　因

除与长期的慢性炎性刺激有关外，目前明确致癌危险因素还包括人类乳头瘤病毒（HPV）和艾滋病病毒（HIV）感染，因此在询问病史时尤其注意患者是否有HPV相关恶性肿瘤史（包括宫颈癌、宫颈上皮内瘤变、外阴癌等）、性传播疾病史、吸烟、肛交、多个性伴侣、器官移植史以及应用免疫抑制剂史。

二、临床表现和诊断

肛管癌多较小，主要表现是持续性疼痛，便时摩擦可加重，早期有少量便血，随着病情发展出血量逐渐增加，因肛内有异物感而使大便次数增多。肛内指诊可扪及肿块，早期呈疣状，可活动，若形成溃疡，则有压痛。肛周癌临床表现为肛缘生长缓慢的小肿块，常有不适和瘙痒，较大的病变常有溃疡形成，反复多年不愈，伴脓性分泌物。对于有以上临床表现者，应怀疑肛管或肛周癌，须行病理组织学检查确诊，并通过超声、CT、MRI等影像学检查明确是否发生括约肌、淋巴结及肝、腹膜、肺等位置的转移。另外结肠镜检查也是必要的，虽然肛管肛周癌并不是结直肠癌发生的危险因素，但15%的肛管癌合并结直肠癌。因此，结肠镜检查有助于除外结直肠癌。

三、治　疗

1. 肛管癌的治疗　目前放疗与化疗相结合的综合治疗方案，已替代以往的经腹会阴联合切除加永久性人工肛门术（APR，亦被称为Miles手术），成为肛管鳞癌的最佳初始治疗方案，因手术后患者失去肛门会导致生活质量低下，且手术的局部控制效果并不满意。而放化疗能够保留肛门，同时能够获得比手术更好的局部控制。放疗方案推荐总剂量45Gy、分25次完成的长程方案；对于T3~T4期病变，可以适当增加放疗剂量（通常总剂量56~

60Gy）。但并非放疗剂量越大、疗程越长效果越好，额外增加的放疗量并不能使患者获益,反而增加毒性反应和并发症发生率。化疗也是肛管癌治疗不可缺少的重要组成部分。化疗方案推荐以5氟尿嘧啶(5-FU)加丝裂霉素C(MMC)方案和5氟尿嘧啶(5-FU)加顺铂方案,临床对比两种方案,发现在局部控制、远期生存等方面效果相当。经过同步放化疗,肛管鳞癌的完全缓解率达到75%～90%,5年无病存活率达63%,总存活率达75%,明显优于手术治疗。

手术虽然不是肛管癌的首选治疗,但是对于复发和抵抗性肛管癌,补救性手术仍是主要治疗手段。所谓复发,是指放化疗结束6个月以后出现的局部肿瘤进展;抵抗则是指肿瘤对于放化疗不敏感,不能达到缓解。补救性手术方式多采用APR,术后5年局部控制率仅为35%～65%,5年总存活率仅为27%～58%。补救性治疗除手术外,还推荐行全身化疗,方案为5-FU加顺铂,至少4周期;发生远处转移的肛管癌也适用此方案。

2. 肛周癌的治疗 肛周癌和肛管癌的治疗原则存在差异。小于2cm肛周癌,如无括约肌和淋巴结转移且分化良好,可行局部切除或扩大局部切除术,切缘应确保不少于2cm皮肤。对于局部切除术后复发的肛周癌,可视情况再次行扩大局部切除,也可选择APR或放化疗。进展期肛周癌的治疗原则与肛管癌相同,仍首选放化疗,对于治疗抵抗或复发的肛周癌,补救性手术APR仍然是主要的治疗手段。

第二节 一穴肛原癌

齿线上方狭窄的环行区是胚胎一穴肛的残余,由柱状、鳞状、移行上皮或三种混合上皮组成,该区移行上皮发生的癌变,称一穴肛原癌,又名泄殖腔原癌。其发病率低,约占直肠肛管肿瘤1%。齿线及其上、下是其好发部位。Klotz报道373例中,44%位于齿线以下,38.9%位于齿线,13.3%位于齿线以上。好发于40～60岁的中年,男女发病比约为2：1。

一、病因和病理

一穴肛原癌病因不清。有报道称其发病与吸烟和性行为有关,特别是男男同性恋者的经肛性行为,可传染人类乳头状病毒(HPV),导致本病发生。在光镜下,一穴肛原癌形态与基底细胞癌相似,可有鳞癌分化,在癌巢中有大片嗜酸性坏死。Morson按细胞分化程度将其分为三型,①分化良好型:癌巢周边有典型栅栏状排列,并有假腺样结构。②中度分化型:癌巢周边细胞栅栏状排列不明显,异型癌细胞较多。③未分化型:癌细胞弥散,栅栏状排列缺如,细胞异型性明显,核分裂象多见,且有坏死现象。

二、临床表现和诊断

一穴肛原癌的临床表现无特异性,外观为一肛门肿块,易与痔、皮脂腺囊肿等混淆,临床症状早期以便血,肛门下坠和疼痛为主,中晚期还可出现大便变形和便频。肛内指诊特征性表现为齿状线处浸润性生长的不规则结节,可推动,易出血,部分伴肛门狭窄,因肿瘤浸润肠壁范围广,故一般无法确定其与齿状线的关系。通过临床表现和影像学检查,一穴肛原癌很难明确诊断,病理活检是唯一可确诊的检查方法。

三、治 疗

一穴肛原癌的治疗尚存争议,有学者认为应以放疗或放疗加手术为主,也有人认为应以放疗或放疗加化疗为主,手术作为补救性治疗。无论使用何种治疗方法,其预后都取决于肿瘤的范围和细胞分化,低分化或未分化者因其极强的转移潜能而预后极差,治疗后生存均未达5年;高分化和中分化者5年生存率则可达90%以上。

第三节 基底细胞癌

基底细胞癌又称基底细胞上皮瘤或侵蚀性溃疡,系一种源于表皮基底细胞的低度恶性肿瘤。临床上发生在肛周和肛管者极少见,文献上多作为个案报道。主要的发病群体为中老年人,无明显性别差异,发病位置上约3/4位于肛缘,其余位于肛管并累及齿线以上。

一、病 理

肛周基底细胞癌的肿瘤大小多在1～2cm间,约30%是溃疡,病理检查可见成片的嗜碱性染色的肿瘤细胞,核大,蓝染,细胞质很少。瘤细胞团巢状,浸润性生长,细胞体积小,排列不规则,瘤细胞巢边缘细胞栅栏状排列。

二、临床表现和诊断

初期的肛周基底细胞癌表现为小结节,生长缓慢,继而在结节中央出现溃疡,基底坚硬,周围绕以串珠样隆起的边缘,随后癌灶逐渐向周围扩展,形成所谓侵蚀性溃疡。临床上多数患者自觉局部肿块或溃疡,其他症状有出血、疼痛、瘙痒及分泌物。本病早期诊断较困难,因病变小而表浅,不易被患者重视,临床上常被误诊为湿疹、皮炎、痔、肛裂等,确诊有赖于病理检查。病理检查时区分基底细胞癌和基底细胞样癌很重要,后者多位于齿状线以上,细胞异型性明显,合并有鳞癌的结构,比基底细胞癌更具侵袭性,预后较差。而基底细胞癌几乎专门发生在有毛发生长的肛门皮肤到齿线之间,一般不发生转移,预后较好,5 年生存率达 70% 以上。

三、治　　疗

以广泛性局部切除为主,切除范围应距肿瘤 1cm 以上,包括正常皮肤及深层的皮下组织,必要时可切除部分括约肌,中晚期肿瘤侵犯范围较广时,亦可行 APR 手术。其他的治疗方法还有激光、冷冻、外敷抗癌药物、放疗等,预后均较理想。

第四节　　肛周 Paget 病

Paget 病是发生于乳腺及乳腺外富有顶泌汗腺区域的一种低度恶性病变,又名湿疹样癌。发生于肛门周围的肛周 Paget 病临床上较为少见,1893 年首次报道,目前国内报道多为个案。肛周 Paget 病多发于老年人,有文献报道 50 岁以上发病者占 87.5%,平均发病年龄 60 岁左右,男女发病比约为 (0.7~2):1,性别上的差异可能与种族有关,在西方本病多发于白种女性。

一、病　　理

病理上 Paget 病可分为三型:一型,仅累及表皮;二型,病变侵犯皮肤附属器;三型,病变侵犯周围脏器,其中二、三型的预后较差。Paget 病的癌细胞属圆形大细胞,镜下未见细胞间桥,胞浆染色较淡,核大而不规则,可含有多个核仁或核仁巨大,核仁常有有丝状分裂,Paget 细胞常呈条状、岛状或巢状分布,胞浆中含有中性黏多糖。

二、临床表现和诊断

典型的 Paget 病特征性损害是边界清晰的湿疹样斑伴有顽固性瘙痒。一般起病慢,病史长,出现症状到确诊平均 4 年左右,肛周顽固性瘙痒常为初起症状,用皮质类固醇药物不缓解,少数伴有疼痛,也可能没有自觉症状。病变初起时病灶常表现为肛周丘疹或鳞屑状红斑,逐渐扩张为浸润斑,类似湿疹,表面可有渗液,以后形成溃疡,边缘高起,界限清楚,表面有粘腻黄色渗液,后结黄痂,溃疡长期不愈,有灼痛感。在一段时间的内多被误诊为湿疹、尖锐湿疣、痔疮等疾病。

Paget 病的诊断只能靠病理检查,检查中发现 Paget 细胞即可明确诊断。

三、治　　疗

手术是本病唯一有效的治疗方法。对于侵袭性癌,应该采取腹会阴联合切除根治术或者综合治疗;对于原位癌,应予以广泛性局部切除,切除部位包括病损组织及其周围 1cm 的正常皮肤和皮下组织。局部切除术中对切除标本切缘活检,如果有癌细胞,应该继续切除有病变组织。化疗不能消除病变,对于不宜手术者可予 1% 的 5-FU 局部应用可改善瘙痒症状,放疗可使病变暂缓发展。

第五节　　恶性黑色素瘤

肛管直肠恶性黑色素瘤是一种罕见的高度恶性肿瘤,预后极差。文献统计,在所有肛管直肠原发恶性肿瘤中,恶性黑色素瘤仅占 0.25%~1.25%;而在所有恶性黑色素瘤中,发生在肛管直肠者占 0.4%~3.0%,是其第三好发部位,仅次于皮肤和眼睛。本病预后差,治疗后的 5 年生存率,虽各文献报道差异较大,但多低于 10%,最高仅 22%。流行病学统计,本病约 70%~90% 发生在齿线肛管处,其余发生于肛周皮肤。以老年人多见,男女患病比约为 1:1.5,不同种族的人群之间对比发病无差异。

一、病因和病理

本病来源于黑色素细胞的恶性变,目前已知可能使黑色素细胞恶变的因素包括激素代谢失调、化学刺激、高能照射、感染人免疫缺陷病毒及良性黑痣等。恶变发生的组织学基础是肛管直肠交界部属于复层鳞状上皮,聚集着大量的黑色素细胞。现在多认为肛管恶性黑色素瘤是原发的,而直肠恶性黑色素瘤是肛管部黑色素细胞恶变后沿黏膜由下向上浸润发展的结果,故应视为转移。恶变细胞的显微镜下特征主要是:似痣细胞,有显著间变,呈多角形、梭形或多边形,核大、畸形、泡状,核仁明显,分裂象多少不定,胞浆一般偏少。大多可找到多少不等的黑色素颗粒。

二、临床表现和诊断

肛管直肠恶性黑色素瘤的临床表现主要是便血,无症状的肿块、大便习惯改变和脱垂等。其中便血最常见,多为鲜血,或有黑色溢液,味恶臭,主要由粪便或外部摩擦引起;肿块大小不一,分息肉型和结节型,息肉型表现为肿块突出到肛管或直肠内,有宽的或窄的蒂与肿块相连,结节型初时表现为隆起的小结节,较大时形成菜花状,肿块突向肠腔,但无蒂;大便习惯改变是由于瘤体刺激直肠壁的感受器引起,患者常觉肛门部坠胀不适,便秘与腹泻交替出现,若肿瘤侵犯肛管括约肌,还可引起剧痛。

结合临床表现和病理活检,本病一般可明确诊断。但30%~70%恶性黑色素瘤是无色素的,此时常规病理诊断十分困难,因此需借助免疫组织化学标志蛋白 HMB45,S-100 和 Vimentin 的检测来帮助确诊。

三、治　疗

对于本病最佳的治疗方案,多数主张在手术治疗的基础上,辅以化疗、放疗及免疫治疗的综合治疗方案。

1. 手术　目的是尽量延长生存期和提高生存质量,减少死亡率,方式包括腹会阴联合切除或局部广泛切除(WLE),研究表明两种手术效果并无明显差异。

2. 化疗　主要针对不能手术切除转移灶的患者,方法包括常规化疗和闭合性盆腔冲洗化疗。前者常用药物可争光霉素、长春新碱、环己亚硝基脲及达卡巴嗪,后者主要使用氟尿嘧啶、多柔比星和顺铂。

3. 放疗　主要用于减轻疼痛、缓解梗阻症状及治疗脑、脊髓、骨的转移灶,是一种有效的局部控制疾病的辅助治疗方案。

4. 免疫治疗　包括过继免疫治疗、佐剂免疫治疗、疫苗治疗及单克隆抗体等。

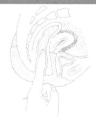

第三十二章 特异性炎症性肠病

特异性炎症性肠病是指由某种致病菌或其他特殊原因导致的结直肠的炎症病变。临床上可见各种病菌引起的急慢性直肠炎、细菌性痢疾、肠结核、放射性直肠炎、假膜性结肠炎、真菌性结肠炎以及缺血性肠炎等。

第一节 急性直肠炎

急性直肠炎是指直肠因致病菌侵入发生的炎症。轻者仅直肠黏膜发炎，重者累及黏膜下层、肌层，甚至直肠周围。

一、病 因 病 理

因慢性疾病、肛肠疾病等引起肠黏膜防御力下降，加之饮食不慎、细菌感染而致肠黏膜充血、水肿，形成小脓肿或溃疡。

二、临 床 表 现

起病急骤，肛门内肿胀灼痛，腹痛、便意频繁，里急后重，粪便混合黏液及血丝，尿频，排尿不畅。常伴有发热、食欲缺乏等全身症状。

三、诊　　断

根据患者起病急骤、发热、腹痛、脓血便等临床表现，再结合临床检查可以诊断。检查可见：肛门部皮肤潮湿发红，指诊触之，直肠有剧烈疼痛，括约肌痉挛而致肛门口紧。直肠镜检查可见黏膜充血、水肿、出血、糜烂，表面有黄色脓苔或点状溃疡。需做便培养或活体组织检查找出致病菌，方能确定病因诊断。急性直肠炎镜检的特有病态是直肠黏膜深红色，肿胀呈纵形皱襞，皱襞间有分泌物。

四、治　　疗

1. 西医治疗　口服或静脉输入抗菌药物，以行抗感染治疗（先做细菌培养加药敏试验，针对性使用抗生素）。口服泼尼松龙 20～40mg/d，用药 2 周症状缓解后逐渐减量，撤药后采用口服 5-氨基柳酸 2～4g，每日 4 次。重度暴发型患者可用氢化可的松作一次性持续性静脉滴注，剂量为 300～400mg/d。

2. 中医治疗

（1）急性期伴有发热者，以清热解毒，利湿止泻法。方用乌梅、马齿苋、薏仁、赤芍、白芍、陈皮、白术、防风、吴茱萸、生地、生甘草、南沙参。

（2）急性期伴有稀便，大便次数频繁者，以清热理肠为主。方用葛根、黄连、黄芩、滑石、车前子、木香、银花炭、焦槟榔、甘草，水煎内服。

第二节 慢性直肠炎

一、病 因 病 理

致病菌反复长期滞留于直肠，侵犯黏膜，引起直肠黏膜慢性炎症反应。直肠黏膜水肿、肥厚、色黄白，被覆黏液。

二、临 床 表 现

病程较长，便秘与腹泻交替，便中混有黏液及血丝，大便时肛门口灼痛。因分泌物刺激，肛门周围表皮脱落，有时出现裂口。下腹部胀满不适，食欲缺乏,体重减轻。

三、诊 断

根据患者病程长、反复发作、便秘与腹泻交替、便中含有黏液及血丝等临床表现,再结合临床检查即可确诊。检查时,指诊可摸到直肠黏膜弹性减弱,粗糙呈颗粒状突起或有瘢痕。直肠镜检查可见黏膜水肿、肥厚、色黄白、被覆黏液,擦去黏液可见个别部位有糜烂。须做细菌培养和组织活检,进一步确定病因诊断。慢性直肠炎镜检的特有病态是:黏膜肿胀、肥厚,表面呈粗糙颗粒,有少量黏液。

四、治 疗

1. 西医治疗 口服或静脉输入抗菌药物以抗感染治疗,补充营养,增强机体抵抗力。

2. 中医治疗 慢性直肠炎笔者根据临床表现常分为脾胃虚弱型、肝郁乘脾型、脾肾阳虚型三个证型。

(1) 脾胃虚弱型:表现为神疲乏力,食少,饭后腹胀,舌淡苔白腻。予补中益气,健脾止泻方法。

处方为:党参、云苓、白术、薏仁、砂仁、桔梗、黄芪、乌梅、肉豆蔻、山药、炙甘草、升麻,水煎内服。

(2) 肝郁乘脾型:表现为腹胀,两肋不适,遇怒则泻,伴有腹痛,泻后痛减,舌红苔薄白,脉弦滑。给予舒肝健脾,调和气血方法。

处方:陈皮、白术、防风、白芍、党参、薏仁、砂仁、木香、柴胡、郁金、当归,水煎内服。

(3) 脾肾阳虚型:主要表现为发病时间长,下腹冷痛,伴有腰酸,晨起即泻,舌淡边有齿痕,脉沉细。给予补肾温阳、生肌腱脾方法。

处方:补骨脂、五味子、吴茱萸、肉豆蔻、党参、云苓、白术、薏仁、砂仁、炙甘草、白及,腹冷加附子。水煎内服。

中药保留灌肠方:仙鹤草、三七粉、乌梅、马齿苋、珍珠母、石榴皮、元胡、败酱草。浓煎 50ml 保留灌肠,每晚 1 次。

第三节 放射性直肠炎

随着放射疗法的普遍应用,放射性直肠炎发病率亦有所增加。常见于子宫颈、睾丸、前列腺、膀胱、直肠等部位恶性肿瘤应用放射疗法之后。它是一种自愈性疾病。如治疗和护理及时、得当,可缩短其病程,减轻患者的痛苦和经济负担,提高其生存质量。

一、病 因 病 理

多见于宫颈癌、直肠癌应用放射性镭、钴、铯等进行照射治疗后。这些放射性元素对癌细胞有抑制作用,对正常细胞也有损害。直肠黏膜被烧伤后可导致黏膜脆弱易出血,形成溃疡,甚至直肠狭窄、穿孔。病理组织检查可见细胞急速分裂,嗜酸细胞及淋巴细胞浸润,纤维组织增生肥大,血管淋巴管扩张,管壁变性。

二、临 床 表 现

直肠流血,血色鲜红或暗红,多在排便时流出,一般是少量出血,偶尔大量出血。黏膜破溃后有坏死组织脱落排出,有臭味。肛门直肠部酸痛或灼痛,可伴有里急后重,如形成瘢痕则造成直肠狭窄,排便不畅,大便变细。严重的还可出现直肠阴道瘘、直肠膀胱瘘、直肠小肠瘘等。

1. 早期症状 由于神经系统对放射线的反应,早期即可出现胃肠道的症状。一般多出现在放疗开始后 1～2 周内。恶心、呕吐、腹泻、排出黏液或血样便。累及直肠者伴有里急后重。持久便血可引起缺铁性贫血,便秘少见,偶有低热。腹痛型肠易激综合征则提示小肠受累,乙状结肠镜检查可见黏膜水肿、充血,严重者可有糜烂或溃疡。

2. 晚期症状 急性期的症状迁延不愈或直至放疗结束 6 个月至数年后始有显著症状者,均提示病变延续,终将发展引起纤维化或狭窄。此期内的症状,早的可在放疗后半年,晚的可在 10 年后甚至 30 年后才发生,多与肠壁血管炎以及后续病变有关。

三、检 查

1. 直肠指诊 一般可触及肛门括约肌有痉挛,直肠前壁黏膜肥厚、变硬,指套有血迹,严重者出现溃疡狭窄甚或瘘管。

2. 直肠镜检查 将放射性直肠炎所见病变分为四度:

Ⅰ度:无明显损伤,直肠黏膜可见轻度充血、水肿、毛细血管扩张,易出血。一般能自行愈合。

Ⅱ度:直肠黏膜有溃疡形成,并有灰白色痂膜,黏膜出现坏死现象,有时有轻度狭窄。

Ⅲ度:直肠由于深溃疡所致严重狭窄,出现肠梗阻,需采用结肠造口术。

Ⅳ度:形成直肠阴道瘘或肠穿孔。

四、诊　　断

有放射治疗直肠邻近脏器疾病的治疗史。结合临床症状的特点及检查所见,再根据病理检查即可确诊。应与恶性肿瘤鉴别,另外需与痢疾、克罗恩病、肠结核、憩室病相鉴别。

五、治　　疗

初期治疗基本同急性直肠炎,并要保持排便通畅,减少局部刺激,经常用生理盐水冲洗直肠,破溃表面涂 2% 甲紫溶液,或各种去腐生肌软膏。症状重时,可用肾上腺皮质激素,加生理盐水 200ml 内,保留灌肠。出血部位较低时,可直接止血;部位较高或广泛出血者,可用去甲肾上腺素 8mg,加入 200ml 生理盐水中,保留灌肠。如有直肠狭窄时,可参阅直肠狭窄的处理方法。为减少肠道感染,可给予磺胺类、四环素、小檗碱等控制肠道炎症。腹痛、腹泻可给予复方地芬诺酯、溴丙胺太林、阿托品等,解除痉挛,减轻腹泻。

中医认为本症早期是肠道蕴热,应给予滋阴清热凉血法,可选用凉血地黄汤加减;若伤及正气,气血两虚,治则应以扶正固本、养血益气为主,兼以清热祛湿,促进溃疡的愈合。可选用四君子汤合香连丸,或参苓白术散加地榆、槐角、焦艾叶、赤小豆、旱三七等治疗,赛霉安粉、云南白药保留灌肠对本症有一定效果。中药灌肠也有很好效果,笔者常用地榆、槐角、白及、青黛、败酱草等,浓煎至 50ml 后灌肠。

六、预　　防

在放射治疗的同时,应避免进食对肠壁有刺激的食物,宜食用少渣、低脂及产气少的食物,如胡萝卜、菠菜等,既润肠又补充维生素。还应注意保持肛门及会阴部清洁,穿宽松内裤。症状严重者,可暂停放疗,并大剂量应用维生素、输液补充各种静脉营养及应用肾上腺皮质激素、抗生素,以减轻局部炎症反应,促进恢复。

第四节　细菌性痢疾

细菌性痢疾(简称菌痢)是由痢疾杆菌引起的一种常见肠道传染病。多于夏秋季节发病,冬春亦有散发。主要病变在结肠远端,以乙状结肠和直肠为重,严重者可累及回肠末端。一般分急性期和慢性期两大类。主要临床表现为畏寒、发热、腹痛、腹泻、脓血便和里急后重等。本病属于祖国医学的痢疾范畴,急性菌痢类似湿热痢,慢性菌痢相当于久痢或休息痢。

一、病因病理

1. 病因　病原体为痢疾杆菌,是不活动的革兰阴性杆菌,属肠杆菌科志贺菌属。按其菌株的抗原结构和生化反应的不同,将本属细菌分为四个群。

(1) A 群:又称痢疾志贺菌(*Sh. dysenteriae*),通称志贺痢疾杆菌。不发酵甘露醇。有 12 个血清型,其中 8 型又分为三个亚型。

(2) B 群:又称福氏志贺菌(*Sh. flexneri*),通称福氏痢疾杆菌。发酵甘露醇。有 15 个血清型(含亚型及变种),抗原构造复杂,有群抗原和型抗原。根据型抗原的不同,分为 6 型,又根据群抗原的不同将型分为亚型;X、Y 变种没有特异性抗原,仅有不同的群抗原。

(3) C 群:又称鲍氏志贺菌(*Sh. boydii*),通称鲍氏痢疾杆菌。发酵甘露醇,有 18 个血清型,各型间无交叉反应。

(4) D 群:又称宋内氏志贺菌(*Sh. sonnei*),通称宋内氏痢疾杆菌。发酵甘露醇,并迟缓发酵乳糖,一般需要 3~4 天。只有一个血清型。有两个变异相,即Ⅰ相和Ⅱ相;Ⅰ相为 S 型,Ⅱ相为 R 型。

所有痢疾杆菌内均有内毒素,内毒素是引起患者畏寒、发热、休克等全身毒血症症状的重要因素,志贺菌除内毒素外尚可产生外毒素,它既是神经毒素,又是肠毒素,故该菌群所引起的临床症状较严重。福氏和宋氏菌群常对一些抗菌药物有不同程度的耐药性,虽引起的症状较轻,但较顽固,治疗效果差,易转成慢性,成为带菌的传染源。各型痢疾杆菌之间没有交叉免疫。我国以福氏菌为主,其中以又 2a 亚型、3 型多见;其次为宋内氏菌;志贺菌与鲍氏菌则较少见。

2. 流行病学　菌痢的传播途径是由传染源、传播途径和人群易感性三个因素决定的,其中以传染源最为重要。

(1) 传染源:患者和带菌者均是传染源。临床患病期间和恢复后 6 周内,排出的菌痢粪便都可传染他人。因此，非典型病例、带菌者和慢性患者在流行病学上意义较急性典型菌痢更为重要。

（2）传播途径：主要通过污染病菌的食物、饮水和手等经口而传染。痢疾杆菌对干燥极敏感，但在食物和水中生存甚久。水源污染可引起暴发流行。

（3）人群易感性：无论男女老幼对本病普遍易感。受凉、疲劳、营养不良、暴饮暴食及各种急性疾病后抵抗力下降都有利于菌痢的发病。由于痢疾杆菌之间无交叉免疫性，故易重复感染而再次发病。

3. 发病机制及病理　菌痢的发病是由于细菌的侵袭力大于机体的防御力所产生的结果。实验证明，只有对上皮细胞具有侵袭力的菌株才能引起菌痢，否则不论能否产生外毒素，均不能致病。而机体内胃酸的杀菌作用、肠黏膜的局部免疫机制，以及肠道菌群的拮抗作用，均能阻止发病。当各种原因引起机体防御功能下降时，痢疾杆菌才得以侵入肠黏膜上皮而引起菌痢。

痢疾杆菌进入肠黏膜24～48小时后大量繁殖，使黏膜及黏膜下层发生化脓性病变。一般病例，黏膜损害仅见于乙状结肠或直肠。典型的病理改变为：炎症期、溃疡期和愈合期（发病后1周左右）。炎症期肠黏膜普遍充血、水肿，黏膜表面有炎性渗出，肠壁黏液腺分泌增加，肠壁受到刺激而蠕动亢进及痉挛，表现为腹泻、腹痛、黏液状大便；溃疡期为炎症发展的结果，累及淋巴结，出现肿胀，继而凝固坏死、互相融合，坏死物脱落后，出现黏膜下的溃疡；愈合期是机体已产生抗体，对毒素的过敏状态缓解，细菌被消灭，溃疡逐渐愈合。发病过程中，出现发热等全身症状多系痢疾杆菌内毒素所引起。由于炎症、溃疡均在比较浅表的黏膜固有层以上，故菌痢患者很少发生菌血症，合并肠穿孔亦罕见。

4. 中医对菌痢的认识　早在《黄帝内经》就有下脓血的记载，并称本病为肠澼、赤沃。公元7世纪《诸病源候论》中记载的痢疾病名有赤痢、赤白痢、血痢、脓血痢、热痢、久热痢等。古代医家又将中毒性菌痢称为疫毒痢、噤口痢等。对痢疾的病因认为皆湿热为本、湿热淤积而为病，又提出痢之为证，多本脾肾，总的认为本病主要是感受湿热疫毒、内伤饮食所致。在治疗方面汉·张仲景在《伤寒论》中指出"下痢便脓血者，桃花汤主之；热痢重下者，白头翁汤主之。"李中梓提出："新感而实者，可以通因通用；久病而虚者，可以塞因塞用。"

二、致病机制

1. 侵袭力　志贺菌的菌毛能黏附于回肠末端和结肠黏膜的上皮细胞表面，继而在侵袭蛋白作用下穿入上皮细胞内，一般在黏膜固有层繁殖形成感染灶。此外，凡具有K抗原的痢疾杆菌，一般致病力较强。

2. 内毒素　各型痢疾杆菌都具有强烈的内毒素。内毒素作用于肠壁，使其通透性增高，促进内毒素吸收，引起发热、神志障碍，甚至中毒性休克等。内毒素能破坏黏膜，形成炎症、溃疡，出现典型的脓血黏液便。内毒素还作用于肠壁自主神经系统，至肠功能紊乱、肠蠕动失调和痉挛，尤其直肠括约肌痉挛最为明显，出现腹痛、里急后重（频繁便意）等症状。

3. 外毒素　志贺菌A群Ⅰ型及部分2型菌株还可产生外毒素，称志贺毒素。为蛋白质，不耐热，75～80℃1小时被破坏。该毒素具有三种生物活性：①神经毒性，将毒素注射家兔或小鼠，作用于中枢神经系统，引起四肢麻痹、死亡；②细胞毒性，对人肝细胞、猴肾细胞和HeLa细胞均有毒性；③肠毒性，具有类似大肠埃希菌、霍乱弧菌肠毒素的活性，可以解释疾病早期出现的水样腹泻。

三、临床表现及分型

本病的潜伏期为数小时至7天，多数为1～2天。通常分为急性期和慢性期。

1. 急性期　又称急性菌痢，临床表现以全身毒血症和肠道症状为主。根据病情轻重可分别为普通型（典型）、轻型（非典型）、重型和中毒型四型。普通型初期即有痉挛性腹痛和水泻，有时伴有发热（39℃左右）和全身肌痛，一般持续1～3天。此后由稀便转为黏液脓血便，每天排便10～20次或更多，量少，为脓血或胶冻，里急后重、食欲缺乏、体重减轻。轻型者全身毒血症和肠道症状均较前者为轻，大便附有黏液，可无脓血、无里急后重。重型者常伴呕吐、酸中毒及其他重症脱水现象，甚至出现循环衰竭。中毒性菌痢，多见于儿童，常呈暴发型，可有原因不明的高热、惊厥、嗜睡、昏迷，迅速发生休克和呼吸衰竭。

2. 慢性期病程　超过2个月即为慢性菌痢。急性期延误诊治、营养不良、肠寄生虫病和全身情况较差者均可由急性期转为慢性。临床可分为慢性迁延型、急性发作型和慢性隐匿型。慢性迁延型既往有急性菌痢史,此后迁延不愈,长期表现不同程度的腹痛、腹泻或腹泻与便秘交替出现,大便成形或较稀,经常带有黏液或附有少许脓血便。因久痢后体质下降,可有乏力、贫血、头昏等症。急性发作型在慢性过程,常因受凉、进食生冷或受累等诱因而引起急性发作。慢性隐匿型过去虽有痢疾病史,现已较长时期无症状,但乙状结肠镜检有异常发现,便培养痢疾杆菌仍可呈阳性。

四、并 发 症

在恢复期或急性期偶有多发性渗出性大关节炎,妊娠妇女患重症菌痢可致早产或流产。慢性期可合并营养不良、贫血、维生素缺乏、自主神经紊乱和继发肠功能紊乱、慢性溃疡性结肠炎等。

儿童急性菌痢可并发皮肤感染、中耳炎及口角炎等;腹泻次数较多可出现水电解质紊乱,还可出现脱肛。营养不良患儿可发生肠穿孔与腹膜炎。长期用抗生素可合并真菌感染。

五、检 查

1. 血象检查 急性期白细胞计数增高,中性粒细胞增高。

2. 大便检查 粪便镜检可见红细胞、多数成堆的白细胞及脓细胞、少数巨噬细胞。

3. 粪便细菌培养 有确诊价值并可鉴定菌种,可同时作药敏试验。

4. 血清凝聚试验 发病1周后体内抗体形成,最多时才有阳性结果,而在效价继续上升时才有诊断价值。

5. 乙状结肠镜检 一般急性期不宜检查,以免引起出血或穿孔。慢性期可见黏膜充血、水肿、颗粒状增生、瘢痕或息肉形成。需结合活检才更有意义。

六、诊 断

在流行季节患者有发热、腹痛、腹泻和脓血便等症状,化验白细胞总数增多,常在 1~2 万/ml 之间,中性粒细胞亦可增多,粪便镜检可见大量脓细胞和红细胞,或每高倍视野 15 个以上。大便培养阳性。根据以上情况即可诊断为菌痢。

非典型菌痢或慢性菌痢有时诊断比较困难。慢性病例可伴轻度贫血,反复粪便培养仍可呈阳性,也可试用免疫荧光抗体染色法寻找粪便中痢疾杆菌的抗原成分。慢性期可行乙状结肠镜检,除肠黏膜充血、水肿、溃疡外,黏膜呈颗粒状,可见瘢痕与息肉。

取肠壁黏液脓性分泌物作细菌培养可提高检出率。

七、鉴 别 诊 断

1. 阿米巴痢疾 大多起病缓慢,发热不高,少有毒血症表现,腹痛、里急后重感均较轻,大便次数亦较少,常为右侧腹部压痛,典型粪便呈暗红色果酱样,有腐臭。镜检仅见少许白细胞、红细胞,可找到阿米巴滋养体。痢疾杆菌培养阴性。结肠镜检见溃疡散在,溃疡之间的黏膜正常。本病易并发肝脓肿。

2. 沙门菌属感染 潜伏期短,且常集体暴发,呕吐较著,水样腹泻,脱水严重,里急后重不明显。粪检极少有脓血,细菌培养可确诊。

3. 大肠埃希菌性腹泻 表现为水样腹泻伴呕吐、腹痛,也可发热。确诊依据粪便培养。

4. 病毒性肠炎 轮状病毒和诺沃克病毒可引起腹泻、水样便,伴明显呕吐,亦以婴幼儿为多见,病程 1~5 天,可自愈。粪便检查有助诊断。

5. 消化不良性腹泻 有进食过量和消化不良病史,水泻为主,有食物腐败臭味,可有黏液便,但无脓血便,粪检阴性。

6. 流行性乙型脑炎 本病的临床表现和流行季节与重型或中毒性菌痢相似。可综合流行病学、温盐水灌肠、灌出物镜检及细菌培养,结合脑膜刺激症状、脑脊液检查以资鉴别。

八、治 疗

1. 一般治疗 包括卧床休息、隔离消毒;饮食以流质或半流质为主;补液纠正脱水和电解质紊乱,酸碱平衡失调;以及解痉止痛、止呕等对症处理。

2. 抗菌治疗 磺胺药物仍为首选药物,对急性菌痢疗效满意。近年来临床也选用庆大霉素、卡那霉素、克林霉素或氨苄西林等。随着医疗条件的改善,最好根据细菌培养药敏试验来选择最有效的抗生素。

3. 中医治疗 中医强调辨证施治的原则,根据不同的证候选用不同的方药,一般分为以下三种类型。

(1)湿热型:见于急性菌痢。证见发热腹痛,便下脓血,里急后重,舌红苔黄腻,脉滑数。治以清热利湿,行气和血。方用葛根芩连汤与芍药汤加减。

(2)疫毒型:常见急性中毒性菌痢。证见发病急骤,壮热头痛、腹痛呕吐,痢下脓血里急后重,或见昏迷惊厥,舌红苔黄燥,脉滑数或弦。治以清热解毒,凉血除积。方以白头翁汤与犀角地黄汤加减。

(3)虚寒痢:见于慢性菌痢。证见里急后重,利下赤白粘冻,白多赤少,纳呆乏力,舌淡苔白腻,脉濡缓。治以温补脾肾,收泄固脱。方以附子理中丸或参苓白术散加减。

单验方:①马齿苋 30 ~ 60g,水煎分两次服。②大蒜头蒸热内服,每次 1 个,日 3 ~ 4 次。③茶叶煎剂,绿茶 60g,水煎服,日 4 次。

4. 中毒性菌痢的治疗 中毒性菌痢宜早期诊断、早期治疗、采用综合性抢救措施,可降低病死率。治疗原则是:①控制感染;②降温;③抗休克:包括扩充血容量、纠正酸中毒、血管活性药物及激素的应用、并防止肺水肿、脑水肿的发生。详细治疗措施可参考内科学有关章节。

九、转归及预后

大多数急性菌痢在发病 1 周后症状逐渐好转,经 2 个月左右自行痊愈。个别患者可死于急性期,部分演变为慢性菌痢,仅少数成为慢性带菌者。抗生素治疗可加快临床痊愈。

影响转归及预后的因素:

1. 菌型 志贺菌可产生外毒素,毒血症重,并发症多,福氏菌易致慢性菌痢;

2. 年龄 婴幼儿及年老体弱者及营养不良者预后不佳,死亡率高;

3. 中毒型菌痢过去死亡率高达 20% ~ 30% ,近来使用阿托品等中西医结合综合治疗,大大降低了死亡率。慢性菌痢多病情缠绵难愈,中医辨证施治多能奏效;

4. 治疗急性期治疗不及时,或选药不当,疗程不足等均易转为慢性。

第五节 肠 结 核

肠结核是结核分枝杆菌侵入肠道引起的慢性特异性感染。少数地区有因饮用未经消毒的带菌牛奶或乳制品而发生牛型结核分枝杆菌肠结核。肠结核是临床比较多见的疾病,绝大多数病例继发于开放性肺结核,称为继发性肠结核;无肠外结核病灶者称为原发性肠结核,约占肠结核的 10% 。此病常见于青少年及壮年,30 岁以下者占 67% ,40 岁以下者达 90% 。女性多于男性,这种差别在 40 岁以下比较显著,40 岁以上大致相同。

一、病 因 病 理

1. 结核分枝杆菌感染肠道的途径

(1) 肠源性:是最主要的感染途径。开放性肺结核患者,经常吞下含有结核分枝杆菌的自体痰液;或与开放性肺结核患者经常共餐,摄入了结核分枝杆菌,或饮用未经消毒而含有结核分枝杆菌(牛型)的牛奶或奶制品,后两种可引起原发性肠结核。所谓原发性肠结核是指原发性病灶发生在肠黏膜,结核感染循淋巴管到达肠系膜淋巴结形成腹部的原发综合征,一般认为多数增殖型肠结核系原发性。

结核分枝杆菌具有含脂外膜,故可不被胃酸杀灭,进入肠道后容易在回盲部致病,因为:①肠内容物在回盲都已成为均匀食糜,所含结核菌有机会和肠黏膜充分接触;②由于回盲部的生理性潴留作用,肠内容物在该处停留过久;③回盲部淋巴组织丰富,易受结核菌侵犯。因此,回盲部就成了肠结核的好发部位,约占胃肠道结核的 80% ,其次为升结肠、回肠,也见于回肠、横结肠、降结肠和乙状结肠,直肠罕见。也可见到回盲部结核累及阑尾者。

(2) 血源性:结核分枝杆菌经血行播散引起肠结核,如粟粒型结核伴有的肠结核,或由血行播散到肝脏,再经胆汁进入肠道而引起肠结核。

(3) 直接蔓延:由盆腔结核、肠系膜淋巴结核、输卵管结核或结核性腹膜炎等的直接蔓延而引起。

从以上感染途径获得结核分枝杆菌后仅是致病条件,机体不一定发病。结核病的发生是人体和结核分枝杆菌相互作用的结果,只有当入侵的结核分枝杆菌数量较多,毒力较大,机体免疫状态异常及肠功能紊乱等引起肠道局部抵抗力减弱时,才可以造成机体发病。

2. 病理分型 肠结核的病理变化随机体对结核分枝杆菌感染的反应性不同而异。和结核病的一般规律相同,肠结核患者的免疫力和对结核分枝杆菌感染的过敏反应常同时存在,但在程度上则有差别。如果机体的过敏反应强,病变以炎症细胞渗出为主,特别是感染菌量多、毒力高,可出现干酪样坏死,形成溃疡,称为溃疡型肠结核,若机体免疫力较高、菌量少、毒力低,则表现为肉芽组织增生,主要含有类上皮细胞和巨细胞,形成结核结节,进一步纤维化,即成为增生型肠结核。实际上,兼有溃疡与增生两种病变者并不少见,称为混合型或溃疡增生型肠结核,其病理所见兼有两型的特征。溃疡型和增生型的病理特征如下：

（1）溃疡型肠结核：病变首先发生在肠壁的集合淋巴组织和孤立淋巴滤泡，呈充血、水肿，渗出性病变逐渐加重，常伴有干酪样坏死。肠黏膜因坏死脱落而形成小溃疡，渐趋融合增大，出现边缘不规则的潜行溃疡，其深浅不一，基底可达肌层或浆膜层，并且累及周围腹膜或邻近肠系膜淋巴结，引起局限性结核性腹膜炎或肠系膜淋巴结结核。因肠溃疡发展较慢，常与肠外邻近组织发生粘连，因此急性穿孔少见。慢性穿孔多形成腹腔脓肿或肠瘘，组织遭受严重破坏后，替代以大量瘢痕组织，从而引起不同程度的肠腔狭窄。但引起肠梗阻者仅少数。由于动脉管壁增厚，内腔狭窄，甚至闭塞，因血管有闭塞性内膜炎，故因溃疡引起大出血者少见。

（2）增生型肠结核：临床上较少见。多因患者免疫力强，感染菌量少、毒力低，使病变局限，多位于回盲部，有时可累及升结肠近端或回肠末端。黏膜下层及浆膜层有大量的结核性肉芽组织和纤维组织增生，使肠壁增厚、变硬，常导致肠腔狭窄而引起肠梗阻。

（3）混合型：肠黏膜不仅有溃疡，也有结核性肉芽肿及瘢痕形成，故增殖性狭窄与瘢痕性环形狭窄同时存在。

3. 祖国医学对肠结核的认识　祖国医学书籍中记述的痨瘵、传尸与结核病类同，早在公元 3 世纪就认识到其传染性。公元 16 世纪，徐春甫提出了对本病的治疗原则"一则补其虚，一则杀其虫。"认为该病多责职于肾，由肾累脾，肾阳不足，脾胃虚弱，运化失常，导致腹泻；津液竭燥，壅塞不通引起便秘；寒客中焦、气机阻滞、脾虚肝旺，可致腹痛；寒邪上逆、肝胃不和，而致呕吐；寒凝气滞血瘀，聚积而成包块。总之，是由脾肾阳虚、气滞血瘀所致。

二、临 床 表 现

本病起病缓慢，早期症状不明显，少数急性起病，多因肠结核累及阑尾而致阑尾炎急性发作，或因出现肠梗阻、肠穿孔等并发症，才以急腹症就诊。肠结核的临床表现，随着病变累及部位以及病变的性质不同而有不同的症状，一般比较典型的临床表现如下。

1. 腹痛　多为右下腹部的隐痛、钝痛。部分患者在进餐时或进餐后可诱发，疼痛常在排便后有缓解。若并发肠梗阻时，可出现右下腹绞痛，伴腹胀、肠型与蠕动波。

2. 腹泻　一般每日大便次数 2～4 次，严重者可达 10 余次，呈糊状或水样，不发生里急后重，大便不附有黏液脓血。若溃疡病变累及横结肠或乙状结肠时，粪便可含脓血。

3. 便秘　增生性肠结核常以便秘为主。有时腹泻期也可出现便秘，呈腹泻与便秘交替，但较少见。

4. 全身症状和肠外结核的表现　溃疡型结核，多合并有活动性肺结核，常有结核毒血症的表现，可有低热、不规则热、弛张热或稽留热、盗汗、乏力、消瘦、苍白、食欲缺乏，女性患者常有闭经等全身症状。增生性肠结核患者多无结核毒血症的表现，往往不合并活动性肺结核或其他肠外结核。

5. 腹部肿块　约 1/3 的患者可发现腹部肿块，主要见于增生型肠结核，系极度增生的结核性肉芽肿，使肠壁呈瘤样肿块。腹部肿块一般为中等硬度，轻压痛，有时表面不平，可稍微推动。溃疡型肠结核合并有局限性腹膜炎者，由于病变肠曲与周围组织粘连，亦可在右下腹扪及包块。

6. 辅助检查

（1）化验检查：可有中度贫血、血沉增快，无并发症者白细胞一般正常。结核菌素试验多呈阳性。粪便呈糊状，镜检可见少量脓细胞和红细胞，粪便浓缩检查结核分枝杆菌可获阳性结果，但只有在痰菌阴性者才有意义。

（2）结核菌素试验：即以纯结核菌素作试验。纯结核菌素是从结核菌培养液中提纯的纯结核蛋白，用该蛋白的衍生物作皮内试验，又称 PPD（pure protein derivative）试验。若呈强阳性则提示体内结核菌感染。

（3）X 线检查：X 线钡餐造影检查在溃疡型肠结核病变肠段有激惹现象，钡剂进入该处排空很快，充盈不佳，病变上下两端肠曲钡剂充盈良好，称为 X 线钡形跳跃征象。黏膜被破坏后皱襞粗乱，肠管边缘不规则。由于瘢痕收缩，可出现肠管变窄变形。小肠有分节现象，钡剂呈雪花样分布。增生型肠结核表现为盲肠、升结肠近段-回肠末端蜡肠状狭窄、收缩、畸形、充盈缺损、黏膜皱襞紊乱、肠壁变硬等。

（4）纤维结肠镜检查：可直接对病变部位进行观察，一般可见黏膜充血、水肿，环形溃疡，溃疡边缘呈鼠咬状，炎性息肉，肠腔可狭窄，如果活检找到干酪样坏死性肉芽肿或结核菌，则可确诊。

（5）CT 检查：肠壁环形增厚，少数见盲肠内侧偏心性增厚。该检查敏感性不如肠道 X 线造影。

（6）抗结核抗体测定及混合淋巴细胞培养+干扰素测定(T-Spot)：T-SPOT·TB 是一种 C 干扰素释放分析，用酶联免疫斑点技术检测对 6kD 早期分泌靶向抗原和 10kD 培养滤过蛋白肽段库反应的 T 细胞以诊断结核感染。其具有高度的敏感性和特异性，不受机体免疫力及卡介苗接种的影响。用于鉴别活动性结核与潜伏性结核感染，预测结核发病风险等。

三、并　发　症

1. 肠梗阻　是常见的并发症，主要见于增生型肠结核。溃疡型肠结核，与腹膜粘连，使肠曲受牵拉、压迫，或溃疡愈合形成瘢痕，使肠腔狭窄亦可引起肠梗阻。

2. 肠穿孔　一般为亚急性或慢性穿孔，有人报告发生率约 8.3%，急性穿孔仅占 1.6%。手术发现，单纯溃疡穿孔少见，梗阻部位上方穿孔常见，亦可见到梗阻近端正常肠管穿孔。穿孔后可在腹腔形成脓肿，溃破后形成肠瘘。

3. 出血　肠结核大量便血者少见，有人报道仅占 3%。

四、诊　　断

肠结核在症状和体征上均无特异之处，若无肠外结核表现，则诊断颇为困难。下述几点对典型病例诊断有助。

1. 青壮年患者，原有肠外结核特别是开放性肺结核；

2. 有腹痛、腹泻、便秘等消化道症状，并伴以发热、盗汗等全身症状；

3. 腹部检查发现右下腹压痛、肿块，或呈不明原因肠梗阻表现者；

4. 胃肠钡餐 X 线造影显示回盲部激惹征象、充盈缺损及狭窄征象。缺乏上述表现，则诊断主要依靠胃肠钡餐造影和粪便浓缩找结核分枝杆菌。必要时可给予抗结核药物试验治疗 2～3 周，密切观察其疗效，有利于判明诊断。增生型肠结核与肠癌或其他增生性疾病不能鉴别时，宜及时进行剖腹探查。

五、鉴别诊断

1. 克罗恩病　常酷似肠结核。二者在组织学上的不同点有：①黏膜肌层出现裂隙和破裂在肠结核仅属偶见，而在克罗恩病常见，并常延至浆膜层；②干酪样坏死只见于肠结核，克罗恩病则无干酪样坏死；③结核分枝杆菌只存在于肠结核中。在临床表现方面可有以下不同：①克罗恩病往往有明显发作和缓解交替出现的现象；②X 线征象主要在回肠末端有边缘不齐的线条状阴影，肠曲病变呈节段分布，间以扩张的肠曲、肠梗阻、粪瘘等并发症比肠结核更为常见；③抗结核治疗无效。

2. 溃疡性结肠炎合并逆行性回肠炎　本病的主要临床表现是脓血便，而肠结核则少见；病变是连续性的，且离心性逐渐加重，而肠结核主要病变在回盲部。内镜检查可以鉴别。

3. 右侧结肠癌　发病年龄多在 40 岁以上，无肠外结核表现，X 线示回盲部钡剂充盈缺损，涉及范围局限，多不累及回肠。病理检查可确诊。

4. 其他　肠结核还应与阿米巴肠病、血吸虫病肉芽肿、慢性细菌性痢疾、慢性阑尾炎、慢性阑尾周围脓肿、腹型恶性淋巴病、肠套叠等相鉴别。因此，肠结核的最后诊断须符合下列条件之一始能成立：①病变组织细菌培养有结核分枝杆菌生长；②病变中能找到结核菌；③镜下见有结核结节及干酪样变化；④手术中确实发现病变，并取肠系膜淋巴结活检证实有结核病变。

六、治　　疗

1. 一般治疗　对肠结核患者特别强调合理的休息与营养，这是治疗的基础。

2. 抗结核药物治疗　一旦确诊应及时给予合理足量的抗结核药。初治病例，首选一线药物：链霉素、异烟肼、对氨基水杨酸钠。为防止产生耐药性可用两种药联合。链霉素成人每日 0.75g，儿童每日 20～40mg/kg，异烟肼成人 300mg/d，儿童每日 10～20mg/kg。对氨基水杨酸钠成人每日 9～12g，儿童每日 200～300mg/kg。对肠结核病情严重者，或伴有粟粒性肺结核者，宜三联用药。对氨基水杨酸钠可静脉点滴。对接受过一线药物的患者，为避免耐药性，可考虑二线药物：乙胺丁醇、利福平、卡那霉素等。详细给药情况请参考内科学的有关章节。

3. 中医治疗　根据辨证施治的原则，分三型治疗。

（1）脾肾阳虚：症见大便溏泻、鸡鸣泻、肠鸣作胀，尺脉虚弱，治以补肾健脾，方用四神丸加味。

（2）阴阳俱虚：症见便秘、腹部隐痛、纳少消瘦，脉沉细。治以温肾养阴，方用济川煎加减，或小建中汤、补中益气汤加减。

（3）寒邪上逆、气滞血瘀：腹痛、呕吐、腹块、治以温阳散寒；行气化瘀，方以膈下逐瘀汤与阳和汤加减。

（4）成药治疗：参苓白术散 6g，每日两次，用于脾虚泄泻。附子理中丸 1 丸，每日两次，用于脾肾虚寒型。四神丸 6g，每日两次，用于肾阳虚衰的五更泻。

4. 非药物疗法

（1）针灸：以补益脾胃及温补肾阳为主。取脾俞、章门、中脘、天枢、足三里、命门、关元等穴。针用补法，可灸。

（2）拔火罐：选天枢、关元、足三里、上巨虚、下巨虚、大肠俞、小肠俞等穴。适用于慢性虚寒性泄泻。

5. 手术治疗　适应证为：①增生型肠结核；②完全性肠梗阻或部分性肠梗阻经内科治疗未能缓解者；③急性肠穿孔或慢性肠穿孔、粪瘘经内科治疗不见好转者；④肠出血经抢救不能止血者。

七、预　　防

结核病预防工作尤其重要，做好预防工作是防治结核病的根本办法。着重于对肠外结核的发现，特别是肺结核的早期诊断与积极的抗结核治疗，尽快使痰菌转阴，以免吞入含菌的痰而造成肠感染。必须强调有关结核病的卫生宣传教育。要教育患者不要吞咽痰液，应保持排便通畅。要加强卫生监督，提倡用公筷进餐，牛奶应经过灭菌消毒。接种卡介苗可增强人体对结核菌的抵抗力，有利于预防结核病的发生。

第六节　假膜性肠炎

假膜性肠炎（pseudome mbranous colitis，PMC）是一种主要发生在结肠及小肠的急性黏膜坏死性炎症，并在坏死的黏膜上有假膜形成。又称为抗生素诱发的难辨梭状厌氧芽孢杆菌性肠炎、尿毒症结肠炎、手术后结肠炎和缺血性结肠炎。本病最早由 Finny 于 1893 年提出。20 世纪 50 年代以后，一些临床专家普遍认为，应用抗生素后可引起假膜性肠炎。如 Pettet 等报道应用抗生素后发生腹泻和结直肠炎患者的粪便中显示有菌种的改变。1977 年，Bartlett 等对抗生素后结肠炎进行细致研究后认为，厌氧的难辨梭状芽孢杆菌为致病原因。以后在人们的研究中证实了他们的观点。因与抗生素的应用关系密切亦有"抗生素相关性肠炎"之称，该病多发生于老年人、重症患者、免疫功能低下及外科大手术后的患者，其临床表现轻重不一，可仅为轻度腹泻，也可出现高热、严重腹泻、水电解质紊乱、中毒性巨结肠，甚至危及生命。该病病情重，治疗不及时病死率高。由于广谱抗生素和免疫抑制剂的广泛应用，该病发病率有上升的趋势。

一、病　因　病　理

本病可发生于手术后，或因病情需要而接受抗生素治疗，机体的内环境发生变化，肠道菌群失调，使难辨梭状芽孢杆菌得以迅速繁殖并产生毒素而致病。

厌氧的难辨梭状芽孢杆菌是环境中常可遇到的一种革兰阳性芽孢杆菌。当正常肠道菌种发生改变时，该细菌即会大量生长。许多学者认为应用四环素、林可霉素、氨苄西林、氯霉素等广谱抗生素后可引发本病，且口服与静脉输注均可发生。常见于结肠癌或直肠癌术后或从未用过抗生素的患者，估计与机体免疫力低下，有利于细菌的生长与毒素的大量产生有关。

厌氧的难辨梭状芽孢杆菌常常产生两种毒素：一种为细胞毒素或称毒素 B，引起细胞死亡；第二种为肠毒素或称毒素 A，引起细胞损害和结肠炎症。这两种毒素在致病过程中有协同作用。病理特征为黏膜表面有大小不一的局限性病灶，呈孤立或融合状，附有白细胞和纤维渗出，质软而脆，剥离后露出溃疡面，严重者整个肠段被假膜覆盖。镜下见黏膜炎症伴急、慢性炎性细胞，偶尔累及黏膜下，可见单个或多个的腺管坏死，个别在假膜下见广泛性溃疡。

二、临　床　表　现

本病主要症状为水泻。可伴有腹痛、发热等症状。多发生于持续用药的 1 周左右，也有用药数小时即发病者，一般停药 5~8 天腹泻即停止，也有持续 2~3 周的患者。轻者大便无血，腹泻每日数次，病变主要在直肠、乙状结肠，黏膜轻度水肿，停药后 2 天自行恢复。重者出现血性腹泻，肉眼可见血红色，病变主要在右侧结肠，黏膜呈阶段性红斑，脆性增加。暴发型患者体温升高，脉快、腹胀、腹痛、恶心、呕吐，甚至数小时内出现休克。

三、检　查

1. 实验室检查　周围血白细胞计数增多,以中性粒细胞增多为主。便常规检查无特异性改变,仅有白细胞,肉眼血便少见。有低白蛋白血症、电解质失平衡或酸碱平衡失调。粪便细菌特殊条件下培养,多数病例可发现有难辨梭状芽孢杆菌生长。污泥梭状芽孢杆菌抗毒素中和试验常阳性。

2. 内镜检查　在高度怀疑本病时,应及时作内镜检查。本病常累及左半结肠,而直肠可无病变。内镜肉眼观察:轻者仅可见黏膜充血水肿,血管纹理不清,呈非特异性肠炎表现;稍重者可见黏膜散在浅表糜烂,假膜呈斑点状分布,周边充血;严重病例假膜呈斑片状或地图状,假膜不易脱落,部分脱落区可见溃疡形成。假膜具有特征性,对临床诊断有重要意义。

3. X线检查　腹部平片可显示肠麻痹或轻、中度肠扩张。钡剂灌肠检查可见肠壁增厚,显著水肿,结肠袋消失。在部分病例尚可见到肠壁间有气体,此征象为部分肠壁坏死,结肠细菌侵入所引起;或可见到溃疡或息肉样病变表现。上述 X 线表现缺乏特异性,故诊断价值不大。空气钡剂对比灌肠检查可提高诊断价值,但有肠穿孔的危险,应慎用。

四、诊　断

根据患者发病前应用广谱抗生素的病史,并有腹泻、发热、腹痛或粪便中出现假膜,体征可出现脉搏增快、血压下降、呼吸急促等休克表现,脱水征象;精神错乱等中毒变化;腹部压痛、腹肌紧张、肠胀气及肠鸣音减弱等体征,诊断并不困难。近年来,难辨梭状芽孢杆菌毒素滴定试验被认为有很高的诊断价值,只要粪便中存在毒素,即使便培养阴性,而滴定试验阳性即可做出诊断。

内镜检查诊断率更高,可不必等待毒素测定结果。乙状结肠镜检查时可见有假膜的存在(白色斑状病变),附在正常黏膜上或呈灰色、易碎的或充血性结肠黏膜。如乙状结肠检查正常,而临床高度怀疑假膜性肠炎时,需进一步行纤维结肠镜检查,因有 10% 左右患者只侵犯近端结肠。有人认为全结肠镜检查阳性率为 100%。在正常黏膜与斑状病变处取活检,对诊断有帮助。

五、治　疗

1. 一旦确诊,立即停止抗生素的应用,纠正水、电解质紊乱。可给予口服维生素 C、乳酸、叶酸、乳酶生等。

2. 药物治疗　万古霉素和甲硝唑,能有效治疗和预防试验的田鼠假膜性肠炎和人的假膜性肠炎,可使粪中难辨梭状芽孢杆菌及其毒素迅速消失。一般为万古霉素 250mg,每日 4 次;甲硝唑 0.2g,每日 3 次。

3. 中医对本病的治疗也有较好的作用。在临床上常分为热毒炽盛、热盛伤阴、脾虚湿盛、脾肾虚衰四型。

(1) 热毒炽盛型:表现为高热、寒战、口苦、烦躁、尿短赤、下利色清或蛋花样稀便。热甚则出现四肢厥冷,神志昏迷等热闭于内的症状。治宜清热解毒,分利清浊法。常用中药为金银花、连翘、蒲公英、败酱草、黄连、栀子、地丁、大青叶,安宫牛黄丸等。活血化瘀和营用赤芍、丹皮、紫草。清利湿热用滑石、车前子、薏苡仁。

(2) 热盛伤阴型:症见高热,口干渴,午后潮热,五心烦躁,尿短而痛,便稀泄泻频发,舌淡,脉细数。

给予滋阴清热为主,辅以分利湿浊。常用中药为:麦冬、元参、鲜地黄、石斛、玉竹、鳖甲、西洋参、金银花、连翘、蒲公英、地丁等。

(3) 脾虚湿盛型:症见面色萎黄、全身无力、气短懒言、口渴不欲饮、畏寒肢冷、腹胀、腹泻、舌淡苔白厚、脉沉细。给予补中益气利湿之法,如参苓白术散加减。

(4) 肾阳虚衰型:症见形寒肢冷、乏力倦卧、腹胀而痛,泄泻直下,脉微欲绝。给予回阳救逆之法,常用药为附子、干姜、肉桂,辅以温中益气之党参、白术、云苓、吴茱萸、葛根等。

第七节　真菌性肠炎

真菌性肠炎是机体深部真菌病的重要类型之一,临床较为少见。其发病原因与广泛应用抗生素、激素、免疫抑制剂、抗肿瘤药、放射治疗有关。常见肠道感染菌为白色念珠菌、放线菌、毛霉菌等。

一、病　因

当虚弱的机体广泛应用抗生素、激素、免疫抑制剂、抗肿瘤药、放射治疗后,机体和组织的抗病能力下降,或引起肠内菌群失调,真菌乘虚而入,大量繁殖,侵袭组织而引起肠道真菌病。还一种说法是本病继发于消化道的一些疾病，如痢疾、肠炎等，由于黏膜的完整性受到破坏，给真菌的感染创造了有利机会。

二、症状体征

白色念珠菌累及结肠，大部分患者出现腹胀，泡沫样腹泻，或腹泻与便秘交替出现。早期为黏液样稀便，偶有便血或带血丝，其特点为黏稠似蛋清附于大便上，或全部黏液便。后期为脓血或脓血样稀便。出血时多为暗红色糊状黏液便。腹痛及压痛不明显。

毛霉菌肠炎因摄入被真菌孢子污染的食物所致，好发于营养不良的儿童或有胃肠道慢性疾病的患者。其特点是血管栓塞后引起黏膜溃疡甚至穿孔的表现，多伴有胃的感染和胃溃疡。可出现腹痛、腹泻、呕血和黑便，或肠穿孔导致腹膜炎，或侵入胃肠血管导致血行播散，病情发展快，病死率高。

消化道放线菌侵犯回盲部时，表现为右下腹隐痛，局部出现坚实而有压痛的肿块。直肠放线菌可形成亚急性或慢性肛周脓肿，坐骨肛门窝脓肿或直肠旁脓肿。直肠周围病变多由腹内病变波及而来，表现为腹泻、便秘、里急后重或较稀带黄色颗粒的脓血便。

曲菌肠炎好发于有基础疾病的体力劳动者，多为烟曲菌所致。往往继发于肺曲菌病。曲菌肠炎的临床表现以腹痛和血便为主，可引起消化道大出血，而腹泻常不典型，也缺乏念珠菌肠炎的迁延性经过，侵犯血管后易发展为播散性曲菌病。

三、诊　　断

1. 长期黏液性腹泻、腹泻与便秘交替出现，经

抗生素、磺胺类久治不愈者。

2. 除在结肠黏膜组织标本中发现真菌外，主要需多次真菌培养，呈阳性者并证实为同一菌种。在真菌组织的染色检查中往往由于真菌数量少，HE染色着色不良，而被忽略，而用PAS及Gram特殊染色法，阳性率极高，易于诊断。

四、治　　疗

1. 一般治疗包括高营养、易消化、调节电解质平衡或输血等支持疗法。

2. 抗真菌的治疗

（1）白色念珠菌性肠炎：一般口服克霉唑1g，1日3次。或用制霉菌素100万U，口服，1日3次。

大蒜素胶囊4粒，每日3次，饭后服，能有效地控制病损。也可用苦参30g加水200ml煎至60~70ml，每日1次保留灌肠，10天为一个疗程。

（2）毛霉菌性肠炎：通常口服异烟肼0.1g，每日3次。维生素D2万~21万U，每日3次，同时给予碘剂，如碘化钠1g，静注，每日1次，逐渐增至3g。本病早期可以X线照射，如为中晚期需手术切除或用凝固法治疗。

（3）放线菌肠炎：青霉素及磺胺类药物等对放线菌有特殊疗效，其中以青霉素为首选，剂量为80万~240万U，疗程数周至数月。两者联合应用可获得更好的疗效。如青霉素有过敏史者，可改用链霉素治疗。

（4）曲霉性肠炎：可用两性霉素B注射治疗。同时服用大剂量碘化钾液，每日20~30g，服3周，如是肉芽性损害，可手术切除。

第八节　缺血性结肠炎

由于肠系膜血管阻塞，或由于血液循环动力学的改变造成结肠局限性缺血，使结肠黏膜坏死和溃疡形成，称为缺血性结肠炎。多由肠系膜上动脉的中结肠动脉，右结肠动脉非闭塞性缺血所致；少数由微小栓子或血栓形成闭塞性缺血所致。本病发病年龄多在50岁以上，其中半数患者有高血压病、动脉硬化、冠心病、糖尿病。男性略多于女性，以急性腹痛、腹泻和便血为其临床特点。

一、病　因　病　理

造成肠道缺血的主要原因是血管本身病变和血液灌注不足。

1. 血管病变　供应结肠血液的肠系膜血管若发生以下情况，均可引起此病。①动脉血栓形成或栓塞，见于动脉粥样硬化、闭塞性血栓性脉管炎、风湿性二尖瓣狭窄、亚急性感染性心内膜炎等；②静脉血栓形成或高血凝状态，见于真性红细胞增多症、血小板增多症、长期口服避孕药、胰腺炎、胰腺癌、腹腔脓毒血症、主动脉造影术后等；③小血管病变，见于糖尿病、结缔组织疾病如结节性多动脉炎或硬皮病、淀粉样变等。

2. 肠系膜血流灌注不足　由于各种原因引起的内脏血管收缩与低血流状态。如休克时微循环障碍，有效血容量不足，减少的血流重新分布，为了保

证生命脏器的血供,关闭一些次要脏器的血供,同时由于内脏交感神经活力增强,α肾上腺素受体激动,引起反射性血管床小动脉收缩,致肠系膜血流灌注不足。心力衰竭时,心排出量显著减少,洋地黄中毒后,内脏小动脉收缩以及肠道细菌感染诱发的内源性儿茶酚胺释放使内脏血管收缩等,都是血流灌注减少的因素。有时无明显诱因,多由于低血流状态和小血管炎变所致。此外,在行大型盆腔手术时损伤或结扎肠系膜下动脉也可引起本病。

本病在急性期,肠腔明显扩张,黏膜充血、水肿、糜烂及不规则的深浅溃疡,黏膜甚或黏膜深层有不同程度的坏死,浆膜面有炎性渗出。组织学检查有黏膜和黏膜下出血、水肿和坏死;革兰染色发现细菌集落,特别是梭状芽孢杆菌,此时,如侧支循环建立好,病变可在短时间内恢复。如病变恶化,可致肠穿孔,形成腹膜炎。慢性期患者,受累肠壁纤维化,瘢痕形成并出现肠腔狭窄。狭窄可发生在病后的数周或数年。

二、临床表现

1. 阻塞性缺血性肠炎(亦称急性肠梗死)　肠系膜上动脉急性阻塞可使肠壁缺血使黏膜坏死,细菌繁殖或溃疡形成后出血,最后可发生坏死穿孔。常表现有腹痛,初为绞痛,后为持续性痛或定位性痛,可伴有恶心、呕吐。患者极度不安、出汗、腹胀(尤其是后期),约一半人会有消化道出血,肠穿孔时有腹膜炎的典型体征。

肠系膜上动脉急性阻塞多是高血凝状态引起。常表现为腹痛,但较动脉阻塞为缓,多呈持续性,亦可为阵发性,有时则会出现剧痛,伴呕吐、腹胀、呕血或血便,甚至发生休克,后期也可发生肠穿孔而出现腹膜炎体征。

2. 非阻塞性缺血性肠炎　常表现为间歇性急性腹痛,多发生于食后10~15分钟,可持续1~3小时,饱餐后则因血供需要增加而引起肠平滑肌痉挛使腹痛更剧。服抑酸剂无效,但硝酸甘油可缓解,患者厌食。

三、检　查

1. 血常规　白细胞和中性粒细胞的计数升高。
2. 组织病理学检查　肉眼见结肠黏膜浅表性坏死和溃疡形成,或黏膜全层坏死。镜检可见黏膜下增生的毛细血管、成纤维细胞和巨噬细胞;黏膜下动脉中可有炎症改变和纤维蛋白栓子;黏膜固有层

可呈透明样变性;肉芽组织周围可有嗜酸性粒细胞和含血红蛋白铁的组织细胞浸润。慢性期表现为病变部位与正常黏膜组织相间的黏膜腺体损伤和腺体再生。

3. 直肠指诊　常可见指套上有血迹。
4. X线片　腹部平片可见结肠和小肠扩张,结肠袋紊乱,部分患者可有肠管的痉挛和狭窄。坏疽型缺血性结肠炎有时可见结肠穿孔引起的腹腔内游离气体以及由于肠壁进行性缺血、肠壁通透性升高引起的肠壁内气体和门静脉内气体。
5. 钡灌肠造影　该检查可以对病变的程度,尤其病变的范围有比较全面的了解,但有引起结肠穿孔的危险,因此对病情严重,伴有大量便血以及怀疑有肠坏死的患者应慎用。
6. 纤维结肠镜检查　是诊断缺血性结肠炎最有效的检查方式。当患者被怀疑有缺血性结肠炎,但不伴有腹膜炎体征,腹部X线片没有明显结肠梗阻和结肠穿孔的影像表现时,应考虑行内镜检查。
7. 肠系膜动脉造影　由于大部分缺血性结肠炎患者的动脉阻塞部位在小动脉,肠系膜动脉造影检查难以发现动脉阻塞的征象。另外,由于造影剂有可能引起进一步的血栓形成,应谨慎使用。
8. CT扫描　部分患者可见到肠腔扩张,肠壁水肿引起的肠壁变厚等非特异性变化。

四、诊　断

1. 阻塞性缺血性肠炎、肠系膜上动脉急性阻塞,除有上述症状外,还有血液浓缩,白细胞增多,血清尿素氮升高,出现蛋白尿和血尿,血清淀粉酶、转氨酶、乳酸脱氢酶皆可升高,但无特异性。X线腹部平片可见肠道积气及液平段。凡患者器质性心脏病伴心房纤颤,突然发生急剧腹痛,应高度怀疑本病,最有确诊价值的是选择性腹腔动脉造影术。

肠系膜上动脉急性阻塞时体征常与严重的症状表现不符,腹腔穿刺常有获得血性腹水。肠系膜上动脉造影术显示动脉延长,而门脉系统不显影,即可确诊,但多需剖腹探查才能证实。

2. 非阻塞性缺血性肠炎　患者年龄多在70岁以上,且常有高血压病史。对既往有动脉粥样硬化症的急性腹痛患者,当考虑本病。有时可在脐周听到动脉的收缩期杂音,选择性动脉造影可决定肠系

膜血管狭窄的部位或阻塞部位。剖腹时可测量压力的阶度,即腹主动脉与远端肠系膜动脉的压力差,若大于4.6kPa(35mmHg)即可诊断。

五、鉴别诊断

本病须与肠系膜缺血、溃疡性结肠炎相鉴别(表32-1,表32-2)。

表32-1　缺血性结肠炎与急性肠系膜缺血的鉴别

缺血性结肠炎	急性肠系膜缺血
90%年龄大于60岁	多数为老龄组,偶有年轻人
急性诱发因素少	多有诱因(如心肌梗死、心力衰竭)
20%伴病损存在(肿瘤、狭窄)	病损不常见(除动脉硬化外)
病情表现不严重	通常表现严重
腹痛较轻,伴轻触痛和肌抵抗	腹痛严重,早期阳性体征少,晚期显著
直肠出血和血性腹泻较轻	直到晚期以前,出血不常见
首选钡灌肠检查	首选血管造影

表32-2　缺血性结肠炎与溃疡性结肠炎的鉴别

表现	缺血性结肠炎	溃疡性结肠炎
起病	极快	缓慢,偶尔快
平均年龄75岁	80%	小于10%
直肠出血	一次量多	每次大便带血
狭窄形成	常见	罕见
原有心血管病	常有	罕见
疾病进展	急性、变化快	慢性
节段受累	常见	罕见
最常受累部位	脾曲,左半结肠	整个结肠,直肠
钡灌肠有拇指印	常见	罕见

六、治疗

1. 阻塞性缺血性肠炎　对于确诊是肠系膜上动脉阻塞的应早期行肠系膜上动脉切开,取出栓子,术中用荧光素注射或多普勒仪测定肠管的血流来确定肠管是否已坏死。剖开取出栓子后必须继续严密观察,必要时再次行剖腹探查。若阻塞的原因是肠系膜上动脉粥样硬化血栓形成,应行血管旁路手术。如髂动脉、腹主动脉与肠系膜上动脉远端搭桥术。此外,应积极行支持疗法,纠正休克及水电解质紊乱,维持良好的心肺功能,即时控制感染,采用肝素疗法来减少血栓形成的机会。对于确诊是肠系膜上动脉急性阻塞的应手术切除坏死的肠段,术后使用抗凝药。

2. 非阻塞性缺血性肠炎　纠正血流灌注减少的病因,可使用血管扩张药,改善心功能等。

七、预　后

缺血性结肠炎大约有2/3患者在采用保守治疗措施如禁食、水化疗法和抗生素治疗后能迅速产生疗效。余下的1/3(其中许多患者同时具有隐匿性心血管疾病和右半结肠病变)需要早期作剖腹探查,一般需切除所有缺血的结肠。本病即使早期诊断,死亡率仍可达30%,延迟诊断则死亡率高达80%～100%。

八、预　防

本病是老年病之一,发病突然,坏疽型预后极差,对治疗成功与否影响重大。无论是内科、外科治疗均应掌握时机,密切观察,及时调整药物,首先去除诱因,例如便秘、感染、心律失常、不合理使用降压药、休克等,建议患有冠心病、高血压、动脉硬化及糖尿病的患者应坚持治疗,多运动,促进血液回流,若出现不明原因突发腹痛及便血应警惕此病发生。

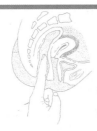

第三十三章 非特异性炎症性肠病

非特异性炎症性肠病（inflammatory bowel disease,IBD）是一类多种病因引起的异常免疫介导的肠道慢性及复发性炎症,有终身复发倾向,包括溃疡性结肠炎（ulcerative colitis,UC）和克罗恩病（Crohn's disease,CD）。

IBD 的病因和发病机制尚未完全明确,已知肠道黏膜免疫系统异常反应所导致的炎症反应在 IBD 发病中起重要作用,目前认为这是由多因素相互作用所致,主要包括环境、遗传、感染和免疫因素。

1. 环境因素 饮食、吸烟、卫生条件、生活方式或暴露于某些不明因素都是可能的环境因素。近几十年来,IBD 的发病率持续增高,这一现象首先出现在社会经济高度发达的北美、北欧,继而是西欧、南欧、日本及南美。以往该病在我国少见,现已成为常见疾病,这一疾病谱的变化提示环境因素所发挥的重要作用。

2. 遗传因素 IBD 发病的另一个重要现象是其遗传倾向。IBD 患者一级亲属发病率显著高于普通人群,而患者配偶的发病率不增加。CD 发病率单卵双胞显著高于双卵双胞。近年来全基因组扫描及候选基因的研究,发现了不少可能与 IBD 相关的染色体上的易感区域及易感基因。NOD2/CARD15 基因突变已被肯定与 CD 发病相关,进一步研究发现该基因突变通过影响其编码的蛋白的结构和功能而影响 NF-κB 的活化,进而影响免疫反应的信号转导通道。NOD2/CARD15 基因突变普遍见于白种人,在中国、日本等亚洲人并不存在,反映了不同种族、人群遗传背景的不同。目前认为,IBD 不仅是多基因病,而且也是遗传异质性疾病（不同人由不同基因引起）。

3. 感染因素 微生物在 IBD 发病中的作用一直受到重视,但至今尚未找到某一特异微生物病原与 IBD 有恒定关系。有研究认为副结核分枝杆菌及麻疹病毒与 CD 有关,但证据缺乏说服力。近年关于微生物致病性的另一种观点正日益受到重视,这一观点认为 IBD（特别是 CD）是针对自身正常肠道菌群的异常免疫反应引起的。有两方面的证据支持这一观点:一方面来自 IBD 的动物模型,用转基因或敲除基因方法造成免疫缺陷的 IBD 动物模型,在肠道无菌环境下不会发生肠道炎症,但如重新恢复肠道正常菌群状态,则出现肠道炎症;另一方面来自临床观察,临床上见到细菌滞留易促发 CD 发生,而粪便转流能防止 CD 复发;抗生素或微生态制剂对某些 IBD 患者有益。

4. 免疫因素 肠道黏膜免疫系统在 IBD 肠道炎症发生、发展、转归过程中始终发挥重要作用。IBD 的受累肠段产生过量抗体,但真正抗原特异性自身抗体在组织损伤中所起作用的证据尚有限。黏膜 T 细胞功能异常在 IBD 发病中起重要作用,研究证明 CD 患者的 Th1 细胞存在异常激活。除了特异性免疫细胞外,肠道的非特异性免疫细胞及非免疫细胞如上皮细胞、血管内皮细胞等亦参与免疫炎症反应。免疫反应中释放出各种导致肠道炎症反应的免疫因子和介质,包括免疫调节性细胞因子如 IL-2、IL-4、IFN-γ,促炎症性细胞因子如 IL-1、IL-6、IL-8 和 TNF-α 等。此外,还有许多参与炎症损害过程的物质,如反应性氧代谢产物和一氧化氮可以损伤肠上皮。随着对 IBD 免疫炎症过程的信号传递网络研究的深入,近年不少旨在阻断这些反应通道的生物制剂正陆续进入治疗 IBD 的临床应用或研究,如英利昔（一种抗 TNF-α 单抗）对 IBD 的疗效已被证实并在临床推广应用。

目前对 IBD 病因和发病机制的认识可概括为:环境因素作用于遗传易感者,在肠道菌群的参与下,启动了难以停止的、发作与缓解交替的肠道天然免疫及获得性免疫反应,最终导致肠黏膜屏障损失,溃疡经久不愈及炎症增生等病理改变。一般认为 UC 和 CD 是同一疾病的不同亚类,组织损伤的基本病理过程相似,但可能由于致病因素不同,发病的具体环节不同,最终导致组织损害的表现不同。对于病理不能确定为 UC 或 CD 的结肠炎称为未定型结肠　　炎（indeterminate colitis）。

第一节　溃疡性结肠炎

溃疡性结肠炎（ulcerative colitis, UC）是一种病因尚不十分清楚的直肠和结肠慢性非特异性炎症性疾病。病变主要限于大肠黏膜与黏膜下层。临床表现为腹泻、黏液脓血便、腹痛。病情轻重不等，多呈反复发作的慢性病程。属中医学"泄泻"、"痢疾"、"肠澼"范畴，其中慢性复发型又属中医"休息痢"范畴，慢性持续型属中医"久痢"范畴。本病可发生在任何年龄，多见于 20~49 岁，亦可见于儿童或老年。男女发病率无明显差别，男女发病比约为（1.0∶1）~（1.3∶1）。本病在我国较欧美少见，且病情一般较轻，但近年患病率有明显增加，重症也常有报道。

一、病　理

病变位于大肠，呈连续性弥漫性分布。范围多自肛门端直肠开始，逆行向近段发展，甚至累及全结肠及末段回肠。活动期黏膜呈弥漫性炎症反应。固有膜内弥漫性淋巴细胞、浆细胞、单核细胞等细胞浸润是 UC 的基本病变，活动期并有大量中性粒细胞和嗜酸性粒细胞浸润。大量中性粒细胞浸润发生在固有膜、隐窝上皮（隐窝炎）、隐窝内（隐窝脓肿）及表面上皮。当隐窝脓肿融合溃破，黏膜会出现广泛的小溃疡，并可逐渐融合成大片溃疡。肉眼见黏膜弥漫性充血、水肿，表面呈细颗粒状，脆性增加、出血、糜烂及溃疡。由于结肠病变一般限于黏膜与黏膜下层，很少深入肌层，所以并发结肠穿孔、瘘管或周围脓肿少见。少数暴发型或重症患者病变涉及结肠全层，可发生中毒性巨结肠，肠壁重度充血、肠腔膨大、肠壁变薄，溃疡累及肌层至浆膜层，常并发急性穿孔。

结肠炎症在反复发作的慢性过程中，黏膜不断破坏和修复，致正常结构破坏。显微镜下见隐窝结构紊乱，表现为腺体变形、排列紊乱、数目减少等萎缩改变，伴杯状细胞减少和潘氏细胞化生。可形成炎性息肉。由于溃疡愈合、瘢痕形成、黏膜肌层及肌层肥厚，使结肠变形缩短、结肠袋消失，甚至肠腔缩窄。少数患者发生结肠癌变，病程大于 20 年的患者发生结肠癌风险较正常人增高 10~15 倍。

二、中医学病因病机

中医学认为本病多因外感时邪、饮食不节（洁）、情志内伤、素体脾肾不足所致，基本病理因素有气滞、湿热、血瘀、痰浊等。本病病位在大肠，涉及脾、肝、肾、肺诸脏。湿热蕴肠，气滞络瘀为基本病机，脾虚失健为主要发病基础，饮食不调常是主要发病诱因。本病多为本虚标实之证，活动期以标实为主，主要为湿热蕴肠，气血不调；缓解期以本虚为主，主要为正虚邪恋，运化失健，且本虚多呈脾虚，亦有兼肾亏者。

不同症状的病机侧重点有所不同，以脓血便为主者的病机重点是湿热蕴肠，脂膜血络受伤。以泄泻为主者分别虚实，实证为湿热蕴肠，大肠传导失司；虚证为脾虚湿盛，运化失健。以便血为主者，实证为湿热蕴肠，损伤肠络，络损血溢；虚证为湿热伤阴，虚火内炽，灼伤肠络，二者的病机关键是均有瘀热阻络，迫血妄行。腹痛实证的主要病机是湿热蕴肠，气血不调，肠络阻滞，不通则痛；虚证为土虚木旺，肝脾失调，虚风内扰，肠络失和。

三、临床表现

反复发作的腹泻、黏液脓血便及腹痛是 UC 的主要临床表现。起病多为亚急性，少数急性起病，偶见急性暴发起病。病程呈慢性经过，发作期与缓解期交替，少数症状持续并逐渐加重。部分患者在发作间歇期可因饮食失调、劳累、精神刺激、感染等诱因诱发或加重症状。临床表现与病变范围、临床分型及病期等有关。

1. 消化系统表现

（1）腹泻和黏液脓血便：见于绝大多数患者。腹泻主要与炎症导致大肠黏膜对水钠吸收障碍以及结肠运动功能失常有关，粪便中的黏液脓血则为炎症渗出、黏膜糜烂及溃疡所致。黏液脓血便是本病活动期的重要表现。大便次数及便血的程度反映病情轻重，轻者每日排便 2~4 次，便血轻或无；重者每日可达 10 次以上，脓血显见，甚至大量便血。粪质亦与病情轻重有关，多数为糊状，重可至稀水样。病变限于直肠或累及乙状结肠患者，除可有便频、便血外，偶尔反有便秘，这是病变引起直肠排空功能障碍所致。

（2）腹痛：轻型患者可无腹痛或仅有腹部不适。一般诉有轻度至中度腹痛，多为左下腹或下腹的阵痛，亦可涉及全腹。有疼痛便意和便后缓解的规律，常有里急后重。若并发中毒性巨结肠或炎症波及腹膜，有持续性剧烈腹痛。

（3）其他症状：可有腹胀，严重病例有食欲缺乏、恶心、呕吐等。

（4）体征：轻、中型患者仅有左下腹轻压痛，有时可触及痉挛的降结肠或乙状结肠。重型和暴发型患者常有明显压痛和鼓肠。若有腹肌紧张、反跳痛、肠鸣音减弱应注意中毒性巨结肠、肠穿孔等并发症。

2. 全身表现

（1）发热：一般出现在中、重型患者。中、重型患者活动期常有低度至中度发热，高热多提示并发症或见于急性暴发型。

（2）营养不良：重症或病情持续活动可出现衰弱、消瘦、贫血、低蛋白血症、水与电解质平衡紊乱等表现。

3. 肠外表现　本病可伴有多种肠外表现，包括外周关节炎、结节性红斑、坏疽性脓皮病、表层巩膜炎、前葡萄膜炎、口腔复发性溃疡等，这些肠外表现在结肠炎控制或结肠切除后可以缓解或恢复；骶髂关节炎、强直性脊柱炎、原发性硬化性胆管炎及少见的淀粉样变性、急性发热性嗜中性皮肤病（sweet syndrome）等，可与溃疡性结肠炎共存，但与溃疡性结肠炎本身的病情变化无关。国内报道肠外表现的发生率低于国外。

四、临床分型

按本病的病程、程度、范围及病期进行综合分型。

1. 临床类型　可简单分为初发型和慢性复发性，初发型指无既往病史而首次发作，该类型在鉴别诊断中应特别注意。慢性复发型指临床缓解期再次出现症状，临床上最常见。以往一般将 UC 分为四型：①初发型，指无既往史的首次发作；②慢性复发型，临床上最多见，发作期与缓解期交替；③慢性持续型，症状持续，间以症状加重的急性发作；④急性暴发型，少见，急性起病，病情严重，全身毒血症状明显，可伴中毒性巨结肠、肠穿孔、败血症等并发症。暴发型结肠炎（fulminant colitis），因概念不统一，易造成认识混乱，有学者建议将其归入重度 UC 中。

2. 病变范围　可分为直肠炎、直肠乙状结肠炎、左半结肠炎（结肠脾曲以远）、广泛性或全结肠炎（病变扩展至结肠脾曲以近或全结肠）。推荐采用蒙特利尔（Montreal）分型（表 33-1），该分型有助于癌变危险性的评估和监测策略的制定，亦有助于治疗方案的选择。

表 33-1　UC 病变范围的 Montreal 分型

分型	分布	结肠镜下所见炎症病变累及的最大范围
E1	直肠	局限于直肠，未达乙状结肠
E2	左半结肠	累及左半结肠（脾曲以远）
E3	广泛结肠	广泛病变累及脾曲以近乃至全结肠

3. 病情分期　分为活动期和缓解期。很多患者可在缓解期因饮食失调、劳累、精神刺激、感染等加重症状，使疾病转为活动期。

4. 临床严重程度　活动期疾病按严重程度分为轻、中、重度。改良 Trulove 和 Witts 疾病严重程度分型标准（表 33-2）易于掌握，临床实用。改良 Mayo 评分更多用于临床研究的疗效评估（表 33-3）。

表 33-2　改良 Trulove 和 Witts 疾病严重程度分型

严重程度	排便（次/d）	便血	脉搏（次/分）	体温（℃）	血红蛋白	ESR（mm/h）
轻度	<4	轻或无	正常	正常	正常	<20
重度	≥6	重	>90	>37.8	<75% 正常值	>30

注：中度介于轻度与重度之间。

表 33-3　改良 Mayo 评分

项目	0 分	1 分	2 分	3 分
排便次数[a]	排便次数正常	比正常次数增加 1～每天 2 次/天	比正常次数增加 3～4 次/天	比正常次数增加 5 次/天及以上
便血[b]	未见出血	不到一半时间内出现便中混血	大部分时间内未变重混血	一直存在出血
内镜发现	正常或无活动性病变	轻度病变（红斑、血管纹理减少。轻度易脆）	中度病变（明显红斑、血管纹理缺乏，易脆，糜烂）	重度病变（自发性出血，溃疡形成）
医师总体评价[c]	正常	轻度病情	中度病情	重度病情

注：a 每位受试者作为自身对照，从而评价大便次数的异常程度；b 每日出血评分代表 1 天中最严重出血情况；c 医师总体评价包括 3 项标准：受试者对于腹部不适的回顾，总体幸福感以及其他表现，如体检发现和受试者表现状态；评分 ≤2 分且无单个分项评分>1 分为临床缓解，3～5 分为轻度活动，6～10 分为中度活动，11～12 分为重度活动；有效定义为评分相对于基线值的降幅≥30% 以及 ≥3 分，而且便血的分项评分降幅≥1 分或该评分项评分为 0 或 1 分

五、并 发 症

1. 中毒性巨结肠（toxic megacolon） 多发生在暴发型或重症溃疡性结肠炎患者。国外报道发生率在重症患者中约有 5%。此时结肠病变广泛而严重，累及肌层与肠肌神经丛，肠壁张力减退，结肠蠕动消失，肠内容物与气体大量积聚，引起急性结肠扩张，一般以横结肠为最严重。常因低钾、钡剂灌肠、使用抗胆碱能药物或阿片类制剂而诱发。临床表现为病情急剧恶化，毒血症明显，有脱水与电解质平衡紊乱，出现鼓肠、腹部压痛，肠鸣音消失。血常规白细胞计数显著升高。X 线腹部平片可见结肠扩大，结肠袋形消失。本并发症预后差，易引起急性肠穿孔。

2. 直肠结肠癌变 多见于广泛性结肠炎、幼年起病而病程漫长者。国外有报道起病 20 年和 30 年后癌变率分别为 7.2% 和 16.5%（照片图 33-1）。

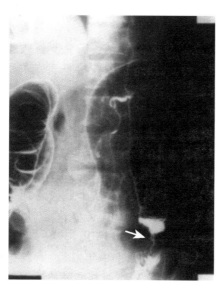

照片图 33-1　溃疡性结肠炎癌变（箭头所指处）

3. 其他并发症 肠大出血在本病发生率约 3%。肠穿孔多与中毒性巨结肠有关。肠梗阻少见，发生率远低于 CD。

六、实验室和其他检查

1. 血液检查 血红蛋白在轻型病例多正常或轻度下降，中、重型病例有轻或中度下降，甚至重度下降。白细胞计数在活动期可有增高。血沉加快和 C-反应蛋白增高是活动期的标志。严重病例血清白蛋白下降。

2. 粪便检查 粪便常规检查肉眼观常有黏液脓血，显微镜检见红细胞和脓细胞，急性发作期可见巨噬细胞。粪便病原学检查的目的是要排除感染性结肠炎，是本病诊断的一个重要步骤，需反复多次进行（至少连续 3 次），检查内容包括：①常规致病菌培养，排除痢疾杆菌和沙门菌等感染，可根据情况选择特殊细菌培养以排除空肠弯曲菌、难辨梭菌、耶尔森菌、真菌等感染；②取新鲜粪便，注意保温，找溶组织阿米巴滋养体及包囊；③有血吸虫疫水接触史者作粪便集卵和孵化以排除血吸虫病。

3. 自身抗体检测 近年研究发现，血中外周型抗中性粒细胞胞浆抗体（anti-neutrophil cytoplasmic antibodies，pANCA）和抗酿酒酵母抗体（anti-saccharomyces cerevisiae antibodies，ASCA）分别为 UC 和 CD 的相对特异性抗体，同时检测这两种抗体有助于 UC 和 CD 的诊断和鉴别诊断，但其诊断的敏感性和特异性尚有待进一步评估。

4. 结肠镜检查 该检查是本病诊断与鉴别诊断的最重要手段之一。检查时应尽可能观察全结肠及回肠末段，直接观察肠黏膜变化，确定病变范围，必要时取活组织检查。UC 病变呈连续性、弥漫性分布，从肛端直肠开始逆行向上扩展，内镜下所见黏膜改变有：①黏膜血管纹理模糊、紊乱或消失、充血、水肿、易脆、出血及脓性分泌物附着；②病变明显处见弥漫性糜烂和多发性浅溃疡；③慢性病变常见黏膜粗糙，呈细颗粒状，假息肉（照片图 33-2）及桥状黏膜，在反复溃疡愈合结肠袋往往变浅、变钝或消失。结肠镜下黏膜活检组织学见弥漫性慢性炎症细胞浸润，活动期表现为表面糜烂、溃疡、隐窝炎、隐窝脓肿；慢性期表现为隐窝结构紊乱、杯状细胞减少和潘氏细胞化生。

5. X 线钡剂灌肠检查 所见 X 线征主要有：①黏膜粗乱和（或）颗粒样改变；②多发性浅溃疡，表现为管壁边缘毛糙呈毛刺状或锯齿状以及见小龛影，亦可有炎症性息肉而表现为多个小的圆或卵圆形充盈缺损；③肠管缩短，结肠袋消失，肠壁变硬，可呈管状（照片图 33-3）。结肠镜检查比 X 线钡剂灌肠检查准确，有条件宜作结肠镜全结肠检查，检查有困难时辅以钡剂灌肠检查。重型或暴发型病例不宜做钡剂灌肠检查，以免加重病情或诱发中毒性巨结肠。

七、诊断和鉴别诊断

1. 诊断 具有持续或反复发作腹泻和黏液脓血便、腹痛、里急后重，伴（或不伴）不同程度全身症

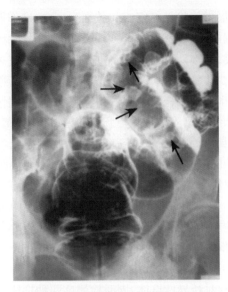

照片图 33-2 溃疡性结肠炎 X 线片
箭头所指处为假性息肉

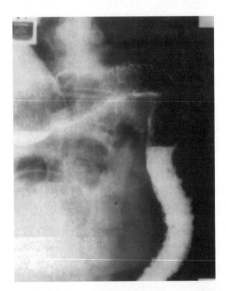

照片图 33-3 溃疡性结肠炎 X 线片
结肠袋消失呈管状

状者,在排除急性自限性结肠炎、阿米巴痢疾、慢性血吸虫病、肠结核等感染性结肠炎及结肠克罗恩病、缺血性肠炎、放射性肠炎等基础上,具有上述结肠镜检查重要改变中至少 1 项及黏膜活检组织学所见可以诊断本病(没条件进行结肠镜检查,而 X 线钡剂灌肠检查具有上述 X 线征象中至少 1 项,也可以拟诊本病)。

初发病例、临床表现及结肠镜改变不典型者,暂不作出诊断,须随访 3 ~ 6 个月,观察发作情况。

应强调,本病并无特异性改变,各种病因均可引起类似的肠道炎症改变,故只有在认真排除各种可能有关的病因后才能作出本病诊断。一个完整的诊

断应包括其临床类型、临床严重程度、病变范围、病情分期及并发症。

2. 鉴别诊断

(1) 急性细菌性结肠炎:各种细菌感染,如痢疾杆菌、沙门菌、耶尔森菌、空肠弯曲菌等。急性发作时发热、腹痛较明显,粪便检查可分离出致病菌,抗生素治疗有良好效果,通常在 4 周内痊愈。

(2) 阿米巴肠炎:有流行病学史,果酱样大便,病变主要侵犯右侧结肠,也可累及左侧结肠,结肠溃疡较深,边缘潜行,溃疡间的黏膜多属正常。粪便或结肠镜取溃疡渗出物检查可找到溶组织阿米巴滋养体或包囊。血清抗阿米巴抗体阳性。抗阿米巴治疗有效。

(3) 血吸虫病:有疫水接触史,常有肝脾肿大,粪便检查可发现血吸虫卵,孵化毛蚴阳性。急性期可见直肠、乙状结肠黏膜黄褐色颗粒,活检黏膜压片或组织病理检查发现血吸虫卵。免疫学检查亦有助鉴别。

(4) 克罗恩病(Crohn 病):克罗恩病的腹泻一般无肉眼血便,结肠镜及 X 线检查病变主要在回肠末段和邻近结肠且呈非连续性、非弥漫性分布并有其特征改变,与溃疡性结肠炎鉴别一般不难。但要注意,克罗恩病可表现为病变单纯累及结肠,此时与溃疡性结肠炎鉴别诊断十分重要,鉴别要点见下表(表33-4),并可参考自身抗体的检测(见实验室和其他检查)。少数情况下,临床上会遇到两病一时难于鉴别者,可诊断为 IBD 类型待定(inflammatory bowel disease unclassified, IBDU)。

(5) 大肠癌:多见于中年以后,直肠指诊常可触到肿块,结肠镜及 X 线钡剂灌肠检查对鉴别诊断有价值,活检可确诊。要注意溃疡性结肠炎也可发生结肠癌变。

(6) 肠易激综合征:粪便可有黏液但无脓血,显微镜检查正常,隐血试验阴性。结肠镜检查无器质性病变证据。

(7) UC 合并难辨梭菌或巨细胞病毒(CMV)感染:重度 UC 或在免疫抑制剂维持治疗病情处于缓解期患者出现难以解释的症状恶化时,应考虑到合并难辨梭菌或 CMV 感染可能,确诊难辨梭菌感染可行粪便难辨梭菌毒素试验确诊。CMV 感染可行结肠镜下活检 HE 染色找巨细胞包涵体以及免疫组织化学染色和血 CMV-DNA 定量。

(8) 其他:其他感染性肠炎(如抗生素相关性肠炎、肠结核、真菌性肠炎等)、缺血性结肠炎、放射

表 33-4　UC 与结肠 CD 的鉴别

	UC	CD
症状	脓血便多见	脓血便较少见
病变分布	连续分布	阶段性分布
直肠受累	绝大多数	少见
肠腔狭窄	少见,中心性	多见,偏心性
溃疡及黏膜	溃疡表浅,黏膜弥漫性充血水肿,颗粒状,脆性增加	纵行溃疡,黏膜呈鹅卵石样,病变间的黏膜正常
组织病理	固有膜全层弥漫性炎症,隐窝脓肿,隐窝结构明显异常,杯状细胞减少	裂隙状溃疡,非干酪性肉芽肿,黏膜下层淋巴细胞聚集

性肠炎、过敏性紫癜、胶原性结肠炎、白塞病(Behcet's disease)、结肠息肉病、结肠憩室炎以及 HIV 感染合并的结肠炎等应和本病鉴别。

八、中医证候

1. 大肠湿热证

主症:①腹泻黏液脓血便;②腹痛或里急后重;③肛门灼痛;④舌苔黄厚或腻。

次症:①身热;②口干口苦;③小便短赤;④脉滑数或濡数。

证型确定:具备主症 2 项(第①项必备)加次症 2 项,或主症第①项加次症 3 项即可。

2. 脾气虚弱证

主症:①腹泻、便溏,有黏液或少量脓血;②食欲缺乏食少;③肢体倦怠;④舌质淡胖或有齿痕,苔薄白。

次症:①腹胀肠鸣;②腹部隐痛喜按;③面色萎黄;④脉细弱或蠕缓。

证型确定:具备主症 2 项(第①项必备)加次症 2 项,或主症第①项加次症 3 项即可。

3. 脾肾阳虚证

主症:①久痢迁延;②脐腹冷痛,喜温喜按;③腰膝酸软,形寒肢冷;④舌质淡胖,苔白润或有齿痕。

次症:①腹胀肠鸣;②面色白;③少气懒言;④脉沉细或尺脉弱。

证型确定:具备主症 2 项(第①项必备)加次症 2 项,或主症第①项加次症 3 项即可。

4. 肝郁脾虚证

主症:①下痢多因情绪紧张而发作;②腹痛欲便,便后痛减;③胸胁胀闷;④脉弦或弦细。

次症:①善太息;②嗳气;③食少腹胀;④矢气频作;⑤舌质淡红,苔薄白。

证型确定:具备主症 2 项(第①项必备)加次症

2 项,或主症第①项加次症 3 项即可。

5. 寒热错杂证

主症:①黏液血便;②腹痛绵绵,喜温喜按;③倦怠怯冷;④舌质红或淡红,苔薄黄。

次症:①便下不爽;②口渴不喜饮或喜热饮;③小便淡黄;④脉细缓或濡软。

证型确定:主症①、②必备,再加 1 项主症或 1~2 项次症即可。

6. 热毒炽盛证

主症:①发病急骤,暴下脓血或血便;②腹痛拒按;③发热;④舌质红绛,苔黄腻。

次症:①口渴;②腹胀;③小便黄赤;④脉滑数。

证型确定:主症①、②必备,再加 1 项主症或 1~2 项次症即可。

7. 阴血亏虚证

主症:①排便困难,粪夹少量黏液脓血;②舌红少津,少苔或无苔。

次症:①腹中隐隐灼痛;②午后低热,盗汗;③口燥咽干;④头晕目眩,心烦不安;⑤脉细数。

证型确定:主症①、②必备,再加 2 项次症即可。

辨证说明:除上述 6 个证型外,尚可见瘀血等兼证。

九、治　疗

治疗目标是控制急性发作,维持缓解,减少复发,防治并发症,改善患者生活质量。

1. 一般治疗　强调休息、饮食和营养。对活动期患者应有充分休息,给予流质或半流饮食,待病情好转后改为富营养少渣饮食。病情严重应禁食,并予完全胃肠外营养治疗。患者的情绪对病情会有影响,可予心理治疗。

重症或暴发型患者应入院治疗,及时纠正水、电解质平衡紊乱,贫血者可输血,低蛋白血症者输注入血清白蛋白。

对腹痛、腹泻的对症治疗，要权衡利弊，使用抗胆碱能药物或止泻药如地芬诺酯（地芬诺酯）或洛哌丁胺宜慎重，在重症患者应禁用，因有诱发中毒性巨结肠的危险。

抗生素治疗对一般病例并无指征，但对重症有继发感染者，应积极抗菌治疗，给予广谱抗生素，静脉给药，合用甲硝唑对厌氧菌感染有效。

2. 控制炎症反应治疗

（1）5-氨基水杨酸制剂（5-ASA）：5-ASA 几乎不被吸收，可抑制肠黏膜的前列腺素合成和炎症介质白三烯的形成，对肠道炎症有显著的抗炎作用，剂量为 4g/d，分 4 次口服。5-ASA 在胃酸内多被分解失效，因此常通过如下给药系统进入肠道发挥其药理作用：

1）柳氮磺吡啶（SASP）：5-ASA 通过偶氮键连接于磺胺吡啶，使之能通过胃进入肠道，在结肠 SASP 的偶氮键被细菌打断，分解为 5-ASA 与磺胺吡啶，前者是主要有效成分，其滞留在结肠内与肠上皮接触而发挥抗炎作用。该药适用于轻、中度患者或重度经糖皮质激素治疗已有缓解者。病情完全缓解后仍要继续用药长期维持治疗。该药不良反应分为两类，一类是剂量相关的不良反应如恶心、呕吐、食欲减退、头痛、可逆性男性不育等，餐后服药可减轻消化道反应。另一类不良反应属于过敏，有皮疹、粒细胞减少、自身免疫性溶血、再生障碍性贫血等，因此服药期间必须定期复查血象，一旦出现此类不良反应，应改用其他药物。

2）奥沙拉秦（olsalazine）：通过偶氮键连接 2 分子 5-ASA，在胃及小肠中不被吸收及分解，到达结肠后偶氮键在细菌作用断裂，分解为 2 分子 5-ASA 并作用于结肠炎症黏膜，疗效与 SASP 相似，不良反应减少，但价格昂贵，适用于对 SASP 不耐受者。

3）美沙拉秦：由乙基纤维素包裹 5-ASA，其主要依赖释放的微丸颗粒通过幽门进入小肠，在肠道碱性环境下释放出 5-ASA。

5-ASA 的灌肠剂适用于病变局限在直肠及乙状结肠者，栓剂适用于病变局限在直肠者。

（2）糖皮质激素：对急性发作期有较好疗效。适用于对氨基水杨酸制剂疗效不佳的轻、中度患者，特别适用于重度患者及急性暴发型患者。一般予口服泼尼松 40～60mg/d；重症患者先予较大剂量静脉滴注，如氢化可的松 300mg/d、甲泼尼龙 48mg/d 或地塞米松 10mg/d，7～10 天后改为口服泼尼松

60mg/d。病情缓解后以每 1～2 周减少 5～10mg 用量至停药。减量期间加用氨基水杨酸制剂逐渐接替激素治疗。

病变局限在直肠乙状结肠者，可用琥珀酸钠氢化可的松（不能用氢化可的松醇溶制剂）100mg 或地塞米松 5mg 加生理盐水 100ml 作保留灌肠，每晚 1 次。病变局限于直肠者如有条件也可用布地奈德（budesonine）泡沫灌肠剂 2mg 保留灌肠，每晚 1 次，该药是局部作用为主的糖皮质激素，故全身不良反应较少。

（3）免疫抑制剂：硫唑嘌呤或巯嘌呤可试用于对激素治疗效果不佳或对激素依赖的慢性持续型病例，加用这类药物后可逐渐减少激素用量甚至停用，使用方法及注意事项详见本章第二节。近年国外报道，对严重溃疡性结肠炎急性发作静脉用糖皮质激素治疗无效的病例，应用环孢素（cyclosporine）4mg/（kg·d）静脉滴注 7～14 天，有效者改为口服 4～6mg/（kg·d），由于其肾毒性，疗程多在 6 个月减停；大部分患者可取得暂时缓解而避免急症手术。

（4）生物制剂：英利昔（infliximab, IFX）是一种抗 TNF-α 的人鼠嵌合体单克隆抗体，当激素和上述免疫抑制剂治疗无效或激素依赖或不能耐受上述药物治疗时可考虑该药。国外研究已肯定其疗效，详见 CD 治疗。

3. 手术治疗　紧急手术指征为：并发大出血、肠穿孔、重型患者特别是合并中毒性巨结肠经积极内科治疗无效且伴严重毒血症状者。择期手术指征：①并发结肠癌变；②慢性持续型病例内科治疗效果不理想而严重影响生活质量，或虽然用糖皮质激素可控制病情但糖皮质激素不良反应太大不能耐受者。一般采用全结肠切除加回肠肛门小袋吻合术。

本病活动期治疗方案的选择主要根据临床严重程度和病变部位，结合治疗反应来决定，已如前述。缓解期主要以氨基水杨酸制剂作维持治疗。SASP 的维持治疗剂量以往推荐 2g/d，但近年国外研究证明 3～4g/d 疗效较优。5-ASA 制剂维持治疗剂量同诱导缓解时所用剂量。如患者活动期缓解是由硫唑嘌呤或巯嘌呤所诱导，则仍用相同剂量该类药维持。维持治疗的疗程未统一，但一般认为至少要维持 3 年。

4. 中医治疗

（1）辨证论治

1）大肠湿热证

治法：清热燥湿，调气行血。

方药:芍药汤(《素问病机气宜保命集》,芍药、黄芩、黄连、大黄、槟榔、当归、木香、肉桂、甘草)加减。

加减:大便脓血较多者,加白头翁、紫珠、地榆凉血止痢;大便白冻、黏液较多者,加苍术、苡仁健脾燥湿;腹痛较甚者,加延胡索、乌药、枳实理气止痛;身热甚者,加葛根、金银花、连翘解毒退热。

中成药:①香连丸 3 ~ 6g/次,2 ~ 3 次/天;②香连止泻片 4 片/次,3 次/天。

2)脾气虚弱证

治法:健脾益气,化湿止泻。

方药:参苓白术散(《太平惠民和剂局方》,人参、茯苓、白术、桔梗、山药、白扁豆、砂仁、薏苡仁、莲子肉、甘草)加减。

加减:大便中伴有脓血者,加败酱草、黄连、广木香;大便夹不消化食物者,加神曲、枳实消食导滞;腹痛畏寒喜暖者,加炮姜,寒甚者加附子温补脾肾;久泻气陷者,加黄芪、升麻、柴胡升阳举陷。

中成药:①补脾益肠丸 6g/次,3 次/天;②参苓白术颗粒 3 ~ 6g/次,3 次/天。

3)脾肾阳虚证

治法:温阳祛寒,健脾补肾。

方药:理中汤(《伤寒论》,党参、炮姜、炒白术、炙甘草)合四神丸(《证治准绳》,补骨脂、肉豆蔻、吴茱萸、五味子)加减。

加减:阳虚明显者,加附子;腹痛甚者,加白芍缓急止痛;小腹胀满者,加乌药、小茴香、枳实理气除满;大便滑脱不禁者,加赤石脂、诃子涩肠止泻。

中成药:①四神丸 9g/次,每天 2 次;②固本益肠片 8 片/次,每天 3 次。

4)肝郁脾虚证

治法:疏肝理气,补脾健运。

方药:痛泻要方(《景岳全书》)加减。

加减:排便不畅、矢气频繁者,加枳实、槟榔理气导滞;腹痛隐隐,大便溏薄,倦怠乏力者,加党参、茯苓、炒扁豆健脾化湿;胸胁胀痛者,加青皮、香附疏肝理气;夹有黄白色黏液者,加黄连、木香清肠燥湿。

中成药:固肠止泻丸(结肠丸)4 ~ 5g/次,每天 3 次。

5)寒热错杂证

治法:温阳健脾,清热燥湿。

方药:乌梅丸(《伤寒论》,乌梅肉、黄连、黄柏、人参、当归、附子、桂枝、川椒、干姜、细辛)加减。

加减:大便伴脓血者,去川椒、细辛,加秦皮、生地榆;腹痛甚者,加徐长卿、元胡。

中成药:乌梅丸 2 丸/次,每天 2 ~ 3 次。

6)热毒炽盛证

治法:清热解毒,凉血止痢。

方药:白头翁汤(《伤寒论》,白头翁、黄连、黄柏、秦皮)加减。

加减:便下鲜血、舌质红降者,加紫珠草、生地榆、生地;高热者,加水牛角粉、栀子、金银花;汗出肢冷,脉微细者,静脉滴注参附注射液或生脉注射液。

7)阴血亏虚证

治法:滋阴清肠,养血宁络。

方药:驻车丸(《外台秘要》引《延年秘录》,黄连、干姜、当归、阿胶)加减。

加减:气虚者加太子参、山药、炙甘草;阴虚明显这加生地黄、麦冬、乌梅、石斛。

(2)中药灌肠治疗:中药灌肠治疗对 UC 有确切的疗效,治疗 UC 的常用灌肠中药有①锡类散 1.5g 加 100ml 0.9% 氯化钠,保留灌肠,每天 1 次。②康复新液 50ml 加 50ml 0.9% 氯化钠,保留灌肠,1 次/d(本品也可口服,10ml/次,3 次/d)。③结肠宁灌肠剂,取药膏 5g,溶于 50 ~ 80ml 温开水中,保留灌肠,每天 1 次。④中药复方保留灌肠,可辨证选用①敛疮生肌类:儿茶、白及、赤石脂、枯矾、炉甘石和诃子等;②活血化瘀和凉血止血类:蒲黄、丹参、三七、地榆、槐花、仙鹤草、血竭、侧柏叶和云南白药等;③清热解毒类:青黛、黄连、黄柏、白头翁、秦皮、败酱草、苦参、金银花、鱼腥草和白蔹等;④其他:石菖蒲、椿根皮、五倍子。

(3)针灸治疗

1)针刺治疗

主穴:合谷、天枢、上巨虚、足三里。

配穴:湿热重者加曲池、内庭;寒湿重者加中脘、气海;脾气虚者加脾俞、胃俞、关元;脾肾阳虚者加脾俞、肾俞;阴虚者,加照海、太溪;血瘀者加血海、膈俞。

虚证用补法,实证用泻法,偏寒者加灸。

2)灸法治疗

取穴中脘、天枢、关元、脾俞、胃俞、大肠俞。虚寒明显者,加神阙。用艾条或艾柱,1 次灸 30 分钟,每天 1 ~ 2 次,腹部腧穴与背部腧穴交替灸。

十、预　后

本病呈慢性过程,大部分患者反复发作,轻度及长期缓解者预后较好。急性暴发型、有并发症及年龄超过 60 岁者预后不良,但近年由于治疗水平提高,病死率已明显下降。慢性持续活动或反复发作频繁,预后较差,但如能合理选择手术治疗,亦可望恢复。病程漫长者癌变危险性增加,应注意随访,起病 8～10 年的所有 UC 患者均应行 1 次结肠镜检查,以确定当前病变的范围。如为蒙特利尔分型 E3 型,则此后隔年结肠镜复查,达 20 年后每年结肠镜复查;如为 E2 型,则从起病 15 年开始隔年结肠镜复查;如为 E1 型,不需要肠镜监测。合并原发性硬化性胆管炎者,从该诊断确立开始每年结肠镜复查。

第二节　克罗恩病

克罗恩病(Crohn's disease,Crohn 病,CD)是一种病因尚不十分清楚的胃肠道慢性炎性肉芽肿性疾病。病变多见于末段回肠和邻近结肠,但从口腔至肛门各段消化道均可受累,呈节段性或跳跃式分布。临床上以腹痛、腹泻、体重下降、腹块、瘘管形成和肠梗阻为特点,可伴有发热等全身表现以及关节、皮肤、眼、口腔黏膜等肠外损害,肛周脓肿和肛周瘘管可以为少部分 CD 的首诊表现,应予注意。本病有终生复发倾向,重症患者迁延不愈,预后不良。发病年龄多在 18～35 岁,但首次发作可出现在任何年龄组,男性略多于女性(男:女约为1.5:1)。本病在欧美多见,且有增多趋势。我国本病发病率不高,但并非罕见。因该病在不同阶段的主要表现不同,中医病名很难统一,应根据疾病阶段及临床特点进行分期诊断,早期诊断为"肛痈"、"肠痈";腹痛反复发作伴有排黏液脓血便诊断为"久痢";病情进展,出现腹部包块或肠道梗阻,诊断为"积聚"、"肠结";病变后期各脏器功能均受损,诊断为"虚劳"。

一、病　理

病变表现为同时累及回肠末段与邻近右侧结肠者;只涉及小肠者;局限在结肠者。病变可涉及口腔、食管、胃、十二指肠,但少见。

大体形态上,克罗恩病特点为:①病变呈节段性或跳跃性,而不呈连续性;②黏膜溃疡的特点:早期呈鹅口疮样溃疡;随后溃疡增大、融合,形成纵行溃疡和裂隙溃疡,将黏膜分割呈鹅卵石样外观;③病变累及肠壁全层,肠壁增厚变硬,肠腔狭窄。

组织学上,克罗恩病的特点为:①非干酪性肉芽肿,由类上皮细胞和多核巨细胞构成,可发生在肠壁各层和局部淋巴结;②裂隙溃疡,呈缝隙状,可深达黏膜下层甚至肌层;③肠壁各层炎症,伴固有膜底部和黏膜下层淋巴细胞聚集、黏膜下层增宽、淋巴管扩张及神经节炎等。

肠壁全层病变致肠腔狭窄,可发生肠梗阻。溃疡穿孔引起局部脓肿,或穿透至其他肠段、器官、腹壁,形成内瘘或外瘘。肠壁浆膜纤维素渗出、慢性穿孔均可引起肠粘连。

二、中医病因病机

中医对 CD 尚缺乏系统论述,可参考"肛痈"、"肠痈"、"久痢"、"积聚"、"肠结"及"虚劳"等不同疾病进行诊治。一般认为 CD 多由饮食不节,感受外邪,情志不畅,以及久病体虚所致,湿邪内蕴、气血壅滞、脾肾亏虚是 CD 的病机关键,本虚标实、虚实夹杂是共同特点,本虚责之脾、肾气虚或阳虚,标实责之湿热壅滞、肝气郁结或气滞血瘀。

三、临　床　表　现

起病大多比较隐匿,从发病早期症状出现(如腹部隐痛或间歇性腹泻)至确诊往往需数月至数年。病程呈慢性,长短不等的活动期与缓解期交替,有终生复发倾向。少数急性起病,可表现为急腹症,酷似急性阑尾炎或急性肠梗阻。腹痛、腹泻和体重下降三大症状是本病的主要临床表现。但本病的临床表现复杂多变,这与临床类型、病变部位、病期及并发症有关。

1. 消化系统表现

(1)腹痛:为最常见的症状。多位于右下腹或脐周,呈间歇性发作,常为痉挛性阵痛伴腹鸣,常于进餐后加重,排便或肛门排气后缓解。腹痛的发生可能与进餐引起胃肠反射或肠内容物通过炎症、狭窄肠段,引起局部肠痉挛有关。体检常有腹部压痛,部位多在右下腹。腹痛亦可由部分或完全性肠梗阻引起,此时伴有肠梗阻症状。出现持续性腹痛和明显压痛,提示炎症波及腹膜或腹腔内脓肿形成。全腹剧痛和腹肌紧张,提示病变肠段急性穿孔。

(2)腹泻:亦为本病常见症状,主要由病变肠段炎症渗出、蠕动增加及继发性吸收不良引起。腹泻先是间歇发作,病程后期可转为持续性。粪便多为糊状,一般无脓血和黏液。病变涉及下段结肠或肛门直肠者,可有黏液血便及里急后重。

（3）腹部包块：约见于 10% ~ 20% 患者，由于肠粘连、肠壁增厚、肠系膜淋巴结肿大、内瘘或局部脓肿形成所致。多位于右下腹与脐周。固定的腹块提示有粘连，多已有内瘘形成。

（4）瘘管形成：是克罗恩病的特征性临床表现，因透壁性炎性病变穿透肠壁全层至肠外组织或器官而成。瘘分内瘘和外瘘，前者可通向其他肠段、肠系膜、膀胱、输尿管、阴道、腹膜后等处，后者通向腹壁或肛周皮肤。肠段之间内瘘形成可致腹泻加重及营养不良。肠瘘通向的组织与器官因粪便污染可致继发性感染。外瘘或通向膀胱、阴道的内瘘均可见粪便与气体排出。

（5）肛门周围病变：包括肛门周围瘘管、脓肿形成及肛裂等病变，见于部分患者，有结肠受累者较多见。有时这些病变可为本病的首发或突出的临床表现。

2. 全身表现 本病全身表现较多且较明显，主要有：

（1）发热：为常见的全身表现之一，与肠道炎症活动及继发感染有关。间歇性低热或中度热常见，少数呈弛张高热伴毒血症。少数患者以发热为主要症状，甚至较长时间不明原因发热之后才出现消化道症状。

（2）营养障碍：由慢性腹泻、食欲减退及慢性消耗等因素所致。主要表现为体重下降，可有贫血、低蛋白血症和维生素缺乏等表现。青春期前患者常有生长发育迟滞。

3. 肠外表现 本病肠外表现与溃疡性结肠炎的肠外表现相似，但发生率较高，据我国大宗统计报道以口腔黏膜溃疡、皮肤结节性红斑、关节炎及眼病为常见。

四、临 床 分 型

区别本病不同临床情况，有助全面估计病情和预后，制订治疗方案。

1. 临床类型 依确诊年龄、病变部位及疾病行为分型，推荐按蒙特利尔 CD 表型分类法进行分型（表33-5）。

2. 严重程度 根据主要临床表现的程度及并发症计算 CD 活动指数（CDAI），用于疾病活动期与缓解期区分、病情严重程度估计（轻、中、重度）和疗效评定。Harvey 和 Bradshaw 的简化 CDAI 计算法较为简便（表33-6），Best 的 CDA 计算法观法应用于临床和科研（表33-7）。

表 33-5　CD 的 Montreal 分型

确诊年龄（A）	A1	≤16 岁	
	A2	17 ~ 40 岁	
	A3	>40 岁	
病变部位（L）	L1	回肠末端	L1+L4[b]
	L2	结肠	L2+L4
	L3	回结肠	L3+L4
	L4	上消化道	
疾病行为（B）	B1[a]	非狭窄非穿透	B1p[c]
	B2	狭窄	B2p
	B3	穿透	B3p

注：[a] 随着时间的推移 B1 可发展为 B2 或 B3；[b] L4 可与 L1、L2、L3 同时存在；[c] P 为肛周病变，可与 B1、B2、B3 同时存在

表 33-6　简化 CDAI 计算法

项目	0分	1分	2分	3分	4分
一般情况	良好	稍差	差	不良	极差
腹痛	无	轻	中	重	
腹块	无	可疑	确定	伴触痛	
腹泻		稀便每日 1 次记 1 分			
伴随疾病[a]		每种症状记 1 分			

注：≤4 为缓解期；5 ~ 8 分为中度活动期；≥9 为重度活动期；[a] 伴随疾病包括关节痛、虹膜炎、结节性红斑、坏疽性脓皮病、阿弗他溃疡、裂沟、新瘘管、脓肿等

表 33-7　Best CDAI 计算法

变　　量	权重
稀便次数（1 周）	2
腹痛程度（1 周总评，0 ~ 3 分）	5
一般情况（1 周总评，0 ~ 4 分）	7
肠外表现与并发症（1 项 1 分）	20
阿片类止泻药（0、1 分）	30
腹部包块（可疑 2 分；肯定 5 分）	10
血细胞比容降低值（正常值[a]：男0.40，女 0.37）	6
100×（1-体重/标准体重）	1

注：[a] 血细胞比容正常值按国人标准；总分=各项分值之和，CDAI <150 分为缓解期，CDAI ≥150 分为活动期，150 ~ 220 分为轻度，221 ~ 450 分为中度，>450 分为重度

五、并 发 症

以肠梗阻最为常见，主要由于病变部位的纤维化、瘢痕形成所致。其次是腹腔内脓肿，偶可并发急

性肠穿孔或大量便血。一些患者容易合并瘘管,其特点是外瘘通向腹壁,也可在肠管之间或肠与腹部实质器官之间形成内瘘。少数严重毒血症者,因结肠麻痹性扩张,可发生中毒性巨结肠,但远比溃疡性结肠炎中所见为少。此外,亦可并发慢性胆管周围炎、脂肪肝等。直肠或结肠受累时可发生癌变,据统计发生率约为1%左右。

六、实验室和其他检查

1. 实验室检查　贫血常见且常与疾病严重程度平行;活动期血沉加快、C-反应蛋白升高;周围血白细胞轻度增高见于活动期,但明显增高常提示合并感染。粪便隐血试验常呈阳性。血清白蛋白常有降低。血液自身抗体检查见本章第一节。

2. 影像学检查　小肠病变作胃肠钡剂造影,结肠病变作钡剂灌肠检查。X线表现为肠道炎性病变,可见黏膜皱襞粗乱、纵行性溃疡或裂沟、鹅卵石征、假息肉、多发性狭窄或肠壁僵硬、瘘管形成等X线征象,病变呈节段性分布。由于肠壁增厚,可见填充钡剂的肠袢分离。腹部超声、CT、MRI可显示肠壁增厚、腹腔或盆腔脓肿、包块等。

3. 内镜检查　结肠镜作全结肠及回肠末段检查。病变呈节段性、非对称性分布,见阿弗他溃疡或纵行溃疡、鹅卵石样改变,肠腔狭窄或肠壁僵硬,炎性息肉,病变之间黏膜外观正常。因为克罗恩病病变累及范围广、为肠壁全层性炎症,故其诊断往往需要X线与结肠镜检查的相互配合。结肠镜检查直视下观察病变,对该病的早期识别、病变特征的判断、病变范围及严重程度的估计较为准确,且可取活检,但只能观察至回肠末段,遇肠腔狭窄或肠粘连时观察范围会进一步受限。X线检查可观察全胃肠道,显示肠壁及肠壁外病变,故可与结肠镜互补,特别是在小肠病变的性质、部位和范围的确定上仍然是目前最为常用的方法。

小肠胶囊内镜检查(SBCE)对发现小肠黏膜异常相当敏感,但对一些轻微病变的诊断缺乏特异性,具有发生滞留的危险。主要适用于疑诊CD但结肠镜和小肠放射影像学检查阴性者。SBCE检查阴性倾向于排除CD,阳性结果需综合分析和进一步检查证实。

小肠镜检查可直视观察病变,取活检和进行内镜下治疗,但为侵入性检查,有一定并发症发生,主要适用于其他检查(如SBCE或放射影像学)发现小肠病变或尽管上述检查阴性而临床高度怀疑小肠病变需进行确认和鉴别者,或已确诊CD需小肠镜检

查以指导和进行治疗者。

少部分CD患者可累及食管、胃和十二指肠,但一般很少单独累及,原则上胃镜检查应列为CD的检查常规,尤其有上消化道症状者。

4. 活组织检查　对诊断和鉴别诊断有重要价值。本病的典型病理组织学改变是非干酪性肉芽肿,还可见裂隙状溃疡、固有膜底部和黏膜下层淋巴细胞聚集、黏膜下层增宽、淋巴管扩张及神经节炎等。

七、诊断和鉴别诊断

1. 诊断　对慢性起病,反复发作性右下腹或脐周痛、腹泻、体重下降,特别是伴有肠梗阻、腹部压痛、腹块、肠瘘、肛周病变、发热等表现者,临床上应考虑本病。本病诊断,主要根据临床表现、X线检查、结肠镜检查和活组织检查所见进行综合分析,表现典型者,在充分排除各种肠道感染性或非感染性炎症疾病及肠道肿瘤后,可作出临床诊断(照片图33-4)。对初诊的不典型病例,应通过随访观察,以求明确诊断。鉴别有困难而又有手术指征者可行手术探查获得病理诊断。WHO提出的克罗恩病诊断要点可供参考(表33-8)。

2. 鉴别诊断　CD需与各种肠道感染性或非感染性炎症疾病及肠道肿瘤鉴别。应特别注意,急性发作时与阑尾炎;慢性发作时与肠结核及肠道淋巴瘤;病变单纯累及结肠者与溃疡性结肠炎进行鉴别。在我国,与肠结核的鉴别至关重要。现分述如下:

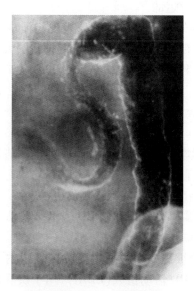

照片图33-4　克罗恩病

横结肠大面积狭窄,并有深度溃疡,其下段衍生成袋状,并有浅度溃疡,这种节段性的病理损害,正是克罗恩病的特点

表 33-8 CD 诊断要点

	临床	影像	内镜	活检	切除标本
1 非连续性或节段性病变		+	+		+
2 卵石样黏膜或纵行溃疡		+	+		+
3 全壁性炎性反应性改变	+（腹块）	+（狭窄）	+（狭窄）		+
4 非干酪性肉芽肿				+	+
5 裂沟、瘘管	+	+			+
6 肛门部病变	+			+	+

注：具有上述 1、2、3 者为疑诊，再加上 4、5、6 三者之一可以确诊；具备第 4 项者只要再加上 1、2、3 三者之二亦可确诊

（1）肠结核：肠结核患者既往或现有肠外结核病史；临床表现少有瘘管、腹腔脓肿和肛门周围病变；内镜检查见病变主要涉及回盲部，可累及邻近结肠，但节段性分布不明显，溃疡多为横行，浅表而不规则；活检组织抗酸杆菌染色阳性有助肠结核诊断，干酪样肉芽肿是肠结核的特征性病理组织学改变（因取材大小受限，依靠活检较难发现这一特征性病变）；结核菌素试验（PPD）强阳性、血清结核分枝杆菌相关性抗原和抗体检测阳性等倾向肠结核诊断。对鉴别有困难不能除外肠结核者，应先行诊断性抗结核治疗，肠结核经抗结核治疗 2～6 周后症状有明显改善，治疗 2～3 个月后内镜所见明显改善或好转。有手术指征者可行手术探查，病变肠段或肠系膜淋巴结病理组织学检查发现干酪性肉芽肿可获确诊。

（2）小肠恶性淋巴瘤：原发性小肠恶性淋巴瘤可较长时间内局限在小肠，部分患者肿瘤可呈多灶性分布，此时与克罗恩病鉴别有一定困难。如 X 线胃肠钡剂造影见小肠结肠同时受累、节段性分布、裂隙状溃疡、鹅卵石征、瘘管形成等有利于克罗恩病诊断；如 X 线检查见一肠段内广泛侵蚀、呈较大的指压痕或充盈缺损，B 型超声或 CT 检查肠壁明显增厚、腹腔淋巴结肿大，有利于小肠恶性淋巴瘤诊断。小肠恶性淋巴瘤一般进展较快。双气囊小肠镜下活检或必要时手术探查可获病理确诊。

（3）溃疡性结肠炎：鉴别要点见本章第一节。

（4）急性阑尾炎：腹泻少见，常有转移性右下腹痛，压痛限于麦氏点，血常规检查白细胞计数增高更为显著，可资鉴别，但有时需剖腹探查才能明确诊断。

（5）其他：如血吸虫病、阿米巴肠炎、其他感染性肠炎（耶尔森菌、空肠弯曲菌、难辨梭菌等感染）、白塞病（Behcet's disease）、药物性肠病（如 NSAIDs）、嗜酸性粒细胞性肠炎、缺血性肠炎、放射性肠炎、胶原性结肠炎、各种肠道恶性肿瘤以及各种原因引起的肠梗阻，在鉴别诊断中均需考虑。

八、治 疗

CD 的治疗目的也为控制病情活动，维持缓解及防治并发症。CD 治疗原则及药物应用与 UC 相似，但具体实施有所不同。氨基水杨酸类药物应视病变部位选择，对克罗恩病的疗效不及对溃疡性结肠炎。对糖皮质激素无效或依赖的患者在 CD 中多见，因此免疫抑制剂、抗生素和生物制剂在 CD 中使用较为普遍。相当部分克罗恩病患者在疾病过程中最终因并发症而需手术治疗，但术后复发率高，至今尚无预防术后复发的有效措施。

1. 一般治疗 必须戒烟，强调营养支持，一般给高营养低渣饮食，适当给予叶酸、维生素 B₁₂等多种维生素。重症患者酌用要素饮食或全胃肠外营养，除营养支持外还有助诱导缓解。腹痛、腹泻必要时可酌情使用抗胆碱能药物或止泻药，合并感染者静脉途径给予广谱抗生素。

2. 药物治疗

（1）活动期治疗

1）氨基水杨酸制剂：柳氮磺吡啶仅适用于病变局限在结肠的轻、中度患者。美沙拉嗪能在回肠末段、结肠定位释放，适用于轻度回结肠型及轻、中度结肠型患者。

2）糖皮质激素：对控制病情活动有较好疗效，适用于各型中至重度患者，以及上述对氨基水杨酸制剂无效的轻至中度患者。糖皮质激素在 CD 患者中的应用需注意以下几点：①给药前必须排除结核与腹腔脓肿等感染性疾病；②初始剂量要足（如泼尼松 40mg/d）；③减量要慢，病情缓解后剂量逐渐减少；泼尼松从 40mg/d 减到 20mg/d 过程中，每 7～14 天减量 5mg/d，减至 20mg/d 起加用氨基水杨酸制剂，并将减量的速度改为每 14～21 天减量 5mg/d，如病情变重立即加量；④有相当部分患者表现为激素无效或依赖（减量或停药短期复发），对这类患者应考虑加用免疫抑制剂；⑤长期激素治疗患者应同时补充钙剂及维生素 D 以预防骨病发生。布地奈德全身不良反应较少，疗效则略逊于系统作用糖皮

质激素,有条件可用于轻、中度小肠型或回结肠型患者,剂量 3mg/次、每日 3 次、口服。

3)免疫抑制剂:硫唑嘌呤或硫嘌呤适用于对激素治疗无效或对激素依赖的患者,加用这类药物后可逐渐减少激素用量乃至停用。剂量为硫唑嘌呤 1.5～2.5mg/(kg·d)或硫嘌呤 0.75～1.5mg/(kg·d),该类药显效时间约需 3~6 个月,维持用药可至 3 年或以上。现在认为上述剂量硫唑嘌呤或硫嘌呤的安全性是可以接受的,严重不良反应主要是白细胞减少等骨髓抑制表现,也会诱发胰腺炎、肝损害,对慢性病毒性肝炎患者可致肝炎活动。应用时应严密监测。对硫唑嘌呤或硫嘌呤不耐受者可试换用甲氨蝶呤(25mg/w 肌内或皮下注射,12 周达临床缓解后改为 15mg/w)和沙利度胺。

4)抗菌药物:某些抗菌药物如硝基咪唑类、喹诺酮类药物应用于本病有一定疗效。甲硝唑对肛周病变、环丙沙星对瘘有效。上述药物长期应用不良反应多,故临床上一般与其他药物联合短期应用,以增强疗效。

5)生物制剂:英利昔(infliximab)是一种抗 TNF-α 的人鼠嵌合体单克隆抗体,为促炎性细胞因子的拮抗剂,临床试验证明对传统治疗无效的活动性克罗恩病有效,重复治疗可取得长期缓解,近年已逐步在临床推广使用。过敏反应为该药常见不良反应,感染为该药的禁忌证。使用方法为 5mg/kg,静脉滴注,在第 0、2、6 周给予作为诱导缓解;随后每隔 8 周给予相同剂量作长程维持治疗。使用 IFX 前接受激素治疗时应继续原来治疗,在取得临床完全缓解后将激素逐步减量直至停用。对原先使用免疫抑制剂无效者,无必要继续合用免疫抑制剂;但对 IFX 治疗前未接受过免疫抑制剂治疗者,IFX 与 AZA 合用可提高撤离激素缓解率和黏膜愈合率。

(2)缓解期治疗:用氨基水杨酸制剂或糖皮质激素取得缓解者,可用氨基水杨酸制剂维持缓解,剂量与诱导缓解的剂量相同。因糖皮质激素无效/依赖而加用硫唑嘌呤或硫嘌呤取得缓解者,继续以相同剂量硫唑嘌呤或硫嘌呤维持缓解。使用 infliximab 取得缓解者推荐继续定期使用以维持缓解。

维持缓解治疗用药时间可至 3 年以上。

3. 肛瘘的处理 首先通过症状和体检,尤其是麻醉下肛门指诊(EUA),并结合影像学检查[如 MRI 和(或)超声内镜或经皮肛周超声检查]等了解是否合并感染以及瘘管的解剖结构(一般将肛瘘分为单纯性和复杂性两大类),在此基础上制订治疗方案。结肠镜检查了解直肠结肠病变的存在以及严重程度有助指导治疗。如有脓肿形成必须先行外科充分引流,并予抗菌药物治疗。无症状的单纯性肛瘘不需要处理。有症状的单纯性肛瘘以及复杂性肛瘘首选抗菌药物如环丙沙星和(或)甲硝唑治疗,并以 AZA 或 6-MP 维持治疗。存在活动性肠道 CD 者必须积极治疗活动性 CD。根据病情决定是否需手术以及术式的选择(如单纯性肛瘘瘘管切除术、复杂性肛瘘挂线疗法,甚至肠道转流术或直肠切除术)。已有证据证实 IFX 对肛瘘的疗效。对复杂性肛瘘,IFX 与外科以及抗感染药物联合治疗,疗效较好。

4. 手术治疗 手术后复发率高,故手术适应证主要是针对并发症,包括完全性肠梗阻、瘘管与腹腔脓肿、急性穿孔或不能控制的大量出血。应注意,对肠梗阻要区分炎症活动引起的功能性痉挛与纤维狭窄引起的机械梗阻,前者经禁食、积极内科治疗多可缓解而不需手术;对没有合并脓肿形成的瘘管,积极内科保守治疗有时亦可闭合,合并脓肿形成或内科治疗失败的瘘管才是手术指征。手术方式主要是病变肠段切除。术后复发的预防至今仍是难题。一般选用美沙拉秦;甲硝唑可能有效,但长期使用不良反应多;硫唑嘌呤或硫嘌呤在易于复发的高危患者可考虑使用。预防用药推荐在术后 2 周开始,持续时间不少于 3 年。

5. 中医治疗 CD 以腹痛、腹泻为主要表现者中医治疗可参考 UC 中医诊治思路进行辨证治疗。

九、预 后

本病可经治疗好转,也可自行缓解。但多数患者反复发作,迁延不愈,其中部分患者在其病程中因出现并发症而手术治疗,预后较差。

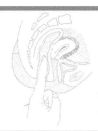

第三十四章　肠寄生虫病

寄生虫在人体肠道内寄生而引起的疾病统称为肠道寄生虫病。常见的有原虫类和蠕虫类（包括蛔虫、钩虫、蛲虫、绦虫、鞭虫、阿米巴、贾第虫、滴虫等）。肠道寄生虫的种类多，在人体内寄生过程复杂，引起的病变并不限于肠道。由于感染寄生虫的种类和部位以及人体宿主的免疫状况不同，故临床症状和体征各异。

第一节　阿米巴肠病

阿米巴肠病是由溶组织内阿米巴经口感染侵入结肠壁所致的消化道传染病。主要以痢疾或肠功能紊乱症状为主。原虫还可通过血液或淋巴引起肠外阿米巴感染，侵及肝、脑、肺等器官，引起相应部位脓肿。我国中医学早有相关记载，如《内经》《诸病源候论》《伤寒论》等书中已有"下痢、疫痢、赤白痢"的病名。19世纪中叶，俄国学者（1875）在圣彼得堡的痢疾人体内发现滋养体，并将含有滋养体患者的排泄物注入狗肠内而引起狗的阿米巴感染。本病男性多于女性，青壮年多见。

一、病源学

溶组织阿米巴有大滋养体、小滋养体和包囊三种形态。

大滋养体：又称组织型滋养体，有侵袭力，能吞噬细胞，大小 20～40μm，外质透明，内质浓密。内质内含有被吞噬的红细胞。经铁苏木素染色后可见一个圆形蓝黑色的柱，核中央有核仁，核内壁核仁之间有许多细网状类染色质颗粒，并可常见到被吞噬的红细胞、组织碎片或白细胞。在新鲜大便中，虫体作定向的阿米巴运动，内质中含有红细胞是溶组织阿米巴的特点。

小滋养体：又称肠腔型滋养体。其直径为 6～20μm，略呈椭圆形，内外质分界不清，微透明，核的结构与大滋养体相同，但伪足少见，运动迟缓，当宿主肠内环境改变（水分减少，pH 和细菌群落变化）刺激其分泌时，囊壁就变成包囊。小滋养体不吞噬细胞，以细菌或真菌等为食饵。

包囊：囊体呈圆球形，直径 3.5～20μm，其核经二次分裂，变为成熟的四核包囊，每个核内有一个位于中央的核仁，有时可见棕色糖原团和透明腊肠形染色体，两者都是包囊里储存待用的养料。包囊对人体有感染力。成熟包囊在肠腔中受肠液的作用，具有 4 个核的变形虫脱囊而出，并分裂成 8 个小滋养体，通过二次分裂增殖，以细菌或其他肠内物质为养料。部分变为包囊排出体外进行传播。小滋养体生活于肠腔内为痢疾变形虫基本型，与人体保持非致病关系。当人体和小滋养体受到某些因素的影响时，肠腔的小滋养体可分泌溶组织酶，借伪足的机械作用侵入肠壁组织转变为大滋养体，并进行二次分裂，吞噬红细胞，引起肠壁溃疡，此时患者发生痢疾症状。当大滋养体在不适宜的情况下，可能变为小滋养体，然后排出它体内所有的食物残渣再变为胞囊。大滋养体不能直接变为包囊。由于有囊壁的保护，对外界有较强的抵抗力而成为本病的病原体，一般包囊在大便中可存活 2 周，在水中能存活 5 周。

二、流行病学

本病流行于全世界，多流行于热带和亚热带地区。其感染率高低与各地环境卫生、经济状况和饮食习惯等密切相关。在我国的分布一般农村高于城市，近年来由于我国卫生状况和生活水平的提高，急性阿米巴痢疾和脓肿病例，除个别地区外，已较为少见。

1. 传染源　慢性病人、恢复期患者及健康的带虫者为本病的传染源。

2. 传播途径　溶组织内阿米巴的传播方式有以下几种:①包囊污染水源可造成该地区的暴发流行;②在以粪便作肥料,未洗净和未煮熟的蔬菜也是重要的传播因素;③包囊污染手指、食物或用具而传播;④蝇类及蟑螂都可接触粪便,体表携带和呕吐粪便,将包囊污染食物而成为重要传播媒介。

3. 流行特点　溶组织内阿米巴病分布广泛,在温带地区,该病可时有流行,而在热带及亚热带地区,其流行情况则尤为严重。其发病情况因时而异,以秋季为多,夏季次之。发病率男多于女,成年多于儿童,这可能与吞食含包囊的食物或年龄免疫有关。

三、临床表现

阿米巴肠病潜伏期长短不一,自1~2周至数月以上不等,虽然患者早已受到溶组织内阿米巴包囊感染,仅以共栖生存,当宿主抵抗力减弱以及肠道内感染等情况下,才出现临床症状。根据临床表现不同,分为以下类型:

1. 无症状的带虫者　患者虽然受到溶组织内阿米巴的感染,而阿米巴原虫仅作共栖存在,约有90%以上的人不产生症状而成为包囊携带者。在适当条件下即可侵袭组织,引起病变,出现症状。

2. 急性非典型阿米巴肠病　发病较缓慢,无明显全身症状,可有腹部不适,或仅有稀便,有时腹泻,每日数次,但缺乏典型的痢疾样粪便,大便检查可发现滋养体。

3. 急性典型阿米巴肠病　起病往往缓慢,以腹痛腹泻开始,大便次数逐渐增加,每日可达10~15次之多,便时有不同程度的腹痛与里急后重,后者表示病变已波及直肠。大便多呈暗红色或紫红色,糊状,带血和黏液,具有腥臭味,病情较重者可为血便,或白色黏液上覆盖有少许鲜红色血液。患者全身症状一般较轻,早期体温和白细胞计数可有升高,粪便中可查到滋养体。

4. 急性暴发型阿米巴肠病　起病急剧,全身营养状况差,急性病容,中毒症状显著,高热、寒战、谵妄、腹痛、里急后重明显,大便为脓血便,有恶臭,亦可呈水样或泔水样便,每日可达20次以上,伴呕吐、虚脱,有不同程度的脱水与电解质紊乱。血液检查可见中性粒细胞增多。易并发肠出血或肠穿孔,如不及时处理可于1~2周内因毒血症而死亡。

5. 慢性迁延型阿米巴肠病　通常为急性感染的延续,腹泻与便秘交替出现,病程持续数月甚至数年不愈,在间歇期间,可以健康如常。复发常以饮食不当、暴饮暴食、饮酒、受寒、疲劳等为诱因,每日腹泻3~5次,大便呈黄糊状,可查到滋养体或包囊。患者常伴有脐周或下腹部钝痛,有不同程度的贫血、消瘦、营养不良等。

四、并发症

1. 肠道并发症

(1) 肠穿孔:是严重的并发症之一。穿孔部位多在盲肠、阑尾、升结肠。多为暴发型及有深溃疡者,肠穿孔引起弥漫性腹膜炎者预后不良。慢性穿孔可与周围粘连,形成局部脓肿。

(2) 肠出血:一般可发生于阿米巴痢疾或肉芽肿者。出血量不等,可反复出血。

(3) 阑尾炎:病情或急或缓,与一般阑尾炎症状相似,易于穿孔。

(4) 阿米巴肉芽肿:较少见。好发于盲肠部,常并发肠出血,肠梗阻、肠穿孔,若长期刺激,可进一步恶变。

2. 肠外并发症

(1) 阿米巴肝病:是阿米巴肠病最常见的肠外并发症,约占1.8%~10%,男多于女,主要表现有发热、肝脏肿大和肝区疼痛,病变多在肝右叶,肝穿刺可抽出巧克力样脓液。脓肿形成后可向上影响胸膜引起胸膜炎,或直接穿入胸腔及肺形成脓胸。

(2) 阿米巴脑病:发展迅速,主要有头痛,昏迷、半身不遂、发热等表现,常于数天内死亡。

(3) 其他:肝脓肿可穿破横膈、胃、结肠、造成其他部位并发症,如女性生殖器阿米巴病,皮肤阿米巴病等。慢性患者,肠道溃疡的纤维组织修复,可形成瘢痕性狭窄,出现腹部绞痛,呕吐、腹泻及梗阻症状。

五、诊断

临床表现中对于原因不明的痢疾样腹泻,经抗菌药物治疗效果不佳者应考虑有本病的可能,需进一步检查。

1. 粪便检查　阿米巴痢疾的粪便呈暗红色,含血及黏液,似果酱样,量中等,腥臭。检查标本必须新鲜,送检及时,以免影响检出率。滋养体多存在于脓血便中。成形粪便应自表面或粪端取材,可以发现包夹。为了进一步确诊,可进行碘液染色。可发现红细胞、白细胞及夏科结晶。对于以上检查阴性或可疑者,可进行阿米巴培养检查,这对发现包夹较少的慢性患者有价值。

2. 乙状结肠镜检查 适用于粪检阴性及疑有肠道新生物的患者。典型的病变如散在的圆形或椭圆形的溃疡,边缘充血隆起,中央开口下陷,溃疡之间的黏膜大多正常。也可刮拭局部并作活组织检查以帮助诊断。

3. 免疫学检查 间接血凝试验比较敏感,对阿米巴痢疾及肠道外阿米巴病阳性率可达90%,且无假阳性。对带包囊者不敏感,病愈后血清阳性可持续半年到一年。补体结合试验虽特异性较高,但制备高效价抗原不易,临床应用受限。

4. 治疗性诊断 若临床高度怀疑时可应用高效抗阿米巴药物治疗,以观察疗效。

六、鉴别诊断

1. 细菌性痢疾 起病急,全身中毒症状严重,抗生素治疗有效。

2. 慢性溃疡性结肠炎 虽症状相似,但大便检查不能发现阿米巴。钡剂灌肠检查,有独特的表现。

3. 结肠癌 患者年龄较大,多有排便习惯改变,大便变细。患者进行性贫血、消瘦。X线钡灌肠检查及结肠镜检查可以鉴别。

4. 血吸虫病 有疫水接触史,肝脾肿大,血中嗜酸性粒细胞增多,粪便可发现血吸虫卵或孵化毛蚴。

七、治　疗

1. 一般治疗 急性期必须卧床休息,必要时给予输液。根据病情给予流质或半流质饮食。慢性患者应加强营养,增强体质。

2. 病原治疗

（1）甲硝咪唑(甲硝唑):对阿米巴滋养体有较强的杀灭作用且较安全,适用于肠内肠外各型的阿米巴病,为目前抗阿米巴病的首选药物。

（2）甲硝磺酰咪唑:是硝基咪唑类化合物的衍生物。疗效与甲硝唑相似或更佳。

（3）依米丁:对组织内滋养体有较高的杀灭作用,但对肠腔内阿米巴无效。本药控制急性症状极有效,但根治率低,需要与卤化喹啉类药物等合用。本药毒性较大,幼儿、妊娠妇女,有心血管及肾脏病者禁用。如需重复治疗,至少隔6周。

（4）卤化喹啉类:主要作用于肠腔内而不是组织内阿米巴滋养体。对轻型、排包囊者有效,对重型或慢性患者常与依米丁或甲硝唑联合应用。

（5）其他:安特酰胺、巴龙霉素、安痢平,以上3种药物都作用于肠腔内阿米巴。

（6）中草药:鸦胆子、大蒜、白头翁。

以上各种药物除甲硝唑外,往往需要2种或2种以上药物的联合应用,方能获得较好效果。

3. 并发症的治疗 在积极有效的甲硝唑或依米丁治疗下,肠道并发症可得到缓解。暴发型患者有细菌混合感染,应加用抗生素。大量肠出血可输血。肠穿孔、腹膜炎等必须手术治疗者,应在甲硝唑和抗生素治疗下进行。

肠阿米巴病若及时治疗则预后良好。如并发肠出血、肠穿孔和弥漫性腹膜炎以及有肝、肺、脑部转移性脓肿者,则预后较差。治疗后应持续6个月左右行粪检原虫,以便及早发现可能的复发。

4. 诊断性治疗 如临床上高度怀疑而经上述检查仍不能确诊时,可给予足量依米丁注射或口服安痢平、甲硝唑等治疗,如效果明显,亦可初步作出诊断。

八、预　防

治疗患者及携带包囊者,饮水须煮沸,不吃生鲜蔬菜,防止饮食被污染;注意灭蝇,防止苍蝇孳生;从事饮食业的排包囊及慢性患者,平时注意饭前便后洗手等个人卫生。

第二节　蛲　虫　病

蛲虫病是一种人体常见的肠道寄生虫病,是由蛲虫寄生在人体大肠末端、盲肠、结肠所引起的疾病。蛲虫病在世界上普遍流行,不论寒带、温带或热带均有发生,以儿童感染为多。

一、病　源　学

蛲虫形体很小,为乳白色。雄虫体长2~5mm,雌虫体长8~13mm,样子很像白线头,所以一般又叫做线头虫。人蛲虫只寄生于人体小肠下端、盲肠、阑尾和大肠内。虫体头部钻入黏膜吸取肠内营养,雌雄交配后,雄虫多即死亡。雌虫成熟后,脱离肠壁沿结肠向下移行,夜间雌虫移行至肛门外产卵,黏附在肛门周围,引起肛门及会阴部瘙痒。患者用手搔抓,虫卵通过污染手指引起再次感染。虫卵经口或鼻进入人体后,在胃及十二指肠内孵化,孵化出来的幼虫移行小肠、大肠里发育成成虫。在移行的过程中要脱两次皮。自食入感染虫卵至虫体发育成熟约需 1 个月左右。

二、临床表现

虫体在肠内不同的发育阶段,可刺激肠壁及神经末梢,造成胃肠神经功能失调。成虫附着于肠黏膜可引起局部炎症,雌虫穿入深层肠黏膜寄生后可引起溃疡、出血、黏膜下脓肿。在少数情况下亦可侵入肠壁及肠外组织,引起以虫体(或虫卵)为中心的肉芽肿。

成虫寄生于肠道可造成肠黏膜损伤,轻度感染可无明显症状,重度感染可引起营养不良和代谢紊乱。蛲虫经常在肛门边活动,夜间更严重;雌虫偶尔穿入肠壁深层寄生,造成出血,溃疡,甚至小脓肿。

蛲虫经常在肛门周围活动,患者常表现为烦躁不安,失眠,食欲减退,夜间磨牙,消瘦。婴儿常为夜间反复啼哭,睡不安宁。

三、诊 断

根据蛲虫夜间产卵的特性,诊断主要用棉签拭子法或胶粘拭法,于清晨大便前检查,应连查数天。

1. 擦拭法 将棉拭子先置于消毒生理盐水中,用时拧干,擦拭肛门周围,在滴有 50% 甘油溶液的载玻片上混匀后进行镜检。

2. 胶粘拭法 早晨排便前用透明胶纸粘拭肛门周围皮肤,在显微镜低倍镜下检查,连续 3 次。

四、治 疗

1. 中医疗法

(1) 蛲虫感染期肛门奇痒,可用蛲虫栓(百部、苦楝根皮、鹤虱共为细末,加适量栓剂基质,制成肛门栓剂),每晚睡前纳入肛门内 1 枚,连用 1 周。也

可用大蒜 3 ~ 4 头,捣碎,用冷开水浸泡 24 小时,过滤取汁,每晚睡前注入肛门内 20 ~ 30ml,作保留灌肠,连用 7 天。

(2) 蛲虫引起肛门湿疹、湿痒糜烂、小便色黄、大便干燥者宜内服驱蛲汤(使君子、诃子肉、鹤虱、苦楝根皮、枳实、大黄水煎服)。临睡前服一剂。外用蛲虫栓纳肛,局部敷布湿毒膏。或用安氏熏洗剂熏洗。

2. 西医疗法

(1) 驱蛔灵:毒性低,疗效达 90% 以上。成人每次 1g,每日 2 次,共用 10 天。儿童每日 50mg/kg,每日 2 次,共 10 天。

(2) 扑蛲灵:近期疗效达 90% ~ 100%,反应轻,使用方便。小儿剂量按 5 ~ 7.5mg/kg,成人不超过 250mg,一次服用。偶有恶心、呕吐、腹泻。服药后大便可呈红色,可染衣服。

以上两种药物均可在 2 ~ 3 周后重复使用 1 次。

3. 洗晒灭蛲法 蛲虫寿命较短,一般 1 周到 2 个月,蛲虫卵在阴凉、潮湿的环境中,可生存 3 周或更长。自吞食虫卵至发育成成虫约 15 ~ 30 天,雄虫交配后很快死亡,产出的虫卵经 6 小时左右,即可发育成含有成熟幼虫的感染期虫卵。成虫及虫卵经开水煮沸、或用 5% 苯酚、10% 煤酚皂浸泡数分钟后就能杀死。衣物上的虫卵经太阳曝晒,即可消灭。

五、预 防

加强卫生宣传教育、注意个人卫生、勤洗肛门,勤换衣裤、被褥,保持手指清洁,指甲要勤剪,对患者及时进行治疗、防止相互感染,制止反复再感染,对集体儿童定期普查。

集体儿童单位要严格分铺,床位间有一定距离。发现感染后,衣服、玩具、食具要彻底消毒。可用 0.5% 碘溶液处理 5 分钟,虫卵即可杀死。

第三节 蛔 虫 病

似蚓蛔线虫简称蛔虫,是人体内最常见的寄生虫之一。成虫寄生于小肠,可引起蛔虫病。此外,犬弓首线虫(简称犬蛔虫)是犬类常见的肠道寄生虫,其幼虫能在人体内移行,引起内脏幼虫移行症。蛔虫病流行于世界各地。在我国流行范围广,农村感染高于城市,儿童高于成人。

一、病 源 学

蛔虫是人体肠道最大的线虫,成虫为圆柱形,

长 15 ~ 40cm,宽为 0.3 ~ 0.6cm。雄虫短而细,雌虫粗而长。成虫寄生于小肠,以吸取营养。雌虫产卵后,虫卵随粪便排出体外,在外界发育为幼虫,通过污染的手指或食物,感染性虫卵进入人体,在小肠内孵出,侵入肠黏膜,通过血液循环,到达肺部,在肺内发育,然后沿支气管、气管到达咽部,再次吞入,在小肠内发育为成虫。蛔虫寿命为 1 ~ 2 年。

二、临床表现

感染蛔虫后,多数患者无明显症状,但儿童及体弱者症状较明显。症状因虫体的寄生部位和发育阶段不同而异。

1. 蛔蚴移行症 蛔蚴在寄主体内移行时引起发热、全身不适、荨麻疹等。抵达肺脏后引起咳嗽、哮喘、痰中带血丝等症状,重者可有胸痛、呼吸困难和发绀。肺部X射线检查可见迁徙性浸润性阴影,临床上称为过敏性肺炎或勒夫勒综合征。末梢血液嗜酸性粒细胞明显增多,约10%的患者痰中可查到蛔蚴。中国浙江等地曾多次报告蛔蚴引起的暴发性流行性哮喘,发病率高达20%~50%。

2. 肠蛔虫症 常见症状有脐周陷痛、食欲缺乏、善饥、腹泻、便秘、荨麻疹等,儿童有流涎、磨牙、烦躁不安等,重者出现营养不良。一旦寄生环境发生变化如高热时,蛔虫可在肠腔内扭结成团,阻塞肠腔而形成蛔虫性肠梗阻,患者出现剧烈的阵发性腹部绞痛,以脐部为甚,伴有恶心、呕吐,并可吐出蛔虫,腹部可触及能移动的腊肠样肿物。有时蛔虫性肠梗阻可发展成绞窄性肠梗阻、肠扭转或套叠,必须及时手术治疗。蛔虫也可穿过肠壁,引起肠穿孔及腹膜炎,若不及时手术即可死亡。

3. 异位蛔虫症 蛔虫有钻孔的习性,肠道寄生环境改变时可离开肠道进入其他带孔的脏器,引起异位蛔虫症,常见以下几种:

(1)胆道蛔虫症:以儿童及青壮年为多,女性较常见。诱因有高热、腹泻、妊娠、分娩等。妊娠时胃酸减少,膨大的子宫迫使肠道移位,分娩时强烈的宫缩诱发肠蠕动增加,均可促使蛔虫向胆管逆行。此病发病骤然,右上腹偏中有剧烈阵发性绞痛,钻凿样感,患者辗转不安、恶心、呕吐,可吐出蛔虫。非发作间期无疼痛或仅感轻微疼痛。若蛔虫钻入肝脏可引起蛔虫性肝脓肿,必须及早手术治疗。

(2)胰管蛔虫症:多并发于胆道蛔虫症,临床征象似急性胰腺炎。

(3)阑尾蛔虫症:多见于幼儿,因小儿阑尾根部的口径较宽,易为蛔虫钻入。其临床征象似急性阑尾炎,但腹痛性质为绞痛,并呕吐频繁,易发生穿孔,宜及早手术治疗。

三、并 发 症

1. 胆道蛔虫症 以青壮年为多。主要表现为剑突下、右上腹突然发生的阵发性剧烈绞痛,并放射至右肩胛部及腰背部。发作时患者坐卧不安,有时似有虫子钻入右上腹的感觉,全身冷汗,面色苍白。常伴剧烈恶心与呕吐,可吐出胆汁或蛔虫。白细胞计数在早期不一定增高。

2. 蛔虫性肠梗阻 多见于学龄期儿童,以6~8岁最多。发病急骤,有阵发性腹痛,呕吐,可吐出蛔虫,便秘等症状。腹部柔软,可扪及大小不等粗麻绳样的索条状物。胃肠钡餐检查可见小肠内有条状蛔虫阴影。

3. 肠穿孔及腹膜炎 多数患者由肠梗阻并发所致,发作时腹痛剧烈,但穿孔后腹痛可暂时减轻,以后转为持续性疼痛。呕吐频繁,可吐出蛔虫。腹肌紧张,呈板状腹,肠鸣音减少或消失。白细胞总数及中性粒细胞均增高。

4. 阑尾蛔虫症及阑尾炎 蛔虫进入阑尾可引起阑尾蛔虫症,继发细菌感染则发生阑尾炎甚至并发阑尾穿孔。

5. 蛔虫肝脓肿 蛔虫从胆总管上窜入左右胆管而至肝实质,引起肝组织的溶解而成脓肿。症状主要有寒战、高热、右上腹痛、右下胸胁饱满疼痛等。

6. 蛔虫卵性结核样肉芽肿 蛔虫卵所致的结核样肉芽肿,可发生于腹膜、胰腺表面。症状有上腹部阵发性刀割样疼痛,可放射至腰部,并可伴发热,腹内包块等症状。

四、诊 断

凡有吐蛔虫或粪便有排出蛔虫史者即可确诊。通过直接涂片法,厚涂片或饱和盐水浮聚法检出虫卵亦可确诊。粪便中虫卵阴性者,可参考临床及免疫学检查进行试验性驱虫。

五、治 疗

1. 中医治疗

(1)虚寒型:腹痛绵绵,喜温喜按、时觉恶心,口吐清涎,或吐虫,或便虫,手足不温,畏寒神怯,面色苍白,溲清便溏,舌淡脉细弱。治以温中安蛔,常用方药有:乌梅、干姜、川椒、槟榔、雷丸等。

(2)热盛型:腹痛时作,不欲饮食,食则吐蛔,身热。面赤心烦,口渴欲饮,溲赤便秘,舌红、脉数。治以清热安蛔,常用方药有:乌梅、黄柏、胡黄连、雷丸、槟榔等。

(3)寒热错杂型:腹痛时作、喜温喜按、或腹部瘕聚、坐卧不安,四肢冷逆,心烦喜呕,或吐蛔虫,面色乍赤乍白,唇常红,或口渴欲饮,得食痛甚,或得食即呕。舌苔白或黄、脉弦。治以寒温并举,常用方为乌梅丸加减。

2. 西医治疗

(1)驱蛔灵片:毒性低,成人每次 3～3.5g,儿童每日 75～100mg/kg。总剂量每日少于 3g,连服 2 天。

(2)双萘羟酸噻嘧啶:毒性很低,5～10mg/kg,晚间顿服。

3. 并发症治疗

(1)胆道蛔虫病:治以镇痛、解痉、驱虫控制感染之法。解痉可选用阿托品或溴丙胺太林等。消炎可选用四环素、庆大霉素等。

(2)蛔虫性肠梗阻:不完全性梗阻可保守治疗,选用噻嘧啶或氧气驱蛔。

以上并发症保守无效,则须及时手术治疗。

六、预　　防

注意个人卫生,饭前便后要洗手,生吃瓜果蔬菜要洗净。加强粪便管理。定期普查普治、高发区进行集体治疗。

第四节　血　吸　虫　病

血吸虫病是由裂体吸虫属血吸虫引起的一种慢性寄生虫病,主要流行于亚、非、拉美的 73 个国家,患病人数约 2 亿。血吸虫病主要分两种类型,一种是肠血吸虫病,主要为曼氏血吸虫和日本血吸虫引起;另一种是尿路血吸虫病,由埃及血吸虫引起。我国主要流行的是日本血吸虫病。

一、流　行　病　学

成虫寄生于人畜等终末宿主的肠系膜下静脉,虫体可逆血流移行到肠黏膜下层的静脉末梢,合抱的雌雄虫在此处交配产卵。刚产出的卵在血管内需 11～12 天发育为成熟的虫卵,内含毛蚴。虫卵可穿过血管壁进入肠腔,随粪便排出宿主体外。活虫卵在外界遇清水,即孵出毛蚴。毛蚴在水中游动,遇到钉螺便主动侵入,在钉螺内形成大量尾蚴,成熟尾蚴具有强烈的活动力,从螺体逸出后,在水中游运,当遇终末宿主时便以口、腹吸盘附着,利用穿刺腺分泌溶蛋白酶类的物质,溶解终末宿主的皮肤组织,并脱去尾巴和部分皮层。进入表皮后,即变为童虫。童虫侵入真皮层的淋巴管或微小血管至静脉系统,随血流经心、肺进入体循环,其中部分到达肠系膜静脉,进而随血流移到肝内门脉系统,经过初步发育后,回到肠系膜静脉中定居,雌雄合抱,在此产卵。一般从尾蚴经皮肤感染至交配产卵约需 30～40 天。

本病流行于我国以及日本、菲律宾等地。在我国,新中国成立前主要流行于长江流域以南地区。新中国成立后,党和政府十分关心血吸虫病的防治工作,1958 年江西余江县首先消灭了血吸虫病,目前全国有不少地区消灭了血吸虫病。

血吸虫病流行必须具备三个环节:

1. 传染源　日本血吸虫是人兽互通的寄生虫。血吸虫病患者及作为保虫宿主的动物,可因粪便中排出的虫卵而成为传染源。在保虫宿主中以水牛感染血吸虫病者较为普遍。

2. 传播途径　传染源含卵的粪便落入水体,而水体中有钉螺孳生及人们有机会接触疫水,这三点构成了血吸虫病的传播途径。

3. 易感者　不论何种年龄、性别和种族,对日本血吸虫皆有易感性,但以 15～45 岁感染率为最高。体内已有血吸虫寄生的人,对再感染可有部分获得性免疫力。

二、病　　因

1. 成虫雌雄异体　虫体呈圆柱状,外观似线虫。雄虫呈灰白色,粗短,长 12～20mm,宽 0.5～0.55mm,有口吸盘及腹吸盘各 1 个,腹面有合抱雌虫的抱雌沟,在腹吸盘后背部有睾丸 7 个。雌虫较雄虫细长,圆柱形,暗褐色,口、腹吸盘不及雄虫显著,大小约 26mm×0.3mm,有发达的生殖系统,如卵巢、卵黄腺等。

2. 虫卵淡黄色,椭圆形,无卵盖,卵壳均匀,壳的一侧有一小棘,位于卵的中横线与顶端之间,壳外常附有黏液与粪便渣,内含毛蚴。虫卵大小(70～100)μm×(50～65)μm。

三、病　　理

血吸虫的尾蚴、童虫、成虫及虫卵对人体均可引起损害,但以虫卵为最显著。主要引起大肠及肝脏病变,大肠主要限于痔上静脉和肠系膜下静脉分布范围之内,以直肠、乙状结肠和降结肠为著。早期变化可见直肠黏膜有许多黄色或棕色的颗粒,局部充血、水肿,进一步坏死形成嗜酸性脓肿。其表面的肠黏膜坏死脱落后,形成表浅溃疡,边缘充血,大量虫卵由此进入肠腔。

虫卵沉着在肠壁组织,在其周围出现细胞浸润,形成虫卵肉芽肿。当虫卵内尚未形成毛蚴时,其周围的组织无或仅有轻微的炎症反应。卵内毛蚴形成时,组织开始出现炎症反应,局部充血、水肿;卵内毛蚴成熟后,自毛蚴分泌的酶、蛋白质及糖等分泌物能引起组织坏死和急性炎症反应,导致血管内膜炎和嗜酸性脓肿,甚至可致中性粒细胞脓肿;并使肠黏膜坏死脱落,形成浅溃疡。急性炎性变化消退后,继以结缔组织增生,晚期变化主要为肠壁因纤维组织增生而增厚,部分黏膜损坏脱落或因营养不良而萎缩,部分黏膜增殖形成息肉。此种息肉有癌变的可能。严重的肠部病变愈合后可产生肠腔狭窄。

四、临床表现

1. 侵袭期　患者可有咳嗽、胸痛、偶见痰中带血丝等。

2. 急性期　临床上常有如下特点:

(1) 发热为本期主要的症状,发热的高低,期限和热型视感染轻重而异。

(2) 胃肠道症状常呈痢疾样大便,可带血和黏液。

(3) 肝脾肿大。

(4) 肺部症状咳嗽相当多见,可有胸痛,血痰等症状。

3. 慢性期　多因急性期未曾发现,未治疗或治疗不彻底,或多次少量重复感染等原因,逐渐发展成慢性。本期一般可持续 10～20 年,因其病程漫长,症状轻重可有很大差异。

4. 晚期　患者极度消瘦,出现腹水、巨脾,腹壁静脉怒张等晚期严重症状。

五、诊断与鉴别诊断

1. 诊断　血吸虫病的诊断包括病原诊断和免疫诊断两大部分。患者的确诊需要从粪便中检获虫卵或孵化毛蚴。

(1) 病原学诊断:从粪便内检查血吸虫虫卵和毛蚴以及直肠黏膜活体组织检查虫卵称病原学检查,是确诊血吸虫病的依据。常用的病原学检查方法有改良加藤法、尼龙袋集卵孵化法、塑料杯顶管孵化法等。

(2) 免疫学诊断:免疫学诊断包括检测患者血清中循环抗体、循环抗原和循环免疫复合物。常采用的诊断方法有间接红细胞凝集试验(IHA)、酶联免疫吸附试验(ELISA)、胶体染料试纸条法(DDIA)、斑点金免疫渗滤试验(DIGFA)。

2. 鉴别诊断

(1) 急性血吸虫病:须与败血症、疟疾、伤寒与副伤寒,急性粟粒性肺结核,病毒感染,其他肠道疾病鉴别。主要根据籍贯、职业、流行季节,疫水接触史、高热、肝脏肿大伴压痛、嗜酸性粒细胞增多,大便孵化阳性为鉴别要点。

(2) 慢性血吸虫病:须与慢性菌痢、阿米巴痢疾、溃疡性结肠炎、肠结核、直肠癌等病鉴别。粪便孵化血吸虫毛蚴阳性可确诊。嗜酸性粒细胞增生有助于本病之诊断。肠镜检查及组织检查可有助于确诊。粪便常规检查、培养、X 线钡剂灌肠,诊断性治疗有助于诊断与鉴别诊断。

(3) 晚期血吸虫病:须与门脉性肝硬化及其他原因所致的肝硬化鉴别。血吸虫病肝硬化的门脉高压所引起的肝脾肿大、腹水、腹壁静脉怒张改变较为突出,肝细胞功能改变较轻,肝表面高低不平。门静脉性肝硬化表现为乏力、厌食、黄疸、血管痣、肝大显著甚至缩小,不易摸到表面结节,且有活动性肝功改变,如转氨酶增高等。

(4) 异位血吸虫病:肺血吸虫病须与支气管炎、粟粒性肺结核,肺吸虫病鉴别。急性脑血吸虫病应与流行性乙型脑炎鉴别。慢性脑血吸虫病应与脑瘤及癫痫鉴别。

尾蚴性皮炎需与稻田皮炎鉴别。稻田皮炎由寄生于牛、羊、鸭等动物的门静脉中的动物血吸虫尾蚴侵袭皮肤引起,多见于我国东南、东北、西南各省市。宿主排卵入水、孵出毛蚴、入侵钉螺,后尾蚴逸出螺体。人接触尾蚴后便立即进入皮肤、引起皮炎。皮炎初见呈红点,逐渐扩大变为红色丘疹,皮疹一周后消退,尾蚴被消灭,病变不再发展。

六、实验室检查

1. 病原检查　从粪便内检查虫卵或孵化毛蚴以及直肠黏膜活体组织检查虫卵。

(1) 直接涂片法:重感染地区患者粪便或急性血吸虫患者的黏液血便中常可检查到血吸虫卵,方法简便,但虫卵检出率低。

(2) 毛蚴孵化法:可以提高阳性检出率。

(3) 定量透明法:用作血吸虫虫卵计数。

（4）直肠黏膜活体组织检查:慢性及晚期血吸虫患者肠壁组织增厚,虫卵排出受阻,故粪便中不易查获虫卵,可应用直肠镜检查。

2. 免疫检查

（1）皮内试验(IDT):一般皮内试验与粪检虫卵阳性的符合率为90%左右,但可出现假阳性或假阴性反应,与其他吸虫病可产生较高的交叉反应;并且患者治愈后多年仍可为阳性反应。此法简便、快速、通常用于现场筛选可疑病例。

（2）检测抗体:血吸患者血清中存在特异性抗体,包括 IgM、IgG、IgE 等,如受检者未经病原治疗,而特异性抗体呈阳性反应,对于确定诊断意义较大;如已经病原治疗,特异性抗体阳性,并不能确定受检者体内仍有成虫寄生,因治愈后,特异性抗体在体内仍可维持较长时间。

（3）检测循环抗原(cag):由于治疗后抗体在宿主体内存留较长时间,其阳性结果往往不能区分现症感染和既往感染,也不易于评价疗效。循环抗原是生活虫体排放至宿主体内的大分子微粒,主要是虫体排泄、分泌或表皮脱落物,具有抗原特性,又可为血清免疫学试验所检出。从理论上讲,CAg 的检测有其自身的优越性,它不仅能反映活动性感染,而且可以评价疗效和估计虫种。

七、治　　疗

1. 支持与对症疗法　急性期持续高热患者,可先用肾上腺皮质激素或解热剂缓解中毒症状和降温处理。对慢性和晚期患者,应加强营养给予高蛋白饮食和多种维生素,并注意对贫血的治疗,肝硬化有门脉高压时,应加强肝脏治疗,以及外科手术治疗。患有其他肠道寄生虫病者应驱虫治疗。

2. 病原治疗

（1）吡喹酮类:本药目前为治疗血吸虫病的首选药物,具有高效、低毒、副作用轻、口服、疗程短等优点。对幼虫、童虫及成虫均有杀灭作用。对急性血吸虫病临床治疗治愈率很高。副作用少而轻,可有头昏、乏力、出汗、轻度腹疼等。

（2）蒿甲醚和青蒿琥酯也可用于治疗血吸虫病。

八、预　　防

1. 不在有钉螺分布的湖水、河塘、水渠里游泳、戏水。

2. 因生产生活不可避免接触疫水者,可在接触疫水前涂抹防护油膏,预防血吸虫感染。

3. 接触疫水后,要及时到当地血防部门进行必要的检查和早期治疗。

第五节　鞭　虫　病

鞭虫病是由毛首鞭形线虫寄生于人体的盲肠、阑尾及升结肠所致的常见肠道寄生虫病,分布甚广,尤其热带与亚热带地区的发病率最高,我国普遍存在,尤以农村多见。患者以儿童为主,严重感染可影响儿童的生长与发育,轻、中度感染者可无症状;重度感染者有腹泻、便血、里急后重、直肠脱垂、贫血与营养不良。

一、病　源　学

成虫的形态前细后粗,外形似马鞭。雄虫长 30~45mm,后段明显粗大,大部分卷曲,末端有交接刺。这个交接刺藏在能收缩的刺鞘内,鞘的末端呈球茎状,周围满布小刺。雌虫长 35~50mm,尾端钝圆,生殖孔位于体中部粗大部分的前端,周围亦有很多小刺。消化系统由口腔、咽管、肠及肛门组成。口腔极小,有一尖刀状的口矛,当虫体活动时口矛可从口腔中伸出。咽管细长,管外有杆状体包绕。杆状体由单行杆细胞组成。杆细胞是一种活跃的分泌细胞,每一杆状细胞都有一开口通入咽管腔,因此杆细胞内可能存在由细胞内转运物质至咽管腔的运输系统。杆状体的功能虽然尚不完全清楚,但有学者研究发现杆细胞具有蛋白酶和酯酶的活性,能分泌消化宿主细胞的酶。事实上杆状体本身就是鞭虫的一组咽管腺。咽管与肠相通,肛门位于虫体的后端。

虫卵呈纺锤形,大小为 $(50 \sim 54\mu m) \times (22 \sim 23\mu m)$,在纵轴的两端各有一个透明的结节。卵壳较厚,由脂层及壳质层组成。外层的蛋白质膜被胆色素染成棕黄色,内层为真亮透明。卵内含有细小颗粒的卵细胞。虫卵至人体排出时卵壳内细胞尚未分裂。雌虫每日产卵约 1000~7000 个。虫卵随患者的粪便排出体外。在外界温度、湿度适宜的条件下经 3~5 周发育为感染期虫卵,人们吞食被虫卵污染的食物或水进入胃肠道后,感染期虫卵在小肠内孵出幼虫,在大肠移行中发育为成虫。成虫一般寄生在盲肠及阑尾,偶尔可在大肠的其他部位寄生。虫的头部能钻入黏膜表层或黏膜下层,从肠黏膜摄取营养。后段粗大部分常常游离在肠腔中。自吞入感染期虫卵至成虫产卵需 1~3 个月。成虫在人体存活可达 5 年左右。

二、病　　理

病理组织学改变仅见于上皮层和固有层，杯状细胞正常或增加，肠表面有大量黏液，固有层甚至黏膜下层可有单核细胞增多及嗜酸性粒细胞浸润，可见活跃的纤维细胞、血管增多并显示充血，有许多不同切面的虫体、角皮光滑、肌层为细肌层，原体腔内可见虫体消化道及生殖器官的切面，少数也有细胞增生及肠壁组织明显增厚，产生肉芽肿。

三、临床表现

轻、中度感染者虽然临床多见，但一般无显著症状。偶有右下腹痛、恶心、呕吐、低热等。重度感染多见于儿童，有以下几方面的表现：

1. 消化系统　结肠不同程度的充血、水肿、弥漫性出血点、溃疡形成。患者表现为腹泻、脓血便、里急后重、脱肛。有些患者出现慢性阑尾炎的症状。

2. 血液系统　血常规检查出现嗜酸细胞增加、缺铁性贫血等。严重贫血者导致心脏扩大。

3. 神经系统　患者常头昏、头晕。极少数可有脑膜炎的症状。腹部触诊常有右下腹明显压痛。

四、检　　查

1. 血常规　注意嗜酸性粒细胞计数，小红细胞低色素性贫血。

2. 大便常规　主要是寻找虫卵，以饱和盐水漂浮法找虫卵确诊。

3. 虫卵计数

4. 直肠镜检

5. 定量板-甘油玻璃计数法（加藤改良法）　可确定感染程度。

6. 乙状结肠镜或纤维结肠镜　检查时可见到虫体附着于肠黏膜上，虫体旁可见黏液。黏膜轻度充血且易出血。借助肠镜检查亦可作为鉴别诊断的手段，以便排除其他肠道疾病。

7. X 线钡剂灌肠检查　运用气钡双重造影法可以发现涂有钡剂的透光虫体外形。

8. 其他检查

（1）生理盐水直接涂片法。

（2）饱和盐水浮聚法。

（3）水洗自然沉淀法。

五、诊　　断

粪便中检查到鞭虫卵是诊断的根据。检查方法有：生理盐水直接涂片法；饱和盐水浮聚法；水洗自然沉淀法。为了确定感染程度可应用定置板、甘油玻璃计数法（加路改良法）。乙状结肠镜或纤维结肠镜检查时可见到虫体附着于肠黏膜上，虫体身可见黏液。黏膜轻度充血且易出血。借助肠镜检查亦可作为鉴别诊断的手段，以便排除其他肠道疾病。X 线钡剂灌肠检查，运用气钡双重造影法可以发现涂有钡剂的透光虫体外形。

六、治　　疗

对轻、中度感染者不需要处理，重度感染者应予高蛋白质易消化饮食，纠正贫血给予铁剂，合并阿米巴痢疾用甲硝唑抗阿米巴治疗，合并细菌性痢疾应用抗生素治疗。

1. 药物驱虫治疗

（1）阿苯达唑胶囊或片剂顿服，连服 2 天，虫卵阴转率 43.2% ~52.7%，副作用轻，重度感染的疗程为 5~7 天，未见明显副作用，偶有头昏、恶心、腹痛、吐虫或一过性转氨酶升高等轻微反应，可自行缓解。

（2）甲苯达唑连服 3 天，治愈率为 60% ~80%，未治愈者虫卵显著减少，儿童剂量减半，重度感染可治疗 6 天或重复一个疗程，患者耐受良好，仅轻微胃肠反应，妊娠妇女禁忌，12 岁以下儿童慎用。甲苯达唑、左旋咪唑（复方甲苯达唑）片疗效 80% ~83.8%。

（3）奥克太尔口服，2 天疗法，治愈率为 57%。或连服 5 天，治愈率达 100%。副作用轻而短暂，可自行缓解。

（4）复方噻嘧啶，每片含噻嘧啶和奥克太尔，顿服，送服 2 天，虫卵阴转率达 93.8%，并对蛔虫、钩虫、蛲虫均有良好效果。

（5）奥苯达唑顿服，治疗后 4 周虫卵定性复查结果，阴转率分别为 70.4%、70.4% 与 53.3%。

（6）氟苯达唑连服 2 天，治愈率为 86%。

（7）肠虫清，主要成分为阿苯达唑，顿服，虫卵阴转率为 71.7%，该药副作用少，偶有头痛、胃肠不适，一般在 48 小时即可自行消失，1 岁以下儿童及妊娠妇女不宜服用。

（8）中药治疗，槟榔煎剂，服药前一晚先服硫酸镁，次晨将槟榔煎剂分次服下，服药后 3 小时不泻者，再服硫酸镁 1 次。

（9）氧气驱虫，于早饭后 2 小时，经肛门缓慢（30 分钟）注入氧气 500ml，45 分钟后，口服硫酸镁 1 次，于第 2、3 天如上法再分别注入氧气 750ml 及 1000ml，注入氧气后轻轻按摩患者右下腹部，并让患者仰卧数小时，这种疗法无任何副作用。

2. 纤维结肠镜治疗　感染严重时，使用药物治疗常不能完全治愈，可用内镜钳取法，在直视下用活检钳轻轻夹住虫体，从肠黏膜内拉出。

七、预　　防

推广粪便无害化处理措施，加强粪便管理，注意环境卫生，个人卫生，保护水源等。

第六节　姜 片 虫 病

姜片虫病是布氏姜片虫寄生在人体小肠所致的一种肠寄生虫病。偶尔在幽门及大肠内寄生，引起相应部位的病变。祖国医学对姜片虫早有记述，称为赤虫、肉虫。姜片虫病的流行常常与种植某些水生植物和养猪业有密切关系。姜片虫病仅流行于亚洲，故又称姜片虫为亚洲大型肠吸虫。

一、病　　因

1. 形态学　成虫扁平肥大，生活时呈肉红色，形似鲜姜之切片故得名，虫体长 20～75mm，宽 8～20mm，厚约 2～3mm，为寄生于人体的最大吸虫，成虫有口、腹吸盘各一个，成虫雌雄同体，子宫中充满大量虫卵，虫卵呈椭圆形，淡黄色，大小为（130～140）μm×（80～85）μm，是人体中最大的蠕虫卵，卵壳薄而均匀，一端具有不十分明显的卵盖，近卵盖端有一尚未分裂的卵细胞，周围有 20～40 个卵黄细胞。

2. 生活史　成虫吸附在终宿主人或猪十二指肠和空肠黏膜上，同体受精或异体受精后，受精卵随粪便排出体外，每条成虫可产卵 15 000～20 000 个/天，虫卵随粪便入水，当温度适宜时，卵内细胞分裂发育为成熟毛蚴，受光线照射毛蚴从虫卵孵出，进入中间宿主扁卷螺后，经发育为胞蚴→母雷蚴→子雷蚴→尾蚴，尾蚴从螺体不断逸出，吸附在周围水生植物表面，形成囊蚴，囊蚴在潮湿情况下生命力较强，但对干燥及高湿抵抗力较弱，当中宿主吞食囊蚴后，在小肠经肠液作用囊壁破裂，尾蚴逸出，吸附在小肠黏膜上吸取肠腔内营养物质，经 1～3 个月即可发育成成虫，成虫在人体内寿命为 4～4.5 年，在猪体内约为 1 年。

二、流 行 病 学

据调查姜片虫病流行于亚洲的印度、孟加拉、缅甸、越南、老挝、泰国、印度尼西亚、马来西亚、菲律宾、日本和我国。根据我国一些地区的调查，姜片虫病流行于主要种植菱角及其他可供生食的水生植物区。人体姜片虫病的感染，以 5～20 岁儿童和青少年为最多，男性感染率较女性为高，但在严重流行区，各年龄组的感染率均很高，主要取决于感染姜片虫囊蚴的机会，如生食菱角及茭白等水生植物。

猪感染姜片虫较为普遍，因此猪是重要的保虫宿主。用含有活囊蚴的青饲料（水浮莲、菱叶、浮萍等）喂猪是感染的重要原因。将猪舍建在种植水生植物的塘边、河旁，或用粪便施肥，都能造成粪内虫染入水的机会，而这种水体中又有扁卷螺的孳生，就构成了姜片虫孳生史所必需的全部条件。

三、临床表现

潜伏期 1～3 个月，轻度感染者症状轻微或无症状，中、重度者可出现食欲减退，腹痛，间歇性腹泻（多为消化不良粪便），恶心，呕吐等胃肠道症状，腹痛常位于上腹部与右季肋下部，少数在脐周，发生于早晨空腹或饭后，以腹痛为主，偶有剧痛与绞痛，患者常有肠鸣音亢进，肠蠕动增强，肠胀气，不少患者有自动排虫或吐虫史，儿童常有神经症状如夜间睡眠不好，磨牙，抽搐等，少数患者因长期腹泻，严重营养不良可产生水肿和腹水，重度晚期患者可发生衰竭，虚脱或继发肺部、肠道细菌感染，造成死亡，偶有虫体集结成团导致肠梗阻者。

四、诊　　断

各种虫卵浓缩法可提高检出率，但诊断为姜片虫病还需考虑寄生的虫数和临床表现，前者可用计卵法得到粗略的印象，患者红细胞计数和血红蛋白常轻度下降，白细胞计数稍增高，嗜酸性粒细胞可增高至 10%～20%，偶达 40%，粪便隐血试验偶呈阳性反应，取粪便用直接涂片法或沉淀集卵法可找到姜片虫卵，前者对轻度感染者易漏诊，后者可提高检出率，亦可采用定量透明法（即改良加藤涂片法），既可定性又可作虫卵计数。

X 线检查可见骨骼生长迟缓,或成侏儒症。

五、治　疗

对姜片虫病重症患者先进行积极的支持疗法,改善营养和纠正贫血,体力和精神恢复到一定程度后再酌情驱虫,驱虫药的剂量也不宜过大。

1. 硫氯酚　本品对肺吸虫囊蚴有明显杀灭作用,临床用于肺吸虫病、牛肉虫病、姜片虫病。

2. 呋喃丙胺　本品为我国首创的非锑剂内服抗血吸虫病药物。内服后主要由小肠吸收,其作用机制是对血吸虫糖代谢有明显影响,通过糖酵解的抑制,阻断虫体能源供应,使虫体麻痹,起到了直接杀虫作用。临床用于治疗血吸虫、姜片虫和华支睾吸虫病。

3. 吡喹酮　为广谱抗血吸虫和绦虫药物。适用于各种血吸虫病、华支睾吸虫病、肺吸虫病、姜片虫病以及绦虫病和囊虫病。不良反应:①常见的副作用有头昏、头痛、恶心、腹痛、腹泻、乏力、四肢酸痛等,一般程度较轻,持续时间较短,不影响治疗,不需

处理。②少数病例出现心悸、胸闷等症状,心电图显示 T 波改变和期前收缩,偶见室上性心动过速、心房纤颤。③少数病例可出现一过性转氨酶升高。④偶可诱发精神失常或出现消化道出血。

4. 噻苯咪唑　是一广谱驱肠虫药,对蛔、钩、鞭、蛲、粪圆线虫和旋毛虫感染,均有驱除作用;以驱蛲虫效果最佳;亦是粪圆线虫的首选药物。主要用于粪圆线虫和旋毛虫感染,以及皮肤和内脏蠕虫蚴(幼虫阶段)移行症。

5. 槟榔　此药是祖国医学中最早用来治疗姜片虫的药物之一。槟榔中含有槟榔素,能够麻痹姜片虫体的神经系统,增进人的肠道蠕动。因此,有驱姜片虫的作用。槟榔治疗姜片虫的方法有多种。

六、预　防

加强粪便管理,防止人、猪粪便通过各种途径污染水源。加强卫生宣传工作。特别要教育儿童不吃食带皮壳的生菱、生荸荠等。开展灭螺工作,有条件的地区可进行菱与其他作物轮种。

第七节　钩　虫　病

钩虫病是由钩虫寄生人体小肠所引起的疾病。临床上以贫血、营养不良、胃肠功能失调为主要表现,重者可致发育障碍及心功能不全。寄生于人体的钩虫主要为十二指肠钩口线虫或美洲板口线虫。偶可寄生人体的还有锡兰钩口线虫和犬钩口线虫等。巴西钩口线虫的感染期幼虫虽可侵入人体,但一般不能发育为成虫。

根据文献记载,在我国汉代以前即有钩虫病。国外 1843 年 Dubini 报告,从意大利米兰市一女尸的十二指肠中发现钩口成虫,并命名为十二指肠钩口线虫,简称十二指肠钩虫。1897 年 Loss 完成了从钩蚴侵入机体到发育为成虫的整个发育过程的研究。1880 年瑞士隧道工人发现一种流行性贫血症,经证实为钩虫引起。

一、分　布

1. 国际分布　钩虫病的流行与气候有密切的关系。在北纬 45°至南纬 30°之间的热带、亚热带和温带是钩虫病流行最广泛的地区。第三世界国家一般都是钩虫病流行最严重的地区。十二指肠钩虫的分布主要在温带地区,如欧洲南部、非洲北部沿海地区、印度北部、中国北部和日本。美洲钩虫多见于热

带地区,如非洲的中部和南部、美国南部、拉丁美洲各国、亚洲的南部和太平洋东部地区。

2. 国内分布　我国位于亚洲的东部和中部,太平洋的西岸,幅员辽阔,自然条件因地而异。据统计流行严重地区主要在黄河、淮河流域以南,尤其是长江流域以南地带,以四川、福建、中国台湾、广东、广西、湖南、浙江、江苏、上海等省、市、自治区、直辖市为最重。而青海、新疆、内蒙和黑龙江等地区由于气候干燥或寒冷,钩虫病没有流行。

二、分　类

寄生于人体的钩虫主要有两种:十二指肠钩口线虫和美洲板口线虫。它们可以危害人类。其他如锡兰钩口线虫、巴西钩口线虫和犬钩口线虫主要是狗、猫的寄生虫。

三、症　状

钩虫病的症状主要由钩蚴及成虫所致,但成虫所致的症状较为长久和严重。

1. 钩蚴虫所致的症状

(1) 皮炎:钩蚴侵入处皮肤,初有奇痒和烧灼感,继而出现小出血点、丘疹和小疱疹。皮炎多发生

在手指或足趾间、足背、踝部等,数日内可消失。抓痒可继发细菌感染,局部淋巴结肿大,偶可出现一过性荨麻疹。

（2）呼吸系统症状:受染后 3～5 日,患者常有咳嗽、喉痒、声哑等;重者呈剧烈干咳和哮喘发作,表现为嗜酸性粒细胞增多性哮喘,痰内可出现血丝。X 线检查可见肺纹理增加或肺门阴影增生,偶可发现短暂的肺浸润性病变。

2. 成虫引起的症状　粪便中有钩虫卵而无明显症状者称"钩虫感染",粪便中有钩虫卵又有慢性临床症状者称"钩虫病"。

（1）消化系统的症状:患者大多于感染后 1～2 个月逐渐出现上腹部不适或疼痛、食欲减退、腹泻、乏力、消瘦等。

（2）血液循环系统症状:①贫血重度感染后 3～5 个月逐渐出现进行性贫血,表现为头晕、耳鸣、心悸、气促等。长期严重贫血可发生心脏病,表现为心脏扩大、心率加快等。严重贫血常伴有低蛋白血症,出现下肢或全身水肿。②循环系统症状:贫血的程度直接影响循环系统,特别是心脏代谢功能。患者皮肤黏膜苍白,下肢轻度水肿,不劳动也感气急、心悸、四肢无力、耳鸣、眼花、头昏、智力减退等。重度感染者全身显著水肿,轻度活动后感严重气急、心

悸及心前区疼痛,脉搏快而弱,全心扩大,有明显收缩期杂音甚至舒张期杂音。出现心功能不全时尚见有肝大压痛、肺部啰音、腹水等。

3. 其他　儿童重症患者,可有生长发育障碍、智力减退、性发育不全、侏儒症等表现。成年患者也常有闭经、阳痿、性欲减退、不育等;严重感染的妊娠妇女易引起妊娠中毒症、早产、死胎等。

四、治　疗

1. 一般治疗　贫血和低蛋白血症是本病的主要表现,故给予足量的铁剂,补充高蛋白饮食对改善贫血与消除症状甚为重要。

一般病例宜于驱虫治疗后补充铁剂,但重度感染伴严重贫血者,宜先予纠正贫血。输血仅适于妊娠妇女或严重贫血者,已合并有贫血性心脏病心力衰竭者,输血有助于改善心功能。

2. 驱虫治疗　驱钩虫药物种类很多,常需多次反复治疗才能根治。对严重感染和混合感染者可采用联合疗法。针对病症对症治疗。

五、预　防

1. 注意个人卫生,饮用开水,食用熟食。
2. 注意劳动习惯,加强劳动防护意识。

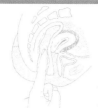

第三十五章　小儿常见肛肠疾病

第一节　小儿便血

肛门排出的大便中带血,不论大便带血或全为血便,颜色是鲜红的、暗红的还是柏油样的,都称为便血。便血多提示下消化道出血,尤其是结肠和直肠的出血。便血伴呕血是上消化道出血的表现,粪便的颜色取决于出血位置的高低、出血量的多少及在肠道停留的时间,上消化道出血多为黑便,若出血量多且排出快,亦可呈暗红乃至鲜红色。下消化道出血多为鲜红色或暗红色,若在肠道停留较久,亦可转为黑便。柏油样黑便提示出血量在 60ml 以上。便血者可无呕血,呕血者多有黑便。便血也可以是全身疾病表现的一部分,有时因吞入来自消化道外的血液也可引起"便血"。

一、病　因

1. 下消化道疾病

（1）肛管疾病:如肛裂和痔疮;

（2）直肠疾病:肛门、直肠损伤,直肠息肉,直肠肿瘤等;

（3）结肠和小肠疾病:细菌性痢疾,阿米巴痢疾,局限性肠炎,肠套叠,肠结核,肠伤寒,回肠远端憩室炎,黑色素斑-胃肠息肉病,肠重复畸形,小肠血管瘤,小肠肿瘤,肠系膜动脉栓塞等。

2. 上消化道疾病　食管、胃和十二指肠、胆道疾病等。

3. 全身性及中毒性疾病

（1）出血、凝血功能障碍血液病:新生儿出血症,严重感染及 DIC 等;

（2）急性传染病及寄生虫病:流行性出血热,伤寒、副伤寒和斑疹伤寒,钩端螺旋体病,钩虫病,血吸虫病,败血症等;

（3）中毒或药物毒性作用:脓毒症,细菌性食物中毒,有毒植物中毒,药物毒性作用,化学性毒物中毒等;

（4）遗传性出血性毛细血管扩张症。

以上疾病引起肠道炎症及溃疡、肠道血液循环障碍、胃肠道黏膜损伤或毛细血管通透性增高而导致便血。

二、临　床　表　现

1. 不同疾病出血的特点

（1）一般痔疮引起的肛门出血,是内痔出血,发生于排便过程中或者是排便后,血色鲜红,不跟粪便相混合,且会伴有异物脱出肛外。

（2）肛裂出血最大的症状就是疼痛,血色鲜红,有滴血状,排便之后产生剧烈的疼痛。

（3）肛瘘出血量不是很多,粪便为脓血便,经常性排便,患儿还会出现恶心,头晕,出血量很多时,患者体内会出现缺铁性的贫血,严重者还会出现休克。

（4）肠炎出血具有间断性,跟肛瘘出血有点类似,出血量不是很多。

（5）肠息肉具有无痛性,而且出血颜色鲜红,不跟粪便混合在一起,时常伴有黏液从肛门内部流出,偶有脱出之感。

2. 遇到小儿便血,还应详细询问病史并行全面体格体检,注意以下几点:

（1）便血前检查:在确定为便血前,应仔细检查是否为口腔、鼻咽、支气管及肺等部位的出血被吞咽后所引起的黑便,以及排除某些药物、食物所致的血样或黑色大便。

（2）根据小儿的年龄:新生儿便血大多由于咽下母亲产道或乳头破裂的血或患有新生儿自然出血

症、出血性坏死性小肠炎、消化道畸形等。婴儿和幼儿便便血多见于肠套叠、梅克尔憩室、肠息肉、脱肛、肛裂等。学龄前期和学龄期儿童便血要考虑食管静脉曲张、溃疡病、肠息肉、肛裂、过敏性紫癜等。

（3）便血量及颜色：少量便血且呈鲜红色，鲜血附在大便的表面，多是直肠、乙状结肠或降结肠疾病出血，如果解大便时小儿无哭吵要考虑直肠息肉，如果小儿哭吵厉害要考虑肛裂，也见于肠套叠等。大量便血，呈暗红或黑色，多为上消化道或急性出血性坏死性肠炎、肠伤寒等出血。果酱样便是血和黏液混合似黏冻样的大便，如小儿年龄在 6~18 个月，同时伴有阵发性哭吵，要考虑肠套叠。豆汤样便：大便呈血水样，腥臭，要考虑出血性坏死性小肠炎，小儿往往有腹痛、腹胀明显。

（4）便血与排便的关系：血在大便后滴下，与大便不相混杂多见于内痔、肛裂，也见于直肠息肉、直肠癌等。大便呈脓血样或血便带脓样黏液，应注意痢疾、血吸虫病、肠结核、慢性结肠炎等。

（5）其他伴随症状：便血伴剧烈腹痛甚至休克者，应注意肠系膜血管阻塞、出血性坏死性肠炎、肠套叠；便血伴腹部包块应注意肠套叠、肿瘤等；便血伴身体其他部位出血多见于血液系统疾病、急性严重感染、维生素 C 缺乏症等；便血伴发热及全身中毒症状多系急性感染。原因未明的便血必须进行肛门检查和直肠指诊，有助于发现肛裂、直肠息肉、痔、肠套叠及癌肿。

三、检　查

1. 实验室检查　肉眼观察大便的颜色、血量、是否带黏液及脓血，血液是否与大便混匀。大便镜检可发现肠道炎症的病理成分、寄生虫卵与某些寄生虫（如阿米巴原虫）。血便于镜检下无红细胞，应做潜血试验。

外周血血红蛋白和红细胞计数有助于了解失血的程度。出凝血功能检查、大便培养、血吸虫毛蚴孵化、免疫学检查如血清环卵沉淀试验与冻干红细胞间接血凝试验，肥达反应及外斐氏反应。

2. 特殊检查

（1）直肠镜、乙状结肠镜检查可直接了解病变，如内痔、息肉、溃疡、肿瘤等，并可取内容物做镜检和活体组织检查。

（2）纤维结肠镜检查可观察深部结肠病变。

（3）胃肠钡餐透视、照片及钡剂灌肠造影检查对胃肠道溃疡、憩室、息肉、肿瘤等的诊断有帮助。

（4）选择性腹腔动脉造影及核素扫描有助于原因不明的消化道出血的诊断。

四、诊　　断

根据病史、体检和必要的辅助检查，一般可明确诊断。

五、治　　疗

1. 病因治疗　针对病因进行处理，多能治愈便血。如新生儿出血症，一般仅用维生素 K_1 治疗即有显著疗效。肠道感染性疾病使用有效药物后便血常迅速消失。全身感染性疾病所致便血，应在综合疗法的基础上治疗。

2. 对症治疗

（1）一般处理：活动性出血者应绝对卧床休息，使用镇静剂。严密观察和记录患儿的神志、脉搏、血压和尿量。保持呼吸道通畅，防止呕血引起窒息。

（2）输血：对出血量大者，应积极补充血容量，无条件立即输血，可先输入右旋糖酐、5% 葡萄糖生理盐水或复方氯化钠液。

（3）止血：根据出血性质不同选择止血剂，如肾上腺色腙、酚磺乙胺、氨基己酸、对羧基苄胺等。对上消化道出血可用去甲肾上腺素 4~8mg 加于 150~250ml 生理盐水中分次口服或胃管内滴注对局部黏膜血管有收缩作用。西咪替丁和奥美拉唑对胃、十二指肠急性黏膜病变及溃疡出血有良好止血效果。

3. 外科治疗　直肠息肉大多可在结肠镜检下行息肉切除。结肠和小肠多发性息肉，长期大量便血时，可剖腹探查，切除息肉较集中的肠段，以止血和防止恶变。肠套叠如空气或钡灌肠不能复位或时间超过 48 小时应手术治疗。回肠远端憩室和肠重复畸形伴出血可行局部肠切除。

六、预　　防

一旦发现便血，应及时诊治，以免延误病情。另外建议：

1. 让儿童养成定时大便的习惯，大便以稀糊状为佳。

2. 减少增加腹压的姿态，如下蹲、屏气。忌久坐、久立、久行和劳累过度。

3. 忌食辛热、油腻、粗糙、多渣的食品。

第二节　小儿肛周脓肿

肛门周围脓肿在小儿比较多见,尤以新生儿及婴幼儿更为常见。如果处理不当或延误治疗,日后可形成各式各样的瘘管,反复感染,严重者可影响发育和生存质量。

一、病　因　病　理

感染多来于肛管直肠壁,这里由于新生儿或婴儿肛管短,大便时肛管直肠黏膜容易外翻,加之皮肤娇嫩,如果用新布或吸收水分不良的布类作尿布,翻出的黏膜及肛周的皮肤易被擦破,细菌从受损处的黏膜、皮肤进入直肠黏膜下及肛周皮下,经血行、淋巴途径或直接蔓延,引起肛门直肠周围感染,而形成肛门直肠周围间隙的脓肿或皮下脓肿,若处理不当,脓肿可穿入直肠周围组织,如会阴、舟状窝、大阴唇、阴道,形成直肠会阴瘘、舟状窝瘘、大阴唇瘘、阴道瘘。小儿骨盆直肠间隙脓肿比成人少见。也有人认为,半岁以内小儿肛周脓肿是接受母体的性激素引起,在半岁以内,小儿体内性激素一过性增高,因而易引发肛周脓肿,而半岁以后患儿发病率反而降低。

二、临床表现

肛周脓肿的临床表现与一般软组织的感染相同。全身症状表现为发热、精神不振、胃纳不佳、呕吐。婴幼儿则表现为哭闹、拒食、呕吐。局部表现为肛门周围皮肤有红肿热痛,晚期可有波动感。就诊较晚者,可见肛周皮肤有破溃流脓。

三、治　　疗

肛周脓肿应早期应用抗生素或清热解毒的中药治疗,以控制感染为主,局部可行热敷,或用金黄膏外涂,以消肿止痛,同时盐水或肛肠洗剂坐浴使感染局限化。如果局部已有波动感,应行切开引流。引流应作放射状梭形切口,长度与脓肿大小一致。切开脓腔后作钝性分离,保持引流通畅。同时要注意寻找内口,将内、外口之间的软组织一并切开,这样可以防止日后形成肛瘘。术后仍应继续用抗生素治疗,坚持用洗剂坐浴换药。术后以吃流质少渣饮食为主,并应尽量保持大便通畅及伤口的清洁。

第三节　小　儿　肛　瘘

一、病　因　病　理

关于婴幼儿患肛瘘的病因,目前尚不完全清楚,可能与下列因素有关。

1. 小儿骶骨曲尚未形成,两侧坐骨结节距离较近,加上肛门内括约肌紧张度较弱,因此粪便容易直接压迫肛管齿线处,肛窦黏膜易损伤、擦破,导致细菌入侵。

2. 小儿常因尿布皮炎,刺激肛周皮肤,致使毛囊、汗腺、皮脂腺感染,形成肛周皮下脓肿与肛窦相通而形成肛瘘。

3. 新生儿,尤其是男孩受母体激素失调的影响,使皮脂腺分泌亢进,易引起肛门皮脂腺炎,感染后成肛周脓肿与肛窦相通。

4. 新生儿免疫功能不全,如新生儿生理性缺乏免疫球蛋白 G(IgG)、免疫球蛋白 A(IgA)等,因此容易发生肛周感染,形成肛瘘。

据国内外统计,婴幼儿肛瘘在出生后 6 个月以内发病者占小儿肛瘘的 2/3;在生后 3 个月内发病率最高,其中生后 1 个月内发病者为最多见。男性多于女性,男性占 80% ~ 90%,婴幼儿肛瘘发病部位多在肛门两侧,瘘管多呈浅在、单纯、垂直。复杂而瘘深的较少,有部分患儿未治可自愈,待成人后可再发。

二、临床表现

肛瘘病儿都有肛门直肠周围脓肿的病史,检查时于肛旁、舟状窝、阴道或会阴部有瘘的外口。常有脓液或分泌物从瘘口流出外口,可时发时愈。由于小儿以直肠瘘为多见,若把左手示指插入肛门直肠内,用右手持探针经外口探入,往往在直肠内可触及插入的探针,探针进入直肠处即为瘘管的内口。不过在进行这种检查时,不要用力过猛,以免造成假道。若在瘘口处行触诊,往往可触及一较硬的条索状物,这就是肛旁瘘的瘘管。直肠会阴瘘、直肠舟状窝瘘、直肠阴道瘘的病例,瘘口处可见有粪便污染,尤其是稀便时,可从瘘口排出。肛门直肠指诊常可于齿状线附近扣及瘘管的内口,其内口大小不一,直径多为 0.5～1mm 左右,若用探针经外口探入,探针可经内口进入直肠腔。

三、治　疗

根据肛门炎症、脓肿、瘘道三个不同阶段采用不同的治疗原则:

1. 当肛门周围尚未形成脓肿,仅见皮下有炎症反应时;可采用保守治疗,每日用温开水坐浴 2～3 次,适当吃些抗生素,局部可用如意金黄膏外敷等消炎、消肿治疗。

2. 如脓肿已形成,可切开排脓,预防反复感染,由于距肛窦较近,可一次切至肛窦,可避免日后成肛瘘。

3. 多数小儿肛瘘,可随发育生长自己愈合,所以一般不主张及时做根治手术,一旦肛瘘已形成,可

等孩子稍大些,到 5～10 岁时再手术,可行瘘道切开术或挂线治疗。如在肛门两侧同时存在两个瘘道者,应分次行瘘道切开术,若采用挂线方法,可用胶线一次收紧即可。

相对而言,儿童肛瘘较少,但出生后 3 个月的婴儿,以及未满 1 周岁的幼儿,也常会出现肛门肿痛、化脓的情况。由于小儿肛瘘管道较为短浅,排脓后症状可很快减轻,并多数可自愈,部分患儿随年龄增长而自愈。因此,一般主张不行手术治疗。

对此,应对症处理,每日清洁肛门并坐浴,适当使用抗生素及外用药膏,消炎消肿,控制和减少脓肿的发生,加速自愈。对反复发作不能自愈的患儿,要择期至能承受手术时,再进行手术治疗,手术年龄以 5～10 岁为宜,对于低龄幼儿患该病的原因,以及自愈的原因,尚不明了。

第四节　小儿肛裂

一、病 因 病 理

肛裂是小儿常见的外科急症。它是深达齿状线以下的肛门全层皮肤的裂隙。常由于大便干燥、硬结,在排便时引起肛管皮肤的撕裂。其损伤部位以肛管后方皮肤正中线处多见,肛管前方损伤者少见。肛裂的形状呈菱或椭圆形,伤处由于大便的污染易引起继发性感染,形成感染性溃疡。肛门外括约肌的皮下部常因炎症的刺激,而长期处于痉挛状态,使肛裂部引流不畅。若未能及时治疗,外括约肌的皮下部肌纤维逐渐变性,以致挛缩,加之大便的经常摩擦使肛裂经久不愈,形成慢性纤维结缔组织增生性溃疡。

二、临 床 表 现

排大便时哭闹或剧烈疼痛,是小儿肛裂的典型症状。这种排便时的疼痛,主要是由于粪便通过时使肛裂扩张,溃疡内的神经末梢受到刺激。患儿常因惧怕排便疼痛,而不愿排便,以致大便更加干燥、硬结。当不得不排便时,则疼痛更加厉害。除排便疼痛外,排便可伴有肛门出血。出血是由于粪便摩擦肛裂溃疡创面引起的。每次出血量不等,呈鲜红色,覆盖在粪便表面,或在便纸上带有血迹,有的病儿在便后滴几滴鲜血。

三、治　疗

肛裂是由于粪便干结而引起的,因此首先应

针对病因进行治疗。重点是必须保持大便排泄通畅,可口服轻泻剂,如液体石蜡,或用中药大承气汤、调味承气汤等通便,常可减轻疼痛。亦可适当应用镇静剂或解痉剂来减轻便时的疼痛。此外,便前用温热水或安氏熏洗剂坐浴,肛门括约肌可暂时松弛,同时减轻排便时的疼痛。局部溃疡创面可涂布抗生素软膏,或中药京万红,这对感染的创面有消炎祛腐生肌的作用,可促进肛裂的愈合。由于小儿肛裂发现较早,病情尚轻,多数病例经上述治疗,可得痊愈。对久治不愈者可按病情选用下列治疗方法:

1. **肛管扩张术** 这种方法操作简便,疗效好,但要在骶管麻醉下进行,扩肛时可用两个示指同时伸入肛门,向两侧反复撑开,但不能用力过猛,以免肛门撕裂,每次扩肛维持 4～5 分钟,术后口服液体石蜡等轻泻剂,以保持大便通畅,同时用安氏熏洗剂坐浴。

2. **肛裂切除术** 在小儿病例中,很少采用这种手术,只对个别反复出现症状的慢性肛裂才应用。手术要求在骶管麻醉下施行。术时先扩肛,然后在肛裂边缘作一内小外大的梭形切口,切口应深达溃疡肉芽创面的基底层,将溃疡连同边缘 0.1～0.2cm 的正常黏膜及皮肤一并切除,使之变成一平坦创面,有利于引流。要特别注意的是,若决定切断部分内括约肌,以减轻排便的痛苦时,其切断方向必须与肌纤维保持垂直,上端深部切口不应太深,否则有损伤

耻骨直肠肌的危险,而导致大便失禁。肛裂切除后的创面,可用油纱布覆盖。

3. 肛裂注射术　笔者以安氏肛痛宁注射术治疗小儿肛裂取代了手术治疗法。注射疗法具有痛苦小,损伤组织少,恢复快等优点。因而患儿较易接受。具体操作方法见肛裂一章。

第五节　小儿直肠脱垂

直肠脱垂又称脱肛,是指肛管、直肠甚至乙状结肠向下翻出于肛外,多见于 2~4 岁的幼儿,年长儿很少见。男女的发病率无明显区别,近年来随着人民生活水平的提高,计划生育工作的开展,育儿知识的普及,脱肛的病儿逐渐减少。

一、病　因

多数作者认为直肠脱垂与全身状况、局部因素及促成因素有关。

1. 全身状况　久病体弱或营养不良的小儿,由于坐骨肛门窝内大量脂肪消失,这样就失去了对直肠支撑、固定的作用。临床上常见脱肛的病儿往往伴有不同程度的营养不良,说明全身状况的好坏是酿成脱肛的重要因素之一。

2. 局部因素　一些学者认为幼儿时期由于盆腔各种组织发育还不十分健全,这是引起直肠脱垂的局部解剖因素。对此目前有以下几种说法:

(1) 幼儿骶骨前的弯度尚未形成,直肠肛管几乎呈直线下降,由于直肠呈垂直位,缺乏骶尾骨对直肠的依托和支撑作用。

(2) 小儿膀胱、子宫的位置比直肠高,蹲位时直肠所承受的腹内压力最大。

(3) 肛提肌和盆底诸肌薄弱,发育也不健全,对直肠的固定,支撑力不强。

(4) 直肠黏膜与直肠肌层之间的黏附很疏松,这就容易造成直肠黏膜脱垂。

3. 促成因素　许多学者认为在上述两种因素的基础上,如果又有引起长期腹内压增高的因素存在,如小儿大便干燥、蹲厕时间较长,就有可能促成直肠脱垂的发生。小儿易哭闹、咳嗽、腹泻、便秘、包茎等,这些因素均可引起腹内压增高。

二、病　理

按照翻出于肛门外组织的成分和部位,一些作者把直肠脱垂分为两型:部分性脱垂和完全性脱垂。也有人把直肠脱垂分为三型:

1. 黏膜脱垂　为肛管或肛管和直肠黏膜及肌层分离脱出肛外,临床上最常见。

2. 完全脱垂　为黏膜和肌层均脱出于肛外,临床上较少见。

3. 盆结肠套叠　脱出肛外,临床上极少见。

根据直肠脱垂能否回纳及血液循环有无障碍,有的学者把它分为可复性直肠脱垂和箝闭性直肠脱垂。

可复性直肠脱垂,无论是黏膜脱垂或完全性直肠脱垂,只要能自行或手法复位都是可复性直肠脱垂。这种脱垂一般黏膜仅有轻微水肿很少发生溃疡、出血。

箝闭性直肠脱垂是由于脱垂的肛管、直肠未能及时复位,脱出的肠管充血、水肿,黏膜出血、糜烂,甚至形成溃疡,在没有上述病理改变的情况下松弛的括约肌能够允许直肠顺利出入,但在肠管水肿的情况下,脱出于肛外的肠管有局灶性坏死,严重的病例可以发生绞窄性坏死。

三、临床表现

脱肛的最初症状是排便时有淡红色包块从肛门脱出,便后包块多能自行回缩入肛门内,反复发作多次后,肿块不能自行回缩,必须用手帮助还纳,甚者只要腹内压稍微增高,比如咳嗽,打喷嚏,排便、排尿时稍用力,直肠又复脱出肛外。由于直肠经常脱垂,肠黏膜受摩擦,黏液分泌增多,并可有充血、水肿、糜烂、溃疡、出血,以致不能回纳,肠管长期暴露于肛外。严重的病例可有局灶性肠管坏死,个别病例甚至可见脱出的肠管完全发黑坏死。

直肠完全脱垂时肛门有下坠胀痛感,此外部分病儿诉下腹部及腰骶部胀痛,或有频繁排便和尿频等症状,当其直肠脱垂发生绞窄时可出现剧烈腹痛。

四、诊　断

多数病儿便时有肿块脱出的病史,尤其是令患儿在蹲位下用力排便时见肛门外有与肛管皮肤相连的直肠黏膜皱襞,包块在早期多呈粉红色,反复脱垂者为暗红色,这时直肠脱垂的诊断便可确立。要区别直肠脱垂的病理类型一般无多大困难,黏膜脱垂者直肠黏膜表面呈环状皱襞,扪诊包块仅为两层黏膜组织,活动性较大,不厚实;若为完全脱垂,一般脱垂之肠管较长,可见肛管的黏膜面呈纵行沟纹,因有肌层一并脱出,所以包块比较厚实。这种病例一般病程较长,包块多呈暗红色。若脱垂肠段与肛门皮肤间有一浅沟,用手指插入浅沟约 2cm 处扪到直肠黏膜反褶时,则可诊断为盆结肠套叠脱垂。若肠管脱出时间太久,黏膜呈现严重的充血、水肿、糜烂、溃疡、坏死时,应诊断为绞窄性直肠脱垂。

五、治　疗

直肠脱垂的治疗原则是:首先应重视改善全身状况,积极矫正营养不良。针对引起直肠脱垂的促成因素及时采取有效的治疗措施。在促成因素去除后,有些患儿能够自愈。仍然脱垂者才考虑手术治疗。

1. 非手术疗法

(1) 对促成因素的治疗:如有腹泻、便秘、膀胱结石、包茎等,应针对这些引起腹内压增高的原因。积极进行治疗,待病因去除后,脱肛多能自愈。

(2) 改善全身状况:纠正不良的排便习惯;在治疗期间要全面改善小儿的生活习惯,提高营养,加强体力,培养定时大便的习惯(间隔时间不能太长),避免蹲位排便,尽量不使髋关节屈曲。有的学者主张直腿姿势排便排尿,或侧卧位排便,若能坚持

1~2 个月,脱肛多可治愈。

(3) 中医疗法:一般用补中益气汤加减。

处方举例

内服方:党参、黄芪、升麻、柴胡、诃子、白术、枳壳。

外洗方:秦皮、石榴皮、五倍子、明矾等。每日 2 次坐浴,每次 10~15 分钟。

(4) 针刺疗法

主穴:承山,长强,三阴交。

备穴:百会。

治法:先针承山,效果不佳再针长强,炙百会即可。

(5) 手法复位:排便后直肠脱出时,应及时用手法复位。其方法是用手指将脱出肠管的中央部分先轻轻推入肛门内,其余部位也随同回纳入内。复位后用纱布叠成厚垫压住肛门,然后用胶布将两臀拉紧固定,嘱患儿卧床休息,卧床排便 1~2 周,脱肛可痊愈。

2. 手术疗法　经上述治疗后,多数病儿均能治愈,少数仍未愈者,则需手术治疗。目前主要采用芍倍注射液注射治疗小儿直肠脱垂,本方法具有操作方便,效果可靠,无毒副作用,远期疗效好等优点。自临床开展以来,效果满意。具体操作见直肠脱垂一章。

第六节　骶尾部畸胎瘤

骶尾部畸胎瘤与其他畸胎瘤一样,是由三种原始胚层组织演变而来的先天性肿瘤,常发生于骶尾部,多见于婴幼儿,女性多于男性。

一、病 因 病 理

Cross 和 Bremen 两人认为骶尾部畸胎瘤的病因是比较容易解释的。畸胎瘤来源于原始细胞,这些原始细胞具有多能性,即能发育成至少两个胚层;或全能性,即发育成 3 个胚层。胚胎的原结,亦称亨森结,最初位于神经管末端。随着胚胎体节和神经管向头端方向伸展,原结则向尾端方向移动,最后被移至原始尾的末端。随着胚胎的继续发育,在人胚,原始尾逐渐被吸收,缩短而消退,原始的残余部分最后停留于尾骨端了原结的全能性原始细胞可脱离出一部分。从而发展成骶尾部畸胎瘤。

良性畸胎瘤有紧张而完整的包膜。表面皮肤与

包膜间无粘连。瘤内含实质成分和多个囊腔。切面可见囊腔与实质组织互相混杂,呈不规则排列。囊内含有清亮液体或黏液,或皮脂腺分泌物或血性液体。实质组织中可见骨组织、软骨、牙齿、皮脂腺分泌物,毛发或脑组织等。

显微镜下可发现来自 3 个胚层的各种组织。Ravitch 等对 48 例骶尾部畸胎瘤的手术标本作了详细的病理检查发现,瘤内最常见的组织有上皮组织、脑和神经胶质、肠黏膜、结缔组织、软骨、脂肪、横纹肌等。

骶尾部畸胎瘤可分为良性成熟型畸胎瘤和未成熟型畸胎瘤。恶变发生率为 13% ~27%。恶性肿瘤包括胚胎癌、内胚窦瘤、腺癌、横纹肌肉瘤、神经母细胞瘤等。

二、分 型

一般依据肿瘤部位或组织学分型。

（一）按病理分型

1. 良性畸胎瘤 由成熟的分化组织构成。

2. 恶性畸胎瘤 由胎儿形成期未成熟组织构成。

3. 混合型 以上两者混合存在。

（二）按临床分型

1. 显型 多见。肿瘤由尾骨尖向臀部生长，很少向腹腔方向生长，基底宽大，与臀部及会阴部软组织关系密切，肿瘤明显的显露于会阴部。形状多为圆形或椭圆形，有的呈结节状，大小不一，大的如小儿头，小的仅在骶尾部有一小隆起，常不被注意，仅在直肠指诊时被发现。

2. 隐型 少见。肿瘤位于直肠与尾骨之间，以向腹腔方向生长为主，会阴部一般看不到肿瘤，较难早期发现。

3. 混合型 肿瘤不但向臀部内，而且沿骶前向盆腔内生长，将直肠推向前方，尾骨向后倾并被肿瘤包绕，肿瘤呈哑铃状。

三、临床表现

畸胎瘤生长在肛门后方时，主要向外向下突出，称为显型畸胎瘤。一般不出现压迫症状，但由于瘤体暴露在外。常可因外伤造成破溃，以致发生感染，出现体温增高，局部红、肿及疼痛等炎症反应。如肿瘤破溃形成窦道，从囊腔内有时可流出毛发、牙齿等。

肿瘤生长在直肠后壁、骶尾骨前方时，则向内向上发展，为隐型畸胎瘤。此种类型少见，而且不易发现。肿瘤长大压迫直肠。甚至压迫尿道，表现为腰、股、会阴部疼痛，排便和排尿困难，严重时出现肠梗阻。

混合型肿瘤不但向臀部内，而且沿骶前向盆腔内生长。将直肠推向前方，尾骨向后倾并被肿瘤包绕。肿瘤呈哑铃状。具有显型和隐型的临床症状。

四、诊 断

因本病的显型与混合型，多于出生后可发现骶部有肿块或隆起存在，一般早期诊断并不困难；隐型畸胎瘤尚未出现压迫症状时，诊断比较困难，需做必要检查。囊性畸胎瘤可有波动，囊内为黄色混浊液体或陈旧性血液；抽除液体后症状缓解。隐型畸胎瘤做直肠指诊可发现直肠后壁有向前突出的肿物。X线检查：骶骨与直肠之间有肿块，内有无定形的散在钙化阴影，可见骨质或牙齿。尾骨有时移位，如有恶变，做甲胎蛋白测定，多为阳性，具有诊断意义。骶尾骨后部畸胎瘤，应与骶前脊索瘤、骶尾部脊膜膨出症鉴别。骶前脊索瘤以疼痛、下肢麻痹及大小便失禁等神经症状为主。X检查可见脊柱有骨质破坏。骶尾部脊膜膨出是单房囊肿，多伴有脊椎裂，手指压迫即可缩小，同时囟门凸起。一般不要轻易做穿刺诊断，以免引起脑脊液漏。

五、治 疗

小儿骶尾部畸胎瘤一旦确诊，无论肿瘤大小，都应早期手术切除，但感染期间应注意先行消炎治疗。待炎症消失后再考虑手术治疗，畸胎瘤虽多为良性，但随小儿年龄增长，恶变程度逐渐增高，特别是实质性更易恶变。同时发生各种并发症的机会亦多。若已发生癌变，化疗、放疗均不敏感，无论肿瘤是否完全切除，长期存活病例罕见。故近年来多数人主张新生儿施行畸胎瘤切除手术。

手术方法：患者取俯卧位，臀部垫高，腰麻下，在骶尾正中，由骶尾关节至肛门缘切开，保留括约肌。可切断肛尾韧带和切除尾骨，切开肛提肌。露出骶前间隙，将畸胎瘤与直肠分离。要注意避免损伤直肠。肿瘤切除后，用生理盐水冲洗伤口，作分层缝合，在切口内放一胶膜引流，外盖灭菌敷料。加压固定。术后用抗生素预防感染。两天后取出胶膜引流。7天拆线。

隐型畸胎瘤：位置较高。可采用经腹部将肿瘤切除。隐型和混合型畸胎瘤直肠指诊如不能触到肿瘤上极，则应经腹部和骶部切除、根据患儿的全身情况可以经腹和骶部联合切除。也可以分期手术。

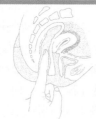

第三十六章　先天性肛肠疾病

第一节　肛门直肠先天性畸形

　　肛门、直肠的先天性畸形，在新生儿中大约占0.2‰，据有关学者对32 968名新生儿统计，患各种先天性畸形者共有186人；包括消化道畸形87人在内，其中肛门直肠闭锁者8人，占整个消化道畸形的4.3%，人群发病率为0.24‰。肛门、直肠先天性畸形的患者，常常还有其他器官的先天性畸形；如先天性心脏病、食管或十二指肠闭锁、输尿管、肾脏、盆部神经以及骶骨的异常等。比较常见的伴随畸形有子宫隔膜、双子宫、男性尿道上裂等。

一、病因病理

　　肛门、直肠先天性畸形的胚胎学基础是后肠发育障碍。肛管上部、直肠和部分泌尿生殖器官是胚胎时期后肠的衍生物。后肠近端与中肠相连，远端部分形成一个膨大的囊腔，称为泄殖腔。泄殖腔的腹侧连通尿囊，两侧有中肾管开口。当胚胎发育到5cm，在后肠与尿囊之间的夹角部分由间充质形成一个楔状物，称为尿生殖膈。尿生殖膈继续向尾端发展，将泄殖腔一分为二。腹侧称为原始尿生殖窦，背侧部分称为原始直肠。当胚胎发育到第6周末时，尿直肠膈已经到达并接近泄殖腔膜，两者贴靠在一起，成为会阴体。这时，泄殖腔膜也被分为两部分。前部分为尿生殖膜，背侧部分称为肛膜。在肛膜的周围，外胚层升起，中央形成浅的凹陷，称为肛凹。肛凹逐渐向深处发展，并与肛膜相遇后在第28周末破裂，形成肛管。消化道末端遂与羊膜腔相通。

　　在这一胚胎发育过程中，尿生殖膈的向上延伸对以后直肠、膀胱和尿道、阴道等完成正常发育非常重要。当尿生殖膈延伸失常，后肠与尿生殖窦分隔不全时，就可形成直肠与膀胱、尿道与阴道之间的瘘管和直肠的高位畸形。如肛凹未向深处发育，肛膜穿通不全，就可形成肛门闭锁或狭窄等畸形。

二、分类

　　肛门、直肠先天性畸形的分类方法很多。一般教科书常引用Ladd cross于1934年提出的分类法，把畸形分为四型：

　　第一型：肛门或肛管直肠交界处狭窄；

　　第二型：肛门膜状闭锁；

　　第三型：肛门闭锁，肛门部皮肤距直肠盲端有相当的距离。常并发通向泌尿生殖系统的瘘管；

　　第四型：直肠闭锁（肛门和肛管），但肛门与直肠之间不通。分为以下四种情况：①肛门直肠狭窄、②肛门膜状闭锁（低位）、③肛门直肠闭锁（高位）、④直肠内闭锁。

　　这一分类方法曾广泛应用。但由于单纯从解剖学形态着眼，不能指出手术适应证，也不能提示治疗时机，并且把所有通向泌尿（男性）、生殖（女性）系统的瘘管都包括在第三型也不够合理；因为实际上这些带瘘管的畸形，不论从发生学或是临床上的诊断和处理都各有特点，不能混为一谈。所以这一分类方法被认为是不完善的。

　　第一组：高位畸形

　　第一型：肛门直肠高位闭锁。极少数病例有较长的瘘管。

　　第二型：直肠闭锁，肛门和肛管正常。

　　第三型：肛门闭锁，直肠膀胱瘘，或直肠尿道瘘。

　　第四型：肛门闭锁，直肠阴道上部瘘或直肠子宫瘘。

　　第二组：低位畸形

　　第五型：肛门直肠低位闭锁，半数以上的患者有会阴小瘘管。

　　第六型：肛门膜状闭锁。

　　第七型：肛门狭窄或肛管直肠交界处狭窄。

　　第八型：肛门闭锁，直肠阴道瘘或直肠舟状窝瘘。

这种分类方法,明确指出第一组主要是尾肠退化紊乱引起。要求在新生儿时期急症手术,并且需要作腹会阴联合手术。第二组主要是原始肛膜吸收紊乱造成。这一组畸形一般可以经会阴部手术矫正。而且第七、八两型可以在婴儿稍大时,进行比较安全的择期手术。这一分类方法在 1964 年的一次儿科专题讨论会上,受到我国小儿外科专家们的肯定。

随着我国人民生活水平提高,优生优育的大力提倡。尽管此类疾患临床上属于罕见病。但是国内的肛肠外科专家、学者对此病的诊断和治疗进行了知识、技术的普及,有利于此病防治水平的提高。

三、诊　断

先天性肛门直肠畸形多在分娩后常规检查时被发现。但是如果肛门的开口能排出一些胎粪,因而局部污染或尿布上沾有粪便痕迹,就有可能被误认为正常而使畸形漏诊。另外,肛门直肠狭窄、肛膜闭锁,以及直肠缺损等畸形,视诊不能发现,需要进行仔细的检查才能得出正确诊断。

从会阴部的观察中,可以大致辨别畸形的类型。低位畸形可以看到异位开口或肛门被遮盖的痕迹。会阴部光滑无孔常表示为高位畸形。胎粪在阴道高处的开口排出,可以确定直肠尾端所处的位置。男婴排出绿色尿液时,就证明有直肠尿道瘘。

对可疑的肛门外口进行指诊。可以发现肛门直肠狭窄,肛膜闭锁等畸形。有时经用探针检查那些在原肛门位置以外的开口,以初步了解瘘管走行方向直肠尾端与会阴部皮肤的距离。

对婴儿进行肛门指诊往往被认为是危险的,其实轻柔的肛门指诊,特别是用小指进行时,不会对肛门直肠造成任何损伤。

初生儿出现急性肠梗阻症状时,应该立即联想到先天性肛门直肠畸形的可能性。尽管视诊肛门位置正常,或者在尿布上有胎粪沾染,也必须仔细检查肛管、直肠的情况。

X 线检查是诊断先天性肛门直肠畸形的重要方法。广泛用于确定梗阻的平面。通常将婴儿倒置,在原肛门的部位放置一金属球,照侧卧位像。采用这种方法观察直肠盲端,通过电磁不断地间歇断磁和通磁,吸引直肠盲端向下延伸,一般效果好。在磁力作用下直肠壁也逐渐增厚,约 3 周即可延伸至会阴部。虽然倒置位拍片检查应用很广泛,但是这种体位对于高度腹胀和一般情况较差的患儿有一定的

危险。有时在倒置位可出现呼吸窘迫、青紫、呕吐甚至虚脱等现象。所以有人建议采用比较安全的头低脚高位或侧卧位,也能获得比较可靠的结果。

使用 B 超可以准确测定直肠盲端与会阴肛区皮肤的距离。应用 B 超探头直接在会阴肛区皮肤作矢状切面扫描,即可获得肛门直肠声像图。如果皮肤回声显示不清,可在皮肤表面加水囊检测。直肠表现为直径约 1cm 的管状结构,这是根据肠腔内胎粪的回声进行判断的。因此,无瘘口或瘘口小不能排出胎粪者可得到可靠的结果,瘘口大或已行结肠造瘘减压的病例,则难以获得正确的结果。

对于每一例结肠造瘘患者都要仔细研究和制定修复手术的方案和手术时间。因为患儿成长到儿童时期,结肠造瘘带来的问题比成年人要复杂得多。特别是青春发育期,患者往往精神沮丧,社会活动受到很大的影响。

四、临床表现

先天性肛门直肠畸形的主要症状为低位肠梗阻表现。由于畸形类型不同,有无瘘管及瘘管的粗细位置不同,临床症状有很大差异。一般多于出生后 1~2 天出现急性完全性低位肠梗阻而就诊,早期表现为无胎粪排出,喂奶后呕吐,呕吐物为奶合并有胆汁,以后可以吐粪样物,腹部逐渐膨胀、失水。如延误治疗可致很快死亡。少数狭窄较轻,或瘘管粗大的患儿,短期内还可排便排气,在数周或数月后出现排便困难、便秘、肠石形成、继发性巨结肠等慢性肠梗阻征象,或以排便部位异常而就诊。个别病例伴有很大的阴道瘘或舟状窝瘘,粪便可以通畅地由瘘管排出,没有任何慢性肠梗阻的表现,可以长期无症状或症状较轻。

五、治疗原则

治疗本病的目的,是解除肠梗阻,重建肛门直肠功能和切除瘘管。首先是挽救病儿的生命,使其粪便排出,以解除梗阻。

1. 对高位畸形病儿,可按情况不同,先做横结肠或乙状结肠造口术,作为前期手术;待婴儿生长足以支持较大手术时,再做肛门成形手术。

2. 对低位畸形病儿,如瘘管在阴道下部或会阴部,可暂时试行,扩张瘘管,解除梗阻。待 6 个月以后,再施行手术治疗,或采用挂线治疗。

3. 对高位畸形有耻骨直肠肌围绕阴道(或男性

尿道)而不围绕直肠的病儿,手术时必须将耻骨直肠肌拉向后方,使直肠经过其前方向下牵到肛门,才能恢复肛门括约肌的功能。

4. 对有瘘管的患者,必须缝合修补,或挂线治疗。高位畸形患者,可由直肠内缝合瘘管,剥去直肠黏膜,然后经过直肠将结肠下牵做肛门;低位畸形患者,可由阴道分离,将直肠拉向后方,放于外括约肌内,修复肛门,或配合挂线治疗。

5. 作修补手术前,要检查患者会阴部神经和盆部肌肉神经支面是否完好,如骶骨有缺陷,神经也有缺损,感觉和运动功能不良,会阴部造口,则不如腹部造口功能良好。

第二节　先天性肛门直肠狭窄

先天性肛门直肠狭窄是因胚胎发育异常,致使肛门直肠口径太小,男女性均可见,表现为不同程度的排便不畅。有排便不畅史结合局部检查即可确诊。在难以判断狭窄区段时,可用钡灌肠摄片帮助确诊。

一、病因病理

肛门直肠狭窄患者,可以发生于肛门、直肠的各个区段,一般分为肛门狭窄、肛管狭窄、肛管直肠交界处狭窄、直肠狭窄、肛管直肠狭窄等。常发生在皮肤和黏膜交界处(肛门狭窄),其他部位则较少见。先天性肛门直肠狭窄约占先天性畸形的5%,多因肛膜蜕变不全或生殖皱襞过度融合所致。

二、分类

1. 肛门狭窄属低位狭窄,是胚胎发育后期,肛膜吸收不全所致,位于肛门口。

2. 肛管狭窄属低位狭窄,肛管口径很小,狭窄段呈管状。

3. 肛管直肠交界处狭窄属中位狭窄,肛管直肠发育正常,肛管皮肤与直肠黏膜连接处有一环状的索带。

4. 直肠狭窄属高位狭窄,位于直肠壶腹上部,呈环状。

三、症状

因狭窄程度不同而表现各异。重度狭窄出生后即有排便困难,表现为排便时努挣,啼哭,可在数日至数月出现低位肠梗阻征象。轻度狭窄者稀软便能正常排出,仅在大便成形时出现排便费力,粪便成细条形,经常性便秘,甚至发生粪嵌塞。也有直到成年才因长期解便困难而就诊者。长期排便不畅可引起近端直、结肠逐渐扩大而导致继发性巨直结肠症。肛门局部可见肛门狭小,甚至仅有一小孔,连导尿管也不能插入。高中位狭窄,肛门外观可正常,但指诊时第五指不能通过狭窄段。

四、诊断

肛门部有一横纤维带。有的肛门外观正常,但在指诊时,医者小指不能伸入患者肛门或伸入困难,或在直肠内扪到狭窄,有的成环形,有的成镰状或管状狭窄。

五、治疗

应根据狭窄的程度和类型选择适当的治疗方法。轻度狭窄的病例采用反复持久的肛门扩张术,多数能恢复正常的排便功能。重度狭窄的病例则需行手术治疗,手术时机尽可能选在梗阻发生之前。单纯肛门膜状狭窄可行隔膜切除术;肛管狭窄可选择纵切横缝术或肛管Y-V皮瓣成形术,以扩大肛管口径;肛管交界处狭窄因狭窄呈环状,采用狭窄松解术效果很好。直肠狭窄和肛管直肠狭窄由于病变范围较宽、或位置较高,从会阴操作常有困难,勉强采用狭窄松解术不易达到目的,术后仍有瘢痕狭窄的可能,因此宜用腹会阴肛门成形术。此外,各种手术治疗后均需扩肛,一般术后2周开始,持续3~6个月,直至肛管能通过示指,排便通畅为止,防止瘢痕挛缩而再度狭窄。

1. 肛门扩张术　适应于轻度肛门直肠狭窄和各种肛门成形术后。侧卧位或截石位,用特制的金属探子(Hegar探子),外涂润滑剂,自肛门缓缓插入直肠,最初1月每日1次,每次留置15~29分钟,以后根据排便困难的改善情况逐渐改为隔日1次或每周2次,一般持续6个月左右。探子由小到大,直到狭窄段能顺利通过示指,排便通畅并保持不复发为止。应教会患儿家长自己操作,定期到医院复查咨询,接受医生指导,关键要长期坚持。如反复扩肛仍不能维持正常解便者,须及时选择其他手术方法治疗。

2. 隔膜切除术　切除狭窄的隔膜环,适当保留肛缘皮瓣,将肛管皮肤稍加游离,然后与肛缘皮瓣交叉时对合缝合,使缝合后切口呈星形,防止愈合瘢痕挛宿狭窄。

3. 纵切横缝术　在肛门后侧纵形切开皮肤皮下组织,上至狭窄段上缘,下至肛缘外1cm。扩肛使示指能通过肛管,游离切口周围皮下,将直肠后壁黏膜与肛管皮肤横向间断缝合。

4. 肛管 Y-V 皮瓣成形术　截石位在肛周后侧做倒 Y 形切口,中心位于肛缘,肛管内切口需超狭窄段,肛缘外切口长 2cm 左右,夹角为 90°～100°。扩肛使肛管能容纳示指,充分游离肛门外三角形皮瓣,上移入肛管内对合缝合,缝合后切口呈倒 V 形。

5. 狭窄松解术　通过肛门暴露肛管直肠交界处的狭窄环,一般在环的后侧作纵向切口,切断狭窄的纤维环,扩肛管狭窄区能通过示指,然后稍游离直肠黏膜,将切口上下黏膜对合横向缝合。如狭窄程度重,可在环的两侧加做切口,以利松解。

6. 安氏疗法　笔者以稀释的芍倍注射液加糜蛋白酶注射治疗狭窄获得较好效果,仅供参考。方法:局麻成功后,消毒肛管直肠部位,以稀释的芍倍注射液(芍倍注射液与注射用水之比为 1∶4)20ml 注射于狭窄的部位环状注射,注毕,以 2ml 注射用水稀释糜蛋白酶,并注射于狭窄部位。术后以肛门镜扩肛致 2 指顺利通过肛门直肠为度。

第三节　先天肛门闭锁

肛门闭锁症又称锁肛、无肛门症。该病是常见的先天性消化道畸形,占新生儿 1/1500～1/5000,男多于女。常合并其他畸形,约占 41.6%。本病的病因不清,婴儿出生后即肛门、肛管、直肠下端闭锁,外观看不见肛门在何位置。临床上主要是手术治疗。

一、病因病理

由于原始肛发育障碍,未向内凹入形成肛管。直肠发育基本正常,其盲端在尿道球海绵肌边缘,或阴道下端附近,耻骨直肠肌包绕直肠远端。会阴往往发育不良,呈平坦状,肛区为完整皮肤覆盖。可合并尿道球部、阴道下段或前庭瘘管。

二、症状

患儿出生后无胎粪排出,很快出现呕吐、腹胀等胃肠梗阻症状,局部检查,会阴中央呈平坦状,肛区部分为皮肤覆盖。部分病例有一色素沉着明显的小凹,并有放射皱纹,刺激该处可见环肌收缩反应。婴儿哭闹或屏气时,会阴中央有突起,手指置于该区可有冲击感,将婴儿置于臀高头低位在肛门部叩诊为鼓音。

三、诊断

出生后无胎粪排出,肛区为皮肤覆盖,哭闹时肛区有冲击感。倒置位 X 线侧位片上,直肠末端正位于耻尾线或其稍下方,超声波、穿刺法测得直肠盲端距肛区皮肤 1.5cm 左右。

四、治疗

确诊应后及早行手术治疗,一般施会阴肛门成形术,也可采用骶会阴肛门成形术。

1. 切口　在会阴中央或可激发环形收缩区的中间,做 X 形切口,长约 1.5cm。切开皮肤,翻开 4 个皮瓣,其下方可见环形外括约肌纤维。

2. 寻找游离直肠盲端　用蚊式血管钳经括约肌中间向深层钝性分离软组织,可找到呈蓝色的直肠盲端,在盲端肌层穿 2 根粗丝线做牵引。因直肠盲端正位于耻骨直肠肌环内,因此应紧贴肠壁向上分离。游离盲端约 3cm,使直肠能松弛地拉至肛门口。游离直肠一定要有足够的长度,如不充分游离而勉强拉下缝合,术后极容易发生肠壁回缩,造成瘢痕性狭窄。分离时还应避免损伤尿道、阴道和直肠壁。

3. 切开直肠　在直肠盲端作十字形切口切开,用吸引器吸尽胎粪,或让其自然流出拭净。注意保护创面,尽量避免污染。如发生污染,应仔细用生理盐水冲洗。

4. 吻合固定　将直肠盲端与周围软组织固定数针,用细丝线或肠线间断缝合肠壁与肛周皮肤 8～12 针。注意肠壁与皮肤瓣应交叉对合,使愈合后瘢痕不在一个平面上。术后 10 天左右开始扩肛,防止肛门狭窄。

第四节　异　位　肛　门

一、病　因　病　理

因胚胎时原始肛门位置异常,所以,肛门不在正常位置。

二、症　状

婴儿肛门不在正常位置,排便功能正常,可无任何症状。当其开口处无括约肌或开口太小时,则粪便可自行流出,或排便困难。

三、诊　断

肛门有时偏向阴囊附近或骶部,肛管内也有上皮遮盖,并有括约肌。

四、治　疗

异位肛门的治疗,一般采用后切开法。如患者肛门括约肌正常,并且功能良好,排便无障碍,就不必施行手术。如无括约肌或肛门太小,或肛门离正常位置不远,宜做手术治疗。将肛门、肛管、直肠与周围组织分离。移回原位缝合。如肛门括约肌功能不良,可做括约肌成形术。如肛门向前移位,其后侧至正常肛门位置为皮肤膜状,可作肛门后纵切横缝术。具体操作方法是:在肛门后纵形切开皮肤1~1.5cm,稍游离直肠黏膜后,将黏膜与切开的肛门后皮肤横行间断缝合,术后再酌情扩肛。

第五节　先天性直肠尿道瘘

直肠尿道瘘常因创伤、感染、多次手术使其修复较为困难,术后复发率较高。其修复成功的关键,第一要有良好的暴露,才能迅速、安全地解剖瘘管;其次要充分切除瘘管四周的陈旧瘢痕及炎性组织,直肠瘘口要修剪成有血供的创缘;第三要用有血供的组织嵌入直肠与尿道之间以预防瘘管复发。

一、病　因　病　理

因外在因素造成尿道损伤、尿道闭锁,就容易形成直肠尿道瘘。尿道和直肠相通后,由于粪便的污染,极易发生尿路和盆腔感染,产生严重的毒血症,如果处理不当,轻则形成直肠尿道瘘,重则因中毒性休克而死亡。直肠尿道瘘存在时间最短3个月,最长26个月,平均11个月。

二、症　状

病儿的粪便和气体从外尿道口排出,为其主要症状。常因瘘道狭小,仅有气体和粪汁排出,多并发腹胀等。

三、诊　断

通过尿道膀胱造影,可见造影剂充满瘘道或进入直肠,对确定诊断有重要价值,但要与直肠膀胱瘘鉴别。

主要鉴别点在于:直肠尿道瘘的粪便不与尿液相混合,仅在排尿开始时排出少量粪便,而以后的尿液则是透明的,因为没有括约肌控制,从外尿道口排气与排尿动作无关;直肠膀胱瘘的粪便进入膀胱与尿混合,病儿排出的尿呈绿色,尿的最后部分色更深,同时可排出游离在膀胱内的气体,如压迫膀胱区,则胎粪和气体排出的更多,而在不排尿时,因受膀胱括约肌控制,无气体排出。

综上所述,再结合尿道膀胱注入碘化钠溶液造影法,就可与膀胱直肠瘘相鉴别。

四、治　疗

这种瘘在直肠位置较低,所以手术预后比较良好。如果直肠尿道瘘较大,粪便排出通畅,手术可以延期进行,病儿到6岁左右,再行手术。北京儿童医院采用横口尾路肛门成形术治疗中间位畸形的直肠尿道瘘、直肠阴道瘘、直肠前庭瘘或直肠会阴瘘。切口长约5cm,两侧达髋骨,切断尾骨连同肛提肌向下拉开。暴露并分离直肠,结扎瘘管。直肠经肛提肌较厚处的分裂孔向下拖出,会阴部肛门成形。少数患儿术后有直肠回缩、切口粪瘘、前庭瘘复发等。

手术治疗一般采用插管或加硬膜外麻醉,俯卧双下肢展位。

1. 术中留置导尿管,从尿道外口插入导尿管经尿道直肠瘘口近端入膀胱内,便于术中分离直肠尿道共同壁时辨认尿道,以免损伤。

2. 操作上细心、轻巧。

3. 手术的成功关键在于充分游离直肠盲端进行无张力吻合。

4. 此手术入路显露瘘口部位较好,便于显露直肠前壁及瘘口。

采用直肠腔内暴露瘘口,修补直肠尿道瘘口是一种简便、安全、有效的手术方式。

第六节　先天性直肠膀胱瘘

一、病 因 病 理

先天性直肠膀胱瘘是因胚胎早期,尿生殖器膈下降过程发生障碍,尿生殖窦与直肠窦之间相通,致直肠开口于膀胱。由于原肛延伸失败,直肠尿道膈未发育,因而泄殖腔未能被分隔为生殖系统和消化系统。

二、症 状

本病男孩多见。因肛门不通,粪便由尿道排出。常在排尿时有黄绿色粪便与尿混合排出,粪便流入膀胱,即引起感染,又常并发膀胱炎和肾盂肾炎。

三、诊 断

无肛,会阴局部表现同肛门直肠发育不全。排尿时经尿道口排气,尿液全程混有胎粪。X线片膀胱内有气体或液平面,肠腔内有钙化影。尿道膀胱造影摄片,造影剂往往仅充填瘘口部,出现憩室样阴影,如造影剂能直接进入直肠,则可显示瘘管走行及直肠盲端与肛门皮肤的距离。

四、治 疗

先天性直肠膀胱瘘宜早期施行手术,手术方式如下:

1. 腹会阴肛门成形术　先由腹部将直肠和膀胱分离,切除中间的瘘管,再将直肠和膀胱分离,切除中间瘘管,再将直肠和膀胱的切口各自缝合,然后缝合腹壁,再由会阴部切开,将直肠拉下,缝于会阴部,然后再做肛门括约肌成形术,有的需做一永久性结肠造口术。

2. 直肠浆肌鞘内结肠拖出肛门成形术　左下腹旁正中切口进腹,暴露直肠、乙状结肠。在腹膜返折处切开盆底筋膜,游离乙状结肠,用钳夹住乙状结肠,防止切断直肠时粪便溢出。在直肠上段的浆肌层与黏膜层间注入0.5%的利多卡因,使黏膜与肌层分离。切开浆肌层,保持黏膜完整,钝性分离黏膜到直肠盲端瘘口处切断,瘘管旷置。如分离黏膜困难,可先切断直肠上段,清除远端肠腔粪便,消毒肠腔后剪开黏膜下层,剥离全部黏膜,暂时封闭结肠远端;会阴肛区作X形切口,切开皮肤及皮下组织,用血管钳经外括约肌中心向上分离,以左手示指伸入直肠浆肌层向会阴方向顶出,指尖与血管钳相互配合,触摸寻找耻骨直肠肌。用血管钳穿过耻骨直肠肌环向上顶起直肠盲端肌层,从直肠内剪开盲端与会阴贯通。用宫颈扩张器扩大肌性隧道至15cm左右;经肌性隧道用血管钳夹住结肠远端牵引线,缓慢将结肠拖至会阴,经腹腔将结肠固定于直肠浆肌层,十字形切开结肠末端,与肛周皮肤交叉对合缝合。

五、术后并发症

1. 肛门部黏膜突出　肛门部黏膜突出过多时可引起不适和牵拉感。可以提起肛周皮肤,切除黏膜,将皮肤向肛内塞入并加缝合。此种修剪手术最好在4岁以前或者4岁时施行。这对于训练和获得控制能力有很大帮助。如翻出黏膜不多,可以用注射法治疗,最后黏膜可恢复层状上皮。局部刺激就可以大大减轻。

2. 尿道瘘复发　术后尿道瘘可能复发。瘘的去向是由前列腺下尿道向下到肛缘皮肤黏膜交界处。治疗方法是先作尿转流术和结肠造瘘,从下面切除瘘管,并游离直肠前壁向下牵拉遮盖瘘口。如尿道瘘口周围瘢痕组织很多,最好采用大网膜填塞法。

据我国大量病例的实践经验,此种第二次手术修补可以不必急于进行。如能保持膀胱造瘘引流通畅,控制感染。同时坚持扩肛,防止肛门狭窄。以后肉芽增生,部分病例可以自行愈合。如果长期仍不愈合,待6个月后瘢痕软化时再作修补。

3. 结石形成　这种并发症发生在直肠内拖出手术。因为在手术时切断瘘管到尿道之间仍有一小段残留管道,形成连通尿道的囊袋,此袋积存尿液,日久可有结石形成。可争取敞开手术,剥除囊袋的黏膜,敞露管腔。

4. 肛门狭窄　新建肛门可因局部组织坏死或缝合裂开而成纤维组织增生,招致狭窄。可采用传统的工字形手术治疗。但手术次数愈多,对肛门功能的影响愈大。

第七节　大肠重复畸形

结肠直肠重复畸形临床非常罕见,多发生于盲肠和升结肠,约80%患者呈囊肿样改变。可发生于任何年龄,新生儿及婴幼儿发病率占2/3。

一、病　因

大肠重复畸形有相关发病原因存在以下学说:

1. 内外胚层粘连学说　Mcltchie 于 1954 年提出,消化道重复畸形是因为在胚胎第 3 周形成脊索阶段时,外胚层与内胚层发生不正常粘连所致。首先是脊索分裂成两段,然后是内外胚层通过两段间之孔道而发生粘连。在外皮与消化道之间,穿过脊髓与椎体形成一条索带或管状物。以后此管可以退化,或完全保留,或某一部分残留,即可成为不同程度的畸形。如由于内层牵拉而致憩室状突起残留,当内胚层发育成肠管时,这个突起就可以发展成各种消化道重复畸形(脊柱后裂、脊柱前裂、半椎体、脊柱侧弯等)。

2. 憩室学说　在人类的早期,消化道的各部分往往有憩室形的外袋,这是由于被结肠组织覆盖的上皮细胞向外增生膨出所致。在正常情况下,这种外袋应逐渐退化消失。如果在退化过程中发生障碍,外袋遗留,就可形成憩室型或囊肿型重复畸形。

3. 尾端孪生学说　由于胚胎尾端孪生畸形,出现全结肠、直肠平行的重复畸形,常同时伴有双膀胱、双尿道、双子宫、双阴道、双外生殖器等泌尿生殖器官重复。

二、分　类

根据结肠、直肠重复畸形的病理形态,可以分为五个类型:

1. 囊肿型　又称为肠囊肿、肠内囊肿、肠源性囊肿等。重复部分位于结肠系膜侧缘,或位于直肠后侧,紧附于肠壁,不与肠腔相通。由于囊内黏膜分泌物的积滞,囊肿逐渐增大,囊壁紧张,呈圆形或椭圆形。囊内容物多为透明无色或微黄色的黏液样物。如有出血则为棕色或咖啡色,合并感染时,呈混浊状或为脓性。囊液成分一般与肠液相似,如壁内衬有胃黏膜,则含有胃蛋白酶和盐酸。囊肿与邻近肠段接受同一来源的血液供应,并与肠壁有共同的浆膜层覆盖。囊肿位于肠壁肌间者又称为肠壁内型,多突出于肠腔内,最容易发生肠梗阻。囊肿位于肠壁外者又称为肠壁外型,绝大多数与邻近肠壁紧紧贴附,有一共同壁层,不能从肠管分离。个别病例囊肿与肠壁间有一定间隔,各自有独立的壁,可以相互分开。

2. 憩室型　重复部分位于结肠系膜侧缘,与肠腔相通,呈圆锥形或圆柱形,大小不定,与邻近肠段有一共用壁层,为共同的浆膜层覆盖,并接受同一血管来源供血。憩室壁的结构与邻近肠道相似,但也有少数病例移行有远处消化道黏膜。由于粪便等肠内容物不断进入,潴留在憩室内,憩室可以逐渐增大。

3. 管状型　位于结肠系膜侧或直肠后,与肠道平行,长度数厘米至数十厘米不等。绝大多数与邻近肠管紧密相连,有一共壁,尤如一根肠管从中分隔为两腔,有共同的浆膜覆盖和共同的血管供应。少数病例重复的尾端与肠管分离,有独立的系膜和血管来源。重复部分多数在远端与肠管相通,少数在近端或两端与肠管交通。如仅在近端有开口,因排空困难,其重复远侧盲端常极度扩张。

4. 全结肠、直肠型　本型极少见,又称双结肠或双直肠。全结肠直肠平行的长管形重复,常在回肠末端一分为二,成为两根具有各自系膜和血液供应的独立的肠管。也有病例结肠部分为同壁,至盆腔后再分隔为独立的双直肠。全直肠平行的长管形重复,多在乙状结肠与直肠交界处分为各自独立的双直肠。有时,双结肠或双直肠的两根肠管发育相似,难以区分正常肠管与重复的肠管。重复肠管的末端可能盲闭,也可能与正常肠管相通,或在会阴、阴道、后尿道形成瘘口,或与正常肠管末端分别在会阴部开口于两个独立的肛门。本型还常合并有泌尿生殖器官的重复畸形。

5. 多发型　较少见,存在有两处或两处以上的同一类型或不同类型的重复发生结肠、直肠重复的各个类型中,囊肿型最多,约占80%,其他各型均较少见。

三、症状体征

结肠直肠重复在临床上表现不典型,随其类型、大小、部位以及有无并发症等不同而表现差异。但多以肠梗阻、便血、腹痛、腹部包块等就诊。

肠梗阻是临床最常见的症状,原因多为囊肿增大,堵塞或压迫肠腔;或为憩室潴留胀大,远端盲袋扩张,压迫肠腔;或由重复部分诱发肠套叠、肠扭转。表现为低位完全或不完全性肠梗阻。全结肠或全直肠型由于出口不畅,或两侧管腔压力不等,一侧胀大压迫另一侧,也可反复出现肠梗阻症状。由于肠梗阻而引起腹痛。囊肿因感染分泌大量液体、溃疡灶出血等,使腔内压力骤然增高,囊肿体积在短期内迅速增大,常导致剧烈腹痛。

便血也是较为常见的症状。最多见于憩室形或管状形。由于重复部分内移行的胃黏膜分泌大量盐酸和胃蛋白酶,引起自身及与之交通的邻近肠管发生溃疡和出血。可以表现为长期隐血,或反复少量便血,或突发大量便血。

直肠重复畸形还常表现有骶尾部坠胀不适。如压迫正常肠管,可有排便不畅和便秘等。直肠内指诊有时可发现双口直肠或直肠后包块。有两个肛门,或在会阴、后尿道、阴道有瘘口者,多数在出生早期即被发现。

四、诊　　断

X 线检查是临床上最常用的诊断手段,腹部单纯拍片可显示重复畸形构成之软组织状物,根据大小位置及与周围器官的关系,对诊断有一定价值。钡餐适于重复肠管开口侧与肠管相通的检查,经口服钡剂后可观察到双管腔的影像;钡灌肠则适于重复肠管的肛门侧与原来肠管相通病例的检查,将钡灌入可显示双宫腔的影像,若平行重复肠管与原肠不通,就可见大肠肠管的变形。

B 型超声波对腹部包块能显示其系囊性或实质性,有助于诊断,但常难显示与肠道的关系。

五、治　　疗

手术治疗是唯一的方法,将原肠管和重复肠管一并切除,然后需行端-端吻合。据有的文献报道小肠、盲肠、升结肠重复畸形共 19 例,17 例作肠切除,全部治愈。

若不能切除,可去除原肠管与重复肠管之间的隔膜,使两腔变成单下腔,能保持粪便畅通即可;还可在原肠与重复肠管间行开窗术;对重复肠管呈孤立的囊状物可行切除;排空重复肠管的内容物,注入破坏黏膜的药剂,使重复肠管闭锁。

第八节　先天性大肠狭窄和闭锁

大肠管腔完全闭塞不通者称闭锁,而部分闭塞或管腔狭小者称为狭窄。男性略多于女性,约 1/3 的病例为早产儿。

一、病　　因

大肠狭窄和闭锁的原因还不十分清楚。一般认为是由于肠管胚胎发育阶段腔化不全,血运障碍或炎症等原因引起。常分为隔膜型、盲段型、索带型、多节段型。一般说,肠闭锁及狭窄发生率不高。其中以十二指肠、回肠较多,结肠很少。据 Gross 报道,肠闭塞症 140 例,结肠仅 6 例,占 4.3%。而肠狭窄 71 例结肠只有 1 例。另外,肠闭锁症多伴有消化器官、泌尿器官、生殖器官等先天性畸形。

1. 胚胎时期肠道空化不全　过去根据 Tandier 学说,认为在胚胎发育第 5 周以前,消化管腔具有上皮细胞所覆盖的完整肠管。此后上皮细胞增长极快,肠腔由于上皮细胞增殖而被闭塞,称之实质期。

后来中间出现空泡,形成囊肿状空隙又互相连合,在胚胎 12 周时肠腔重新贯通,如空隙连合不完全,即形成闭锁或狭窄。近年来对这一学说提出了一些疑问,如Ⅲ型小肠或结肠闭锁就不能以 Tandier 学说解释。

2. 胎儿肠系膜血液循环因受损害而发生障碍　肠系膜血管分支畸形或闭塞,胎儿腹腔内感染如胎便性腹膜炎等均能导致结肠闭锁与狭窄。Louw 等进行结肠闭锁病因研究,在 1955 年采用了胎狗的胎仔做试验。他们结扎胎仔的一段小肠系膜的血管,能造成这一段小肠闭锁,而且这一段小肠系膜也有缺陷,提出胃肠道闭锁是由于胚胎时期肠系膜受损后阻塞引起的,损伤的原因可能是肠扭转、肠旋转不良、内疝或血管畸形。

Abram 等(1968)用 80 天的羊胎做试验,将羊胎肠系膜撕裂,几乎 100% 能造成Ⅰ、Ⅱ或Ⅲ型肠闭锁,因此结肠闭锁和狭窄的胚胎发育过程中可能有以上情况中的任何一种存在。

二、症　状

肠闭塞呕吐为突出症状,不能排出正常大便,只能排出少量的灰绿色黏液样分泌物。当大量呕吐或抽出胃内容物后,腹胀无明显减轻。闭锁的口侧肠管有明显扩张,肠壁伸展很直,常常造成血行障碍而发生坏死,表现为急腹症。肛门侧的肠管腔内可看到黏液和脱落细胞,因无气体,肠管腔呈细小的胎儿型结肠。

肠狭窄常常表现为不同程度的低位肠梗阻。轻度狭窄时大便细,但量不减少。如果是高度狭窄和闭锁,可出现梗阻、呕吐等症状,全腹膨胀,可见肠型与肠蠕动波。如果闭锁在肛门侧,则表现出肛门部膨隆。病情稍长,多合并营养不良和慢性脱水。

三、诊　断

患儿出生后出现全腹性腹胀,进行性加重,呕吐粪汁,无正常胎粪排出,应高度怀疑大肠闭锁。X线检查,腹部拍片即可看到闭塞部口侧肠管扩张,立位时可见液体和气体存在。即可诊断闭锁或狭窄。如反复出现腹胀、呕吐,时轻时重,少量胎粪,应考虑大肠狭窄的可能。

四、治　疗

大肠肠闭锁与狭窄唯一治疗的方法是手术。多数学者认为,结肠闭锁可从闭锁部位到口侧设置人工肛门或造瘘,随着患儿生长到一定年龄可再行第二次手术。一般认为大肠部位手术效果较好。

第九节　先天性肠旋转不良

先天性肠旋转不良是胚胎期肠发育过程中以肠系膜上动脉为轴心的正常旋转运动发生障碍所造成的先天性肠道畸形。因肠道位置发生变异,肠系膜附着不全,导致十二指肠梗阻、中肠扭转、游动盲肠、空肠梗阻,亦可发生肠反向旋转。出生后引起完全或不完全性肠梗阻,多发于新生儿期,是造成新生儿肠梗阻的常见原因之一。

一、病　因

如果肠旋转异常或终止于任何阶段均可造成肠旋转不良。当肠管旋转不全,盲肠位于上腹或左腹,附着于右后腹壁至盲肠的宽广腹膜索带可压迫十二指肠第二部引起梗阻;也可因位于十二指肠前的盲肠直接压迫所致。另外,由于小肠系膜不是从左上至右下附着于后腹壁,而是凭借狭窄的肠系膜上动脉根部悬挂于后腹壁,小肠活动度大,易以肠系膜上动脉为轴心,发生扭转。剧烈扭转造成肠系膜血循障碍,可引起小肠的广泛坏死。

二、临床表现

多数发病于新生儿期的典型症状是:出生后有正常胎粪排出,生后3～5天出现间歇性呕吐,呕吐物含有胆汁。十二指肠梗阻多为不完全性,发生时上腹膨隆,有时可见胃蠕动波,剧烈呕吐后即平坦萎陷。梗阻常反复发生,时轻时重。病儿有消瘦、脱水、体重下降。发生肠扭转时,主要表现为阵发性腹痛和频繁呕吐。轻度扭转可因改变体位等自动复位缓解,如不能复位而扭转加重,肠管坏死后出现全腹膨隆,满腹压痛,腹肌紧张,血便及严重中毒、休克等症状。成人肠旋转临床表现为急性梗阻症状、慢性腹部不适包括腹痛及间歇性梗阻症状。

三、诊　断

新生儿有上述高位肠梗阻症状,即应怀疑肠旋转不良的可能,特别是症状间歇性出现者,结合相应的检查结果可考虑该疾病的可能。

四、治　疗

明显肠梗阻症状时,应在补充液体、纠正水、电解质紊乱,放置鼻胃管减压后,尽早施行手术治疗。手术的原则是解除梗阻恢复肠道的通畅,标准方法是Ladd手术,即根据不同情况采用切断压迫十二指肠的腹膜索带,游离粘连的十二指肠或松解盲肠;肠扭转时行肠管复位。有肠坏死者,作受累肠段切除吻合术。

第十节 先天性巨结肠

先天性巨结肠症是婴儿常见的消化道畸形。病因是结肠远端及直肠缺乏神经节细胞,导致远端肠管呈痉挛性狭窄状态,近端结肠则继发性扩张与肥厚。丹麦医生 Harald Hirschsprung(1886)首先报道本病,并称为 Hirschsprung 病。后来许多学者进行组织学研究,证实由于先天性无神经节细胞段而继发巨结肠。Ehrenpries(1964)详细论述了 Hirschsprung 病的病因学和发病机制。本病特点是受累肠段远端肌间神经细胞缺如,使肠管产生痉挛性收缩、变窄,丧失蠕动能力。近端肠段扩张,继发性代偿扩张肥厚。

一、病理生理

先天性巨结肠基本的病理改变是受累肠管的远端肠壁肌间神经丛和黏膜下神经节丛神经细胞先天性缺如,副交感神经纤维则较正常显著增生。这一组织解剖上的病理改变,致使受累肠段发生生理学方面的功能异常即正常蠕动消失,代之以痉挛性收缩。这种处于经常收缩状态的肠管非器质性肠狭窄和功能性肠梗阻,从上段肠腔来的肠内容物不能通过。而近端结肠肠壁如常,神经节细胞在肌间神经丛的存在一如正常,副交感神经亦无变化,肠管运动在早期非但不消失反而有增强。然而剧烈的蠕动并不能将粪便推进到远端痉挛的肠腔内。于是粪便淤滞潴留,大量粪便长久淤滞的结果致使其代偿性扩张肥厚,形成巨结肠。

无神经节的长度,最多见是从肛管齿线起至直肠及乙状结肠的远端部分,可延伸至降结肠或横结肠,或广泛累及全结肠和回肠末端,全结肠无神经节细胞较少见。无神经节细胞的痉挛段,外观较僵硬,无蠕动。其近侧为较短的移行段,有少量的神经节细胞。移行至正常神经肠段是逐渐的,再向近端为扩张段,有正常的神经节细胞,肠管增粗,肠壁肥厚,扩张与肥厚的程度按梗阻的程度而定,与年龄有关。

基本的病理改变,在痉挛肠段最为明显,肠壁三个神经丛内神经节细胞完全缺如,但肠壁肌层间有较粗的胆碱酯酶阳性神经干,在肌环中亦有较正常为多的胆碱酯酶染色强阳性神经纤维存在,在肠管痉挛段远端最明显。

二、临床症状

1. 胎便排出延迟,顽固性便秘腹胀 患儿因病变肠管长度不同而有不同的临床表现。痉挛段越长,出现便秘症状越早越严重。多于生后48小时内无胎便排出或仅排出少量胎便,可于2~3日内出现低位部分甚至完全性肠梗阻症状,呕吐腹胀不排便。痉挛段不太长者,经直肠指诊或温盐水灌肠后可排出大量胎粪及气体而症状缓解。痉挛段不太长者,梗阻症状多不易缓解,有时需急症手术治疗。肠梗阻症状缓解后仍有便秘和腹胀,须经常扩肛灌肠方能排便,严重者发展为不灌肠不排便,腹胀逐渐加重。

2. 营养不良,发育迟缓 长期腹胀便秘,可使患儿食欲下降,影响了营养的吸收。粪便淤积使结肠肥厚扩张,腹部可出现宽大肠型,有时可触及充满粪便的肠袢及肠石。直肠指诊:大量气体及稀便随手指拔出而排出。

3. 巨结肠伴发小肠结肠炎 是最常见和最严重的并发症,尤其是新生儿时期。其病因尚不明确。患儿全身情况突然恶化,腹胀严重、呕吐有时腹泻,由于腹泻及扩大肠管内大量肠液积存,产生脱水酸中毒、高热、血压下降,若不及时治疗,可引起较高的死亡率。

三、诊 断

凡新生儿出生后24~48小时无胎粪或经指挖、灌肠后才能排出胎粪,并伴有腹胀和呕吐者,均应疑为先天性巨结肠。一般根据临床症状,结合以下检查即可确诊。

1. X线检查 X线是诊断本病的重要手段之一,腹部平片可见结肠充气扩张,年长儿童可看到扩张的横结肠横贯于腹部。钡剂灌肠也很有价值,查明痉挛性狭窄肠段的范围、移行到扩张肠管的部位、蠕动和张力的变化。腹平片可发现在腹外围呈连续空柱状透亮区,小肠也有胀气,但无大的液平面可与小肠梗阻鉴别。直肠壶腹无气体也是重要区别点。有人建议作倒置位正侧位腹部、盆腔摄片,如气体不能升入直肠,诊断就更可靠。

2. 直肠活体组织检查 从理论上讲,直肠活检对本病诊断最可靠。但由于新生儿肛门狭小,而切取组织要距肛门缘4cm以上,且深度也要达直肠全肌层,因此操作难度大。再加上肛管的直肠神经节细胞稀少,在内括约肌部分神经节细胞缺如,切取组织位置偏低,很容易误诊。此外,新生儿尤其是早产儿,神经节细胞特别细小,其核显露不佳,所以必须是对此有丰富经验的病理科医生才能诊断。

3. 直肠指诊　对诊断颇有帮助。除了排除直肠、肛门无先天性闭锁和狭窄等器质性病变外。首先指感直肠壶腹有空虚感,无大量胎粪滞积,并且手指拔出后,随即就有大量的胎粪及许多臭气排出,这种暴发式排泄后,同时腹胀即有好转。

4. 组织化学检查法　此法不要麻醉操作,可在门诊暖箱内进行。最适用于新生儿观察病变肠段(功能狭窄)胆碱能神经纤维的变化。由于正常肠壁黏膜下的肌层附近,可有极少很细的胆碱能神经纤维,而黏膜层内外则罕见这种神经纤维。先天性巨结肠症的黏膜下层乙酰胆碱酯酶增多,可见增生的乙酰胆碱酯酶强阳性染色的副交感神经纤维。诊断为先天性巨结肠症。

5. 直肠内压测定法　由于先天性巨结肠病儿缺乏对直肠扩张所引起肛门括约肌松弛,也缺乏肛门直肠反射,因此当气囊充气时,刺激直肠壁后肛管如果压力不下降,即可疑为先天性巨结肠。由于哭吵和腹肌紧张,时常发生假象。因此,必要时可重复测压。

四、鉴别诊断

本病主要与先天性回肠闭锁相鉴别。

先天性回肠闭锁:经用盐水灌肠后没有胎粪排出,仅见少量次绿色分泌物排出。腹部 X 线直立位平片在肠闭锁和巨结肠均可见肠腔扩大和液平面,但在回肠闭锁中无结肠扩张,整个盆腔空白无气。钡剂灌肠 X 线显示结肠细小,呈袋状阴影(小结肠或胎儿型结肠),但这常不易与全结肠无神经节细胞症的征象相区别。

五、治　疗

1. 保守治疗　适用于超短形先天性巨结肠病儿、新生儿。先用保守治疗,待 6 个月后,再行根治手术;痉挛肠段短、便秘症状轻者,可先采用综合性非手术疗法,包括定时用等渗盐水洗肠(灌洗出入量要求相等,忌用高渗、低渗盐水或肥皂水)、扩肛、甘油栓、缓泻药,并可用针灸或中药治疗,避免粪便在结肠内淤积。若以上方法治疗无效,虽为短段巨结肠亦应手术治疗。凡痉挛肠段长,便秘严重者必须进行根治手术,目前采用最多的手术为:①拖出型直肠乙状结肠切除术(Swenson 术);②结肠切除直肠后结肠拖出术(Duhamel 手术);③直肠黏膜剥离结肠于直肠肌鞘拖出切除术(Soaves 手术)。如患儿发生急性小肠结肠炎、危象或营养发育障碍,不能耐受一次根治手术者,应行静脉补液输血,改善一般情况后再行根治手术,如肠炎不能控制、腹胀呕吐不止,应及时作肠造瘘,以后再行根治术。

2. 结肠造瘘　新生儿经保守治疗失败或患者病情严重或不具备根治术,均适用结肠造瘘术;

3. 根治手术　适用于所有巨结肠病儿。

(1)结肠造口:适于对保守疗法观察一段时间无效,而且症状逐渐加重的婴儿。也有人认为结肠造瘘对婴儿巨结肠疗效不佳。此外,造瘘术也不易被家属所接受。

(2)根治术:要求手术创伤小,安全性大。减少或不破坏盆腔神经丛,术后不影响排便及生殖能力。适用于 6 个月以上的婴儿及低位节段性痉挛巨结肠。常用的手术方法:

1)拖出型直肠、乙状结肠切除术:广泛分离盆腔及远端结肠,切除扩张的结肠,直肠从肛管内翻出,结肠再由翻转的直肠内套出,在会阴进行结肠与肛管的斜形吻合。此术操作范围较大,易损伤支配膀胱和直肠的神经。在腹腔内切除结肠,可能发生盆腔感染,吻合口泄漏较多,适合于较大儿童。

2)结肠切除、直肠后结肠拖出术(Duhamel 法):沿直肠膀胱凹陷的腹膜返折处切开直肠两侧腹膜,直肠前壁不切开,在耻骨连合上缘 2cm 处切断直肠,并在直肠后正中,钝性分离骶前筋膜与直肠固有筋膜鞘,直至会阴部皮下,扩肛后在肛门后方沿皮肤和黏膜交界处切开肛门之后半部,将准备好的结肠,由肛门后切口拖出,结肠的后壁缘与齿线切口的下缘缝合,直肠前壁与结肠前壁用一全齿血管钳,放入肛管及直肠内 3～4cm 夹死,1 周后肠壁坏死脱落而使两管相通,新直肠腔形成。

(3)直肠后回肠拖出,回肠结肠侧-侧吻合术:适用于全结肠型。切除脾区以上的结肠,将降结肠以下结肠与小肠进行长距离的侧-侧吻合术,拖下的回肠与直肠肛管间可按 Duhamel 法处理。保留的结肠仍有吸收水分的功能,术后腹泻与营养不良得以改善。

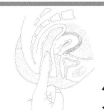

第三十七章　其他肛肠疾病

第一节　直肠异物嵌塞

食品或生活中的硬质异物进入直肠腔形成嵌塞的叫直肠异物嵌塞。直肠常见的异物为直肠内压检测计、无柄肛门镜、排气管、药丸、灯泡、阿片粉等。

一、病　因

1. 经口而入　较为常见的有各种骨片、果核、瓜子皮等。也有小儿和精神病患者吞下的，如金属饰物、纽扣、小玩具、铁钉、发卡、义齿、牙刷头、硬币、牙签等。最常见的为鱼骨。口服异物一般可从大便排出，锐利的异物常刺伤结肠及直肠黏膜，尤其是在直肠内，由于直肠的收缩和粪便的挤压，常可使异物刺伤肠壁引起局限性脓肿及肉芽肿。

2. 肛门置入　医源性的如灌肠器头、直肠排气管、体温表、注射器、肛门扩张器等。自己或被人强迫置入的，如各种瓶类、灯泡、萝卜、按摩器等。

3. 肠内形成　一些食物中的化学物质或大量纤维素，在肠管内不能吸收，或久用碳酸氢钠、硫酸镁、硫酸钡等药物，在肠管内形成异物或肠石。

二、临床表现

异物进入直肠，由于形状、大小、锐钝等不同，症状也不同，但一般都有排便障碍。此外，异物刺激肠管可引起肠痉挛或绞痛；异物接近肛管可引起肛门坠胀、疼痛，排便时加重。若异物刺破肠壁可引起肠穿孔、出血、腹部绞痛，少数可引起肠梗阻症状。

三、诊　断

根据患者主诉及临床症状，配合检查，如直肠内异物可指诊触及，或肠镜下能见，结肠部位可在纤维结肠镜下直视，金属异物可作 X 线检查，便于诊断。

四、治　疗

1. 一般治疗　食用含粗纤维多的食品，增加粪便中的纤维成分，将异物包裹，也可服牛乳，有利于异物排出。但应禁止服用泻药。一般治疗主要适用于较小的钝性异物。

2. 内镜下取出　先作肛管松弛麻醉，肛门镜下视及直肠异物，然后钳夹取出。若结肠部位，可在纤维肠镜下用圈套器套住后取出。

3. 手术取出　一些位于高位、较大、尖锐的异物，不能在镜下取出，可开腹取出。若污染较严重应作结肠造瘘，二期关闭肠瘘。

注意事项：对一些金属或尖锐的异物取出后应对局部进行清洗消毒处理，并于术后使用抗生素。

第二节　大肠肠石症

大肠肠石症多见于排便不畅、大便秘结的患者。常为其他肛肠病的并发症。临床也常见于大病后、老年人，由于活动减少，肠功能减退，因而易形成肠石。

一、临床表现

肠石的核心常为瓜果核、毛发、毛线、未消化的家禽骨骼，其外层为干结的粪便，最外层为碳酸钙或磷酸钙盐分层沉积，直肠内可见肠石可大可小，质地较硬，与粪嵌塞的纯粪便构不同。

二、诊　断

患者有排便不畅的病史，在长期的排便过程中常伴有血样水泻、腹胀、腹痛、里急后重感；局部可触及坚硬肿物，可移动；肛门镜或直肠镜检查可见肠石。X 线检查可见直肠内有圆形核桃到苹果大小密度不匀的阴影,多为单发。其外缘常有不规则环状钙化圈,内芯为不规则钙化呈斑块片状透光区。

三、治　疗

1. 增加患者纤维饮食,纠正偏食习惯,多活动,

保持大便通畅且有规律。

2. 对因为肛门病引起的继发性便秘患者,应积极治疗肛肠病,使患者减轻排便之苦。对肠功能减弱的患者应嘱其加强活动与锻炼,保持良好的排便习惯。

第三节　肠　梗　阻

肠梗阻是不同原因引起的一组临床综合征,其特点是肠内容物不能顺利通过肠道,从而引起一系列病理生理变化和临床症状。中医学又称为关格、肠结,“关”是指下不能出,“格”是指上不能入。肠梗阻是外科常见的急腹症之一,发病率仅次于阑尾炎。

一、病　因

1. 肠壁病变如先天性异常、炎症性狭窄、肿瘤、肠套叠等。

2. 肠管受压如粘连带、腹腔内脓肿、肿瘤、嵌顿疝、肠扭转等。

3. 肠腔堵塞如蛔虫团、粪便填充、胆石、异物等。

4. 急性弥漫性腹膜炎、腹部创伤或腹部大手术后引起肠道持续性麻痹。

5. 急性肠炎、肠道功能紊乱或慢性铅中毒引起肠痉挛。

6. 肠系膜血管发生血栓形成或栓子栓塞,可以引起肠管血液循环障碍,从而导致肠麻痹,失去蠕动能力,使肠内容物停止运行。

一般来说,肠梗阻主要原因是大肠癌引起,由癌引起的肠梗阻占大肠梗阻发病率的半数以上,其次为乙状结肠扭转及结肠套叠。

二、病理和病理生理

慢性不完全性肠梗阻引起的局部变化主要是梗阻近端肠壁肥厚和肠腔膨胀,远端肠管萎缩变细,全身变化主要是营养不良。急性肠梗阻可以引起下列变化:

1. 局部病理生理变化

(1) 肠蠕动增加:近端肠管蠕动频率和强度均有增加。在高位肠梗阻频率较快,每3~5分钟即可有1次,低位小肠梗阻间隔时间较长,可10~15分钟1次。若梗阻时间过长,肠蠕动可减弱或消失,则出现肠麻痹。

(2) 肠腔膨胀、积气积液:肠腔内气体大部分来自吞咽的气体,部分来自发酵和血液内的气体弥散,如氮气、氧气、二氧化碳、硫化氢、氨及胺类、氢等,其中氮气占70%,而氮气很少能向血液内弥散,因而容易引起肠腔膨胀。

通常体内液体与肠腔内液体不断在交换,正常时自肠腔流入血液的量大于自血液流向肠腔的量,当发生肠梗阻时,梗阻近端即不再自肠腔内回吸收液体,但仍有液体自血液流向肠腔。因此,除气体外尚有大量液体积存在梗阻近端,从而引起肠腔膨胀积气积液。

(3) 肠壁充血水肿、通透性增加:梗阻后,梗阻近端肠内压增高,肠壁静脉回流受阻,毛细血管及淋巴管淤积,引起肠壁充血水肿,液体外渗,同时由于缺氧,细胞能量代谢障碍,致肠壁通透性增加,液体可自肠腔渗透至腹腔。在闭襻型肠梗阻中,肠腔内压可增至更高,使小动脉血流受阻,可以引起点状坏死和穿孔。

2. 全身性病理生理变化

(1) 水和电解质缺失:大量体液丧失是急性肠梗阻引起的一个重要的病理生理变化。胃肠道分泌液每天达7000~8000ml,正常时绝大部分通过小肠再吸收回到全身循环系统,仅约500ml通过回盲瓣到达结肠。在发生肠梗阻时回吸收停止而且液体自血液内向肠腔继续渗出,大量积存在肠腔内,实际上等于丧失到体外。再加以呕吐、不能进食,可以迅速导致血容量减少和血液浓缩。高位小肠梗阻时更易出现脱水。体液的丧失也带来大量电解质的丢失。胆汁、胰液及肠液均为碱性,损失的K^+、Na^+较Cl^-为多。同时由于组织灌注不良,酸性代谢产物增加,尿量减少,很容易引起严重的代谢性酸中毒。大量的K^+丢失还可以引起肠壁肌张力减退,加重肠腔膨胀。

(2) 感染和中毒:多见于低位肠梗阻,由于肠内容物淤积,细菌繁殖,产生大量毒素。同时肠壁通透性增加,细菌和毒素可以透过肠壁引起腹腔内感

染,并经腹膜吸收引起全身性中毒。

（3）休克:肠梗阻如未得到及时适当的治疗,大量急性失水引起血容量骤然减少,由于体内代偿性血管容积的调节,在手术前这种休克趋向不易察觉。如失水不经纠正而进行手术,则往往在麻醉后或手术中会突然出现休克。此外,感染和中毒也会加重休克的倾向,甚至造成难复性休克。绞窄性肠梗阻往往早期即出现休克。

（4）呼吸和心脏功能障碍:肠腔膨胀时腹压增高,横膈上升、腹式呼吸减弱,可影响肺内气体交换。同时下腔静脉血液回流受阻,再加以全身血容量骤减,可使心输出量明显减少。

简言之,高位小肠梗阻容易引起脱水和电解质失衡,低位肠梗阻容易引起肠腔膨胀,感染及中毒,绞窄性肠梗阻容易引起休克,结肠梗阻或闭袢型肠梗阻容易引起肠穿孔和腹膜炎,而在晚期,各种病理生理变化在不同类型的肠梗阻中都可以出现。

三、分　类

根据发病原因可分为动力性肠梗阻(包括麻痹性和痉挛性)、机械性肠梗阻和血运性肠梗阻之类。以机械性肠梗阻为临床最多见。

根据是否同时合并有肠管血液循环障碍,可分为单纯性和缺血性两种。

根据梗阻的部位,分为高位小肠梗阻、低位小肠梗阻和结肠梗阻。如果一段肠袢两端均受压,如肠扭转,则称为闭袢型肠梗阻,结肠梗阻多属此种梗阻。

根据梗阻程度分为完全性和不完全性;根据发病的缓急分为急性和慢性。

四、临床表现

肠梗阻由于病因、部位、类型的不同而有不同的临床表现,但都有一个共同的特征,即肠内物不能顺利通过肠腔。此外还有腹痛、呕吐、腹胀和停止排便排气共同的临床表现。

1. 腹痛　单纯性机械性肠梗阻一般为阵发性剧烈绞痛,其特点是:①波浪式的由轻到重,然后又减轻,经过一平静期而再次发作;②腹痛发作时可感有气体下降,到某一部位时突然停止,此时腹痛最为强烈,然后有暂时缓解;③腹痛发作时可出现肠型或肠蠕动,患者自觉似有包块移动;④腹痛时可听到肠鸣音亢进,有时患者自己可以听到。

绞窄性肠梗阻由于有肠管缺血和肠系膜的嵌闭,腹痛往往为持续性腹痛伴有阵发性加重,疼痛也较剧烈。

麻痹性肠梗阻腹痛往往不明显。结肠梗阻除非有绞窄,腹痛不如小肠梗阻时明显,一般为胀痛。

2. 呕吐　呕吐在梗阻后很快即可发生,在早期为反射性的,呕吐物为食物或胃液。然后进入一段静止期,再发呕吐时间视梗阻部位而定,如为高位小肠梗阻,静止期短,呕吐较频繁,呕吐物为胃液、十二指肠液和胆汁。如为低位小肠梗阻,静止期可维持1～2天再呕吐,呕吐物为带臭味的粪样物。如为绞窄性梗阻,呕吐物可呈棕褐色或血性。结肠梗阻时呕吐少见。

3. 腹胀　腹胀一般在梗阻一段时间后才出现。腹胀程度与梗阻部位有关,低位梗阻为全腹膨胀,常伴肠型。麻痹性肠梗阻全腹膨胀明显,但不伴肠型。闭袢型肠梗阻出现局部膨胀,叩诊鼓音。结肠梗阻如回盲部关闭可显示腹部高度膨胀且不对称。高位小肠梗阻腹胀不明显。

4. 排便排气停止　在完全性梗阻发生后排便排气即停止。在早期由于肠蠕动增加,梗阻以下部位残留的气体和粪便仍可排出。在某些绞窄性肠梗阻如肠套叠、肠系膜血管栓塞或血栓形成,可自肛门排出血性液体或果酱样便。

五、诊断与鉴别诊断

诊断时除根据以上症状还应配合下列检查:

1. 体格检查　晚期有脱水表现,全身虚弱无力,眼窝、两颊内陷,唇舌干燥,皮肤弹性消失。严重缺水或绞窄性肠梗阻可有休克表现。从腹部上看,一般有不同程度的隆起,可见到肠型或蠕动波。单纯性肠梗阻腹壁柔软,按到膨胀肠袢时有轻度压痛,膨胀肠袢内含有气体和液体,量多时可听到振水音。绞窄性肠梗阻可有限局性压痛及腹膜刺激征,有时可触及绞窄的肠袢。叩诊腹部多处呈鼓音,绞窄性肠梗阻时腹腔可有渗液,出现移动性浊音。肠鸣音亢进,量和强度均有增加,尤其在绞痛发作时明显,常可听到气过水声,肠腔高度膨胀时可听到高调金属音。

2. 化验检查　在梗阻的晚期,由于失水和血液浓缩,白细胞计数、血红蛋白、血细胞比容、尿比重增高,电解质浓度降低。有代谢性酸中毒时,血 pH 及二氧化碳结合力下降。绞窄性肠梗阻时,早期即有白细胞计数增高,中性粒细胞增多并伴核左移。

3. X 线检查　取直立位或左侧卧位。在梗阻发生 4~6 小时后可见充气的小肠肠袢,而结肠内气体减少或消失。空肠黏膜的环状皱襞在空肠充气时呈鱼骨刺样。较晚期时小肠肠袢内有多个液面出现,典型的呈阶梯状。

此外,还应尽可能作出病因诊断,以便正确治疗。有腹部手术史或腹部手术切口瘢痕应考虑有粘连性肠梗阻。腹部外伤史如既往史考虑腹腔内出血引起的粘连,如为现病史应考虑有麻痹性肠梗阻可能。全身如有结核病灶,考虑为肠结核或腹腔结核引起的肠粘连。长期腹泻史应考虑有局限性肠炎合并肠狭窄,近期腹泻应考虑痉挛性肠梗阻,便秘或饱餐后劳动考虑有肠扭转。如有心血管疾病如心房纤颤应考虑肠系膜血管栓塞。腹部检查应包括腹股沟部以除外嵌顿疝,直肠指诊应注意有无粪便填充、肿瘤,指套带新鲜血迹应考虑肠套叠。从年龄,也可推测病因诊断,新生儿多为先天性胃肠道畸形,幼儿多考虑肠套叠,儿童多考虑蛔虫性肠堵塞,老年人多考虑肿瘤、肠扭转、粪便堵塞等。

4. 鉴别诊断

(1)小肠梗阻与大肠梗阻:高位小肠梗阻指空肠以上部分消化管道梗阻,其特点为呕吐出现的早,且频繁,腹胀不明显;低位小肠梗阻是指空肠以下部位消化管道部分梗阻,其与大肠梗阻临床表现较为相似,两者出现呕吐均较晚,X 线片均可显示有较固定的积气肠袢,但两者在治疗上有很大区别,小肠梗阻常不需手术治疗。低位小肠梗阻起病较慢,常伴有阵发性剧烈腹痛,腹胀明显,呕吐出现晚,呕吐物可呈粪样。X 线片显示,扩张的肠袢集中在腹中部,呈现阶梯状液平面排列,结肠内无气体;大肠梗阻,除在早期有反射性呕吐外,一般晚期才会出现呕吐。绝对性便秘是大肠梗阻的主要特征。X 线片显示,扩张的肠袢分布于腹部周围,可见结肠袋,积气的结肠阴影在梗阻部位中断,结肠袋消失。

(2)完全性梗阻与不完全性梗阻:完全性梗阻腹胀明显,排便、排气完全停止。不完全性梗阻腹胀轻,呕吐出现晚而轻,或无呕吐,可有少量排气或排便。

(3)机械性肠梗阻与麻痹性肠梗阻:机械性肠梗阻有阵发性绞痛,腹胀出现晚且不对称,肠鸣音亢进。麻痹性肠梗阻多继发于手术后腹腔感染、腹腔出血,无阵发性绞痛,肠鸣音消失,腹胀明显。

(4)单纯性大肠梗阻与绞窄性大肠梗阻:绞窄性大肠梗阻的临床特点是腹痛发生剧烈,呈持续性、阵发性加重。全身中毒症状早,早期出现休克。可

出现明显的腹膜刺激征,腹胀不对称。肛门指诊检查时指套常有血迹,或经腹腔穿刺可抽出血性液体。单纯性大肠梗阻起病缓慢,发展慢,腹痛为阵发性,在间歇期可毫无疼痛。全身情况在早期多无变化,无腹膜刺激征。

六、治　疗

急性肠梗阻的治疗包括非手术治疗和手术治疗。治疗方法的选择根据梗阻的原因、性质、部位以及全身情况和病情严重程度而定。不论是否采取手术治疗,首先应给予非手术治疗以纠正肠梗阻带来的全身性生理紊乱。

1. 胃肠减压　通过胃肠减压可以减轻肠腔膨胀,有利于肠壁血液循环的恢复,减少肠麻痹的机会,还有助于改善呼吸和循环功能,是治疗肠梗阻的重要措施之一。一般用较短的单腔管或双腔套管,如位置适宜、注意保持通畅,可以达到满意的减压效果。有时通过减压,可使扭曲的肠袢得以复位,使梗阻得到缓解。

2. 纠正水和电解质失衡　可给予乳酸钠林格液及 5% 葡萄糖对半输入,并监视尿量及中心静脉压(CVP)的改变,CVP 不超过 $1.18kPa(12cmH_2O)$ 应认为是安全的,待尿量充分时可适当补充钾盐。绞窄性肠梗阻或单纯性肠梗阻晚期的患者,常有大量血浆和血液的丢失,还需补充血浆和全血。

3. 抗生素　抗生素有抑制肠道细菌,预防伤口和肺部感染作用,一般可给氨苄西林、庆大霉素、甲硝唑等。

4. 其他对症治疗　根据不同病因而采取相应措施,如氧气驱虫、生豆油灌注、中药灌注、针刺疗法,各种复位法包括钡灌肠、经乙状镜插管、腹部按摩及颠簸疗法等。

经这些非手术疗法治疗,梗阻仍未缓解,即应行手术治疗。手术大体有以下四种:①解决引起梗阻的病因;②肠切除肠吻合术;③短路手术;④肠造瘘术或肠外置术。

手术方式的选择应根据梗阻的性质、部位和病情的严重程度来考虑。

(1)单纯性肠梗阻:可采取解除引起梗阻机制的手术,如粘连松解术、肠切开取除异物等。较长时间的梗阻引起肠壁血运障碍,可以出现点状坏死,应仔细检查并一一内翻缝合,以防止事后穿孔引起腹膜炎。如肠管有狭窄病变,如肿瘤、炎症等可行肠切除、肠吻合术。当病变不能切除时,如肿瘤已浸润固

定或肠粘连成团与后腹壁黏着,则梗阻近端与远端作短路吻合术。在手术探查时如肠管高度膨胀,可在妥善保护周围组织下于梗阻近端行减压术,以减少毒素的吸收并有利于手术的进行。

（2）绞窄性肠梗阻:一般应尽快采取解除梗阻机制的手术,如肠套叠或肠扭转的复位、疝环切开等。在解除梗阻机制以后,应注意肠管血液循环的状况,以决定下一步手术措施。可能遇到以下几种情况:①如在梗阻解除以后,肠壁颜色迅速转为正常,肠壁保持弹性并且蠕动活跃,肠系膜边缘动脉搏动可见,此段肠管应予保留。②相反情况,肠管已坏死,应连同肠内容物立即予以切除并行肠吻合术。③肠管的生机当时不易作出判断,这时不应贸然切除,特别是涉及较长的肠袢时,也不应轻易放回腹腔进行关腹。通常的措施是对受累的肠管用温热等渗盐水纱垫进行湿敷,在肠系膜根部注射0.5%普鲁卡因以缓解血管痉挛,同时维持血容量及正常血压,并充分供氧。观察十余分钟至半小时,视情况再采取相应措施。④如患者情况极严重或在手术过程中血压突然下降,虽经抢救而血压仍不易维持,肠管已经坏死,可作肠外置术,将坏死肠管置腹壁外并将之切除,近端远端固定缝合于腹壁,肠腔内插管引流,有时可挽救患者生命,待病情好转后再行吻合术。

（3）结肠梗阻时由于回盲瓣往往关闭,肠内容物只能进入不能复出,形成闭袢型梗阻,结肠血流供应也不如小肠丰富,因此即使是单纯性梗阻也容易发生局部坏死和穿孔。胃肠减压对缓解腹胀效果也不满意。所以完全性结肠梗阻一旦得到明确诊断经非手术治疗无效时,应及早进行手术治疗。手术方式视病情而定。如患者全身情况差,腹胀严重,经胃肠减压得不到缓解,特别是梗阻病变位于左侧结肠时,以先行横结肠或近端结肠造瘘为妥,待情况好转后再行肠切除、肠吻合,等吻合口愈合通畅顺利再将造瘘口关闭,恢复肠道运行。如为绞窄性肠梗阻,肠管已坏死,则须将坏死肠段切除,并将两断端外置造瘘,待全身情况好转后再行二期手术,将造瘘口重新吻合回纳腹腔。如患者情况较好,引起梗阻的病变可以切除,特别是恶性病变,以一期切除及肠吻合较好,一般可不再做近端造瘘。但如怀疑局部血液循环不够满意或手术时污染严重,也可在吻合后加做一近端造瘘,腹腔内放置引流,待恢复顺利,再将造瘘口关闭。在结肠梗阻手术时,肠腔高度膨胀,由于肠液可经小肠吸收而以气胀为主,剖腹后可先以套针进行穿刺减压,然后再行探查游离肠段,这样可以减少肠管穿破的机会,也有利于手术的进行。总之,结肠梗阻时出现的问题较多,手术治疗时需要更加审慎的过程。

第四节　大肠子宫内膜异位症

是指子宫内膜组织沿输卵管逆流或经静脉和淋巴管或直接移植至大肠所引起的病变。一般先侵犯乙状结肠和直肠的浆膜,然后侵犯肠壁肌层,最多见于直肠和乙状结肠交接处,小肠和盲肠少见。多发于20~40岁。异位的子宫内膜还可见身体的其他部位,绝大多数位于盆腔。

一、病因病理

本病发生的原因尚不清楚,异位的途径多认为经过输卵管逆流,由静脉和淋巴管或直接移植,如剖宫产手术或分娩时会阴切开术,子宫内膜可移植到手术瘢痕内。

常见原因如下:

1. 子宫内膜种植　由于宫颈狭窄或闭锁,经血外流受阻,使子宫内膜碎片随月经倒流,导致子宫内膜异位症的发生。

2. 痛经　妇女痛经,宫缩加强,增加了经血倒流的机会。

3. Sampson认为子宫内膜异位症多数是直接转移而发病,如做过剖宫产的患者或分娩时会阴切开术,子宫内膜可移植到手术瘢痕内。

4. 人工流产术也可引起内膜异位症。

在经期,异位的子宫内膜随激素水平下降而剥脱出血,血流积聚于组织内,周围形成类似感染的炎性反应,纤维组织增生,继而瘢痕形成,或与邻近器官形成粘连。异位的内膜随着月经周期反复脱落出血,病灶内积血逐渐增多,纤维组织增厚,最后形成硬结或包块。在绝经后,异位的内膜将随卵巢的萎缩而退化吸收。

二、临床表现

患者婚后多年不育。痛经,经前1~2天有下腹及腰骶部胀痛,经前第一天最甚,后逐渐缓解。月经不规则,经血过多。少数患者有进行性性交痛。肠道症状可有便秘,下腹部痉挛性疼痛,少数有带状粪便,排便时腹痛,经期肠绞痛和腹泻。病变侵及黏膜则有经期便血。

此外,本病还常伴有盆腔子宫内膜异位症的表现,典型体征是在子宫颈上方或子宫骶骨韧带处扪及一个或数个硬结节,特有触痛,结节在月经期增大,压痛更明显。

三、诊 断

根据以上临床表现,配合下列检查可对本病作出诊断。

1. 肠镜检查 病变肠腔狭窄,黏膜充血皱缩和充血,但表面光滑。必要时取活组织作病理检查。

2. X线检查 直肠及乙状结肠有较长的充盈缺损,边缘清晰。在月经中期及月经的第2天各作1次检查,观察肠道狭窄部位病变的变化,并对比两次结果则更有意义。

3. 腹腔镜检查 可直视病灶,了解病变范围及程度,是本病有价值的检查方法。

4. 细针穿刺吸引细胞学检查 对子宫直肠陷凹或直肠阴道隔的肿块,可经阴道用此法作细胞学检查。如见到成团的子宫内膜细胞、陈旧的红细胞和含铁血黄素可帮助诊断。

四、治 疗

1. 激素疗法 目的是控制月经周期,造成闭经或抑制排卵,使病灶停止出血,组织不继续纤维化。

(1)假孕疗法:使用高效孕激素造成人工闭经,适用于病情较轻、要求生育的年轻患者及手术后症状复发者。常用甲羟孕酮(甲羟孕酮),第1周每日3次,每次4mg,第2周每日2次,每次8mg,第3周后每日2次,每次10mg,连服3~9个月。或用炔诺酮(妇产片),第1周每日1次,每次5mg,第2周每日1次,每次10mg,以后每日两次,每次10mg。若用异炔诺酮则每日给药2.5mg,逐周每日增加2.5mg,直至4周后增加到10mg为止,连服数月,同时每日加服炔雌醇0.05mg,防止突破性止血。

(2)假绝经疗法:可暂时减少卵巢激素的分泌,使子宫内膜萎缩,是目前治疗子宫内膜异位症较理想的药物。使用药物是达那唑,每日量为400~800mg,分2~4次口服,当出现闭经后减为每日维持量200mg。一般从月经第5天开始服药,连服6个月。

(3)雄激素治疗:可对抗雌激素,直接作用于异位的子宫内膜,使之退化,对消除子宫内膜异位症引起的疼痛及痛经有特效。药用甲睾酮5mg,每日2次,或丙酸睾酮25mg,每周2次,连用2~3个月。但每月用量应不超过300mg,防止出现男性化表现。本法停药症状易复发。

2. 手术治疗 适用于病灶大、范围广、纤维化严重并伴明显盆腔粘连者。对要求生育的年轻患者,尽可能保留其生育能力,如采用分离盆腔粘连、卵巢的内膜异位性囊肿切除、电灼或切除盆腔病灶、子宫悬吊术等,位于子宫直肠陷凹、子宫骶骨韧带及直肠结肠浆膜面的结节应彻底切除。对无生育要求,或病情需要切除子宫而年龄在45岁以下者,应尽可能保留一侧或双侧的卵巢正常组织,以免术后过早出现绝经综合征。

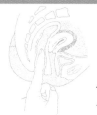

第三十八章 肛肠疾病预防保健及护理常识

第一节 肛肠疾病的预防保健

"不治已病,治未病",中医指出疾病的预防应重于治疗,肛肠疾病更是如此。肛肠疾病的发病率可称诸病之首,其主要原因除与人体自身有关外,就是忽视预防。

爬行类动物不患痔,而人则不同,造成两者差异的根源就在于一个爬行,一个直立行走。这样,虽然两者的肛门直肠都处于相同的部位,可受到来自身体其他部位的影响就不同。人的肛门直肠位于体腔的最下端,平时要承受来自体腔的巨大压力,极易造成局部的血流不畅。中医认为瘀可致百病,虽然中、西医在"瘀"字的含义上不尽相同,但肛肠疾病的发生确与血液循环障碍分不开。

肛肠发病率高除与肛门直肠位置特殊有关外,还与局部的解剖特点有关。直肠上静脉无静脉瓣,局部血管要穿越肛周丰富的括约肌群,直肠黏膜下层的组织疏松,血管壁周围阻力弱,每次大便时腹压增高等,这些因素都可影响到局部的静脉回流,造成血液淤滞。肛门还是皮肤与肠腔黏膜的结合部,即齿线的位置,齿线是肛周许多感染性疾病细菌入侵的门户。肛门还是大便的出口,极易受到污染。

尽管如此,这些只是疾病发生的可能因素,不是必然,人为因素将最终导致发病。人为因素又包括多方面,如大便、姿势、饮食、卫生等生活习惯的改变;对便秘、腹泻、肛周炎性疾病等没有及时防治;体质虚弱而又不重视全身及局部功能锻炼等。

中医认为肛肠疾病发生主要与外感六淫、内伤七情、饮食不节、劳逸失当、体质虚弱、瘀血阻滞等有关。

治病求本,预防也是如此。肛肠疾病的预防最终还要从这些病因方面入手,笔者将肛肠疾病的预防原则归结为四个字,即扶正祛邪,扶正即要加强全身和局部的功能锻炼,增强全身与局部的抗病能力,

改自身的不利条件为有利因素。祛邪即消除导致疾病发生的人为因素,去除内外诸邪的侵袭。下面将逐一论述。

一、从饮食上预防肛肠病

中医学《黄帝内经》中说:"因而饱食,筋脉横解,肠澼为痔。"饱食泛指饮食不节,可使肛门血管松弛扩张而成痔。《疮疡全书》说"食肥腻,胡椒,辣椒……风热下冲,乃生五痔"。指出过食肥甘辛辣食品可以得痔。《奇效良方》"酒热之毒,流于脉……内注大肠……以火就燥,则大便闭而痔瘘作矣"。这段说过量饮酒也可得痔瘘。这些论述说明不良的饮食习惯是导致肛肠病的重要原因。因此,要想预防肛肠病,就应先从饮食上加以注意,原则上辣椒、芥末、烈酒以及油腻、煎炸、海鲜、生冷等食品,尽量少食或不食,应多食蔬菜、粗粮等清淡食品。

辣椒、酒类对直肠黏膜有直接刺激作用,过度进食则会引起直肠黏膜充血、扩张而形成痔疮。辣椒和酒类也会刺激肛门瓣及肛窦,引起局部发炎而导致肛窦炎、肛乳头炎、肛周脓肿等疾病。肥甘厚味极易引起便秘,长期便秘是导致肛肠病的重要原因。有报道,欧美等国每10万人中就有42.2人患大肠癌,这些人都不同程度存在排便间隔时间延长,排出困难。一般认为,偏食高脂肪、高蛋白、低纤维素饮食,可使肠道内胆液和厌氧菌增多,而肠道里厌氧的梭形芽孢杆菌却能将脱氧胆酸转变为致癌物质3-甲基蒽。此外,高脂肪食物中某些成分在肠道里还可能被分解为有致癌作用的不饱和胆固醇。生冷食品极易导致腹泻,腹泻也是引起肛肠病的原因。

多食蔬菜、水果的好处在于它们含有大量的纤维素,当纤维素通过消化道时可以吸收水分使自己

膨胀起来,膨胀的纤维素一方面通过它胀大的体积来刺激和加强胃肠蠕动,使消化、吸收和排泄功能加强,另一方面还可以把食物中不能消化的某些成分、消化道的分泌物、肠内细菌和机体代谢中产生的有害物质都裹起来形成粪便,从而使粪便通畅易行,既减少痔疮的发病因素,又有防癌作用。

二、从生活上预防肛肠病

中医学对不良的生活习惯导致肛肠病也作了较多的论述,如《外科正宗》说"因久坐而血脉不行……以及担轻负重,竭力远行,气血纵横,经络交错……俱能发痔。"提出久坐和劳累都能得痔。"因七情而过伤生冷……俱能发痔。情志不调,则气血不和均是生痔原因。"《外科大成》说"妇人或难产,小儿或夜啼等因,致气血纵横,经络交错,流注肛门而成痔矣""或暴怒……致使气血纵横,经络交错。"《太平圣惠方》说"久忍大便,使阴阳不和,关格壅塞,风热之气下冲肛肠。"

在生活上预防肛肠病,要求:

1. 避免过度疲劳,纠正不良姿势,劳逸结合。避免负重久行、长途奔波,防止过度疲劳,避免久坐、久站、久蹲,若因职业需要,也应不断变换姿势。避免过度性生活。

2. 加强全身和局部的功能锻炼,提高抗病能力。

3. 纠正不良排便习惯,及时预防便秘。

4. 改变卫生习惯,保持肛门清洁。每次大便后清洗肛门,尤其是腹泻后。天气过热,出汗过多,或久行后都应清洗肛门。一般用温水清洗即可,若感肛门不适,如痛、痒等,应用苦参、黄柏、明矾等一些清热燥湿的中药煎汤坐浴。内裤应勤换。

5. 调整情绪,保持心态平和,避免过度激动、过度忧伤和过度紧张。

三、肛门保健操

1. 内养功

姿势:取右侧卧位,略前俯,右臂屈曲在身旁,手放在离头约6cm处的枕头上,掌心朝上。左臂自然舒展,手放在髋上,掌心朝下。两腿自然屈曲。两眼轻轻闭合,口唇合拢,上下牙齿轻轻接触,舌自然放平。要求全身放松,姿势自然。

呼吸:闭口行腹式呼吸。先缓慢而细深地吸气,接着呼气,然后停顿暂不呼吸,但不使劲闭气,将意念守在小腹的丹田。同时将舌头轻轻抬起并默默念字,然后将舌落下,又开始第二次吸气。整个过程即:吸气→呼气→停顿(抬舌、默念)→落舌→吸气,如此往复循环进行。停顿的时间约为 3～7 秒。每次 20～30 分钟,每日 1～2 次。

2. 导引功 这是一种以躯体运动、呼吸运动和自我按摩相结合的综合性锻炼方法,做法是:左下肢足部踏地,右下肢屈膝,两手抱住膝关节下方犊鼻至足三里部位,然后两手及双上肢用力使右腿膝部尽量向身躯牵拉,稍停片刻后进行调换,右下肢足部踏地,左下肢屈膝。同上方法连续操作 28 次。每日 1～2 遍。

3. 提肛运动 提肛是一种既简便、又实用的肛门功能锻炼方法,具有预防和治疗肛门疾病的双重作用,国内外都很提倡该方法。其基本的方法可采用站、坐、卧等多种姿态进行,使用意念及内功,将肛门上提至脐中,做肛门上收的动作,自然呼吸或吸气时提肛缩腹,呼气时将肛门放下。此法不受时间和场地等条件的限制,一提一收为 1 次,每遍 20～30次,每日 2～3 遍。

4. 便后操 便后先清洗肛门,然后用右手示指尖压在肛门缘轻轻推肛门向上,同时收缩肛门,然后放松,如此重复 30 次。

5. 睡前操 睡前两膝跪在床上,两肘着床,头低垂,腰部下弯,臀部稍高,挺身收腹吸气,同时有力地收缩肛门,然后放松,如此重复 30 次。

除此以外,还可积极参加各种体育活动、长跑、练太极拳等。

第二节 肛肠病合并内科疾病的处理

肛肠疾病合并内科病如心脑血管疾病、结核病、糖尿病时,应更加注意治疗的兼顾性。同时,嘱患者积极配合治疗。

一、肛肠病合并心脑血管病的处理

临床上同时兼有心功能不全、重度心律失常及房室传导阻滞、心肌梗死、高血压、脑梗死等心脑血管病的肛肠病患者,在选择治疗方案时应考虑到这些心脑血管病所能承受的程度,不恰当的治疗方法可能会加重或诱发这些疾病。这就要求在治疗前患者不能隐瞒病史,医生应详细询问有无心脑血管病的临床症状及作相关检查。

对高血压病患者,要求先服药控制血压,血压正常后方可采取手术治疗。若患者胸闷、胸痛、心慌、心悸,心电图检查有明显异常,应禁止即刻手术,可采用保守方法。如果是肛周脓肿、全身重度感染等急性病,可采用姑息手术方法,行局部切开引流术,并全身抗感染。对临床症状轻,有关检查属轻度心脑血管疾病者,可在征求患者同意的情况下采取相应术式治疗,但应尽量避免采用手术时间长、痛苦大的手术。

此外,手术和麻醉应避免使用对心脑血管病有不良影响的药物。避免使用有收缩血管和致凝作用的药物,如肾上腺素。痔注射使用的硬化剂或坏死剂也应慎用。对完全性房室传导阻滞患者,心率低于 50 次/分者,麻醉可用普鲁卡因,禁用利多卡因。

总之,治疗这类疾病,一方面要求医生选择适当的治疗方案,对患者则要求有积极乐观的态度,充分放松的心情,这对配合治疗是极为有利的,有时可起到药物所不能代替的作用。

二、肛肠病合并结核病的处理

结核病是一种具有传染性的慢性全身消耗性疾病,目前其发病率在我国有上升趋势。中医认为这类患者体质虚弱、气血不足。合并结核病的肛肠病患者手术后创口较难愈合,处理不当,将会影响到肛门的功能。因此,在肛肠病治疗前必须检查有无结核病。

结核病较常见的是肺结核,其他还有肠结核、肾结核和结核性腹膜炎等。结核的原发部位多在肺,患此种疾病临床常见有咳嗽、痰内带血、长期低热、消瘦、乏力、盗汗、食欲缺乏等。但早期有时可无任何症状,通过 X 线检查才发现病灶。

合并结核的肛肠病原则上避免手术治疗,但对肛周脓肿、肛瘘、急性嵌顿痔等可在抗结核的同时考虑手术,对高位脓肿和肛瘘要避免一次完全切断肛门直肠环。手术后在全身抗结核的同时,局部换药亦可使用抗结核药。饮食方面应多食富含营养的食物,如牛乳、甲鱼、豆浆、水果等,忌食辛辣刺激动火燥液之品。

三、肛肠病合并糖尿病的处理

糖尿病亦是一种消耗性疾病,随着我国人民生活水平的提高以及不合理膳食,该病发病率也呈上升趋势。临床以多饮、多食、多尿、消瘦、乏力为主要症状,早期也可无症状,但通过检查可出现空腹血糖升高,尿糖、葡萄糖耐量试验阳性。

糖尿病患者的生理代谢严重失调,体内蛋白质及脂肪缺乏。水、电解质平衡失调造成体内营养障碍,抵抗力下降,因此致病菌易侵入体内。同时,由于血糖过高,细菌也易滋生繁殖。故糖尿病对肛肠手术的直接影响是术后创口易感染,愈合缓慢。

合并糖尿病的肛肠病治疗,必须先服药控制血糖,血糖正常后再考虑手术治疗。手术时应严格消毒,术后及时换药。在饮食方面既要控制进食量,防止血糖升高,又要保证有足够的营养帮助创面生长。主食以米、面、玉米、小米为主,南瓜、菠菜、芹菜、茄子、黄瓜都是很好的糖尿病饮食。少量食用瘦肉、鸡蛋,糖类应禁食,水果也应少食。

第三节　肛肠病护理常识

肛肠病的常规护理是一项非常重要的环节,了解和掌握应有的护理知识,对疾病的成功治疗和预防有很重要的意义。

一、肛肠术前护理

肛肠病患者在术前应在医生指导下作必要的准备,以便更好地配合手术。护理人员应向患者交代:

1. 思想准备　对手术有一正确认识,消除紧张焦虑心理。有些患者听说要手术,吃不下,睡不眠,精神极度紧张,还没上手术台,就快虚脱了,使手术无法进行。其实现在许多肛肠手术已基本没有什么痛苦,根本不必紧张。

2. 饮食准备　绝大部分肛肠手术不要求禁食,应在手术当日进少量少渣食品,因为肛肠手术要求 24 小时后再排便,这样可避免手术当日即排便,污染伤口。

3. 肠道准备　一般不需要清洁灌肠,只要求术前排便 1 次,若有便秘,可用 1 到 2 支甘油灌肠剂灌肠协助排便即可。

4. 术野准备　对手术中需要备皮的患者应在术前备皮,然后用温水清洗肛门。

5. 病史交代　术前不能隐瞒其他病史,尤其是既往有药物过敏、有心脏病、高血压、糖尿病、结核病及有出现倾向性疾病等病史一定应交代清楚,以便配合医生做进一步检查,确定治疗方案,并做好术前准备,以防术中出现意外。

二、肛肠术后的常规护理

肛肠术后常规护理包括以下五个方面:

1. 小便护理　肛肠术后一些患者出现小便困难,多是因为肛门收缩导致尿道括约肌收缩引起,只要小便时肛门放松就可顺利排出。

2. 大便护理　尽量保持每日1次大便,防止便秘和腹泻,有关方法参看相关章节。

3. 便后坐浴　每次排便后必须用药水或温水坐浴,对肛周脓肿等术后开始几天局部分泌物多者,除便后坐浴外还应视情况增加坐浴次数。坐浴时的水温以不烫为度,40℃左右为宜,一般坐浴5~10分钟。

4. 创口换药　患者术后常规每日清洁创面换药处理,予以清除创面污染、分泌物,应用复方角菜酸酯栓等黏膜保护剂及吸附分泌物的敷料促进创面生长。

5. 并发症护理　发现便血量较大或持续不止,以及肛门疼痛较剧持续不减轻者,应上医院请医生检查,再作相应处理。

三、肛肠术后的饮食调护

肛肠术后合理的饮食调护可以增强患者对疼痛的耐受程度、促进创口愈合和减少术后并发症。术后原则上要求进食高蛋白、高热能、高维生素、高水分食品,禁食辛辣刺激食品。高蛋白食品有各种肉类、豆类、蛋等,对肛周脓肿和肛瘘手术创口较大者可多食猪肘、猪蹄等含胶原蛋白丰富的食品有利于创面愈合。高热能是指碳水化合物,如米、面等。高维生素是指蔬菜、水果类食品。除此之外,还应注意术前和术后3日内尽量进食少渣及无籽食品,这样可避免术后短时间内就排便。此外,术后不能立即进食牛奶、糖等,避免造成或加重肠胀气。

四、结肠造口的护理

大肠癌造口术后,造口部位的护理至关重要,它关系到患者的生活质量,能够克服患者的自卑心理,减轻患者的压力。并能帮助患者树立战胜疾病的信心。

肠造口护理可用如下方法:将造口袋直接贴于腹部造口皮肤上收集粪便。该法肠造口用品的选择十分重要,应从造口的部位、形状、大小以及造口周围皮肤的情况等多方面进行考虑。造口用品首先必须具有轻便、透明的性质;且能很好地防漏、防臭、保护造口周围的皮肤,还要使造口者佩带舒适。

常用的肠造口用品主要有两种:单件式和双件式。单件式是一种背面有粘贴胶的袋子,按照造口的大小在粘贴胶处剪好开口,撕去后面的纸片,贴在皮肤上,就可以使用。为了保护皮肤,最好再附加使用一些保护用品,如在造口周围涂上造口防漏膏等。两件式是一个保护胶片和其配套的一个造口袋。使用时先贴上胶片,然后利用胶片和造口袋上凸凹相对的两个胶环将袋子固定在胶片上。胶片可维持约7至10天,便袋可随时更换,一般是每天换1次,用后经洗涤仍可用。

两件式造口袋的护理方法:

1. 首先应清洗造口及周围的皮肤并擦干,观察造口及周围皮肤有无异常。

2. 用测量板测出造口的大小(一般应比造口稍大些;过小会造成对造口的压迫,过又容易引起渗漏),然后用笔在胶片背面画出造口的大小,并用弯剪刀沿记号剪下。

3. 必要时将防漏膏以挤牙膏的方式挤一圈于造口周围的皮肤上。

4. 将胶片背面的粘纸撕下并依造口位置贴好,轻压胶片环及其周围,使胶片紧贴于皮肤上。

5. 必要时,以防水纸胶贴于胶片周围,以防洗澡时水渗进胶片内。

6. 将粪袋或尿袋背面的胶环与胶片上的环相连接,以点、线、面方式由下而上扣紧,最后轻轻往下拉一拉便袋,看安装是否牢固。

7. 如果使用的是开口便袋,应将便袋尾端包住夹子的一端,以两手相扣,夹闭便袋的口。

8. 当内容物超过袋子的1/3时,应将粪袋取下清洗,以另一个粪袋替换。

9. 粪袋取下后,用示指固定粪袋夹的一边,再用拇指向上一推,打开粪袋夹,将内容引流入马桶,再以清水洗袋子以重复使用。一般胶片可用7~10天,或更长时间。

此外,结肠造口应注意灌洗,以防止感染。定时的结肠造口灌洗可以训练肠道规律的蠕动,达到形成与正常人一样规律性排便的目的。灌洗能明显减少排便次数,消除或减轻人工肛门的气味,减少肠道积气,降低造口周围皮肤刺激反应的发生率。灌洗时由护理人员向患者讲清必要性,并由护理人员进行操作。如有条件的患者,可由护理人员将所需物品、操作方法详细交代患者或家属,使患者能够自行灌洗,达到防止局部感染、保持长期清洁的目的。

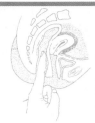

第三十九章 安氏疗法

"安氏疗法"是笔者总结前人成功与失败的经验和教训，并结合自身临床工作体会，在20世纪80年代末创建并完全成形的肛肠病新疗法，凡肛肠领域的常见病、多发病均有所涉及。目前安氏疗法在临床上已应用30余年，实践证明，该法具有损伤小、恢复快、无并发症和后遗症的特点，适于普及各级医院的肛肠专科医生，是开展肛肠疾病诊疗工作和提高专业水平的很好途径。

在本书的肛肠疾病各论部分，已对安氏疗法的各具体方法有所介绍，然而单独分述，不够系统亦难窥全貌。本章将综合前文所述，将安氏疗法全面归纳和总结，以供读者评阅。

第一节　肛管麻醉法

肛管麻醉是指从齿线附近进针注入麻醉药物，阻滞外科肛管直肠部分及肛管直肠环的神经末梢，暂时使肛门直肠部失去感觉、肛管直肠环松弛的局麻方法。齿线以下皮肤由脊神经（肛门神经）支配，对针刺等疼痛反应敏感；齿线以上肛门直肠部为植物性神经支配，无痛觉，但胀满（如注射内痔时药液充满痔核）、牵拉、挤压等机械刺激仍会使其产生强烈的不适感觉。肛管麻醉不仅可避免普通局部麻醉在肛缘皮肤处进针时的刺痛、胀痛感，还可缓解注射、结扎等操作对直肠末端的机械刺激。

1. 适应证　各期内痔、肛乳头瘤。

2. 麻醉药物　0.5%或0.25%利多卡因。

3. 操作方法　患者取侧卧位，常规消毒、铺巾，麻醉开始后，再次用碘伏消毒肛内齿线区域。选择截石位3点、6点、9点、12点，紧邻齿线下缘的肛管皮肤作为注射进针位置（图39-1），该处为皮肤和黏膜交界区，对痛觉不敏感。注射可在肛门镜下或直视下操作（照片图39-1，照片图39-2），进针时注射器与肠腔呈30°~45°角，刺入肛管直肠环后，开始缓慢退针推注。一般在四个注射位置注射的总药量在15~20ml，明显少于常规麻醉方法，需要注意的是12点处进针时不可过深，防止刺伤男性前列腺或穿透女性直肠阴道壁。麻醉后，肛镜即可自如进出肛门，而不造成明显的胀痛和压迫感，且痔核暴露清晰，有利于手术操作。

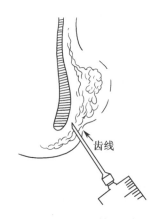

图 39-1　肛管麻醉
在紧邻齿线下缘的皮肤和黏膜交界处进针注射

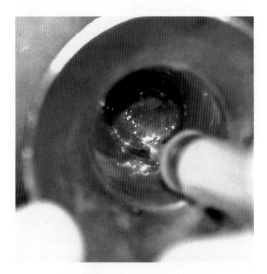

照片图 39-1　肛门镜下麻醉

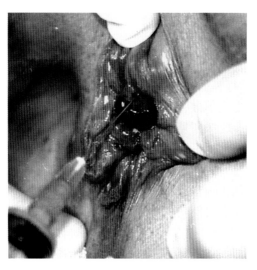

照片图 39-2 直视下麻醉

第二节 收敛化瘀法治疗内痔

一、背 景

痔病的治疗方法主要包括药物疗法、物理疗法和手术疗法三大类。注射法属于其中的药物疗法，是一种将特殊药物注射入痔内而直接作用于病灶的方法，主要用于内痔的治疗。注射疗法在西方国家沿用至今已有近150年的历史，在我国则兴起于20世纪50年代，并且经过不断发展，相继出现了坏死枯脱法和硬化萎缩法两种治法，所使用的药物分别被称为坏死剂和硬化剂，80年代以前，这两种方法在临床使用广泛。其中坏死枯脱法是利用坏死剂，一方面作用于痔组织，直接引起蛋白质变性坏死，另一方面作用于血管和血液有形成分，使之形成血栓阻断远端的组织血液供应，间接促进局部组织坏死。坏死的痔核脱落后，创面可自行修复愈合。硬化萎缩法则是利用硬化剂的致炎作用，使痔内发生纤维化，进而闭塞小血管、萎缩粘连痔核，以达治疗目的。理论上这两种方法均可治疗内痔引起的出血、脱垂等症状，而临床实际也确实验证了其较好的疗效，然而不可回避的问题是，这两种方法也带来了诸多的并发症和后遗症。

其中坏死枯脱法使用不当，可引起创面溃疡、感染并继发大出血，愈后创面瘢痕收缩还可造成肛管和直肠狭窄；硬化剂的硬化萎缩法效果，通常被认为是在坏死剂的基础上降低药物的浓度而达到的，二者仅有强与弱的不同，因此也不可避免的引起感染

坏死和出血等并发症，以及过度硬化导致的黏膜硬结和瘢痕性狭窄、排便困难等后遗症。笔者从医以来，就曾多次接诊这类患者，深感棘手。

针对上述问题，笔者查阅大量古代中医书籍和近现代国内外文献后，于20世纪80年代提出了"收敛化瘀法"这一内痔新治则，并以此为基础发明研制出新药——软化萎缩剂"芍倍注射液"且规范了其注药方法。这一系列创新与发明，提高了注射法治疗内痔的疗效，克服了传统硬化剂、坏死剂的不良反应，深受广大同行和患者的认可。

二、创新"收敛化瘀"的内痔新治则

1. 历代中医文献认为"经脉扩张"、"气血瘀滞"与痔密切相关 关于痔的病因病机，中国古代医家已经认识到与局部经脉扩张，气血瘀滞密切相关。如《素问·生气通天论》中论述："因而饱食，筋脉横解，肠澼为痔"，不仅指出痔的病因是"饱食"，还描述了痔"肠澼"（便血）的症状，并认为"筋脉横解"为其病机，所谓"筋脉横解"，即指脉络血管扩张、松弛不收。又如《杂病广要》云："凡痔者，因……恶血积聚于下焦，不得疏通，于是下坠而为痔。"认为痔为血液积聚而成。再如《外科正宗》载："夫痔者……或因久坐而血脉不行，又因七情而过伤生冷，以及担轻负重，竭力远行，气血纵横，经络交错，又或酒色过度，肠胃受伤，以致浊气瘀血流注肛门，因而发痔。"认为久坐后局部气血运行不畅、情

志异常又过食生冷、过度负重劳累、酒色过度、脾胃受损，都有可能导致气血运行不调、瘀血流注肛门而引起痔，可见痔的发生虽与诸多因素有关，但主要病机在于气滞血瘀。

综观经典，饮食不节、久坐、远行等因素均可导致机体气血失调及肛门局部血液凝聚不散、经脉瘀血扩张，进而导致痔的发生，再结合临床所见，笔者认为，在祖国医学理论体系中，痔的主要病机是"经脉扩张"、"气血瘀滞"。

2. 近现代关于痔的主流学说认为内痔是"静脉曲张淤血"和"肛垫下移"。关于内痔的发病机制，较为人们所接受的是"静脉曲张学说"和"肛垫下移学说"。静脉曲张学说认为内痔实际是一静脉曲张团，这是依据痔组织内有扩张屈曲的静脉而提出的，与我国传统医学论述的"经脉扩张"、"气血瘀滞"一致。肛垫下移学说则认为痔病是由于肛垫的固定和支持组织退化、断裂，致使肛垫滑脱下移，进而造成窦状静脉淤血后形成，该学说不仅提了出新的"肛垫下移"观点，同时也不否认"静脉淤血"的存在，由于具有较充分的理论和实验依据，这种说法目前得到了多数学者的认可。

3. 确立内痔的收敛化瘀法　据以上祖国医学历代经典和近现代国内外主流观点，笔者认为内痔的中医学核心病机可归纳总结为"经脉扩张，气血瘀滞，肛垫滑脱"，结合内痔肿胀、脱垂和出血的症状，在治疗时应着重（收敛）萎缩扩张之经脉和隆起肥大之痔核，（收敛）固涩下移滑脱之肛垫，并要疏散瘀滞之血液以止血。

总结以上治法，笔者将其概括为"收敛化瘀"。其中"收敛"和"化瘀"相辅相制，收敛法可以萎缩扩张的经脉、固涩脱出的痔核；化瘀法可以散瘀血，瘀血去则血自止。同时，收敛有化瘀相助，可以收敛而不滞涩、祛病而不留邪（"邪"即指注射后所留之纤维化硬结或瘢痕），化瘀有收敛配合，化瘀而不破血。两法结合，共奏收敛萎缩、固涩和化瘀止血之功。

三、研制"软化萎缩剂"芍倍注射液

依据已确立的"收敛化瘀"治痔法则，笔者在1986年研制出了由中药乌梅、五倍子和赤芍的有效成分枸橼酸、没食子酸和芍药苷为组成成分的"86-AN注射液"，该名称为芍倍注射液的最初命名，其中"86"代表1986年研制成功，"AN"为笔者姓氏"安"。90年代初，该药以"安氏化痔液"之称开始在临床应用，2003年通过国家药品监督管理局新药

审批，获得国家二类中药新药证书，同年底开始正式生产并在临床使用。

1. 选药依据和处方组成　针对内痔"经脉扩张，气血瘀滞，肛垫滑脱"的核心病机和"收敛化瘀"的治法治则，笔者以"散者收之"，"酸可收敛"，"涩可固脱"等理论和《血证论》"止血、消瘀"的治血法则为基础，同时汲取和继承前人成功经验，选用乌梅、五倍子、赤芍作为芍倍注射液（安氏化痔液）的组成药。其中乌梅、五倍子主收敛，芍药主化瘀。

（1）选用乌梅、五倍子的依据：《内经》云："酸可收敛"；《本草求真》指出"酸主收，故收当以酸为主也，然徒以酸而不兼审阴阳虚实以治亦非得乎用酸之道矣，故酸收之药，以…乌梅等味"；《本草求真》言"乌梅酸涩而温…入肠则涩…入于死肌、恶肉、恶痔则除"；《景岳全书》载"用五味子、乌梅之类，以固之涩之"，而"收敛"药在"十剂"中属"涩剂"，《本草纲目》载"…五倍子、五味子、乌梅，皆涩药也"。

（2）选择赤芍的依据主要：《本草经集注》将其列为中品，味苦微寒，入肝经，具有"清热凉血，散瘀止痛"的功效；《名医别录》谓其能"通顺血脉，缓中，散恶血，逐贼血"。

在药物配伍上，重用具酸涩收敛之功效的乌梅，为君药，五倍子亦有收涩的作用，为臣药，君臣相须而用，增强酸涩收敛之功；佐以赤芍，不仅可散瘀止血，还可使敛而不滞，祛病不留邪。三药配伍，一方面收敛不留瘀，一方面化瘀不出血，与笔者所拟之"收敛化瘀法"相合。

2. 制备工艺　按照现代制药工艺，提取乌梅、五倍子、赤芍的有效成分枸橼酸、没食子酸和芍药苷直接入药，配制成注射剂芍倍注射液。这种方法制药，保持了原中药的药性作用和配伍关系，与传统中药制剂比较，有效成分利用率更高（均在98%以上）、可控性更好。

3. 实验和临床研究（可详见本章"附篇"）

（1）芍倍注射液拆方实验：分为致炎作用实验和致痛作用实验两部分，前者说明芍药苷对枸橼酸、没食子酸所引起的炎症反应有明显的抑制作用；后者说明芍药对枸橼酸、没食子酸所引起的疼痛反应有一定抑制作用。从而验证了赤芍对乌梅和五倍子的反佐作用，并在一定程度上说明了芍倍注射液的药味配伍科学性和合理性。

（2）芍倍注射液安全性及疗效的临床研究：该项研究是于1999—2002年，在郑州、长春、合肥和北京四家单位（以下分别称中心1、中心2、中心3、中心

4）采用随机、单盲、对照试验方法，对芍倍注射液的有效性和安全性分两阶段进行临床观察，对照药选择消痔灵注射液，第一阶段共观察患者233例，治疗组116例，对照组117例；第二阶段共观察541例，治疗组431例，对照组110例。结果表明芍倍注射液具有良好的安全性和有效性，且显著优于消痔灵注射液。

（3）芍倍注射液注射后病理学研究：该研究包括两部分，第一部分观察了芍倍注射液注射前后不同阶段痔标本的病理变化，并与消痔灵注射治疗的同期病理变化进行比较；第二部分用家兔进行动物实验，观察局部注射芍倍注射液与消痔灵注射液后急性阶段及修复过程的病理变化。结果表明，芍倍注射液注射后可使局部扩张血管收缩，间质组织发生蛋白凝固均质化改变，炎症反应轻微，而后坏死组织降解，成纤维细胞及毛细血管再生修复。

（4）主要药效学动物实验研究：本项研究参照中药新药研究指南关于治疗痔疮中药的药效学研究要求，重点观察了该药对动物止血、凝血功能影响、抗炎作用及抑菌作用，以确定其主要药效，并与阳性对照药消痔灵注射液的作用进行比较。结果表明，芍倍注射液皮下注射，具有显著的促进止血和凝血作用；明显的抗急性及慢性炎症作用；一定的体外抗菌作用。这一作用是芍倍注射液治疗痔疮等病的主要药效学依据。

四、规范芍倍注射液的注射方法

1. 注射原则和要点　20世纪80年代中期，随着芍倍注射液的研制成功，笔者提出了"见痔进针，先小后大，退针给药，饱满为度"的芍倍注射"十六字"原则，并在此基础上加以规范和细化，现已形成一套成熟且简单易操作的芍倍注射技术。

（1）注射部位的选择："见痔进针"，限定每个痔核的隆起中心区域为进针注药部位，即齿线以上2cm左右区域直肠末端黏膜隆起处。此步骤解决了操作中定位不准确，及在痔动脉区相应部位，注射容易导致硬结、坏死、出血的问题。

（2）进针顺序的选择："先小后大"，明确了多个痔核时注射顺序是从小到大，若先注射大的痔核，小痔核则易被遮掩，可因暴露不明显而出现盲区，遗漏治疗。此步骤解决了痔核无序注射的问题，避免了注射盲区和残留痔。

（3）给药方法的选择："退针给药"，明确了边退针边给药的注射方法。在肛门镜下从齿线上隆起的肠黏膜中心部位斜刺进针，针头快速刺破黏膜后，轻轻推药以判断针头是否在黏膜下合适位置。若在进针处形成一个小皮丘，说明位置浅，需继续进针；

若推药后黏膜隆起不明显，说明位置过深，需微微退针。若注射的痔核黏膜立刻均匀隆起，则位置适中，此时边推药边退针。此步骤解决了误伤周围组织的问题，可操作性强。

（4）给药剂量的限定："饱满为度"，明确注药以痔核饱满充盈、呈淡红色水疱状为度。全部痔核注射一遍后，重新插入肛门镜作补充注射，注射部位为表面颜色未变处，至痔体积缩小、肠腔呈现三角形。解决了剂量不易掌握问题，因痔施量，无论痔核大小，以充盈饱满为度。

2. 注射方法　术前配制2∶1浓度的芍倍注射液，即2单位芍倍原液加1单位0.5%利多卡因。术中操作步骤：①在肛门镜下查看需注射治疗的痔核，先选择其中较小者在镜下充分暴露。②在痔核中心隆起处斜刺进针，进针后尝试注药，如黏膜快速均匀隆起，则说明进针位置适当，可缓慢退针并推注给药。注射药量以注射后痔核均匀饱满充盈、黏膜呈粉红色为佳（照片图39-3，照片图39-4）。③注射完毕后，再依次从小到大注射其他痔核。术后当日少量进食，次日起正常饮食。常规使用抗菌药物3天预防感染。术后24～48小时可排便，不需要换药。

另外对于Ⅲ、Ⅳ期内痔较大者，可先结扎脱出痔核的上1/3～1/2部分，再依次注射较小未脱出的痔核，以及已结扎痔核的下半部分和其上方隆起黏膜（多为截石位3点、7点、11点），注射方法同前。

3. 注意事项　女性前侧直肠阴道壁较薄，男性有前列腺存在，注射时注意防止刺穿或刺伤。凡肝肾功能严重异常、放化疗后、凝血功能障碍或伴其他严重内科疾病者，为避免局部刺激和出血不止，禁止

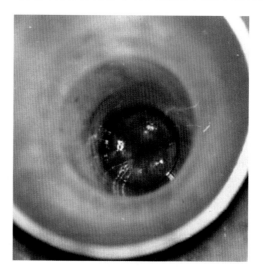

照片图39-3　正确注射后效果
（注射后即刻）

注射。使用芍倍注射液原液保留灌肠,亦可起到一定收敛化瘀的作用。结扎时需根据痔核位置,错落结扎,使各结扎点不在同一直肠横截面上,且小痔核应少结扎,但不少于全部的1/3;大痔核应多结扎,但不需超过痔核全部的1/2。

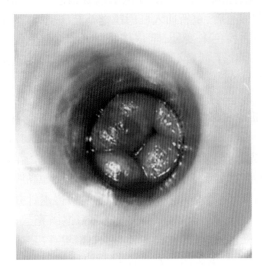

照片图 39-4　正确注射后效果
（注射后即刻）

五、评　　价

内痔的治疗方法大体分药物保守疗法、药物注射疗法、手术疗法等几种。保守疗法只能改善症状,不能去除病灶;手术疗法可去除病灶、消除症状,疗效可靠,但患者恢复时间较长且痛苦更大;注射疗法以往不外乎硬化萎缩法、坏死枯脱法两种,与手术疗法比较虽疗程短,造成的痛苦也小,但可能发生感染坏死、出血、肛门直肠狭窄等并发症和后遗症。

收敛化瘀法是笔者参考大量古代中医文献并以内痔的"肛垫学说"和"静脉曲张学说"为依据,重新归纳总结其核心病机后提出的治痔新法则。芍倍注射液则是以收敛化瘀法为基础,同时汲取古今各医家的成功组方和用药经验,提纯中草药制成的内痔注射液。该药物属于软化萎缩剂,具有收敛萎缩、固涩和化瘀止血之功效,且药物本身无毒副作用,用后不会发生感染出血、局部硬结和肛肠狭窄,配合规范化的注射方法,是一种安全且效果显著的内痔注射剂。另外,此药不但能治疗各期内痔,静脉曲张性外痔注射后也有显著的疗效,打破了国内外至今外痔不可注射的禁区。

第三节　外剥内扎加收敛化瘀法治疗混合痔

外剥内扎术是目前治疗混合痔的最常用方法,该法是在 Milligan-Morgan 痔切除术和我国传统结扎法基础上发展演变而来的。安氏疗法治疗混合痔则是采用外剥内扎和收敛化瘀相结合的方法,疗效显著。

一、外剥内扎加收敛化瘀法治疗混合痔

1. 适应证　各类混合痔。
2. 使用药物　2∶1浓度芍倍注射液。
3. 手术方法　①查看内痔各痔核和外痔的大小和位置,选择内痔脱出、外痔较大的点位作为主要的外剥内扎部位,多以 3、7、11 点母痔区为主。②用止血钳将外痔提起,作梭形剪切口,并以尖头弯剪将外痔皮瓣分离至齿线以上。③以止血钳钳夹对应内痔的中上部分,并在钳下结扎,剪除残端。④修剪外痔切口皮下静脉丛,合并有皮下血栓者可一并剥离或切除。⑤同法处理其他主要点位后,切除剩余的外痔,肛门镜下注射芍倍注射液,注射方法同前(照片图39-5,照片图39-6)。
4. 术后处理　术后当日少量进食,次日起正常

饮食。常规使用抗菌药物 3 天预防感染。术后24 ~ 48 小时可排便,每日换药。
5. 手术要点和注意事项
（1）安阿玥教授提出切口"宁长勿短、宁窄勿宽;不同长短、不同窄宽",即切口宜长宜窄,并且根据不同外痔的大小,调整切口长度宽度,以使引流通畅,减少水肿和伤口愈合缓慢的发生。
（2）切除外痔时,自然提起,不必过度牵拉过,以避免剪切过多、创面过大。所有外痔创面需采用放射状梭形或 V 形切口,与肛门皱褶方向保持一致。这样可减轻愈合后瘢痕的增生,并将瘢痕挛缩对肛门外形和功能的影响降到最低。
（3）多个切口时,保留切口间宽度适中的皮桥,可缩短愈合时间并防止瘢痕过大,致肛门狭窄。
（4）结扎内痔时,遵循"不同平面、不同深浅"的原则。不同平面,即根据痔核位置,错落结扎,使各结扎点不在同一直肠横截面上,以防止多个瘢痕同时挛缩而发生直肠狭窄;不同深浅,即痔核大小不同,结扎的深度也不同。按比例,小痔核应少结扎,但不少于全部的1/3;大痔核应多结扎,但不需超过

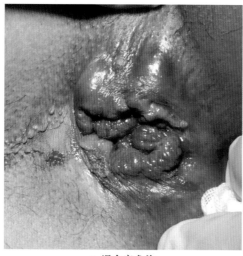
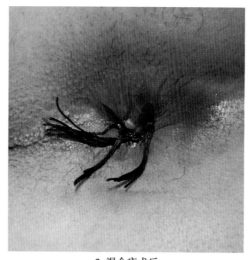

1. 混合痔术前　　　　　　　　　　　　2. 混合痔术后

照片图 39-5　混合痔手术示例（1）

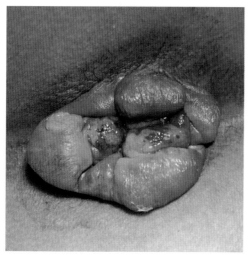
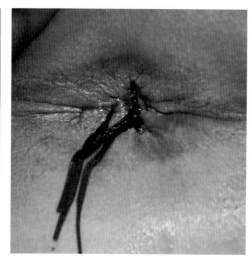

1. 混合痔术前　　　　　　　　　　　　2. 混合痔术后

照片图 39-6　混合痔手术示例（2）

痔核全部的 1/2。

（5）外痔切除至齿线以上再行结扎，防止扎到齿线以下皮肤，引起剧烈疼痛。结扎宜紧不宜松，以防结扎线滑脱出血或痔核坏死不全，难以脱落。

（6）结扎内痔和出血点后保留较长的残余线头，可起到引流分泌物的作用。

（7）对于内痔较小属 Ⅰ、Ⅱ 期者，可分别行外痔切除术和内痔注射术，不必对内痔结扎。

二、评　价

1. 内痔结扎法加芍倍注射收敛化瘀法，较单纯

结扎术减少了结扎点位数量，避免了因结扎过多引起的直肠肛管狭窄。

2. 仅结扎脱出痔核的上 1/3 ~ 1/2 部分，不仅使结扎线脱落时间缩短，并且脱落后的创面较直接结扎基底部的创面大大减小，配合收敛化瘀法的萎缩痔核和静脉血管的作用，结扎线脱落时可避免大出血的发生。

3. 单纯结扎术仅对被结扎的点位起作用，使其坏死脱落；芍倍注射液则可对其浸润部位全部起到收敛化瘀的功效。二者的作用范围是点和面的关系，后者治疗效果更显著。

第四节 病理组织切除、括约肌松解法治疗肛裂

该方法由传统肛裂切除术和内括约肌切断术以"栉膜带"学说为基础演变而来,具有创面表浅,出血少、术后恢复快等特点,是安氏疗法治疗陈旧性肛裂所采用的手术方法。

一、病理组织切除、括约肌 松解法治疗肛裂

1. 适应证 各型陈旧性肛裂。

2. 操作方法 ①以齿线以下肛裂口顶端为起点,沿裂口向肛缘外做一放射状的梭形切口,切口长度不少于肛裂口长度的 3 倍。②将切口范围内的游离皮肤、裂口溃疡面和哨兵痔剪除,使其成一梭形的新鲜创面,有皮下瘘者可一并切开。③结扎并切除增生肥大的肛乳头。④沿创面基底向深部纵向划开,松解裂口瘢痕和肥厚增生的内括约肌下缘,使肛门松弛,切开后以容纳两指为宜(照片图 39-7,照片图 39-8)。

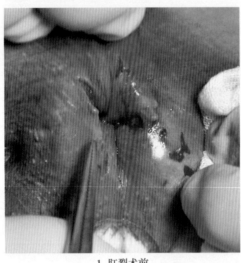
1. 肛裂术前

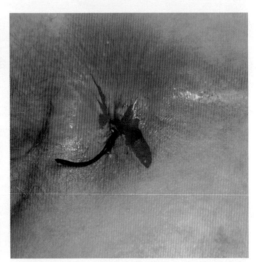
2. 肛裂术后

照片图 39-7 肛裂手术示例

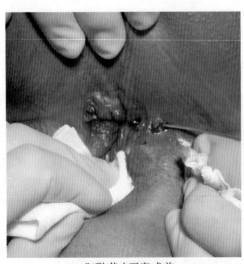
1. 肛裂(伴皮下瘘)术前

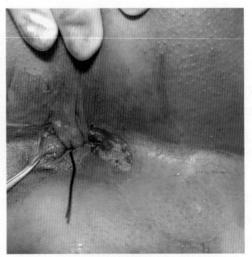
2. 肛裂术后

照片图 39-8 肛裂(伴皮下瘘)手术示例

3. 术后处理 术后当日少量进食,次日起正常饮食。常规使用抗菌药物 3 天预防感染。术后24 ~ 48 小时可排便,每日换药。

4. 操作要点和注意事项:

（1）梭形创面的宽度和长度应适中,宽度略超过肛裂口的最宽处即可,长度的以裂口长度的3倍为宜。如果肛裂较深时,还可适当延长切口并切断外括约肌皮下部,以保证引流通畅。

（2）肛裂在后正中,即截石位6点时,梭形切口应在5点或7点,以避免术后臀沟挤压,创口愈合缓慢。

（3）注意保留肛管上皮,不宜切除过多,防止术后形成较大的瘢痕。

（4）术中纤维化的括约肌已经松解,即便是由其导致的肛门狭窄亦可去除,因此不必在术后扩肛,过度的扩张反而可使内括约肌切口扩大,对正常肌肉组织造成损伤。

二、评　　价

病理组织切除、内括约肌松解的手术方法简单,易操作。术中只切断了内括约肌下缘增生肥厚的部分,达到解除痉挛、松解瘢痕的目的即可,因此创面表浅,出血少,术后恢复快。

第五节　主灶切开对口引流术治疗肛周脓肿和复杂肛瘘

“主灶切开对口引流术”是笔者于1983年首先应用于治疗肛周脓肿（见《肛肠杂志》1983年第三卷第二期）,后经不断改进和完善,又逐渐应用到复杂肛瘘的手术。经多年临床观察,该方法疗效确切,临床效果满意,现介绍如下。

一、主灶切开对口引流法治疗肛周脓肿

1. 适应证　该法适用于马蹄形脓肿和其他范围较大的肛周脓肿。

2. 手术方法　①确定内口位置和脓肿范围。②在与内口相同点位的脓肿皮肤上做一以肛门为中心的放射状梭形切口,切除游离皮肤,切开皮下组织,敞开部分病灶排出脓液。③用探针或弯头止血钳探入脓腔,向肛窦方向轻轻探查内口,自内口探出后,沿探针或止血钳切开内口至脓腔间的组织（主灶切开）。④示指或止血钳探查脓腔侧缘,探查同时将脓腔内的纤维间隔钝性分离,以保证引流通畅。⑤在两侧缘做放射状梭形切口,暴露脓腔,使之与主灶切口贯通（对口引流）。⑥修剪创缘,清除内口周围及脓腔内坏死组织（图39-2,照片图39-9）。

3. 术后处理　术后当日少量进食,次日起正常饮食。常规使用抗菌药物3~5天控制感染。术后24~48小时可排便,便后换药。

4. 手术要点和注意事项

（1）手术要点

1）术前和术中要对脓腔的范围、走行及与内口关系做出正确判断。

2）内口定位要准确,半马蹄或全马蹄形脓肿内口在截石位6点,其他脓肿内口多与红肿最明显处相同点位。

3）处理内口时要彻底,不残留坏死组织。

4）皮桥较窄时,换药时可直接冲洗,用凡士林纱条贯穿切口引流,如皮桥较宽,则需术中置入带侧孔的乳胶管,每日换药时冲洗,待冲洗液清亮无絮状坏死物后,撤管换凡士林纱条引流。

（2）注意事项

1）脓肿一旦形成,宜早期手术根治或切开排脓,以防止病灶蔓延,使疾病复杂化。

2）术中探寻内口时,动作要轻柔,不能强行探查,防止遗漏和形成新病灶。

3）切开脓腔后应使其引流通畅,切口远端不留“盲袋”,必要时可适当延长切口。

4）主灶切口如恰在脓腔侧缘处,则只需在另一侧缘做一切口,但如皮桥过宽,则需在两切口间再

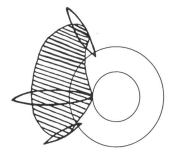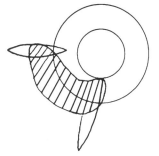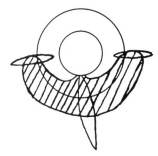

1. 范围较广的肛周脓肿　　　　2. 半马蹄形脓肿　　　　3. 全马蹄形脓肿

图39-2　肛周脓肿主灶切开对口引流术切口

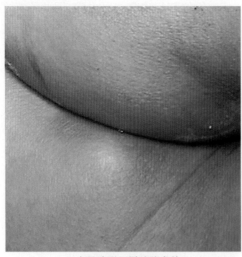

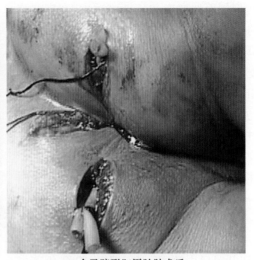

1. 全马蹄形肛周脓肿术前　　　　　　　2. 全马蹄形肛周脓肿术后

照片图 39-9　全马蹄形肛周脓肿手术示例

做第三个切口,以免引流不畅。

5)清除坏死组织时,不必对其过度搔刮,以引流通畅为度,以防创口扩大和疼痛加重。

二、主灶切开对口引流法治疗复杂肛瘘

1. 适应证　有明确支管的复杂肛瘘、马蹄形肛瘘和其他走行弯曲的肛瘘。

2. 手术方法　①确定内口、外口位置和瘘管走行。②沿主瘘管或弯曲瘘管的近内口部分做一以肛门为中心的放射状梭形切口(内口在截石位 6 点时,切口位置选取 5 点或 7 点位),切除游离皮肤。③以探针自外口探入瘘管,并自内口引出。无外口时可将瘘管部分切开造成外口后探入。沿探针切开内口至外口间的皮下组织、肌肉、瘘管壁等组织,将梭形切口范围内的主瘘管部分完全敞开(主灶切开)。④在支管外口或弯曲瘘管外口处做放射状梭形切口,切除游离皮肤后将外口适当扩大,使之与主灶切口贯通(对口引流)。用止血钳将主灶和对口间的管道钝性扩创,使其通畅。⑤修剪创缘,清除内口周围坏死组织,切除病灶内较重的瘢痕。止血、凡士林纱条或乳胶管贯穿主灶和内口引流(图 39-3,

照片图 39-10)。

3. 术后处理　术后当日少量进食,次日起正常饮食。常规使用抗菌药物 3~5 天控制感染。术后 24~48 小时可排便,便后换药。

4. 手术要点和注意事项

(1)术前和术中要对瘘管的走行及内口位置关系做出正确判断。

(2)内口定位要准确,半马蹄或全马蹄形肛瘘内口在截石位 6 点,其他肛瘘内口多与主管外口相同点位。

(3)处理内口时要彻底,不残留坏死组织。

(4)主灶和对口间的皮桥较窄时,换药时可直接冲洗,用凡士林纱条贯穿切口引流,如皮桥较宽,可在皮桥中间瘘管上方位再做一切口,或术中在皮桥下置入带侧孔的乳胶管,每日换药时冲洗,待冲洗液清亮无坏死物后,撤管换凡士林纱条引流。

(5)对于瘘管较短的半马蹄形肛瘘,不必强行使用主灶切开对口引流法,亦可直接沿瘘管壁切开,造成一弧形切口。

3~5 天控制感染。术后 24~48 小时可排便,便后换药。

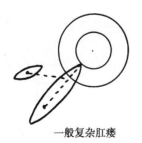

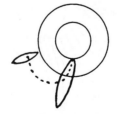

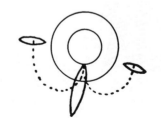

一般复杂肛瘘　　　　　半马蹄形肛瘘　　　　　全马蹄形肛瘘

图 39-3　复杂肛瘘主灶切开对口引流术切口

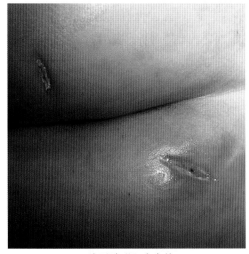

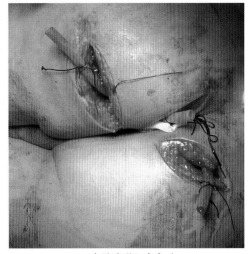

1. 全马蹄形肛瘘术前　　　　　　　　　　　　2. 全马蹄形肛瘘术后

照片图 39-10　全马蹄形肛瘘手术示例

三、评　价

肛周脓肿和肛瘘的传统根治方法是将内口和脓腔、瘘管全部切开并引流通畅,该法对于病灶范围较小者尤为适用,但病灶范围较广时,则需造成较大或走行复杂的切口,常导致愈合缓慢并给患者带来较大的痛苦,有时甚至可因愈后瘢痕挛缩而引起肛门变形、移位。

主灶切开对口引流法是笔者克服传统方法的不足而创新出的一种治疗肛周脓肿和复杂性肛瘘的手术方法,具有损伤组织小,伤口愈合快,疗程短、瘢痕小等优点。

就复杂性肛瘘而言,其内口及主瘘管是发病的主要环节,也是治疗的重点部位,为主灶。对主灶和支瘘管采用不同的手术方法,既可治愈肛瘘又可避免过多损伤肛门括约肌和影响肛门功能。其中主灶实行全部切开,使内口及主管彻底敞开,有利于引流;对支管实行旷置,并对支管外口扩创,使其与主灶切口形成对口引流,不仅可充分引流而使支管愈合,还可避免因切开支管而对括约肌造成多处切断。另外由于主灶切口和支管外口切口均以肛门为中心呈放射状,故术后瘢痕较小,可避免肛门畸形。纵观整个手术过程,体现了最大限度保护括约肌、不影响肛门功能和外观的治瘘原则。

就肛周脓肿而言,内口即为主灶,主灶切口和其他切口的位置及大小以使脓腔引流通畅为原则,同样可达到减小创伤、保护肛门功能和外观的效果。

第六节　非挂线疗法治疗高位肛周脓肿和肛瘘

挂线疗法是祖国医学治疗肛周脓肿、肛瘘的传统方法,目前临床上有人使用的低位切开高位挂线术即是由该法演变而来。低位切开高位挂线法在操作时先将低位脓腔或瘘管切开,再在高位病灶直肠壁处造口挂线,以达到慢性勒开病灶并使其逐渐愈合的目的。笔者认为,在一定的医疗水平条件下,这不失为治疗高位脓肿和肛瘘的好方法。但经过我们多年临床实践和观察发现,挂线疗法尚存在一些难以克服的弊病:①患者痛苦大,挂线法是靠丝线或皮筋持续勒割而达到切开的目的,这种持续的压力刺激使肛门疼痛剧烈;②治愈时间长,常规挂线脱落时间为7～15天,如因线松动而未勒割开,则需要第二次甚至第三次紧线,不仅加重患者痛苦,也延长了治愈时间;③可造成肛门畸形或功能异常,挂线持续勒割刺激可加重局部炎症,使纤维性修复过程异常,即使创面愈合,肛门也常出现沟状缺损甚至不完全性失禁;④易复发,因挂线疗法采用直肠壁造口,操作盲目,因此术中极易遗漏真正的感染源(即内口),造成术后复发。

鉴于以上的缺点和不足,笔者采用非挂线的低位切开高位乳胶管引流法治疗高位脓肿和肛瘘,经临床实践和观察,不但疗效好,且患者痛苦小,创口恢复快,术后不复发,现介绍如下。

一、低位切开、高位乳胶管引流法治疗高位肛周脓肿

1. 适应证　脓腔位置超过肛提肌的高位脓肿，包括骨盆直肠间隙脓肿和直肠后间隙脓肿。

2. 手术方法　①确定内口位置和脓肿范围。②在肛缘与内口相同点位的皮肤上做一以肛门为中心的放射状梭形切口，切除游离皮肤，切开皮下组织，敞开部分病灶排出脓液。如无低位脓腔存在，切开时可直接切到内口位置。③将探针探入脓腔，自内口探出后沿探针切开，使低位脓腔全部敞开，内口位置和脓腔走行明显时，亦可沿坏死组织直接切开。④自内口处沿坏死组织向上钝性分离，排出高位脓腔脓液。⑤示指探入脓腔内，适当扩创，以顶端带有侧孔的乳胶管，置入脓腔深部顶端，缝扎固定。⑥修剪创缘，清除内口周围及低位脓腔内坏死组织。

3. 术后处理　便后冲洗、坐浴。换药时，自乳胶管下端灌入生理盐水，彻底冲洗脓腔，使脱落坏死组织排出。经反复多日冲洗，流出的冲洗液清亮无杂质时，说明脓腔内坏死物已完全脱落，可拔管以油纱条引流。

4. 手术要点和注意事项

（1）手术要点

1）术前和术中要对脓腔、内口位置做出正确判断。

2）术中为保证引流通畅，可部分切断肛管直肠环。

（2）注意事项

1）脓肿一旦形成，宜早期手术根治或切开排脓，以防止病灶蔓延，使疾病复杂化。

2）术中探寻内口时，动作要轻柔，不能强行探查，防止遗漏和形成新病灶。

3）如无低位脓腔存在，切开时可直接切到内口位置。

4）无论低位脓腔是否存在，齿线以下都必须全部敞开，并做 V 形切口，以防齿线以上的高位脓肿引流不畅。

5）清除坏死组织时，不必对其过度搔刮，以引流通畅为度，以防创口扩大和疼痛加重。

二、低位切开、高位乳胶管引流法治疗高位肛瘘

1. 适应证　高位肛瘘。

2. 操作方法　①确定内口位置、瘘管走行及其炎症侵及范围。②与内口相同点位的皮肤上做一以肛门为中心的放射状梭形切口，并切除游离皮肤。③沿梭形切口向上，将齿线处内口切开，必要时可将梭形切口加深、加长以使其引流通畅；对于有低位瘘管和外口者，以探针贯穿内外口后沿探针切开，使低位瘘管完全敞开（低位切开）。④自内口位置起，用止血钳钝性坏死组织向上钝性分离至瘘管顶端，以示指扩创并搔扒坏死灶，使之引流通畅，必要时可部分切断肛管直肠环。⑤以顶端带有侧孔的乳胶管，置入瘘管深部顶端，缝扎固定（高位旷置引流）。⑥修剪创缘，清除内口周围及低位脓腔内坏死组织。

3. 术后处理　术后当日少量进食，次日起正常饮食。常规使用抗菌药物 3～5 天控制感染。术后 24～48 小时可排便，便后换药。换药时，自乳胶管下端灌入生理盐水，彻底冲洗，使脱落坏死组织排出。经反复多日冲洗，流出的冲洗液清亮无杂质时，说明脓腔内坏死物已完全脱落，可拔管以油纱条引流。

4. 手术要点和注意事项

（1）为保证引流通畅，可部分切断肛管直肠环。

（2）如无低位瘘管存在，切开时可直接切到内口位置。

（3）无论低位瘘管是否存在，齿线以下都须充分敞开，以保证引流通畅。

三、评　价

低位切开、高位乳胶管引流术是安氏疗法治疗高位肛周脓肿和高位肛瘘的一种经典方法。该法避免了传统挂线术持续勒割造成的长时间疼痛，不切开或部分切开肛管直肠环，与挂线术相比损伤更小，又没有肛门失禁的风险。并且只要内口和高位病灶全部敞开、引流彻底，术后一般恢复较快、不复发，创口愈合后瘢痕也较轻，不影响肛门外观。

第七节　芍倍注射加黏膜结扎法治疗直肠脱垂

直肠脱垂是指肛管、直肠黏膜、直肠全层，其至乙状结肠部分向下移位甚至脱出肛门外的一种疾病。在儿童，它是一种自限性疾病，大多可随年龄增长而逐渐自行恢复正常，成人发病者则多随发病时

间的增加而逐渐加重。长期反复脱垂,可引起神经损伤并导致肛门失禁,还可能出现出血、水肿、绞窄坏死、皮肤湿疹等并发症,因此需积极治疗。

国外治疗该病的主要方法为剖腹悬吊固定或脱出段切除,因此手术的并发症(感染、肠梗阻)和后遗症(便秘、排便困难、肛门失禁、腹痛)不能避免。国内多采用注射法,如明矾液直肠周围注射术、消痔灵黏膜下加直肠周围间隙注射法等,这些硬化剂注射法虽然避免了手术开腹之苦,但术中无菌条件要求严格,注射部位的深浅不易掌握,患者术后禁食禁便痛苦比较大,复发率也较高。尤其深部感染的并发症不可避免,多使术者有后顾之忧。

安氏疗法治疗直肠脱垂的基本方法是芍倍注射液点状和柱状注射,由于芍倍注射液既非坏死剂也非硬化剂,因此可有效避免感染、坏死出血和黏膜硬化等诸多后遗症,具有更高的安全性,自1989年起芍倍注射法已应用近30年,未发现有关其明显副作用的报道。不仅如此,芍倍注射法还具有痛苦小、疗程短、操作简便和疗效显著、可重复的特点,易为患者所接受。

一、单纯芍倍注射液黏膜下注射法治疗内脱垂

1. 适应证 黏膜松弛型内脱垂。

2. 使用药物 1:1浓度芍倍注射液。

3. 操作方法 ①肛门镜下暴露松弛隆起的黏膜,在隆起明显处进针,遇抵抗感后退针给药,每个注射点黏膜下注射药物1~2ml,以黏膜饱满为度,②视野内注射完毕后,退镜继续注射,直至齿线以上。根据黏膜松弛程度,可酌情调整注射点位数量和药量。③在肛镜下检查有无遗漏注射点,如有遗漏可补充注射。

4. 术后处理 术后当日予半流食,次日起正常饮食。常规应用抗菌药物3~5天预防感染。术后24小时可排便。

5. 操作要点和注意事项

(1)操作要点

1)肛镜下要充分暴露松弛隆起的黏膜,选择隆起明显处注射。

2)进针遇抵抗感后退针给药。

3)可随肛门镜退出,沿其顶端环状逐层向下注射。

4)每点注射完毕后以光亮饱满为佳,呈淡粉色。

(2)注意事项

1)勿过深注射入肌层或过浅注射入黏膜内。

2)均匀分散注射,勿集中于一点。

3)女性前侧直肠阴道壁较薄,男性有前列腺存在,注射时注意防止刺穿或刺伤。

4)凡肝肾功能严重异常、放化疗后、凝血功能障碍或伴其他严重内科疾病者,为避免局部刺激和出血不止,禁止注射,可使用芍倍注射液原液保留灌肠。

二、芍倍注射液黏膜下注射加近心端黏膜结扎固定法治疗外脱垂

1. 适应证 Ⅰ度和较小的Ⅱ度直肠脱垂。

2. 使用药物 芍倍注射液原液。

3. 操作方法 ①嘱患者屏气用力,肛门努挣,使脱垂部分充分暴露在肛外。体弱者侧卧位不能完全暴露脱垂时,可将干纱布置入肠腔与患者共同向外用力协助其脱出。②在近心端(肛门远端)同一层面上,用弯头止血钳钳夹截石位3、7、11点的黏膜,并用丝线结扎固定,以作为注射标记。如脱垂较长,可以近心端结扎点为基础,在其上方选择不同层面再做一至两圈环状结扎,所选层面之间和结扎点之间均保持1~1.5cm间距。③小角度或平行进针,分别向未翻出的肠腔黏膜下层和暴露在肛外的结扎点间黏膜下层均匀注射芍倍原液,使其饱满。④注射完毕后,将脱垂部分全部手托还纳肛内。肛门松弛者,结扎齿线以上黏膜紧缩肛管。⑤在齿线上区未注射的位置补充注射,以防遗漏(图39-4,照片图39-11)。

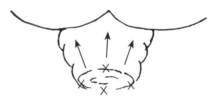

图39-4 黏膜下注射加近心端结扎
(↑注射方向 ×结扎位置)

4. 术后处理 术后当日禁食,次日起少量进半流食。常规静脉补液,并使用抗菌药物5~7天预防感染。术后48小时排便,便后正常饮食,并每日以生理盐水清洁灌肠。

5. 操作要点和注意事项

(1)术前使脱垂部分充分暴露在肛外。

(2)近心端结扎时,切勿结扎到肌层,以免结

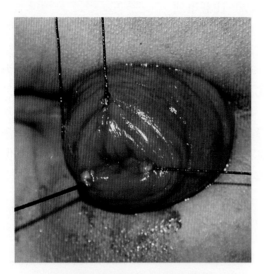

照片图 39-11A　近心端结扎

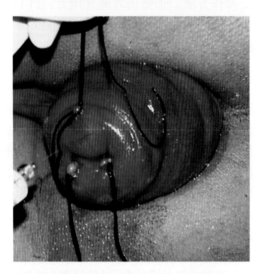

照片图 39-11B　黏膜下注射

扎线脱落后出血。

（3）注射时小角度或与脱垂平行进针,进针遇抵抗感后退针给药,勿过深注射入肌层或过浅注射入黏膜内,注射以饱满为度。

（4）注射过硬化剂的患者,其直肠黏膜质脆易出血,结扎和注射进针时需谨慎,必要时给予止血药物。

三、芍倍注射液黏膜下注射加黏膜多点结扎固定治疗外脱垂

1. 适应证　Ⅱ度较大和Ⅲ度直肠脱垂。

2. 使用药物　芍倍注射液原液。

3. 操作方法　①嘱患者屏气用力,肛门努挣,使脱垂部分充分暴露在肛外。②在近心端同一层面上,用弯头止血钳钳夹截石位 3、6、9、12 点的黏膜,并用丝线结扎固定,以此作为注射和结扎的起始位

置。③小角度或平行进针,自注射起始位置向未翻出的肠腔黏膜下层均匀注射芍倍原液,并使其饱满。④自脱垂顶端起始位置开始至脱垂底部,沿直线每隔 1~1.5cm 做黏膜结扎固定,使结扎点成一纵行。⑤保持结扎点纵行与纵行之间的平行及间距约 2cm,重复步骤④结扎脱垂段的全部黏膜。⑥在每两纵行结扎点之间的黏膜下,自脱垂顶端起至底部,纵向注射较多量的芍倍原液（柱状注射）,使注药区隆起呈串珠状。⑦全部注射完毕后将脱垂手托还纳肛内,并于齿线上区黏膜补充结扎和注射,以达到防止遗漏,紧缩肛管的目的（图 39-5,照片图 39-12）。

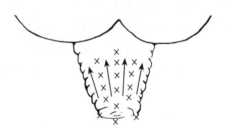

图 39-5　黏膜下注射加多点结扎
（↑注射方向　×结扎位置）

4. 术后处理　术后当日禁食,次日起少量进半流食。常规静脉补液,并使用抗菌药物 5~7 天预防感染。术后 48 小时排便。便后正常饮食,并每日以生理盐水清洁灌肠。

5. 操作要点和注意事项

（1）结扎点的多少由脱垂部分的大小决定。

（2）Ⅱ度较大或Ⅲ度脱垂各行结扎点应平行等间距,以保证受力均匀。

（3）结扎固定时,切勿结扎到肌层,以免结扎线脱落后出血。

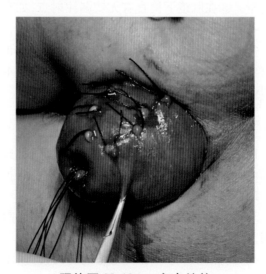

照片图 39-12A　多点结扎

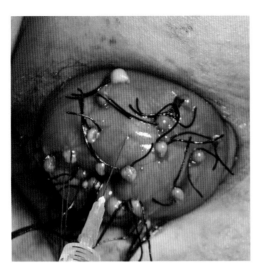

照片图 39-12B　黏膜下柱状注射

四、评　　价

1. 芍倍注射液具有收敛化瘀的功效,属软化萎缩剂,注射后可萎缩黏膜,并使黏膜层和肌层发生粘连,但不会造成局部坏死和硬结,注射后不仅能解决黏膜松弛脱垂的问题,同时能够治愈因其引起的出口梗阻性便秘。

2. 黏膜下柱状注射和黏膜结扎术治疗直肠外脱垂,不会发生高位间隙感染,比直肠周围高位注射术(3、6、9 点)更安全;注射在直视下进行,可使药物分布更均匀且易掌握药量,较凭针感和手指导引注药更准确和可靠。

3. 芍倍注射液经药理实验和临床使用证明无任何毒副作用,不会引起黏膜变硬、变脆,可在短时间内重复注射,并且注射方法易于掌握。

第八节　切开注射法治疗瘢痕性肛肠狭窄

肛门直肠狭窄是肛门或直肠肠腔缩窄,致使肠内容物排出受阻的疾病。肛肠疾病手术是引起瘢痕性肛门直肠狭窄的主要原因。其中尤以痔病手术为多,如治疗外痔时,使用腐蚀性药物或行环状切除术,可对肛管皮肤造成较大损伤,愈合后瘢痕挛缩可造成肛门狭窄;治疗内痔时,吻合器痔上黏膜环切术、结扎内痔时结扎点过多过深且在同一截面上,可导致直肠狭窄。

一、切开注射法治疗瘢痕性肛肠狭窄

1. 适应证　肛门、直肠瘢痕性狭窄。

2. 使用药物　1∶1浓度芍倍注射液和糜蛋白酶溶液(20ml 灭菌注射用水加 4000 单位糜蛋白酶)。

3. 操作方法　①在狭窄处瘢痕切开松解,一般环状狭窄选择均匀分布的 4～6 个点位,如瘢痕为非环状,可酌情减少切开部位。注意直肠狭窄勿在 12 点位切开,避免刺伤前列腺或造成直肠阴道瘘。

②在松解的瘢痕及其断面注射 1∶1 浓度芍倍注射液。③在以上部位再注射糜蛋白酶溶液。④以浸有糜蛋白酶溶液的纱布缠绕于胶管表面,置于肛管内,支撑固定已松解的瘢痕环。

4. 术后处理　术后当日少量进半流食。次日起正常饮食,术后 24 小时可排便,每日便后换药。

二、评　　价

传统的挂线、切开和扩肛法治疗瘢痕性狭窄,只是将瘢痕暂时性断离,但断离部位可通过纤维性修复形成新的瘢痕,导致狭窄复发。病理研究表明,芍倍注射液局部注射后,可在短时间内引起蛋白质凝固变性,糜蛋白酶则能迅速分解变性蛋白质,二者共同作用,可减轻甚至消除瘢痕;另外,芍倍注射液具有抗炎、抗感染的作用,可抑制炎性刺激和新瘢痕形成。根据笔者临床观察,这一方法疗效确切,可有效治疗各种瘢痕性肛门直肠狭窄。

第九节　中药内服外灌法治疗家族性腺瘤性息肉病

家族性腺瘤性息肉病是一种常染色体显性遗传疾病,其主要病理特征为多发性腺瘤性息肉,数量一般在 100 个以上,以左半结肠最多,直肠最少,约 5% 的病例累及胃和十二指肠。这是一种公认的癌前病变,据统计有 40%～50% 可转变为腺癌。其治疗方法主要有手术治疗和内镜下切除。手术方法疗效果确切,但需开腹将病变部位肠管切除,严重者甚至将直、结肠全部切除并永久性回

肠造口,功能效果差,因此不为部分患者所接受。内镜下电切术对胃肠道功能影响较小,但腺瘤数量众多,切除过程繁琐且不能避免遗漏,因此仅适合瘤体较大者。

安阿玥教授治疗此病,主要采用中药内服加灌肠法,疗效肯定。该法对疾病初期瘤体小且数目不多者,可根治而使其免除手术之苦;对于病情较重者,亦可延缓病情发展,改善全身症状,提高生活质量。

安教授认为本病是因先天禀赋不足,气血亏虚而易感受外邪,外邪入里化热,热毒壅滞气血于肠间所致。因此,临证宜以扶正祛邪为治法,并且内服结合灌肠、内外同治、攻补兼施,方可见效。

主要方药如下:

内服方:以软坚散结、清热解毒、益气养阴、补血活血为治疗原则,药物主要包括紫花地丁、蒲公英、半枝连、生地榆、白花蛇舌草、桃仁、白术、炙甘草、蜂房、穿山甲、生地、元参、当归。

灌肠方:以清热解毒、涩肠止血为治疗原则,药物主要包括:乌梅、五倍子、五味子、生牡蛎、夏枯草、生地榆、马齿苋、贯众、秦皮、石榴皮。

【验案举隅】

患者男性,48岁,间断腹痛、腹泻,便中偶带脓血。在当地就诊后,行电子肠镜、胃镜检查,结合家族史,明确诊断为家族性腺瘤性息肉病。由于检查时只切除大于0.5cm×0.5cm的息肉,较小的息肉数量众多无法处理,患者为继续治疗于半月后就诊于笔者门诊。四诊合参,辨证施治,笔者确定了以"扶正祛邪"为主的基本治疗原则,并予中药汤剂口服、灌肠1年余,患者不适症状消失,每日排成形黄软便1~2次。遂复查肠镜和胃镜,明显好转,继续用药6月,现已停药2年,随诊病情平稳,未反复(照片图39-13,照片图39-14)。

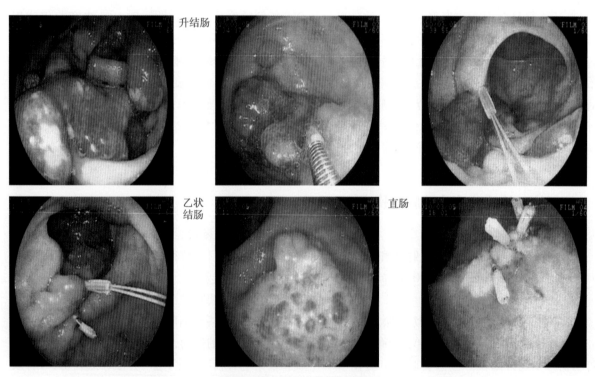

照片图 39-13A 治疗前电子肠镜
病理诊断:符合增生性息肉及早期绒毛状管状腺瘤,两侧及基底切缘未见瘤变组织

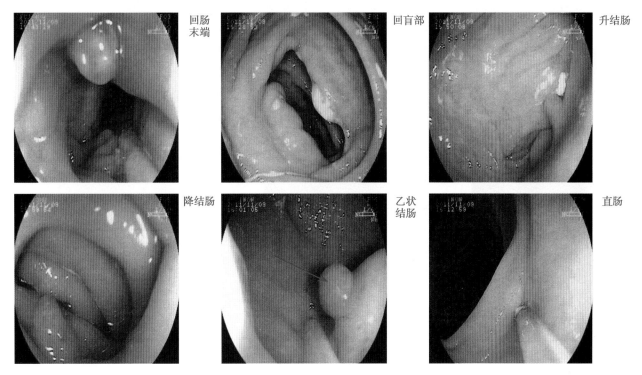

照片图 39-13B 治疗后电子肠镜
病理诊断:结肠黏膜慢性炎症伴糜烂

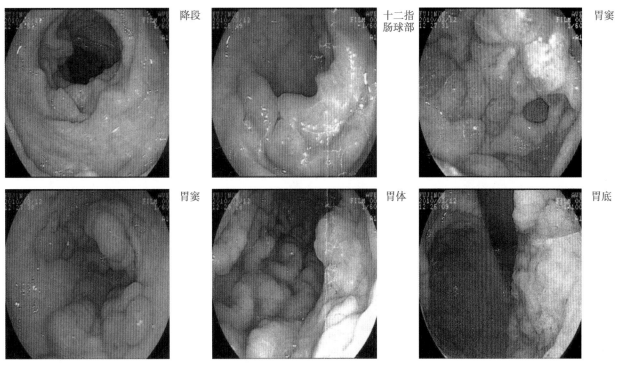

照片图 39-14A 治疗前电子胃镜
病理诊断:(胃窦)符合增生性息肉。(十二指肠球部)增生性息肉,局灶充血糜烂

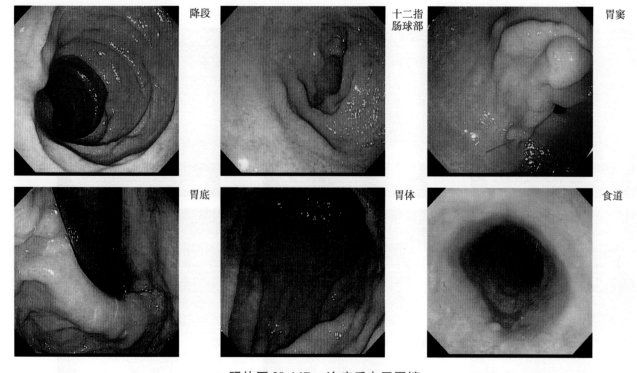

照片图 **39-14B** 治疗后电子胃镜

病理诊断:(胃窦)符合增生性息肉

附:芍倍注射液临床和实验研究

一、拆方实验

本实验通过致炎和致痛作用观察,验证了赤芍对乌梅和五倍子的反佐作用,一味化瘀药赤芍减轻了全方的刺激作用,提高了安全性。

1. 致炎作用实验

材料与方法:分别给予 Wistar 大鼠足跖部皮下注射生理盐水、枸橼酸+没食子酸、芍药苷、枸橼酸+没食子酸+芍药苷(全处方液),0.1ml/只。于注射前和注射后 1、3、5、7、24 小时,分别测量足跖部周径,计算肿胀率,进行组间统计学处理,组间统计采用 t 检验。

结果:"枸橼酸+没食子酸"注射入动物皮下组织可产生显著的致炎作用;"芍药苷"无致炎作用;"芍药苷+枸橼酸+没食子酸"(全处方)三药合用时,致炎程度减轻。

结论:芍药苷对枸橼酸、没食子酸所引起的炎症反应有明显的抑制,起到了反佐毒性的作用,使全处方收敛痔核而不过分。三味药配伍,相辅相成,达到了高效安全之目的。

2. 致痛作用实验

材料与方法:分别将生理盐水、枸橼酸+没食子酸、芍药苷、枸橼酸+没食子酸+芍药苷(全处方)给予小鼠腹腔注射,0.2ml/只(不再另外给其他口服或肌内注射药品)。仔细观察并记录小鼠在注射后 30 分钟和 60 分钟内扭体的次数。将所得各组动物的实验数值,进行组间统计学处理,组间统计用 t 检验。

结果:"枸橼酸+没食子酸"有较强且较为持久的致痛作用;"芍药苷"无致痛作用;"枸橼酸+没食子酸+芍药苷"(全处方)腹腔注射后,小鼠在 30 分钟后的扭体次数与"枸橼酸+没食子酸"相比有减少的趋势。

结论:芍药苷对枸橼酸+没食子酸所引起的疼痛反应有一定抑制作用。

枸橼酸+没食子酸在局部注射后,产生较为强烈的致炎、致痛作用;配伍芍药苷不仅可以缓解其致炎性,亦发挥了芍药苷的解痉止痛功效。以上实验结果在一定程度上说明,芍倍注射液的药味配伍科学合理。

二、临床研究

为评价芍倍注射液治疗内痔和静脉曲张型混合痔的疗效及安全性,1999—2002 年,在郑州、长春、合肥和北京四家单位(以下分别称中心 1、中心 2、中心 3、中心 4)采用随机、单盲、对照试验方法,对芍倍注射液的有效性和安全性分两阶段进行临床观察,对照药选择消痔灵注射液,第一阶段共观察患者 233 例,治疗组(以下称 A 组)116 例,对照组(以下称 B 组)117 例;第二阶段共观察 541 例,治疗组 431 例,对照组 110 例。结果如下。

1. 试验方案

病例选择标准

(1) 诊断标准

内痔

1) 症状:①便时出血(滴血或射血);②痔脱出,劳累后加重。

2) 视诊:肛门缘正常,或便后痔脱出肛外。

3) 肛镜:直肠下端齿线上见黏膜隆起,或伴黏膜充血,或伴糜烂。

具备 1)中 1~2 项、3),或 2),即可诊断。

内痔分期判定标准:Ⅰ期以便血为主,可为大便带血,滴血或射血,不脱出。肛镜检查:痔较小,质软,色鲜红或有糜烂。Ⅱ期便时痔脱出,便后可自行复位,便血或多或少。肛镜检查:痔较大,质较软,色鲜红或青紫,或有糜烂及分泌物。Ⅲ期便时痔脱出,便后不能自行复位,需用手托或平卧,或热敷后才能复位。

肛镜检查:内痔多呈环状,近齿线处黏膜可有部分纤维化,齿线下常伴有痔变。

静脉曲张型混合痔:

1) 症状:①便时出血(滴血或射血);②痔脱出,劳累后加重。

2) 视诊:肛门缘静脉曲张,增加腹压时痔变大,或痔脱出肛外。

3) 肛镜:直肠下端齿线上见黏膜隆起,或伴黏膜充血,或伴糜烂。

具备 1)中 1~2 项、2)及 3),即可诊断。

(2) 纳入标准

1) 年龄 18~65 岁,住院患者≥1/3。

2) 内痔、静脉曲张型混合痔。

(3) 排除标准

1) 年龄<18 岁,>65 岁。

2) 妊娠或哺乳期妇女,有药物、食品、花粉、气候过敏史者,中医辨证属虚寒证者。

3) 肛周脓肿、复杂性肛瘘、肠道感染性疾病等。

4) 合并有心血管、肝、肾和造血系统等严重原发性疾病,恶性肿瘤,精神病患者。

(4) 剔除标准

1) 不符合纳入标准者。

2) 未按规定进行试验,影响疗效判断者。

3) 资料不全,影响疗效及安全性判断者。

试验指标

(1) 安全性观测

1) 一般体格检查。

2) 血、尿、便常规化验,出、凝血时间与抗凝实验。

3) 心(心电图、GOT、肌酸磷酸激酶)、肝(GPT、总胆红素、结合胆红素)、肾(BUN、Cr)功能检查,胸透。

4) 局部刺激、并发症、后遗症和全身其他不良反应观察。

(2) 疗效性观测

1) 时间效应:即时效应、每日效应、1 周至 10 天效应。

2) 症状:包括便后出血、痔脱垂等。

3) 体征:痔大小及黏膜情况等。

药物与用法

(1) 药物芍倍注射液、消痔灵注射液。

(2) 术前准备与麻醉

1) 术前准备:正常进食,排便 1 次,清洗肛门。

2) 器械:喇叭形肛门镜、5ml 注射器、5 号针头及止血钳各 1 个。

3) 常规消毒。

4) 麻醉:肛门局部麻醉。麻药用 0.5%~1% 利多卡因。

(3) 治疗方法

治疗组:

注射方法:对Ⅰ、Ⅱ期内痔及静脉曲张型混合痔,在肛门镜下暴露齿线上每处内痔,见痔进针,注射时于内痔表面中心隆起部位斜刺进针,遇肌性抵抗感后退针给药,注射后使痔均匀、饱满、充盈,表面黏膜颜色呈粉红色,每处用量 3~5ml。

对Ⅲ期内痔、静脉曲张型混合痔伴直肠黏膜松弛者,肛门镜深插,首先暴露痔上松弛直肠黏膜,用 1:1 浓度的芍倍注射液注入松弛的直肠黏膜下,使其充盈,每点用量 1~3ml;退出肛门镜,暴露痔,注射方法同Ⅰ、Ⅱ期内痔。

使用药量:10~20ml,平均15ml。

对照组:

用不同浓度的消痔灵注射液,分四步注射:

1)痔上动脉区注射:用1:1浓度(即消痔灵液用1%普鲁卡因液稀释1倍)。

2)痔区黏膜下层注射:用2:1浓度,在痔中部进针,刺入黏膜下层后作扇形注射,使药液尽量充满黏膜下层血管丛中,注入药量的多少,以痔弥漫肿胀为度。

3)痔区黏膜固有层注射:当第二步注射完毕,缓慢退针,多数病例有落空感,为针尖退到黏膜肌板上的标志。注药后,黏膜呈水疱状。

4)洞状静脉区注射:用1:1浓度,在齿线上0.1cm处进针,刺入痔体的斜上方0.5~1cm,作扇形注射。

使用药量:一次注射总量15~20ml。

注射完毕,肛门内放入凡士林纱条,外覆盖纱布,用宽胶布固定。

(4)疗程:用药1次,系统观察10天。

(5)辅助治疗与术后处理:可用抗菌药物预防感染;尽量保持24小时后大便;便后温水或中药坐浴。

(6)注意事项

1)禁止静脉注射。

2)药物应均匀注射于痔中部和松弛黏膜下,避免过深过浅或过于集中。注射过浅或药量过于集中局部黏膜会由红色变为灰白色甚至黑色,应及时停止在该部位继续注药。术后1周内观察有无暗色血便,肛门镜下观察痔表面黏膜有无溃疡,若无溃疡,可不用特殊处理;若有溃疡,可局部给予抗炎、止血治疗,至便血消失。局部抗炎持续时间不超过1周。注射过深,局部不会立即充盈,术后出现较明显的坠胀感,且持续时间超过2天,个别病例同时出现局部糜烂出血,治疗也采用局部抗炎、止血,至便血消失。局部抗炎持续时间不超过1周。

3)注射总剂量不超过40ml。依据是:①按照注射方法:痔各点所能容纳的治疗剂量总和不超过40ml,继续注射药,多是从注射针孔流出,或者形成局部过量。②该药在临床已使用10年,治疗不同程度痔患者数千例,治疗剂量均在40ml以下。③急毒及长毒试验结果显示该剂量在安全范围。

疗效判断标准

痊愈:便后无出血、无脱出,肛镜检查痔黏膜、皮

肤恢复正常,痔完全萎缩。

显效:便后无出血、无脱出,肛镜检查痔明显消退,痔黏膜轻度充血,痔变小。

有效:便后仍有少量出血,伴轻度脱垂,肛镜检查痔黏膜轻度充血。

无效:达不到有效标准,甚至加重者。

数据库建立

在本试验研究中,我们采用 Excel 软件进行数据录入管理。

为了保证统计分析数据来源的可靠性,在录入数据的过程中,对于遇到的问题,录入员应及时报告,数据管理者填写疑问表送交临床研究者。进而核查原始病历资料,对试验数据的产生过程进行查证分析。最后把疑问解答返回数据管理者。

数据录入采用双份录入法。然后进行两个数据库的比较,不一致地方对照原始数据修改。在 SAS 软件中我们用 Compare 程序来完成两个数据库比较。

在建立数据库时,认真执行临床试验方案,统计分析人员按照临床试验方案对数据库做最后的核查,通过基本的统计描述进行逻辑检错,发现不符合试验入选标准的病历以及疑问的数据,及时向临床研究者报告,并协助临床研究者一起对数据库和原始数据资料进行核查,做数据质量的最后把关。保证数据的准确性、有效性和完整性。最后锁定数据库。

统计分析方法

应用 SAS(6.12)软件,进行统计学处理和分析。本试验研究的统计学显著性检验均采用双侧检验,以 $P \leq 0.05$ 作为判断差别有显著性的标准。

对于计数资料采用卡方检验、精确几率法等;对于等级资料采用 Ridit 分析;对于计量资料,总体服从正态分布的资料,采用 t 检验和配对 t 检验、方差分析;对于非正态分布资料采用非参数方法,如 Wilcoxon 秩和检验、Kruskal-wallis 的 H 检验等,使用的统计分析方法均按统计分析计划进行。

2. 临床资料　见表39-1、表39-2。

表39-1 显示两组性别、诊断、内痔分期、并发症、既往治疗、年龄、病程、加重病程差别无显著性,表明两组均衡性良好,具有可比性。

表39-2 显示两组性别、诊断、内痔分期、年龄、病程、加重病程差别无显著性;并发症、既往治疗两组差别有显著性,考虑其非主要因素,且对试验的影响不大,故认为两组均衡性基本良好,两组具有可比性。

表 39-1　第一阶段基本资料分析比较

指标		A 组	B 组	统计量	P 值
性别	男	54	53	0.104	0.747
	女	62	65		
诊断	内 痔	66	67	0.003	0.955
	静脉曲张型混合痔	50	50		
内痔分期	Ⅰ 期	20	23		
	Ⅱ 期	28	35	3.98	0.137
	Ⅲ 期	18	9		
合并症		20	29	2.096	0.148
住院		81	87	0.595	0.441
门诊		35	30		
合并症并手术	有	15	26	3.468	0.063
	无	101	91		
既往治疗	有	76	67	1.673	0.196
	无	40	50		
过敏史		0	0		
年龄(岁)		42.28±10.90	41.09±10.08	0.829	0.407
痔病程(年)		6.96±7.26	6.08±6.79	0.501	0.617
加重病程(天)		32.84±93.94	15.16±20.62	1.287	0.198

注:以上计量指标,由于非正态分布,故采用非参数方差方法检验(Wilcoxon 检验)。计数资料统计量为卡方值,计量资料统计量为 Z 值

表 39-2　第二阶段基本资料分析比较

指标		A 组	B 组	统计量	P 值
性别	男	188	57	2.377	0.123
	女	243	53		
诊断	内 痔	249	63	0.009	0.925
	静脉曲张型混合痔	182	47		
内痔分期	Ⅰ	82	22		
	Ⅱ	118	31	0.480	0.787
	Ⅲ	49	10		
合并症	有	37	1	7.096	0.005
	无	394	109		
既往治疗	有	234	45	6.285	0.012
	无	197	65		
过敏史	无	0	0		
年龄(岁)	[中位数]	41.16±11.76[40.0]	41.98±11.96[40.5]	0.553	0.580
痔病程(年)	[中位数]	6.24±6.23[3.0]	6.11±6.23[3.0]	0.492	0.623
加重病程(天)	[中位数]	33.27±188.51[9.0]	28.03±83.79[7.0]	1.396	0.163

注:以上计量指标,由于非正态分布,故采用非参数方差方法检验(Wilcoxon 检验)。计数资料统计量为卡方值,计量资料统计量为 Z 值。

3. 疗效结果　见表39-3、表39-4。

表39-3 显示两组有效率均为100%，但显效率A组100%显著高于B组91.45%（$P<0.01$）。痊愈率A组93.10%显著高于B组76.07%（$P<0.01$）。

表39-4 显示两组有效率差别无显著性，但显效率A组99.53%显著高于B组92.73%（$\chi^2=22.39$，$P=0.001$）。痊愈率A组91.42%，显著高于B组74.55%（$\chi^2=23.59$，$P=0.001$）。

表39-3　第一阶段两组有效率、显效率比较

组别	有效率	P值	显效率	P值	痊愈率	P值
A	116/116(100.0)	1.00	116/116(100.0)	1.60E-03	106/116(91.38)	0.002
B	117/117(100.0)		107/117(91.45)		89/117(76.07)	

表39-4　第二阶段两组有效率、显效率比较（%）

组别	有效率	P值	显效率	P值	痊愈率	P值
A	100.00(431/431)	0.203	99.53(429/431)	0.001	91.42(394/431)	0.001
B	99.09(109/110)		92.73(102/110)		74.55(82/110)	

4. 安全性结果

（1）全身：第一阶段和第二阶段两组对基本生命体征均无明显影响。

（2）检验项目

第一阶段：出、凝血时间，溶血与血栓，总胆红素和结合胆红素，Cr，胸部X线治疗前后均无异常项目。血、尿常规，GPT、GOT、CPK、BUN及心电图在治疗前后均存在异常项目，治疗后较治疗前减少，但治疗前后比较差别无显著性，A、B组间比较差别亦无显著性。粪常规两组均为疗后异常率降低，差别有高度显著性（$P<0.01$），A、B组间比较差别无显著性。统计结果显示，两组治疗对检验检查指标无影响。

第二阶段：血常规疗前疗后、尿便常规疗前，组间差异有显著性 $P<0.05$。这些差别多由于无临床意义的异常结果所致。其余项目治疗前后、组间均无显著差异。

（3）局部：见表39-5～表39-8。

表39-5、表39-6 显示A组的不良事件发生率及不良反应发生率均明显低于B组（$P<0.01$）。表明A组的治疗相对B组的治疗具有不良事件发生率低、不良反应少的优点，且优势很明显。

表39-5　第一阶段局部不良事件发生情况

组别	不良事件 有	不良事件 无	发生率（%）	卡方值	P值	判定可能不良反应 有	判定可能不良反应 无	发生率（100%）	卡方值	P值
A组	11	105	9.48	184.99	0.001	0	116	0	Fisher	9.76E-66
B组	115	2	98.29			115	2	98.29		
合计	126	107				115	118			

表39-6　第一阶段不良事件发生例次表

组别	表现特征	例次	发生时间	处理	转归
A组	肛门疼痛	2	注射后1～2天	未处理	1～3天消失
	肛门坠胀	9	注射后1～3天	未处理	2～8天消失
B组	大便带血	1	注射后当天	未处理	10天未消失
	肛门疼痛	5	注射后	未处理	4～10天消失
	肛门坠胀	4	注射后	未处理	1～10天消失

续表

组别	表现特征	例次	发生时间	处理	转归
	肛门潮湿	2	注射后	未处理	4~7天消失
	局部硬结	110	注射后当天44例	未处理	10天内未消失
			注射后3天55例		
			注射后10天13例		
	肛门狭窄	3	注射后10天	未处理	10天内未消失

注:①郑州B组第19号病例,注射前后均有狭窄,注射后又出现硬结;B组第38号病例在注射后出现硬结及轻度狭窄。②局部硬结和肛门狭窄同一患者不论发生几处,均作1例计

表39-7、表39-8显示A组的不良事件发生率及不良反应发生率均明显低于B组($P<0.01$)。表明A组的治疗相对B组的治疗具有不良事件发生率低、不良反应少的优点,且优势很明显。

表39-7 第二阶段不良事件发生情况(病例数)

组别	不良事件		发生率 %	统计量	P值	判定可能不良反应		发生率 %	统计量	P值
	有	无				有	无			
A组	38	393	8.82	248.55	0.002	35	396	8.12	257.75	0.001
B组	88	22	80.0			88	22	80.00		
合计	126	415				123	418			

表39-8 第二阶段不良反应发生例次表*

表现特征	A组				计	B组				计
中心	1	2	3	4		1	2	3	4	
肛门疼痛	1	0	0	0	1	1	—	1	—	2
大便不畅	0	0	0	0	0	0	—	1	—	1
局部硬结*	4	0	0	0	4	35	—	53	—	88
黏膜糜烂	0	0	0	0	4	0	—	0	—	0
出血	0	0	0	0	0	1	—	0	—	1
坠胀不适	3	0	28	0	31	3	—	1	—	4
肛门狭窄	0	0	0	0	0	1	—	1	—	2
总计	8	0	28	0	40	41	—	57	—	98

* 局部硬结和肛门狭窄同一患者不论发生几处,均作1例计

5. 总结 痔是临床常见病和多发病,其主要病理改变是直肠下端和肛门局部的静脉迂曲扩张形成静脉瘤样的团块。既往主要的有效治疗方法是手术,但手术所造成的痛苦和因局部组织过多损伤所产生的并发症和后遗症令许多患者难以接受。注射疗法是目前国内较为普遍使用的方法,其优点是避免了手术的痛苦,但由于使用的注射药物仍属国外硬化剂范畴,不仅应用范围受限,注射后痔硬结、肛门直肠狭窄、痔坏死、肛门大出血的发生率也相当高。消痔灵注射液作为目前国内唯一有批准文号的痔注射剂,亦属硬化剂范畴。资料显示,对以上列举的并发症和后遗症据一些地区报道有相当高的发生率。芍倍注射液打破既往痔注射剂硬化、坏死的作用机制,针对痔是局部"筋脉弛懈","气血瘀滞"的特点,按中医理、法、方、药,选用具有收敛固涩、活血化瘀、凉血止血功能的中药,经提纯精制而成。芍倍注射液作为院内制剂已在临床使用多年,治疗国内外患者万余例,并取得了满意的效果。

第一阶段：

共收治病例 240 例,剔除 7 例,实际进入统计 A 组 116 例,B 组 117 例。综合四中心试验数据,统计结果表明：A 组,痊愈率 91.38%,有效率和显效率均为 100%；B 组,痊愈率 76.07%,显效率 91.45%,有效率 100%。两组对比,除有效率无显著差异外,痊愈率和显效率 A 组均显著高于 B 组(P<0.01)。说明 A 组疗效优于 B 组。

注射后不良事件发生情况,试验过程中通过对血、尿、便常规,出凝血时间、止血与溶栓实验、肝肾功能测定、心电图与 X 线胸透检查和全身体检,未发现两药对上述指标有明显影响。肛门局部不良事件,A 组 11 例,其中无不良反应；B 组 115 例,其中属不良反应 115 例,不良反应发生率 98.29%。两组不良事件和不良反应比较均有显著差异(P<0.01)。A 组的 11 例不良事件为 2 例肛门疼痛和 9 例肛门坠胀,未经治疗均在 8 天内消失。B 组 115 例不良反应除肛门疼痛、肛门坠胀等外,主要为 110 例局部硬结和 3 例肛门狭窄,这两种不良反应属严重的不可逆的后遗症。

痔的注射疗法在注射后 2～3 日内出现轻度的肛门疼痛、坠胀等局部刺激症状,属正常现象,若持续较长时间不消失,则属不良反应。本次试验中,B 组术后出现的症状持续时间较 A 组长,说明消痔灵注射液对局部的刺激较芍倍注射液强,这与芍倍注射液的药效学研究结果一致。B 组在注射后出现了较高的硬结发生率和一定的狭窄发生率,说明消痔灵注射液确实是通过使痔硬化来达到治疗目的。A 组无 1 例出现局部硬结,说明芍倍注射液与硬化剂有本质区别。

第二阶段：

A 组 431 例,痊愈率 91.42%(394/431),显效率 99.53%(429/431),有效率 100%(431/431)；B 组 110 例,痊愈率 74.55%(82/110),显效率 92.73%(102/110),有效率 99.09%(109/110)。组间比较,痊愈率、显效率 A 组显著高于 B 组,差别显著性(P<0.01),有效率差别无显著性(P>0.05)。

基本生命体征,两组治疗前后均在正常范围,无临床意义。检验检查,A 组疗后新增异常项目有 7 例血常规、3 例心电图、尿常规粪常规和 GPT 各 1 例,其中除 1 例心电图出现 ST 段改变有临床意义(但与试验药物无关联)外,其余均无临床意义；B 组疗后新增异常项目有 10 例血常规、总胆红素和结合胆红素各 1 例,均无临床意义。对照治疗前后由

异常转正常的项目和数量及组间比较,考虑原因主要由检验检查误差所致,而与试验药物无关联。局部反应,硬结出现,A、B 组分别为 4 例(0.93%)和 88 例(80.00%),差异显著(P<0.01)。不良反应发生例次,A、B 组分别为 40 例(9.28%)和 98 例(89.09%),差异显著(P<0.01)。

芍倍注射液前期病理学研究揭示,它使淤积的静脉团产生非炎症性蛋白凝固,伴随变性组织的修复,变性的大静脉壁纤维化,使血管管腔变小；通过机化,使血管管腔闭塞；间质均质化后使大血管结构消失,新的毛细血管再生。注射后不引起出血和炎症反应,变性的组织通过降解被吸收,修复过程中无明显瘢痕形成,痔黏膜保留不遭破坏。本次临床研究 A 组未发生 1 例局部硬结和狭窄的结果与前期病理研究结果完全一致。A 组在注射前的硬结和狭窄在注射后消失,可能也与芍倍注射液的这一药理特性相关。

以上结果表明,该药适用于各期内痔、静脉曲张型混合痔的治疗,临床疗效高,确实具有收敛固涩、活血化瘀、凉血止血的功能。使用安全,无明显局部不良反应,对主要脏器无损害,对全身情况无影响。它不同于以往的硬化剂。试验结果表明,该药的安全性、有效性显著优于对照药消痔灵注射液(P<0.01)。两阶段观察结果一致,说明疗效恒定。

三、病理学研究

病理组织学检查目前仍是许多疾病确诊及疗效判定的金标准。对痔的研究国内外迄今尚无适用的动物模型,现有的药效学试验多是将痔的病变分解为炎症、感染、增生、出血等几个方面,做单一病变分析,较难以全面反映疗效。所以本研究一方面选择符合诊断标准的住院患者志愿者,活检取材,直接观察注射芍倍注射液治疗前后不同阶段痔标本的病理变化,并与消痔灵注射液治疗的同期病理变化进行比较。另一方面用家兔进行动物实验,观察局部注射芍倍注射液与消痔灵注射液后急性阶段及修复过程的病理变化。

1. 对人体痔组织药效作用的病理学研究

实验材料

(1) 实验药物芍倍注射液、消痔灵注射液。

(2) 标本来源选择符合内痔、静脉曲张型混合痔诊断标准的住院患者志愿者,进行痔疮组织的活检取材。

实验方法

本实验共观察人体痔标本 50 例(标本不全的

14 例未予统计),余 36 例中,单纯切除 8 例(空白组),芍倍注射液治疗 18 例(A 组),消痔灵注射液治疗 10 例(B 组)。空白组不注射任何药物,直接切除取材。A 组和 B 药组于注射药后,定期活检取材。

A 组:10 分钟 8 例,3 日 4 例,7 日 4 例,2~2.5 个月 2 例。

B 组:10 分钟 4 例,3 日 3 例,7 日 2 例,7 年 1 例(该患者曾于 1982、1987、1991 年分别 3 次注射消痔灵注射液,再次复发)。

活检组织经 10% 甲醛溶液液固定,常规脱水,石蜡包埋、连续切片,做 HE 染色。为显示标本组织的胶原纤维和弹力纤维,再分别做 Masson 三色和 ET+VG 染色,Masson 染色中胶原纤维呈绿色;ET+VG 染色中胶原纤维呈红色,弹力纤维呈蓝绿色。

全部切片由 3 名病理科医师共同观察。

实验结果

(1) 未经注射的痔核病理变化黏膜下层有大量高度扩张充盈的静脉,间质水肿,部分病例有血栓形成或炎症反应。Masson 染色:可清晰显示扩张的静脉,有的静脉内见血栓或血栓机化。ET+VG 染色见静脉周围有弹力纤维环绕,间质胶原纤维间可见散在的弹力纤维(照片图 12-1 ~ 照片图 12-4)。

(2) 注射芍倍注射液后的痔核病理变化

1) 注射后 10 分钟:药物影响的范围局限于黏膜下痔中心区组织,局部间质、大血管壁及间质结缔组织均呈均质状,淡伊红染色,细胞核失着色性,血管内皮细胞核尚可辨认。大血管周围间质结缔组织裂解成碎片状,其间及周围均未见明显的炎症反应。大血管轮廓可见,多呈收缩状态,管腔较窄,管壁较厚并出现皱褶,表面黏膜上皮及上皮下组织无显著改变。Masson 染色:胶原组织呈均质化,与周围黏膜下层之正常胶原相比,色浅淡,融合成片状,失去正常胶原纤维结构。ET+VG 染色:间质胶原裂解处弹力纤维亦断裂,但仍呈弹力纤维着色(照片图 39-15,照片图 39-16)。

2) 注射后 3 日:注射后 3 天见病变范围明显变小,较 10 分钟后标本组织密集,均质化组织中可见闭合状态的血管轮廓。裂解组织间出现活跃增生的成纤维细胞及少量巨噬细胞。未见明显炎症反应。Masson 染色显示血管腔内偶见小血栓形成。ET+VG 染色显示弹力纤维环绕的大血管呈收缩闭合状态,管壁增厚(照片图 39-17,照片图 39-18)。

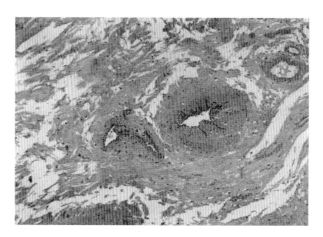

照片图 **39-15** 芍倍注射液注射后 **10** 分钟血管收缩,注射部位血管壁及周围间质均质化(**HE×25**)

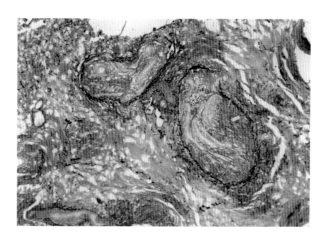

照片图 **39-16** 芍倍注射液注射后 **10** 分钟见闭合血管,间质弹力纤维也崩解成小碎片(**ET+VG×25**)

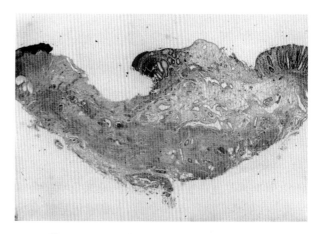

照片图 **39-17** 芍倍注射液注射后 **3** 天注射局部范围减小,组织密集,扩张血管明显减少(**HE×5**)

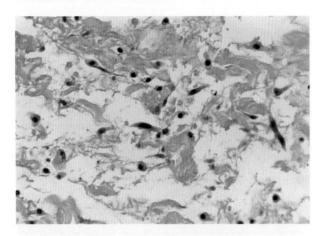

照片图 39-18　芍倍注射液注射后 3 天高倍观察纤维母细胞及吞噬细胞（HE×100）

3）注射后 7 日：均质化区进一步密集，裂解碎片之间空隙减少，高倍镜下可见其间有较多成纤维细胞及血管内皮细胞增生，毛细血管形成。偶见少量单核细胞浸润，未见明显炎症反应。Masson 染色见有的静脉管壁极度增厚，管腔狭小。有 3 例静脉腔内有弥漫的内皮细胞及成纤维细胞增生的早期机化血栓。ET+VG 染色中见不规则的纤维化灶，周围有大量弹力纤维呈向心性聚集，未再见有大血管结构（照片图 39-19，照片图 39-20）。

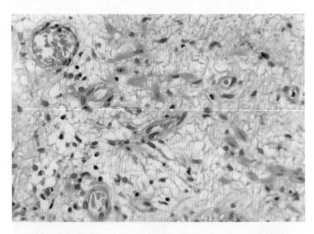

照片图 39-19　芍倍注射液注射后 7 天除纤维母细胞增生外，可见较多新生毛细血管（HE×100）

三种染色均仅能在黏膜下发现少量密集的纤维组织，其间未见迂曲扩张的大血管，亦未见明显瘢痕形成。注射后 2 个月、2.5 个月，大血管仍呈收缩状态（照片图 39-21，照片图 39-22）。

（3）注射消痔灵注射液后的痔核病理变化

1）注射后 10 分钟：本组共 4 例标本。三种染色均见到注射局部的肠黏膜组织高度水肿，水肿范

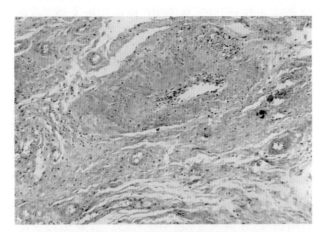

照片图 39-20　芍倍注射液注射后 7 天大血管壁极度增厚，管腔狭小（Masson×37.5）

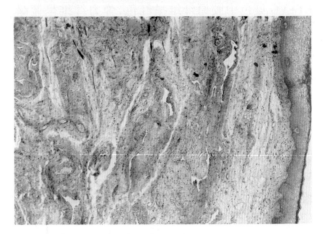

照片图 39-21　芍倍注射液注射后 2 个月大血管收缩呈裂隙状（Masson×12.5）

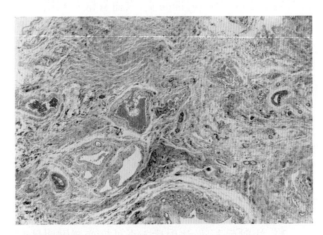

照片图 39-22　芍倍注射液注射后 2.5 个月间质胶原增生致密，大血管减少（Masson×12.5）

围自黏膜下直达黏膜固有层，在黏膜下可见限局的间质密集，但以水肿为主要特征，间质内胶原纤维及弹力纤维稀疏散在。并可见程度不等的出血，重者

出血较弥漫。4 例标本均未见到组织凝聚均质化样变或裂解现象（照片图 39-23）。

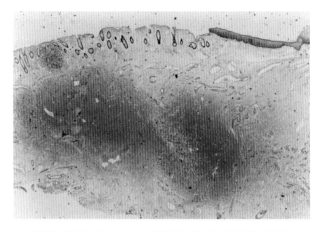

照片图 39-23　消痔灵注射后 10 分钟注射局部广泛水肿伴弥漫出血（HE×5）

2）注射后 3 日：本组共 3 例标本，均见到注射部位的肠黏膜组织呈现明显炎症坏死及溃疡形成，其中 2 例黏膜下组织内炎症较重，伴有大量纤维素渗出，扩张静脉内有血栓形成。另 1 例发生深部溃疡，溃疡底有大量急性炎性渗出物，其下方横纹肌间有弥漫炎症和水肿（照片图 39-24）。

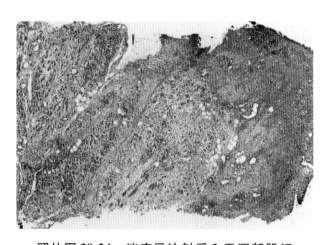

照片图 39-24　消痔灵注射后 3 天深部肌组织间有重度炎症反应，伴表面溃疡形成（HE×10）

3）注射后 7 日：本组共 2 例标本，均见呈中度炎症，间质内有散在的淋巴细胞及少量嗜酸性粒细胞浸润，水肿虽然减轻，但组织间仍可见成片的渗出纤维蛋白沉积。高倍镜下见增生活跃的成纤维细胞及较多新生毛细血管，伴局部胶原增多。并见扩张静脉内血栓形成，伴早期机化，可见少数内皮细胞自周边向血栓内长入（照片图 39-25）。

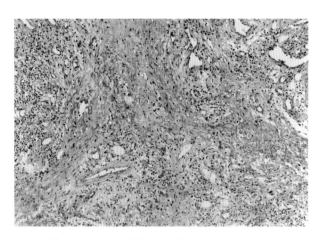

照片图 39-25　消痔灵注射后 7 天广泛的炎症反应，见淋巴细胞、嗜酸性白细胞浸润（HE×25）

4）消痔灵注射后 7 年：1 例标本经 3 次消痔灵治疗后复发，见黏膜下纤维组织增多，肌层被纤维瘢痕分隔，其间的胶原纤维较致密（照片图 39-26）。

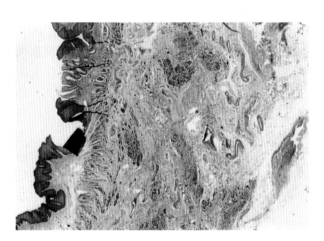

照片图 39-26　消痔灵注射后 7 年肌层肌被纤维瘢痕所分隔（Masson×5）

讨论与小结

未经注射的痔标本是以黏膜下层静脉血管高度充盈扩张和间质水肿为主要病理表现，部分病例有血栓形成或炎症反应。

芍倍注射液注射后各阶段病理观察说明，注射后短时间内（10 分钟）即可在局部引起血管收缩，并引起间质组织（包括大血管及周围结缔组织）的蛋白质凝固变性，组织呈均质化，并有裂解现象。3～7 日后裂解成分渐被吸收，其间有成纤维细胞及内皮细胞增生，局部有吞噬细胞反应。7 日时新生毛细血管显著增多，组织出现进行性修复，扩张静脉明显减少。注射 2 个月后注射局部，未见迂曲扩张的大血管，亦未见明显瘢痕形成。

观察结果提示,芍倍注射液注射后主要通过以下三种方式使痔疮治愈:

(1) 伴随组织蛋白凝固、修复,变性的大静脉壁纤维化,血管腔明显缩窄变小;

(2) 通过机化,使管腔闭塞;

(3) 间质均质化凝固坏死后大血管结构不复存在。

注射局部不引起明显炎症或出血,均质化坏死组织通过降解吸收。修复过程无明显肉芽组织或瘢痕形成,表层黏膜保留不遭破坏,病理变化与临床所见相吻合。

消痔灵注射液注射后不同时期痔的病理变化说明,注射后 10 分钟即刻出现较明显的水肿及出血,进而产生炎症;术后 3 日的 3 例标本均呈现较重的炎症反应,扩张静脉内血栓形成,伴有黏膜坏死和溃疡形成;7 日的组织仍见轻、中度炎症反应,间质内成纤维细胞及毛细血管活跃增生,胶原组织增多;1 例术后 7 年(3 次注射后)的标本见到黏膜下瘢痕组织形成。

张远等曾对消痔灵注射液实验研究,发现在大鼠后足掌注射该药后,先在局部组织引起急性无菌性炎症,继而使组织发生纤维化,并引起局部血管的血管炎,动静脉血栓形成和增生性动脉内膜炎。与人体标本的变化基本一致。

芍倍注射液注射后痔部血管收缩,痔内组织迅即发生蛋白凝固均质化改变,局部炎症反应轻,表层直肠或肛门黏膜保留;修复过程中,凝固变性组织崩解、清除,组织间有毛细血管及成纤维细胞增生;组织修复后,原痔内迂曲静脉消失或管腔经机化闭合。与消痔灵注射液注射后的病理改变相比,芍倍组的水肿、出血、炎症反应等改变均明显轻于消痔灵组,芍倍组的痔部黏膜坏死、溃疡率低,组织修复早,愈合后未见明显瘢痕形成。

结论:芍倍注射液主要引起痔内组织发生非炎症性蛋白凝固,修复后痔内原迂曲扩张的血管闭合,组织内无明显瘢痕形成,疗效恒定。

2. 芍倍注射液对家兔药效作用的病理学观察

急性期病理变化

实验材料:

(1) 受试药品芍倍注射液;消痔灵注射液。

(2) 受试动物白色家兔,体重 1.5 ～ 2.6kg,雌雄兼用。

方法与结果:

(1) 动物实验方法家兔 51 只,分为 3 组,即生

理盐水(A)组 3 只(空白对照)、芍倍注射液(B)组 24 只(治疗药)、消痔灵注射液(C)组 24 只(对照药)。两个实验药组内对应设立 8 个稀释浓度,按 1:0.1,1:1,1:3,1:7,1:15,1:31,1:63,1:127 稀释,药物稀释均采用生理盐水(V:V)。每个浓度分别注射 3 只动物。

全部动物禁食 12 小时后,以 30mg/kg 巴比妥钠耳缘静脉麻醉,仰卧位固定于兔台上,肛门局部注射小量利多卡因(约 0.2ml/只),将扩肛器置入肛门,将实验药液(1.0ml/只)分三点注射于肛门黏膜下,每点约 0.3ml。24 小时后处死动物,取肛门局部组织,进行病理组织学观察。

(2) 病理检查方法组织以 10% 甲醛溶液固定,石蜡包埋,切片,HE 染色,由 3 名病理医师共同观察。

(3) 病变统计方法依据组织学观察结果,将病变范围、出血依据程度不同划分为轻度、中度、重度,共 3 级(表 39-9);将水肿、中性粒细胞渗出(WBC)划分为轻微、轻度、中度、重度、极重度,共 5 级(表 39-10)。对所有分级给予半定量计分。每个浓度,每项病变以 3 只动物的均值统计,芍倍注射液与消痔灵注射液的各浓度组中每组病变计分的平均值相加,即为两个注射液的该项总分,结果进行 t 检验。$P<0.05$,具有显著差异;$P<0.01$,具有极为显著差异。

表 39-9 病变范围和出血的计分标准

级别	计分	病变范围 ϕ	出血
−	0	—	—
+	3	≤2mm	注射局部
++	5	2mm>ϕ≤5mm	弥散至肌层
+++	7	>5mm	弥散至肌层

表 39-10 病变组织水肿和 WBC 渗出的计分标准

级别	计分	水肿	WBC 渗出
−	0	—	—
±	1	局限	少许散在
+	3	轻度	血管附近、稀疏
++	5	中度	弥漫、中等量
+++	7	重度	弥漫、多量
++++	9	极重度	弥漫、灶性聚集

（4）结果（表39-11，表39-12）

A 组（生理盐水）：黏膜下层局部组织疏松、水肿，小血管周围少许散在中性粒细胞渗出，伴少量出血。

B 组（芍倍注射液）：病变范围较局限，黏膜下层轻、中度组织变性、水肿及中性粒细胞渗出，少数累及浅肌层伴出血。稀释 1∶15 倍后，病变明显减轻，与生理盐水组相似，且未见出血。

C 组（消痔灵注射液）：与相同浓度芍倍注射液相比，病变范围较大，病变程度也重。水肿及中性粒

细胞渗出除见于黏膜下层外，常累及肌层，甚至外膜。水肿液中见纤维素渗出。中性粒细胞渗出数量多，范围广，甚至在组织内聚集，似微小脓肿。出血程度重，常累及肌层。稀释 1∶63 倍仍见较明显急性炎症改变，稀释至 1∶127 倍时与生理盐水组相似。

从表39-12 中可以看出，消痔灵注射液的各项病变程度均重于芍倍注射液，各项计分均有统计学差异，二者病变的总计分差异极为明显（$P<0.01$）。说明芍倍注射液刺激性小于消痔灵注射液。

表 39-11　各组家兔肛门病变程度的比较

组别		浓度	病变范围	水肿	WBC 渗出	出血
A 组			+	+	±	+
B 组	B0	原液	++	++	++	++
	B1	1∶1	++	++	+	+
	B2	1∶3	++	++	++	−
	B3	1∶7	+++	+++	++	+
	B4	1∶15	+	+	±	−
	B5	1∶31	+	+	±	−
	B6	1∶63	+	+	±	−
	B7	1∶127	+	+	±	−
C 组	C0	原液	+++	+++	+++	++
	C1	1∶1	+++	+++	+++	+++
	C2	1∶3	+++	++	+++	+++
	C3	1∶7	+++	++++	++	++
	C4	1∶15	++	+	+	++
	C5	1∶31	++	++	+++	+++
	C6	1∶63	++	++	++	++
	C7	1∶127	+	+	±	++

注：n=3

表 39-12　B、C 组病变程度计分比较

组别	N	范围*	水肿	WBC 渗出*	出血***	总计分
B 组	24	4.25±1.39	4.00±1.41	2.75±1.86	1.38±1.87	10.13±5.97
C 组	23	5.75±1.39	5.50±1.94	6.00±2.83	5.25±1.20	22.50±5.64

注：表中*$P<0.005$，***$P<0.001$

结论：芍倍注射液、消痔灵注射液对家兔肛门注射 24 小时后，局部主要病变为急性渗出性炎症改变，芍倍注射液较轻。芍倍注射液稀释至 1∶15 倍时，与生理盐水组改变相似；消痔灵注射液稀释至

1：127倍时始与生理盐水组改变相似。证明芍倍注射液刺激性小于消痔灵注射液。

修复期病理变化

实验材料：

1. 受试药品芍倍注射液；消痔灵注射液。

2. 受试动物实验用新西兰种白色家兔12只，雄性，体重2.3～2.8kg，平均2.5kg，选购自309医院动物室。

方法与结果：

1. 动物实验方法将12只家兔随机分为A、B两组，A组注射芍倍注射液，B组注射消痔灵注射液。每只动物均做腿部和背部注射，腿部剂量为2ml/只，背部剂量为4ml/只，注射前药液中加印度墨汁，用作部位标记。

实验分三批，每批A、B组各2只，第一批于腿部注射后7天，背部注射后2天处死；第二批于腿部注射后14天，背部注射后7天处死；第三批于腿部注射后28天，背部注射后14天处死。分别于腿和背部有墨汁标记部位取材，10%甲醛溶液固定，石蜡包埋，HE及Masson三重染色。这样，我们检查了家兔肌肉内注射芍倍注射液及消痔灵注射液后2天、7天、14天、28天的病变标本。由病理科3名医师共同观察记录。

2. 实验结果

（1）注射后2天：A、B组各两份背部肌肉标本。

A组：注射部位横纹肌内大片肌束发生凝固性坏死、核消失，肌浆均匀粉染，肌纤维轮廓清晰，肌束间有轻度水肿并可见少量中性粒细胞呈散在小灶状浸润。相邻健存肌束与前者之间炎症反应带较窄，近交界带有少量肌细胞坏死，胞浆内可见深蓝染的钙盐沉积颗粒，局部有巨噬细胞及少数白细胞浸润，巨噬细胞围绕坏死肌细胞周围或侵入坏死细胞肌浆膜内。

B组：注射部位同样大片肌纤维呈现凝固性坏死，肌束间水肿及炎症反应较重，水肿带宽，炎细胞也多，其中有大量中性粒细胞。与相邻健存肌束间的炎症反应带亦宽，炎细胞呈锯齿状沿肌束远向浸润。交界带多数肌纤维坏死并有崩解，其间有单核-吞噬细胞及少量嗜酸细胞浸润。

（2）注射后7天：每组腿部及背部标本各两份，由于各组内两个部位标本的病变基本一致，故一并描述。

A组：中央带坏死肌细胞残留，周边带者已被新生纤维组织和毛细血管所代，与健存肌组织间形成规则的纤维细胞性修复带，其中有丰富的毛细血管及成纤维细胞，炎细胞甚少。

B组：坏死区及周围肌组织内可见明显的炎性反应，局部有大量活跃增生的巨噬细胞及散在的嗜酸性粒细胞，健存肌组织周边可见许多萎缩退变的肌细胞。

（3）注射后14天：每组腿部和背部标本各两份，两个部位一并描述。

A组：坏死肌组织已由纤维组织修复替代，局部纤维组织疏松，有较多成纤维细胞及新生血管，无明显炎症。有的于肌束一侧可见一带新生纤维结缔组织，根据其中聚集有较多含墨汁颗粒的吞噬细胞，可知系原药液注射部位，原坏死肌细胞已不复可见，纤维细胞间胶原沉积较少。

B组：坏死组织也被增生纤维组织取代，但其中可见成片的慢性炎症灶，有较多巨噬细胞及异物巨细胞。增生纤维组织内还杂有散在的残留肌纤维，巨噬细胞、异物巨细胞及淋巴细胞等聚集形成炎性肉芽肿。

（4）注射后28天：A、B组各两份腿部标本。

A组：原注射部位已找不到坏死肌纤维痕迹，仅于整齐的肌束衣旁见有一带新生纤维结缔组织，其中尚可见少数散在含墨汁的巨噬细胞，并有较多新生血管及成纤维细胞，后者胞核较肥大，细胞间有一些纤细胶原纤维，未见致密瘢痕形成，其一侧还可见有保留的肌间神经束。

B组：肌束间仍可见不规则的炎性反应带，并有较多粗胶原纤维沉积，仍可见含多核巨细胞的炎性肉芽肿。

讨论

为观察芍倍注射液及其对照药消痔灵注射液在局部注射后组织引起的变化及其修复过程，我们拟在家兔体内进行病变的动态观察。开始预试验我们在家兔背部皮下及肛门局部注射，由于背部皮下组织疏松，药液极易沿组织间隙流动，而聚积于筋膜处，影响药效观察；肛门部位注射后，特别是消痔灵注射后，局部易发生溃疡及继发感染，影响对修复过程的观察。因此，正式试验选择了大腿及背部肌肉，一是由于局部肌肉组织多而药液不易流失,二是由于这些部位受外界影响较小,有利于药效观察。

实验证明,芍倍注射液于注射部位引发组织凝固性坏死,坏死区及周围的炎症反应均很轻,2天时所见到的少量白细胞浸润及单核细胞反应在7天时已较少见,7天时已出现了明显的修复反应,其中以成纤维细胞和毛细血管为主,14天时上述成分基本取代了坏死组织,至28天仅于肌束间见到限局的血管纤维组织,借其中少数散在的巨噬细胞胞浆中的墨汁颗粒说明该区为原注射部位,未见明显瘢痕形成。对照药消痔灵注射局部也引起组织的大片凝固坏死,但其炎症反应及修复过程与芍倍注射液相比,有明显差异。表现在:①消痔灵组坏死区及周围的炎症和水肿程度重,持续时间长,以致病变过程周围肌组织损伤范围亦较大,修复开始亦较晚。注射后7天,坏死周围炎症反应仍较重,成纤维细胞增生还不明显。至14天,增生的纤维组织内还有大量炎症反应带并持续见于28天。②消痔灵组在修复过程中有较多异物巨细胞出现,且增生活跃,并形成炎性肉芽肿。28天时纤维组织增生带胶原沉积多,有瘢痕形成倾向,其中仍可见上述炎性肉芽肿。

实验设计时,为便于各阶段追溯药物注入部位,于注射前在芍倍注射液和消痔灵注射液中均加入印度墨汁。印度墨汁颗粒较细,常用作生物标记,可被巨噬细胞吞噬,但不对组织产生任何刺激作用。实验所见芍倍组中巨噬细胞吞噬墨汁颗粒,并逐渐使之清除,至28天时,在修复局部仅留有少量含墨汁颗粒的巨噬细胞,整个修复过程无异物巨细胞形成。说明印度墨本身并不引起异物肉芽肿的形成。有关研究曾报道,消痔灵注射液的主要成分之一为硫酸钾铝,这一成分与组织起凝固作用时即以氢氧化铝形式存在,并于组织中发现氢氧化铝异物颗粒。因此我们考虑消痔灵组所见的异物肉芽肿可能与该注射液本身成分有关。

在大量人体痔核标本研究中曾证明,芍倍注射液注射后可使局部扩张血管收缩,间质组织发生蛋白凝固均质化改变,炎症反应轻微,而后坏死组织降解,成纤维细胞及毛细血管再生修复;而消痔灵注射后组织常发生较重的炎症反应,易出现出血、感染、坏死及溃疡,1例长期病例并见瘢痕形成。本次动物实验结果与之基本相符,并进一步证实了芍倍注

射液与消痔灵注射液在引起炎症程度及修复过程等方面的差别。

四、主要药效学动物实验研究

芍倍注射液用于治疗痔疮,临床疗效显著。本项研究参照中药新药研究指南(药学、药理学、毒理学),关于治疗痔疮中药的药效学研究要求,重点观察了该药对动物止血、凝血功能影响、抗炎作用及抑菌作用,以确定其主要药效,并与阳性对照药消痔灵注射液的作用进行比较。试验结果摘要如下。

1. 对小鼠尾出血时间的影响芍倍注射液皮下注射,5.0ml/kg、2.5ml/kg,给药后20分钟,可使小鼠断尾出血时间明显缩短。消痔灵注射液皮下注射5.0ml/kg显示相似的促止血作用。

2. 对小鼠凝血时间的影响利用毛细玻管法实验,发现芍倍注射液皮下注射,5.0ml/kg、2.5ml/kg、0.83ml/kg,于给药后20分钟,均能明显缩短小鼠凝血时间,而且大、中剂量组间呈明显的量效关系。消痔灵注射液也有缩短凝血时间作用,但同等剂量的作用不如芍倍注射液作用显著。

3. 对小鼠二甲苯致耳肿胀的影响以二甲苯涂小鼠耳,2小时后引起急性耳肿胀。芍倍注射液皮下注射5.0ml/kg、2.5ml/kg。能显著抑制耳肿胀,并有一定的量效关系,但1.25ml/kg组未显示明显作用。

4. 对大鼠角叉菜胶致足肿胀的影响大鼠皮下注射芍倍注射液5.0ml/kg、2.5ml/kg均能对抗角叉菜胶引起的足肿胀,明显降低肿胀百分率。大剂量组在给药后的6小时内均有显著作用,小剂量组于给药后4~6小时作用显著。消痔灵注射液5.0ml/kg皮下注射抗足肿胀作用与芍倍5.0ml/kg作用相似,但2.5ml/kg组作用与同剂量组芍倍注射液作用相比较弱,持续时间短。

5. 对大鼠棉球肉芽肿的影响大鼠皮下注射芍倍注射液5.0ml/kg、2.5ml/kg、1.25ml/kg,连续给药10日,对棉球肉芽肿有明显抑制作用,使棉球的干、湿重量均减轻。

6. 体外抑菌作用本研究测试了芍倍注射液对临床分离的50株细菌的抗菌作用,其中除6株革兰阳性的金黄色葡萄球菌外,其余44株为肠道致病和非致病性的革兰阴性杆菌。平皿抑菌试验和试管抑

菌试验的结果表明,芍倍注射液有一定的抑菌作用。抑菌效果优于同类阳性对照药消痔灵注射液。

本项试验结果表明,芍倍注射液具有明显的促止血和凝血作用、抗炎作用及抗菌作用。便血是痔疮最常见的并发症,芍倍注射液的促止血和凝血作用不仅可明显改善出血症状,而且对术后止血也非常有利。芍倍注射液的抗炎作用可消除痔疮急性发作时的充血、水肿反应以及痔疮反复发作引起的慢性增生性病变。该药的抗菌作用起到了辅助治疗的目的。芍倍注射液临床疗效显著,其作用机制还有待进一步研究。与消痔灵注射液比较,芍倍注射液缩短凝血时间及抗炎作用更为显著。

芍倍注射液皮下注射,具有显著的促进止血和凝血作用,明显的抗急性及慢性炎症作用,一定的体外抗菌作用。这一作用是芍倍注射液治疗痔疮等病的主要药效学依据。

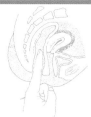

第四十章　肛肠科常用方剂

第一节　清热解毒类

【仙方活命饮】《外科发挥》

处方:银花　防风　白芷　归尾　赤芍　乳香　没药　贝母　花粉　陈皮　炙穿山甲　皂角刺　甘草。

方解:方中银花清热解毒,为治疮疡要药;乳香、没药、归尾、赤芍活血化瘀;贝母、花粉化痰散结;防风、白芷除湿排脓消肿;陈皮理气消胀;穿山甲、皂角刺穿透经络,直达病所以排脓消肿;甘草清热解毒。

功能:清热解毒,消肿排脓,活血止痛。

主治:肛门脓肿、痔、瘘及全身痈疽疔肿初起或成脓期,局部红肿疼痛,伴发热,口渴舌红苔黄腻,脉数者。

用法:水煎服。

【五味消毒饮】《医宗金鉴》

处方:金银花　蒲公英　紫花地丁　野菊花　紫背天葵。

方解:方中金银花清热解毒,消痈散肿;蒲公英、野菊花清热解毒;地丁、天葵消散肿毒。诸药合用,清热解毒之力更强。

功能:清热解毒。

主治:内、外痔发炎及疔疮疖肿。

用法:水煎服。

【黄连解毒汤】《外科正宗》

处方:黄连　黄柏　黄芩　山栀。

方解:方中黄连为主药,泻心火兼泻中焦之火;黄芩为辅药,泻上焦之火;黄柏为佐药,泻下焦之火;栀子为使药,泻三焦之火。

功能:清热解毒。

主治:疮疡阳证,虫咬皮炎,药疹及急腹症里热患者。

用法:水煎服。

【三黄汤】（经验方）

处方:黄连　黄芩　大黄。

方解:方中黄连泻心、胃、肝、胆的实火;黄芩清热燥湿;大黄直达下焦,清泻血分实热,荡涤胃肠积滞。

功能:清热解毒。

主治:阳证疮疡热毒盛者。

用法:水煎服或调成糊剂涂患处。

【八正散】《太平惠民和剂局方》

处方:木通　车前子　滑石　萹蓄　瞿麦　大黄　栀子　炙甘草。

方解:方中瞿麦利水通淋,清热凉血;木通清热利尿,为主药。辅以车前子、萹蓄、滑石、灯心草清热利尿通淋。佐以大黄、栀子清热泻火,导热下行。使以甘草调和诸药。

功能:清热利尿。

主治:肛门直肠手术后引起的尿潴留。

用法:水煎服。

【内疏黄连汤】《外科正宗》

处方:黄连　黄芩　大黄　槟榔　木香　栀子　连翘　薄荷　当归　白芍　甘草　桔梗。

方解:大黄、槟榔泄热下行;黄连、黄芩、栀子加强清热泻火之力;当归、白芍、木香活血行气。

功能:清火解毒。

主治:痈疽实热证。

用法:水煎服。

【祛毒汤】《医宗金鉴》

处方:瓦松　马齿苋　川文蛤　川椒　苍术　防风　葱白　枳壳　侧柏叶　火硝　甘草。

方解:方中瓦松止血敛疮;侧柏叶凉血止血;马齿苋、生甘草清热解毒;文蛤清热利湿,化痰散结;川椒解毒止痒;火硝散毒消肿;苍术、防风、葱白祛风胜湿;枳壳苦降下行。

功能:清热解毒,凉血止血,祛风止痒。

主治:各种痔疮,肛瘘、肛门脓肿及其术后。

361

用法:水煎外洗。

【白头翁汤】《伤寒论》

处方:白头翁 秦皮 黄连 黄柏。

方解:方中白头翁清热解毒,善治热毒赤痢。黄连、黄柏、秦皮协助白头翁清热解毒,燥湿止痢。

功能:清热解毒。

主治:湿热痢之热盛者。

用法:水煎服。

【芍药汤】《河间六书》

处方:芍药 黄芩 黄连 肉桂 当归 木香 槟榔 大黄 甘草。

方解:方中黄芩清胃肠湿热,芍药调血和肝,甘草协助芍药以缓急止痛,当归、木香行气活血,大黄、槟榔、黄连清泄肠中湿热。此即所谓行血则便脓自愈,调气则后重自除。

功能:清热解毒,行血调气。

主治:湿热痢。

用法:水煎服。

【安氏熏洗剂】(自治经验方)

处方:益母草 五倍子 芒硝 马齿苋 苦参 侧柏叶 花椒等。

方解:方中益母草味辛苦、凉,活血消肿,五倍子抗炎收敛,芒硝清热消肿,马齿苋清热解毒,散血消肿,苦参清热燥湿,侧柏叶凉血止血,花椒温中止痛,杀虫止痒。合而为清热解毒,收敛止血消肿之剂。

功能:清热解毒,收敛,止血,消肿。

主治:内外痔发炎、痔术后及肛门脓肿,血栓外痔等。

用法:用开水浸泡15~20分钟,待水温后坐浴。

【如意金黄膏】《外科正宗》

处方:大黄 黄柏 白芷 花粉 苍术 厚朴 陈皮 南星 姜黄 甘草。

方解:方中大黄泻火解毒,活血化瘀;黄柏清热燥湿;姜黄活血通络;花粉排脓消肿;白芷用于疮疡,初起能消散,溃后能排脓;南星化痰散结;平胃散燥湿行气导滞。

功能:清热除湿,散瘀活血,消肿止痛。

主治:疮疡阳证。痈疽疔疖、肛瘘、肛周脓肿。

用法:研为细粉,与蜂蜜或香油或银花露以及丝瓜叶捣汁调和,外涂患处。

【黄连膏】(经验方)

处方:黄连 姜黄 当归 生地。

方解:方中黄连清热泻火;生地、当归凉血清热;姜黄活血止痛。

功能:清热、凉血、解毒。

主治:疮疡属于阳证者。

用法:诸药浸入麻油内,放置1日,用文火熬至枯黄,加入黄蜡,文火制成膏剂,外涂患处。

【葛根芩连汤】《伤寒论》

处方:葛根 黄芩 黄连 甘草。

方解:方中葛根解表;黄芩、黄连清解里热;甘草和中。合而为表里双解之剂。

功能:清热止痢。

主治:实热泄泻。

用法:水煎服。

【大连翘饮】《外科正宗》

处方:连翘 瞿麦 滑石 赤芍 车前子 山栀 木通 当归 牛蒡子 防风 荆芥 蝉蜕 石膏 黄芩 柴胡 甘草。

方解:连翘、石膏、黄芩、山栀、牛蒡子清热解毒;瞿麦、滑石、赤芍、车前子、木通清热利湿;当归、防风、荆芥、蝉蜕活血祛风;柴胡疏理气机;甘草调和诸药。

功能:清热解毒,除风止痒。

主治:湿热性肛门脓肿初期,肛门湿疹。

用法:水煎服。

【内消散】《外科正宗》

处方:金银花 天花粉 知母 白及 半夏 穿山甲 皂角刺 乳香。

方解:金银花、天花粉、知母清热解毒;白及、半夏、穿山甲、皂角刺、乳香软坚散结,止痛。

功能:清热解毒,软坚散结。

主治:肛门脓肿初期。

用法:上药各3g,水酒各1碗,煎8分,分服。

【玉露膏】《经验方》

处方:芙蓉花叶晒干研成细面,加凡士林制成20%软膏,外用。

功能:清热、凉血、消肿。

主治:肛门炎症,痔疮肿痛,脓肿初期。

【止痛如神汤】《医宗金鉴》

处方:秦艽 桃仁 苍术 防风 黄柏 泽泻 槟榔 当归尾 熟大黄 皂角子(烧灰存性研)。

方解:苍术、防风祛风解表,黄柏、泽泻利湿热,秦艽、桃仁、皂角子行气活血止痛,槟榔、当归尾、熟大黄清热润肠通便使火自粪便而消。

功能:清热祛风利湿。

主治:诸痔发作时,肿胀痒痛。

【普济消毒饮】《外科正宗》

处方:黄芩　黄连　人参　陈皮　玄参　甘草　柴胡　桔梗　连翘　牛蒡子　马勃　板蓝根　升麻　僵蚕。

方解:黄芩、黄连、连翘、牛蒡子、马勃、板蓝根、升麻、玄参清热解毒为主,僵蚕、柴胡、桔梗疏散风邪,人参、陈皮、甘草健脾益气使寒药不致伤胃。

功能:清热解毒,疏散风邪。

主治:风热疫毒所致的头痛,痈肿,疮疡。

第二节　活血化瘀类

【桃红四物汤】《医宗金鉴》

处方:桃仁　红花　当归　白芍　熟地　川芎。

方解:方中四物汤活血养血,配伍桃仁,红花更加强活血化瘀之力。

功能:活血化瘀,养血。

主治:血瘀型疮疡,脱疽之证。

【大黄蛰虫丸】《伤寒论》

处方:大黄　地鳖虫　牛膝　桃仁　赤芍　生地　水蛭　虻虫　蛴螬　黄芩　杏仁　甘草。

方解:方中大黄、桃仁、蛰虫、水蛭、虻虫、牛膝、蛴螬活血化瘀通络;生地、芍药、甘草养血缓急;杏仁、黄芩宣散郁热。

功能:活血化瘀,消痞通络。

主治:血瘀积块。

用法:制成丸剂,每服3g,每日1~2次。

【活血化坚汤】《外科正宗》

处方:防风　赤芍　归尾　天花粉　金银花　贝母　川芎　皂角刺　桔梗各3g,僵蚕厚朴　五灵脂　陈皮　甘草　乳香　白芷梢各15g。

方解:僵蚕、厚朴、五灵脂、陈皮、甘草、乳香、白芷、皂角刺、归尾具有活血软坚散结的作用;余药行气散结。

功效:活血化坚。

主治:肠道息肉、肿瘤。

用法:水2盅,煎8分,临服用酒1小杯,食后服。

【血府逐瘀汤】《医林改错》

处方:桃仁　红花　当归　川芎　赤芍　生地　柴胡　枳壳　甘草　桔梗　牛膝。

方解:桃仁、红花、当归、川芎、赤芍、生地活血化瘀,柴胡、枳壳、甘草、桔梗行气解瘀,牛膝引药下行。

功效:活血逐瘀。

主治:淤血内阻,头痛胸痛,腹中结块。

用法:水煎服。

【活血散瘀汤】《外科正宗》

处方:川芎　归尾　赤芍　苏木　牡丹皮　枳壳　瓜蒌仁　桃仁　槟榔　炒大黄。

方解:川芎、归尾、赤芍、苏木、牡丹皮活血祛瘀,枳壳、瓜蒌仁、桃仁、槟榔、炒大黄润肠通便。

功能:活血散瘀,消肿化结。

主治:肠道积热,肠痈,痢疾。

用法:水煎服。

第三节　攻下通便类

【大承气汤】《伤寒论》

处方:生大黄　芒硝　枳实　厚朴。

方解:方中大黄苦寒泄热通便,荡涤胃肠;辅以芒硝软坚润燥;佐以枳实、厚朴行气导滞。诸药合用,有峻下热结的功效。

功能:泻热攻下。

主治:疮疡及急腹症里热实证。

用法:水煎服。

【麻子仁丸】《伤寒论》

处方:大黄　厚朴　枳实　麻子仁　杏仁　白芍。

方解:方中小承气汤行气通下,配麻仁润肠通便,杏仁宣降肺气,白芍养阴活血。以蜜为丸,取其缓缓润下之义。

功能:清热,润肠,通便。

主治:燥热引起的便秘。

用法:炼蜜为丸,睡前服1丸。

【调胃承气汤】《伤寒论》

处方:大黄　芒硝　甘草。

方解:方中大黄泻热通便,芒硝软坚,甘草和中,为泻下阳明实热的轻剂。

功能:清热通便。

主治:热结便秘。

用法:水煎服。

【五仁汤】《世医得效方》

处方:麻仁　郁李仁　柏子仁　杏仁　瓜蒌仁。

方解:本方以果仁组成,诸药合用,润肠通便作用较大。

功能:润肠通便。

主治:津液不足之便秘。

用法:水煎服。

【六磨汤】《医学正传》

处方:沉香　木香　槟榔　乌药　枳实　大黄。

方解:枳实、大黄、槟榔攻下通便,沉香、木香、乌药行气消胀。

功能:行气通便。

主治:气滞便秘,腹胀。

用法:水煎服。

【防风通圣散】《宣明论》

处方:防风　荆芥　连翘　麻黄　薄荷　川芎

当归　白芍　白术　山栀　大黄　芒硝　石膏　黄芩　桔梗　甘草　滑石。

功能:疏风、解表、清热泻下。

方解:防风、荆芥、连翘、麻黄、薄荷祛风解表,当归、白芍、白术、山栀、大黄、芒硝清热通便,石膏、黄芩、桔梗、甘草、滑石清泄肺胃之火,合而解表通便。

主治:发热、怕冷、头痛、大便秘结、肛门肿痛。

用法:作成丸散或水煎服。

【温脾汤】《千金要方》

处方:附子　干姜　人参　甘草　大黄　芒硝　当归。

方解:附子、干姜、人参、甘草温中益气,大黄、芒硝、当归泻下通便。

功能:温中通便。

主治:寒实积聚,便秘、腹痛。

用法:水煎服。

第四节　补益气血类

【四君子汤】《和剂局方》

处方:党参　白术　茯苓　炙甘草。

方解:方中以党参为主药,补气健脾;辅以白术、茯苓、甘草健脾益胃。

功能:补气健脾。

主治:元气亏损,痔核反复脱出或脱肛,短气懒言,食欲缺乏。

用法:水煎服。

【八珍汤】《正体类要》

处方:党参　白术　茯苓　当归　白芍　熟地　川芎　炙甘草。

方解:八珍汤由四君子汤与四物汤合成,合而为治气血两亏的常用方剂。

功能:补益气血。

主治:肛肠术后气血两虚,伤口愈合缓慢或痔疮反复出血患者。

用法:水煎服。

【补中益气汤】《外科正宗》

处方:党参　白术　黄芪　陈皮　当归　升麻　柴胡　炙甘草。

方解:方中党参、白术、炙甘草甘温益气;黄芪补中益气;升麻、柴胡协同参、芪以提升下陷阳气;当归养血;陈皮理气化滞。

功能:补益中气。

主治:脱肛、痔核脱出不易还纳或疮疡中气不足

者。

用法:水煎服。

【十全大补汤】《和剂局方》

处方:党参　黄芪　白术　当归　熟地　白芍　肉桂　陈皮　阿胶　槐花炭　炙甘草。

方解:方中以党参、黄芪、白术、炙甘草补气健脾;当归、熟地、白芍、阿胶补血养血;陈皮、槐花炭健脾理气止血。

功能:补气养血。

主治:气血两亏的疮疡、溃疡脓液清稀或肛肠术后气血虚弱者。

用法:水煎服。

【归脾汤】《外科正宗》

处方:党参　黄芪　白术　当归　茯苓　木香　远志　酸枣仁　龙眼肉　炙甘草　生姜大枣。

方解:方中以四君子汤健脾益气;当归补血汤益气生血;龙眼肉、酸枣仁、远志养心安神;木香行气化滞;生姜、大枣调和营卫。

功能:益气健脾,补血养心。

主治:肛肠疾患出血过多而贫血或术后气血不足者。

用法:水煎服。

【参苓白术散】《和剂局方》

处方:党参　茯苓　白术　山药　薏苡仁　陈皮　砂仁　扁豆　莲肉　桔梗　炙甘草。

方解:方中四君子汤补气健脾;苡仁、山药、扁豆、莲肉健脾利湿;砂仁、陈皮健脾行气。

功能:健脾渗湿。

主治:脾虚型湿疹、泄泻及肛肠术后脾气虚弱,伤口分泌物增多而稀落者。

用法:水煎服。

【人参养荣汤】《和剂局方》

处方:人参　黄芪　白术　茯苓　当归　熟地　白芍　陈皮　五味子　远志　肉桂芯　炙甘草　生姜　大枣。

方解:方中以四君子汤加黄芪、陈皮补气健脾;当归、白芍、熟地养血补血;五味子、远志养心安神;肉桂温补阳气;生姜、大枣调和营卫。

功能:补益气血,宁心安神。

主治:肛肠术后或疮疡后期气血不足,或贫血的患者。

用法:水煎服。

第五节　养阴清热类

【三甲复脉汤】《温病条辨》

处方:甘草　生地　白芍　麦冬　阿胶　麻仁　牡蛎　鳖甲　龟板。

方解:麦冬、阿胶、麻仁、牡蛎、鳖甲、龟板、生地为主具有滋阴潜阳降火功效,白芍、甘草酸甘化阴为辅。

功能:滋阴潜阳。

主治:下焦温病,余热未清。

【大补阴丸】《丹溪心法》

处方:知母　黄柏　熟地　龟板　猪脊髓。

方解:熟地、龟板滋阴潜阳,黄柏泄火坚阴,知母滋润肺肾,猪脊髓填精补髓,以助滋阴。

功能:滋阴降火。

主治:肛肠术后低热者。

【青蒿鳖甲汤】《温病条辨》

处方:青蒿　鳖甲　知母　生地　丹皮。

方解:青蒿芳香透络,从少阳领邪外出,生地、丹皮滋阴泄火,鳖甲知母直入阴分。

功能:养阴清热。

主治:肛肠术后低热或肠结核、结核性肛瘘者。

第六节　化腐生肌类

【生肌散】《外科正宗》

处方:当归　白芷　血竭　轻粉　紫草　甘草　白醋　麻油。

功能:活血镇痛,润肤生肌。

主治:肛肠术后创面肉芽生长缓慢,不易愈合及疮疡溃后脓水将尽的患者。

用法:将药均匀涂纱布上,敷贴患处。

【九一丹】（经验方）

处方:熟石膏　红升丹。

方解:煅石膏外用生肌敛疮;红升丹祛腐提脓。

功能:祛腐提脓。

主治:瘘管流脓未尽和溃疡患者。

用法:撒于创面或制成药捻插入瘘管或疮口。

【生肌玉红膏】《外科正宗》

处方:白芷　甘草　当归　血竭　轻粉　白蜡　紫草　麻油。

功能:生肌润肤,活血祛瘀。

主治:肉芽生长缓慢、创面不易愈合者。

用法:制成药膏外用。

【托里消毒散】《外科正宗》

处方:人参　川芎　白芍　黄芪　当归　白芷　白术　茯苓　银花　甘草　皂角刺　桔梗。

功能:补中益气,托里透脓。

主治:痈疮因中虚脓成不溃,服之即溃。

用法:水煎服。

【珍珠散】《外科正宗》

处方:青缸花　珍珠　真轻粉。

功能:生肌长皮。

主治:促进创面皮肤生长。

用法:研细磨外用。

第七节　止血剂类

【槐角丸】《沈氏尊生书》

处方:槐角　地榆炭　当归　炒枳壳　黄芩

防风。

方解:方中槐角、地榆炭凉血止血;黄芩清大肠之热;枳壳行气导滞;当归养血润肠;防风祛风。

功能:清热凉血止血。

主治:大肠湿热,痔瘘肿痛和大便带血等症。

用法:每服10g,每日2次。

【凉血地黄汤】《外科正宗》

处方:川芎　当归　白芍　甘草　生地　白术

茯苓　黄连　地榆　人参　山栀　天花粉。

方解:人参、白术、茯苓、甘草为四君子汤,具有健脾统血功效,黄连、地榆、山栀、天花粉、生地清热凉血止血,川芎、当归、白芍养血和血。

功能:凉血止血。

主治:内痔出血,大便干燥。

用法:水煎服。

第八节　祛湿止痒类

【二妙丸】《丹溪心法》

处方:黄柏　苍术。

方解:方中黄柏苦寒清热燥湿;苍术燥湿健脾。

功能:清热除湿。

主治:肛周及会阴部湿疹。

用法:每服10g,每日2次。

【苦参汤】《疡科心得集》

处方:苦参　银花　野菊花　黄柏　蛇床子　地肤子　白芷　菖蒲。

方解:方中苦参、蛇床子、地肤子清热燥湿,止痒杀虫;黄柏、银花、野菊花清热解毒,凉血消肿;白芷祛风止痒;菖蒲祛风消散。

功能:祛风除湿,止痒杀虫。

主治:瘙痒性皮肤疾病。

用法:水煎加猪胆4～5枚,熏洗患处。

【蛇床子汤】《外科正宗》

处方:蛇床子　当归尾　威灵仙　苦参。

方解:蛇床子、威灵仙、苦参祛风燥湿止痒杀虫为主,当归尾活血祛风为辅。

功能:祛风除湿,止痒杀虫。

主治:瘙痒性皮肤疾病。

用法:水煎熏洗患处。

【青黛散】《杂病源流犀烛》

处方:青黛　石膏　滑石　黄柏。

方解:方中青黛清热解毒;滑石、黄柏清热祛湿;石膏清泻实热。

功能:清热解毒,祛湿止痒。

主治:皮肤瘙痒,脓肿痒痛出水者。

用法:研为细末,外用。

第九节　腐蚀枯脱类

【三品一条枪】《外科正宗》

处方:白砒　明矾　明雄黄　乳香。

方解:方巾白砒外用有强烈腐蚀作用;雄黄解毒杀虫;白矾解毒疗疮,杀虫止痒;乳香活血化瘀止痛。

功能:腐蚀。

主治:痔疮、肛瘘等。

用法:将药条插入患处,外以膏盖护之,因易引

起砒中毒,现已少用。

【白降丹】《医宗金鉴》

处方:朱砂　雄黄　水银　硼砂　火硝　白矾　皂刺　食盐。

功能:化腐脱管。

主治:肛瘘术后脱管,肉芽过度生长。

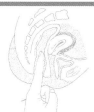

附录　常用方剂

二　画

【十全大补丸】

药物组成:人参　白术　茯苓　炙甘草　当归　川芎　熟地　白芍　黄芪　肉桂。

功效:补气养血。用于疮疡气血虚弱和溃疡脓液清稀之证。

用法:共研细末,炼蜜为丸,每次服10g,1日3次。

【二妙丸】

药物组成:黄柏　苍术。

功效:清热燥湿。用于肛门部湿疹。

用法:将药研为细末,制成水丸,每次服10g,1日2次。

【二陈汤】

药物组成:陈皮　半夏　茯苓　甘草。

功效:燥湿化痰。用于体内湿痰,咳嗽痰饮较多。

用法:水煎服。

【人参养荣汤】

药物组成:人参　黄芪　白术　茯苓　甘草　当归　地黄　芍药　肉桂　五味子　远志　陈皮　生姜　大枣。

功效:益气补血,养心宁神。用于气血俱虚,伤口不敛之证。

用法:水煎服。

【九华膏】

药物组成:滑石　月石　龙骨　川贝　冰片　朱砂。

功效:消肿止痛,生肌润肤。用于内、外痔发炎及内痔术后。

用法:共研细末,凡士林油调成20%软膏外涂。

【八珍汤】

药物组成:人参　白术　茯苓　川芎　当归　白芍　熟地　炙甘草。

功效:补益气血。用于气血虚弱,疮疡久溃不愈者。

用法:水煎服。

【八正散】

药物组成:瞿麦　萹蓄　车前子　滑石　栀子　炙甘草　木通　大黄。

功效:清热泻火,利水通淋。用于小便短赤,尿频尿痛或术后小便不畅,甚则癃闭不通者。

用法:水煎服。

【九一丹】

药物组成:煅石膏　升丹。

功效:提毒祛腐。用于各种溃疡流脓未尽者。

用法:研为细末,撒于患处。

三　画

【三黄汤】

药物组成:黄连　黄柏　大黄。

功效:清热解毒。用于疮疡肿毒热盛者。

用法:水煎服。

【三黄膏】

药物组成:大黄　黄连　黄柏　冰片。

功效:清热解毒,消肿止痛。用于肛门脓肿。

用法:研为细末,凡士林油或茶油调成20%软膏外用。

【三仙丹】

药物组成:水银　白矾　硝石。

功效:拔毒,祛腐,生肌。用于痈疽及疔疮等实证。

用法:稀释后掺于疮口中或用药线蘸药插入。

【三仁汤】

药物组成:杏仁　蔻仁　苡仁　半夏　厚朴　通草　竹叶　滑石。

功效:理气和中。用于身热不畅,胸闷不舒,舌苔黄腻之证。

用法:水煎服。

【三妙丸】

药物组成:黄柏　苍术　川牛膝。

功效:利湿消肿。用于湿热下注,两脚麻木,足趾湿烂,小便赤浊之证。

用法:糊丸如梧桐子大,空腹以姜、盐汤达服,每服 50～70 丸。

【大承气汤】

药物组成:生大黄 厚朴 枳实 芒硝。

功效:峻下热结。用于阳明腑实证。

用法:水煎服。

【大黄蛰虫丸】

药物组成:生地 大黄 地鳖虫 牛膝 桃仁 赤芍 杏仁 水蛭 虻虫 蛴螬 甘草 黄芩。

功效:活血化瘀,消痞通经。用于血瘀积块。

用法:制丸,每次 3g,每日服 1～2 次。

【土茯苓汤】

药物组成:土茯苓 苦参 金银花 防己 苍术 黄柏 白癣皮 甘草。

功效:清热祛湿。用于肛门湿疹。

用法:水煎服。

【小承气汤】

药物组成:大黄 厚朴 枳实。

功效:轻下热结。用于阳明腑实证。

用法:水煎服。

【小建中汤】

药物组成:芍药 桂枝 甘草 生姜 大枣。

功效:补脾建中,和里缓急。腹中时痛,温按则痛减,心烦不宁。

用法:水煎服。

四 画

【天王补心丹】

药物组成:生地 麦冬 茯苓 玄参 天冬 人参 当归 五味子 丹参 远志 桔梗柏子仁 酸枣仁。

功效:安神,镇静,养血。用于气血亏虚,失眠健忘等证。

用法:研为细末,炼蜜为丸,朱砂为衣,每次服 10g,每日 2 次。

【云南白药】

药物组成:从略。

功效:止血止痛,祛瘀生新。用于各种内外出血,跌打损伤等病症。

用法:散剂。每服 0.4～0.5g,每天 2 次,一般用温开水调服,外伤肿瘤而未出血者,可用黄酒调服,出血者,开水调服并外敷伤口,疮毒已成脓者,只需内服。瓶内装有保险子 1 粒,凡遇较重的跌打损伤可先用黄酒送服 1 粒,但病情较轻者及一般情况下不必服用。

【五倍子散】

药物组成:取大的五倍子 1 个,敲一小孔,将阴干的车前草揉碎,填塞五倍子内,用纸塞孔,湿纸包后煨,煨至取出,待冷却后去纸,研为细末。

功效:收敛,固涩。用于脱肛及内痔脱出。

用法:共为细末,每 3 克药面加轻粉 0.9g,冰片 0.15g,外用。

【五味消毒饮】

药物组成:金银花 野菊花 蒲公英 紫花地丁 天葵子。

功效:清热,解毒,消肿。用于痈肿及一切炎症。

用法:水煎服。

【五仁汤】

药物组成:杏仁 柏子仁 郁李仁 瓜蒌仁 火麻仁。

功效:润肠通便。用于内痔,燥热便秘者。

用法:水煎服。

【五王丹】

药物组成:煅石膏 升丹。

功效:提脓祛腐。用于流脓,附骨疽,瘰疬,肛瘘。

用法:共为细末,撒于疮口中,或用药线蘸药插入。

【五神汤】

药物组成:茯苓 金银花 牛膝 车前子 紫花地丁。

功效:清热利湿。用于附骨痈疽。

用法:水煎服。

【木香槟榔丸】

药物组成:木香 槟榔 青皮 陈皮 莪术 黄连 黄柏 大黄 香附 牵牛子。

功效:行气导滞,泻热通便。用于积滞内停,大便秘结,以及赤、白痢疾和里急后重等症。

用法:冷水为丸,如小豆大,每服 30 丸,饭后生姜汤送服。

【无砒枯痔钉】

药物组成:

(一方):枯矾 五倍子 小檗碱 黄芪粉。

(二方):黄连 黄柏 白及 汉三七 淀粉。

功效:使内痔坏死。用于治疗内痔。

用法:捻成药条,插入内痔。

【止痛如神汤】

药物组成:秦艽 桃仁 皂角子 苍术 防风 黄柏 当归尾 泽泻 槟榔 熟大黄。

功效:清热,祛风,利湿。用于诸痔发作肿胀疼痛者。

用法:水煎服。

【止血散】

药物组成:

(一方):煅龙骨　煅炉甘石　煅花蕊石　朱砂　海螵蛸　炙象皮　章丹。

(二方):煅花蕊石　海螵蛸　炙象皮　血余炭　紫珠草。

(三方):血余炭　煅龙骨　乳香　没药　血竭花　儿茶　象皮　松香　冰片。

功效:止血生肌,用于外伤止血及术后创面出血等症。

用法:研为细末,混合后研匀,外用。

【内托黄芪散】

药物组成:黄芪　川芎　当归　陈皮　白术　白芍　穿山甲　皂角刺　槟榔。

功效:扶助正气,破痈排脓。用于肛周脓肿已成,红色光亮,未破溃者。

用法:水煎服。

【内疏黄连汤】

药物组成:黄连　栀子　黄芩　桔梗　木香　槟榔　连翘　芍药　薄荷　当归　大黄　甘草。

功效:清肠热,通二便。用于肛窦炎,肛周脓肿,大便秘结者。

用法:水煎服。

【六味地黄丸】

药物组成:熟地　山萸肉　怀山药　丹皮　茯苓　泽泻。

功效:补肝肾。用于腰膝疲软,精神疲倦,面色萎黄者。

用法:水煎服。

【六磨汤】

药物组成:沉香　木香　槟榔　乌药　枳实　大黄。

功效:理气通滞。用于气滞腹胀,大便秘涩之证。

用法:水煎服。

【乌梅丸】

药物组成:乌梅　细辛　桂枝　人参　附子　黄柏　干姜　川椒　当归　黄连。

功效:温脏祛蛔虫,补气养血,涩肠止泻。用于蛔厥,久痢之证。

用法:先用醋浸乌梅一宿,去核蒸熟,将其余9味药研末和乌梅捣泥加蜜为丸,如梧桐子大,每服9～12g,每天3次。

【化腐生肌散】

药物组成:红升丹　朱砂　煅石膏　乳香　没药。

功效:化腐生肌。用于创面腐肉未净者。

用法:共为细粉,外用。

【化毒除湿汤】

药物组成:当归尾　泽兰　薏苡仁　丹皮　赤芍　金银花　枳壳　通草。

功效:清热利湿。用于会阴部渗出性炎症。

用法:水煎服。

【凤雏膏】

药物组成:熟鸡蛋黄　香油。

功效:促进肉芽生长。用于创面久不愈合者。

用法:放火上加热,炭化后调成膏,外用。

【少腹逐瘀汤】

药物组成:小茴香　炮姜　川芎　元胡　肉桂　没药　赤芍　当归　生蒲黄　炒五灵脂。

功效:活血祛瘀,理气止痛。用于少腹积块、疼痛或少腹胀满之证。

用法:水煎服。

【丹栀逍遥散】

药物组成:丹皮　栀子　白芍　当归　柴胡　茯苓　白术　甘草　生姜　薄荷。

功效:疏肝清热。用于精神抑郁,烦躁易怒,失眠多梦,口苦咽干,皮肤瘙痒者。

用法:每天2次,水煎服。

五　　画

【玉屏风散】

药物组成:黄芪　防风　白术。

功效:固表,祛风,止汗。用于盗汗或术后自汗。

用法:共为细末,每服9g,每天3次。

【玉女煎】

药物组成:生石膏　熟地　麦冬　知母　牛膝。

功效:清胃滋阴。适用于胃热阴虚,烦躁干渴,头痛,牙痛,牙龈出血。

用法:水煎服。

【5%～10%苯酚甘油】

药物组成:苯酚　甘油。

功效:使内痔硬化或坏死脱落。用于内痔,直肠脱垂。

用法:灭菌后,备注射用。

【龙胆泻肝汤】

药物组成:龙胆草　当归　黄芩　木通　生地　栀子　车前子　甘草　泽泻　柴胡。

功效:清热利湿。用于湿疹。

【归芍地黄汤】

药物组成:熟地 山茱萸 山药 丹皮 泽泻 茯苓 当归 白芍。

功效:祛湿解毒。用于肛门湿疹,皮炎,湿疣。

用法:水煎服。

【归脾汤】

药物组成:人参 黄芪 白术 茯神 酸枣仁 桂枝肉 木香 炙甘草 当归 远志。

功效:健脾益气,补血养心。用于心脾两虚,气血不足,失眠,健忘,心悸怔忡或脾不统血的便血、尿血及妇人崩漏等证。

用法:水煎服。

【四物汤】

药物组成:当归 白芍 川芎 熟地。

功效:养血。用于贫血。

用法:水煎服。

【四神丸】

药物组成:破故纸 吴茱萸 肉豆蔻 五味子。

功效:温肾暖肝,健脾敛肠。用于五更泄泻。

用法:共为细末,用大枣和生姜同煮,然后去生姜,取枣肉和药末共捣为丸,每次服6g,睡前用盐汤送下。

【四生丸】

药物组成:生荷叶 生艾叶 生侧柏叶 生地黄。

功效:清热凉血,止血润便。用于血热肠燥所致的便秘。

用法:水煎服或制成丸剂内服。

【四物消风饮】

药物组成:川乌 当归 赤芍 生地 荆芥 防风 白鲜皮 蝉蜕 薄荷 独活 红枣。

功效:养血祛风。用于瘾疹、牛皮癣等血虚风燥者。

用法:水煎服。每天2次。

【四逆散】

药物组成:炙甘草 枳实 柴胡 芍药。

功效:透邪解郁,疏肝理脾。用于肝脾不和,胸脘疼痛,或泄利下重,脉弦者。

用法:水煎服。

【半硫丸】

药物组成:硫黄 半夏。

功效:温肾通便。用于肾阳不足的虚冷性便秘。

用法:共为细末,制成如梧桐子大的丸,每服15～20丸,温酒或生姜汤送下。

【仙方活命饮】

药物组成:金银花 陈皮 防风 白芷 当归 甘草 贝母 天花粉 乳香 没药 穿山甲 皂刺。

功效:理气活血,解毒消肿。用于一切痈疽疮疡初起。属阳证者。

用法:水煎服。

【生肌膏】

药物组成:当归 白芷 甘草 紫草 血竭 轻粉。

功效:生肌润肤,活血祛瘀。用于创面不易愈合,肉芽生长缓慢者。

用法:制成生肌纱条,外敷患处。

【玉露膏】

药物组成:芙蓉花叶。

功效:清热凉血、消肿。用于内痔水肿及炎症。

用法:晒干研为细末,放凡土林油均匀搅拌,配成20%～30%软膏,外用。

【白头翁汤】

药物组成:白头翁 黄柏 黄连 秦皮。

功效:清热解毒,凉血止痢。用于热痢,便脓血,里急后重,肛门灼热,直肠炎。

用法:水煎服。

【甘麦大枣汤】

药物组成:甘草 麦冬 大枣。

功效:养心安神,和中缓急。主要用于妇人精神恍惚,悲伤欲哭,不能自主,心中烦乱。

用法:水煎服。

六　　画

【安氏熏洗剂】

药物组成:益母草 五倍子 芒硝 马齿苋 苦参 侧柏叶 花椒等。

功效:清热利湿解毒,收敛、止血、消肿。用于痔术后以及肛周感染等。

用法:开水浸泡,温水坐浴。

【芍药汤】

药物组成:芍药 黄连 黄芩 当归 槟榔 木香 甘草 肉桂 大黄。

功效:清湿热,理气血。用于赤白痢疾,里急后重。

用法:水煎服。

【有砒枯痔钉】

药物组成:

(一方):白砒 明矾 捣碎混合均匀后,置瓦壶内,四面用炭火烘,火力须猛。约烧2～3小时,黑烟消逝,白烟出现时将瓦壶取出,待冷却后,即可得雪白的明矾与砒的化合物。

(二方):明矾与砒的化合物、朱砂、雄黄、没药混合捣碎,研成细末,加入糯米,加水煮成糊状,制成药锭。

功效:使内痔坏死。用于内痔。

用法:将药锭插入痔核内。

【托里温中汤】

药物组成:干姜　羌活　附子　木香　茴香　丁香　沉香　陈皮　益智仁　炙甘草　生姜。

功效:温阳散寒,扶正托里。用于阴性疽疮,毒邪内蕴者。

用法:水煎服。

【防风通圣丸】

药物组成:防风　白芍　麻黄　川芎　大黄　连翘　当归　薄荷　芒硝　白术　栀子　荆芥　生石膏　桔梗　甘草　滑石。

功效:解表通里,疏风清热。用于湿疹,皮肤瘙痒。

用法:共为细粉,水泛为丸,滑石为衣。每服6g,每天3次。

【红升丹】

药物组成:朱砂　雄黄　水银　白矾　皂矾　硝石。

功效:拔毒祛腐,生肌长肉。用于一切疮疡溃后,疮口坚硬,肉色紫黑者。

用法:用丹少许,掺于创面上。

【红油膏】

药物组成:凡士林　九一丹　东丹。

功效:防腐生肌。用于溃疡不敛者。

用法:将药膏均匀涂纱布上,敷贴患处。

【红粉生肌膏】

药物组成:红粉　朱砂　生肌膏。

功效:化腐生肌。用于瘘管术后、残留管壁未清及增生胬肉。

用法:前两味加生肌膏制成油纱条外敷创面。

【如意金黄散】

药物组成:大黄　黄柏　姜黄　白芷　天南星　陈皮　苍术　厚朴　甘草　天花粉。

功效:清热除湿,止痛消肿,散瘀化痰。用于疮疡阳证。

用法:共研细末,可用葱、酒、油、蜜、茶叶水、菊花露、银花露、丝瓜叶、板蓝根叶等捣汁,调敷。

【当归引子】

药物组成:当归　川芎　白芍　生地　防风　白蒺藜　荆芥　何首乌　黄芪　甘草。

功效:养血祛风。用于血虚风燥型的瘾疹、湿疹、牛皮癣等。

用法:水煎服。

【当归补血汤】

药物组成:黄芪　当归。

功效:补血生血。适用于劳倦内伤,血虚发热及疮疡溃后,久不愈合者。

用法:水煎服。

【朱砂安神丸】

药物组成:朱砂　黄连　炙甘草　生地黄　当归。

功效:清心安神,滋阴养血。用于失眠多梦,惊悸怔忡,心烦神乱。

用法:上四味为细末,另研朱砂,水飞如尘,阴干为衣,汤浸蒸饼为丸,如黍米大。每服15丸,津唾咽之。

七　画

【赤小豆当归散】

药物组成:赤小豆　当归。

功效:利湿消肿、活血止毒。用于湿滞血淤所致的大便下血等证候。

用法:研细粉末。

【连理汤】

药物组成:人参　甘草　白术　黑姜　黄连。

功效:温里散寒。用于寒热错杂之腹泻,慢性结肠炎大便脓血者。

用法:水煎服。

【更衣丸】

药物组成:芦荟　朱砂。

功效:泻火通便。用于肝火旺的失眠,心烦易怒,大便秘结者。

用法:滴少许好酒为丸。每服3～6g,用酒或开水送下。

【补中益气汤】

药物组成:黄芪　党参　白术　炙甘草　当归　陈皮　升麻　柴胡。

功效:益气升阳、调补脾胃。用于脾胃气虚,中气下陷,内脏下垂,脱肛久泻,妇女阴挺,崩漏。

用法:水煎服。

【芙蓉膏】

药物组成:芙蓉叶　泽兰　黄芩　黄连　黄柏　大黄。

功效:清热、消肿、止痛。用于痈疽已溃、未溃之症。

用法:上药共研细末,用凡士林 500g,调匀成膏,外用。

【附子理中丸】

药物组成:人参 白术 炙甘草 干姜 附子。

功效:温中祛寒,补气健脾。用于中焦虚寒,呕吐腹泻,不欲饮食及霍乱等。

用法:蜜炙为丸。

【苁蓉润肠丸】

药物组成:肉苁蓉 沉香。

功效:温润肠道,降气通便。

用法:上药研细末,用麻子仁打糊为丸。

【附子理中汤】

药物组成:炮附子 人参 白术 炮姜 炙甘草。

功效:温中驱寒,健脾止泻。主治五脏中寒,口噤,四肢强直,失声不语;下焦虚寒,火不生土,脘腹冷痛,呕逆泄泻。

用法:水煎服。

八 画

【青蒿鳖甲汤】

药物组成:青蒿 鳖甲 细生地 知母 丹皮。

功效:养阴清热。用于疮疡、肛瘘、肛周脓肿等阴虚内热之证。

用法:水煎服。

【青黛散】

药物组成:青黛 石膏 滑石 黄柏。

功效:收湿止痒,清热解毒。用于湿疹。

用法:上药共研细末,外用。

【8% ~10%明矾液】

药物组成:医用明矾 枸橼酸钠。

功效:药物在注射的局部产生无菌性炎症,使内痔血管硬化或使局部组织产生粘连。用于各度直肠脱垂、内痔。

用法:在严密消毒下,将明矾注射到两侧骨盆直肠间隙和直肠后间隙,一般常用量是成人 25 ~ 45ml,小儿 18 ~25ml。

【明矾甘油注射液】

药物组成:硫酸钾铝 药用甘油 普鲁卡因蒸馏水。

功效:收湿固脱。用于各度直肠脱垂。

用法:供直肠黏膜下注射用。

【知柏地黄丸】

药物组成:熟地 山萸肉 山药 丹皮 茯苓泽泻 知母 黄柏。

功效:滋阴补肾,清虚热。用于体弱无力,低热。

用法:共研细末,炼蜜为丸。

【金黄膏】

药物组成:黄柏 大黄 姜黄 白芷 川朴陈皮 甘草 苍术 南星 天花粉。

功效:清热除湿,止痛消肿。用于肛门脓肿,痔,瘘发炎。

用法:将上药共研细末,呈金黄色,用时加茶水调后或加凡士林油制成20% 软膏,外用。

【金铃子散】

药物组成:金铃子 元胡。

功效:疏肝泻热,活血止痛。心腹胁肋诸痛,时发时止。

用法:水煎服。

九 画

【栀子全花丸】

药物组成:栀子 大黄 黄芩 黄柏 黄连。

功效:泻热,润燥,用于便秘、清热。

用法:共为细粉,水为丸。

【枳实导滞丸】

药物组成:枳实 白术 茯苓 黄芩 黄连大黄 泽泻 神曲。

功效:消积导滞,清利湿热。用于积滞内阻,蕴生湿热。

用法:共为细末,炼蜜为丸。

【珍珠椒】

药物组成:石决明 龙骨 轻粉 石膏 海螵蛸 珍珠。

功效:补养气血,生肌长皮,敛口杀菌。用于疮疡溃烂,脓腐已尽,久不收口者。

用法:先将珍珠放入豆腐内沸水煮 10 余分钟,研细粉加入上药内,和匀备用。使用时可干撒或调以玉黄膏外敷创面。

【枯脱油】

药物组成:食盐 甘油 苯酚。

功效:使内痔硬化或坏死脱落。用于内痔。

用法:灭菌后注射用。

【枯痔液】

药物组成:明矾 甘油。

功效:使内痔硬化或坏死脱落。用于内痔。

用法:灭菌后注射用。

【济川煎】

药物组成:当归 牛膝 肉苁蓉 泽泻 升麻

枳壳。

功效:补肾养血,润肠通便。用于肾虚血虚,腰酸腹胀,肠燥津亏,大便不爽,对习惯性便秘有良好效果。

用法:水煎服。

【除湿胃苓汤】

药物组成:猪苓 泽泻 白术 茯苓 肉桂 苍术 厚朴 陈皮 甘草。

功效:利湿健脾。用于饮食停滞,水肿,便溏或泻泄及肛门瘙痒。

用法:每天2次,水煎服。

【活血润肤汤】

药物组成:丹参 赤白芍 当归 红花 桃仁 鬼箭羽 生地 首乌。

功效:养血止痒。用于肌肤干燥,肛门瘙痒,皲裂。

用法:水煎服。

【祛湿散】

药物组成:黄连 黄柏 黄芩 槟榔。

功效:清热解毒,除湿止痒。用于湿疹、皮炎。

用法:共为细末,外用。

【祛毒汤】

药物组成:瓦松 马齿苋 甘草 五倍子 川椒 防风 苍术 枳壳 侧柏叶 葱白 芒硝。

功效:清热解毒,止痛消肿,软坚收敛。用于内外痔及肛瘘肿胀疼痛。

用法:水煎,熏洗。

十 画

【凉血地黄汤】

药物组成:细生地 当归尾 地榆 槐角 黄连 天花粉 生甘草 升麻 赤芍 枳壳 黄芩 荆芥。

功效:清热凉血。用于内痔出血肛痈,血栓痔属于血热妄行者。

用法:水煎服。

【润肠丸】

药物组成:当归 生地 麻仁 桃仁 枳壳。

功效:养血、清热、润肠。用于疮疡而致阴虚内热的肠燥便结者。

用法:水煎服。

【调胃承气汤】

药物组成:大黄 芒硝 炙甘草。

功效:通便软坚,和胃泻热。用于阳明恶热,日病渴便秘,腹满拒按。

用法:水煎服。

【消风散】

药物组成:羌活 防风 川芎 人参 茯苓 炙甘草 僵蚕 蝉蜕 藿香 厚朴 荆芥穗 陈皮。

功效:散风、清热,扶正。用于湿疹、皮炎。

用法:共研细末服用。

【真人养脏汤】

药物组成:白芍 当归 党参 白术 肉豆蔻 肉桂 甘草 木香 诃子 罂粟壳。

功效:温中补虚,涩肠固脱。用于久泻久痢,脾肾虚寒,疲倦食少。

用法:早晚空腹水煎服。

【桃花汤】

药物组成:赤石脂 干姜 粳米。

功效:温中散寒,涩肠固脱。用于脾胃虚寒而致的下痢腹痛、便脓血、日久不愈,所下脓血色暗,腹部喜温喜按,舌淡白,脉迟弱或微细。

用法:水煎服。

【秦艽丸】

药物组成:秦艽 苦参 大黄 黄芪 防风 漏芦 黄连 乌梢蛇。

功效:散风止痒,清热解毒。用于肛门瘙痒。

用法:共为细末,炼蜜为丸。

【脏连丸】

药物组成:黄芩 生槐角 槐花 地榆 生地 阿胶 当归 赤芍 荆芥 黄连 猪大肠。

功效:清热止血。用于大便出血,痔疮出血等。

用法:炼蜜为丸服。

【透脓散】

药物组成:黄芪 穿山甲 当归 皂角刺。

功效:托里透脓。用于肛门周围脓肿,脓成未溃者。

用法:水煎服,黄酒一小杯为引。

【桃红四物汤】

药物组成:地黄 当归 芍药 川芎 桃仁 红花。

功效:养血、活血、祛瘀。用于血淤型疮疡,皮肤病和脱疽之证。

用法:水煎服。

【柴胡疏肝饮】

药物组成:陈皮 柴胡 川芎 香附 枳壳 芍药 甘草。

功效:疏肝行气,和血止痛。用于胁肋疼痛,往来寒热者。

用法:水煎服。

【桂枝汤】

药物组成:桂枝 芍药 生甘草 生姜 大枣。

功效:发汗解表。用于发热,汗出,头痛,恶风。

功效:水煎服。

十 一 画

【黄连解毒汤】

药物组成:黄连 黄柏 黄芩 栀子。

功效:清热解毒。用于三焦实热,火邪内炽。

用法:水煎服。

【黄土汤】

药物组成:甘草 干地黄 白术 炮附子 阿胶 黄芩 灶心土。

功效:温阳健脾,养血止血。用于脾气虚寒不能统血以致大便出血,证见吐血、衄血、妇人血崩、血色暗淡,四肢不温,面色萎黄,舌淡,苔白,脉沉细无力。

用法:水煎服。

【黄芪汤】

药物组成:黄芪 陈皮 麻仁 党参 甘草。

功效:补气、润肠。用于气虚、便秘。

用法:水煎服。

【黄连膏】

药物组成:黄连 黄柏 生地 当归 紫草 姜黄 麻油 黄蜡。

功效:润燥清热,解毒止痛。用于阳性疮疡,痔疮肿痛及痔手术后。

用法:外敷。

【黄芪鳖甲汤】

药物组成:黄芪 鳖甲 天冬 地骨皮 秦艽 茯苓 柴胡 紫菀 半夏 生地黄 白芍 桑皮 甘草 人参 桔梗 肉桂。

功效:补阴阳,益气血。用于脱肛,肛门松弛,括约肌无力。

用法:水煎服,生姜引。

【理中汤】

药物组成:人参 甘草 白术 黑姜。

功效:温中散寒。用于脾胃虚寒,泄泻腹痛,慢性痢疾,肠炎。

用法:水煎服。

【痔疮栓】

药物组成:地榆粉 黄柏粉 次没食子酸铋 仙鹤草素片 丁卡因 冰片 栓剂基质。

功效:消肿止痛,止血。用于内痔及直肠炎。

用法:将上药制成肛门栓,每晚睡前纳入肛门内。

【麻仁滋脾丸】

药物组成:麻仁 芍药 枳实 大黄 厚朴 杏仁。

功效:润肠通便。用于胃肠燥热,大便秘结,小便频数。也可用于习惯性便秘。

用法:上药为末,炼蜜为丸。

【麻仁丸】

药物组成:麻子仁 炒枳实 厚朴 杏仁 白芍 大黄。

功效:润肠通便。用于胃肠燥热,大便秘结,习惯性便秘,肛裂便秘。

用法:共为细末,炼蜜为丸,睡前开水送下。

【清营解毒汤】

药物组成:鲜生地 金银花 丹皮 赤芍 黑栀子 紫花地丁 甘草 连翘。

功效:清热解毒,凉血散结。用于未溃疮疡,痈疽。

用法:水煎服。

【清宁丸】

药物组成:酒制大黄。

功效:清热润燥。用于便秘。

用法:研细粉,炼蜜为丸,口服。

【清骨散】

药物组成:银柴胡 鳖甲 炙甘草 秦艽 地骨皮 胡黄连 知母。

功效:养阴清热。用于阴虚内热结核性疾病。

用法:水煎服。

【银花解毒汤】

药物组成:金银花 紫花地丁 夏枯草 连翘 赤茯苓 黄连 丹皮。

功效:清热,解毒。用于皮肤急性感染化脓。

用法:水煎服。

【猪胆汁导法】

药物组成:猪胆1枚。

功效:清热润燥,通导大便。用于阳明病,津亏便秘。

用法:加醋少许,混合均匀,灌肠。

十 二 画

【氯己定栓】

药物组成:氯己定 可可豆脂。

功效:清洁灭菌。用于肛门直肠手术前肠道消毒用。

用法:制成栓剂外用。

【犀角地黄汤】

药物组成:犀角　生地　芍药　丹皮。

功效:清热凉血,解毒散瘀。热伤血络,吐血,便血,溲血。

用法:水煎服。

【葛根麻黄汤】

药物组成:葛根　麻黄　桂枝　芍药　甘草　生姜　大枣。

功效:通络健肌。用于肛门括约肌松弛无力。

用法:水煎服。

【葛根芩连汤】

药物组成:葛根　甘草　黄芩　黄连。

功效:解肌透表,清热利湿。用于菌痢、肠炎伴发热心烦、口渴汗出者。

用法:水煎服。

【萆薢渗湿汤】

药物组成:萆薢　薏苡仁　黄柏　赤茯苓　牡丹皮　泽泻　滑石　通草。

功效:清热,利水渗湿。用于湿热下注,疖疮湿疹等症。

用法:水煎服。

【蛲虫膏】

药物组成:雄黄　铜绿。

功效:杀虫。用于蛲虫。

用法:共研细末,用凡士林油配成20%软膏,外用。

【蛲虫栓】

药物组成:雄黄　芦荟。

功效:杀虫。用于蛲虫。

用法:共研细末,加可可豆脂制成栓剂外用。

【湿疹膏】

药物组成:甘草粉　石膏　滑石　黄柏。

功效:祛湿止痒。用于湿疹,皮炎。

用法:共研细粉,溶于凡士林内,调匀,外用。

【痛泻要方】

药物组成:陈皮　白术　防风　白芍。

功效:补脾泻肝。用于肠鸣腹痛,大便泻泄,泻后仍腹痛,舌苔薄白,脉两关不调,弦而缓者。

用法:水煎服。

十三画

【新枯痔钉】

药物组成:黄柏　枯矾　白皮　五倍子　米粉。

功效:使内痔枯萎脱落。用于各期内痔。

用法:上药混合调匀,隔水蒸熟,制成锭状,阴干后外用。

【锡类散】

药物组成:青黛　冰片　珍珠　象牙屑　牛黄　人指甲　壁蟢窠。

功效:清热解毒,祛腐生新。用于非特异性直肠炎及口腔咽喉糜烂肿痛等。

用法:上药共研极细末,吹患处,或灌肠。

十四画

【蜜煎导法】

药物组成:蜂蜜。

功效:甘温滋润,通导大便。用于阳性病之津亏液耗之便秘。

用法:制成如手指粗的条状,纳入肛门内。

【槐角丸】

药物组成:槐角　地榆　枳壳　黄芩　当归　防风。

功效:清肠祛风,凉血止血。用于大肠湿热,痔瘘肿痛,大便下血。

用法:制成蜜丸服用。

【槐花散】

药物组成:炒槐花　炒侧柏叶　炒荆芥　炒枳壳。

功效:清热止血,疏风行气。用于肠风下血,血色鲜红或粪中带血,以及痔疮出血。

用法:为末,冲服。

十五画

【增液汤】

药物组成:元参　麦门冬　生地黄。

功效:养阴增液,泄热通便。用于疮疡,皮肤病,阴伤便结。

用法:水煎服。